AF293496

Herausgeberbeirat

Adriano Aguzzi, Zürich
Heinz Bielka, Berlin
Falko Herrmann, Greifswald
Florian Holsboer, München
Stefan H. E. Kaufmann, Berlin
Peter C. Scriba, München
Günter Stock, Berlin
Harald zur Hausen, Heidelberg

Springer

Berlin
Heidelberg
New York
Barcelona
Budapest
Hongkong
London
Mailand
Paris
Singapur
Tokio

Detlev Ganten   Klaus Ruckpaul   (Hrsg.)

Herz-Kreislauf-Erkrankungen

Mit Beiträgen von

Rita Bernhardt, Johannes Bilger, Rainer Dietz, Peter Donner,
Andrea Dörner, Thomas Eschenhagen, Elke Genersch,
Werner Haberbosch, Hermann Haller, Mathias Hampf,
Rüdiger von Harsdorf, Falko H. Hermann, Norbert Hübner,
Reinhold Kreutz, Uwe Kühl, Tomas Lenz, Andrea Lippoldt,
Friedrich C. Luft, Jan Monti, Mathias Pauschinger, Martin Paul,
Barbara Peters, Jörg Peters, Wolf-Dieter Schleuning, Eckhard Schott,
Heinz-Peter Schultheiß, Heribert Schunkert, Herbert Schuster,
Peter Lothar Schwimmbeck, Martin Stula, Wolf-Günter Vogel,
Hans-Peter Vosberg und Joachim Weil

Mit 200 Abbildungen und 56 Tabellen

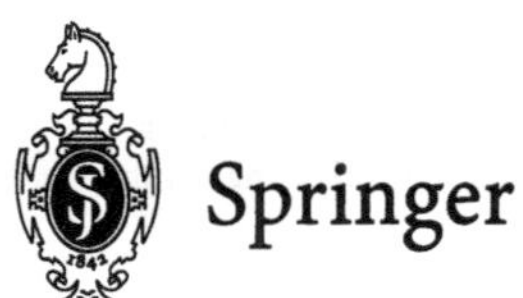

Springer

Prof. Dr. Detlev Ganten
Prof. Dr. Klaus Ruckpaul
Max-Delbrück-Centrum
für Molekulare Medizin (MDC)
Robert-Rössle-Str. 10
D-13122 Berlin-Buch

ISBN-13:978-3-642-80361-1

Die Deutsche Bibliothek – CIP-Einheitsaufnahme
Handbuch der molekularen Medizin / Detlev Ganten; Klaus Ruckpaul (Hrsg.). – Berlin; Heidelb
Barcelona; Budapest; Hongkong; London; Mailand; Paris; Santa Clara; Singapur; Tokio: Springer
Herz-Kreislauf-Erkrankungen / Hrsg.: Detlev Ganten; Klaus Ruckpaul. – Berlin; Heidelberg; New Y
Budapest; Hongkong; London; Mailand; Paris; Singapur; Tokio: Springer, 1998
   (Handbuch der molekularen Medizin; Bd. 3)
   ISBN-13:978-3-642-80361-1   e-ISBN-13:978-3-642-80360-4
   DOI: 10.1007/978-3-642-80360-4

Herstellung: PRO EDIT GmbH, D-69126 Heidelberg
Umschlaggestaltung: Design & Production, D-69121 Heidelberg, unter Verwendung der Abbildung
von Josef Wiegand aus „einblick" 2/1997, S 20–21, Zeitschrift des Deutschen Krebsforschungszentr
Satz: K+V Fotosatz GmbH, D-64743 Beerfelden-Airlenbach

SPIN 10539920   27/3136-5 4 3 2 1 0 – Gedruckt auf säurefreiem Papier

Vorwort

Die Molekulare Medizin ist als selbständiges Fach
noch jung. Ihr wesentliches Kennzeichen ist der
Einsatz von molekularbiologischen und gentechno-
logischen Methoden für eine Diagnostik und Therapie von Krankheiten auf molekularer Ebene. Dadurch wird es möglich, mit bisher in der Biomedi-
zin unerreichter Präzision und Schnelligkeit die
Ursachen genetisch bedingter Krankheiten systematisch zu analysieren. Ihre wissenschaftlichen
Grundlagen bezieht die Molekulare Medizin gleichermaßen aus der klassischen Medizin, die durch
eine phänotypische Beschreibung der Krankheitsbilder gekennzeichnet ist, und aus der genotypischen Charakterisierung mit der Spezifik molekularbiologischer und gentechnologischer Methoden.

Der durch die Entwicklung der Molekularbiologie möglich gewordene Erkenntnisfortschritt hat
unser Wissen über die Funktion der Zellen und
des Gesamtorganismus in revolutionierender Weise
bereichert und wir beginnen, die Komplexität und
bemerkenswerte Vielfalt von Regulationsprozessen
auf molekularer Ebene zu verstehen und die daran
beteiligten Molekülstrukturen zu erkennen. Genstruktur, Genfunktion und Genregulation, Zellbio-
logie, Zellwachstum, Zell-Zell-Erkennung, Zell-
kommunikation durch intra- und extrazelluläre Signale und durch Hormone sowie molekulare Mechanismen immunologischer Prozesse werden zum
Forschungsgegenstand der Molekularen Medizin.
Bisher nur phänotypisch zu beschreibende Krank-
heitszustände können häufig schon jetzt durch ge-
notypische Veränderungen erklärt und verstanden
werden. Eine Punktmutation eines einzelnen Nu-
kleotids in dem 3 Mrd. bp umfassenden menschlichen Genom kann u. U. die Entwicklung einer
Krankheit erklären. Ein enges Zusammenwirken
von klinischen Pharmakologen mit klinischen und
theoretischen Medizinern, aber auch Biochemi-
kern, Genetikern und Molekularbiologen bringt
Forschung und medizinische Anwendung in enge
Nachbarschaft und bedingt wechselseitige Abhängigkeit. Grundlagenforschung, Molekulare Medizin, präzise klinische Beobachtung und ganzheitli-

che medizinische Betreuung bilden die Grundlage
moderner ärztlicher Tätigkeit.

Die Entwicklung der Molekularen Medizin eröffnet neue Wege für die Diagnostik und für therapeutische Interventionen. Bisher nicht zugängliche Moleküle werden zu Zielstrukturen für Diagnostik und Therapie. So sind nicht mehr nur Enzyme, Membranrezeptoren und Ionenkanäle als
funktionstragende Moleküle Angriffspunkte für
therapeutische Interventionen, sondern in einem
paradigmatischen Wechsel darüber hinaus jetzt
auch Informationen tragende und an der Informa-
tionsübertragung beteiligte Moleküle. Der analyti-
sche Zugang zum genetischen Apparat und zu den
ihn steuernden Molekülen erschließt in bisher
nicht gekanntem Maße diagnostische Möglichkeiten, welche dazu beitragen, die Grundlage für
neue Therapieformen zu entwickeln. So ist es vorstellbar, die traditionelle Anwendung einer chemischen Substanz als Arzneimittel durch die Transplantation von Molekülen zu ergänzen, welche als
Informationsträger den Körper befähigen, seine eigenen therapeutischen Substanzen zu synthetisieren.

Dieser Bereich der Molekularen Medizin steht
erst am Beginn seiner Entwicklung. Überzeugende
therapeutische Durchbrüche sind bisher nur an
wenigen Beispielen zu belegen. Entscheidender Erkenntnisgewinn wird bisher noch in der Grundlagenforschung und weniger in der medizinischen
Anwendung erreicht. Trotzdem werden Fortschritte
in der Diagnostik und in der Arzneimitteltherapie
in den nächsten Jahren durch Erkenntnisgewinn
gerade durch die Molekulare Medizin bestimmt
werden.

Die Einführung neuer diagnostischer und therapeutischer Prinzipien erfordert die Auseinander-
setzung mit ihren biochemischen und molekularbiologischen Grundlagen. Das betrifft in erster Linie diejenigen, die mit dieser Therapie umgehen
werden – also praktizierende Ärzte der verschiedenen Fachdisziplinen. Das sind aber auch Studen-
ten, für die die Buchreihe „Molekulare Medizin"

Ratgeber sein soll für ihre spätere praktische Tätigkeit. Da die Mehrzahl der heute praktizierenden Ärzte nur mit den Anfängen molekularbiologischer Methoden und Forschungsergebnissen vertraut ist, vermittelt der bereits erschienene erste Band dem Leser in gedrängter Form eine Übersicht über solche biochemischen und molekularbiologischen Grundlagen, die für das Verständnis der anschließenden krankheitsorientierten Bände notwendig sind.

Herz-Kreislauf-Erkrankungen sind im allgemeinen als multifaktorielle polygenetische Krankheitsbilder gekennzeichnet, an deren Zustandekommen neben pathologischen Veränderungen der Blutgefäße des Herzens, des Körperkreislaufs und der Niere auch Blutdruckveränderungen, Stoffwechselstörungen und zentralnervöse Faktoren beteiligt sind.

Trotz ihrer Komplexität gelten Herz-Kreislauf-Erkrankungen als Beispiel erfolgreicher Forschung und arzneitherapeutischer Intervention. Die Ursachen hierfür liegen neben der frühen Entdeckung des Blutkreislaufs (William Harvey, 1578–1657) und der Einführung einer zunächst pragmatischen Behandlung von Herzerkrankungen mit Digitalisextrakten durch Withering am Ende des 18. Jahrhunderts, niedergelegt in seiner berühmten Schrift *„An account of the foxglove and some of its medical uses"* (1785), u. a. darin, daß Fortschritte in der biochemischen Analyse in der Mitte unseres Jahrhunderts den molekularen Zugang zu den Zielstrukturen herzwirksamer Medikamente und blutdruckregulierender Systeme, wie dem katecholinergen System und seinen Rezeptoren und dem Renin-Angiotensin-Aldosteron-System, ermöglichten und sich daraus eine spezifische Arzneitherapie entwickeln konnte.

Eng verknüpft mit der wachsenden Bedeutung der Molekularen Medizin gerade auf dem Gebiet der Herz-Kreislauf-Erkrankungen ist das internationale „Human-Genom-Forschungsprojekt", dessen Ziel die Strukturaufklärung der menschlichen DNS und die Bestimmung der Lokalisation aller menschlichen Gene ist. Von diesem Projekt wird ein Erkenntniszuwachs erwartet, der helfen wird, die molekularen Ursachen und die Pathogenese von monogen bedingten Krankheiten, aber auch von multifaktoriellen Krankheiten, bei denen die genetische Prädisposition eine wichtige Rolle spielt, zu verstehen.

Aufbauend auf diesen Kenntnissen konnten eine Reihe von krankheitsrelevanten Genen erschlossen und damit Entwicklungen eingeleitet werden, die

zur tierexperimentellen Erforschung neuer Arzneimittel durch den Einsatz transgener Tiere und damit zu humanrelevanten Untersuchungsbedingungen führten und neue Therapiestrategien ermöglichten. Durch die Aufdeckung molekulargenetischer Zusammenhänge zwischen bestimmten Genen und dem Auftreten von Herz-Kreislauf-Erkrankungen wurden eine frühe und spezifische prophylaktische Diagnostik und damit eine individuelle Prävention und Therapie möglich.

Mit der inhaltlichen Gliederung von Band 3 versuchen die Herausgeber dieser Problematik Rechnung zu tragen. In 4 Abschnitten werden molekulare Mechanismen dargestellt, deren Störung zu pathogenen Dysregulationen führen kann. Im ersten Abschnitt werden in 5 Kapiteln kardiale und zentrale Mechanismen behandelt, die von der gestörten zentralen Regulation von Herz-Kreislauf-Funktionen über molekulare Grundlagen von Kardiomyopathien bis zu Aspekten der somatischen Gentherapie reichen. Im Abschnitt Gefäß- und Gerinnungsmechanismen werden dem Leser in 3 Kapiteln Einblicke in die Molekulargenetik von Hämostasedefekten, Mechanismen der Angiogenese bis hin zu Behandlungsmöglichkeiten von Gerinnungsstörungen mit gentechnisch gewonnenen Verbindungen vermittelt. Die Abschnitte Stoffwechselmechanismen und hormonell gesteuerte Blutdruckregulation bilden den Abschluß dieses Bandes. Im letzten Abschnitt wird der Leser mit aktuellen pharmakologischen Methoden humanisierter Tiermodelle (transgene Tiere) und der Bedeutung von Kandidatengenen bei der Entwicklung verbesserter diagnostischer Methoden vertraut gemacht, die Grundlage für die Früherkennung genetisch bedingter Veranlagungen für Erkrankungen des Herz-Kreislauf-Systems sind.

Die thematische Breite dieses Bandes zeigt, in welchem Maße heute schon molekularbiologische Techniken unverzichtbarer Bestandteil diagnostisch/prophylaktischer Verfahren geworden sind und sich dank gentechnischer Möglichkeiten zur Herstellung z. B. rekombinanter Faktoren therapeutische Möglichkeiten selbst so komplexer pleiotroper Krankheitskomplexe wie der Herz-Kreislauf-Erkrankungen eröffnen. Zusammen mit den in den nachfolgenden Bänden dargestellten monogenen Erkrankungen bildet Band 3 einen wichtigen Bestandteil der Buchreihe „Molekulare Medizin".

Berlin, im Mai 1998

Detlev Ganten
Klaus Ruckpaul

Inhaltsverzeichnis

Autorenverzeichnis

Prof. Dr. Rita Bernhardt
Universität des Saarlandes
Fachrichtung (12.4) Biochemie
Postfach 151150, 66041 Saarbrücken

Dr. Johannes Bilger
Abteilung Kardiologie und Pulmologie
Universitätsklinikum Benjamin Franklin
Freie Universität Berlin
Hindenburgdamm 30, 12200 Berlin

Prof. Dr. Rainer Dietz
Virchow-Klinikum
Medizinische Fakultät
der Humboldt-Universität zu Berlin
Franz-Volhard-Klinik am Max-Delbrück-Centrum
für Molekulare Medizin (MDC)
Wiltbergstr. 50, 13122 Berlin-Buch

Dr. Peter Donner
Institut für Zell- und Molekularbiologie
Schering AG
13342 Berlin

Dr. Andrea Dörner
Abteilung Kardiologie und Pulmologie
Universitätsklinikum Benjamin Franklin
Freie Universität Berlin
Hindenburgdamm 30, 12200 Berlin

PD Dr. med. Thomas Eschenhagen
Pharmakologisches Kerninstitut
Universitätskrankenhaus Eppendorf
Martinistr. 52, 20246 Hamburg

Dr. Elke Genersch
Virchow-Klinikum
Medizinische Fakultät
der Humboldt-Universität zu Berlin
Franz-Volhard-Klinik am Max-Delbrück-Centrum
für Molekulare Medizin (MDC)
Wiltbergstr. 50, 13122 Berlin-Buch

Dr. Werner Haberbosch
Max-Planck-Institut
für physiologische und klinische Forschung
Abt. Experimentelle Kardiologie
Benekestr. 2, 61231 Bad Nauheim

Prof. Dr. Hermann Haller
Virchow-Klinikum
Medizinische Fakultät
der Humboldt-Universität zu Berlin
Franz-Volhard-Klinik am Max-Delbrück-Centrum
für Molekulare Medizin (MDC)
Wiltbergstr. 50, 13125 Berlin-Buch

Dr. Mathias Hampf
Max-Delbrück-Centrum für Molekulare Medizin
(MDC), Robert-Rössle-Str. 10, 13122 Berlin-Buch

Dr. med. Rüdiger von Harsdorf
Virchow-Klinikum
Medizinische Fakultät
der Humboldt-Universität zu Berlin
Franz-Volhard-Klinik, Abt. Kardiologie
Angiologie und Pulmologie am Max-Delbrück-
Centrum für Molekulare Medizin (MDC)
Wiltbergstr. 50, 13122 Berlin-Buch

Prof. Dr. Falko H. Hermann
Ernst-Moritz-Arndt-Universität Greifswald
Institut für Humangenetik
Fleischmannstr. 42–44, 17487 Greifswald

Dr. Norbert Hübner
Institut für Klinische Pharmakologie
Universitätsklinikum Benjamin Franklin
Freie Universität Berlin
Hindenburgdamm 30, 12200 Berlin

Dr. med. Reinhold Kreutz
Institut für Klinische Pharmakologie
Universitätsklinikum Benjamin Franklin
Freie Universität Berlin
Hindenburgdamm 30, 12200 Berlin

Dr. Uwe Kühl
Abteilung für Innere Medizin
Universitätsklinikum Benjamin Franklin
Medizinische Klinik und Poliklinik
Hindenburgdamm 30, 12200 Berlin

Dr. Tomas Lenz
Virchow-Klinikum
Medizinische Fakultät
der Humboldt-Universität zu Berlin
Franz-Volhard-Klinik am Max-Delbrück-Centrum
für Molekulare Medizin (MDC)
Wiltbergstr. 50, 13122 Berlin-Buch

Dr. Andrea Lippoldt
Max-Delbrück-Centrum für Molekulare Medizin
(MDC), Robert-Rössle-Str. 10, 13122 Berlin-Buch

Prof. Dr. Friedrich C. Luft
Virchow-Klinikum
Medizinische Fakultät
der Humboldt-Universität zu Berlin
Franz-Volhard-Klinik am Max-Delbrück-Centrum
für Molekulare Medizin (MDC)
Wiltbergstr. 50, 13122 Berlin-Buch

Dr. Jan Monti
Max-Delbrück-Centrum für Molekulare Medizin
(MDC), Robert-Rössle-Str. 10, 13122 Berlin-Buch

Dr. Mathias Pauschinger
Abteilung für Innere Medizin
Universitätsklinikum Benjamin Franklin
Medizinische Klinik und Poliklinik
Hindenburgdamm 30, 12200 Berlin

Prof. Dr. med. Martin Paul
Freie Universität Berlin
Institut für Klinische Pharmakologie
und Toxikologie
Abteilung für Toxikologie
Garystr. 5, 14195 Berlin

Dr. Barbara Peters
Pharmakologisches Institut
der Universität Heidelberg
Abteilung Pharmazeutische Pharmakologie
Im Neuenheimer Feld 366, 69120 Heidelberg

Dr. med. Jörg Peters
Pharmakologisches Institut
der Universität Heidelberg
Abteilung Pharmazeutische Pharmakologie
Im Neuenheimer Feld 366, 69120 Heidelberg

Prof. Dr. med. Wolf-Dieter Schleuning
Institut für Zell- und Molekularbiologie
Schering AG
13342 Berlin

Dr. Eckhard Schott
Virchow-Klinikum
Medizinische Fakultät
der Humboldt-Universität zu Berlin
Franz-Volhard-Klinik am Max-Delbrück-Centrum
für Molekulare Medizin (MDC)
Wiltbergstr. 50, 13122 Berlin-Buch

Prof. Dr. Heinz-Peter Schultheiss
Abteilung Kardiologie und Pulmologie
Universitätsklinikum Benjamin Franklin
Freie Universität Berlin
Hindenburgdamm 30, 12200 Berlin

PD Dr. med. Heribert Schunkert
Klinik und Poliklinik für Innere Medizin II
Universitätsklinikum Regensburg
Franz-Josef-Strauß-Allee 11, 93053 Regensburg

Prof. Dr. Herbert Schuster
Virchow-Klinikum
Medizinische Fakultät
der Humboldt-Universität zu Berlin
Franz-Volhard-Klinik am Max-Delbrück-Centrum
für Molekulare Medizin (MDC)
Wiltbergstr. 50, 13122 Berlin-Buch

Dr. Peter Lothar Schwimmbeck
Abteilung für Innere Medizin
Universitätsklinikum Benjamin Franklin
Medizinische Klinik und Poliklinik
Hindenburgdamm 30, 12200 Berlin

Dr. Martin Stula
Virchow-Klinikum
Medizinische Fakultät
der Humboldt-Universität zu Berlin
Franz-Volhard-Klinik am Max-Delbrück-Centrum
für Molekulare Medizin (MDC)
Wiltbergstr. 50, 13122 Berlin-Buch

Dr. Wolf-Günter Vogel
I. Medizinische Klinik
Klinikum Erfurt GmbH
Nordhäuserstr. 74, 99089 Erfurt

Prof. Dr. med. Hans-Peter Vosberg
Max-Planck-Institut für physiologische
und klinische Forschung
Abt. Experimentelle Kardiologie
Benekestr. 2, 61231 Bad Nauheim

Dr. Joachim Weil
Pharmakologisches Kerninstitut
Universitätskrankenhaus Eppendorf
Martinistr. 52, 20246 Hamburg

Abkürzungen und Erläuterungen

Aberrantes RNA-Spleißen	RNA-Spleißen ist der Prozeß, bei dem zur Herstellung einer translatierbaren mRNA aus dem Primärtranskript eines Gens die nichtkodierenden Intronsequenzen herausgeschnitten werden. Aberrant ist der Prozeß dann, wenn dabei kodierende Exonsequenzen unplanmäßig ganz oder teilweise verlorengehen, z. B. als Folge einer mutationsbedingten Änderung von Spleißsignalsequenzen
AC	Adenylylzyklase, synonym Adenylatzyklase, membranständiges Enzym, das die Konversion von ATP zu zyklischem AMP (cAMP) katalysiert
ACAT	Acyl-Cholesterin-Acyl-Transferase
ACE	Angiotensinkonversionsenzym: Peptidyldipeptidase, die aus Angiotensin I (Dekapeptid) durch Abspaltung eines Dipeptids (Leu10-His9) das blutdruckwirksame Angiotensin II (Oktapeptid) generiert; spaltet auch Bradykinin
ACh	Azetylcholin: physiologischer Neurotransmitter, wird bei Erregung des parasympathischen Nervensystems freigesetzt
AChE	Azetylcholinesterase: spaltet ACh in Essigsäure und Cholin
ACTH	Adrenokortikotropes Hormon: aus 39 Aminosäuren bestehendes Peptidhormon, das in den basophilen Zellen des Hypophysenvorderlappens gebildet wird, bewirkt u. a. auch die Bildung und Freisetzung von Glukokortikoiden in der Nebennierenrinde sowie Wachstum der Zona fasciculata
ADA	Adenosindeaminase
ADH	Antidiuretisches Hormon, synonym Adiuretin, Vasopressin. Im Hypothalamus gebildetes und im Hypophysenhinterlappen gespeichertes Nonapeptid, wirkt in der Niere antidiuretisch, im Gefäßsystem vasokonstriktorisch
aFGF	Acidic-fibroblast-growth-factor: saurer Fibroblastenwachstumsfaktor (vgl. bFGF), der mitogen auf viele Zellen wirkt (z. B. Fibroblasten, Myoblasten, Endothelzellen)
AGS	Adrenogenitales Syndrom
AKVB	Aortokoronarer Bypass
Allele, selektionsneutrale	s. Polymorphismus, genetischer
AME	Apparent mineralocorticoid excess: angeborener Defekt der 11-HSD (s. dort) oder Hemmung der 11-HSD durch Lakritze oder Carbenoxolon, Pseudohyperaldosteronismus
ANG I	Angiotensin I: biologisch inaktives Dekapeptid, das aus Angiotensinogen durch die Wirkung von Renin entsteht und die Vorstufe von Angiotensin II bildet
ANG II	Angiotensin II: aus ANG I durch die Wirkung von ACE (s. dort) gebildetes Oktapeptid, das vasokonstriktorisch auf die Arteriolen wirkt (Hypertensin), Wasser- und Na-Absorption im proximalen Tubulus bewirkt und Aldosteron freisetzt, Peptid des Renin-Angiotensin-Systems
ANP, ANF	Atriales natriuretisches Peptid (Faktor): Polypeptid aus 151 Aminosäuren, wird in den Myozyten des linken Vorhofs gebildet und nach Vorhofdehnung in das zirkulierende Blut sezerniert, bewirkt Steigerung der Natriurese und Diurese in der Niere sowie Erschlaffung der Blutgefäße
ANT	ADP-ATP-Carrier, Adeninnukleotidtranslokator

Antisense-Oligonukleotide	Bezeichnung für synthetische Oligonukleotide, deren Sequenz komplementär zur mutierten Sequenz einer mRNA ist. Durch Bildung eines Doppelstrangs zwischen Oligonukleotid und mRNA wird letztere an der Translation des von ihr kodierten mutierten Proteins gehindert
Antithrombin BM	Heparinfaktor II (bind moderately)
AP	Area postrema
AP-1, AP-2	Aktivierendes Protein 1 bzw. 2: Transkriptionsfaktoren zur Regulation der Genexpression
APA	Aldosteron-produzierendes Adenom der Nebennierenrinde
APC	Aktiviertes Protein C, inaktiviert proteolytisch zusammen mit dem Kofaktor Protein S die aktivierten Faktoren Va und VIIIa. APC ist ein wichtiger negativer Regulator der Blutgerinnungskaskade
Apo B	Apolipoprotein B-100
Apo E	Apolipoprotein E
APRE	Akut-Phasen-Regulationselement
aPTT	Aktivierte partielle Thromboplastinzeit
APUD	Amine precursor uptake and decarboxylation
AR	Adrenerger Rezeptor
a-AR	a-Adrenozeptor oder a-adrenerger Rezeptor. Familie von z. Z. 3 a_1-AR und 3 a_2-AR, die überwiegend vasokonstriktorische und wachstumsfördernde Effekte von Noradrenalin vermitteln
a-ARK	a-adrenerge Rezeptorkinase
β-AR	β-Adrenozeptor, β-Adrenozeptor oder β-adrenerger Rezeptor. Familie von z. Z. 3 β-AR. β_1-AR: Positiv chronotrope, dromotrope, inotrope und bathmotrope Wirkungen von Noradrenalin und Adrenalin am Herzen. β_2-AR: Dilatierende Wirkung von Adrenalin an glatter Muskulatur, glykolytische/glukoneogenetische Wirkungen von Adrenalin an Leber und Muskel. β_3-AR („atypischer β-AR"): Lipolytische Wirkungen
β-ARK	β-adrenerge Rezeptorkinase, bewirkt Phosphorylierung des β-adrenergen Rezeptors und trägt dadurch zur Entkopplung und Desensitivierung des β-AR bei chronischer Agoniststimulation bei
ARVC	Arrhythmogene rechtsventrikuläre Kardiomyopathie
Assembly Formation	Aggregatbildung komplexer Multiproteinstrukturen im Herz- und Skelettmuskel, v. a. auf den Prozeß der Entstehung der dicken Filamente des Sarkomers bezogen (filament assembly)
AT_1-Rezeptor, AT_2-Rezeptor	Angiotensinrezeptoren: Transmembranrezeptoren; der AT_1-Rezeptor ist für die Regulation des Blutdrucks, des Wasser- und Salzhaushalts sowie der Herzfrequenz von Bedeutung; die Funktion des AT_2-Rezeptors ist noch nicht eindeutig geklärt
Autosomal-rezessiv	Bezieht sich auf rezessive Erkrankungen, deren Gendefekt auf einem Autosom lokalisiert ist
Autosome Chromosomen	die nicht zur Gruppe der Geschlechtschromosomen X und Y gehören. Ein diploider Chromosomensatz des Menschen besteht aus 44 Autosomen und 2 Geschlechtschromosomen (oder Genosomen). In einer menschlichen weiblichen Zelle sind 2 X-Chromosomen, in einer männlichen ein X- und ein Y-Chromosom vorhanden
AVP	Argininvasopressin (antidiuretisches Hormon, ADH): wird in magnozellulären Neuronen des PVN und SON im Hypothalamus gebildet und in die Neurohypophyse sezerniert, wirkt in der Niere antidiuretisch, im Gefäßsystem vasokonstriktorisch
AV3V	Anteroventraler III. Ventrikel des Hypothalamus
BAC	Bacterial artificial chromosome
BAH	Bilaterale adrenale Hyperplasie
Bam-HI	Restriktionsenzym zur Spaltung der DNA an spezifischen Stellen
bFGF	Basic-fibroblast-growth-factor: basischer Fibroblastenwachstumsfaktor (vgl. aFGF), der mitogen auf viele Zellen wirkt (z. B. Fibroblasten, Myoblasten, Endothelzellen)
BHK-Zellen	Baby-hamster-kidney-Zellen

BHS	Blut-Hirn-Schranke: wird von den Endothelzellen der Hirnkapillaren gebildet; für die Spezialisierung dieser Endothelzellen sind die mit ihnen in Kontakt befindlichen Astrozyten verantwortlich; die Endothelzellen der BHS bilden Tight junctions mit hoher elektrischer Resistenz, die eine effektive Barriere selbst gegen Ionen bilden
Blutplättchen	Deutsche Bezeichnung für Thrombozyten, die durch Abschnürung aus Megakaryozyten entstehen. Obwohl sie keinen Zellkern besitzen, verfügen sie über wichtige metabolische und funktionelle Aktivitäten. Blutplättchen spielen während der primären Hämostase eine entscheidende Rolle
big-ET	s.ET-big
BNP	Brain-natriuretic-peptide: im Gehirn vorkommendes natriuretisches Peptid
BP	Gehirnspezifischer Promotor
BSG	Blutsenkungsgeschwindigkeit
C/EBP	CCAAT/Enhancer-binding-Protein
Ca^{2+}-ATPase	Zellmembrangebundene Kalzium-ATPase
cACT	Kardiales α-Aktin
cAMP	Zyklisches Adenosinmonophosphat, nimmt als Second messenger eine zentrale Stellung in der intrazellulären Regulation von hormonalen und Stoffwechselprozessen ein, z. B. Aktivierung von Proteinkinasen
CAT	Chloramphenicol-Acetyl-Transferase
CBF	Zerebraler Blutfluß
CBV	Coxsackie-B-Virus (nach dem amerikanischen Ort Coxsackie benannt): RNA-Virus zur Familie Picorna viridae gehörend, verursacht fieberhafte Allgemeininfektionen
CFTR	Cystic fibrosis transmembrane conductance regulator
cGMP	Zyklisches Guanosinmonophosphat, Produkt der Guanylylzyklase
CHO	Ovarzellen des chinesischen Hamsters
Chromosomal mapping	Lokalisation eines für Krankheit verantwortlichen Gens auf einem der 23 Chromosomen des haploiden Chromosomensatzes
C-Inhibitor	Plasminogenaktivatorinhibitor 3
CMH	Hypertrophe Kardiomyopathie
CNP	C-Typ des atrialen natriuretischen Peptids
CRC	Kalziumfreisetzungskanäle, „calcium release channels"
CRE	cAMP-responsives Element
CREB	CRE-bindendes Protein
CRF, CRH	Kortikotropin-freisetzender(s) Faktor oder Hormon
Cross bridge cycle	Aktin-Myosin-Querbrückenzyklus der Muskelkontraktion
Cross bridge cycle interface	Subregion im Myosinmolekül, die an den reversiblen Kontakten (oder Querbrücken) zwischen Myosin und Aktin beteiligt ist
CRP	C-reaktives Protein
CS	Cushing-Syndrom: durch Erhöhung von Kortisol im Plasma gekennzeichnetes Krankheitsbild, das durch eine Störung der hypophysär-hypothalamischen Regulation mit Erhöhung der ACTH-Sekretion bedingt ist
5-CT	5-Carboxyamidotryptamin
CVLM	Kaudaler Teil der ventrolateralen Medulla
CYP 450	Zytochrom P450: Supergenfamilie, zu der u. a. Enzyme der Steroidbiosynthese gehören
DAG	Diacylglyzerol, Produkt der Phospholipase C und D
DBP	D-site-Bindungsprotein
DCM	Dilatative Kardiomyopathie (früher idiopathische dilatative Kardiomyopathie), Herzmuskelerkrankung, die primär mit einer Dilatation der Herzhöhlen einhergeht und wahrscheinlich genetische (etwa 20%), virale und immunologische Ursachen hat
DDD-pacing	Implantierbarer Schrittmacher, dessen Impulsmuster zur symptomatischen Behandlung einer obstruktiven Kardiomyopathie so gesteuert werden kann, daß apikale Bereiche der Herzkammern vor den basisnahen erregt werden. Ziel ist dabei, eine während der Systole auftretende Einengung der Ausflußbahn des linken Ventrikels so zu verzögern, daß sie erst gegen Ende der Austreibungsphase wirksam wird.

	Da der Schrittmacher Impulse sowohl im Vorhof als auch der Kammer wahrnehmen und aussenden kann, wird dieses Verfahren auch als dual chamber pacing bezeichnet
Dermatansulfatkofaktor	Heparinkofaktor II
DFP	Diisopropylfluorophosphat
DGGE	Denaturierende Gradientengelelektrophorese
DHEA	Dihydroepiandrosteron
DHP	Dihydropyridinrezeptor, Kalziumkanal
Disarray	Verlust der regelrechten, normalerweise parallel verlaufenden Anordnung der Muskelzellen im Herzgewebe
DMV	Dorsaler Motonukleus des Vagus
DOC	Desoxykortikosteron: Vorstufe von Kortison und Aldosteron mit mineralokortikoider Wirkung
18-DOC	18-Desoxykortikosteron
DOCA	Desoxykortikosteronazetat, Mineralokortikoid mit Aldosteron-ähnlicher Wirkung
DOPA	3,4-Dihydroxyphenylalanin. Zwischenprodukt der Katecholaminbiosynthese. Passiert im Gegensatz zu Dopamin die Blut-Hirn-Schranke und wird daher therapeutisch bei Parkinsonismus eingesetzt
L-DOPA	L-Dopamin. Vorstufe in der Synthese zum biogenen Amin Dopamin
DSHA	Dexamethason-supprimierbarer Hyperaldosteronismus
DSPA	*Desmodus-salivary*-Plasminogenaktivator
DSPAα1	Aus dem Speichel der Vampirfledermaus (*Desmodus rotundus*) isolierter Plasminogenaktivator, er zeichnet sich durch seine ausgeprägte Fibrinselektivität aus
ECE	Endothelinkonversionsenzym
ECGF	Endothelial-cell-growth-factor
EDRF	Endothelium-derived-relaxant-factor: Stickoxid, Stickstoffmonoxid, NO
EGF	Epidermal-growth-factor: epidermaler Wachstumsfaktor aus 53 Aminosäuren mit mitogener Wirkung auf Zellen ektodermaler und mesenchymaler Herkunft

EGF-Domäne	Epidermal-growth-factor-Domäne
Ejection murmur	Auskultationsgeräusch, das in der Phase der Austreibung des Blutes aus der Herzkammer auftritt
EKG	Elektrokardiographie
ELC	s. essential light chain
Endothelialer PAI	Plasminogenaktivatorinhibitor 1
EnGF	Endothelial growth factor: endothelialer Wachstumsfaktor
ENU	Ethylnitrosourea
EPI	Tissue-factor-pathway-Inhibitor
ERK	Durch extrazellulares Signal regulierte Kinase s. MAPK
ES-Zelle	Embryonale Stammzelle
Essential light chain (ELC)	Eine der beiden leichten Myosinketten (MG etwa 16000), die mit der schweren Myosinkette einen Komplex bilden
ET	Endothelin
ET-1, -2, -3	Isoformen von Endothelin
ET-big	38 Aminosäuren-langes Spaltprodukt von ET-1, 140mal schwächer vasoaktiv als das aktive ET-1
Expressivität	Umfang und Intensität der Ausprägung eines Phänotyps beim Vorliegen einer Mutation. Beim Patienten bezieht sich die Expressivität v. a. auf den Schweregrad einer Krankheit
FAK	Focal-adhesion-kinase: phosphoryliert verschiedene Zielproteine, u. a. Komponenten des Zytoskeletts, reguliert das Verhalten von Zellen (Wachstum, Differenzierung, Bewegung u. a.) in Abhängigkeit von der sie umgebenden extrazellulären Matrix
F-Aktin	Filamentäres Aktin
Fast-acting PAI	Plasminogenaktivatorinhibitor 1
FDA	Food and Drug Administration: eine dem früheren Bundesgesundheitsamt vergleichbare amerikanische Behörde, die u. a. für den Verkehr mit Arzneimitteln verantwortlich ist
F-Domäne	Fingerdomäne
FDP	Lösliches Fibrinabbauprodukt
FGF	Fibroblast growth factor: Fibroblastenwachstumsfaktor

FH	Familiäre Hypercholesterinämie
FH-I, FH-II	Familiärer Hyperaldosteronismus Typ I bzw. II
FLT-1	s. VFGR-1
FRDA	Friedreich-Ataxie
F VIII R Ag	Factor-VIII-related-antigen bzw. Faktor-VIII-assoziiertes Antigen
GABA	γ-Aminobuttersäure: Dekarboxylierungsprodukt der L-Glutaminsäure, funktioniert wahrscheinlich als inhibitorischer Transmitter im Gehirn, z. B. beteiligt an der Pathogenese der Huntington-Krankheit, der Parkinson-Erkrankung, der Epilepsie
G-Aktin	Glomeruläres Aktin, monomere Form von Aktin mit einem MG von 43.000
GAP	GTPase-aktivierendes Protein: Familie von Proteinen, welche die geringe endogene GTPase-Aktivität der kleinen G-Proteine (z. B. ras, rho) stimulieren
Gap junctions	Von speziellen Proteinen (Connexinen) ausgekleidete Kanalverbindungen zwischen Zellen. Diese Kanäle sind für kleine Moleküle (MG bis etwa 10^3) frei durchgängig
GC	Guanylylzyklooxygenase
GF	Mikroskopisches Gesichtsfeld
GFAP	Gliales fibrilläres saures Protein: intermediäres Filament der Gliazellen
Gla	γ-Carboxyglutaminsäure
G-Proteine	Familie membrangebundener Proteine, die chemische oder physikalische Signale von verschiedenen Rezeptoren auf der Zelloberfläche in das Zellinnere vermitteln. Effektoren der Rezeptoren sind Hormone, Neurotransmitter und Wachstumsfaktoren
G_i-Protein	Inhibitorische GTP-bindende Proteine oder G-Proteine. Familie von 7 Proteinen, die bis auf eine Ausnahme (G_z) durch Pertussistoxin inaktiviert werden und in die Hemmung der Adenylylzyklase (namensgebend; G_{i1}, G_{i2}, G_{i3}), Stimulation der Phospholipase C sowie die Stimulation der retinalen cGMP-Phosphodiesterase (G_t oder Transduzin) involviert sind
G_s-Protein	Stimulatorische GTP bindende Proteine oder G-Proteine. Familie von Proteinen, welche die Stimulation der Adenylylzyklase vermitteln (im olfaktorischen System G_{olf}). Werden durch Choleratoxin aktiviert
GR	Glukokortikoidrezeptor
GRA	Glukokortikoid-empfindlicher Aldosteronismus
GSH oder GSA	Glukokortikoid-supprimierbarer Hyperaldosteronismus
GUSTO	Global utilization of streptokinase and tPA for occluded coronary arteries: allgemeine Verwendung von Streptokinase und tPA zur Behandlung eines Koronararterienverschlusses (Koronarinfarkt)
Hämophilie A	Folge von Mutationen im Gen des Kofaktors VIII. Patienten mit Mangel an funktionsfähigem Faktor VIII können im intrinsischen Tenasekomplex keinen aktivierten Gerinnungsfaktor X bilden und leiden daher an Blutungen v. a. in Gelenken und im Abdomen
Hämophilie B	Folge von Defekten im Gen des Gerinnungsfaktors IX. Aufgrund des Mangels an funktionsfähigem Faktor IX kann kein aktivierter Faktor X durch den intrinsischen Tenasekomplex gebildet werden
Hämostase, primäre	Schnell ablaufender Prozeß, bei dem ein verletztes Blutgefäß durch Adhäsion, Aktivierung und Aggregation der Blutplättchen verschlossen wird
Hämostase, sekundäre	Verfestigung eines Blutplättchenaggregats (primäre Hämostase) durch Aktivierung plasmatischer Gerinnungsfaktoren auf der Oberfläche aktivierter Blutplättchen
Haploinsuffizienz	Dysfunktion, die darauf zurückzuführen ist, daß von 2 Allelen im Genom nur 1 für die Herstellung eines Genprodukts zur Verfügung steht. Die Folge ist ein Mangel an Protein. Eine Haploinsuffizienz kann auch dann vorliegen, wenn zwar beide Allele vorhanden sind, aber nur eines, das Wildtypallel, zur Synthese des Genprodukts beiträgt

HCM	Hypertrophe Kardiomyopathie: vererbte Kardiomyopathie, die in der Regel mit Hypertrophie besonders des interventrikulären Septums und Arrhythmien einhergeht. Bekannte Gendefekte betreffen die schwere Kette von Myosin, Troponin T, Tropomyosin und C-Protein
HDL	High density lipoprotein: Lipoprotein mit hoher Dichte ($a = 1{,}063{-}1{,}21$ g/dl): Zusammensetzung: ca. 50% Lipide, 50% Proteine. Die Bildung erfolgt in Leber und Darmmukosa (HDL1). Umwandlung im Blut in HDL2, das freies Cholesterin aus den Zellen aufnimmt und in Cholesterinester (HDL3) umwandelt
HEK-Zellen	Human-embryonic-kidney-Zellen, menschliche embryonale Nierenzellen
Heparin	Stark sulfatiertes Glykosaminglykan, bindet mit hoher Affinität an Antithrombin III und formt einen 1:1-Komplex, wodurch die Umwandlung von Prothrombin in Thrombin gehemmt wird
Heparinkofaktor	Heparinkofaktor II
HLA	Human leucocyte antigen, menschliches Leukozytenantigen
HMWK	Hochmolekulares Kininogen
HNF4	Hepatocyte nuclear factor 4, nuklearer Leberzellfaktor 4
HRE	Hormon-responsive element: DNA-Sequenz, welche hormonabhängig die Expression der zugehörigen Gene reguliert
11-HSD	11-Hydroxysteroid-Dehydrogenase: Enzym, welches Kortisol zu Kortison umwandelt
HSP 90	Heat shock protein 90: Protein, welches in Abwesenheit des Steroidhormons an den Steroidrezeptor bindet und dadurch die Translokation des Rezeptors zum Zellkern verhindert
HSV-TK	Herpes-simplex-Virus-Thymidinkinasegen
5-HT	5-Hydroxytryptamin (Indolderivat), Serotonin: biogenes Amin, das aus L-Tryptophan synthetisiert wird; Neurotransmitter; kontrahiert den glatten Muskel; hat je nach Dosis blutdrucksenkende oder -steigernde Wirkung und ist strukturell mit psychotropen Substanzen verwandt (z. B. LSD); verschiedene psychopathologische Erkrankungen, wie z. B. Schizophrenie, werden auf eine veränderte Funktion des serotonergen Systems zurückgeführt; 5-HT wird außer im Gehirn in der Lunge, der Milz und in argentaffinen Zellen der Darmschleimhaut gebildet
5-HT1/ 5-HT2	Serotoninrezeptoren
HV	Hirudinvariante
HVJ	Hemagglutinating virus of Japan
IC	Nucleus intercalatus
I_{Ca}	Kalziumeinwärtsstrom
ICD	Implantable cardioverter defibrillator: Gerät, das über implantierbare Elektroden mit Hilfe eines eingebauten Minicomputers programmierte Stromstöße abgeben kann, die im Herzmuskel auftretende lebensbedrohliche Rhythmusstörungen (z. B. Kammerflimmern) beenden. Das Verfahren dient der Prävention des plötzlichen Herztodes
ICM	Ischämische Kardiomyopathie
IDC	Idiopathische dilatative Kardiomyopathie
IDL	Intermediate density lipoprotein: Lipoprotein mittlerer Dichte ($a = 1{,}006{-}1{,}019$ g/dl), Bildung wahrscheinlich aus VLDL (s. dort), Vorläufermoleküle des LDL (s. dort)
IFN	Interferon: Familie speziesspezifischer Glykoproteine, die von vielen menschlichen und tierischen Zellen als Immunantwort mit antiviraler, antiproliferativer und immunmodulatorischer Aktivität gebildet werden
IGF	Insulin-like growth factor: Insulinähnlicher Wachstumsfaktor für eine Vielzahl von Zelltypen. Stimuliert Zellwachstum und -metabolismus
IHA	Idiopathischer Hyperaldosteronismus (bilateral adrenal hyperplasia): Krankheitsbild mit Aldosteronüberproduktion ohne nachweisbares Adenom mit beidseitiger Vergrößerung der Nebennierenrinden

Interleukine, IL, Il	Von Leukozyten sezernierte Signalsubstanzen der Immunregulation: Interleukin-1 wird von Makrophagen gebildet und stimuliert B- und T-Lymphozyten; Interleukin-2 wird von T-Helfer-Zellen produziert und aktiviert T-Lymphozyten und Killerzellen; Interleukin-3 fördert das Wachstum und die Differenzierung von Zellen der Hämatopoese; Interleukin-4 stimuliert B-Lymphozyten
Il-R	Interleukinrezeptor
IML	Nucleus intermediolateralis
IMM	Nucleus intermediomedialis
INR	International normalisierte Ratio: Zeitraum (in Sekunden) nach Gabe von Thromboplastinreagenz bis zum Gerinnungszeitpunkt normiert mit Hilfe des Thromboplastin-definierenden Internationalen Sensitivitätsindexes (SI)
IP	Inositolphosphat: Durch hydrolytische Spaltung von membranständigen Phosphatidylinositolphosphaten kommt es zur Bildung der Second messenger Inositolphosphat und DAG
IP$_3$	Inositoltriphosphat
Kaplan-Meier-Methode	Statistisches Verfahren zur Beschreibung der Überlebenschancen von Trägern bestimmter biologischer/genetischer Eigenschaften (oder von Empfängern bestimmter Therapien) im Vergleich zu Kontrollpopulationen. In diesem Band speziell: Erfassung des Herztodrisikos der Träger von definierten, bekannten HCM-relevanten Mutationen
Karboxylierung, γ-Karboxylierung	Vitamin-K-abhängige Modifikation der Gerinnungsfaktoren VII, IX, X und des Prothrombins. Dabei werden spezifische Glutaminsäuren posttranslational in γ-Karboxyglutaminsäuren umgewandelt. Diese modifizierten Gerinnungsfaktoren können durch Ausbildung von Ca^{2+}-Brücken an die Phospholipide aktivierter Thrombozytenmembranen binden und damit die für den Gerinnungsablauf notwendigen Komplexe aus Kofaktoren, Zymogenen und aktiven Serinproteasen ausbilden
K-Domäne	Kringeldomäne
KHK	Koronare Herzkrankheit
Klonierung, positionelle	Verfahren zur Identifizierung von unbekannten Genen. Dabei wird zunächst über Kopplungsanalysen (s. dort) ein Gen im Genom lokalisiert. Anschließend wird in der so bestimmten Region mit Hilfe von verschiedenen DNA-Klonierungstechniken nach dem Gen gesucht, das mit einer zu identifizierenden Mutation für die ursprünglich nur klinisch definierte Erbkrankheit verantwortlich ist
Kofaktoren	Nichtenzymatische Proteine, die die Zymogenaktivierung der Blutgerinnungskaskade potenzieren. Dabei bringt der Kofaktor das aktivierende Enzym und das Zymogen auf der entsprechenden Membranoberfläche zusammen oder verändert die Zymogenkonformation durch Protein-Protein-Wechselwirkungen
Kopplungsanalyse, genetische	Verfahren, bei dem – in möglichst großen Familien – nach einer gemeinsamen Vererbung von bestimmten, klinisch genau definierten Erbkrankheiten einerseits und leicht bestimmbaren genomischen Markerallelen mit bekannter chromosomaler Lokalisation andererseits gesucht wird. Bei statistisch gesicherter Kopplung definiert der Marker den Ort (Locus) des Krankheitsgens im Genom
Kosegregation	Gemeinsame Vererbung von 2 oder mehr genetischen Eigenschaften; in der Regel als Folge enger Kopplung im Genom
KPtPA	Deletionsmutante von tPA
LDL	Low density lipoprotein: Lipoprotein mit niedriger Dichte ($a = 1{,}019 - 1{,}063$ g/dl). Zusammensetzung: ca. 75% Lipide, 25% Proteine. Bildung erfolgt aus Lipoproteinen mit sehr niedriger Dichte (VLDL, s. dort), transportiert Cholesterin in periphere Zellen
Leuserpin	Heparinkofaktor II
LIM	s. MLP
LMWK	Niedermolekulares Kininogen
LOD-Score	LOD ist die Abkürzung für *„logarithm of the odds favoring linkage“* (linkage: Kopplung). Der LOD-Score

ist das Ergebnis eines statistischen Verfahrens, bei dem ermittelt wird, mit welcher Wahrscheinlichkeit in einer Familie 2 (oder mehr) genetische Eigenschaften (Krankheitsgene, polymorphe Markerallele, RFLP etc.) gekoppelt sind. Bei einem Lod-Score von 3 ist die Wahrscheinlichkeit für Kopplung 1000:1. Bei diesem Wert gilt eine Kopplung als sicher. Kopplung bedeutet, daß diskrete Loci im Genom nahe benachbart sind

Long-QT-Syndrom Erregungsausbreitungsstörung in der Herzmuskulatur, die mit einem relativ hohen Risiko für einen plötzlichen Herztod durch Kammerflimmern assoziiert ist. Die Ursachen sind erbliche Ionenkanaldefekte, die zu einer Verlängerung der QT-Zeit im EKG führen

LPBN Lateraler Teil des Nucleus parabrachialis

LREH Low renin essential hypertension: Essentieller Bluthochdruck bei niedrigem Reningehalt

MAPK Mitogen-aktivierte Proteinkinase (ERK: durch extrazelluläres Signal regulierte Kinase) wird durch eine Reihe von extrazellulären Proliferations- und Differenzierungssignalen angeschaltet

Markerallel, polymorphes Selektionsneutrale DNA-Sequenzvariationen im Genom, die bei Polymorphismus die Eigenschaft eines Markers haben, wenn ihre Orte (Locus) im Genom bekannt sind

Markerlocus s. Markerallel, polymorphes

MC Myokarditis

MD Myotone Dystrophie

MEA Multiple endokrine Adenomatose: hereditäre Störung

MHC Myosin heavy chain: schwere Kette des Myosins

MHS Milan-hypertensive Ratte

MLC Myosin light chain: leichte Kette des Myosins

MLP oder Muscle-LIM-Protein Kardiales Zytoskelettprotein, das eine noch nicht vollständig verstandene Funktion bei der Embryonalentwicklung des Herzens hat. Es kommt auch im embryonalen Skelettmuskel vor

MNH Makronodulärer autonomer Hyperaldosteronismus

MODY Maturity-onset diabetes of the young

MP Muskelspezifischer Promotor

MR Mineralokortikoidrezeptor

MRFIT Multiple risk factor intervention trial: Test zur Bestimmung eines multiplen Risikofaktors

MRI Magnetresonanzinduktionstomographie; Kernspintomographie: bildgebendes diagnostisches Verfahren

MSH Melanozyten stimulierendes Hormon, Melanotropin

MYBPC Myosinbindungsprotein C (auf Chromosom 11)

MYH7 Schwere Kette des β-Myosins (auf Chromosom 14)

MYL2/RLC Regulative leichte Myosinkette

MYL3/ELC Essentielle Myosinkette

MyoD Myogener Transkriptionsfaktor (Helix-loop-Helix), der an Differenzierungsvorgängen von Muskelzellen beteiligt ist

N-ANP N-terminaler Rest von 98 Aminosäuren des ANP-Vorläufers, atriales Pronatriodilatin

NCX Natrium-Kalzium-Austauscher, Na$^+$-Ca^{2+}-Austauscher: Membranständiges Transportprotein, das für jedes transportierte Molekül Kalzium 3 Moleküle Natrium in die entgegengesetzte Richtung transportiert. Negative (hyperpolarisierte) Membranpotentiale begünstigen den Kalziumauswärtsstrom, während weniger negative (depolarisierte) Potentiale einen Kalziumeinwärtsstrom erlauben

NF1 Nuclear factor 1

NGF Neuronal growth factor: Neuronaler Wachstumsfaktor

NK-Zellen Natürliche Killerzellen

NO Stickoxid, Stickstoffmonoxid, Endothelium-derived-relaxant-factor, EDRF

NPY Neuropeptid Y

NSVT Nonsustained ventricular tachycardia: Kurzdauernde Kammertachykardie (weniger als 30 s)

NTS Nucleus tractus solitarius

NYHA	New York Heart Association. Klassifikation zur Einteilung des Schweregrades der Herzinsuffizienz anhand der körperlichen Belastbarkeit des Patienten
OHSD	Hydroxysteroiddehydrogenase
OLA	Oligonukleotidligationsassay
OVLT	Organum vasculosum der Lamina terminalis
PAI	Plasminogenaktivatorinhibitor
PAI-1	Plättchenständiger Plasminogenaktivatorinhibitor 1; gehört zur Klasse der Serpine, gilt als wichtigster Inhibitor von tPA und besitzt damit antifibrinolytische Aktivität
PAI-2, PAI-3	Plazentaständige Plasminogenaktivatorinhibitoren 2 und 3
pAVK	Periphere arterielle Verschlußkrankheit
PBN	Nucleus parabrachialis
PCNA	Proliferating cellular nuclear antigen, proliferierendes Zellkernantigen
PCR	Polymerasekettenreaktion
PDE	Phosphodiesterase: Zytosolisches Protein, das den Abbau des Second messengers cAMP zum inaktiven 5'-AMP katalysiert
PDGF	Platelet derived growth factor: von Thrombozyten u. a. Zellen gebildeter Wachstumsfaktor; beteiligt an Zellproliferation, Wundheilung und Entstehung der Arteriosklerose
Penetranz	Unter den Trägern einer genetischen Eigenschaft der Anteil, der unter vergleichbaren Umständen (Alter etc.) den erwarteten Phänotyp (Krankheit, präklinische Zeichen der Krankheit) hat. Ein genetischer Defekt, der bei allen Trägern Krankheit auslöst, ist vollständig penetrant
α_2-PI	α_2-Plasmin-Inhibitor
PIP$_2$	Phosphatidylinositolbiphosphat. Die enzymatische Spaltung des Membranphospholipids PIP$_2$ führt zur Bildung der Second messenger Inositolphosphat und DAG (s. dort)
PIVKA	Protein induced by vitamin K absence: ein durch Fehlen von Vitamin K induziertes Protein
PKA	Proteinkinase A: Zytosolisches Protein, das durch cAMP aktiviert wird und die Übertragung von Phosphatresten auf Funktionsproteine (z. B. Kanalproteine) katalysiert
PLB	Phospholamban: Regulatorisches Protein an der Membran des sarkoplasmatischen Retikulums. Die Phosphorylierung von PLB führt zu einer Enthemmung der SERCA und dadurch zu einer beschleunigten diastolischen Wiederaufnahme von Kalzium in das sarkoplasmatische Retikulum
PLC	Phospholipase C: Membranständiges Enzym, dessen Aktivierung die Spaltung von Phosphatidylinositolphosphat in Inositolphosphat und DAG katalysiert
PLG	Plasminogen
PNA	Plasmanoradrenalin: Überträgerstoff des Sympathikus, Freisetzung aus Varikositäten des Neurons führt zur Erregung von postsynaptischen Adrenozeptoren. Plasmanoradrenalinspiegel sind bei Patienten mit Herzinsuffizienz in der Regel erhöht und können als prognostisch ungünstiger Faktor gewertet werden
Poison peptide	Mutiertes Protein, das die Funktion eines gleichzeitig anwesenden nichtmutierten Proteins (Wildtyp) beeinträchtigt. Das gilt v. a. für Multiproteinkomplexe, in denen die beiden Versionen des Proteins nebeneinander vorkommen
Polymorphismus, genetischer	Allelische Variabilität in Populationen, bezieht sich auf Unterschiede in DNA-Sequenzen. Als Polymorphismus gilt eine Variation, die bei mindestens 1% der Angehörigen einer Population gefunden wird. Im allgemeinen werden Polymorphismen von krankheitsrelevanten Defektmutationen unterschieden. Danach sind Polymorphismen selektionsneutral. Das gilt für die meisten der zahlreichen polymorphen Marker, die für die Kartierung von Genen benutzt werden (Mikrosatelliten u. a.). Polymorphismen können aber u. U. indirekt an der Entstehung von Krankheiten beteiligt sein (z. B. Polymorphismen der HLA-Gene des Immunsystems)

POMC	Proopiomelanokortikotropin: Polypeptidmolekül, welches vornehmlich in der Hypophyse synthetisiert wird; daraus werden ACTH und Endorphine abgespalten
PP	Proteinphosphatase
ppET	Präpro-ET (s. unter ET)
PRA	Plasmareninaktivität: Parameter zur Bestimmung der Aktivität des zirkulierenden Renin-Angiotensin-Systems, abhängig von der Konzentration von Renin und Angiotensinogen
PSA	Prostata-spezifisches Antigen
Pseudosubstrat	Pseudosubstrate bilden mit dem aktiven Zentrum von Serinproteasen ein tetraedrisches Zwischenprodukt, das im Gegensatz zu echten Substraten nicht wieder hydrolysiert, sondern durch sekundäre Bindungen stabilisiert wird
PTA	Perkutaner Ballonkatheter, perkutane transluminale Ballonangiographie
PTCA	Perkutane Koronarangioplastie, perkutane transluminale koronare Ballonangioplastie
PTX	Pertussistoxin: Toxin von *Bordetella pertussis*, katalysiert die Übertragung des ADP-Ribosylrestes von NAD^+ auf die a-Untereinheit von G_i- bzw. G_o-Proteinen. Dient zur Markierung oder Inaktivierung von Pertussissensitiven G-Proteinen
PVN	Nucleus paraventricularis
QTL	Quantitative trait loci
RAAS	Renin-Angiotensin-Aldosteron-System
RAS	Renin-Angiotensin-System
RCM	Restriktive Kardiomyopathie
Referral bias	Systematischer Fehler bei der Bewertung von Daten zur Prävalenz und zum Schweregrad einer Krankheit (hier der HCM). Probleme bei der Bewertung können dadurch entstehen, daß nur schwer erkrankte Patienten berücksichtigt werden, die in zentralen, spezialisierten Institutionen versorgt werden. Damit fallen leichte Fälle mit geringer Behandlungsbedürftigkeit aus der Betrachtung heraus. Folge des referral bias: die Prävalenz wird zu niedrig und der durchschnittliche Schweregrad zu hoch eingeschätzt
Regulatory light chain (RLC)	Regulatorische leichte Kette: eine der beiden leichten Myosinketten, die mit der schweren Myosinkette einen Komplex bilden
Restriktionsschnittstellen, biallelische, polymorphe	Es handelt sich dabei um DNA-Sequenzvariationen, die von Restriktionsendonukleasen nach einem Ja-nein-Muster erkannt werden. In der Regel handelt es sich um einzelne Basenaustausche, die an einer definierten Stelle zum Verlust oder Gewinn einer Schnittstelle führen
RFLP	Restriktionsfragmentlängenpolymorphismus: Als Folge des Verlustes oder Gewinnes einer Restriktionsschnittstelle ändert sich die Distanz zwischen 2 benachbarten Restriktionsschnittstellen im Genom. Damit kann das Vorliegen einer polymorphen Sequenz (eines Markers) indirekt über die Änderung der Länge von genomischen Fragmenten erkannt werden
RGD	Arginin-Glycin-Aspartat
RGS	Regulators of G-protein signaling: Familie von z.Z. 14 Proteinen, die an die a-Untereinheit GTP-gebundener heterotrimerer G-Proteine binden und die endogene GTPase Aktivität der a-Untereinheiten stimulieren
RIA	Radioimmunoassay
Ribozyme	RNA-Moleküle, die zusätzlich zu einer Antisense-Sequenz ein katalytisch aktives Zentrum haben, das in der Lage ist, eine über Sequenzhomologie gebundene mRNA zu spalten und damit zu zerstören
RVLM	Rostraler Teil der ventrolateralen Medulla
RVMM	Medialer Teil der ventrolateralen Medulla
Ryanodinrezeptor	Kalziumfreisetzungskanal des sarkoplasmatischen Retikulums (SR), Ca-release channel (CRC) oder auch „foot protein"
sACT	Skelettales a-Aktin: Mikrofilament, das an der Bildung des Zytoskeletts eukariotischer Zellen beteiligt ist

SAM	Systolic anterior motion (s. dort)
Scaffold-Protein	Am Aufbau des Zytoskeletts beteiligtes Protein
SCID-Mäuse	Mäuse, die defekte T- und/oder B-Zellen besitzen
scuPA	Single-chain-uPA: Einzelkettenurokinase, Prourokinase, Plasminogenaktivator
Sequenzpolymorphismus, multiallelischer	s. Polymorphismus, genetischer
SERCA	Sarkoplasmatische Kalzium-ATPase: Transportprotein an der Membran des sarkoplasmatischen Retikulums, welches unter Verbrauch von Energie (ATP) Kalziummoleküle aus dem Zytosol gegen einen Konzentrationsgradienten in das Innere des sarkoplasmatischen Retikulums pumpt
Serinprotease	Proteasen, die als essentiellen Bestandteil des aktiven Zentrums ein Serin enthalten
Serpine	Serinproteaseinhibitoren: Bezeichnung für physiologische Substanzen, die Serinproteasen in ihrer enzymatischen Aktivität hemmen. Serpine gehören zur Klasse der Suizidinhibitoren, ihr reaktives Zentrum ist ein Pseudosubstrat für die entsprechende Serinprotease
SFO	Subfornikalorgan
SHGB-Domäne	Sexualhormonbindende Globulindomäne
SHR	Spontan hypertensive Ratte
SHRSP	Stroke-prone-spontaneously hypertensive rat: SHR, die für einen Schlaganfall anfällig ist
SL	Sarkolemm: Phospholipiddoppelmembran, die Herzmuskelzellen und Zellen der quergestreiften Skelettmuskulatur umgibt
SOD	Superoxiddismutase
SON	Nucleus supraopticus
Spleiß-defekt	Folge eines fehlerhaften Prozessierens von mRNA, z. B. als Folge der mutationsbedingten Zerstörung eines Spleißsignals
Spleißdonorstelle	Synonym für das 5′-Ende eines Introns. Das 3′-Ende heißt auch Spleißakzeptorstelle

SR	Sarkoplasmatisches Retikulum
SR-Ca^{2+}-ATPase, SR-Kalziumpumpe	Sarkoplasmatische Kalzium-ATPase (s. auch unter SERCA)
SRF	Serum-response-Factor
SSCP	Single strand conformation polymorphism: Konformationspolymorphismus des Einzelstranges
SS/JR	Dahl-salzsensitive Ratte
STAR-Protein	Steroid acute regulatory protein: mitochondriales Protein, das für die akute Regulation der Steroidbiosynthese verantwortlich ist
Sustained arrhythmia	Anhaltende Kammertachykardie (länger als 30 s)
Systolic anterior motion (SAM)	Pathologische Bewegung des vorderen Mitralsegels bei der Systole, kann zur Behinderung des Blutausstroms aus der linken Kammer beitragen
TAP	Tick anticoagulant peptide: Aus der Zecke *Ornithodos moubata* isoliertes Protein; hemmt spezifisch den Gerinnungsfaktor Xa
Tenasekomplex	Englischsprachiger Ausdruck für den Gerinnungskomplex aus dem Kofaktor Tissue-Faktor, der aktivierenden Serinprotease VIIa und dem Faktor X. Dieser Komplex setzt die Serinprotease Xa frei
TF	Tissue-Factor: membranständiger Kofaktor, katalysiert im extrinsischen Tenasekomplex die Aktivierung des Gerinnungsfaktors X oder IX durch die Serinprotease VIIa
TFPI	Tissue-factor-pathway-inhibitor: zur Familie der Kunitz-Inhibitoren gehörender Proteinaseinhibitor, der die Aktivierung vom Gerinnungsfaktor X im Tenasekomplex blockiert
TGF	Transforming growth factor: transformierender Wachstumsfaktor. Wachstumsfaktor, der die Wirkung anderer Wachstumsfaktoren, in Abhängigkeit vom Zelltyp, inhibiert oder potenziert. Reguliert Differenzierungsvorgänge bei einer Reihe von Zelltypen
TGR	Transgene Ratte
Th1- bzw. Th2-Zellen	T-Helfer-1- bzw. T-Helfer-2-Zellen

Tissue-Factor	Älterer Ausdruck: Gewebethromboplastin
TKR	Tyrosinkinaserezeptor
TMSA	α-Tropomyosin (auf Chromosom 15)
TnC	Troponin C: TnC bildet zusammen mit Troponin I (TnI) und Troponin T (TnT) einen Komplex aus kleinen regulatorischen Proteinen. Wenn TnC Kalzium bindet, kommt es zu einer Konformationsänderung des Troponinkomplexes und einer nachfolgenden Verlagerung von Tropomyosin in die Tiefe des Aktinfilaments. Dies erlaubt die Anheftung der Köpfchen der schweren Kette des Myosin (MHC) an die Aktinfilamente mit nachfolgender Spaltung von ATP und Entwicklung der Muskelkraft. In diesem Regulationssystem ist der Troponinkomplex auch als „Kalziumschalter" bezeichnet worden
TnI	Troponin I: Bestandteil des Troponinkomplexes. TnI inhibiert die Interaktion zwischen Aktin und Myosin
TnT	Troponin T: Bestandteil des Troponinkomplexes. Wahrscheinlich verantwortlich für die Positionierung des Troponinkomplexes am „dünnen" Filament
TNF	Tumornekrosefaktor
TNK	tPA-Variante
TNNI2	Kardiales Troponin I (auf Chromosom 19)
TNNT2	Kardiales Troponin T (auf Chromosom 1)
TnT1/TnT2	Troponin-T-Untereinheit 1 bzw. 2
tPA	Tissue-type-Plasminogenaktivator: neben uPA einer der beiden physiologischen Aktivatoren der Fibrinolyse, die das Zymogen Plasminogen durch proteolytische Spaltung in Plasmin umwandeln
TPI	Tissue-factor-pathway-inhibitor, s. auch TFPI
Tracer	Hier: (Kapitel 1.1 Molekulare Mechanismen der zentralen Regulation von Herz-Kreislauf-Funktionen; dieser Band) Substanzen, die in der Neurobiologie zur Untersuchung des anterograden und retrograden axonalen Transportes eingesetzt werden; es werden sowohl radioaktiv markierte
TSH	Substa… auch F… (Meer… niedri… Substa… Thyro… Protec… Zellen… gebild… Schild… Wachs…
uPA	Uroki… tor: ei… Fibrir…
Valsalva-Versuch	Diagr… Frage… Behin… vorlie… tiefer… 10 s ι… halter… Atem… Erhöl… rigun… (Vagι… tion … mit i… zwisc… lende… stärk… stärk… grapl… systo… nimr…
VEGF	Vasc… vaskι… fakto…
VEGR-1	VEG… zifisc… wich… Angi… VEG… meal…
VLDL	Very… prot… ($a = $… 85–9… dun… tiert… LDL…
VP1	Vira… Vire…

VSMC	Vascular smooth muscle cells: Glatte Gefäßmuskelzellen
vWF	Von-Willebrand-Faktor: hochmolekulares Protein, welches im Plasma den Kofaktor VIII komplexiert und dadurch stabilisiert. Zudem spielt vWF bei der Thrombozytenadhäsion eine wichtige Rolle
WKY	Wistar-Kyoto-Ratte
Wolff-Parkinson-White (WPW)-Syndrom	Herzrhythmusstörungen mit Neigung zu in der Regel gut verträglichen Tachykardien als Folge von akzessorischen Leitungsbahnen zwischen Vorhof und Kammer
X-chromosomale Vererbung	Erbgang von meist rezessiven Erkrankungen, deren Gene auf dem X-Chromosom liegen. Typischerweise werden solche Erkrankungen (z. B. Faktor-VIII-Hämophilie oder Duchenne-Muskeldystrophie) von Frauen übertragen, die selbst gesund sind. Die Hälfte ihrer Söhne erkranken und die Hälfte ihrer Töchter sind ihrerseits (gesunde) Überträgerinnen
YAC	Yeast artificial chromosome
Zymogen	Inaktive Enzymform, die während der ablaufenden Blutgerinnungskaskade in eine aktive Serinprotease entweder durch Peptidspaltung einer aktivierenden Protease oder durch Konformationsänderung in Anwesenheit eines Kofaktors umgewandelt wird

1 Kardiale und zentrale Mechanismen

1.1 Molekulare Mechanismen der zentralen Regulation von Herz-Kreislauf-Funktionen und klinisch-therapeutische Aspekte

Andrea Lippoldt und Jan Monti

Inhaltsverzeichnis

1.1.1 Einleitung

Der Blutkreislauf ist ein Transportsystem, welches dem Organismus essentielle Substanzen (Gase, Wasser, Elektrolyte, Nährstoffe, Hormone) für die Gewährleistung der Funktion der Organe zur Verfügung stellt und Metaboliten sowie anfallende toxische Stoffwechselendprodukte und Wärme abtransportiert. Für die Regulation eines solchen Systems ist eine Reihe einzelner, miteinander wechselwirkender Regelgrößen erforderlich: Afferente sensorische Systeme erfassen den Zustand bzw. den Versorgungszustand der Gewebe und geben diese Informationen an zentralnervöse Strukturen weiter, die über efferente Systeme in die Funktion von Herz und Gefäßen regulierend eingreifen. Zur Gewährleistung dieses Regulationsprozesses sind bestimmte Effektorsysteme erforderlich, die der Organismus in Form des neuronalen, vegetativen Nervensystems, welches zur schnellen und relativ gezielten Einwirkung auf die Endorgane des Herz-Kreislauf-Systems (z. B. Herz und Gefäße) in der Lage ist, und der hormonellen Systeme, deren Aktivierung und Inaktivierung langsamer und weniger zielgerichtet erfolgt, zur Verfügung hat. Eine wesentliche Rolle in der hormonellen zentralen Herz-Kreislauf-Regulation spielen z. B. das Renin-Angiotensin-System und das monoaminerge System (Adrenalin, Noradrenalin, Dopamin). Auf beide Systeme und deren Verknüpfung mit ande-

Handbuch der molekularen Medizin, Band 3
Herz-Kreislauf-Erkrankungen
D. Ganten/K. Ruckpaul (Hrsg.)
© Springer-Verlag Berlin Heidelberg 1998

ren Hormonen und Neurotransmittern soll später näher eingegangen werden.

Neben diesen zentralen Effektorsystemen gibt es lokale Mechanismen, die im entsprechenden Gefäßabschnitt oder am Herzen regulierend eingreifen. Dazu zählen das autonome Reizleitungssystem am Herzen sowie im Gefäßsystem die lokal freigesetzten Gewebshormone [z. B. Histamine, Prostaglandine, Kinine, Angiotensin II, Endothelin, Endothelium-derived-relaxing-Faktor (EDRF)], die von den Endothelzellen oder glatten Muskelzellen der Gefäßwand als Antwort auf z. B. „shear stress" oder Hypoxie gebildet werden und die efferente neuronale Kontrolle zeitweise überspielen können.

Die zentrale Regulation der Herz-Kreislauf-Funktionen erfolgt über Neurotransmitter und -peptide. Die nach dem derzeitigen Erkenntnisstand wichtigsten werden in den nachfolgenden Absätzen dieses Kapitels beschrieben. Neurotransmitter können Ionenkanäle modulieren, d. h. je nach Erfordernis deren Öffnung und Schließung bewirken, sowie als chemische Signale an den Synapsen Informationen über postsynaptische Rezeptoren weiterleiten (afferent und efferent). Dabei werden Informationen an das Gehirn und zu den Organen über neuromuskuläre Verbindungen weitergegeben, während im Gehirn die interneuronale Kommunikation von Bedeutung ist. Neuropeptide können die Erregbarkeit der Neuronen und damit ihre Ansprechbarkeit gegenüber dem Transmitter modulieren. Einige Neuropeptide fungieren aber auch selbst als Transmitter. Bezüglich der Verteilung der Neurotransmitter und -peptide ist eine Vielzahl anatomischer Studien unternommen worden (Tracerinjektionen, Immunohistochemie), so daß heute sowohl die prinzipiellen Verschaltungen von Kerngebieten als auch Verbindungen zum Rückenmark und damit zu den Organen und deren Transmittern bekannt sind. Jedoch sind für neue Einsichten in funktionelle Besonderheiten der einzelnen, an der Herz-Kreislauf-Regulation beteiligten Zentren neue molekularbiologische Methoden notwendig. Eine Auswahl dieser Methoden, transgene Tiere, knockout genetischer Information, Nutzung molekularer Proben zur Definition der neuronalen Aktivität, wird hier beschrieben.

1.1.2 Zentrale Regulation der Herz-Kreislauf-Funktionen

Das ZNS spielt eine wesentliche Rolle in der Regulation des Herz-Kreislauf-Systems. Es kontrolliert sowohl das periphere sympathische Nervensystem als auch die Hormonfreisetzung und kann auf diese Art und Weise modifizierend auf den Blutdruck, die Herzfrequenz sowie den Wasser- und Salzhaushalt einwirken. Die Hirnregionen, die wesentlich an diesen Regulationsprozessen beteiligt sind, wurden mit elektrophysiologischen und pharmakologischen Methoden klassifiziert und charakterisiert. Durch immunhistochemische Methoden und Untersuchungen nach Tracerapplikation in verschiedene Hirnregionen wurde es möglich, die Wechselwirkungen zwischen diesen Gebieten und dem peripheren Nervensystem sowie auch die Transmitter, die die Signale übertragen, zu identifizieren. Wichtige Zentren für die zentrale Regulation der Kreislauffunktionen liegen im verlängerten Rückenmark, der Medulla oblongata, der Formatio reticularis, dem Pons, dem Mittelhirn, dem Hypothalamus und in Kerngebieten des zerebralen Kortex.

1.1.2.1 Rückenmark

Die sympathischen und parasympathischen Neuronen des Rückenmarks sind die Schaltstellen für die Übermittlung von Informationen der zentralnervösen Regulationszentren zum Herzen, der Niere und Nebenniere und den Gefäßen. Die Schaltstellen im Rückenmark sind in den thorakalen und den oberen Segmenten des Lumbalmarks (thorako-lumbales System) lokalisiert. Die Neuronen bilden hauptsächlich 4 separate Zellgruppen. Die wichtigsten sind der Nucleus intermediolateralis (IML), der Nucleus intercalatus (IC) und der Nucleus intermediomedialis (IMM). Die Aktivität dieser Neuronen wird durch sensorische Innervation aus der Peripherie, durch absteigende Projektionen aus dem Gehirn und durch Neuronen des zervikalen Teils des Rückenmarks, die wahrscheinlich einen hemmenden Einfluß auf die Signalübertragung zu den präganglionären Neuronen ausüben, reguliert (Abb. 1.1.1) [Ganten u. Ritz 1985, Oparil et al. 1995].

1.1.2.2 Medulla oblongata

Innerhalb der Medulla unterscheidet man funktionell verschiedene Strukturen, die an der Herz-Kreislauf-Regulation beteiligt sind:

* den rostralen Teil der ventrolateralen und -medialen Medulla (RVLM und RVMM), der vasokonstriktorische Funktionen hat, und
* den kaudalen Teil der ventrolateralen Medulla (CVLM), der die vasodilatatorischen Vorgänge

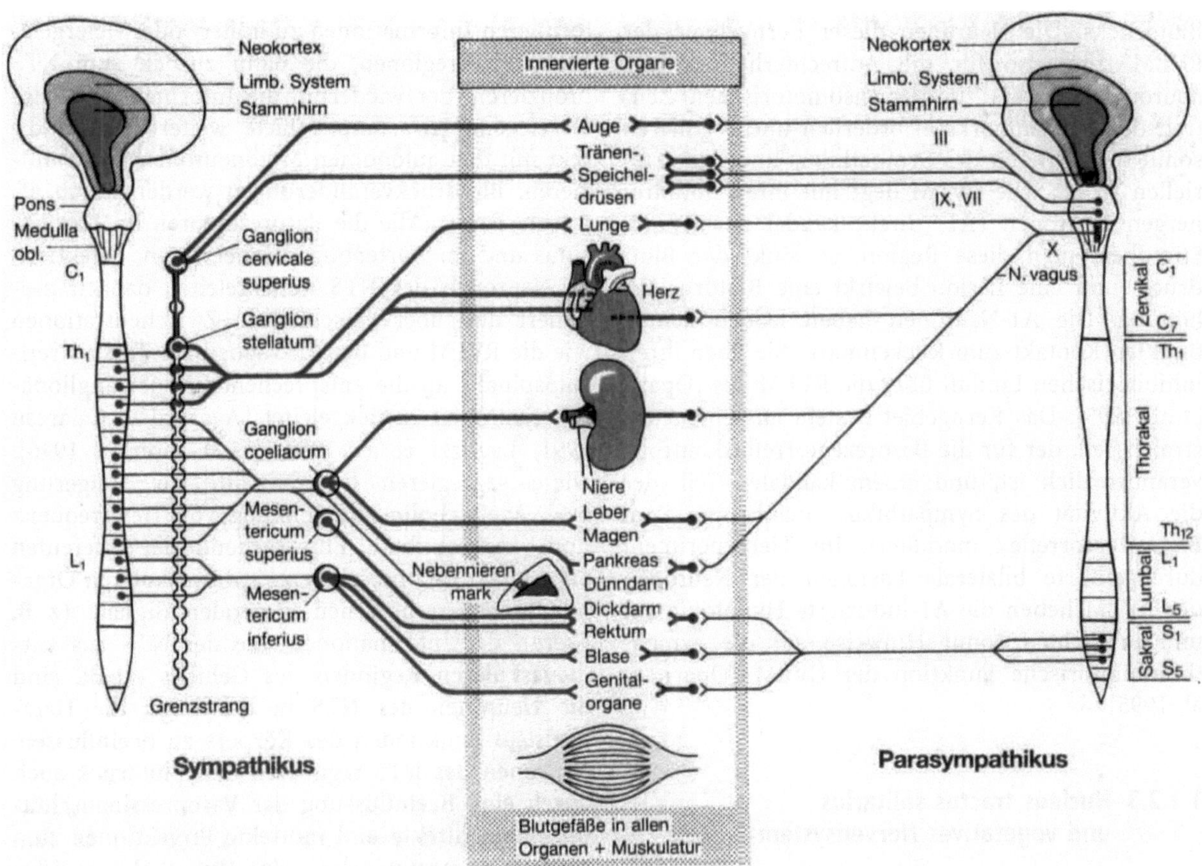

Abb. 1.1.1. Topographische Zuordnung der Rückenmarksegmente sowie der Grenzstrangganglien zu den Innervationsgebieten des autonomen Nervensystems [Ganten u. Ritz 1985]

steuert [Carvo et al. 1991, Lipski et al. 1995, 1996], sowie
• den Nucleus tractus solitarius.

Diese Gebiete regulieren nicht nur den Gefäßtonus, sondern auch die Herzfunktion [Yu u. Gordon 1996]. Hier sind es insbesondere die Barorezeptoren des Karotissinus und des Aortenbogens, die ihre Signale über einen Ast des N. glossopharyngeus und den N. depressor an die Medulla oblongata weiterleiten. Die Prozesse werden durch das sympathische Nervensystem gesteuert, dessen Transmitter die Katecholamine sind. Dabei ist Noradrenalin vorwiegend in den Nervenendigungen der Peripherie und des ZNS zu finden, während Adrenalin im Nebennierenmark, aber auch in speziellen Neuronengruppen – C1, C2 – der rostralen Medulla oblongata gebildet wird. Die C1-Neuronen koexistieren mit den Noradrenalin-produzierenden A1-Neuronen der CVLM im Übergangsbereich zwischen RVLM und CVLM [Esler 1995, Lipski et al. 1995, Oparil et al. 1995]. Andere Neurotrans-

mitter, die für die nachfolgend beschriebenen Prozesse von Bedeutung sind, sind noch nicht eindeutig charakterisiert. Es wird diskutiert, daß nicht-katecholaminerge Neuronen wesentlich zur Aufrechterhaltung des Vasomotortonus beitragen, wie z. B. glutaminerge, die einen Teil der Neuronen der RVLM darstellen und Glutamat als Neurotransmitter zu den sympathischen präganglionären Neuronen benutzen [Arnolda et al. 1992, Oparil et al. 1995]. Außerdem ist gezeigt worden, daß Neuropeptid Y (NPY) ein Kotransmitter adrenerger Neuronen in der RVLM ist und zusammen mit Adrenalin und Noradrenalin den Blutdruck sowie die Herz- und die Atemfrequenz reguliert (s. Kapitel 1.1.4.3 „Volumenübertragung") [Fuxe et al. 1990 a, b, Härfstrand et al. 1984]. Eine Stimulation der Neuronen in der RVLM erhöht die Herzfrequenz und den Blutdruck [Yang et al. 1996 b], bewirkt die Freisetzung von Katcholaminen aus dem Nebennierenmark und die Sekretion von Argininvasopressin (AVP) über die Neurohypophyse. Umgekehrt bewirkt eine Hemmung der Aktivität dieser Neuronen z. B. durch Läsion ein Absinken des Blutdrucks. Die Neuronen dieser Kerngebiete der RVLM sind also für die Aufrechterhaltung des neuronalen Inputs zu den vasomotorischen Zentren des Rückenmarks erforderlich und regulieren somit die Aktivität des Sympathikus und den arteriellen Druck. Die CVLM liegt mit ihren noradrenergen Neuronen (A1) direkt kaudal zur RVLM. Stimuliert man diese Region, so sinkt der Blutdruck, und eine Läsion bewirkt eine Blutdruckerhöhung. Die A1-Neuronen haben jedoch keinen direkten Kontakt zum Rückenmark. Sie üben ihren inhibitorischen Einfluß über die RVLM aus [Oparil et al. 1995]. Das Kerngebiet besteht aus einem rostralen Teil, der für die Barorezeptorreflexkontrolle verantwortlich ist, und einem kaudalen Teil, der die Aktivität des Sympathikus unabhängig vom Barorezeptorreflex moduliert. Im Tierexperiment durchgeführte bilaterale Läsionen der Neuronen der RVLM heben die A1-induzierte Hypotonie auf und erbrachten somit Hinweise auf die sympathoinhibitorische Funktion der CVLM [Oparil et al. 1995].

1.1.2.3 Nucleus tractus solitarius und vegetatives Nervensystem

Die Leistung des vegetativen Nervensystems (NS) wird durch eine Reihe anderer Hirnregionen beeinflußt. Dabei haben der Nucleus tractus solitarius (NTS) im Stammhirn und der Hypothalamus wichtige Kontrollfunktionen. Der Hypothalamus reguliert das vegetative NS auf 2fache Weise. Er projiziert zu Kernen im Stammhirn und im Rückenmark, die über präganglionäre Neuronen die Temperatur, die Herzfrequenz, den Blutdruck und die Atmung kontrollieren. Des weiteren wirken Strukturen des Hypothalamus auf das endokrine System hinsichtlich der Freisetzung von Hormonen, die die vegetativen Körperfunktionen beeinflussen [Oparil et al. 1995]. Der Hypothalamus übt zwar eine generelle Kontrolle über vegetative Körperfunktionen aus, ist aber durch andere Strukturen partiell ersetzbar. Nach einer Transsektion des Hirnstamms oberhalb des Pons bleibt eine Regulation kardiovaskulärer und respiratorischer Funktionen gewährleistet. Im Hirnstamm ist das Hauptkoordinierungszentrum für autonome Funktionen der NTS. Dieses Kerngebiet erhält Informationen über die Funktion aller wichtigen Körperorgane und moduliert deren Tätigkeit über Verschaltungen zu tiefergelegenen Hirnstammgebieten, die unmittelbar mit autonomen Motoneuronen verbunden sind. Die Effektoren kontrollieren oder transformieren Informationen zu höher- oder tiefergelegenen Hirnregionen, die dann zurück zum NTS projizieren, der wiederum die Information an tiefergelegene Hirnstammgebiete weitergibt, die direkt mit den autonomen Motoneuronen kommunizieren. Blutdruckveränderungen werden durch afferente Fasern, die die Barorezeptoren im Karotissinus und im Aortenbogen innervieren, detektiert, an Neuronen des NTS weitergeleitet, danach moduliert und über verschiedene Zwischenstationen wie die RVLM und den N. vagus bzw. Tractus reticulospinalis an die entsprechenden postganglionären Neuronen zurückgeleitet [Agarwal u. Calaresu 1991, Laguzzi et al. 1984, Yu u. Gordon 1996]. Diese segregieren Noradrenalin zur Steigerung bzw. Azetylcholin zur Senkung von Herzfrequenz und -kontraktilität. Entsprechend der afferenten Signale aus den peripheren kardiovaskulären Organen, der verschiedenen viszeralen Signale (z. B. Niere), der Informationen, die der NTS aus kardiovaskulären Regionen des Gehirns erhält, sind die Neuronen des NTS in der Lage, die Herz-Kreislauf-Funktionen des Körpers zu beeinflussen. Neuronen des NTS regulieren den Blutdruck auch durch eine Beeinflussung der Vasopressinausschüttung über direkte und indirekte Projektionen zum Nucleus paraventricularis des Hypothalamus [Kawano u. Masuko 1996]. Des weiteren gibt es indirekte Projektionen zu präganglionären sympathischen Neuronen und direkte zu präganglionären parasympathischen Neuronen, die zum Herzen projizieren [Murphy et al. 1994, Suzuki et al. 1994]. Der NTS kann über seine Projektionen zur Amygdala auch emotionale Prozesse beeinflussen (Abb. 1.1.2) [Oparil et al. 1995].

In Untersuchungen an Ratten hatte eine Ablation des NTS die Entwicklung eines Hochdrucks zur Folge [Gieroba u. Blessing 1992]. Die gestörte glutaminerge und cholinerge Innervation und die fehlerhafte Innervation durch Neuronen, die ANP als Transmitter benutzen, wird als eine der Ursachen für deren Hochdruckentwicklung angesehen [Oparil et al. 1995].

1.1.2.4 Parasympathikus

Das autonome Erregungsleitungssystem steht unter der regulierenden Kontrolle der sympathischen und parasympathischen Herznerven. Der Transmitter dieses parasympathischen Systems ist Azetylcholin. Die Innervationsgebiete sind der Sinusknoten, der AV-Knoten und das Vorhofmyokard

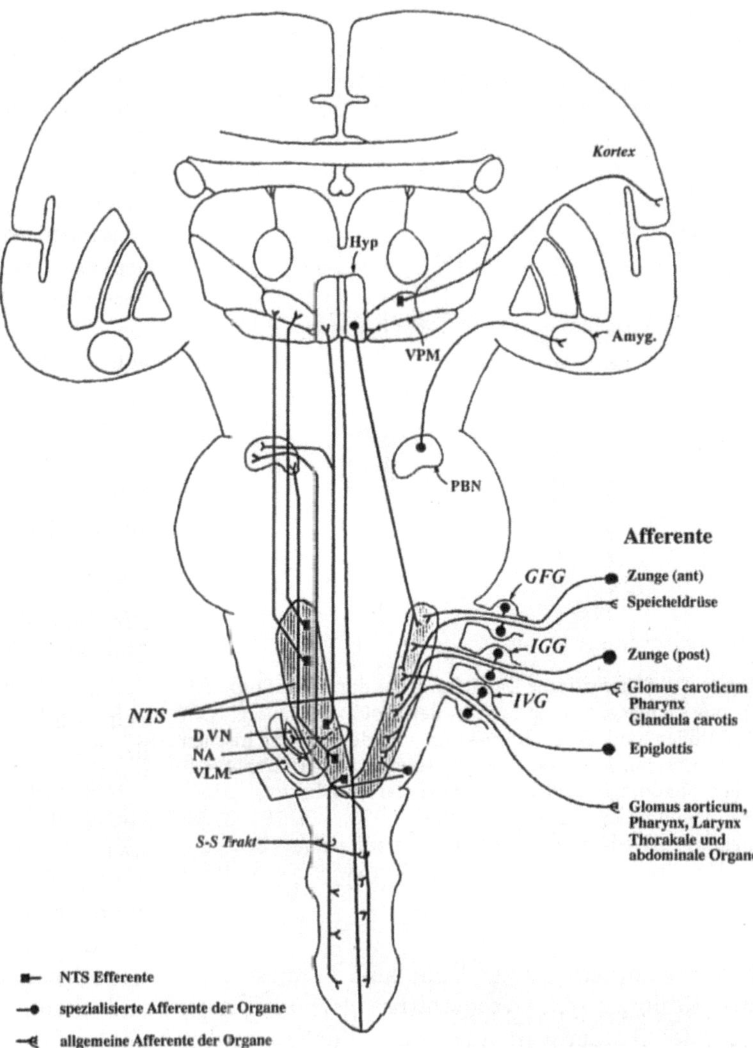

Abb. 1.1.2. Bedeutendste afferente und efferente neuronale Verbindungen des NTS im humanen Gehirn. *Hyp* Hypothalamus, *VPM* Nucleus ventralis posterior medialis thalami (arcuatus), *Amyg* Amygdala, *PBN* Nucleus parabrachialis, *GFG* Ganglia geniculi, *IGG* Ganglia inferia Nn. glossopharyngei, *IVG* Ganglia inferia Nn. vagi, *DVN* Nucleus dorsalis Nn. vagi, *NA* Nucleus ambiguus, *VLM* ventrolaterale Medulla [Robertson et al. 1996]

[Ganten u. Ritz 1985]. Eine Reizung des rechten Herzvagus bzw. eine direkte Azetylcholinapplikation auf den Sinusknoten führen zur Abnahme der Herzfrequenz. Die Kontraktionsstärke, insbesondere die des Vorhofmyokards, nimmt unter Vaguseinfluß ab, die atrioventrikuläre Überleitung wird verlangsamt. Die Wirkung des Vagus bzw. die seines Transmitters Azetylcholin können auf eine Erhöhung der Kaliumleitfähigkeit der erregbaren Membranen zurückgeführt werden. Die präganglionären parasympathischen Neuronen liegen im Bereich des dorsalen Vaguskerns und des Nucleus ambiguus. In Tierversuchen wurde nach Läsionen im Nucleus ambiguus eine erhöhte Variabilität der Herzfrequenz gefunden. Eine Stimulation dieses Gebiets führte hingegen zur Ausbildung einer Bradykardie. Der Nucleus ambiguus scheint also von vorrangiger Bedeutung für kardiale Depressorprojektionen zu sein [Oparil et al. 1995].

Azetylcholin ist ein nicht-selektiver Agonist verschiedener Typen von Muskarinrezeptoren. Es wirkt als Vasodilatator über die Stimulation der endothelialen muskarinergen Rezeptoren der Gefäßwand. Eine Stimulation des Endothels durch Azetylcholin bewirkt über eine NO-Freisetzung und über den entsprechenden Signaltransduktionsweg eine Vasodilatation (Abb. 1.1.3) [Van Zwieten et al. 1995].

1.2.2.5 Pons und Mittelhirn

In diesem Bereich des Gehirns sind es v. a. der Nucleus parabrachialis und die Periaquäduktregion, die für die Kontrolle des arteriellen Blutdrucks Bedeutung haben. Der Nucleus parabrachialis erhält viszerale Information direkt über den NTS. Einige Neuronen werden jedoch durch

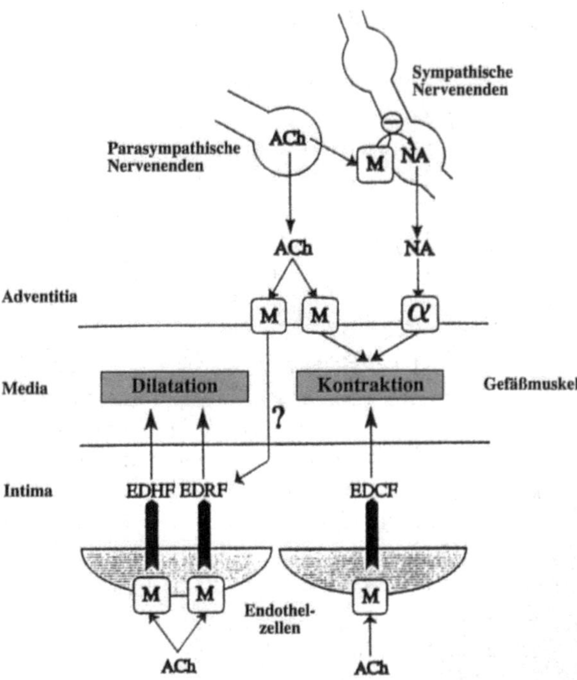

Abb. 1.1.3. Schematische Darstellung der durch die Stimulation muskarinerger Rezeptoren in der Gefäßwand ausgelösten Reaktionen und deren Interaktion mit dem sympathischen Nervensystem. *M* muskarinerger Rezeptor, *EDHF* hypothetischer Endothelium-derived-hyperpolarizing-Faktor, *EDRF* Endothelium-derived-relaxing-Faktor, NO, *EDCF* Endothelium-derived-contracting-Faktor, *a*-adrenerger Rezeptor, *NA* Noradrenalin, *ACh* Azetylcholin [Van Zwieten et al. 1995]

Barorezeptoraktivierung beeinflußt. Projektionen aus Regionen des Vorderhirns (Hypothalamus, ventrales Vorderhirn) und dem Kortex werden ebenfalls in diesem Gebiet verarbeitet. Diese Informationen werden im Nucleus parabrachialis integriert und über entsprechende viszerale efferente Signale an das Vorderhirn (limbische und hypothalamische Gebiete), die Medulla (NTS und Formatio reticularis) und das Rückenmark weitergeleitet. Untersuchungen an Katzen zeigten, daß eine hochfrequente elektrische Stimulation von Gebieten innerhalb des Nucleus parabrachialis zu einer Erhöhung der Herzfrequenz und des arteriellen Blutdrucks führt. In Ratten wurde gezeigt, daß der Nucleus parabrachialis zur Entwicklung einer Angiotensin-II-bedingten Hypertonie notwendig ist [Oparil et al. 1995].

Die Substantia grisea centralis (zentrales Höhlengrau) hat wahrscheinlich eine Bedeutung für die streßbedingte Hypertonie. Von diesem Kerngebiet aus gibt es Verbindungen sowohl zum limbischen System des Vorderhirns als auch zum Hirnstamm [Oparil et al. 1995].

1.1.2.6 Hypothalamus

Der Hypothalamus spielt eine sehr komplexe Rolle bei der Kontrolle von Herz-Kreislauf-Funktionen. Verschiedene Kerngebiete erhalten einen indirekten sensorischen Input aus kardiovaskulären Regionen. Die Stimulation bestimmter hypothalamischer Kerngebiete führt zu Veränderungen der Herzfrequenz, des Schlagvolumens und des Blutdrucks. Transplantationsexperimente, bei denen der Hypothalamus von spontan hypertensiven Ratten (SHR) auf normotensive Ratten übertragen wurde, bewirkten die Induktion einer Hypertonie in diesen Tieren [Eilam et al. 1994].

Der laterale und posterior gelegene hypothalamische Nukleus und der ventrolaterale Teil des Nucleus ventromedialis hypothalami werden i. allg. als sympathoexzitatorische Regionen bezeichnet. Die lateralen und posterior gelegenen hypothalamischen Regionen enthalten Neuronen, die direkt zur Medulla und dem Rückenmark projizieren. Eine Stimulation des posterioren Teils des hypothalamischen Nukleus erhöht die Aktivität des Sympathikus und dämpft die Baroreflex-induzierte Bradykardie. Bei Deoxykortikosteronazetat (DOCA)-Salz-hypertensiven Ratten und SHR bewirken Läsionen dieses Gebiets eine Reduktion des arteriellen Drucks. Elektrische Stimulation dieses Gebiets führt in SHR zu einer im Vergleich zu normotonen Ratten höheren Druckantwort. Imbalancen der Neurotransmitter im posterior gelegenen Hypothalamus der SHR (aktivierte noradrenerge und cholinerge Inputs, supprimierte GABA-Reaktion) scheinen zumindest in diesen Tieren zur Hypertonieentstehung beizutragen [Oparil et al. 1995].

1.1.2.7 Nucleus paraventricularis (PVN)

Wie bereits weiter oben beschrieben, wird dieses Kerngebiet durch Neuronen der Medulla innerviert, die Informationen zum Baroreflex und zu Herz-Kreislauf-Funktionen übermitteln. Die Neuronen des PVN projizieren zurück zum NTS, den parasympathischen Nuklei und den thorakalen sympathischen Neuronen. Es gibt tierexperimentelle Hinweise, daß funktionelle Abnormalitäten des PVN zu einigen Hypertonieformen beitragen. Des weiteren wurde gezeigt, daß eine Stimulation der renalen Nerven Neuronen im PVN erregt und dieser die Aktivität der Axone der renalen Nerven moduliert. Die Neuronen des PVN nutzen verschiedene Transmitterpeptide für die Signalübertragung: Vasopressin, Angiotensin II und Oxytozin. Diese Peptide werden später im einzelnen betrachtet. Von wesentlicher Bedeutung für die Wirkung der im PVN gebildeten neurosekretorischen Hormone ist die hypothalamo-hypophysäre Achse. Dieser Terminus bezeichnet eine direkte axonale Verbindung magnozellularer Neuronen des PVN (und anderer Kerngebiete des Hypothalamus) mit dem Hypophysenhinterlappen. Über diese als Neurohypophyse bekannte Struktur werden wichtige Funktionen des Wasser- und Salzhaushalts sowie auch der Blutdruck beeinflußt [Oparil et al. 1995].

1.1.2.8 Regionen des anteroventralen III. Ventrikels (AV3V) und des anterioren Hypothalamus

An der Pathogenese der Hypertonie ist insbesondere die Region des anteroventralen III. Ventrikels des Hypothalamus (AV3V) beteiligt. Bei der Ratte enden efferente Projektionen aus dem Subfornikalorgan in dieser Region in dem medianen Nucleus praeopticus, dem Organum vasculosum der Lamina terminalis und dem Nucleus periventricularis. Der mediane Nucleus praeopticus ist die Hauptkomponente dieser Struktur hinsichtlich ihrer Bedeutung für die Blutdruckregulation. In diesem Nukleus enden afferente Projektionen von zirkumventrikulären Organen, des Nucleus parabrachialis, des NTS und der katecholaminerg innervierten Nuklei des Pons und der Medulla [Ferguson u. Bains 1996, Oparil et al. 1995]. Eine Stimulation von Neuronen des AV3V bewirkt spezifische Pressor- und Depressorreaktionen, eine Läsion bewirkt die Abschwächung der Blutdruckerhöhung nach systemischer Infusion von Angiotensin II und Noradrenalin [Brum et al. 1991]. Diese Region ist demnach in die Kontrolle des arteriellen Drucks, aber auch des Baroreflexes und der Regulation des Wasser- und Elektrolythaushalts einbezogen. Unmittelbar an diese Region grenzt der anterior gelegene Teil des Hypothalamus. Die Neuronen dieses Gebiets modulieren sowohl den vagalen als auch den sympathischen Tonus, reagieren auf arterielle Dehnung und erhöhen ihre Noradrenalinfreisetzung während der Aktivierung der Barorezeptoren. Tierexperimentelle Untersuchungen geben Hinweise auf eine sympathoinhibitorische Rolle dieses Kerngebiets für die Kontrolle des systemischen Blutdrucks [Oparil et al. 1995].

1.1.2.9 Zerebraler Kortex

Wie bereits weiter oben beschrieben, haben Teile des Kortex eine Funktion in der Blutdruckregulation. Diese Regionen sind insbesondere an Lernprozessen, emotionalen Prozessen (insbesondere Verteidigungsreaktionen) und der Integration von Informationen höherer Zentren beteiligt, so daß davon ausgegangen wird, daß sie eine große Bedeutung in der Pathogenese der durch Streß induzierten Hypertonie haben. Die Areale, die hier von besonderer Bedeutung sind, sind die Amygdala, die Kerne des Septums, der insulare und der cingulate Kortex. Vor allem in SHR wurde eine hypertoniebedingte selektive Schädigung des limbischen Kortex beobachtet, die durch eine lebenslange Behandlung mit ACE-Hemmern verhindert werden konnte [Oparil et al. 1995].

1.1.2.10 Zirkumventrikuläre Organe

Wichtige Zentren der zentralen Herz-Kreislauf-Regulation sind die sog. zirkumventrikulären Organe. Diese Hirngebiete liegen mit ihren hochpermeablen Kapillaren außerhalb der Blut-Hirn-Schranke (BHS) in der Nähe der Ventrikel. Sie sind damit in der Lage, direkt auf im Blut zirkulierende Hormone über entsprechende Rezeptoren zu reagieren, Signale in entsprechende Hirnareale über Transmittersysteme zu übertragen und eine Aktivierung der relevanten Effektorsysteme zur Steuerung der Flüssigkeits- und Elektrolythomöostase innerhalb und außerhalb des ZNS zu bewirken. Zu den zirkumventrikulären Organen gehören das Subfornikalorgan, das Organum vasculosum der Lamina terminalis (OVLT), die Area postrema sowie die Eminentia medialis und der neurale Lappen der Hypophyse, die zusammen die Neurohypophyse bilden.

Die afferenten Projektionen des Subfornikalorgans (SFO) sind bisher schlecht charakterisiert, während bekannt ist, daß efferente Projektionen zur Area praeoptica und zum Hypothalamus (PVN und Nucleus supraopticus) existieren. Vor allem durch Angiotensin-II-vermittelte Signale wird auf diesem Weg das Trinkverhalten moduliert. Weiterhin kann das SFO die Flüssigkeitshomöostase durch eine Reihe von Projektionen zu endokrinen, autonomen und Verhaltensgebieten des ZNS beeinflussen.

Das OVLT scheint einen größeren afferenten Input als efferenten Output zu haben. Ihm wird eine Funktion in der Modulation des Wasserhaushalts

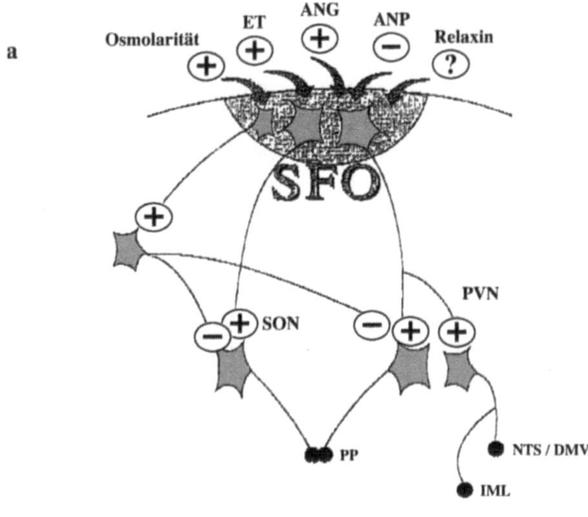

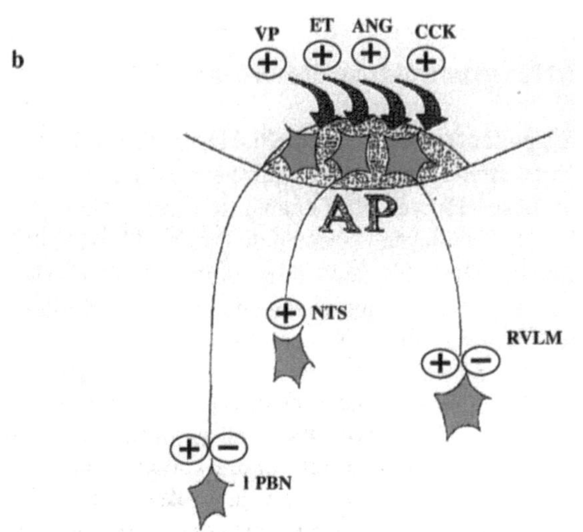

Abb. 1.1.4 a, b. Wirkungen verschiedener Peptide auf die Neuronen des Subfornikalorgans (**a**) und der Area postrema (**b**). *ET* Endothelin, *ANG* Angiotensin II, *ANP* atriales natriuretisches Peptid, *CCK* Cholezystokinin, *VP* Vasopressin, *SFO* Subfornikalorgan, *SON* Nucleus supraopticus, *PVN* Nucleus paraventricularis, *NTS* Nucleus tractus solitarius, *DMV* Nucleus dorsalis Nn. vagi, *IML* Nucleus intermediolateralis, *PP* Nucleus peripeduncularis, *l PBN* lateraler Nucleus parabrachialis, *RVLM* rostraler Teil der ventrolateralen Medulla, + exzitatorisch, – inhibitorisch [Ferguson u. Bains 1996]

zugeschrieben, da eine Zerstörung des Gebiets und der umgebenden Strukturen das Trinkverhalten und die Vasopressinausschüttung beeinflußt.

Die Eminentia medialis erhält neuronale Signale aus dem Nucleus arcuatus, den medialen Gebieten der Area praeoptica und dem anterioren Teil des Hypothalamus. Efferente Projektionen zum Gehirn sind nicht vorhanden. Über die portale Zirkulation werden Hormone zur Adenohypophyse transportiert und damit die Hormonproduktion und ihre Sekretion in die Peripherie kontrolliert.

Die Area postrema (AP) ist dorsal vom NTS außerhalb der BHS nahe dem IV. Ventrikel lokalisiert und ist das am meisten kaudal gelegene zirkumventrikuläre Organ. Sie erhält afferente Signale aus dem NTS, dem dorsalen Motonukleus des Vagus (DMV), dem PVN, und ihre Efferenzen projizieren zu autonomen Kontrollregionen der Medulla (NTS, DMV, A1-Gebiet des Nucleus ambiguus), dem Pons (PBN, Nucleus parabrachialis) und dem Vorderhirn. Die Ablation der AP führte in Hunden zu einer moderaten Blutdrucksenkung, eine elektrische Stimulation zu einer Erhöhung des arteriellen Drucks. Des weiteren bewirkten Läsionen dieses Gebiets eine Milderung der Hypertonie in SHR. Auch in den transgenen Ratten (mRen-2) 27 führt eine Area-postrema-Ablation zur signifikanten Minderung der Hypertonientwicklung [Averill et al. 1996]. Selbst in erwachsenen Sprague-Dawley-Ratten konnte durch Ablation der Area postrema eine signifikante Senkung von Herzfrequenz und Blutdruck beobachtet werden, wahrscheinlich u. a. durch Erhöhung des vagalen Tonus [Skoog u. Mangiapane 1988]. Eine systemische Angiotensin-II-Infusion bzw. eine Barorezeptoraktivierung führten zur erhöhten Expression des Protoonkogens c-fos in den Neuronen der AP, d. h. die AP ist direkt an der Erfassung zirkulierender kardiovaskulärer Parameter und afferenter Signale der Barorezeptoren und an deren Verarbeitung im Gehirn beteiligt. Neuronen der AP enthalten verschiedene Arten peptiderger Rezeptoren. Neben den Angiotensin-II-Rezeptoren gibt es z. B. auch Rezeptoren für Vasopressin, Endothelin und ANP (Abb. 1.1.4) [Ferguson u. Bains 1996, Johanson 1995, Oparil et al. 1995].

1.1.3 Bedeutung des monoaminergen Systems und von Neuropeptiden für die Regulation des Blutdrucks und der Herzfunktion

Es ist heute bekannt, daß sowohl vasokonstriktorisch als auch vasodilatatorisch wirkende Peptide im Gehirn gebildet werden. Dabei sind diese nicht in erster Linie an den Orten zu finden, in denen der Gefäßtonus der Hirngefäße direkt reguliert wird, sondern werden von verschiedenen Neuronenpopulationen in den für die Kreislaufregulation relevanten Zentren exprimiert. Die biologisch aktiven Peptide haben verschiedene Wirkungen, je nach dem Ort, an dem sie freigesetzt werden. Werden sie direkt in den Blutstrom abgegeben, wirken sie als Neurohormone, werden sie in das hypophysäre Pfortadersystem sezerniert, wirken sie als Releasing-Hormone und stimulieren die Freisetzung von adrenokortikotropem Hormon (ACTH) oder auch Thyreoidea-stimulierendem Hormon (TSH) und anderen hypophysären Hormonen. Eine Freisetzung der Peptide an synaptischen Enden im zentralen und peripheren Nervensystem bewirkt deren Aktion als Neurotransmitter oder Neuromodulator. Sie können aber auch durch nichtneuronale Zellen in der Peripherie gebildet und freigesetzt werden und funktionieren dann als parakrine oder autokrine Mediatoren. Angiotensin II, Vasopressin, Substanz P, NPY, Noradrenalin, Adrenalin, Dopamin, Serotonin und Kinine sind die wichtigsten Vertreter, die an der Regulation von Herz-Kreislauf-Funktionen beteiligt sind.

1.1.3.1 Monoaminerges System

Am besten untersucht ist das monoaminerge System. Adrenalin und Noradrenalin sind leicht nachweisbar und kommen auch im peripheren Nervensystem als Transmitter vor. Im peripheren Nervensystem wurde Noradrenalin 1946 erstmals von Ulf von Euler und kurz danach von Holtz nachgewiesen. Es war zu dieser Zeit technisch noch nicht möglich, die Transmitter in adrenergen Fasern zu detektieren. Euler sagte jedoch voraus, daß die Noradrenalinkonzentration in den Nervenden am größten ist. Der Beweis dafür wurde Jahrzehnte später durch Falck und Hillarp erbracht. Durch Umwandlung der Katecholamine in fluoreszierende Derivate gelang ihnen der Nachweis von Noradrenalin in Nervenenden des vegetativen Nervensystems und der noradrenergen Nerven. Vogt zeigte 1954 die ungleichmäßige Verteilung von Noradrenalin im Gehirn und dessen Vorkommen im Hypothalamus und anderen Gebieten, die für die zentrale sympathische Regulation erforderlich sind [Cooper et al. 1991a]. Später wurde durch die Entwicklung empfindlicherer Techniken die Unterscheidung zwischen Noradrenalin-, Adrenalin- und Dopamin-enthaltenden Neuronen möglich, eine Voraussetzung zur Aufklärung der entsprechenden Transmitterwege [Hökfelt et al. 1984].

1.1.3.1.1 Noradrenalin

Ein noradrenerges Neuron entnimmt durch aktive Aufnahme oder Transport Tyrosin aus dem zirkulierenden Blut. Mit Hilfe einer Tyrosinhydroxylase wird Tyrosin zu 3,4-Dihydroxyphenylalanin (DOPA) hydroxyliert, welches die limitierende Reaktion in der Synthese der Katecholamine ist. Durch α-Methyl-p-Tyrosin wird das Enzym gehemmt. Dieser Inhibitor läßt sich zur Behandlung inoperabler Phäochromozytome verwenden, hat aber nur eine geringe oder keine Wirkung bei der Behandlung der essentiellen Hypertonie. Die DOPA-Dekarboxylase bildet aus DOPA Dopamin, welches in dopaminergen Neuronen als Neurotransmitter wirkt. Dopamin wird durch eine Dopamin-β-Hydroxylase zu Noradrenalin, dem Transmitter der noradrenergen Neuronen, umgewandelt. Die letzten beiden Syntheseschritte können gehemmt werden. Dies bewirkt jedoch keine Reduktion der Noradrenalinkonzentration im Gewebe. Das in den Nervenzellen produzierte Noradrenalin wird in Vesikeln gespeichert. Diese dienen als Depot, werden zu den Nervenenden transportiert, durch entsprechende physiologische Stimulation wird ihr Inhalt freigesetzt und durch α- und β-adrenerge Rezeptoren detektiert [Cooper at al. 1991a].

1.1.3.1.2 Adrenalin

Adrenalin wird aus Noradrenalin mittels Methylierung durch das Enzym Phenyläthanolamin-N-Methyltransferase, das durch Glukokortikoide reguliert wird, gebildet. Es wird v. a. in den chromaffinen Zellen des Nebennierenmarks synthetisiert. Dazu wird Noradrenalin aus den präganglionären Nervenfasern, die die chromaffinen Zellen versorgen, freigesetzt, methyliert und danach in Granula gespeichert. Bei Erregung und nach Zustandekommen eines aktionspotentialabhängigen Ca^{2+}-Einstroms wird das Hormon von den präganglionären sympathischen Fasern an das Blut abgegeben. Adrenerge Neuronen befinden sich in den C1-, C2- und C3-Neuronen-Gruppen der Medulla [Hökfelt et al. 1984]. Die C1-Gruppe ist in der ventrolateralen Medulla lokalisiert und besitzt auf- und absteigende Verschaltungen zu Kerngebieten des Hypothalamus. Die C2-Gruppe ist im dorsalen vagalen Komplex lokalisiert, wobei die überwiegende Anzahl der Neuronen im NTS liegt, während die C3-Gruppe am Fasciculus longitudinalis medialis lokalisiert ist. Von diesen Gruppen ausgehend bestehen Projektionen zum Rückenmark und zu periventrikulären Regionen (Abb. 1.1.5).

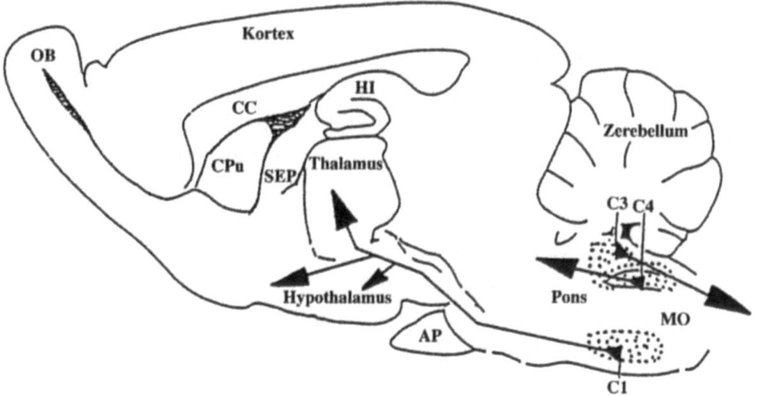

Abb. 1.1.5. Adrenalin-enthaltende zentrale neuronale Verbindungen. *C1-Gruppe* rostrale Verlängerung der noradrenergen Zellgruppe in der ventrolateralen Medulla oblongata, *C2* hauptsächlich lokalisiert im dorsalen Vaguskomplex mit dem Hauptanteil der Zellkörper im Nucleus tractus solitarius, *C3* Zellgruppe lokalisiert im Fasciculus longitudinalis medialis, *OB* Bulbus olfactorius, *CC* Corpus callosum, *CPu* Putamen, *SEP* Septum, *HI* Hippocampus, *AP* Area postrema [Cooper et al. 1991a]

1.1.3.2 Vasopressin

Vasopressin ist einer der Haupttransmitter der magnozellularen Neuronen des PVN und der hypothalamo-hypophysären Achse. Es spielt eine wesentliche Rolle in der Signalübertragung zwischen verschiedenen Regulationszentren für Herz-Kreislauf-Funktionen im Gehirn. Vasopressin wird nach Erregung der Osmorezeptoren im PVN (erhöhte Salzkonzentration im Blut führt zu erhöhtem osmotischem Druck) über die Neurohypophyse an das Blut abgegeben und wirkt damit direkt regulierend auf Organfunktionen. Da die Axone einiger Neuronen des PVN in der Zona externa der Eminentia medialis enden, kann dort Vasopressin direkt in den Kapillarplexus der Pfortader abgegeben werden. In der Peripherie bewirkt Vasopressin (auch als antidiuretisches Hormon bekannt) eine Wasserreabsorption in den distalen Tubuli der Niere und gleichzeitig die Harnkonzentrierung. Es hat außerdem eine starke vasokonstriktorische Wirkung auf die Gefäßmuskulatur. In der Eminentia medialis wirkt Vasopressin als Co-releasing-Hormon für ACTH. Weitere vasopressinerge Projektionen existieren von den parvozellularen Neuronen des PVN zum Dienzephalon, der Pons, dem Rückenmark und dem NTS. Letztendlich führen die verschiedenen Vasopressinwirkungen zu einer Blutdruckerhöhung. Die Vasopressinsekretion wird durch Veränderungen der Osmolarität oder des Blutdrucks sowohl in den magnozellularen Neuronen als auch in anderen Zellen des Körpers moduliert. Andere Neurotransmitter wie Azetylcholin, Histamin und Angiotensin II wirken fördernd auf die Vasopressinfreisetzung, während Noradrenalin hemmend wirkt [Gavras u. Gavras 1995, Raggenbass et al. 1989, Sofroniew 1985, Veltmar et al. 1991].

1.1.3.3 Neuropeptid Y

Neuropeptid Y (NPY), benannt nach den C- und N-terminalen Tyrosinresten, ist eines der größten Peptidsysteme im Gehirn. Das aus 36 Aminosäuren bestehende Peptid wurde erstmals 1982 durch Tatemoto [1982] aus Schweinehirn isoliert [Cooper et al. 1991d]. Große Mengen findet man im Hypothalamus, im limbischen System und im Neokortex. Auch im peripheren Nervensystem ist NPY nachweisbar, v. a. in perivaskulären Nervenfasern der renalen, koronaren, mesenterialen und femoralen Arterien [Walker et al. 1991]. Es koexistiert an vielen Stellen mit Noradrenalin und Adrenalin, z. B. in den C1-Neuronen. NPY erhöht die Sensitivität des sympathisch innervierten glatten Muskels zu Noradrenalin und ist einer der stärksten bekannten Vasokonstriktoren. Es potenziert die Wirkung vasoaktiver Substanzen wie Noradrenalin, Adrenalin, Angiotensin II [Aguirre et al. 1991] und Histamin [Walker et al. 1991], wahrscheinlich auf der Basis unspezifischer Effekte wie z. B. der Depolarisation der glatten Gefäßmuskelzelle, Inositolphosphatakkumulation oder Aktivierung der Phospholipase C (Abb. 1.1.6). Hinweise aus der klinischen und der Grundlagenforschung zeigten, daß NPY an der Kontrolle endokriner Funktionen der Hypophyse und des Hypothalamus, der Nahrungsaufnahme und des zirkadianen Rhythmus [Heilig u. Widerlov 1995] sowie an der Modulation des Barorezeptorreflexes [Narvaez et al. 1992, Shih et al. 1992] beteiligt ist. Eine NPY-Infusion in das A1-Gebiet der CVLM führt zu einer Reduktion von Noradrenalin, Adrenalin und Dopamin. A1-Neuronen projizieren zu Vorderhirnstrukturen, die die sympathische Nervenaktivität hemmen, d. h. eine gesenkte Freisetzung von Noradrenalin in A1-Neuronen bewirkt letztendlich eine erhöhte sympathische Aktivität [Härfstrand et al. 1984, Woo et

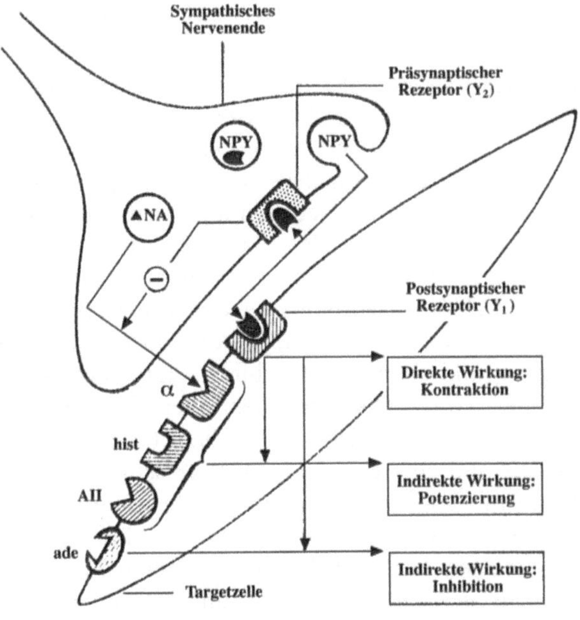

Abb. 1.1.6. Schematische Darstellung der peripheren Wirkungen von NPY, *α*-adrenerger Rezeptor, *hist* Histaminrezeptor, *AII* Angiotensin-II-Rezeptor, *ade* Adenosinrezeptor, *NA* Noradrenalin, *NPY* Neuropeptid Y, Y_1, Y_2 NPY-Rezeptoren [Walker et al. 1991]

al. 1991]. Erhöhte Plasma-NPY- und Noradrenalinwerte wurden in hypertensiven Patienten gefunden und einer erhöhten sympathischen Nervenaktivität zugeschrieben [Ralevic u. Burnstock 1995].

1.1.3.4 Serotonin (5-OH-Tryptamin)

Die anatomische Lokalisation Serotonin enthaltender Neuronen in der Medulla und im Rückenmark wurde 1964 durch Dahlström und Fuxe erstmals beschrieben (Abb. 1.1.7). Neun abgegrenzte Neuronengruppen (B1–B9) wurden im Raphenukleus und rostral der Medulla oblongata beschrieben.

Drei Gruppen Serotonin enthaltender Neuronen sind im Hirnstamm lokalisiert (B1–B3). Kleinere Neuronengruppen wurden in der Area postrema und im Subcoeruleusgebiet gefunden [Cooper et al. 1991b]. Eine starke serotonerge Innervation der für die Regulation des kardiovaskulären Systems wichtigen Kerngebiete – sympathische präganglionäre Neuronen, Neuronen des Rückenmarks, ventrale Medulla, NTS, Nucleus dorsalis N. vagi, Nucleus ambiguus, Nucleus parabrachialis, Locus coeruleus, Teile des Hypothalamus wie SON und PVN – weist auf eine bedeutende Rolle des Serotonins in kardiovaskulären Regulationen hin. Experimentelle Beeinflussungen der Aktivität der serotonergen Neuronen in den dorsalen und medianen Raphenuklei haben komplexe Blutdruckwirkungen und können die Reninsekretion der Niere beeinflussen [Van de Kar et al. 1996]. Je nach Lokalisation der Neuronen der serotonergen B3-Zellgruppe sind diese verantwortlich für vasokonstriktorische (lateraler Teil) oder vasodilatatorische Effekte (mittlerer Teil), für Erregung (lateraler Teil) oder Inhibition (mittlerer Teil) des Sympathikus. Eine direkte Injektion von Serotonin in den Hypothalamus sowie auch intrazerebroventrikuläre Injektionen führten zu einer Blutdruckerhöhung [Pilowsky et al. 1995, Saydoff et al. 1996]. Die Beteiligung auf- und absteigender serotonerger Projektionen an der Blutdruckregulation wurde in Tierexperimenten gezeigt. Auch eine Regulation des Sympathikus durch den Baroreflex könnte laut tierexperimentellen Befunden über serotonerge Inputs verlaufen. In serotoninbildenden Neuronen sind mittels Immunhistochemie eine Reihe anderer Neurotransmitter lokalisiert worden – Thyreotropin-releasing-Hormon, Substanz P, Met- und Leu-Enkephalin, Glutamat, Aspartat sowie GABA [Oparil et al. 1995, Pilowsky et al. 1995]. Die Funktion der Koexistenz verschiedener Transmitter in den einzelnen Neuronen ist noch nicht vollständig geklärt.

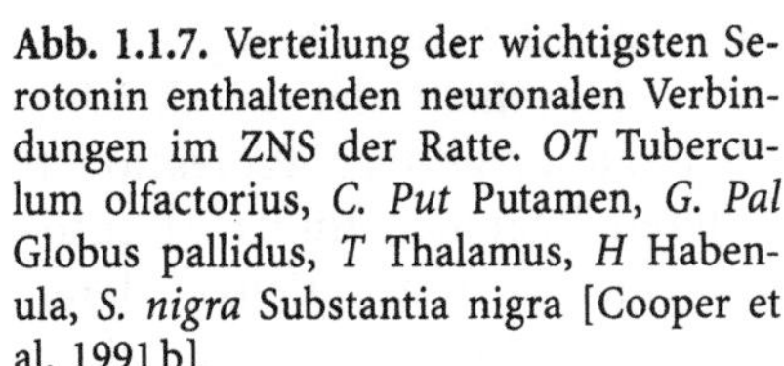

Abb. 1.1.7. Verteilung der wichtigsten Serotonin enthaltenden neuronalen Verbindungen im ZNS der Ratte. *OT* Tuberculum olfactorius, *C. Put* Putamen, *G. Pal* Globus pallidus, *T* Thalamus, *H* Habenula, *S. nigra* Substantia nigra [Cooper et al. 1991b]

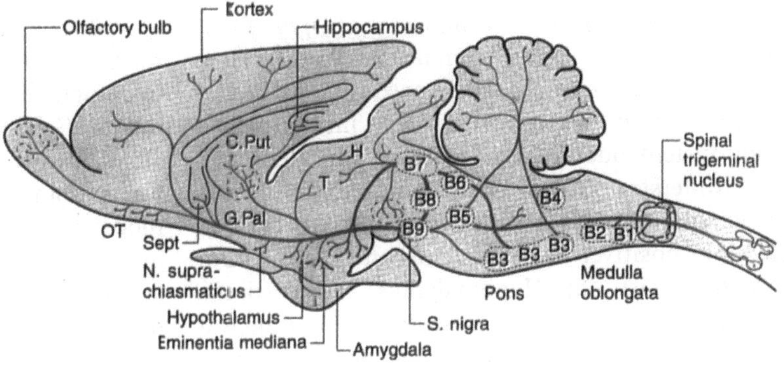

Berichte aus Experimenten mit Ratten, deren zentrale Serotoninexpression blockiert wurde, geben Hinweise auf einen direkten serotonergen Einfluß auf die Regulation der Plasmareninkonzentration [Troillet et al. 1990].

1.1.3.5 Bradykinin

Kinine sind vasodepressorisch wirkende Peptide. Bradykinin wird aus High- und Low-molecular-weight-Kininogen durch Plasma- bzw. Gewebekalikrein gebildet. Es wirkt dilatierend auf die Gefäße und erhöht deren Permeabilität. Kinine wirken eher lokal als systemisch. Der Grund ist ihre sehr geringe Konzentration in der Zirkulation und ihre kurze Halbwertszeit. Ihre Wirkung erfolgt hauptsächlich über B_2-Rezeptoren, die die Regulation des lokalen Gefäßwiderstands vermitteln. Vor allem die Niere ist ein Organ, in dem Kininwirkungen, wie Stimulation der Reninfreisetzung, Vasopressin-, Prostaglandin- und Histaminausschüttung, beobachtet werden [Carretero u. Scicli 1995, Colman et al. 1981]. Seine zentrale Rolle ist wenig charakterisiert. In der Medulla oblongata sind Bradykininrezeptoren nachgewiesen worden, deren physiologische Bedeutung allerdings noch unklar ist.

1.1.3.6 Substanz P

Substanz P ist ein Undekapeptid, welches zur Familie der Tachykinine gehört und auf den Elektrolyt- und Wasserhaushalt über den Hypothalamus regulierend wirkt. Vasokonstriktorische und vasodilatatorische Eigenschaften, in Abhängigkeit vom Gefäßbett und den dort lokalisierten Rezeptoren, begründen seine Beteiligung an der lokalen Blutflußregulation [Kohlmann et al. 1997]. Es wurde 1931 durch von Euler und Gaddum in Hirnextrakten und Extrakten des Intestinums gefunden. Vor allem im Rückenmark, aber auch in anderen Kerngebieten des Gehirns, wie Substantia nigra, Putamen, Amygdala, Hypothalamus und zerebralem Kortex, ist das Peptid lokalisiert worden. Es besitzt Neurotransmittereigenschaften, z. B. im nigrostriatalen System oder in Projektionen von Neuronen des Hinterstrangs zur Substantia gelatinosa des Rückenmarks. Eine besonders große Anzahl Tachykinin-positiver Nervenenden und Tachykininrezeptoren ist im Hypothalamus nachgewiesen worden. Stimuliert man diese Rezeptoren in wachen Ratten, so führt das zu einer erhöhten sym-

pathoadrenalen Aktivität, einer Erhöhung des Blutdrucks und der Herzfrequenz, einer Konstriktion der mesenterialen und renalen Gefäße sowie zu einer Vasoldilatation der Hinterbeingefäße [Culman u. Unger 1995, Massi et al. 1991]. Es gibt 2 Gene, die für die Tachykinine im Säugerorganismus kodieren: Das Neurokinin-A-Gen auf Chromosom 7 sowie das Neurokinin-B-Gen auf Chromosom 12 des menschlichen Genoms [Cooper et al. 1991c]. Das Neurokinin-A-Gen generiert 3 verschiedene Spleißvarianten, die die mRNA für Substanz P und Neurokinin A bilden. Intraventrikuläre oder paraventrikuläre Injektionen der Substanz P bewirken eine Erhöhung des arteriellen Blutdrucks und eine gesteigerte Vasopressinfreisetzung [Minson et al. 1990]. In den letzten Jahren wird der wechselseitigen Modulation der Effekte von Angiotensin II und Substanz P erhöhte Aufmerksamkeit gewidmet. Untersuchungen zeigten, daß die kardiovaskulären Wirkungen von Angiotensin-II-Injektionen in den NTS durch Substanz-P-Antagonisten gehemmt werden konnten und daß die hypothalamischen Effekte von Substanz P durch Angiotensin II moduliert werden. Angiotensin II kann außerdem Substanz P aus hypothalamischen Präparationen normotoner Ratten freisetzen [Diz et al. 1997].

1.1.3.7 Angiotensin II

Man findet experimentell im Rattenhirn Angiotensin-II-immunoreaktive Projektionen, die ausgehend vom SFO zum Nucleus paraventricularis und von dort zur Eminentia medialis, dem posterioren Teil der Hypophyse sowie auch zu den autonomen präganglionären Neuronen im Nucleus dorsalis N. vagi und des Rückenmarks projizieren (Abb. 1.1.8) [Lind u. Ganten 1990, Lind et al. 1985].

Diese Befunde wurden durch funktionelle Untersuchungen unterstützt. Eine lokale Applikation von Angiotensin II in die präoptische Region induziert Durst. Außerdem ist die präoptische Region über verschiedene Projektionen mit dem lateralen Hypothalamus sowie dem ventromedialen hypothalamischen Nukleus verbunden. Läsionen in diesen Gebieten beenden oder unterbrechen die Trinkantwort auf Angiotensin II, d. h. auch diese Gebiete sind in die Regulation der Flüssigkeitshomöostase einbezogen. Innerhalb der beschriebenen Angiotensin-II-immunoreaktiven Projektionen lassen sich des weiteren Regionen finden (Neuronen des medianen Nucleus praeopticus), deren Zerstörung zwar die Trinkantwort unterbricht,

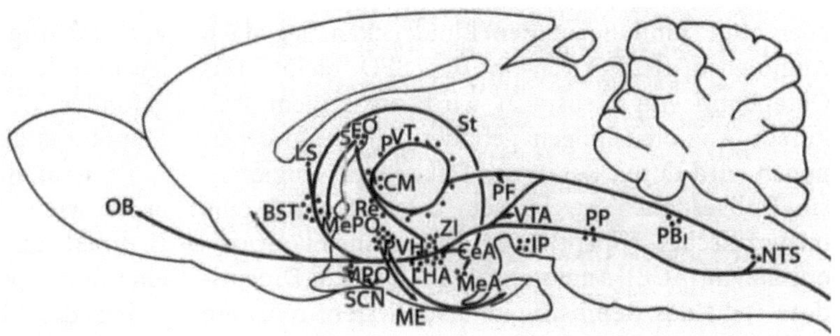

Abb. 1.1.8. Darstellung der Angiotensin-II-immunoreaktiven Zellgruppen und Fasersysteme im Rattenhirn. *OB* Bulbus olfactorius, *BST* Bed-Nucleus der Stria terminalis, *LS* lateraler Teil des Septums, *MePO* medianer Nucleus praeopticus, *MPO* mediale Area praeoptica, *SCN* Nucleus suprachiasmaticus, *ME* Eminentia medialis, *PVT* Nucleus paraventricularis thalami, *Re* Nucleus reuniens, *CM* Nucleus centralis medialis thalami, *PVH* Nucleus paraventricularis hypothalami, *ZI* Zona incerta, *LHA* lateraler Hypothalamus, *MeA* medialer Nucleus amygdaloideus, *CeA* zentraler Nucleus amygdaloideus, *st* Stria terminalis, *PF* Nucleus parafascicularis, *VTA* ventrale Area tegmentalis, *IP* Nucleus interpeduncularis, *PP* Nucleus peripeduncularis, *PB_I* Nucleus parabrachialis, *NTS* Nucleus tractus solitarius [Lind u. Ganten 1990]

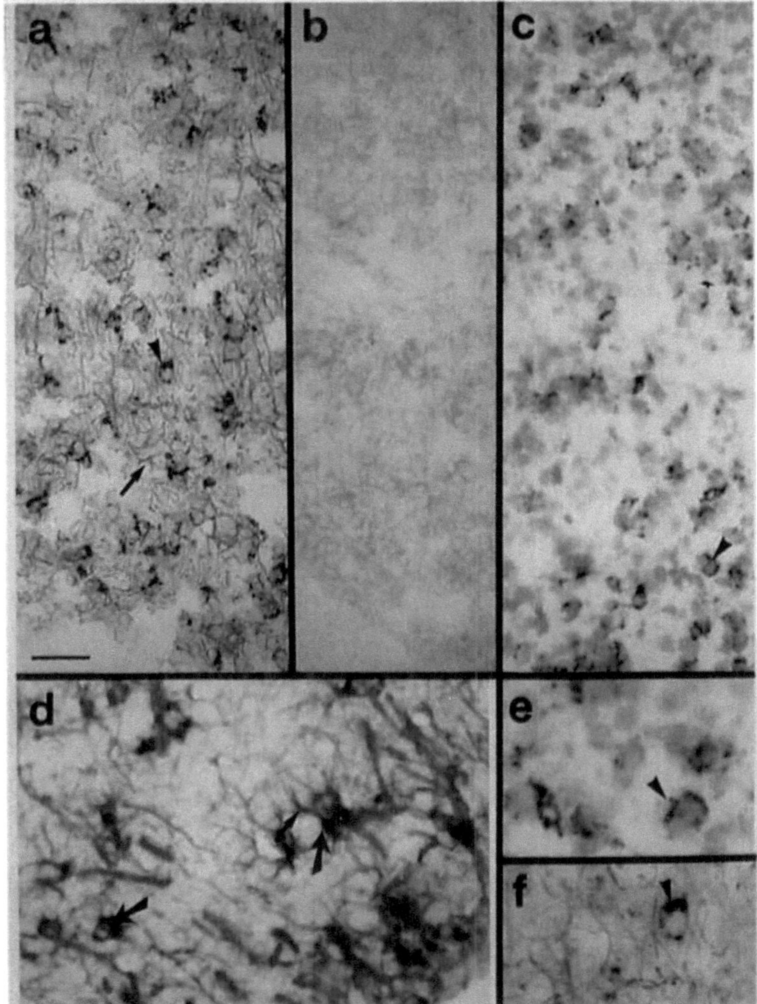

Abb. 1.1.9 a–f. Angiotensinogen- und Angiotensin-II-Typ-1-Rezeptor-mRNA (AT$_1$-Rezeptor-mRNA) im Subfornikalorgan der Ratte dargestellt mittels nichtradioaktiver In-situ-Hybridisierung. **a** AT$_1$-Rezeptor-mRNA lokalisiert in Zellen (*Pfeilspitze*), die nicht positiv für GFAP-Immunoreaktivität sind (*Pfeil*), **b** in der Sense-Kontrolle wurde kein Signal detektiert, **c, e, f** Vergrößerungen von **a**; **d** im Gegensatz zur mRNA des AT$_1$-Rezeptors ist die Angiotensinogen-mRNA (*dicke Pfeile*) in den GFAP-positiven Gliazellen (*dünner Pfeil*) lokalisiert [Lippoldt et al. 1993]

aber ohne Einfluß auf den Blutdruckanstieg nach Angiotensin-II-Injektion in das SFO bleibt. Das Oktapeptid Angiotensin II wird aus seinem Präkursor Angiotensinogen gebildet. Aus Angiotensinogen wird durch Renin das Dekapeptid Angiotensin I abgespalten, aus diesem entsteht durch eine unspezifische Dipeptidase (Angiotensinkonversionsenzym, ACE) Angiotensin II. Über die Dipeptidase steht das Renin-Angiotensin-System mit dem Kallikrein-Kinin-System in Verbindung. Während das Konversionsenzym Angiotensin II generiert, wird der Vasodilatator Bradykinin durch dasselbe abgebaut. Im Gehirn wird Angiotensinogen von Astrozyten gebildet (Abb. 1.1.9 d).

In diesen Zellen wurde sowohl Angiotensinogen-mRNA als auch Angiotensinogenimmunoreaktivität nachgewiesen [Bunnemann et al. 1992, 1993]. Die mRNA für Renin, das für den ersten Schritt der Angiotensin-II-Synthese wichtige Enzym, ist bis heute jedoch nicht eindeutig im Gehirn lokalisiert worden. Die nächsten Schritte der Synthese sind experimentell gut belegt. So kommt ACE in einigen Regionen (Zerebellum, Plexus choroidei, Putamen, Hippocampus, IV. Ventrikel) und in den Endothelzellen der Gefäße des Gehirns vor und Angiotensin II wird sowohl in Nervenzellen und deren Projektionen als auch in Astrozyten gefunden (Abb. 1.1.10, 1.1.11) [Chai et al. 1987, Lippoldt et al. 1994, Whiting et al. 1991].

Es wird diskutiert, daß im Gehirn andere Enzyme, wie Cathepsin G und Tonin, die Angiotensin II direkt aus Angiotensinogen generieren können, eine Rolle spielen.

Für die blutdruckmodulierenden und dipsogenen Effekte des Vasokonstriktors Angiotensin II sind zunächst die zirkumventrikulären Organe, die außerhalb der Blut-Hirn-Schranke liegen, interessant. Die Nervenzellen dieser Organe exprimieren Angiotensin-II-Typ-1-Rezeptoren (Abb. 1.1.9 a, c, e, f, 1.1.12) [Lippoldt et al. 1993, Mendelsohn et al. 1990], die in der Lage sind, angiotensinerge Signale aus dem Blut an das Gehirn weiterzuleiten. Über nachgeschaltete Signalübertragungswege (s. Kapitel 1.1.4.2 „Renin-Angiotensin-System") werden diese in Regionen des Gehirns projiziert, die maßgeblich an der Regulation und Kontrolle der Herz-Kreislauf-Funktionen beteiligt sind, wie z. B. PVN, hypothalamo-hypophysäre Achse und NTS. Angiotensin II kann über diese Wege Einfluß auf die zentrale Kontrolle des Blutdrucks nehmen. Es

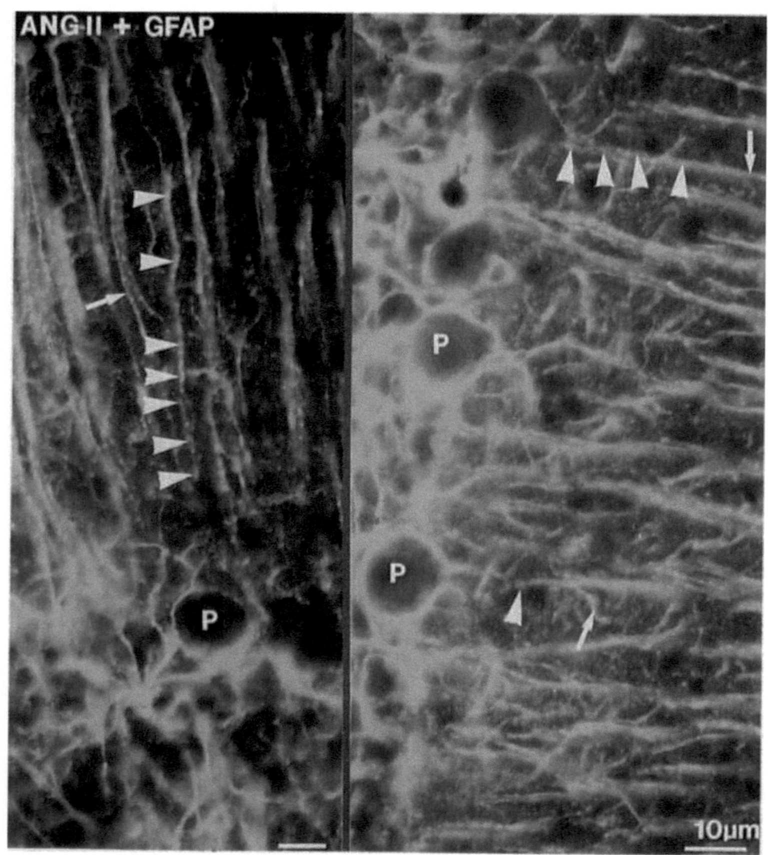

Abb. 1.1.10. Kolokalisation von Angiotensin-II- und GFAP-Immunoreaktivität im zerebellaren Kortex der Ratte, *links* Angiotensin-II-Immunoreaktivität erscheint als punktiertes Material (*gelb, Pfeilspitzen*) in GFAP-positiven Gliazellen (*grün, Pfeil*) in der Molekularschicht des Zerebellums, P Purkinje-Zellen, *rechts:* stärkere Vergrößerung aus linkem Bild [Lippoldt et al. 1994]

wirkt auf den Barorezeptorreflex über den NTS inhibitorisch [Castro u. Phillips 1986, Goldstein et al. 1974], bewirkt eine Aktivierung des Sympathikus, eine erhöhte Freisetzung von Noradrenalin und Azetylcholin, Stimulation der ACTH-Freisetzung und verursacht im PVN die Freisetzung von Vasopressin [Ferrario 1983, Ganong 1993]. Synergistisch mit Aldosteron ist Angiotensin II an der zentralen Stimulation des Salzappetits beteiligt und wirkt über zentrale Angiotensin-II-Rezeptoren natriuretisch [Saavedra 1992]. Injiziert man Angiotensin II im Tierexperiment in Blutgefäße, die das Gehirn versorgen, so werden – vermittelt durch den Sympathikus – der Blutdruck und der Gefäßwiderstand erhöht [Mancia et al. 1995]. Aber auch über das periphere Nervensystem wirkt Angiotensin II stimulierend auf die neuronale Übertragung [Falcon et al. 1978, Keil et al. 1984, Unger et al. 1981]. So wird die Freisetzung von Noradrenalin aus sympathischen Nervenenden durch Angiotensin II stimuliert. Es wurde aber auch gezeigt, daß es die Wirkung lokal in Gefäße applizierter Katecholamine durch die Erhöhung der Sensitivität der adrenergen Rezeptoren verstärken kann. Untersuchungen an Unterarmgefäßen gesunder und hypertensiver Probanden erbrachten den Nachweis, daß auch im Menschen die beschriebenen sympathischen Reaktionen auf das Gefäßsystem wirksam sind. Diese Gefäßreaktionen lassen sich in Individuen mit leichter essentieller Hypertonie durch orale Gabe von ACE-Hemmern abschwächen. Auf das Herz übt Angiotensin II über das sympathische Nervensystem positiv inotrope Effekte aus [Mancia et al. 1995].

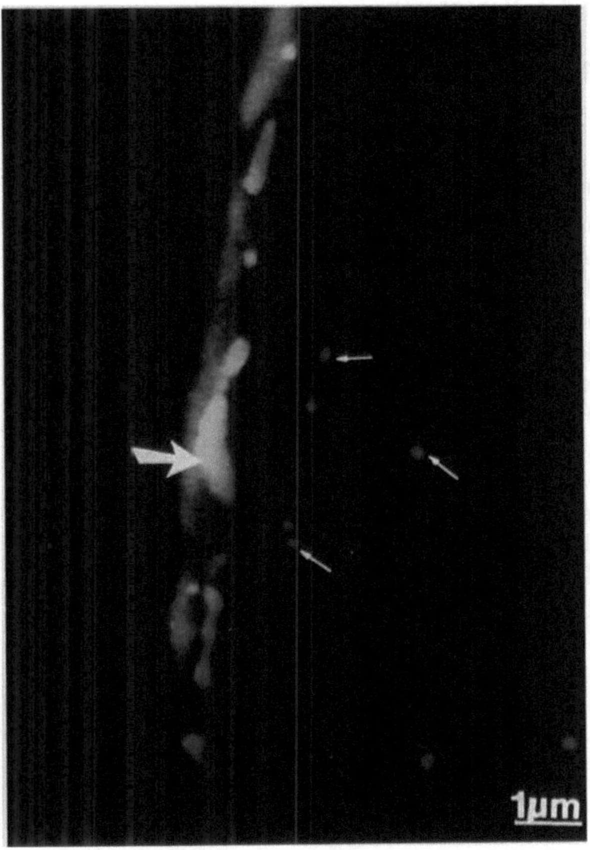

Abb. 1.1.11. Angiotensin-II-Immunoreaktivität (IR) in Fortsätzen von Gliazellen in der Molekularschicht des zerebellaren Kortex der Ratte dargestellt mittels Konfokaler-Laserscanning-Mikroskopie. Angiotensin-II-IR (*gelb*) konnte in GFAP-positiven Gliazellfortsätzen (*grün*) nachgewiesen werden (*dicker Pfeil*). Das *rote* Angiotensin-II-positive Material außerhalb des Gliazellfortsatzes (*kleine Pfeile*) wurde vermutlich sezerniert [Lippoldt et al. 1994]

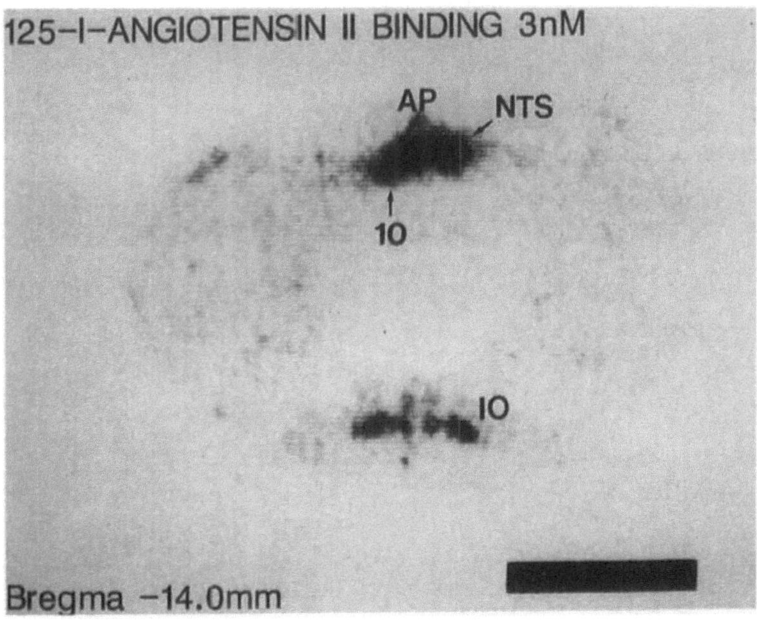

Abb. 1.1.12. ^{125}I-Angiotensin-II-Bindung in der dorsomedialen Medulla oblongata. *NTS* Nucleus tractus solitarius, *AP* Area postrema, *IO* Nucleus olivaris [Fuxe et al. 1988]

1.1.4 Rezeptoren

1.1.4.1 Charakterisierung ausgewählter Rezeptoren und deren Interaktionen

Die meisten Pharmaka, Hormone und Neurotransmitter vermitteln ihre biologische Wirkung an den Zielzellen über Rezeptoren. Langley war 1905 der Erste, der die biologische Wirkung von Agonisten und Antagonisten untersuchte und zu dem Schluß kam, daß deren Effekte über Rezeptorsubstanzen vermittelt werden. In der Folge wurden Rezeptoren für alle bekannten Neurotransmitter und -peptide gefunden und entsprechend ihrer Kinetik und weitgehend auch ihrer molekularen Struktur charakterisiert. In die zentrale Regulation von Herz-Kreislauf-Prozessen sind verschiedene Rezeptorklassen einbezogen. Entsprechend der am Anfang beschriebenen Neurotransmitter und -peptide, die

für derartige Vorgänge relevant sind, gibt es z. B. adrenerge, serotonerge, GABAerge, Angiotensin-II- und Vasopressinrezeptoren. Rezeptoren lassen sich entsprechend ihrer Wirkung an der Zelle bestimmten Rezeptorfamilien zuordnen (Abb. 1.1.13, Tabelle 1.1.1):

- Rezeptoren verbunden mit Ionenkanälen,
- G-Protein-gekoppelte Rezeptoren,
- Rezeptoren gekoppelt mit Enzymaktivität,
- Steroidrezeptoren.

Neurotransmitter oder -peptide können autokrin, parakrin oder endokrin wirken. Die autokrinen Effekte werden erzielt, wenn die von den Zellen sezernierten Moleküle an ihren eigenen Rezeptor auf der Membran dieser Zelle binden. Parakrine Wirkungen übt eine Signalmoleküle sezernierende Zelle auf eine benachbarte Zielzelle aus. Endokrine Wirkungen werden über den Transport von Signalmolekülen im Blutstrom an den Zielzellen ausge-

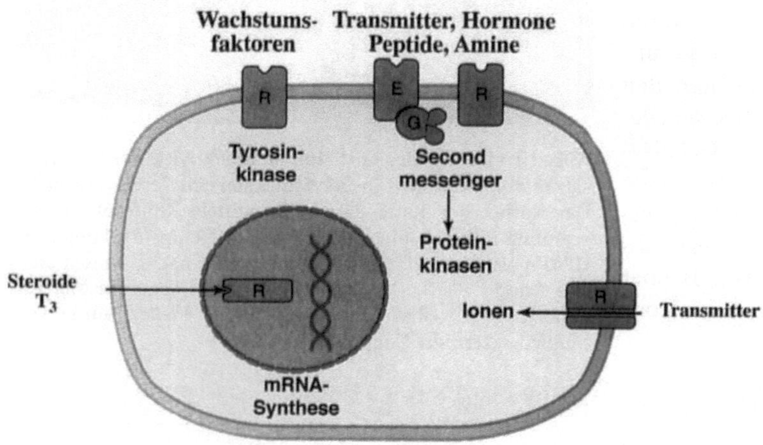

Abb. 1.1.13. Schematische Übersicht über die in Tabelle 1.1.1 zusammengefaßten Rezeptorklassen, *R* Rezeptor, *G* G-Protein [Siegel et al. 1994]

Tabelle 1.1.1. Rezeptorklassen

Rezeptorklasse	Beispiele	Wirkungen
Rezeptoren verbunden mit Ionenkanälen	Nikotin-, Cholinrezeptor	Regulation von Ionenkanälen an der Zellmembran Kurzes Öffnen oder Schließen nach Bindung des Transmitters Veränderung der Ionenpermeabilität der Plasmamembran
G-Protein gekoppelte Rezeptoren	a- und β-adrenerge Rezeptoren, Angiotensin-II-Typ-1-Rezeptor, dopaminerge Rezeptoren	Indirekte Regulation membrangebundener Zielproteine (Enzyme oder Ionenkanäle) über G-Proteine, die intrazellulare Mediatoren (Signaltransduktion) aktivieren
Enzym-gebundene Rezeptoren	Rezeptoren verschiedener Wachstumsfaktoren	Phosphorylierung spezifischer zellularer Proteine, meist verbunden mit Kinasen
Steroidrezeptoren	Intrazellulare Rezeptoren, z. B. Kortisol-, Östrogen-, Thyroidhormonrezeptor	Regulation der Genexpression durch die Bindung des Ligand-Rezeptor-Komplexes an die DNA

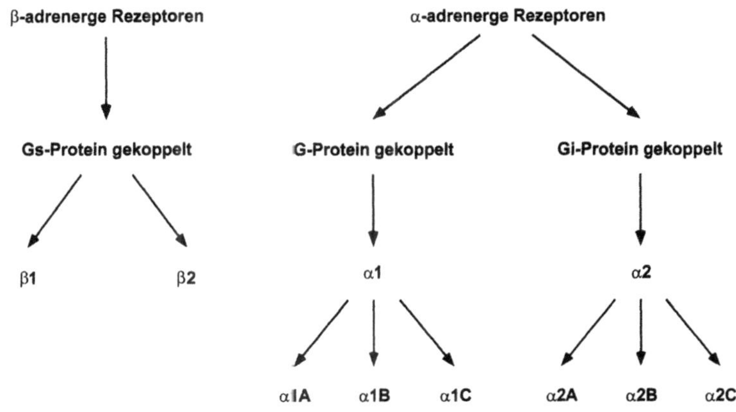

Abb. 1.1.14. Schematische Übersicht über die adrenergen Rezeptorsubtypen

löst. Speziell im Nervensystem gibt es die synaptische Übertragung von Signalmolekülen (Neurotransmittern). Diese werden über den synaptischen Spalt neuronaler oder neuromuskulärer Verbindungen an die entsprechende Zielzelle (z. B. Muskelzelle, Neuron) weitergegeben. Es wird auch eine Übertragung von Signalen über Volumenübertragung diskutiert, die die Diffusion von Neuropeptiden zu den Rezeptoren annimmt (s. Kapitel 1.1.4.3 „Volumenübertragung").

Beispielhaft für die Vielzahl der an kardiovaskulären Vorgängen beteiligten Rezeptorklassen sollen hier die adrenergen Rezeptoren und deren Wechselwirkung mit Angiotensin-II-Rezeptoren dargestellt werden.

Die Identifizierung der auf bestimmte Neurotransmitter und -peptide reagierenden Rezeptoren erfolgt durch den Einsatz radioaktiv markierter Agonisten und Antagonisten in Rezeptorbindungsassays in situ zur Lokalisation der Rezeptoren und auf Membranen zur Untersuchung ihrer Kinetik. Die Isolation der Rezeptoren ermöglicht eine Aminosäurenanalyse zur Aufklärung ihrer Struktur. Die Aminosäuresequenz ermöglicht es, die kodierende DNA-Sequenz zu finden, so daß genregulatorische Prozesse untersucht und verwandte Rezeptormoleküle in DNA-Banken gesucht werden können. Auf diese Art und Weise wurden 4 Haupttypen adrenerger Rezeptoren gefunden und weitere 3 Subtypen für α_1- und α_2-adrenerge Rezeptoren sowie 1 β_3-adrenerger Rezeptor kloniert (Abb. 1.1.14, Tabelle 1.1.2).

Die α_1-Rezeptor-Subtypen A und B liegen auf Chromosom C5, der Subtyp C liegt auf Chromosom C8 [Siegel et al. 1994] Der Genort für den α_2-adrenergen Rezeptor wurde auf Chromosom 10 lokalisiert [Freeman et al. 1995]. Für die β-Rezepto-

Tabelle 1.1.2. Einteilung adrenerger Rezeptoren

Rezeptortyp/Subtypen	Lokalisation, Effekt und Second messenger
α_1/α_1A, α_1B, α_1C	Postsynaptisch an Blutgefäßen sowie in Lunge und peripheren Geweben lokalisiert; Aktivierung der Phospholipase C, Erhöhung des intrazellularen Ca^{2+}-Spiegels
α_2/α_2A, α_2B, α_2C	Präsynaptisch an Nervenenden in der Peripherie, hemmt Adenylatzyklase
β_1	In Herz und zerebralem Kortex, Herzstimulation, Erhöhung des cAMP-Spiegels
β_2	In Lunge und Zerebellum, Vasodepression, stimuliert Adenylatzyklase

ren ist eine chromosomale Lokalisation bisher nicht bekannt.

Entsprechend der einwirkenden Stimuli wird die Rezeptordichte an den Zellen über transkriptionale, posttranskriptionale und posttranslatorische Mechanismen reguliert. Für die adrenergen Rezeptoren bedeutet das, daß z. B. Isoproterenol, ein β-adrenerger Agonist, zu einer Erhöhung der β-adrenergen Rezeptor-mRNA führt. Vermutlich erfolgt diese Regulation über ein cAMP-responsive Element (CRE), das unmittelbar vor dem Initiationskodon des Rezeptorgens liegt. Isoproterenol bewirkt in der Zelle einen cAMP-Anstieg und aktiviert die Proteinkinase A. Diese phosphoryliert das CRE-bindende Protein (CREB) an einem Serinrest und aktiviert es damit, ohne seine Bindungseigenschaften zum CRE in der regulatorischen Region der DNA zu ändern. Die Folge ist, daß die Transkription des Gens angeschaltet wird. Der Vorgang wird durch Dephosphorylierung des

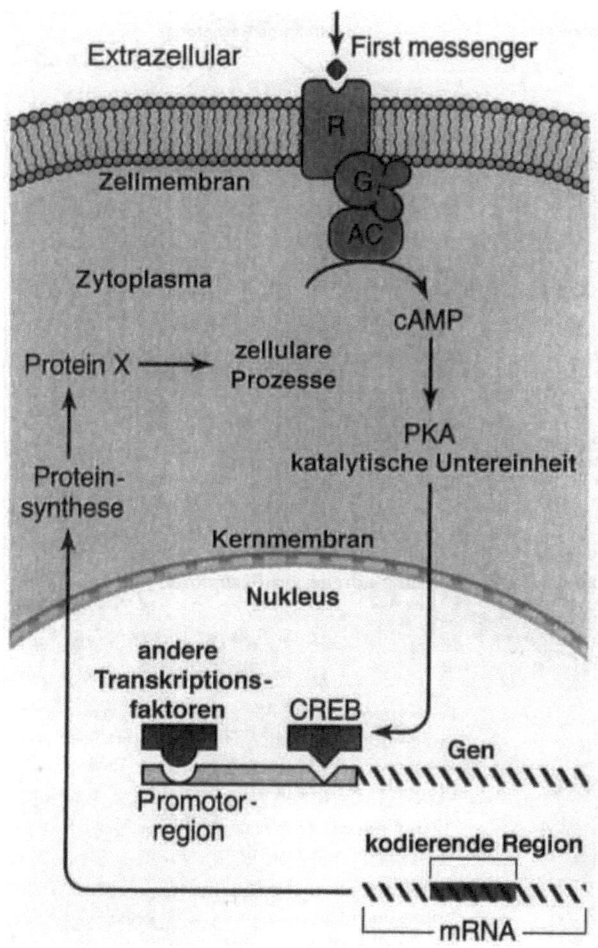

Abb. 1.1.15. Illustration der Beteiligung von CREB an cAMP-abhängigen Prozessen [Siegel et al. 1994]

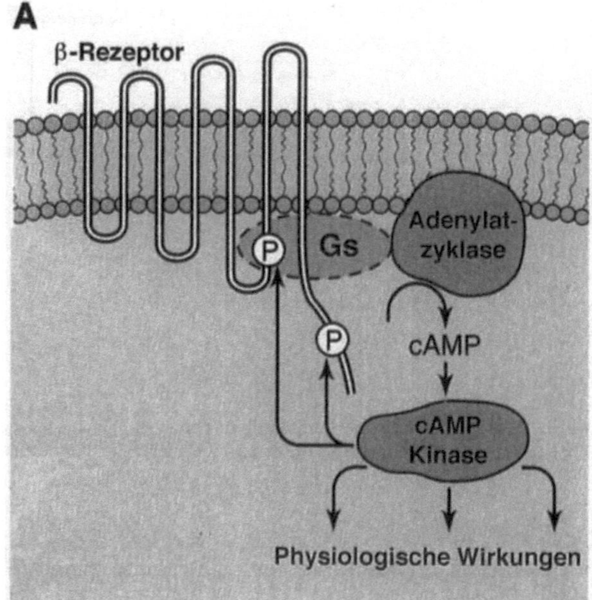

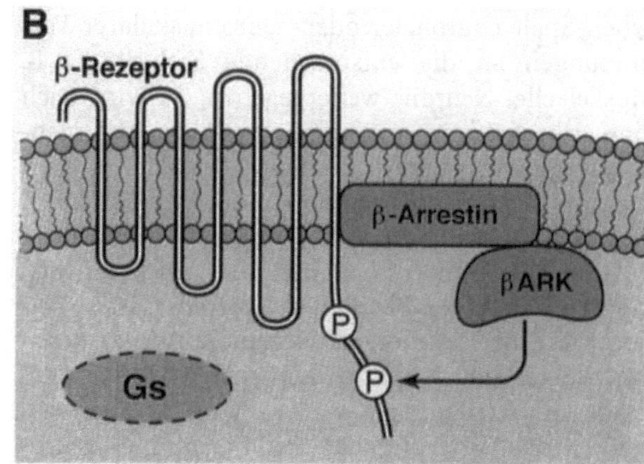

Abb. 1.1.16. Schematische Darstellung der Rezeptordesensibilisierung am Beispiel des β-adrenergen Rezeptors [Siegel et al. 1994]

CREB gestoppt, wenn der transiente cAMP-Anstieg vorüber ist (Abb. 1.1.15).

Ein für klinische Anwendungen bedeutender Vorgang ist die Rezeptordesensibilisierung. Eine Rezeptordesensibilisierung führt immer zu einer Reduktion der Zellantwort auf einen bestimmten Neurotransmitter oder ein -peptid bzw. führt zu einer verminderten Effizienz von Pharmaka (Tachyphylaxie). Die molekularen Prozesse, die zu diesem Phänomen führen, sind Veränderungen in der Rezeptorstruktur durch Phosphorylierungen oder Veränderungen der Rezeptordichte. Im Fall der β-adrenergen Rezeptoren sind dabei erhöhte cAMP-Spiegel, die die Proteinkinase A bzw. bei Bindung eines Agonisten an den Rezeptor die β-adrenerge Rezeptorkinase (β-ARK) aktivieren, die auslösenden Faktoren. Diese Kinasen bewirken eine Phosphorylierung des Rezeptorproteins und ein Abkoppeln des G-Proteins vom Rezeptormolekül. Während die Proteinkinase A direkt die De-

sensibilisierung bewirkt, benötigt die spezifischer wirkende β-ARK ein zusätzliches Protein – β-Arrestin –, welches mit dem phosphorylierten Rezeptorprotein wechselwirkt und seine Bindung an das G-Protein verhindert. Die Desensibilisierung über die Proteinkinase A ist ein heterologer Prozeß, da alle Substanzen, die cAMP erhöhen können, zu einer Desensibilisierung des β-adrenergen Rezeptors über diesen Mechanismus führen. Die Desensibilisierung über β-ARK ist ein spezifischer homologer Prozeß, da nur Agonisten β-adrenerger Rezeptoren diese Kinase aktivieren können (Abb. 1.1.16) [Alberts et al. 1994, Siegel et al. 1994].

Eine Senkung der Rezeptordichte in der Zellmembran ist auch über einen Abbau der Rezeptoren in zellularen Kompartimenten als Folge hoher Ligandenkonzentrationen möglich. Diese Senkung ist im Gegensatz zur Rezeptordesensibilisierung über Phosphorylierung ein lang andauernder Prozeß, der schließlich zu einer geringeren Sensitivität der Zellen führt.

Rezeptoren können miteinander wechselwirken und so ihre Aktivität manipulieren. Beispiele dafür sind die Interaktionen zwischen Angiotensin II und den Katecholaminen. Injiziert man Angiotensin II in das Gehirn, werden eine gesteigerte Synthese, eine erhöhte Umsatzrate und eine erhöhte Freisetzung von Noradrenalin aus hypothalamischen und Kerngebieten des Stammhirns beobachtet. Blockiert man die α-adrenergen Rezeptoren, wird dieser Effekt gehemmt. Außerdem konnte gezeigt werden, daß Katecholamine Angiotensin-II-Rezeptoren des Gehirns über eine negative Rückkopplung regulieren können [Kobilka u. Hoffmann 1995]. Angiotensin II und Katecholamine kommen in vielen für die Blutdruckregulation wichtigen Kerngebieten als Kotransmitter vor. Weiterhin sind Angiotensin-II-Typ-1-Rezeptoren an noradrenergen Neuronen lokalisiert worden. Studien zu diesen Wechselwirkungen sind von Sumners et al. [1990] durchgeführt worden. Dabei wurden Zellkulturmodelle benutzt, um die Regulationsmechanismen in der Zelle besser analysieren zu können. Angiotensin-II-Stimulation des Angiotensin-II-Typ-1-Rezeptors führt zur Aktivierung der Phospholipase C, die Phosphatidylinostitolbisphosphat (PIP_2) spaltet und die Second messenger Inositoltriphosphat (IP_3) und Diacylglyzerol (DAG) bildet. In der Folge aktiviert DAG die Proteinkinase-C-abhängige Signaltransduktion. Über diesen Weg werden das Noradrenalintransportersystem, also die Noradrenalinsynthese und -freisetzung, stimuliert. Das wiederum führt zur Aktivierung α_1-adrenerger Rezeptoren, deren chronische Aktivierung eine Senkung der Anzahl der Angiotensin-II-Typ-1-Rezeptoren bewirkt, so daß Angiotensin II nicht mehr modulierend wirken kann. Interessanterweise konnte dieser Effekt bei SHR und bei SHR, die zu Schlaganfall neigen (SHRSP), nicht nachgewiesen werden. Das bedeutet, daß diese hypertonen Tiere ein überaktives zentrales noradrenerges System besitzen [Yang et al. 1996a].

1.1.4.2 Renin-Angiotensin-System

1.1.4.2.1 Wechselwirkung mit dem sympathischen Nervensystem

Das Renin-Angiotensin-System und das sympathische Nervensystems beeinflussen sich gegenseitig. So bewirkt eine Stimulation der renalen Nerven die erhöhte Freisetzung von Renin aus den juxtaglomerulären Zellen der afferenten Arteriolen der Niere, wobei wahrscheinlich die β-adrenergen Rezeptoren eine entscheidende Rolle spielen. Aber auch Zentren des Gehirns (Hypothalamus, Vorderhirn, Endhirn) beeinflussen die Reninfreisetzung in der Niere direkt. In gesunden Menschen wird die Reninfreisetzung durch mentalen Streß und Sport erhöht. Insgesamt bewirken eine Hemmung oder Stimulation des Sympathikus eine Reduktion bzw. einen Anstieg der Plasmareninspiegel. Für die Reflexkontrolle der Reninfreisetzung ist die Einbeziehung der kardiopulmonalen und z. T. auch der arteriellen Barorezeptoren erforderlich. Unter den Bedingungen einer fortgeschrittenen Hypertonie mit erfolgten strukturellen Veränderungen in den Gefäßen und am Herzen ist die Modulation der Reninfreisetzung durch das sympathische Nervensystem gestört. Sowohl die Reninproduktion als auch die Angiotensin-II-Bildung werden mit den Folgen der Verstärkung der Hypertonie und ihrer Effekte, wie Herzhypertrophie, Hypertrophie und Hyperplasie der Gefäßwände, erhöht. Auch die erworbene Herzinsuffizienz (congestive heart failure) führt zu einer gestörten Kontrolle der Reninfreisetzung aufgrund der Störung der kardiopulmonalen Reflexkontrolle. Eine Aktivierung des Renin-Angiotensin-Systems mit nachfolgender Erhöhung der Aktivität des Sympathikus durch Angiotensin II sind die Folgen. Im peripheren Herz-Kreislauf-System führt Angiotensin II, bedingt durch seine trophischen Effekte unter hypertensiven Bedingungen, zu weiteren Komplikationen im Verlauf der Erkrankung und zu deren Manifestation in der Morphologie der Organe (insbesondere betroffen sind Herz, Gefäße und Nieren). Des weiteren ist Angiotensin II in der Lage, andere Hormone, wie Katecholamine, aus den Nervenenden freizusetzen, die wiederum durch ihre trophische Wirkung auf das Gewebe das Krankheitsbild verstärken. Die Behandlung hypertensiver Patienten mit ACE-Hemmern bereits im Frühstadium kann dies verhindern und damit das Risiko späterer Komplikationen der Hypertonie senken [Mancia et al. 1995].

1.1.4.2.2 Signaltransduktion des Angiotensin-II-Typ-1-Rezeptors

Verschiedene Rezeptoren vermitteln die Wirkungen von Angiotensin II. Im Gehirn spielen v. a. der Angiotensin-II-Typ-1- (AT$_1$-) und der Angiotensin-II-Typ-2-Rezeptor (AT$_2$-Rezeptor) eine Rolle, wobei ersterer für die Regulation des Blutdrucks, des Wasser- und Salzhaushalts und der Herztätigkeit von Bedeutung ist. Es werden noch weitere Rezeptortypen beschrieben, deren Funktion aber z. T. noch unklar ist, so daß an dieser Stelle nur der Typ-1-Rezeptor ausführlicher betrachtet werden soll. Es wurden 2 Subtypen des AT$_1$-Rezeptors kloniert. Der AT$_1$-Rezeptor besteht aus 359 Aminosäuren. Die Aminosäuresequenz und die Struktur (7 Transmembrandomänen) entsprechen der eines G-Protein-gekoppelten Rezeptors [Iwai u. Inagami 1992, Iwai et al. 1991]. Durch autoradiographische Studien mit ^{125}I-gekoppeltem Angiotensin II zur Analyse der Bindung an die Rezeptoren in Hirnschnitten wurden v. a. im Rattenhirn die Regionen, die Angiotensin-II-Rezeptoren exprimieren, lokalisiert [Gehlert et al. 1986, Mendelsohn et al. 1984, Wright u. Harding 1994]. Spezifische Rezeptorblocker ermöglichten eine Unterscheidung von AT$_1$- (blockierbar mit Losartan) und AT$_2$-Rezeptoren (blockierbar mit PD 123319). Es wurde gefunden, daß der AT$_1$-Rezeptor-Subtyp hauptsächlich in den Regionen vorkommt, die eng mit der Herz-Kreislauf-Regulation verbunden sind, während der AT$_2$-Rezeptor im adulten Hirn nur noch in geringen Mengen, während der embryonalen Entwicklung dagegen in wesentlich höherem Maß exprimiert wird. Die Bedeutung dieses Phänomens ist noch nicht geklärt. Die Lokalisation der AT$_1$-Rezeptor-mRNA enthaltenden Hirnregionen und die Expression derselben in Neuronen wurden mittels In-situ-Hybridisierung nachgewiesen (Abb. 1.1.9a, c, e, f, 1.1.17) [Bunnemann et al. 1992, Lippoldt et al. 1993].

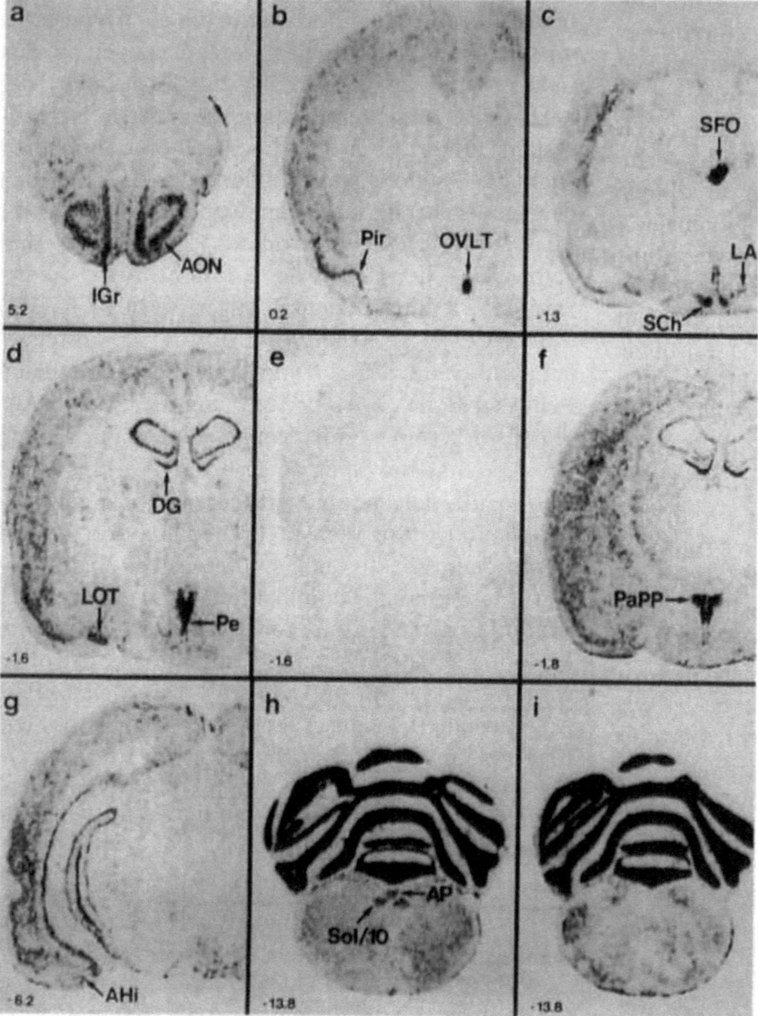

Abb. 1.1.17 a–i. Autoradiographische Lokalisation der AT$_1$-Rezeptor-mRNA in koronaren Hirnschnitten der Ratte, **a–d, f–h** AT$_1$-Rezeptor-mRNA detektiert mit einer ^{35}S-a-UTP markierten Antisense-RNA-Sonde, **e, i** Hybridisierung mit der Sonde in Sense-Richtung. Die Signale im Zerebellum stellen Hintergrund dar. *IGr* Bulbus olfactorius, innere Granular- und Körnerzellschicht, *AON* Nucleus olfactorius (anterior), *Pir* piriformer Kortex, *OVLT* Organum vasculosum der Lamina terminalis, *SFO* Subfornikalorgan, *SCh* Nucleus suprachiasmaticus, *LA* lateroanteriorer hypothalamischer Nucleus, *LOT* Nucleus des lateralen Tractus olfactorius, *DG* Gyrus dentatus, *Pe* Nucleus periventricularis des Hypothalamus, *PaPP* parvozellularer Teil des PVN, *AHi* Transitionszone der Amygdala und des Hippocampus, *AP* Area postrema, *Sol/10* dorsaler Motonucleus des N. vagus. Die Zahlen links unten im Bild stellen die Bregma-Stufen in mm nach Paxinos u. Watson [1986] dar [Bunnemann et al. 1992]

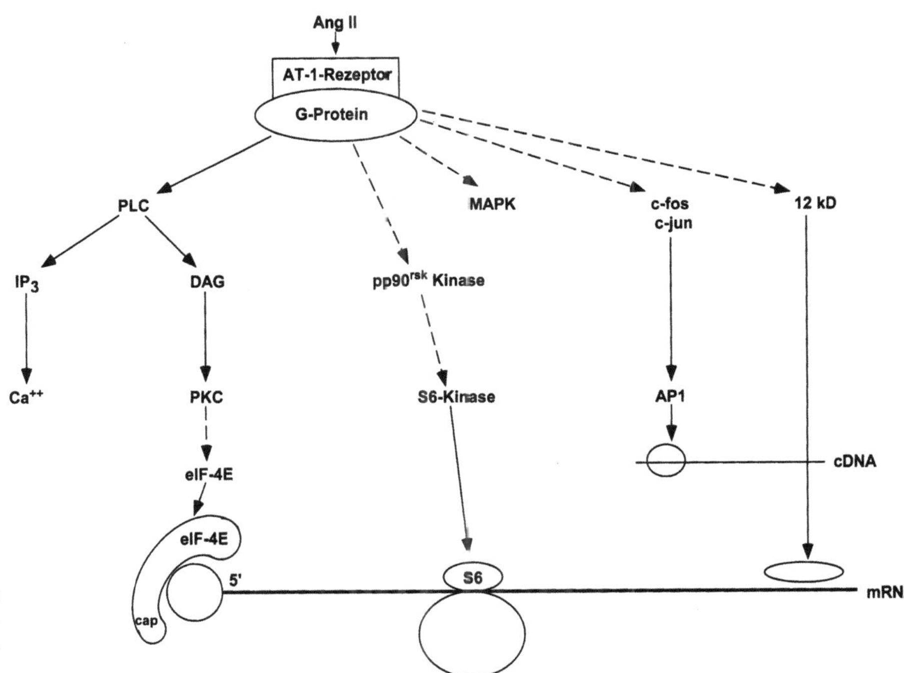

Abb. 1.1.18. Schematische Darstellung der Signaltransduktionswege des AT_1-Rezeptors

Wesentlich für das Verständnis der Funktion von Angiotensin II in der Zelle ist die Aufklärung der Signaltransduktion seines Rezeptors. Der AT_1-Rezeptor kann nach bisherigen Erkenntnissen den zellularen Metabolismus über 4 Wege beeinflussen (Abb. 1.1.18).

Angiotensin II stimuliert über seinen G-Protein-gekoppelten Rezeptor die Aktivierung der Phospholipase C, die PIP_2 zu IP_3 und DAG hydrolysiert. IP_3 setzt Ca^{2+}-Ionen aus intrazellularen Kompartimenten frei und DAG aktiviert die Proteinkinase C. In glatten Gefäßmuskelzellen wurde gezeigt, daß die Proteinkinase C den Initiationsfaktor der Proteinsynthese eIF-4 E phosphoryliert. eIF-4 E ist einer der Trans-acting-Faktoren, die für die mRNA-Bindung an die 5'cap-Struktur des Ribosoms zur Initiation der Proteinsynthese notwendig sind [Rao et al. 1994]. Ein weiterer Mechanismus ist die Stimulation von MAP-Kinasen, die die pp90^rsk-Kinase aktivieren, die wiederum die S6-Kinase zur Phosphorylierung der S6-Untereinheit des Ribosoms aktiviert [Scott-Burden et al. 1988]. Ein sehr spezifischer Angiotensin-II-induzierter Mechanismus ist die Phosphorylierung eines 12 kD Proteins, das spezifisch an die Angiotensinogen-mRNA bindet und diese stabilisiert [Klett et al. 1994]. In glatten Gefäßmuskelzellen konnte gezeigt werden, daß Angiotensin II, vermittelt durch den Angiotensin-II-Typ-1-Rezeptor, die Tyrosinphosphorylierung von Paxillin und der Focal-adhesion-Kinase (FAK) bewirken kann [Leduc u. Meloche 1995, Okuda et al. 1995,

Polte et al. 1994]. Angiotensin II induziert auch die Expression von Immediate-early-Genen (s. Kapitel 1.1.5.2 „Expression von Immediate-early-Genen"), insbesondere c-fos und c-jun, die zusammen den AP1-Komplex bilden, der an regulatorische Strukturen der DNA bindet und die Genexpression beeinflußt [Owens 1989]. In kultivierten neonatalen Neuronen des Hypothalamus und Hirnstamms bewirkte die Angiotensin-II-Bindung an den AT_1-Rezeptor eine Senkung des spannungsabhängigen K^+-Stroms, während der spannungsabhängige Ca^{2+}-Strom erhöht war. Diesen Prozessen ging eine Aktivierung der Phospholipase C und der Proteinkinase C voraus, so daß für die Signaltransduktion in den Neuronen, analog der bereits weiter oben beschriebenen Mechanismen, die Proteinkinase C und IP_3 und/oder eine intrazellulare Ca^{2+}-Mobilisierung ausschlaggebend sind [Sumners et al. 1996].

1.1.4.3 Volumenübertragung

In den letzten Jahren wurden verstärkt Untersuchungen zur nichtsynaptischen Übertragung von Transmittern durchgeführt. Agnati und Fuxe stellten das System der Volumenübertragung der klassischen synaptischen oder Wiring-Übertragung gegenüber. Im Gegensatz zur direkten Übertragung der freigesetzten Transmitter an den Synapsen wird postuliert, daß freigesetzte Transmitter über größere Distanzen im Extrazellularraum diffundie-

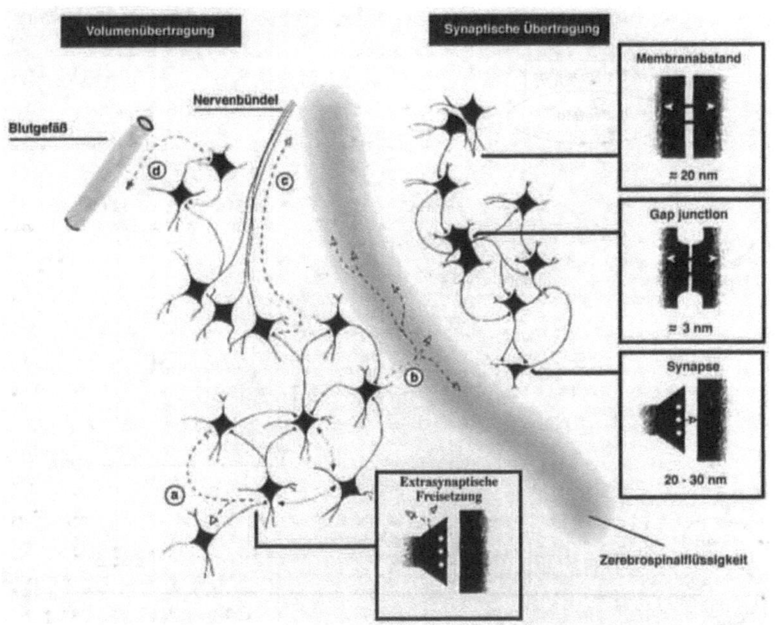

Abb. 1.1.19 a–d. Schematische Darstellung der prinzipiellen interzellularen Kommunikationswege im ZNS. Gegenüberstellung von synaptischer Übertragung und Volumenübertragung, **a** einfache Diffusion (autokrin und parakrin), **b** Vektor-vermittelte (zerebrospinale Flüssigkeit) Diffusion (endokrin-ähnlich), **c** mit Nervenbündeln assoziierte Diffusion (bevorzugte Diffusionswege), **d** Perivaskulärraum-assoziierte Diffusion (bevorzugte Diffusionswege), ---> molekulare Signale, ---▶ Ionenflux, -- Volumenleitung [Agnati et al. 1995]

ren können, um entfernte hochaffine Rezeptoren zu aktivieren (Abb. 1.1.19).

Gestützt wird dieses Konzept durch die Beobachtung der fehlenden synaptischen Spezialisierung an vielen monoaminergen Nervenenden, der nichtsynaptischen Freisetzung extraneuronaler Katecholamine und des Serotonins sowie deren schnelle Diffusion in der extrazellularen Flüssigkeit. Dazu kommt, daß für verschiedene Transmittersysteme Mismatches in deren anatomischer Lokalisation und der Lokalisation der entsprechenden Rezeptoren im ZNS gefunden wurden. Betrachtet man z. B. das Renin-Angiotensin-System im Gehirn der Ratte, so findet man Kerngebiete, in denen Angiotensinogen-mRNA und Immunoreaktivität sowie auch hochaffine Angiotensin-II-Rezeptoren nachweisbar sind, aber ACE und/oder Angiotensin II nicht gefunden werden. In anderen Regionen fehlen die Angiotensin-II-Rezeptoren, obwohl alle anderen Komponenten des RAS vorhanden sind. Ein 3. Mismatch findet man in Kerngebieten, in denen Angiotensinogen-mRNA und Immunoreaktivität gefunden werden, aber Angiotensin II und seine Rezeptoren nicht nachweisbar sind [Bunnemann et al. 1993]. Da Neuropeptide im Gegensatz zu Neurotransmittern von den Nervenenden nach ihrer Freisetzung nicht wieder aufgenommen werden, sind diese geeignete Kandidaten für die Volumenübertragung. Mehr noch, Peptidasen, die sich im Extrazellularraum befinden, können die Peptide spalten und weitere biologisch aktive Fragmente bilden. Es gibt eine Reihe von Arbeiten, die die Wechselwirkung von NPY und Noradrenalin bzw. Adrenalin und die Kotransmitterrolle von Angiotensin II in diesem System bei der Regulation kardiovaskulärer Prozesse betrachten und Hinweise auf die Übertragung dieser Signale via extrazellularer Flüssigkeit geben. Auch für NPY sind bezüglich der Topologie und Funktion Transmitter-Rezeptor-Mismatches beobachtet worden. Untersuchungen ergaben, daß hochaffine NPY-Rezeptoren der Mismatch-Gebiete biologisch aktiv sind. NPY und Adrenalin werden zusammen in neuronalen Zellen der C1-Gruppe der RVLM gefunden. Diese Neuronen projizieren zu kardiovaskulären Hirnregionen wie NTS und Rückenmark. Injiziert man Adrenalin bzw. NPY (i.c.v. oder i.c.), resultieren eine Senkung des Blutdrucks sowie der Herz- und Atemfrequenz. Dabei wurde festgestellt, daß NPY im Vergleich zu Adrenalin eine wesentlich länger anhaltende Wirkung zeigt. Bei gleichzeitiger Gabe beider Substanzen wirkten diese antagonistisch aufeinander. Im Gegensatz zu Adrenalin ist NPY auch in der Extrazellularflüssigkeit relativ stabil, so daß sein Transport zu hochaffinen Rezeptoren über diesen Weg denkbar wäre und seine lang andauernde Wirkung erklären könnte. Tatsächlich haben Injektionen von markiertem NPY in verschiedene Hirnregionen ergeben, daß seine Diffusionsrate etwa 1–1,5 mm/h beträgt. Darüber hinaus wurde beobachtet, daß das NPY-Fragment 13–36 im Gegensatz zu NPY (vasodilatatorische Wirkung über Y_1-Rezeptoren) vasopressorisch über die Aktivierung hochaffiner Y_2-Rezeptoren wirkt. Aus diesen und anderen Untersuchungen ergeben sich folgende Vorstellungen der Beteiligung von synaptischer Übertragung und Volumenübertragung in der Adrenalin-NPY-Signalübertragung. Im normalen Zustand (geringe „firing rate") überwiegt in diesen Neuronen die adrenerge Komponente. Durch z. B. Streß, der zu erhöhtem Blutdruck führt, wird die NPY-Transmission aktiviert (höhere „firing rate"), was zu einer erhöhten NPY-Ausschüttung führt. Diese dominiert gegenüber Adrenalin. Die synaptischen Rezeptoren können nicht alles freigesetzte NPY binden, und es wird in den Extrazellularraum sezerniert. Hier erhält NPY die Möglichkeit, über große Distanzen zu spezifischen hochaffinen Rezeptoren zu diffundieren (Volumenübertragung) und seine lang anhaltende Wirkung auszuüben. Sinkt der hohe Blutdruck, reguliert sich das System auf sein Ausgangsniveau zurück [Agnati et al. 1995, Fuxe et al. 1988, 1989, 1990 a, b].

1.1.5 Untersuchungsmethoden zur Wechselwirkung der an der kardiovaskulären Regulation beteiligten Neurotransmitter und Neuropeptide

1.1.5.1 Klassische Methoden

Klassische Methoden sind z. B. die direkte Injektion von Neurotransmittern oder Neuropeptiden in an der Regulation beteiligte Kerngebiete oder in die Hirnventrikel und die nachfolgende Beobachtung der Aufnahme und Weiterleitung entsprechender Signale, die Beobachtung der Wechselwirkung mit anderen endogen gebildeten Neurotransmittern und -peptiden und deren physiologische (z. B. Blutdruck, Herzfrequenz, Wasser- und Salzaufnahme, Baroreflex) oder genregulatorische Konsequenzen (In-situ-Hybridisierung, RNAse-protection-Assay, Northern-Blot, Immunohistochemie, Western-Blot). Pharmakologische Stimulation oder Blockade von relevanten Rezeptoren werden zur Beeinflussung der zu untersuchenden Mechanismen eingesetzt. Diese Herangehensweise zur Aufklärung der Mechanismen, die an der zentralen kardiovaskulären Regulation beteiligt sind, soll am Beispiel der Wechselwirkung von Angiotensin II mit anderen Neurotransmittern und Neuropeptiden demonstriert werden.

Angiotensin II kann auf eine Reihe von Neurotransmittern und -peptiden modulatorisch wirken. Neben den bereits weiter oben genannten gehören dazu Serotonin, NPY, Dopamin, Kortikotropin-releasing-Faktor, Luteinisierendes Hormon, Prolaktin, Prostaglandine, Aldosteron, γ-Aminobuttersäure (GABA) und Oxytozin. Für die kardiovaskuläre Regulation sind insbesondere die Effekte von Angiotensin II auf serotonerge Signale, auf NPY, Oxytozin und GABA interessant. So führt eine Injektion von Angiotensin II in das Subfornikalorgan (SFO), bei gleichzeitiger Blockade der 5-HT1-/5-HT2-Rezeptoren (Serotoninrezeptoren) durch Methysergid im lateralen Teil des Nucleus parabrachialis (lPBN), zu einer Erhöhung der NaCl-Aufnahme. Das bedeutet, daß ein serotonerger inhibitorischer Input vom lPBN zum SFO besteht und den Salzhaushalt moduliert [Colombari et al. 1996]. Aus früheren Untersuchungen ist bekannt, daß sowohl zentrale Serotonin- als auch Angiotensin-II-Injektionen zu einer Erhöhung der Vasopressinfreisetzung führen. Inwieweit beide Neuropeptide einander beeinflussen, läßt sich in pharmakologischen Experimenten zeigen, in denen entweder Angiotensin II oder Serotonin zentral verabreicht werden und jeweils ausgewählte Angiotensin- bzw. Serotoninrezeptoren blockiert werden. Aus diesen Untersuchungen resultierte die Erkenntnis, daß die nach Serotonininjektion beobachtete Vasopressinfreisetzung über angiotensinerge Mechanismen gesteuert wird [Saydoff et al. 1996]. Stimulierende serotonerge Einflüsse auf die Reninsekretion [Rowland et al. 1994 a] wurden durch Hemmung der 5-HT2-Rezeptor induzierten Reninfreisetzung nach Läsion des PVN nachgewiesen [Van de Kar et al. 1996]. Der Wasserhaushalt wird sowohl über das β-adrenerge System als auch über Angiotensin II reguliert. Serotonin wirkt inhibitorisch auf diese Regulationsmechanismen [Diz u. Pirro 1992, Reis et al. 1992].

Injektionen von Angiotensin II, Substanz P, Noradrenalin und Serotonin in den dorsalen Teil der Medulla oblongata von normotensiven Ratten führten zu einer Depressorantwort und Bradykardie. Weiterführende Untersuchungen der Wechselwirkungen dieser Peptide ergaben, daß Angiotensin II in der Medulla eine erhöhte Freisetzung von Noradrenalin und Substanz P bewirkte [Helke et al. 1984]. Gleichzeitig war aus immunohistochemischen Untersuchungen bekannt, daß der Hauptteil der Angiotensin-II-Rezeptoren in dieser Region mit vagalen afferenten Fasern, die immunoreaktiv für Substanz P sind, assoziiert ist. Diese Fasern projizieren zu den vagalen Motoneuronen des NTS und der A2-Region und könnten dort entsprechend über eine Freisetzung von Substanz P Wirkungen wie Modulation des Barorezeptorreflexes initiieren [Helke 1982].

Angiotensin II ist ein Peptid, das mit einer Reihe anderer Neuropeptide und -transmitter in seiner kardiovaskulären Wirkung wechselwirkt. So wurde beschrieben, daß zentrale GABA-Injektionen die Angiotensin II induzierte Druck- und Trinkantwort sowie die Vasopressinfreisetzung hemmen. Eine Infusion der GABA-mimetischen Substanz Muscimol bewirkte eine Begrenzung der Hypertonieentwicklung in jungen spontan hypertensiven Ratten [Roberts et al. 1993]. GABA-positive Neuronen werden im Nucleus supraopticus gefunden und projizieren zu Neuronen des PVN, wo GABAerger Input inhibierend auf angiotensinerge Effekte wirkt [Tapaz et al. 1982, Van den Pol 1985].

Die Wechselwirkung der an der zentralen Regulation von Herz-Kreislauf-Mechanismen beteiligten Neuropeptide und Transmitter ist sehr komplex. Die Koexistenz von Transmittern und Neuropeptiden in Nervenenden, Synapsen etc. sowie das gleichzeitige Vorkommen der entsprechenden Rezeptoren erlauben eine vielfältige Beeinflussung sowohl stimulatorischer als auch inhibitorischer Art auf das entsprechende Kerngebiet. Daraus resultieren komplizierte Regelmechanismen, die eine perfekte Anpassung des menschlichen Organismus an die jeweiligen Umweltbedingungen gewährleisten. Die hier beschriebenen Untersuchungsmethoden reichen jedoch nicht aus, das System umfassend zu charakterisieren. Moderne molekularbiologische Methoden wie die Einführung von heterologen Genen in Versuchstiere oder der gezielte Knockout spezifischer Gene über die Manipulation embryonaler Stammzellen oder der Einsatz von Antisense-Oligonukleotiden werden weitere Fortschritte für das Verständnis der Funktion des Gehirns bei der Regulation von Herz-Kreislauf-Parametern, Wasser- und Salzhaushalt ermöglichen.

1.1.5.2 Expression von Immediate-early-Genen

Die Expression von Immediate-early-Genen, insbesondere die der Protoonkogene c-fos und c-jun, kann als Marker für eine erhöhte neuronale Aktivität, induziert durch einige Peptid- und Transmittersysteme sowie direkte elektrische Stimulation, benutzt werden. Die Protoonkogene c-fos und c-jun kodieren nukleäre Proteine, die den AP1-Komplex bilden, der eine wichtige Funktion in der transkriptionalen Regulation der Expression verschiedener Gene als Antwort der Zelle auf externe Stimuli ausübt und damit für die synaptische Plastizität adulter Neuronen Bedeutung hat. Es konnte gezeigt werden, daß verschiedene Faktoren wie

neuronaler Wachstumsfaktor (NGF), endothelialer Wachstumsfaktor, Insulin, Azetylcholin und Angiotensin II die Expression von c-fos induzieren können. Diese molekularen Zusammenhänge können als anatomische Marker zur Charakterisierung physiologischer Prozesse und der Wechselwirkung verschiedener Neuropeptide und -transmitter genutzt werden. Damit wird es möglich, die Hirngebiete zu bestimmen, die in Verhaltensprozesse involviert sind oder die auf entsprechende exogene Stimuli mit endokrinen Signalen reagieren, sowie die Beteiligung spezifischer Rezeptoren zu untersuchen. Dadurch entsteht ein detaillierterer Einblick in funktionelle Mechanismen als das bisher mit Tracerstudien und immunhistochemischem Nachweis der Peptide und Transmitter möglich war. Als Beispiel für die Untersuchung von neuronaler Aktivität und der Übertragungswege soll die Wirkung von Angiotensin II als exogener Stimulus auf die c-fos-Induktion dargestellt werden. Die Hypothese ist, daß zirkulierendes Angiotensin II über seine neuronalen Rezeptoren (v. a. Typ 1) der zirkumventrikulären Organe regulierend auf angiotensinerge Übertragungswege zu den entsprechenden Kerngebieten, die für die neuronale Regulation kardiovaskulärer Prozesse verantwortlich sind, wirkt. Ein 2. Ansatz untersucht die Übertragungswege angiotensinerger Reize innerhalb des Gehirns. Es wurde gefunden, daß Angiotensin II die c-fos-Induktion in den anterior gelegenen Gebieten des III. Ventrikels (AV3V-Region) induzieren kann [Herbert et al. 1992, Rowland et al. 1994b]. Dort befinden sich für die Herz-Kreislauf-Regulation wichtige Gebiete wie OVLT, medianer Nucleus praeopticus und das Subfornikalorgan. Weitere c-fos-Induktionen wurden im Nucleus supraopticus und im Nucleus paraventricularis hypothalami, dem zentralen Nucleus der Amygdala sowie dem Bed-Nucleus der Stria terminalis beobachtet. Diese Induktionen lassen sich durch Angiotensin-II-Typ-1-Rezeptor-Blocker wie Losartan hemmen. Kombinierte Untersuchungen mit Tracerinjektionen in bestimmte Kerngebiete ermöglichen es, die Übertragungswege zu definieren. Andererseits kann man aber auch Auskünfte darüber erhalten, wie und in welchen Hirngebieten z. B. der β-adrenerge Agonist Isoproterenol oder der 5-HT1-Agonist 5-Carboxyamidotryptamin (5-CT) Neuronen aktivieren kann. Periphere Isoproterenol- oder 5-CT-Gabe bewirkten eine Erhöhung des zirkulierenden Angiotensins II und eine erhöhte Reninfreisetzung und führten zu einer erhöhten Trinkantwort in Versuchstieren. Es wurde postuliert, daß zentrale Mechanismen an diesem veränderten Verhalten beteiligt sind. Untersuchungen zur Induktion der c-fos-Expression in verschiedenen Hirnarealen zeigten, daß eine neuronale Aktivitätssteigerung u. a. in denselben Nuklei stattfindet, die auch durch Angiotensin II aktiviert werden. Wird im Fall von Isoproterenol der zirkulierende angiotensinerge Input mit Losartan gehemmt (i.p.), so wird eine Reduktion der c-fos-Antwort in den Nuclei der Lamina terminalis als Hinweis auf die Blockade der Angiotensin-II-Typ-1-Rezeptoren in den durch zirkulierendes Angiotensin II erreichbaren zirkumventrikulären Organen beobachtet. In beiden Fälle bewirkten Losartan (nach Isoproterenolgabe) und Captopril (nach 5-CT-Gabe) eine Senkung der Trinkantwort [Oldfiel u. McKinley 1994, Rowland et al. 1994a], d. h. dieses Verhalten läßt sich auf angiotensinerge Mechanismen zurückführen.

Der Nachweis der Immediate-early-Gen-Expression in aktivierten Neuronen läßt sich nicht nur qualitativ, sondern auch quantitativ zur Untersuchung der Modulation z. B. peptiderger Systeme unter Bedingungen wie genetisch determinierter Hypertonie einsetzen. Spontan hypertensive Ratten reagierten auf intrazerebroventrikuläre Angiotensin-II-Injektionen mit einer wesentlich höheren c-fos- und c-jun-Expression in den bereits weiter oben genannten Kerngebieten als ihre normotensiven WKY-Kontrolltiere, auch wenn diese eine nephrogene Hypertonie aufwiesen [Blume et al. 1997, Lebrun et al. 1996]. Durch den gezielten Einsatz geeigneter Pharmaka, wie z. B. Peptidrezeptorblocker, lassen sich die an diesen Reaktionen beteiligten Faktoren ermitteln, d. h. es wird möglich, die durch Angiotensin II angeschalteten molekularen zellularen Prozesse zu erforschen.

1.1.5.3 Molekularbiologische Untersuchungen

1.1.5.3.1 Transgene Tiere

Transgene Tiere zeichnen sich durch ein zusätzliches, experimentell in ihr Genom integriertes Gen, aus. Die entsprechenden Linien werden derart selektiert, daß die Expression dieses Gens korrekt und gewebespezifisch erfolgt, keine durch die Integration verursachten Schäden an anderen Genen auftreten und der gewünschte Effekt erzielt wird. Insbesondere die Komponenten des Renin-Angiotensin-Systems wurden für eine Überexpression in Versuchstieren (Ratten und Mäuse) herangezogen, da genetische Analysen einen Zusammenhang zwischen Mutationen in Genen des RAS und der Hypertonieentwicklung ergeben haben. Für die Ex-

pression dieser zusätzlichen Gene werden entweder die genspezifischen oder zelltypspezifische Promotoren [z. B. der GFAP-Promotor (Promotor des glialen fibrillären sauren Proteins) für eine Expression in Astrozyten] verwendet. Eine Reihe von Renin- oder Angiotensinogen-transgenen Mäusen und Ratten wurden produziert. Dabei gab es Konstellationen, die keine Hochdruckentstehung bewirkten, z. B. die Expression von Rattenrenin in Mäusen. Die Ursache dafür ist, daß Renin speziesspezifisch ist und Mausangiotensinogen nicht spalten kann. Auch die Expression von humanem Renin bzw. humanem Angiotensinogen in Ratten führte nicht zu einer Hypertonieentwicklung. Auch hier ist die Speziesspezifität des Enzyms bzw. des Substrats der limitierende Faktor [Takahashi et al. 1992]. Kreuzt man jedoch beide transgenen Linien, wird ein doppelt transgenes Tier erhalten, welches einen massiven Hochdruck entwickelt [Hoffmann et al. 1995]. Im Gegensatz dazu führt eine Überexpression des Mausrenin-2d-Gens in Ratten zu Linien, die hyperton sind. Am besten untersucht ist die transgene Ratte TGR(mRen-2)27 [Mullins et al. 1990]. Die homozygoten Tiere dieser Linie können nur durch lebenslange ACE-Hemmer-Behandlung überleben. Die genannten transgenen Tiere sind hinsichtlich der Auswirkungen der Hypertonie auf Niere, Herz und Gefäße sehr gut charakterisiert [Gross et al. 1995, Lippoldt et al. 1996]. Untersuchungen zur Beteiligung zentraler Mechanismen an der Hochdruckentstehung in diesen Tieren sind noch nicht umfassend erfolgt. Erste Ergebnisse der Gruppe um C.M. Ferrario [Diz et al. 1997, Senanyake et al. 1994, Tallant et al. 1994] dokumentieren hohe Angiotensin-II-Spiegel im Gehirn kombiniert mit einer geringeren Fähigkeit, auf exogene Angiotensin-II-Stimuli mit z. B. Vasopressinfreisetzung oder Blutdruckerhöhung zu reagieren. Untersuchungen an Gehirnscheiben des Hypothalamus zur Freisetzung von Substanz P nach Angiotensin-II-Stimulation bestätigten diese Beobachtung. Während normotensive Kontrollratten mit einer erhöhten Substanz-P-Freisetzung reagierten, zeigten die transgenen mRen-2-Ratten keine Reaktion [Diz et al. 1997]. Diese Veränderungen, kommen offenbar durch eine veränderte Signaltransduktion der Angiotensin-Typ-1-Rezeptoren, wie verminderte Aktivierung des Inositolphosphats [Tallant et al. 1994, Weiss et al. 1995], zustande und können Rückschlüsse auf die Modulation von Signaltransduktionswegen durch Angiotensin II sowie auf die Beteiligung verschiedener Peptidsysteme an der zentralen Herz-Kreislauf-Kontrolle ermöglichen.

Besonders interessant ist die doppelt transgene Ratte für humanes Renin und humanes Angiotensinogen – TGR(hRen/hAOGEN)L1623xL10 –, da diese Tiere die Transgene auch im Gehirn in großen Mengen exprimieren und hohe Spiegel an zirkulierendem Angiotensin II aufweisen [Bohlender et al. 1997]. Für die Untersuchung zentraler Mechanismen der Herz-Kreislauf-Regulation sind darüber hinaus die in der Gruppe von Oliver Smithies [Kim et al. 1995] entwickelten transgenen Mäuse mit 1, 2, 3 und 4 Kopien des Mausangiotensinogengens sehr gut geeignet. Diese Mäuse zeigen in der Entwicklung der Hypertonie einen Gen-Dosis-Effekt. So bewirkt jede zusätzliche Kopie des Angiotensinogengens eine Blutdruckerhöhung um etwa 10 mmHg. Bisher sind diese Tiere jedoch noch nicht bezüglich der Angiotensinogengenexpression im Gehirn charakterisiert worden. Die Hypothesen zur Herstellung transgener hypertoner Tiere waren aufgrund der beim Menschen beobachteten Pathologie auf die Untersuchung der Auswirkung des Transgens auf periphere Organe (Niere, Herz, Gefäße) angelegt.

1.1.5.3.2 Antisense-Strategien

Die Translation der DNA in eine für proteinbildende Enzyme lesbare Form, die Messenger-RNA oder Sense-RNA, ist Voraussetzung für die Gewährleistung aller Zellfunktionen. Diese mRNA, gebildet von den verschiedenen Genen, kann manipuliert werden, um spezifisch in zellulare Abläufe und Regelmechanismen einzugreifen. Bereits 1978 wurde durch Zamecnik u. Stephenson [1978] gezeigt, daß ein bestimmtes Antisense-Oligonukleotid an der entsprechenden Stelle an die mRNA binden kann. Danach können spezifische zellulare Enzyme diesen RNA-Doppelstrang spalten und damit seine Sequenz für die Proteinsynthese wirkungslos werden lassen (Abb. 1.1.20).

Voraussetzung für derartige Interventionen ist, daß Gensequenz und -struktur des Ziels bekannt sind. Die Antisense-Hemmung der mRNA und damit der Proteinsynthese ist in adulten Zellen realisierbar, d. h. man kann derartige Verfahren, wenn ausgereift, zur Heilung von Gendefekten (z. B. Thalassämie), Virusinfekten (z. B. HIV), inflammatorischen Erkrankungen (z. B. Morbus Crohn, Nephrosklerose) etc. einsetzen [Roush 1997]. Die Anwendung von Antisense-Oligonukleotiden für die Heilung von Herz-Kreislauf-Erkrankungen erfordert die Aufklärung der genetischen Mechanismen, die zu den verschiedenen Krankheitsbildern führen. Es ist bekannt, daß die Hypertonie einer

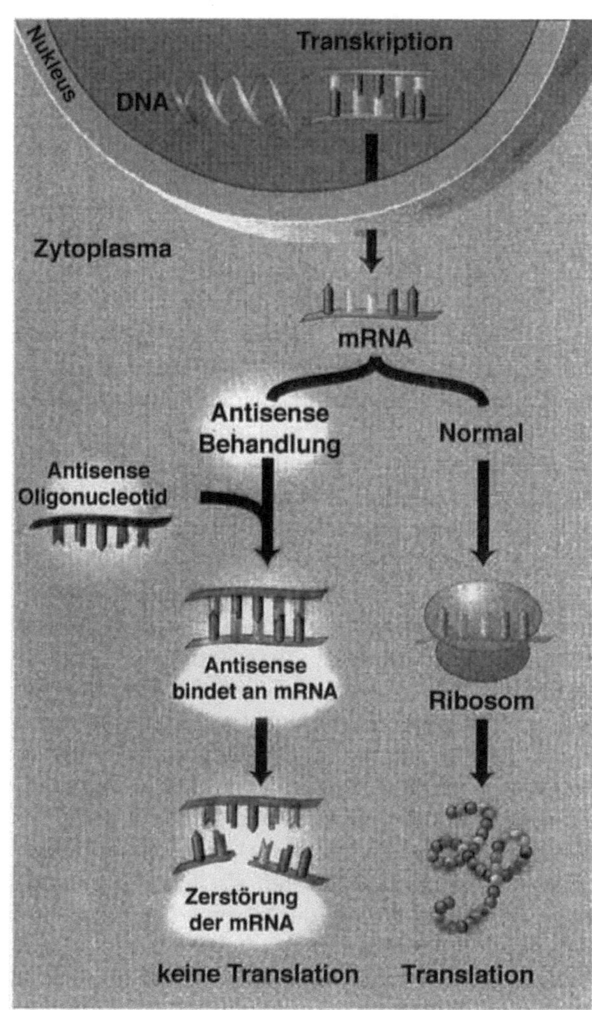

Abb. 1.1.20. Schematische Darstellung der Wirkung von Antisense-Oligonukleotiden [Roush 1997]

der bedeutendsten Risikofaktoren für Myokardinfarkt, Nephrosklerose, Apoplexie und Gefäßerkrankungen ist. Die Hypertonie ist eine polygene Erkrankung, bei der einzelne Gene eine signifikante Rolle spielen können. An der Entstehung sind adrenerge Systeme, Lipide, Steroide, Ca^{2+}-Kanäle, das Renin-Angiotensin-System, aber auch eine Reihe anderer Systeme (s. Kapitel 1.1.2 „Zentrale Regulation der Herz-Kreislauf-Funktionen" und 1.1.3 „Bedeutung des monoaminergen Systems und von Neuropeptiden für die Regulation des Blutdrucks und der Herzfunktion") beteiligt. Genetische Faktoren, Umweltfaktoren und Ernährungsgewohnheiten greifen in diese komplexen Mechanismen ein. Genetische Formen der Hypertonie sind z. B. der seltene Glukokortikoid-empfindliche Aldosteronismus (GRA) und das Liddle-Syndrom. Der GRA wird autosomal-dominant vererbt. Diese Erkrankung wird durch ein chimäres Gen verursacht, das aus regulatorischen Sequenzen des 5'-Bereichs der 11β-Hydroxylase fusioniert mit kodierenden Sequenzen der Aldosteronsynthetase besteht. Dieses chimäre Gen liegt bei diesen Patienten zusätzlich zu den intakten Aldosteronsynthetase- und 11β-Hydroxylase-Genen auf Chromosom 8 des humanen Genoms. Ein anderes Beispiel ist das Liddle-Syndrom. Hier wurden auf Chromosom 16 Mutationen in den Genen für die β- und γ-Untereinheiten des epithelialen Na$^+$-Kanals gefunden. Die meisten Patienten leiden allerdings an einer essentiellen Hypertonie, deren Ursachen nicht bekannt sind. Bisher sind 2 Mutationen in den Genen des RAS mit einer familiär auftretenden Hypertonie korreliert worden, und zwar eine Deletionsmutation des ACE-Gens und ein Aminosäureaustausch an Position 235 (Met:Thr) im Angiotensinogengen [Lifton 1996]. Der Aminosäureaustausch an Position 235 des Angiotensinogengens ist auch ein unabhängiger Risikofaktor für die koronare Herzkrankheit [Katsuya et al. 1995].

Versuche zur Translationshemmung durch Antisense-Oligonukleotide, das Angiotensinogengen und das Angiotensin-II-Typ-1-Rezeptor-Gen betreffend, wurden v. a. durch die Gruppe von Ian M. Phillips durchgeführt. Dabei wurden insbesondere zentrale Mechanismen untersucht. Intrazerebroventrikuläre Injektionen des Antisense-Oligonukleotids bewirkten eine lang anhaltende (bis 7 Tage) Blutdrucksenkung in SHR einhergehend mit gesenkten Angiotensinogenspiegeln im Hypothalamus und Hirnstamm bzw. reduzierter ^{125}I-Saralasin-Bindung im PVN und in der AV3V-Region. Die Dauer der Blutdrucksenkung konnte durch den Einsatz eines rekombinanten Vektors, der Sequenzen des Adeno-assoziierten Virus sowie das Antisense-AT$_1$-Konstrukt enthielt, wesentlich erhöht werden. Der direkt in den Hypothalamus oder in den lateralen Ventrikel von SHR-Ratten injizierte Vektor bewirkte eine über 9 Wochen anhaltende signifikante Blutdrucksenkung [Phillips 1997, Phillips et al. 1997, Wielbo et al. 1995]. Suzuki et al. [1994] zeigten, daß auch eine Injektion von c-fos-Antisense-mRNA in die RVLM der SHR den Blutdruck dieser Tieren senken konnte. Diese Untersuchungen weisen auf ein hyperaktives hormonelles System in den SHR hin und zeigen, daß diese sich mit Antisense-Oligonukleotiden gezielt hemmen läßt.

Antisense-RNA läßt sich durch Einführung eines Vektorkonstrukts, in dem das Gen in Antisense-Richtung integriert wurde, auch gezielt in vivo überexprimieren. Die transgene Ratte TGR(ASrAOGEN) exprimiert eine solche Antisense-RNA gegen Angiotensinogen spezifisch in Astrogliazellen. Diese Expression wird durch den Promotor für GFAP gesteuert. Da Angiotensinogen im Gehirn durch Astrogliazellen exprimiert wird, wurde dieser Promotor für die Manipulationen zur gezielten Senkung der gehirnspezifischen Expression des Angiotensin-II-Präkursors ausgewählt. Durch die gemeinsame Expression von mRNA und Antisense-RNA in Astrogliazellen kommt es im Vergleich zu Kontrolltieren zu einer 90%igen Reduktion des Angiotensinogens in vielen Hirnarealen. Dies hat vielfältige physiologische Konsequenzen. Die Injektion von Renin in die Hirnventrikel führt bei der normalen Ratte über die enzymatische Bildung von Angiotensin I aus Angiotensinogen zu einer Reihe von physiologischen Effekten, wie Blutdruckanstieg und Stimulation des Trinkverhaltens. Diese Effekte sind bei der genannten transgenen Ratte wesentlich schwächer ausgeprägt, da infolge des Angiotensinogenmangels durch Renin wesentlich weniger Angiotensin I und damit auch weniger Effektorpeptid Angiotensin II gebildet werden können. Autoradiographische Studien konnten zeigen, daß die Angiotensin-II-Rezeptoren, insbesondere vom Typ 1, im Gehirn der TGR(ASrAOGEN)-Tiere deutlich überexprimiert werden. Diese vermehrte Rezeptorexpression kann als Anpassung an chronisch verminderte Angiotensin-II-Konzentrationen interpretiert werden. Ein weiterer Hinweis, daß die Reduktion der Angiotensinogenexpression nur auf Hirnareale innerhalb der Blut-Hirn-Schranke beschränkt ist, ist, daß diese Rezeptorüberexpression nicht in den zirkumventrikulären Organen gefunden werden konnte. Die physiologische Konsequenz der vermehrten Angiotensin-Typ-1-Rezeptoren wurde durch intraventrikuläre Angiotensin-II-Injektion gezeigt. Sowohl der Blutdruckanstieg als auch die Flüssigkeitsaufnahme übertrafen deutlich die Werte der Kontrolltiere [Monti et al. 1997]. Weiterhin konnte in den TGR(ASrAOGEN)-Tieren eine gegenüber Kontrolltieren signifikant erhöhte Urinausscheidung mit verminderter Urinosmolalität sowie verminderter Na$^+$-Konzentration nachgewiesen werden. Diese vermehrte Urinausscheidung war nicht durch ein gesteigertes Trinkverhalten verursacht, sondern auch unter Bedingungen des Wasserentzugs über 24 h nachweisbar. Überdies wurde eine deutlich verminderte Vasopressinkonzentration im Plasma gefunden. All diese Symptome, die für einen zentralen Diabetes insipidus charakteristisch sind, werden sehr wahrscheinlich durch die Inhibition des zentralen Renin-Angiotensin-Systems und einer damit verbundenen Verminderung der Vasopressinfreisetzung im Gehirn verursacht [Baltatu et al. 1997]. Das Modell TGR(ASrAOGEN) scheint somit hervorragend geeignet, die spezifische Bedeutung des zentralen Renin-Angiotensin-Systems in der Regulation von Blutdruck sowie Salz- und Wasserhaushalt zu untersuchen.

1.1.5.3.3 Induktion genetischer Knockouts

Knockout-Modelle lassen sich auch zur Untersuchung der funktionellen Relevanz bestimmter Gene nutzen. MacMillan et al. [1996] und Link et al. [1996] produzierten Mäuse, denen das Gen für den a_2-adrenergen Rezeptor der Subtypen A, B bzw. C fehlte. Durch Kombination der Ergebnisse beider Untersuchungen wurde geschlußfolgert, daß dem a_2-A-Subtyp eine Bedeutung in der Kontrolle des zentralen sympathischen Outflows zukommt, während der a_2-B-Rezeptor-Subtyp eine a_2-Agonist-induzierte Blutdruckerhöhung vermittelt. Dem a_2-C-Subtyp konnte keines der untersuchten kardiovaskulären Phänomene zugeordnet werden. Derartigen Untersuchungen kommt besondere klinische Bedeutung für die Auswahl spezifischerer und effektiver wirkender Pharmaka zu.

Untersuchungen zur kausalen Beteiligung der Gene des RAS wurden in Mäusen durchgeführt, die 0–4 Kopien des Mausangiotensinogens bzw. 1–3 Kopien des Maus-ACE-Gens trugen. Im ersten Modell wurde gefunden, daß entsprechend der Anzahl der Angiotensinogenkopien der Plasmaangiotensinogenspiegel und der Blutdruck stiegen [Kim et al. 1995]. Die Befunde aus dem Maus-ACE-Modell zeigen, daß entsprechend der Gendosis die ACE-Spiegel im Plasma stiegen, während der Blutdruck in allen 3 Varianten gleich war. Die Herzfrequenz und die Herzgewichte sanken mit steigender Anzahl Kopien. Die in der Niere exprimierte Renin-mRNA verhielt sich umgekehrt proportional zur Anzahl der Kopien. Das heißt, Adaptionen an die veränderten ACE-Spiegel sind möglich und erst zusätzliche Faktoren könnten eine Hypertonieentstehung bewirken [Krege et al. 1997]. Eine erhöhte Expression des Angiotensin-II-Typ-1-Rezeptorgens in spontan hypertensiven Ratten machte dieses zu einem weiteren Kandidatengen für die Hypertonieentstehung. Mäuse mit 0–1 Kopie dieses Gens bestätigten diese Hypothese: Sie zeigten eine Blutdruckreduktion entsprechend der Gendosis [Oliviero et al. 1997]. Die genannten Modelle bieten die Möglichkeit, zentrale Mechanismen der Blutdruckregulation in Abhängigkeit von Gen-Dosis-Effekten zu untersuchen.

1.1.6 Zentrale Komplikationen der Hypertonie

1.1.6.1 Zerebrale Autoregulationsmechanismen

Der zerebrale Blutfluß wird durch 3 Hauptmechanismen reguliert:
- die Autoregulation,
- die Regulation durch chemische Einflüsse (arterieller CO_2-Partialdruck, pH, Kaliumionenkonzentration, NO) und
- die Regulation durch metabolische Einflüsse (Hämoglobinkonzentration).

In diesem Kapitel soll insbesondere auf die Autoregulation näher eingegangen werden. Diese sorgt dafür, daß der Blutfluß im Gehirn konstant bleibt, und bewirkt eine Vasokonstriktion bei einer Erhöhung des Blutdrucks und eine Dilatation bei dessen Senkung. Sie funktioniert über weite Blutdruckbereiche, hat aber eine obere und eine untere Grenze, die unter Normalbedingungen bei 150 bzw. 60 mmHg liegen. Fällt der Blutdruck unter das untere Limit der Autoregulation, kommt es zu einer Minderversorgung des Gehirns mit Sauerstoff, das Ergebnis ist eine Ischämie in dem entsprechenden Gebiet. Steigt der Blutdruck höher als die obere Grenze der Autoregulation, kommt es zu einer Schädigung der Blut-Hirn-Schranke (die von der Endothelzellschicht der Kapillaren gebildet wird). Nachfolgend kommt es zur Ödementwicklung, da Wasser und Serumproteine in diesem Gebiet ungehemmt in das Neuropil eindringen können, was letztendlich zur Ausprägung einer hypertensiven Enzephalopathie führen kann. Bei der Regulation des zerebralen Blutflusses spielt der intrakraniale Druck eine wesentliche Rolle. Letzendlich ist es der Perfusionsdruck (arterieller Blutdruck minus intrakranialer Druck), der die Grenzen der Autoregulation bestimmt. Die Autoregulation des zerebralen Blutflusses (CBF) wird sowohl durch das sympathische Nervensystem als auch das Renin-Angiotensin-System beeinflußt. Eine Aktivierung der a-adrenergen sympathischen Nervenfasern bewirkt eine Verschiebung der Autoregulation zu höheren Drücken, während eine akute Denervierung im Tierexperiment eine Verschiebung der Autoregulation zu niederen Drücken zur Folge hatte. So führt eine Aktivierung des Sympathikus zu einer physiologischen Erweiterung des autoregulatorischen Bereichs, um das Gehirn vor hohem Druck und seinen Folgen zu schützen. Auch umgekehrt, bei einem niedrigen sympathischen Tonus, dient die Veränderung zu niedrigen Drücken der CBF-Autoregulation zur Erweiterung des physiologischen Bereichs des autoregulatorischen Plateaus, um das Gehirn vor den Konsequenzen eines zu niedrigen Blutdrucks, wie z. B. Ischämie, zu schützen. Das α-adrenerge sympathische Nervensystem übt seine, den Gefäßtonus modulierende Wirkung v. a. in den größeren zerebralen Widerstandsgefäßen aus, während die Autoregulation des zerebralen Blutflusses v. a. in den kleinen Widerstandsgefäßen stattfindet. Während der sympathischen Aktivierung konstringieren die größeren Gefäße, während die kleinen Gefäße weiter stromabwärts dilatieren, um den CBF konstant zu halten, solange das autoregulatorische Limit dies zuläßt. Bei einem Nachlassen des sympathischen Tonus sind die Verhältnisse genau umgekehrt.

Die Modulation der Autoregulation des zerebralen Blutflusses durch das Renin-Angiotensin-System wurde tierexperimentell an mit Captopril behandelten Ratten gezeigt. Der ACE-Hemmer verursachte eine Blutdrucksenkung mit gleichzeitiger Verschiebung des unteren und oberen Autoregulationslimits zu jeweils niedrigeren Blutdruckniveaus. Da bei einer ACE-Hemmer Behandlung gleichzeitig das sympathische Ganglion cervicale superius stimuliert wird kommt es zu einer Begrenzung der Senkung der Obergrenze der zerebralen Autoregulation. Das Renin-Angiotensin-System beeinflußt jedoch den CBF unabhängig vom sympathischen Nervensystem, da auch nach chronischer sympathischer Denervierung bei der Ratte Captopril die jeweiligen Grenzen der zerebralen Autoregulation zu senken vermag [Poulson u. Strandgaard 1995].

1.1.6.2 Klinische Aspekte

Die Hypertonie ist der Hauptrisikofaktor für 2 verschiedene Arten vaskulärer Schädigungen:

- Arteriosklerotische Schädigungen, die sowohl für myokardiale als auch zerebrale Infarkte ursächlich sein können, sowie
- Komplikationen, verursacht durch die sog. „small vessel disease", die besonders zu renalen Schädigungen, intrazerebralen Hämorrhagien sowie lakunaren Infarkten führen kann.

Eine besonders enge Korrelation zwischen Bluthochdruck und zerebrovaskulären Erkrankungen ist zweifelsfrei für die intrazerebralen Hämorrhagien nachgewiesen, die ursächlich für etwa 10–15% aller Schlaganfälle verantwortlich sind. Für gewöhnlich resultieren intrazerebrale Blutungen aus Spontanrupturen kleiner, tief ins Hirnparenchym penetrierender Gefäße.

Durch den lange vorbestehenden Bluthochdruck sind diese Gefäße oft arteriosklerotisch verändert, die beschriebene Anpassung an Blutdruckschwankungen ist nicht mehr in ausreichendem Maß gewährleistet, und es kommt zur direkten Ruptur der Gefäßwand oder zur Bildung von Mikroaneurysmen, die aufgrund ihrer eigenen Wandschwäche bei plötzlichem Blutdruckanstieg platzen. Typische Lokalisationen dieser Spontanrupturen sind die Basalganglien, das innere Kleinhirn sowie die Brücke (Pons). Nur ein relativ geringer Anteil intrazerebraler Blutungen wird durch Gerinnungsstörungen (einschließlich gerinnungshemmender Therapien), Neoplasien, Traumen, rupturierende arteriovenöse Mißbildungen, Amyloidangiopathien und andere Erkrankungen verursacht. In der Gruppe der unter 40jährigen ist als weitere wichtige Ursache der Kokainmißbrauch zu nennen, der über eine Aktivierung des sympathischen Nervensystems zu akuten und oft krisenhaften Blutdruckanstiegen führen kann, die dann letztendlich eine intrazerebrale Blutung auslösen können. Die klinische Manifestation der intrazerebralen Hämorrhagien wird entscheidend durch die Blutungslokalisation bestimmt. Die Blutungen ereignen sich fast immer während der Wachphase, oft in Streßsituationen, wobei es typischerweise zu einem plötzlichen Auftreten der entsprechenden neurologischen Ausfallssymtomatik kommt. Typisch für basalganglionäre Blutungen sind kontralaterale Hemiparesen, Hemianopie, Aphasie bei Blutung in die dominante Hemisphäre und Deviation der Augen zur befallenen Seite, wohingegen sich zerebelläre Blutungen durch Übelkeit, ipsilaterale Hemiataxie und Augendeviation zur Gegenseite manifestieren. Pontine Blutungen sind durch ein abruptes Einsetzen des Komas gekennzeichnet. Der eigentliche zerebrale Infarkt ereignet sich als Sekundärereignis infolge der Arteriosklerose, die gerade in hypertensiven Individuen verstärkt auftritt. Die zerebrale Hämorrhagie hingegen tritt sowohl infolge eines erhöhten Blutdrucks als auch der Bildung multipler zerebraler Mikroaneurysmen auf. Die Bildung dieser Mikroaneurysmen jedoch korreliert lediglich mit dem Alter und dem Blutdruck. Insofern ist es nicht verwunderlich, daß die Assoziation des Bluthochdrucks mit zerebralen Hämorrhagien wesentlich stärker ist als die mit zerebralen oder auch myokardialen Infarkten. Große Studien, wie die Framingham-Studie oder auch die MRFIT-Studie (multiple risk factor intervention trial), haben klar gezeigt, daß sowohl für den diastolischen und mehr noch für den systolischen Blutdruck eine sehr enge Korrelation zur Inzidenz von Schlaganfällen und koronarer Herzkrankheit besteht. Dieser Zusammenhang besteht bemerkenswerterweise nicht nur für den Bereich hypertoner, sondern auch für einen weiten Bereich normotoner Blutdruckwerte. Eine Vielzahl groß angelegter und randomisierter Studien konnte darüber hinaus zeigen, daß eine antihypertensive Therapie mit β-Blockern und Diuretika zu einer Reduktion der Inzidenz von Schlaganfällen von etwa 40% führt. Es bleibt jedoch eine Tatsache, daß es sich beim Schlaganfall, besonders beim ischämischen Hirninfarkt, um eine Erkrankung mit multifaktorieller und polygenetischer Ätiologie handelt. So konnten in jüngsten tierexperimentellen Studien in SHRSP und SHR [Rubattu et al. 1996] verschiedene, blutdruckunabhängige genetische Faktoren identifiziert werden, die mit einem stark erhöhten Schlaganfallrisiko assoziiert sind. Darüber hinaus ist es wahrscheinlich, daß antihypertensiv wirkende Medikamente, wie ACE-Hemmer oder auch AT_1-Rezeptor-Antagonisten (Losartan), nicht nur über eine Senkung des Blutdrucks, sondern auch über direkte Wirkungen auf die Funktion von Endothel- und glatten Muskelzellen in den Hirnarterien zu einer Senkung des Schlaganfallrisikos beitragen [Lee et al. 1996, Vacher et al. 1996]. Über den Zusammenhang zwischen Hypertonie und dem Auftreten zerebraler Funktionseinschränkungen (Lernen, Gedächtnis, Aufmerksamkeit, psychomotorische Fähigkeiten), die nicht durch ischämische oder hämorrhagische zerebrale Läsionen verursacht sind, gibt es keine gesicherten Daten. Obwohl besonders bei älteren Patienten mit Bluthochdruck ein erhöhtes Risiko für die oben genannten Funktionseinschränkungen besteht, ist die Pathogenese dieses Befundes unklar. Unter einer antihypertensiven Therapie wurden sowohl Verbesserungen als auch Verschlechterungen kognitiver Fähigkeiten beschrieben [Puddu et al. 1996]. Ein weiterer, nicht unwesentlicher Aspekt eines lange bestehenden Hypertonus ist die Entwicklung der hypertensiven Retinopathie. Gerade an den Retinaarterien und -arteriolen zeigen sich besonders deutlich die vaskulären Auswirkungen der Hypertonie.

Die essentielle Hypertonie ist eine polygene Erkrankung, deren Ursachen nicht bekannt sind. Die Medikamente, die bisher bekannt sind, verfolgen das Ziel, über eine dauerhafte Normalisierung des Blutdrucks die Entstehung hypertoniebedingter Endorganschäden zu verhindern. Dies geschieht hauptsächlich über die Wirkung an peripheren Organen (Herz, Niere, Gefäße). Bis heute stehen nur wenige Medikamente (z. B. Clonidin) zur Verfügung, die ihre antihypertensive Wirkung über eine Beeinflussung zentralnervöser Strukturen erreichen. Es konnte zwar für einige ACE-Hemmer und AT_1-Rezeptor-Blocker die BHS-Gängigkeit im Tierexperiment gezeigt werden, aber die physiologischen Konsequenzen sind noch unklar.

Die in diesem Beitrag beschriebenen Arbeiten werden z. Z. auf der Ebene der Grundlagenforschung durchgeführt, um die Beteiligung zentraler Mechanismen an der Hypertonieentstehung zu untersuchen. Dabei geht es im besonderen auch darum, genetische Ursachen zu finden, die zu einer Hypertonieentwicklung beitragen.

1.1.7 Literatur

Agarwal SK, Calaresu FR (1991) Monosynaptic connection from caudal to rostral ventrolateral medulla in the baroreceptor reflex pathway. Brain Res 555: 70–74

Agnati LF, Zoli M, Strömberg I, Fuxe K (1995) Intercellular communication in the brain: wiring versus volume transmission. Neuroscience 69: 711–726

Aguirre JA, Fuxe K, Hedlund P, Narvaez JA, Cintra A, Rosen L, Agnati LF (1991) Neuropeptide Y/angiotensin II interactions in central cardiovascular regulation of the rat. Brain Res 566: 61–69

Alberts B, Bray D, Lewis J, Raff M, Roberts K, Watson JD (1994) Molecular biology of the cell, 3rd edn. Garland Publishing Inc, New York London, pp 731–751

Arnolda L, Minson J, Kapoor V, Pilowsky P, Liewellyn-Smith I, Chalmers J (1992) Amino acid neurotransmitters in hypertension. Kidney Int Suppl 37: S2–S7

Averill DB, Matsumura K, Ganten D, Ferrario CM (1996) Role of the area postrema in transgene hypertension. Hypertension 27: 591–597

Bader M, Paul M, Fernandez-Alfonso M, Kaling M, Ganten D (1994) Molecular biology and biochemistry of the renin-angiotensin-system. In: Swales JD (ed) Textbook of hypertension, 1st edn. Blackwell, Oxford London, pp 214–232

Baltatu O, Schinke M, Rascher W, Ganten D, Bader M (1997) Transgenic inhibition of brain angiotensinogen leads to diabetes insipidus syndrome. Hypertension 30: S12

Blume A, Lebrun CJ, Herdegen T, Bravo R, Linz W, Mollenhoff E, Unger T (1997) Increased brain transcription factor expression by angiotensin in genetic hypertension. Hypertension 29: 592–598

Bohlender J, Fukamizu A, Lippoldt A, Nomura T, Dietz R, Menard J, Murakami K, Luft FC, Ganten D (1997) High human renin hypertension in transgenic rats. Hypertension 29: 428–434

Brum JM, Tramposch AF, Block CH, Estafanous FG, Ferrario CM (1991) Attenuated vascular reactivity in dogs with anteroventral third ventricle lesions. Hypertension 18: 40–47

Bunnemann B, Iwai N, Metzger R, Fuxe K, Inagami T, Ganten D (1992) The distribution of angiotensin II AT_1 receptor subtype mRNA in the rat brain. Neurosci Lett 142: 155–158

Bunnemann B, Fuxe K, Ganten D (1993) The renin angiotensin system in the brain: an update 1993. Regul Pept 46: 487–509

Carretero OA, Scicli AG (1995) The kallikrein-kinin system as a regulator of cardiovascular and renal function. In: Laragh JH, Brenner BM (eds) Hypertension: pathophysiology, diagnosis and management, vol I, 2nd edn. Raven Press, New York, pp 983–999

Carvo SL, Morrison SF, Reis DJ (1991) Differentiation of two cardiovascular regions within caudal ventrolateral medulla. Am J Physiol 261: R985–994

Castro R, Phillips MI (1986) Angiotensin II attenuates baroreflexes at nucleus tractus solitarius of rats. Am J Physiol 250: R193–R198

Chai SY, Mendelsohn FAO, Paxinos G (1987) Angiotensin converting enzyme in rat brain visualized by quantitative in vitro autoradiography. Neuroscience 20: 615–627

Colman RW, Schmaier AH, Wong PY (1981) The kallikrein-kinin System. In: Soffer RL (ed) Biochemical regulation of blood pressure. Wiley, New York, pp 322–355

Colombari DS, Menani JV, Johnson AK (1996) Forebrain angiotensin II type 1 receptors and parabrachial serotonin in the control of NaCl and water intake. Am J Physiol 271: R1.470–R1.476

Cooper JR, Bloom FE, Roth RH (eds) (1991a) The biochemical basis of neuropharmacology, 6th edn. Oxford University Press, Oxford, pp 220–284

Cooper JR, Bloom FE, Roth RH (eds) (1991b) The biochemical basis of neuropharmacology, 6th edn. Oxford University Press, Oxford, pp 339–380

Cooper JR, Bloom FE, Roth RH (eds) (1991c) The biochemical basis of neuropharmacology, 6th edn. Oxford University Press, Oxford, pp 394–397

Cooper JR, Bloom FE, Roth RH (eds) (1991d) The biochemical basis of neuropharmacology, 6th edn. Oxford University Press, Oxford, pp 400

Culman J, Unger T (1995) Central tachykinins: mediators of defence reaction and stress reactions. Can J Physiol Pharmacol 73: 885–891

Diz DI, Pirro NT (1992) Differential actions of angiotensin II and angiotensin (1–7) on transmitter release. Hypertension [Suppl 2] 19: II41–II48

Diz DI, Falgui B, Bosch SM, Westwood BM, Kent J, Ganten D, Ferrario CM (1997) Hypothalamic substance P release. Attenuated angiotensin responses in mRen2(27) transgenic rats. Hypertension 29: 510–513

Eilam R, Malach R, Segal M (1994) Selective elemination of hypothalamic neurons by grafted hypertension-inducing neural tissue. J Neurosci 14: 4.891–4.902

Esler M (1995) The sympathetic nervous system and catecholamine release and plasma clearance in normal blood pressure control, in aging, and in hypertension. In: Laragh JH, Brenner BM (eds) Hypertension: pathophysiology, diagnosis and management, vol I, 2nd edn. Raven Press, New York, pp 755–773

Falcon JE, Phillips MI, Hoffmann WE, Brody M (1978) Effects of intraventricular angiotensin II mediated by the sympathetic nervous system. Am J Physiol 235: H392–H399

Ferguson AV, Bains JS (1996) Electrophysiology of the circumventricular organs. Frontiers in neuroendocrinology 17: 440–475

Ferrario CM (1983) Neurogenic actions of angiotensin II. Hypertension [Suppl V] 5: V-73–V-79

Freeman K, Farrow S, Schmaier A, Freedman R, Schork T, Lockette W (1995) Genetic polymorphism of the α_2-adrenergic receptor is associated with increased platelet aggregation, baroreceptor sensitivity, and salt excretion in normotensive humans. Am J Hypertens 8: 863–869

Fuxe K, Bunnemann B, Aronsson M, Tinner B, Cintra A, Euler G von, Agnati LF, Nakanishi S, Ohkubo H, Ganten D (1988) Pre- and postsynaptic features of the central angiotensin systems. Indications for a role of angiotensin peptides in volume transmission and interactions with central monoamine neurons. Clin Exp Theor Pract [Suppl 1] A10: 143–168

Fuxe K, Härfstrand A, Agnati LF, Euler G von, Svensson T, Fredholm B (1989) On the role of NPY in central cardiovascular regulation. In: Mutt V (ed) Neuropeptide Y. Raven Press, New York, pp 201–214

Fuxe K, Agnati LF, Härfstrand A, Zoli M, Euler G von, Grimaldi R, Merlo-Pich E, Bjelke B, Eneroth P, Benfenati F (1990a) On the role of neuropeptide Y in information handling in the central nervous system in normal and physiopathological states. Focus on volume transmission and neuropeptide Y/alpha 2 receptor interactions. Ann N Y Acad Sci 579: 28–67

Fuxe K, Aguirre JA, Agnati LF, Euler G von, Hedlund P, Covenas R, Zoli M, Bjelke B, Eneroth P (1990b) Neuropeptide Y and central cardiovascular regulation. Focus on its role as a cotransmitter in cardiovascular adrenergic neurons. Ann N Y Acad Sci 611: 111–132

Ganong WF (1993) Blood, pituitary, and brain renin-angiotensin systems and regulation of secretion of anterior pituitary gland. Front Neuroendocrinol 14: 233–249

Ganten D, Ritz E (1985) Regulation des Blutdruckes. In: Ganten D, Ritz E (Hrsg) Lehrbuch der Hypertonie. Schattauer, Stuttgart New York, S 22–48

Gavras I, Gavras H (1995) Role of vasopressin in hypertensive disorders. In: Laragh JH, Brenner BM (eds) Hypertension:pathophysiology, diagnosis and management, vol I, 2nd edn. Raven Press, New York, pp 789–800

Gehlert DR, Speth RC, Wamsley JK (1986) Distribution of ^{125}I-angiotensin II binding sites in the rats brain:a quantitative autoradiographic study. Neuroscience 18: 837–856

Gieroba ZJ, Blessing WW (1992) Effect of nucleus tractus solitarius lesions on cardiovascular responses elicited from the caudal ventrolateral medulla. J Auton Nerv Syst 39: 97–104

Goldstein BM, Heitz DC, Shaffer RA, Brody MJ (1974) Modulation of the baroreceptor reflex by central administration of angiotensin. Eur J Pharmacol 26:212–219

Gross V, Lippoldt A, Schneider W, Luft FC (1995) Effect of captopril and AT_1 receptor blockade on pressure-natriuresis and diuresis in (mRen-2)27 transgenic rats. Hypertension 26: 471–479

Härfstrand A, Fuxe K, Agnati LF, Ganten D, Eneroth P, Tatemoto K, Mutt V (1984) Studies on neuropeptide Y – catecholamine interactions in central cardiovascular regulation in the α-chloralose anaesthesized rat. Evidence for a possible new way of activating α-2 adrenergic transmission line. Clin Exp Theor Pract A6: 1.947–1.950

Heilig M, Widerlov E (1995) Neurobiology and clinical aspects of neuropeptide Y. Crit Rev Neurobiol 9: 115–136

Helke CJ (1982) Neuroanatomical localization of substance P: implications for central cardiovascular control. Peptides 3: 479–483

Helke CJ, Shults CW, Chase TN, O'Donohue TL (1984) Autoradiographic localization of substance P receptors in rat medulla: effect of vagotomy and nodose ganglionectomy. Neuroscience 12: 215–223

Herbert J, Forsling ML, Howes SR, Stacey PM, Shiers HM (1992) Regional expression of c-fos antigen in the basal forebrain following intraventricular infusions of angiotensin and its modulation by drinking either water or saline. Neuroscience 51: 867–882

Hoffmann S, Paul M, Urata H, Wagner J, Ganten D (1995) Transgenic rats and experimental hypertension. In:Laragh JH, Brenner BM (eds) Hypertension:pathophysiology, diagnosis and management, vol I, 2nd edn. Raven Press, New York, pp 1.301–1.308

Hökfelt T, Johansson O, Goldstein M (1984) Central catecholamine neurons as revealed by immunocytochemistry with special reference to adrenaline neurons. In: Bjorklund A, Hökfelt T (eds) Handbook of chemical neuroanatomy, vol 2, part I: Classical transmitters in the CNS. Elsevier, Amsterdam New York

Iwai N, Inagami T (1992) Identification of two subtypes in the rat type I angiotensin II receptor. FEBS Lett 298: 257–260

Iwai N, Yamano S, Chaki F, Konishi S, Bardhan CT, Sasaki K, Hasegawa M, Matsuda Y, Inagami T (1991) Rat angiotensin II receptor: cDNA sequence and regulation of the gene expression. Biochem Biophys Res Commun 177: 299–304

Johanson CE (1995) Ventricles and cerebrospinal fluid. In: Conn PM (ed) Neuroscience in medicine. Lippincott, Philadelphia, Chapt 10, pp 171–196

Katsuya T, Koike G, Yee TW, Sharpe N, Jackson R, Norton R, Horiuchi M, Pratt RE, Dzau VJ, MacMahon S (1995) Association of angiotensinogen gene T235 variant with increased risk of coronary heart disease. Lancet 345: 1.600–1.603

Kawano H, Masuko S (1996) Neurons in the caudal ventrolateral medulla projecting to the paraventricular hypothalamic nucleus receive synaptic inputs from the nucleus of the solitary tract: a light and electron microscopic double labeling study in the rat. Neurosci Lett 218: 33–36

Keil LC, Rosella-Dampman LM, Emmert S, Chee O, Summy-Long JY (1984) Enkephalin inhibition of angiotensin-stimulated release of oxytocin and vasopressin. Brain Res 297: 329–336

Kim HS, Krege JH, Kluckman KD, Hagaman JR, Hodgin JB, Best CF, Jennette C, Coffman TM, Maeda N, Smithies O (1995) Genetic control of blood pressure and the angiotensinogen locus. Proc Natl Acad Sci USA 92: 2.735–2.739

Klett C, Bader M, Ganten D, Hackental E (1994) Mechanism by which angiotensin II stabilizes messenger RNA for angiotensinogen. Hypertension 23: I-120–I-125

Kobilka B, Hoffman BB (1995) Molecular characterization and regulation of adrenergic receptors. In: Laragh JH, Brenner BM (eds) Hypertension: pathophysiology, diagnosis and management, vol I, 2nd edn. Raven Press, New York, pp 841–851

Kohlmann O Jr, Cesaretti ML, Ginoza M, Tavares A, Zanella MT, Ribeiro AB, Ramos OL, Leeman SE, Gavras I, Gavras H (1997) Role of substance P in blood pressure regulation in salt-dependent experimental hypertension. Hypertension 29: 506–509

Krege JH, Kim HS, Moyer JS, Jennette JC, Peng L, Hiller SK, Smithies O (1997) Angiotensin-converting enzyme gene mutations, blood pressures, and cardiovascular homeostasis. Hypertension 29: 150–157

Laguzzi R, Reis DJ, Talman WT (1984) Modulation of cardiovascular and electrocortical activity through seroto-

nergic mechanisms in the nucleus tractus solitarius of the rat. Brain Res 304: 321–328

Lebrun CJ, Blume A, Herdegen T, Mollenhoff E, Unger T (1996) Complex activation of inducible transcription factors in the brain of normotensive and spontaneously hypertensive rats following central angiotensin II administration. Regul Pept 66: 19–23

Leduc I, Meloche S (1995) Angiotensin II stimulates tyrosine phosphorylation of the focal adhesion-associated protein paxillin in aortic smooth muscle cells. J Biol Chem 270: 4.401–4.404

Lee RM, Wang H, Smeda JS (1996) Perindopril treatment in the prevention of stroke in experimental animals. J Hypertens Suppl 14: S29–S33

Lifton RP (1996) Molecular genetics of human blood pressure variation. Science 272: 676–680

Lind WR, Ganten D (1990) Angiotensin. In: Björklund A, Hökfelt T, Kuhar MJ (eds) Neuropeptides in the CNS. Handbook of chemical neuroanatomy, vol 9, part II. Elsevier, Amsterdam New York, pp 165–286

Lind WR, Swanson LW, Ganten D (1985) Organization of angiotensin II immunoreactive cells and fibers in the rat central nervous system: an immunohistochemical study. Neuroendocrinology 40: 2–24

Link RE, Desai K, Hein L, Stevens ME, Chruscinski A, Bernstein D, Barsh GS, Kobilka BK (1996) Cardiovascular regulation in mice lacking α_2-adrenergic receptor subtypes b and c. Science 273: 803–805

Lippoldt A, Bunnemann B, Iwai N, Metzger R, Inagami T, Fuxe K, Ganten D (1993) Cellular localization of angiotensin type 1 receptor and angiotensinogen mRNA in the subfornical organ of the rat brain. Neurosci Lett 150: 153–158

Lippoldt A, Bunnemann B, Ueki A, Rosen L, Cintra A, Hasselrot U, Metzger R, Hilgenfeldt U, Brosnihan B, Ganten D, Fuxe K (1994) On the plasticity of the cerebellar renin-angiotensin system: localization of components and effects of mechanical perturbation. Brain Res 668: 144–159

Lippoldt A, Gross V, Bohlender J, Ganten U, Luft FC (1996) Lifelong angiotensin-converting enzyme inhibition, pressure natriuresis, and renin-angiotensin systeme gene expression in transgenic (mRen-2)27 rats. J Am Soc Nephrol 7: 2.119–2.129

Lipski J, Kanjhan R, Kruszewska B, Smith M (1995) Barosensitive neurons in the rostral ventrolateral medulla of the rat in vivo: morphological properties and relationship to C1 adrenergic neurons. Neuroscience 69:601–618

Lipski J, Kanhjan R, Kruszewska B, Rong W (1996) Properties of presympathetic neurons in the rostral ventrolateral medulla in the rat: an intracellular study 'in vivo'. J Physiol (Lond) 490: 729–744

MacMillan LB, Hein L, Smith MS, Piascik MT, Limbird LE (1996) Central hypotensive effects of the α_2-adrenergic receptor subtype. Science 273: 801–803

Mancia G, Saino A, Grassi G (1995) Interactions between the sympathetic nervous system and the renin-angiotensin system. In: Laragh JH, Brenner BM (eds) Hypertension: pathophysiology, diagnosis and management, vol I, 2nd edn. Raven Press, New York, pp 399–407

Massi M, Polidori C, Perfumi M, Gentili L, DeCaro G (1991) Tachykinin receptor subtypes involved in central effects of tachykinins on water and salt intake. Brain Res 26: 155–160

Mendelsohn FAO, Quirion R, Saavedra JM, Aguilera G, Catt KJ (1984) Autoradiographic localization of angiotensin II receptors in the rat brain. Proc Natl Acad Sci USA 81: 1.575–1.579

Mendelsohn FAO, Allen AW, Chai SY, McKinley MJ, Oldfield BJ, Paxinos G (1990) The brain angiotensin system. Insights from mapping its components. Trends Endocrinol Metab 1: 189–198

Minson J, Chalmers J, Drolet G, Kapoor V, Llewellyn-Smith I, Mills E, Morris M, Pilowsky P (1990) Central serotonergic mechanisms in cardiovascular regulation. Cardiovasc Drugs Ther 4: 27–32

Monti J, Schinke M, Böhm M, Lippoldt A, Ganten D, Bader M, Bricca G (1997) Differential modulation of central angiotensin II AT$_1$ receptors of transgenic rats expressing angiotensinogen antisense RNA in the rat brain. J Mol Med 75: B15

Mullins JJ, Peters J, Ganten D (1990) Fulminant hypertension in transgenic rats harbouring the mouse ren-2 gene. Nature 344: 541–544

Murphy AZ, Ennis M, Shipley MT, BehbehAni MM (1994) Directionally specific changes in arterial pressure induce differential patterns of fos expression in discrete areas of the rat brainstem: a double-labeling study for fos and catecholamines. J Comp Neurol 349: 36–50

Narvaez JA, Aguirre JA, Ploeg I van der, Fuxe K (1992) Intracerebroventricularly administered pertussis toxin blocks the central vasopressor action of neuropeptide Y (13–36) in the awake unrestrained male rat. Neurosci Lett 140: 273–276

Okuda M, Kawahara Y, Nakayama I, Hoshijima M, Yokoyama M (1995) Angiotensin II transduces its signal to focal adhesions via angiotensin II type 1 receptors in vascular smooth muscle cells. FEBS Lett 368: 343–347

Oldfield BJ, McKinley MJ (1994) Distribution of fos in rat brain resulting from endogenously-generated angiotensin II. Kidney Int 46: 1.567–1.569

Oliverio MI, Best CF, Kim HS, Arendshorst WJ, Smithies O, Coffman T (1997) Angiotensin II responses in AT$_1$ A receptor-deficient mice: role for AT$_1$ B receptors in blood pressure regulation. Am J Physiol 272: F515–F520

Oparil S, Chen YF, Berecek KH, Calhoun DA, Wyss JM (1995) The role of the central nervous system in hypertension. In: Laragh JH, Brenner BM (eds) Hypertension: pathophysiology, diagnosis and management, vol I, 2nd edn. Raven Press, New York, pp 714–739

Owens GK (1989) Control of hypertrophic versus hyperplastic growth of vascular smooth muscle cells. Am J Physiol 257: H1.755–H1.765

Paxinos G, Watson C (1986) The rat brain in stereotaxic coordinates, 2nd edn. Academic Press, Australia.

Phillips MI (1997) Antisense inhibition and adeno-associated viral vector delivery for reducing hypertension. Hypertension 29: 177–187

Phillips IM, Mohuczy-Dominiak D, Coffey M, Galli SM, Kimura B, Wu P, Zelles T (1997) Prolonged reduction of high blood pressure with an in vivo, nonpathogenic, adeno-associated viral vector delivery of AT$_1$-R mRNA antisense. Hypertension 29: 374–380

Pilowsky PM, Minson JB, Arnolda LF, Chalmers JP (1995) Brain serotonin and hypertension. In: Laragh JH, Brenner BM (eds) Hypertension: pathophysiology, diagnosis and management, vol I, 2nd edn. Raven Press, New York, pp 775–787

Polte TR, Naftilan AJ, Hanks SK (1994) Focal adhesion kinase is abundant in developing blood vessels and elevation of its phosphotyrosine content in vascular smooth muscle cells is a rapid response to angiotensin II. J Cell Biol 55: 106–119

Poulson OB, Strandgaard S (1995) Hypertensive disease and cerebral circulation. In: Laragh JH, Brenner BM (eds) Hypertension: pathophysiology, diagnosis and management, vol I, 2nd edn. Raven Press, New York, pp 445–459

Puddu GM, Zito M, D'Andrea L, Cervone C, Lamanna P, Abate G (1996) Clinical aspects and pathogenetic mechanisms of cognitive impairment in arterial hypertension. Minerva Cardioangiol 44: 285–297

Raggenbass M, Tribollet E, Dubois-Dauphin M, Dreifuss JJ (1989) Vasopressin receptors of the vasopressor (V1) type in the nucleus of the solitary tract of the rat mediate direct neuronal excitation. J Neurosci 9: 3.929–3.936

Ralevic V, Burnstock G (1995) Neuropeptides in blood pressure control. In: Laragh JH, Brenner BM (eds) Hypertension: pathophysiology, diagnosis and management, vol I, 2nd edn. Raven Press, New York, pp 801–831

Rao GN, Griendling KK, Frederickson RM, Sonenberg N, Alexander RW (1994) Angiotensin II induces phosphorylation of eukaryotic protein synthesis initiation factor 4 E in vascular smooth muscle cells. J Biol Chem 269: 7.180–7.184

Reis LC, Ramalho MJ, Antunes-Rodrigues J (1992) Brain serotonergic stimulation reduces the water intake induced by systemic and central beta-adrenergic administration. Braz J Med Biol Res 25: 529–536

Roberts KA, Wright JW, Harding JW (1993) GABA and bicuculline-induced blood pressure changes in spontaneously hypertensive rats. J Cardiovasc Pharmacol 21: 156–162

Robertson D, Low PA, Polinski RJ (1996) Primer on the autonomic nervous system. Academic Press, San Diego, p 5

Roush W (1997) Antisense for a renaissance. Science 276: 1.192–1.193

Rowland NE, Li BH, Fregly MJ, Smith GC (1994a) Involvement of angiotensin in water intake induced by peripheral administration of a serotonin agonist, 5-carboxyamidotryptamine. Brain Res 664: 148–154

Rowland NE, Li BH, Rozelle AK, Fregly MJ, Garcia M, Smith GC (1994b) Localization of changes in immediate early genes in brain in relation to hydromineral balance: intravenous angiotensin II. Brain Res Bull 33: 427–436

Rubattu S, Volpe M, Kreutz R, Ganten U, Ganten D, Linpaintner K (1996) Chromosomal mapping of quantitative trait loci contributing to stroke in a rat model of complex human desease. Nat Genet 13: 429–434

Saavedra JM (1992) Brain and pituitary angiotensin. Endocrine Rev 13: 329–380

Saydoff JA, Rittenhouse PA, Carnes M, Armstrong J, Van de Kar LD, Brownfield MS (1996) Neuroendocrine and cardiovascular effects of serotonin: selective role of brain angiotensin on vasopressin. Am J Physiol 270: E513–521

Scott-Burdon T, Resink T, Baur U, Bürgin M, Bühler FR (1988) Amiloride sensitive activation of S6 kinase by angiotensin II in cultured vascular smooth muscle cells. Biochem Biophys Res Commun 151: 583–589

Senanayake PD, Moriguchi A, Kumagai H, Ganten D, Ferrario CM, Brosnihan KB (1994) Increased expression of angiotensin peptides in the brain of transgenic hypertensive rats. Peptides 15: 919–926

Shih CD, Chan JY, Chan SH (1992) Tonic suppression of baroreceptor reflex response by endogenous neuropeptide Y at the nucleus tractus solitarius of the rat. Neurosci Lett 148: 169–172

Siegel JG, Agranoff BW, Albers RW, Molinoff PB (eds) (1994) Basic neurochemistry. Molecular, cellular and medical aspects, 5th edn. Raven Press, New York, p 278

Skoog KM, Mangiapane ML (1988) Area postrema and cardiovascular regulation in rats. Am J Physiol 23: H963–H969

Sofroniew MV (1985) Vasopressin, oxytocin and their related neurophysins. In: Bjorklund A, Hökfelt T (eds) Handbook of chemical neuroanatomy, vol 4: GABA and neuropeptides in the CNS, part I. Elsevier, Amsterdam New York, pp 93–145

Sumners C, Myers LM, Kalberg CJ, Raizada MK (1990) Physiological and pharmacological comparisons of angiotensin II receptors in neuronal and astrocyte glial cultures. Prog Neurobiol 34: 355–385

Sumners C, Zhu M, Gelband CH, Posner P (1996) Angiotensin II type 1 receptor modulation of neuronal K^+ and Ca^{2+} currents: intracellular mechanisms. Am J Physiol 271: C154–C163

Suzuki S, Pilowsky P, Minson J, Arnolda L, Liewellyn-Smith IJ, Chalmers J (1994) c-fos antisense in rostral ventral medulla reduces arterial blood pressure. Am J Physiol 266: R1.418–1.422

Takahashi S, Fukamizu A, Hatae T, Yamada Y, Sugiyama F, Kajiwara N, Yagami K, Murakami K (1992) Species-specific kinetics of mouse renin contribute to maintenance of normal blood pressure in transgenic mice with overexpressed human angiotensinogen. J Vet Med Sci 54: 1.191–1.193

Tallant EA, Ganten D, Ferrario CM (1994) Attenuated response to angiotensin II in vascular smooth muscle cells from transgenic (mRen2) 27 rats. Am J Hypertens 7: 1.359

Tapaz ML, Oertel WH, Wassef M, Mugnaini E (1982) Central GABAergic neuroendocrine regulations: pharmacological and morphological evidence. Prog Brain Res 55: 76–96

Tatemoto K (1982) Neuropeptide Y: complete amino acid sequence of the brain peptide. Proc Natl Acad Sci USA 79: 5.485–5.489

Trolliet MR, Kurnjek ML, Mikulic L, Basso N, Taquini AC (1990) Development of renovascular hypertension after central serotonin depletion. Hypertension [Suppl 2] 15: I166–I169

Unger T, Rascher W, Schuster C, Pavlovitch R, Schomig A, Dietz R, Ganten D (1981) Central blood pressure effects of substance P and angiotensin II: role of the sympathetic nervous system and vasopressin. Eur J Pharmacol 71: 33–42

Vacher E, Richer C, Giudicelli JF (1996) Effects of losartan on cerebral arteries in stroke-prone spontaneously hypertensive rats. J Hypertens 14: 1.341–1.348

Van de Kar LD, Rittenhouse PA, Li Q, Levy AD (1996) Serotonergic regulation of renin and prolactin secretion. Behav Brain Res 73: 203–208

Van den Pol A (1985) Dual ultrastructural localization of two neurotransmitter-related antigens: colloidal gold-labeled neurophysin-immunoreactive supraoptic neurons receive peroxidase-labeled glutamate decarboxylase or gold-labeled GABA-immunoreactive synapses. J Neurosci 5: 2.940–2.954

Van Zwieten PA, Maarten GCH, Bruning TA (1995) Possible role of the parasympathetic system in the pathogenesis and treatment of hypertensive vascular disease. In: Laragh JH, Brenner BM (eds) Hypertension: pathophysiology, diagnosis and management, vol I, 2nd edn. Raven Press, New York, pp 879–887

Veltmar A, Qadri F, Culman J, Rascher W, Unger T (1991) Catecholaminergic pathway involved in angiotensin II-induced vasopressin release. J Hypertens Suppl 6 9: S56–S57

Walker P, Grouzmann E, Burnier M, Waeber B (1991) The role of neuropeptide Y in cardiovascular regulation. TIPS 12: 111–115

Weiss RB, Ganten D, Ferrario CM, Tallant EA (1995) Reduced response to ang II in astrocytes isolated from neonatal brain of (mRen2)27 transgenic rats. Hypertension 25: 1.410

Whiting P, Nava S, Mozley L, Eastham H, Poat J (1991) Expression of angiotensin converting enzyme mRNA in rat brain. Brain Res Mol Brain Res 11: 93–96

Wielbo D, Sernia C, Gyurko R, Phillips IM (1995) Antisense inhibition of hypertension in the spontaneously hypertensive rat. Hypertension 25: 314–319

Woo ND, Sahai A, Anderson WA, Ganguly PK (1991) Modulation of sympathetic activity by brain neuropeptide Y in cardiac hypertrophy. Can J Cardiol 10: 471–476

Wright JW, Harding JW (1994) Brain angiotensin receptor subtypes in the control of physiological and behavioral responses. Neurosci Behav Rev 18: 21–53

Yang H, Lu D, Raizada MK (1996a) Lack of cross talk between a_1-adrenergic and angiotensin type 1 receptors in neurons of spontaneously hypertensive rat brain. Hypertension 27: 1.277–1.283

Yang Z, Chan YS, Wong TM (1996b) Effects of kainic acid administered to the caudal ventrolateral medulla on arterial blood pressure in spontaneously hypertensive and normotensive Wistar Kyoto rats. Neurosci Lett 202: 145–148

Yu D, Gordon FJ (1996) Anatomical evidence for a bi-neuronal pathway connecting the nucleus tractus solitarius to caudal ventrolateral medulla to rostral ventrolateral medulla in the rat. Neurosci Lett 205:21–24

Zamecnik PC, Stephenson ML (1978) Inhibition of Rous sarcoma virus replication and cell transformation by a specific oligonucleotide. Proc Natl Acad Sci USA 75: 280–284

1.2 Aspekte der somatischen Gentherapie in der Herz- und Kreislaufmedizin

Rüdiger von Harsdorf und Rainer Dietz

Inhaltsverzeichnis

1.2.1 Einleitung

Kaum ein Thema der Medizin hat in den letzten Jahren so viel Aufmerksamkeit in den Medien genossen wie das der Gentherapie. Das prinzipielle Ziel der Gentherapie besteht darin, durch Einbringen genetischer Information in den Empfängerorganismus Krankheitsprozesse gezielt zu unterbrechen. Am einfachsten läßt sich dies am Beispiel monogenetischer Erkrankungen nachvollziehen, wobei die Krankheit durch den Defekt eines bestimmten Gens und dem damit verbundenen Fehlen oder einer Fehlfunktion des Genprodukts verursacht ist. Das Einbringen einer funktionstüchtigen Variante des defekten Gens stellt die normale Organfunktion wieder her und verkörpert die klassische Form der Gentherapie. Monogenetische Erkrankungen sind allerdings relativ selten, und die aufwendige Entwicklung gentherapeutischer Verfahren ließe sich mit der Behandlung ausschließlich von monogenetischen Erkrankungen nicht rechtfertigen. Vielmehr ist ein großer Nutzen der Gentherapie langfristig für die Behandlung polygenetischer und erworbener Erkrankungen zu erwarten. Darunter befinden sich unzählige Krankheiten, deren herkömmliche pharmakologische Therapie unbefriedigend oder gar wirkungslos ist. Eine gezielte und wirksame Behandlung durch spezifische gentherapeutische Ansätze wäre deshalb sinnvoll. Doch liegt es in der Natur gerade der polygenetischen und erworbenen Erkrankungen, daß die zugrundeliegenden Mechanismen schwer zu erforschen und deshalb oft unbekannt

Handbuch der molekularen Medizin, Band 3
Herz-Kreislauf-Erkrankungen
D. Ganten/K. Ruckpaul (Hrsg.)
© Springer-Verlag Berlin Heidelberg 1998

sind. Wie wichtig die genauen Kenntnisse der Pathophysiologie als Grundlage gentherapeutischer Behandlungsansätze sind, läßt sich am gegenwärtigen internationalen Stand der Gentherapie ersehen. Die Anfang dieses Jahrzehnts durch die Möglichkeiten der Gentherapie ausgelöste Phase der Euphorie ist mittlerweile einer Phase der Ernüchterung gewichen. In der Tat ist bis heute nicht ein einziger Fall beschrieben, in dem eine Krankheit ausschließlich mit gentherapeutischen Verfahren geheilt werden konnte. Dies veranlaßte die FDA (Food and Drug Administration) – das zentrale Organ für die Genehmigung gentherapeutischer Behandlungen von Patienten in den USA –, die Mehrheit der über 100 inaugurierten Gentherapiestudien zu stoppen. Es seien noch mehr Kenntnisse aus der Grundlagenforschung erforderlich, so die Argumentation der FDA. Dennoch, die 1. Phase der Entwicklung der Gentherapie, die nun hinter uns liegt, hat uns die Erkenntnis gebracht, daß Gentherapie möglich und in vielen Fällen sicherlich sinnvoll ist. Außerdem wurde ersichtlich, daß das Einschleusen von rekombinanten Genen in Zellkulturen, Tiermodelle und sogar Patienten bisher ungeahnte Möglichkeiten der Erforschung biologischer Mechanismen ermöglicht. Sowohl Mediziner als auch Grundlagenforscher sind sich deshalb einig, daß Gentherapie in naher Zukunft an Patienten routinemäßig durchgeführt wird.

1.2.1.1 Allgemeine Voraussetzungen und Prinzipien des Gentransfers

Welche Voraussetzungen müssen gegeben sein, damit Gentherapie am Menschen möglich wird:
- Die Identifizierung von Kandidatengenen, welche für den Krankheitsprozeß verantwortlich sind oder ihn verhindern.
- Ein wirksamer Transfer der verantwortlichen Gene in das betroffene Gewebe.
- Eine physiologische Regulation des transfizierten Gens in der Zielzelle.
- Eine anhaltende Expression des transfizierten Gens.
- Die Bildung und posttranskriptionale Modifikation des Genprodukts.
- Eine korrekte Sekretion oder subzellulare Lokalisation des Produkts.

Generell läßt sich In-vivo-Gentransfer in jedes Organsystem vollziehen, was aus der Fülle der in den letzten Jahren publizierten Gentransferstudien zu ersehen ist. Auch im Bereich des Herz- und Kreis-

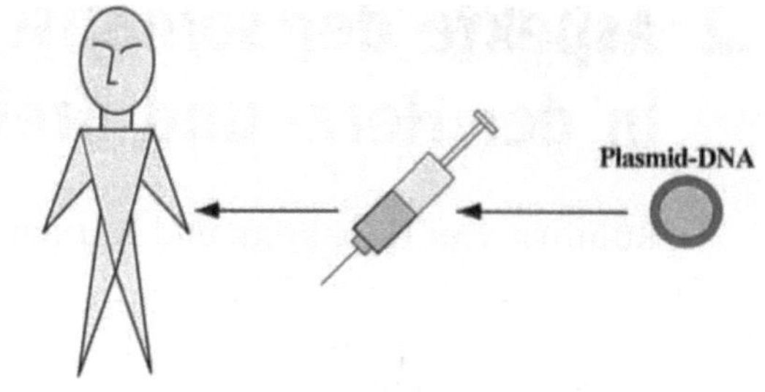

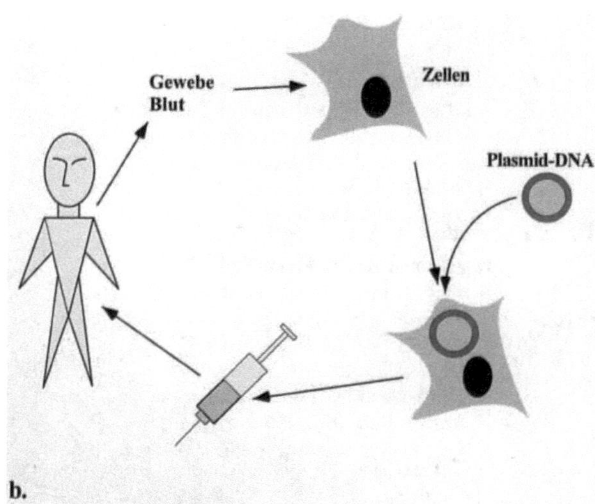

Abb. 1.2.1. Möglichkeiten des gentherapeutischen Verfahrens: **a** In-vivo-Gentransfer: Das rekombinante Gen wird in Form von Plasmid-DNA direkt in den Empfänger injiziert. **b** Ex-vivo-Gentransfer: Aus entnommenem Gewebe bzw. Blut werden Zellen isoliert, die mit der rekombinanten Plasmid-DNA transfiziert und so modifiziert dem Spender wieder injiziert werden

laufsystems sind in den letzten Jahren vielerlei gentherapeutische Ansätze entwickelt und überprüft worden, die vielleicht demnächst als Grundlage gentherapeutischer Behandlungen von Herz- und Gefäßerkrankungen dienen werden.

Es bestehen prinzipiell 2 Möglichkeiten des gentherapeutischen Verfahrens (Abb. 1.2.1):
- In-vivo-Gentransfer: Hierbei wird die rekombinante DNA in situ mittels direkter Injektion in das Organ bzw. systemisch über einen intravasalen Katheter appliziert.
- Ex-vivo-Gentransfer: Hierbei werden Zellen vom Organismus entnommen, in vitro mit exogener rekombinanter DNA transfiziert und die somit genetisch modifizierten Zellen in den Organismus reimplantiert.

Der Ex-vivo-Gentransfer eignet sich zur gezielten Manipulation einer Selektion von Zellen mit dem

Ziel, eine zell- bzw. organspezifische Expression des rekombinanten Gens zur erhalten; außerdem ermöglicht dieser Ansatz des Gentransfers die Manipulation und das Einbringen von Fremdzellen in einen Organismus. Allerdings setzt er die Verfügbarkeit, Kultivierbarkeit und eine technisch praktikable Form der Reimplantation von Spenderzellen voraus, Bedingungen, die den Ex-vivo-Gentransfer im Herz- und Kreislaufbereich oft unrealisierbar machen. Diese Einschränkungen existieren nicht im Fall eines In-vivo-Gentransfers. Dafür besteht hier das Risiko einer ungezielten Aufnahme der rekombinanten DNA durch andere Organe und die Notwendigkeit eines invasiven Eingriffs mit einem entsprechenden Risiko für den Patienten.

1.2.1.2 Problematik des Gentransfers im Herz- und Kreislaufbereich

Potentielle Gentherapeuten von Herz- und Kreislauferkrankungen sehen sich vor einige nicht unerhebliche Probleme gestellt.

1.2.1.2.1 Methodische Probleme

Herzmuskelzellen sind terminal differenziert, d. h. sie lassen sich nicht in vitro züchten und vermehren. Dieses Problem existiert nicht für glatte Gefäßmuskelzellen und Endothelzellen, jedoch ist hier die Reimplantation ins Gefäßbett technisch nicht unproblematisch. Aus diesen Gründen eignet sich – im Gegensatz zu Tumorerkrankungen – der Ex-vivo-Ansatz der Gentherapie nicht für Herz-Kreislauf-Erkrankungen, wenn autologe – d. h. vom zu behandelnden Patienten stammende – Zellen erforderlich sind.

Zur Durchführung des In-vivo-Gentransfers in Herz oder Gefäße ist in der Regel eine Unterbrechung des Blutflusses vonnöten, die sich nur über ein begrenztes Zeitintervall durchführen läßt.

1.2.1.2.2 Anatomische Probleme

Das Herz setzt sich aus einer heterogenen Population von Zellen zusammen, die nur zu etwa 40% aus kontraktilen, postmitotisch terminal differenzierten Muskelzellen besteht. Die restlichen 60% bestehen aus kardialen Fibroblasten, glatten Gefäßmuskelzellen, Endothelien und Nervenzellen. Dies stellt ein Problem für die Entwicklung geeigneter zellspezifischer Gentransfermethoden dar.

Arterielle und venöse Gefäße bestehen aus

- der Intima, die sich aus einem Monolayer von Endothelzellen und einer Basalmembran zusammensetzt,
- der Media, die aus mehreren Schichten ringförmig angeordneter glatter Muskelzellen besteht, und
- der Adventitia, einem Bindegewebegeflecht, das die Gefäße in den jeweiligen Organen verankert.

Endothelzellen zusammen mit der internen Basalmembran stellen oftmals eine unüberwindbare Barriere beim In-vivo-Gentransfer dar. Ausgerechnet im Herzen scheint diese gegenüber Makromolekülen – wie z. B. DNA – weitgehend undurchlässig zu sein.

1.2.2 Methoden des Gentransfers im Herz- und Kreislaufsystem

1.2.2.1 In-vivo-Gentransfer

Es wurden mittlerweile verschiedene Methoden des In-vivo-Gentransfers entwickelt, die sich durch spezifische Vor- und Nachteile auszeichnen und somit alle – je nach Indikation – ihre Berechtigung als Gentransfermethode besitzen (Tabelle 1.2.1).

1.2.2.1.1 Injektion nackter Plasmid-DNA

Die Injektion nackter Plasmid-DNA direkt in Zielorgane war eine der ersten Formen des In-vivo-Gentransfers. Die Möglichkeit, rekombinante DNA in vivo mittels Injektion der nackten Plasmid-DNA direkt in Organe zu exprimieren, stellt eine unerwartete und deswegen um so wichtigere wissenschaftliche Entdeckung dar, sind doch ansonsten aufwendige Methoden erforderlich, rekombinante DNA in vitro in Zellkulturen zu transfizieren. Noch bis heute ist unklar, über welchen Mechanismus in vivo injizierte rekombinante DNA in die Zellen gelangt. Die erste in diese Richtung weisende Untersuchung wurde am Skelettmuskel der Maus durchgeführt [Wolff et al. 1990]. Diese Pionierarbeit bewies nicht nur die Möglichkeit des In-vivo-Gentransfers mittels direkter Injektion, sondern zeigte auch, daß sich Muskelgewebe besonders zur Injektion exogener DNA im Vergleich zu anderen Organen eignet. Der direkte In-vivo-Gentransfer hat natürlich den Vorteil, daß die DNA synthetisch hergestellt und somit leicht auf ihre Homogenität überprüft werden kann.

Tabelle 1.2.1. Vor- und Nachteile der Gentransfertechnik

Gentransfertechnik	Vorteile	Nachteile
Injektion nackter Plasmid-DNA	Nichtinfektiöse Vektoren	Ineffiziente Transfektion
	Gewebsspezifische Expression durch lokale Injektion	Operativer Eingriff nötig
	Plasmid-DNA bleibt episomal, nicht tumorigen	Entzündungsreaktion im Injektionskanal
	Vektoren einfach herzustellen	Nicht für Gefäße geeignet
Liposomen-DNA-Komplexe	Nichtinfektiöse Vektoren	Niedrige Transfektionseffizienz
	Transfiziert jede Zellart	Expression läßt sich nicht auf bestimmte Zellen begrenzen
	Insertion langer cDNA-Moleküle möglich	
	Vektoren und Liposomen lassen sich leicht herstellen	
Retroviren	Lange Expression	Nur für mitotische Zellen geeignet
		Niedrige Transfektionseffizienz
		Theoretisch tumorigen
Adenoviren	Hohe Transfektionseffizienz	Nur transiente Expression
	Mitotische und post-mitotische Zellen werden gleichermaßen infiziert	Immunogenes Potential, das wiederholte Applikation erschwert
	Insertion langer cDNA-Moleküle möglich (bis 7,5 kb)	Überqueren der Endothelbarriere erschwert
	Es lassen sich hohe Titer herstellen	Konstruktion der Vektoren ist zeitaufwendig
	DNA bleibt episomal, somit nicht tumorigen	
Antisense-Oligonukleotide	Nichtinfektiöse Vektoren	Nur Suppression der Genexpression möglich
	Transfiziert jede Zellart	Effekt kurzzeitig
	Plasmid-DNA bleibt episomal, nicht tumorigen	Zellspezifische Expression nicht steuerbar
	Vektoren einfach herzustellen	

1.2.2.1.1.1 Intrakardiale Injektion

Kurz nach Bekanntwerden der Injektionstechnik als praktikabler Methode des In-vivo-Gentransfers wurde sie auf ihre prinzipielle Anwendbarkeit für den intrakardialen Gentransfer überprüft [Acsadi et al. 1991b, von Harsdorf et al. 1993, 1997, Lin et al. 1990]. Hierbei zeigte sich, daß in den Herzmuskel injizierte rekombinante Plasmid-DNA um mehrere Größenordnungen stärker exprimiert wird als in den Skelettmuskel injizierte [von Harsdorf et al. 1993]. Diese und nachfolgende Untersuchungen in verschiedenen Spezies zeigten, daß die Expression injizierter Konstrukte gewebespezifisch und physiologisch reguliert wird [Buttrick et al. 1993, von Harsdorf et al. 1993, Kitsis et al. 1991]. Bei dieser Form des Gentransfers bleibt allerdings die Expression des Transgens auf die unmittelbare Umgebung des Injektionskanals begrenzt und hält auch nicht länger als 3–4 Wochen an [Acsadi et al. 1991b, Buttrick et al. 1992, Gal et al. 1993, von Harsdorf et al. 1993]. Zwar kommt es bei der direkten intramyokardialen Injektion zu einer lokalen inflammatorischen Reaktion, doch lassen sich weder Veränderungen im Blut noch in der kardia-len Pumpfunktion infolge einer myokardialen Injektion rekombinanter DNA feststellen [Muhlhauser et al. 1996].

In einer kürzlich veröffentlichten Arbeit, die die Untersuchung des Schicksals direkt injizierter Plasmid-DNA zum Ziel hatte, wurde mittels Mikroinjektion von markierter Plasmid-DNA in primäre Muskelzellen zwar ein regulärer nukleärer Transport der injizierten DNA nachgewiesen, doch zeigte sich hierbei auch, daß der größte Anteil der DNA bereits im Zytoplasma der Zielzelle degradiert wird [Dowty et al. 1995].

Durch die In-vivo-Injektion rekombinanter DNA ins Myokard konnten außerdem bedeutende regulatorische Elemente in für die Herzfunktion wichtigen Genen identifiziert werden [Buttrick et al. 1993, Fisher et al. 1993, von Harsdorf et al. 1997, Molkentin u. Markham 1994, Ojamaa u. Klein 1991, Ojamaa et al. 1994].

Der Einbau regulatorischer Gensequenzen, die von bestimmten Medikamenten aktiviert oder inhibiert werden, in die rekombinanten Gene bietet die Möglichkeit, die Expression der injizierten Gene durch die orale Einnahme des entsprechenden

Medikaments in vivo zu steuern [Fishman et al. 1994]. Diese Methode eignet sich natürlich für die Kontrolle der Expression jeder Art von Transgen in vivo.

1.2.2.1.1.2 Intravasale Injektion

Die Möglichkeit des Gentransfers mittels nackter Plasmid-DNA in Arterien von Säugetieren wurde beschrieben, allerdings ist die Effizienz der Transfektion bzw. Expression der rekombinanten DNA gering [Lim et al. 1991]. Die Imprägnation der DNA auf einen mit Hydrogelpolymer ummantelten Katheter verbessert die Effizienz des Gentransfers nackter Plasmid-DNA in Gefäße in vivo [Riessen et al. 1993]. Vermutlich kommt es hier zu einem längerem Kontakt zwischen DNA und Gefäßwand. Obwohl die Transfektionseffizienz dieses Verfahrens dennoch recht niedrig ist ($<1:10^6$ Zellen exprimieren das Transgen), kann sie für bestimmte Anwendungen vollkommen ausreichend sein. In der Tat beinhaltet das erste genehmigte Protokoll zur Durchführung von Gentransfer in Gefäße beim Menschen die Applikation der nackten cDNA des potenten angiogenetischen Wachstumsfaktors VEGF (Vascular-endothelial-growth-Faktor) mittels eines Hydrogelkatheters [Isner et al. 1995].

Analog der Möglichkeit, Reportergenkonstrukte ins Myokard zu injizieren, um relevante genregulatorische Sequenzen zu identifizieren, eignet sich die intravasale Injektion von Transgenen zur Untersuchung bestimmter biologischer Faktoren für die normale oder gestörte Gefäßfunktion [Morishita et al. 1993b,c]. Mit diesem Ansatz wurde kürzlich demonstriert, daß autokrin/parakrin sezerniertes Angiotensin II unabhängig von Blutdruck und Herzfrequenz die Hypertrophie von Gefäßen verursachen kann [Morishita et al. 1994a].

1.2.2.1.2 Gentransfer mittels kationischer Liposomen

Wie Abb. 1.2.2 zu entnehmen ist, sind kationische Liposomen positiv geladene künstliche Lipidvesikel, die mit negativ geladener Plasmid-DNA Komplexe bilden und durch Fusion mit der lipophilen Zellmembran oder mittels Rezeptor-vermittelter Endozytose das Einschleusen der Plasmid-DNA ins Zellinnere gewährleisten [Felgner et al. 1987]. Aufgrund der elektrischen Ladungseigenschaften reagieren Liposomen rasch und spontan mit Polyanionen wie mit DNA oder mRNA durch Formierung von Liposomen-DNA-Komplexen. Im Bereich der Herz- und Kreislaufforschung wurden bisher kationische Liposomensubstanzen eingesetzt wie DOT-

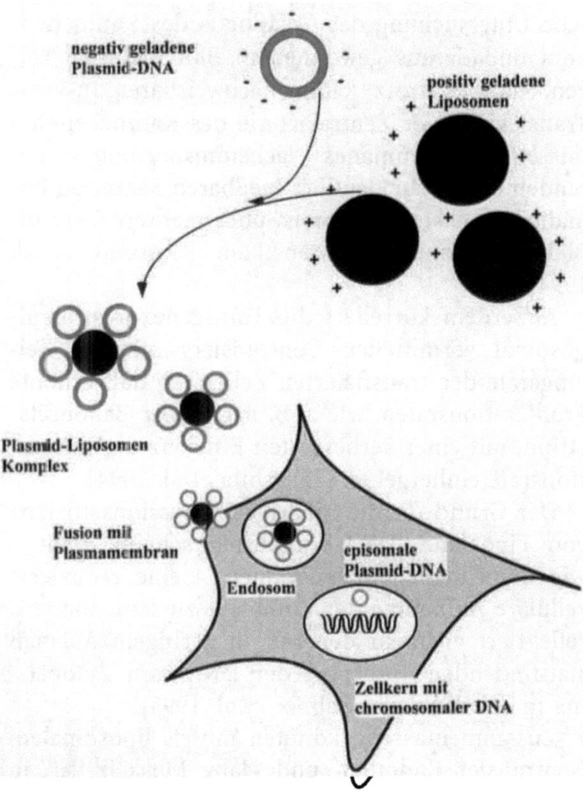

Abb. 1.2.2. Liposomaler Gentransfer. Das Gen von Interesse liegt in Form negativ geladener Plasmid-DNA vor und bildet Komplexe mit positiv geladenen Liposomen. Diese Plasmid-Liposomen-Komplexe fusionieren mit der Zellmembran der Empfängerzellen und werden intrazellular in Endosomen zum Zellkern transportiert. Von dort gelangt die rekombinante DNA in den Zellkern, wo sie als Episom nicht in die chromosomale DNA der Empfängerzelle eingebaut wird

MA/DOPE (Lipofection) [Nabel et al. 1992a], DC-Cholesterol [Nabel et al. 1992b], DOSPA/DOPE (Lipofectamin) [Muller et al. 1994] und DMRIE/DOPE [San et al. 1993]. Die In-vivo-Expression rekombinanter Liposomen-DNA-Komplexe konnte in der Ratte [Morishita et al. 1993a], dem Kaninchen [Leclerc et al. 1992], Hunden [Chapman et al. 1992, Lim et al. 1991] und Schweinen [Nabel et al. 1990, 1992a, 1993a,b] demonstriert werden. Allerdings ist die Effizienz des Gentransfers sämtlicher aufgeführter Substanzen deutlich geringer als die viral vermittelten Gentransfers.

So wird in allen Studien, in denen der liposomal vermittelte In-vivo-Gentransfer quantifiziert wurde, die Transfektionseffizienz mit unter 1:106 Zellen angegeben [Leclerc et al. 1992]. In diesem Zusammenhang ist aber eine Arbeit von Bedeutung, die darauf hinweist, daß die immunhistologische Quantifizierung eines In-vivo-Gentransfers die funktionelle Wirksamkeit dieses Ansatzes deutlich unterschätzt. Durch serielle immunhistologische Untersuchung des Gefäßbetts des Kaninchenohrs und daraus gewonnenem Blut ließ sich zeigen, daß es trotz kaum nachweisbarer In-vivo-Transfektion der Zentralarterie des Kaninchenohrs mit einer für humanes Wachstumshormon kodierenden cDNA zur deutlich meßbaren Sekretion humanen Wachstumshormons über mehrere Tage ins Blut der Kaninchenohren kam [Losordo et al. 1994].

Außerdem korreliert die Transgenexpression liposomal vermittelten Gentransfers mit der Teilungsrate der transfizierten Zellen, so daß erhöhte Proliferationsraten, wie z. B. nach einer Ballondilatation, mit einer verbesserten Effizienz der Expressionsrate einhergehen [Takeshita et al. 1994].

Der Grund für die niedrige Expressionseffizienz von Liposomen-DNA-Komplexen scheint nicht – wie ursprünglich angenommen – eine reduzierte zellulare Aufnahme der Komplexe zu sein, sondern reflektiert vielmehr den nur in geringem Ausmaß stattfindenden Transport der DNA vom Zytoplasma in den Nukleus [Zabner et al. 1995].

Zusammenfassend konnten mittels liposomalem Gentransfer Endothel- und glatte Muskelzellen in vivo in kleinen Mengen transfiziert werden. Vorteil hierbei ist, daß keine infektiösen Vektoren benötigt werden. Dennoch muß diese Methode noch modifiziert und verbessert werden, sollten damit phänotypisch wirksame Eingriffe beabsichtigt sein. Ein Schritt in dieser Richtung stellt eine Methode dar, bei der Liposomen mit Bestandteilen viraler Proteinhüllen fusioniert werden. Ein Beispiel hierfür ist das HVJ-Liposomen-Konjugat (HVJ steht für hemagglutinating virus of Japan) [Kaneda et al. 1989, Morishita et al. 1993b, 1994a,b].

1.2.2.1.3 Viral-vermittelter Gentransfer

Seit einiger Zeit erfreuen sich virale Vektoren als Transportvehikel besonderer Beliebtheit. Dies gilt insbesondere für die Bereiche Immunologie, Onkologie und Hämatologie. Man macht sich hier das Prinzip der Infektiosität der Viren zu eigen, um rekombinante DNA in die Empfängerzellen einzuschleusen.

1.2.2.1.3.1 Retroviren

Aus traditionellen Gründen wurden Retroviren als erstes Vehikel für den Gentransfer in Gefäße verwandt [Nabel et al. 1989, Wilson et al. 1989].

Retrovirale Vektoren sind Retroviren, bei denen alle viralen Gene entfernt oder modifiziert wurden, so daß in den Zellen, die mit diesen Vektoren

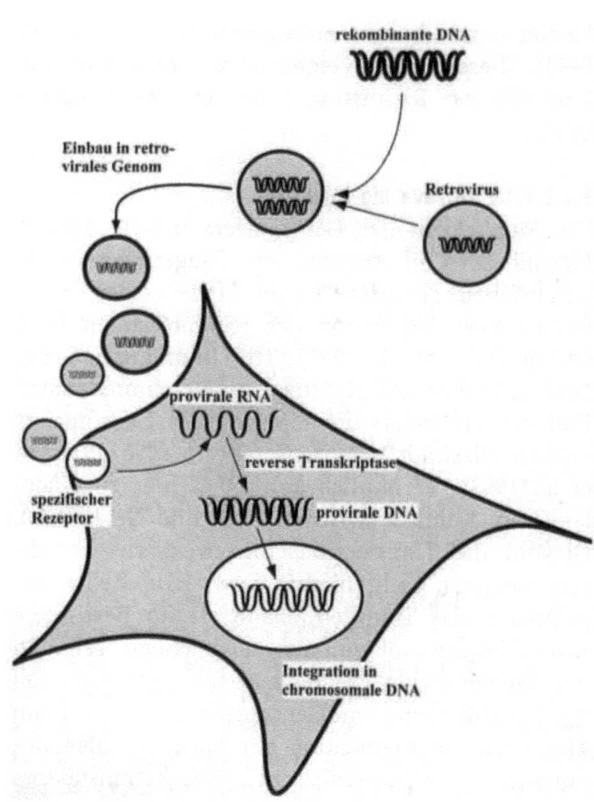

Abb. 1.2.3. Retroviraler Gentransfer. Das Gen von Interesse wird in speziellen Verpackungszellinien ins Genom des Retrovirus integriert und in vielfältigen Kopien hergestellt. Dieser rekombinante Retrovirus wird aufgereinigt und infiziert die Empfängerzellen über spezifische Rezeptoren. In den infizierten Zellen wird über die provirale RNA mit Hilfe der retroviralen reversen Transkriptase die provirale DNA hergestellt, die dann in die chromosomale DNA der Empfängerzelle eingebaut wird

transduziert wurden, keine viralen Proteine synthetisiert werden. Dies bedeutet, daß sich die retroviralen Virionen in vivo nicht replizieren können und damit ihr infektiöses Potential verlieren. Um nun genügend hohe Titer für einen effizienten Gentransfer in vivo zu erzielen, müssen die Retroviren ex vivo amplifiziert werden. Dies geschieht in sog. Verpackungszellinien (PA317 amphotrophische retrovirale Verpackungszellen), die alle zur Replikation nötigen Proteine synthetisieren. Das Einbringen der modifizierten retroviralen Vektoren in die Verpackungszellinie führt zur Produktion von Virionen, die Vektor-RNA besitzen und Zellen infizieren können, sich jedoch in den infizierten Zellen nicht vermehren können [Cone u. Mulligan 1984]. Das Prinzip des retroviralen Gentransfers ist in Abb. 1.2.3 dargestellt.

Bei der Transfektion von Arteriensegmenten in vivo werden unter Verwendung von Retroviren nur geringe Transfektionseffizienzen erreicht. Die Schätzungen bei Retroviren lagen bei 1–10.000 Zellen im transfizierten Segment [Flugelman et al. 1992, Guzman et al. 1993a].

Vorteile der retroviralen Vektoren sind die hohe Effizienz der Transduktion replikationsfähiger Zellen, die Integration des transferrierten Gens in die chromosomale DNA und das Ausbleiben der Verbreiterung der eingeführten DNA-Bausteine. Nachteile sind die Unfähigkeit, postmitotische Zellen zu infizieren [Miller et al. 1990], und die Tatsache, daß die retroviralen Vektoren nicht synthetisch hergestellt werden können, sondern in Zellkulturen entstehen und deshalb nicht homogen sind. Theoretisch existieren das Problem der insertionalen Mutagenese und die potentielle Produktion von Virushelferzellen.

1.2.2.1.3.2 Adenoviren

Die niedrigen Transfektionsraten des retroviralen Ansatzes führten zur Weiterentwicklung bzw. Ergänzung anderer Gentransfermethoden. Besonders geeignet für die Belange des Gentransfers im Herz- und Kreislaufbereich scheinen Adenoviren zu sein. Das Genom des Adenovirus besteht aus etwa 36 kb doppelsträngiger DNA. Es wird in frühe (early) (E1–E4) und späte (late) (L1–L5) Regionen untergliedert, die vor bzw. nach dem Beginn der DNA-Replikation exprimiert werden. Die Expression der viralen Gene wird von den Transkriptionsfaktoren der Empfängerzelle und der adenoviralen E1-Region, die für einen Transaktivator viraler Genexpression kodiert, gesteuert. Auch die E3-Region ist von Bedeutung, da sie für ein virales Protein kodiert, das für die Immunantwort des Empfängers von Bedeutung ist. Adenoviren zeichnen sich durch einen lytischen Lebenszyklus aus, der durch das Anheften an einen adenoviralen Glykoproteinrezeptor der betreffenden Säugetierzellen und das Eindringen in die Zellen mittels Rezeptor-vermittelter Endozytose gekennzeichnet ist. Adenovirale Kapsidproteine verhindern die lysosomale Degradation des Virus und gewährleisten somit den Transport der viralen DNA in den Nukleus der Empfängerzellen. Dort verbleibt die DNA episomal, d. h. sie wird – im Gegensatz zu Retroviren – nicht ins Genom des Empfängers integriert und während des lytischen Zyklus's zu mehreren 1.000 Kopien pro Zelle repliziert (Abb. 1.2.4). Die Serotypen 2 (Ad-2) und 5 (Ad-5) des Adenovirus werden als virale Transfervektoren verwendet [Berkner 1992]. Bei der Herstellung der gentherapeutisch verwendbaren rekombinanten Adenoviren kommt der Deletion der E1A- und E1B-Region des

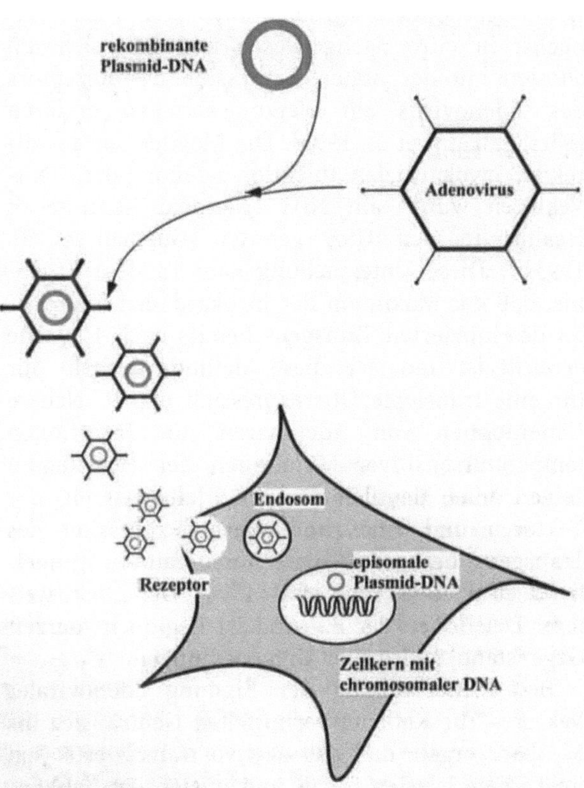

Abb. 1.2.4. Adenoviraler Gentransfer. Das Gen von Interesse wird durch homologe Rekombination ins adenovirale Genom eingebaut und in HEK-Zellen vermehrt. Der rekombinante Adenovirus wird über Rezeptor-vermittelte Endozytose in die Empfängerzelle aufgenommen und in Endosomen intrazellulär transportiert. Von dort gelangt die rekombinante DNA in den Zellkern, wo sie als Episom nicht in die chromosomale DNA der Empfängerzelle eingebaut wird

Virus besondere Bedeutung zu, da damit die Replikationsfähigkeit des Virus abgeschafft wird. Um allerdings große Mengen des Virus produzieren zu können, wird der Replikations-defiziente Virus in HEK-293-Zellen gezüchtet, einer humanen Tumorzellinie, die das E1-Gen genomisch integriert hat. Die cDNA des Transgens von Interesse wird in Bakterienplasmide kloniert, die einen Teil der 5'-Region der adenoviralen E1-Region tragen. Zusammen mit dem deletierten adenoviralen Genom werden diese dann in HEK-293 Zellen transfiziert. Dort entsteht durch homologe Rekombination ein Virusgenom, in dem die E1-Region durch das Transgen von Interesse ersetzt wurde. Durch erneute Transfektion von HEK-293-Zellen mit dem rekombinanten Virus lassen sich hohe Titer bis zu 10^{12} Partikel/ml herstellen.

Intrakardiale Applikation adenoviraler Vektoren. Die hohe Transfektionseffizienz mit adenoviraler Vektor-

DNA insbesondere kardialer Myozyten wurde zunächst in vitro nachgewiesen und läßt sich am ehesten mit der hohen Expression des Rezeptors des Adenovirus auf Herzmuskelzellen erklären [Kirshenbaum et al. 1993]. Die Möglichkeit der direkten myokardialen Injektion adenoviraler DNA-Vektoren wurde am NIH (National Institute of Health) in den USA getestet [Guzman et al. 1993 b]. Diese Untersuchung kam zu dem Ergebnis, daß das Maximum der myokardialen Expression des injizierten Transgens bereits nach 1 Woche erreicht ist und sich diese Methode deshalb nur für eine transiente Überexpression eignet. Neuere Generationen von Adenoviren mit Insertionen temperatursensitiver Mutationen der E2A-Region zeigen eine deutlich längere Halbwertszeit der Vektoren und eine prolongierte Expression des Transgens bei permissiven Temperaturen [Engelhardt et al. 1994, Yang et al. 1994]. Der Effekt weiterer Deletionen der E2- und E4-Region ist derzeit Gegenstand zahlreicher Untersuchungen.

Eine Untersuchung der Eignung adenoviraler Vektoren für Katheter-vermittelten Gentransfer ins Myokard ergab, daß das in vivo transfizierte Gen im katheterisierten Gefäß und in den gefäßabhängigen Myokardarealen exprimiert wird [Barr et al. 1994]. Die Expression konnte über 2 Wochen gemessen werden. Obwohl die rekombinante DNA lokal im Myokard mittels eines intrakoronaren Katheters appliziert wurde, konnte adenovirale DNA mittels PCR auch in anderen Organen entdeckt werden, was auf die Problematik der lokal begrenzbaren Expression des In-vivo-Gentransfers hinweist.

Die Überlegenheit der myokardialen Injektion von adenoviralen DNA-Konstrukten im Vergleich zur Injektion nackter Plasmid-DNA zeigte eine Untersuchung am Schwein. Wurden die beiden Methoden für die Anzahl der injizierten DNA-Kopien normalisiert, zeigte sich eine 140fach höhere Expression bei adenoviral vermitteltem Gentransfer [French et al. 1994]. Ähnliche Ergebnisse liegen von Untersuchungen an Rattenherzen vor [Guzman et al. 1993 b, Kass-Eisler et al. 1993].

Trotz der Kürze der Expression adenoviral vermittelten Gentransfers konnte jüngst eindrucksvoll der Nutzen dieser In-vivo-Gentransfermethode zur Behandlung ischämischer Herzerkrankungen – wenn auch zunächst nur im Tiermodell – nachgewiesen werden [Giordano et al. 1996]. FGF-5 (Fibroblastenwachstumsfaktor 5) konnte mit Hilfe dieser Methode für über 2 Wochen in ischämischem Myokard überexprimiert werden, was mit der Induktion von Neoangiogenese verbunden war.

In allen bisher durchgeführten Untersuchungen konnte keine negative Beeinflussung der kardialen Funktion durch die adenovirale Infektion nachgewiesen werden.

Intravasale Applikation adenoviraler Vektoren. Die temporäre Expression über einige Tage – ein wesentlicher Nachteil adenoviral vermittelten Transfers für die Behandlung genetischer Erkrankungen – würde sich als günstig für die Behandlung temporärer Phänomene, wie der Restenose, erweisen. Aus diesem Grund existiert mittlerweile eine Fülle von Berichten, die die Expression adenoviraler DNA im Gefäßsystem beschreiben. Die Infusion rekombinanter adenoviraler DNA in temporär okkludierte Gefäße führt zur Expression des Transgens hauptsächlich im Endothel und – über Vasa vasorum – in der Adventitia [Guzman et al. 1993 a, Lemarchand et al. 1993, Rome et al. 1994 a,b, Schulick et al. 1995 a, Yao u. Wang 1995]. In einem Tiermodell der Restenose, in dem die Intima der A. carotis der Ratte mit einem Ballonkatheter lädiert wird, kommt es zur Expression der rekombinanten adenoviralen Gene vornehmlich in der Neointima [Guzman et al. 1993 a, Lee et al. 1993, Schulick et al. 1995 b]. Überhaupt scheint eine vorangegangene Läsion der Arterie die Aufnahme bzw. Expression transfizierter rekominanter Gene in vivo zu erhöhen [Barbee et al. 1993]. Entscheidend für die Transfektionseffizienz scheint dabei die Dauer zwischen der Verletzung und der Transfektion zu sein. Je länger das Intervall, um so höher ist die Effizienz [Guzman et al. 1993 a]. Der Grund für die unterschiedliche Lokalisation der Expression in verletzten verglichen mit unverletzten Gefäßen liegt wohl an der Unfähigkeit der adenoviralen Vektoren, die intakte Basallamina in unverletzten Gefäßen zu passieren, da in In-vitro-Experimenten kein Expressionsunterschied zwischen proliferierenden und ruhenden glatten Muskelzellen zu sehen war. Hierbei konnte auch gezeigt werden, daß nach einer Inkubationszeit von lediglich 120 Minuten 80% der glatten Muskelzellen in Kultur das Transgen exprimierten [Guzman et al. 1993 a].

Verbesserte adenovirale Vektoren für den In-vivo-Gentransfer sind in der Entwicklung. Dies wurde insbesondere durch Studien z. B. von Newman et al. nahegelegt, die unter Verwendung der ersten Generation adenoviraler Vektoren deutliche inflammatorische Infiltrationen, die Expression vaskulärer Adhäsionsmoleküle und sogar Neointimaformationen im Tiermodell nachweisen konnten [Newman et al. 1995]. Allerdings lassen sich diese

Nebenwirkungen durch eine Reduktion der Dosis vermeiden [Schulick et al. 1995 b].

Aufschluß über die Bedeutung der Applikationsart intravasal injizierter adenoviraler Vektorkonstrukte gab eine Untersuchung, die verschiedene Kathetertechniken miteinander verglich. Dabei stellten sich nicht nur teils erhebliche Unterschiede in der Transfektionseffizienz dar, sondern es wurden auch deutliche Unterschiede hinsichtlich der Art der transfizierten Zellen ersichtlich [Willard et al. 1994].

Ähnlich wie beim liposomal vermittelten In-vivo-Gentransfer korreliert die Expressionseffizienz in vivo transfizierter rekombinanter Gene mit der proliferativen Kapazität der transfizierten Zellen. So zeigen Nierenarterien eine höhere Expressionsrate als die thorakale Aorta als Ausdruck einer höheren Proliferationsrate dieser Gefäße [Yao u. Wang 1995].

Somit bestehen die eigentlichen Vorteile des adenoviral vermittelten Gentransfers aus der hohen Transfektionseffizienz und der Transfektion von postmitotischen Zellen, die allerdings mit den Nachteilen einer relativ kurzen Expressionszeit und einer reaktiven Immunogenität einhergehen.

1.2.2.1.4 Antisense-Oligonukleotide

Dieser Ansatz wird bereits in großem Maß zur Behandlung von malignen Erkrankungen getestet. Es gibt bereits erste Untersuchungen, die mit diesem Verfahren die Proliferation glatter Gefäßmuskelzellen unterdrücken. Antisense-Oligonukleotide sind einzelsträngige DNA-Moleküle – gewöhnlich 15–30 bp lang – die komplementär zu einem Teil des nichtkodierenden – also Antisense- – Strangs der entsprechenden Ziel-mRNA sind, am häufigsten in der Gegend der DNA-Translationsstartsequenz. Obgleich der genaue Wirkungsmechanismus der Antisense-Moleküle noch unklar ist, geht man davon aus, daß sich der Antisense-Sense-Komplex im zellulären Zytoplasma formt. Dort hemmt der Komplex die Translation entweder durch Verhinderung des Anlegens der Ribosomen an die normalerweise einzelsträngige RNA oder durch Degradation des doppelsträngigen RNA-Komplexes. Antisense-Oligonukleotide gelangen aber auch in den Zellkern: Dort hybridisieren sie mit der komplementären RNA-Sequenz, was zur Beeinträchtigung des RNA-Spleißens oder zur Behinderung des transnukleären Transports der RNA führen kann. Die Wirkung der Antisense-Oligonukleotide in vivo ist möglicherweise dadurch geschmälert, daß diese Moleküle die Eigenschaft haben, Sekundär-

strukturen im RNA-Strang zu bilden und damit die Hybridisierung mit dem Oligonukleotid verhindern [Neckers et al. 1992]. Antisense-Oligonukleotide eignen sich aus mehreren Gründen besonders für gentherapeutische Ansätze im Herz- und Kreislaufbereich. So gelangen Antisense-Oligonukleotide mittels einfacher Diffusion über die Zellmembran in die Zellen, das bedeutet, daß theoretisch jede Zellart transfiziert werden kann. Außerdem ist für den Zelleintritt und die Aktivierung in den Zellen keine Zellreplikation erforderlich, d. h. Antisense-Oligonukleotide sind in mitotischen und postmitotischen Zellen wirksam, also sowohl in proliferierenden glatten Gefäßmuskelzellen als auch in terminal differenzierten ruhenden Herzmuskelzellen. Im Gegensatz zu Viren führen Antisense-Oligonukleotide nicht zur Expression infektiöser exogener Proteine und lösen damit keine Immunantwort im Empfängerorganismus aus, und sie werden nicht in die genomische DNA integriert und besitzen somit kein tumorigenes Potential. Schließlich lassen sich beliebig große Mengen chemisch synthetisieren, was für eine etwaige klinische Routineanwendung einen wichtigen Gesichtspunkt darstellt. Antisense-Oligonukleotide besitzen gegenüber anderen gentherapeutischen Ansätzen jedoch auch Nachteile. Da sie die Zellen durch einfache Diffusion erreichen, lassen sie sich nicht an spezifische Zellen delegieren. Auch werden sie nicht über spezifische Rezeptoren aufgenommen und rasch intrazellular degradiert, so daß sehr hohe lokale Konzentrationen der Oligonukleotide und eine relativ lange Expositionszeit mit dem Zielorgan erforderlich sind. Trotz elaborierter chemischer Modifikationen haben sie nur eine relativ kurze Halbwertszeit in vivo, so daß eine anhaltende Suppression der Genexpression kaum erzielt werden kann. Die häufig beschriebene toxische Wirkung von Antisense-Molekülen läßt sich dadurch erklären, daß für den Hybridisierungsprozeß zwischen Antisense- und Sense-Oligonukleotid keine vollständige Komplementarität nötig ist. Dies bedeutet, daß die Antisense-DNA unspezifisch auch an viele andere RNA-Sense-Moleküle in vivo bindet und deren Degradation hervorruft [Woolf et al. 1992]. In diesem Zusammenhang verdient eine Arbeit besondere Erwähnung, die mit Antisense- und Sense-Oligonukleotiden gegen c-myb vergleichbare Ergebnisse hinsichtlich der Suppression der Neointimaproliferation im Tiermodell beschrieb [Villa et al. 1995]. Darüber hinaus können Oligonukleotide in einer Sequenz-unabhängigen Weise an Proteine binden (sog. Aptamere) und deren Funktion beeinträchtigen [Bock et al.

1992]. Unmodifizierte Oligonukleotide sind in vivo extrem instabil und unterliegen einer raschen enzymatischen Hydrolyse durch Nukleasen. Um dieser raschen Degradation vorzubeugen, werden die Moleküle chemisch modifiziert, ohne daß ihre Bindungseigenschaft beeinträchtigt werden. Sog. Phosphorothioate haben beispielsweise in vivo eine deutlich verlängerte Halbwertszeit [Neckers et al. 1992]. Dennoch bleibt die rasche Degradation der Antisense-Moleküle ein Problem. Dies insbesondere, wenn man bedenkt, daß Nukleotide und Nukleoside per se Zellproliferation und -migration bewirken können [Huang et al. 1989, Kartha u. Toback 1992, Wang et al. 1990], und somit die Abbauprodukte der Antisense-Oligonukleotide dem erwünschten Ziel – z. B. der Proliferationshemmung glatter Gefäßmuskelzellen – entgegenwirken.

1.2.2.2 Ex-vivo-Gentransfer

In letzter Zeit mehren sich die Hinweise dafür, daß das Einschleusen rekombinanter Gene in Empfängerorganismen erreicht werden kann, indem Spenderzellen ex vivo transfiziert und dann in den Empfängerorganismus implantiert werden. Dieser Ansatz scheint sowohl für Herzmuskel- als auch Gefäßerkrankungen anwendbar und kann sowohl zur lokalen als auch zur systemischen Therapie eingesetzt werden. Prinzipiell werden die für den In-vivo-Gentransfer beschriebenen Methoden angewandt, um rekombinante DNA in Empfängerzellen ex vivo einzuschleusen. Je nach Indikation stehen verschiedene Zellsysteme für einen Ex-vivo-Gentransfer zur Verfügung.

1.2.2.2.1 Endothelzellen

In 30–50% der Fälle kommt es nach einer Ballondilatation von Gefäßverengungen innerhalb von 3–6 Monaten zur erneuten Verengung dieser Gefäßabschnitte (Restenose). Um dem vorzubeugen, werden heutzutage direkt nach der Ballondilatation in einigen Fällen sog. Stents in das dilatierte Gefäßsegment implantiert. Diese Stents sind feine Drahtgeflechte, die das Gefäß mechanisch auseinanderspreizen und somit die Restenose verhindern sollen. Da es sich aber um körperfremdes Material handelt, bilden sich an diesen Stent-Implantaten häufig Blutgerinnsel (Thromben), die nicht selten zum raschen Verschluß der Stents führen. Um die Thrombosierung der Stents zu verhindern, werden diese Patienten mit Antikoagulanzien behandelt. Diese Medikamente wirken aber systemisch, so

daß es häufig zu Blutungskomplikationen kommt. Aufgrund dieses Dilemmas wäre hier der Einsatz eines Ex-vivo-Gentransfermodells sinnvoll. Arbeiten aus der Gruppe von D. Dichek, San Francisco, beschreiben die Möglichkeit der Ex-vivo-Endothelialisierung von Stents. Hierbei werden Endothelzellen, die ex vivo mit rekombinanten Genen transfiziert werden, auf der luminalen Oberfläche der Stents gezüchtet [Dichek et al. 1989, 1991, Flugelman et al. 1992]. Hierfür eignen sich insbesondere Gene, die für fibrinolytische Faktoren kodieren, wie z. B. t-PA (Tissue-type-Plasminogenaktivator) oder u-PA (Plasminogenaktivator vom Urokinasetyp). Mit diesem Ansatz konnte im Tiermodell tatsächlich eine geringere Thrombosierungsrate von Stents nachgewiesen werden, wobei es zu keiner Veränderung der im Blut meßbaren systemischen Gerinnungsparameter kam [Dichek et al. 1996]. Allerdings sind hier noch methodische Probleme zu lösen, denn Endothelzellen, die transgene fibronolytische Faktoren sezernieren, haften in vivo nicht besonders gut auf der Oberfläche der Stents [Dunn et al. 1996]. Das Anzüchten von genetisch modifizierten Endothelzellen auf Material, das in Gefäße implantiert wird, eignet sich nicht nur für intrakoronare Stents, sondern generell für Gefäßprothesen [Wilson et al. 1989], wie sie bei Operationen der A. carotis, der Brust- oder Bauchaorta oder der Beinarterien eingesetzt werden. Darauf aufbauend erhielten 4 Patienten femorotibiale Bypässe aus in vitro endothelialisiertem Polytetrafluoroethylen, die alle 3 Monate nach der Implantation keine Zeichen eines Verschlusses aufwiesen [Kadletz et al. 1992]. Ex vivo genetisch modifizierte Endothelzellen lassen sich mittels Katheter auch direkt in denudierte Arteriensegmente in vivo implantieren [Conte et al. 1994, Nabel et al. 1989]. 2–11% der Endothelzellen werden an der Arterienwand adhärent. Von diesen exprimieren 20–100% das Transgen [Nabel et al. 1989]. Zudem konnte gezeigt werden, daß die Infusion genetisch modifizierter Endothelzellen in den Skelettmuskel der Ratte zu einer Integration der infundierten Endothelzellen in das Kapillarbett des Skelettmuskels führt. Dort wurde das Transgen über 1 Monat exprimiert [Messina et al. 1992].

Die therapeutischen Möglichkeiten, die das Einbringen ex vivo genetisch modifizierter Endothelzellen eröffnet, gehen weit über das Gebiet der kardiovaskulären Medizin hinaus. Insbesondere die Behandlung maligner Tumoren könnte von dieser Art des gentherapeutischen Ansatzes in der Zukunft profitieren. Erste tierexperimentelle Arbeiten weisen auf diese Möglichkeit hin, wie z. B.

die Behandlung intrazerebraler Gliome durch Implantation genetisch modifizierter Endothelzellen [Lal et al. 1994].

1.2.2.2.2 Glatte Gefäßmuskelzellen

Auch glatte Gefäßmuskelzellen (VSMC) scheinen sich für einen zellvermittelten Gentransfer zur Behandlung proliferativer vaskulärer Erkrankungen zu eignen. Kultivierte VSMC, die mit einem rekombinanten Retrovirus transfiziert wurden, ließen sich dauerhaft in denudierte Arterien implantieren, in denen sie ihre proliferative Kapazität verloren, die Expression des Transgens aber über längere Zeit aufrechterhielten [Clowes et al. 1994, Plautz et al. 1991].

1.2.2.2.3 Skelettmuskelzellen

Undifferenzierte Skelettmuskelzellen (Myoblasten) sind teilungsfähig und lassen sich deshalb in Kultur halten und vermehren. Die Differenzierung in terminale Myozyten läßt sich durch einfachen Serumentzug erreichen. Deshalb stellen Skelettmuskelzellen ein attraktives Modell zum zellvermittelten Gentransfer dar. Dies wird auch daran ersichtlich, daß sich verschiedene medizinische Disziplinen für dieses Modell interessieren. In diesem Zusammenhang ist eine Arbeit erwähnenswert, die ein Myoblasten-vermitteltes Modell der Gentherapie der Anämie bei Niereninsuffizienz vorschlägt. In einem entsprechenden Modell der Maus wurde eine signifikante Verbesserung der anämischen Blutparameter nach einer i.m.-Injektion von Myoblasten beschrieben, die ex vivo mit der rekombinanten cDNA des humanen Erythropoetingens transfiziert worden waren [Hamamori et al. 1995]. Es ist kaum vorstellbar, daß dies einmal Routine in der Behandlung von Patienten werden wird, aber ex vivo genetisch modifizierte Myoblasten wurden im Tiermodell bereits erfolgreich zur langfristigen gentherapeutischen Behandlung der Parkinson-Erkrankung eingesetzt, indem Tyrosinhydroxylasesezernierende Myoblasten intrakranial implantiert wurden [Jiao et al. 1993].

Aber auch im Herz- und Kreislaufbereich bestehen Anwendungsmöglichkeiten. So wurde das Modell des Myoblasten-vermittelten In-vivo-Gentransfers schon an Patienten mit Duchenne-Muskeldystrophie erprobt, die meistens auch kardiale Krankheitssymptome aufweisen. Zwar ließ sich eine anhaltende Expression des Transgens im Muskel des Empfängers nachweisen [Gussoni et al. 1992], doch konnte bisher keine Verbesserung der

funktionellen Parameter der betroffenen Patienten nachgewiesen werden [Mendell et al. 1995]. Prinzipiell besteht die Möglichkeit, Myozyten auch ins Herz zu implantieren. So lassen sich C2C12-Myoblasten (eine Muskelzellinie der Maus) in adulte Empfängerherzen transplantieren [Koh et al. 1993]. Therapeutisch wirksame Spiegel menschlichen Wachstumshormons ließen sich über mehrere Wochen im Blut von Mäusen nach einer einmaligen i.m.-Injektion von Myoblasten messen, die ex vivo mit der rekombinanten cDNA des menschlichen Wachstumshormons transfiziert worden waren [Barr u. Leiden 1991, Dhawan et al. 1991]. Dies könnte einen sinnvollen Ansatz zur Behandlung von Patienten mit dilatativer Kardiomyopathie darstellen, die jüngsten Berichten zufolge unter der Behandlung mit Wachstumhormon eine deutliche klinische Besserung zeigten [Fazio et al. 1996].

Rando u. Blau [1994] untersuchten das Schicksal transplantierter genetisch modifizierter Skelettmuskelzellen etwas genauer. Daraus geht hervor, daß sich aus der immortalisierten C2C12-Muskelzellinie Tumoren in vivo bilden. Primäre Muskelzellen eignen sich aber ebenfalls als Genvehikel und führen zu keiner Tumorbildung. Allerdings – und das dürfte für das gesamte Modell des zellvermittelten Gentransfers gelten – führt die Implantation von Muskelzellen ungleicher genetischer Herkunft zu einer Immunreaktion, die das Verschwinden der implantierten Zellen bereits innerhalb von 3 Wochen nach sich zieht.

1.2.2.2.4 Herzmuskelzellen

Arbeiten aus der Gruppe von L. Field, Indianapolis, zeigen, daß nicht nur Skelettmuskelzellen, die sich phänotypisch doch in einigen wesentlichen Punkten von Herzmuskelzellen unterscheiden, sondern auch fetale Kardiomyozyten in adulte Herzen implantiert werden können, wo sie mit den Kardiomyozyten des Empfängerorgans fusionieren [Soonpaa et al. 1994]. Dieser Ansatz eignet sich z. B. für die Behandlung der kardialen Form der Muskulären Dystrophie, wie dies in einem Hundemodell bereits nachgewiesen werden konnte [Koh et al. 1995]. Eine Weiterentwicklung hierzu stellt eine von derselben Arbeitsgruppe publizierte Arbeit dar, in der beschrieben wird, daß aus pluripotenten embryonalen Stammzellen selektionierte differenzierte und funktionstüchtige Kardiomyozyten als Transplantate über mehrere Wochen in dystrophischen Mäusen überleben [Klung et al. 1996]. Solche Zellen müssen nicht am Ort ihrer eigentlichen Bestimmung – in diesem Fall dem Herzen – implantiert werden. Potentiell genetisch manipulierte Herzmuskelzellen, die eine herzmuskelspezifische Expression der transfizierten rekombinanten Gene garantieren, eignen sich auch als Genvehikel, wenn sie subkutan injiziert werden, wie dies kürzlich an Ratten demonstriert werden konnte [Li et al. 1996]. Eine interessante Alternative zur Transplantation von Kardiomyozyten würde die Implantation ex vivo modifizierter kardialer Fibroblasten darstellen, da Kardiomyozyten – im Gegensatz zu Fibroblasten – terminal differenzierte postmitotische Zellen sind, die sich auch in Kultur nicht vermehren lassen. Die genetische Konversion des Phänotyps kardialer Fibroblasten in den kardialer Myozyten konnte durch die Überexpression von MyoD in primären kardialen Fibroblasten bewerkstelligt werden [Tam et al. 1995].

1.2.3 Anwendungen

1.2.3.1 Monogenetische Erkrankungen

Domänen der klassischen Gentherapie sind monogenetische Erkrankungen, wo der Defekt eines einzelnen Gens zur Ausbildung einer bestimmten Erkankung führt. Monogenetische Erkrankungen eignen sich für die Gentherapie aus 2 wesentlichen Gründen. Zum einen werden aufgrund der rasanten Entwicklung der modernen Gentechnologie und den konzertierten internationalen Anstrengungen zur Entschlüsselung des menschlichen Genoms sämtliche humane monogenetische Erkrankungen in wenigen Jahren aufgedeckt sein. Zum anderen müßte bei monogenetischen Erkrankungen der Ersatz eines einzigen defekten Gens zur vollständigen Heilung (restitutio ad integrum) des betroffenen Individuums führen.

1.2.3.1.1 Familiäre Hypercholesterinämie

Ein wichtiger Risikofaktor für die Entstehung der koronaren Herzerkrankung ist ein erhöhter Serumcholesterinwert. Obwohl dieser in vielen Fällen durch Ernährung und Lebensstil bedingt ist, gibt es doch auch genetische Formen der Hypercholesterinämie. Die Familiäre Hypercholesterinämie (FH) wird durch einen genetisch bedingten Mangel an hepatischen LDL-Cholesterin-Rezeptoren verursacht (LDL=Low-Density-Lipoprotein) und ist mit schwerer Hypercholesterinämie und frühzeiti-

ger koronarer Herzerkrankung assoziiert [Brown u. Goldstein 1986]. Zwei verschiedene Ansätze zur Gentherapie der FH wurden entwickelt: Beim Ex-vivo-Ansatz werden Zellen entnommen, ex vivo mit dem LDL-Rezeptor-Gen transduziert und dann in die Leber reimplantiert; beim In-vivo-Ansatz wird das LDL-Rezeptor-Gen direkt in die Leber eingebracht. Obwohl die Inzidenz für FH relativ gering ist, stellt der Versuch der genetisch bedingten Induktion des LDL-Rezeptors eine vielversprechende Perspektive zur Behandlung auch anderer häufiger vorkommender Formen der Hypercholesterinämie dar.

1.2.3.1.1.1 Ex-vivo-Gentherapie der Familiären Hypercholesterinämie

Wilson et al. [1990] und Chowdhury et al. [1991] benutzten ein Tiermodell der erblichen Hypercholesterinämie, den Watanabe-Hasen. Hepatozyten wurden durch eine Teilresektion der Leber gewonnen. Diese Zellen wurden in Kultur – also ex vivo – mit Replikations-defekten Retroviren, die die cDNA des LDL-Rezeptors trugen, infiziert und wieder in die Tiere reimplantiert. In diesen Versuchen konnte eine anhaltende Reduktion des Serumcholesterols über mehrere Monate beobachtet werden. Basierend auf diesen Versuchen wurde 1992 der erste Patient mit FH gentherapeutisch behandelt [Wilson et al. 1992] und 1995 eine Pilotstudie über die gentherapeutische Behandlung von 5 Patienten mit FH veröffentlicht [Grossman et al. 1995]. Es wurde dasselbe Gentransfermodell verwendet wie beim Watanabe-Hasen. Die Reimplantation der Hepatozyten erfolgte mittels Infusion in die Pfortader der Patienten. Die Expression des transgenen LDL-Rezeptors konnte über 4 Monate in der Leber der Patienten nachgewiesen werden. Hierbei konnte eine signifikante und anhaltende Reduktion des Serumcholesterins in 3 der 5 Patienten beobachtet werden. Dieser gentherapeutische Ansatz birgt allerdings noch einige Probleme, insbesondere das damit verbundene Operationsrisiko für den Patienten, die Kosten, den Zeitaufwand und das Problem, daß ex vivo modifizierte Hepatozyten oft nicht reimplantierbar sind, was das Ausbleiben eines Effekts bei 2 der 5 Patienten am ehesten erklärt.

1.2.3.1.1.2 In-vivo-Gentherapie der Familiären Hypercholesterinämie

Wird ein rekombinanter adenoviraler Vektor, der die cDNA des LDL-Rezeptors enthält, Mäusen i.v. injiziert, so kommt es zu einer Vermehrung des LDL-Rezeptors um das 10fache. Gleichzeitig kann ein Anstieg der Cholesterol-Clearance um das 10fache beobachtet werden [Herz u. Gerard 1993]. Wird dieses Konstrukt Knockout-Mäusen, denen der LDL-Rezeptor fehlt, injiziert, so kann dadurch das Lipoproteinprofil dieser hypercholesterinämischen Mäuse korrigiert werden [Ishibashi et al. 1993]. Ähnliche Erfolge ließen sich beim Watanabe-Hasen nachweisen [Kozarsky et al. 1994]. Allerdings konnte in jedem Fall dieser positive Effekt des adenoviral vermittelten Gentransfers nur über einen Zeitraum von etwa 3 Wochen beobachtet werden. Neuere Generationen von Adenoviren mit Insertionen temperatursensitiver Mutationen der E2A-Region zeichnen sich durch eine prolongierte Expression des hepatischen Transgens bei permissiven Temperaturen aus [Engelhardt et al. 1994].

Pinzipiell eignen sich gentherapeutische Ansätze auch zur Behandlung nicht-genetischer Formen der Hypercholesterinämie, wenn pharmakologische Therapieformen ohne wesentlichen Erfolg bleiben. Dies ersieht man u. a. aus Ergebnissen von Untersuchungen, die nicht die Senkung des prognostisch ungünstigen LDL-Cholesterins zum Ziel hatten, sondern vielmehr die Erhöhung des prognostisch günstigen HDL-Cholesterins verfolgten (HDL=High-Density-Lipoprotein). In-vivo-Gentransfer mit der Überexpression von Apolipoprotein A1 [Kopfler et al. 1994] oder Apolipoprotein E [Kashyap et al. 1995], die den Hauptbestandteil des HDL-Proteins ausmachen, bewirkte HDL-Cholesterolspiegel, die in Menschen bekannterweise protektiv wirken.

1.2.3.1.2 Duchenne-Muskeldystrophie mit kardialer Beteiligung

Ein weiteres Beispiel einer geeigneten Erkrankung für gentherapeutische Ansätze stellt die X-chromosomal vererbte Duchenne-Muskeldystrophie dar, bei der es gehäuft zu einer myokardialen Beteiligung kommt. Sowohl Untersuchungen in Knockout-Mäusen mit direkter i.m.-Injektion der entsprechenden nackten Plasmid-DNA [Acsadi et al. 1991a, Cox et al. 1993] oder rekombinanter Adenoviren als auch erste gentherapeutische Verfahren zur Überexpression des mangelhaft vorhandenen transmembranösen Dystrophinproteins mittels Injektion ex vivo transformierter Myoblasten in dystrophische Patienten [Gussoni et al. 1992, Mendell et al. 1995] wurden mittlerweile durchgeführt. Bisher sind die Ergebnisse allerdings noch nicht zufriedenstellend [Mendell et al. 1995], was an dem Umfang der therapiebedürftigen Muskelmasse, an der fehlenden Zugänglichkeit der beschriebenen Methoden für die betroffene Herz- und Atemmuskulatur und der bisher zu geringen Anzahl Dystrophin-exprimierender Muskelzellen liegt.

1.2.3.2 Polygenetische oder erworbene Erkrankungen

1.2.3.2.1 Periphere arterielle Verschlußkrankheit

Das erste derzeit von der FDA zugelassene Protokoll zur gentherapeutischen Behandlung von Patienten im Bereich der Herz- und Kreislaufmedizin beinhaltet die Gentherapie der peripheren arteriellen Verschlußkrankheit (pAVK) – im Volksmund auch als Schaufensterkrankheit bezeichnet – mit VEGF (Vascular Endothelial Growth Faktor) [Isner et al. 1995, 1996 b]. Unter der Federführung von J. Isner, Tufts Universität, Boston, wird darin überprüft, ob eine einzige intravasale Applikation nackter rekombinanter Plasmid-DNA kodierend für VEGF zur klinisch bedeutsamen Verbesserung der pAVK-Erkrankung führt. Hierbei handelt es sich in der Tat auch um eine Erkrankung, die derzeit keine kausale pharmakologische Therapie kennt. Bei dieser Erkrankung kommt es zu arteriosklerotischen Veränderungen mit Schwerpunkt in den großen Beinarterien, die zu Durchblutungsstörungen hauptsächlich im Unterschenkel- und Fußbereich führen. Die Betroffenen leiden im Frühstadium unter belastungsabhängigen, im fortgeschrittenen Stadium unter bereits in Ruhe auftretenden Schmerzen in den Extremitäten. Allzuoft führt der Fortgang dieser Erkrankung zur Amputation der betroffenen Extremität, da es zu Gangrän und Infektion der minderdurchbluteten Extremität kommt. Häufig ist der arteriosklerotische Gefäßprozeß diffus auf die Beinarterien verteilt. Handelt es sich dagegen um eine lokal begrenzte Gefäßverengung (Stenose), kann diese mittels eines perkutanen Ballonkatheters (PTA) aufgeweitet werden. In die von J. Isner geführte Gentherapiestudie wurden nur Patienten aufgenommen, die sich im Spätstadium der Erkrankung mit Ruheschmerzen befanden und die nicht für eine PTA geeignet waren [Isner et al. 1996 b]. Kürzlich wurde die Behandlung eines dieser Patienten veröffentlicht, bei dem Zeichen der Neoangiogenese evident wurden [Isner et al. 1996 a]. Der klinischen Studie waren zahlreiche tierexperimentelle Untersuchungen vorausgegangen, die auf einen therapeutischen Effekt von VEGF bei der pAVK hinwiesen [Mesri et al. 1995, Muhlhauser et al. 1995 a, Takeshita et al. 1996]. Eine ähnliche Wirkung wie VEGF zeigte die

Applikation eines rekombinanten Adenovirus mit der cDNA für FGF (Fibroblast Growth Factor) [Muhlhauser et al. 1995b].

1.2.3.2.2 Koronare Herzerkrankung und Restenose

Eine weltweit inzwischen routinemäßig angewandte Methode zur Behandlung der okklusiven koronaren Herzerkrankung ist die perkutane Koronarangioplastie (PTCA), eine Methode, bei der ein Ballonkatheter perkutan in das verengte Gefäßsegment plaziert und die Gefäßenge geweitet wird. Allerdings kommt es in etwa 30–50% der Fälle in einem Zeitraum von 3–6 Monaten zu einer erneuten Verengung der behandelten Gefäßstelle (Restenose). Bis heute existieren keine wirksamen pharmazeutischen Ansätze zur Verhinderung der Restenose. Aus diesem Grund verspricht sich die Medizin auf diesem Gebiet ganz besondere Erfolge durch die Therapie mit arteriellem Gentransfer.

Der arterielle Gentransfer beinhaltet 3 Komponenten:
1. „das Geschütz", also die Applikationsvorrichtung;
2. „das Geschoß", d. h. den Vektor mit dem Transgen,
3. „das Ziel", also den molekularen Mechanismus, der gentherapeutisch beeinflußt werden soll.

Die ersten arteriellen Gentransferexperimente wurden mittels direkter Transfektion von nackter Plasmid-DNA in chirurgisch freigelegte Gefäßabschnitte durchgeführt [Barbee et al. 1993, Guzman et al. 1993a, Lee et al. 1993, Lemarchand et al. 1993, Lim et al. 1991]. Die invasive Natur dieses Ansatzes limitiert allerdings die klinische Anwendbarkeit. Die lokale Applikation mittels intraarterieller Katheter erscheint hier vielversprechender. Seit der Pionierarbeit von E. Nabel, Ann Arbor, [Nabel et al. 1990], in der erstmals ein Doppelballonkatheter zur intraarteriellen Instillation einer retrovirushaltigen Lösung verwandt wurde, sind mehrere Untersuchungen mit verschiedenartigen Katheterformen erschienen [Feldman et al. 1995, Rome et al. 1994b, Steg et al. 1994, Willard et al. 1994].

Verschiedene Vektoren sind mittlerweile für ihre Eignung des arteriellen Gentransfers getestet worden (s. hierzu Kapitel 1.2.2 „Methoden des Gentransfers im Herz- und Kreislaufsystem"): Kationische Liposomen, Retroviren und nackte Plasmid-DNA weisen allerdings generell eine niedrige Transfektionsrate auf (in der Regel exprimieren weniger als $1{:}10^6$ Zellen das Transgen). Hingegen

wurden mehrfach sehr effiziente Transfektionen mit rekombinanten Adenoviren berichtet. Hierbei liegt die Transfektionseffizienz mindestens 3 Größenordnungen höher als bei Retroviren und Liposomen. Allerdings zeichnet sich auch hier der adenovirale Ansatz durch eine nur transiente und örtlich teils unzureichend einschränkbare Expression aus. Außerdem verlieren arteriosklerotisch veränderte Gefäße einen großen Teil ihrer Fähigkeit, in vivo transfizierte rekombinante Gene aufzunehmen bzw. zu exprimieren [Feldman et al. 1995].

Der Prozeß der Restenose ist ein sehr komplexes Geschehen, das auf einer Umstrukturierung des Gefäßes beruht, die aus Proliferation und Migration glatter Muskelzellen aus der Gefäßmedia sowie Synthese extrazellulärer Matrix, Zelltod und Schrumpfungsvorgängen besteht [Epstein et al. 1994]. Aus diesem Grund gibt es eine Vielzahl von Arbeiten, die ganz verschiedene Ansatzpunkte zur Gentherapie der Restenose zum Inhalt haben. Einen intelligenten Ansatz zur Antagonisierung des komplexen Geschehens der Restenose stellt eine Kombination aus Gentherapie und zytostatischer Therapieform dar. So konnte in verschiedenen Tiermodellen der Restenose gezeigt werden, daß die lokale Applikation des Herpes-simplex-Virus-Thymidinkinasegens (HSV-TK) in Kombination mit der pharmakologischen Applikation von Gancyclovir zu einer erfolgreichen Suppression der Neointimaformation führte, die zwischen 50 und 90% verglichen mit nicht transfizierten Kontrolltieren lag [Guzman et al. 1994, Ohno et al. 1994]. Die HSV-Thymidinkinase phosphoryliert Gancyclovir, das nun in die DNA-Stränge sich teilender Zellen eingebaut werden kann und somit den Tod dieser Zellen verursacht.

Wieder einen anderen Ansatz stellt der gentherapeutische Eingriff in den Zellzyklus der proliferierenden glatten Gefäßmuskelzellen dar. Die lokale Applikation von Antisense-Oligonukleotiden gegen verschiedene Faktoren des Zellzyklus, wie gegen PCNA (Proliferating Cellular Nuclear Antigen) [Morishita et al. 1993a, Simons et al. 1994], cdc2 [Abe et al. 1994, Morishita et al. 1993a], cdk-2 [Abe et al. 1994, Morishita et al. 1994b], c-myb [Edelman et al. 1995, Simons u. Rosenberg 1992, Simons et al. 1992] oder c-myc [Biro et al. 1993, Edelman et al. 1995, Shi et al. 1994] führte zu eindrucksvollen Ergebnissen der Reduktion der Restenose in Tiermodellen. Eine Verbesserung der Methode der Applikation von Antisense-Nukleotiden auf Gefäße in vivo stellt das Auftragen der Oligonukleotide in einem Pluronengel dar. Das Gel verfestigt sich in sehr kurzer Zeit und die darin befindlichen Nukleotide werden vom Gefäß aufgenommen [Simons et al. 1992]. Aber auch in Zellkulturmodellen humaner normaler und arteriosklerotischer glatter Gefäßmuskelzellen ließ sich der therapeutisch nutzbare Effekt von Antisense-Oligonukleotiden nachweisen [Pickering et al. 1996, Shi et al. 1993]. Eine ganz besonders wichtige Funktion bei der Koordination des Zellzyklus kommt dem Transkriptionsfaktor E2F zu. Ein neuartiger Ansatz, der das „Einfangen" (decoy) des endogenen E2F durch Applikation von Oligonukleotiden mit der genetischen E2F-Bindungsstelle im Überschuß beinhaltet, führt zur Verhinderung der E2F-abhängigen Aktivierung Zellzyklus-relevanter Faktoren und erzielt vielversprechende Erfolge bei der Reduktion der Restenose im Tiermodell [Morishita et al. 1995]. Alternativ lassen sich Zellzyklus-inhibierende Faktoren in glatten Gefäßmuskelzellen mittels In-vivo-Gentransfer überexprimieren. Dies zeigen Arbeiten, in denen eine lokale Überexpression von p21 [Chang et al. 1995a, Yang et al. 1996], konstitutiv aktivem pRb [Chang et al. 1995b] oder einer dominant-negativen – also funktionell inaktiven – Mutante von H-Ras [Indolfi et al. 1995] die Entstehung der Restenose im Tiermodell verhindern konnten. Interessanterweise führt der Eingriff in den Zellzyklus glatter Gefäßmuskelzellen nicht nur zur Unterdrückung der Proliferation dieser Zellen, sondern beeinflußt auch deren Migrationsverhalten und kann sogar den Zelltod dieser Zellen hervorrufen [Biro et al. 1993, Pollman et al. 1996].

Einen bedeutenden pathogenetischen Faktor bei der Entstehung der Restenose stellt der Verlust an Endothelzellen dar, da diese wichtige antiproliferative und antimigratorische Faktoren parakrin sezernieren. Einer dieser Faktoren ist Stickstoffmonoxid (NO), das von der NO-Synthase in Endothelzellen hergestellt wird. In der Tat konnte in einem Rattenmodell der Restenose gezeigt werden, daß der Gentransfer der NO-Synthase zu einer signifikanten Reduktion der Neointimabildung führte [Leyen et al. 1995].

Der In-vivo-Gentransfer von VEGF mit der damit verbundenen Stimulation der Reendothelialisierung lädierter denudierter Gefäßabschnitte und Reduktion der Neointimabildung stellt ebenfalls einen interessanten gentherapeutischen Ansatz zur Behandlung der Restenose dar [Asahara et al. 1995]. Auch die lokale Sekretion antikoagulatorischer Faktoren, wie z. B. Hirudin, und die damit verbundene Reduktion der Neointimaformation läßt sich mit In-vivo-Gentransfer etablieren [Rade et al. 1996], was den Vorteil hat, daß die nebenwirkungsreiche systemische Antikoagulation von Patienten mit proliferativen Gefäßerkrankungen möglicherweise nicht mehr nötig ist.

1.2.3.2.3 Herzrhythmusstörungen

Ein großes Problem im Alltag kardiologischer Kliniken und Praxen stellen die oft therapierefraktären Herzrhythmusstörungen vieler Patienten dar. Die hohe Nebenwirkungsrate vieler Antiarrhythmika – insbesondere auf den Blutdruck und die kardiale Pumpfunktion – stellen ein weiteres Problem der pharmakologischen Therapie dieser Art von Erkrankungen dar. Deshalb könnten Herzrhythmusstörungen eine Domäne gentherapeutischer Ansätze darstellen. In der Tat liegen nun Ergebnisse einer an der John-Hopkins-Universität durchgeführten Untersuchung vor, die die Möglichkeit des adenoviral vermittelten Transfers eines Kaliumkanalgens in vitro und in vivo beweisen [Johns et al. 1995]. Wie die geringe Anzahl der zu diesem Gebiet vorhandenen Arbeiten zeigt, bedarf es hier allerdings noch einiger Arbeiten aus dem Bereich der Grundlagenforschung, die die bisher weitgehend unklaren Entstehungsmechanismen kardialer Arrhythmien aufklären, bevor umfangreichere gentherapeutische Ansätze entwickelt werden können.

1.2.3.2.4 Herzinsuffizienz

Herzinsuffizienz stellt das Endstadium vieler kardialer Erkrankungen und einen prognostisch ungünstigen Faktor dar. Aufgrund der Vielzahl der Erkrankungen, die in eine Herzinsuffizienz münden können, ist ein großes Patientenklientel betroffen. Die pharmakologischen Therapieansätze sind in der Regel nicht kausal und haben daher auch nur in seltenen Fällen eine lebensverlängernde Wirkung. Aus diesem Grund existiert auch für die Behandlung der Herzinsuffizienz der Bedarf nach alternativen Methoden. Erste Hinweise, daß hierfür gentherapeutische Ansätze in Frage kommen könnten, kommen aus der Arbeitsgruppe von R. Lefkowitz von der Duke University, USA. Seine Arbeiten machen sich den Umstand zunutze, daß bei der Herzinsuffizienz β-adrenerge Rezeptoren vermindert auf den Kardiomyozyten exprimiert werden und dadurch die kardiale Pumpleistung erheblich beeinträchtigt wird. In transgenen Mäusen, die Komponenten der β-adrenergen Signalkaskade kardial spezifisch überexprimierten, konnte eine deutlich gesteigerte Pumpfunktion des Herzens festgestellt werden [Koch et al. 1995, Milano et al.

1994]. In einer kürzlich erschienen Arbeit aus derselben Arbeitsgruppe konnte – wenn auch zunächst nur am Zellkulturmodell – gezeigt werden, daß auch durch einen adenoviral vermittelten Gentransfer der bereits im transgenen Tiermodell überexprimierten Komponenten des β-adrenergen Systems eine deutliche Steigerung der Kontraktionskraft der Herzmuskelzellen erzielt werden konnte [Drazner et al. 1997].

1.2.3.2.5 Herztransplantation

Obwohl die Transplantation menschlicher Herzen in vielen chirurgischen Zentren bereits eine Routineoperation darstellt, die inzwischen mit sehr guten Erfolgsraten durchgeführt wird, stellt die Nachsorge der transplantierten Patienten weiterhin ein bedeutendes medizinisches Problem dar. Der Grund hierfür ist die häufig zu beobachtende Abstoßungsreaktion des Spenderherzens im Empfängerorganismus, die in einigen Fällen akut nach wenigen Tagen, in anderen nach vielen Monaten oder Jahren zum Versagen der Pumpfunktion des transplantierten Herzen führen kann. Aus diesem Grund erhalten transplantierte Patienten potente immunsuppressive Medikamente. Hierbei ist der Preis für eine effektive Suppression des Immunsystems mit erheblichen Nebenwirkungen zu bezahlen [Duquesnoy u. Demetris 1995]. Wünschenswert wäre also eine lokale, auf das transplantierte Herz begrenzte Immunsuppression. Dieses Ziel läßt sich pharmakologisch nicht erreichen. Deshalb erfolgen bereits internationale Anstrengungen, dieses Problem mit gentherapeutischen Ansätzen zu lösen. Mehrere Untersuchungen liegen mittlerweile vor, die den Gentransfer in Spenderherzen in Tiermodellen der Herztransplantation zum Inhalt haben. Diese Studien zeigen, daß Spenderherzen prinzipiell vor der Implantation in den Empfängerorganismus mit rekombinanter DNA durch direkte Injektion oder mittels intrakoronarer Infusion rekombinanter DNA transfiziert werden können und diese Gene nach der Transplantation über mehrere Wochen in vivo exprimiert werden [Ardehali et al. 1995, Lee et al. 1996, Sawa et al. 1995, Wang et al. 1992]. In der Tat ließ sich durch eine Überexpression rekombinanter Gene, die für TGF-β_1 (Transforming Growth Factor β_1) oder Il-10 (Interleukin-10) kodierten, die Überlebenszeit von Spenderherzen im Tiermodell deutlich verlängern [Qin et al. 1995]. Hier hätte also ein gentherapeutischer Ansatz mit einer Transfektion rekombinanter Gene ins Spenderorgan den Vorteil, daß sich die immunsuppressive Wirkung lokal auf das Spenderorgan begrenzen ließe und auf systemisch toxisch wirkende Medikamente langfristig verzichtet werden könnte.

1.2.3.2.6 Aortokoronarer Venenbypass

Der aortokoronare Venenbypass stellt mittlerweile eine Routinebehandlung der koronaren Herzerkrankung dar. Hierbei werden autologe Venensegmente zur Überbrückung verschlossener oder verengter Koronararterienteile eingesetzt. Trotz pharmakologischer Prävention kommt es aber in etwa 50% der Fälle innerhalb von 5–10 Jahren zum Verschluß des Bypasses, der durch Neointimaformation und Arteriosklerose in den Venensegmenten hervorgerufen wird [FitzGibbon et al. 1991]. Deshalb erscheint auch hier die Erprobung gentherapeutischer Ansätze absolut sinnvoll. So konnte kürzlich in einem Tiermodell nachgewiesen werden, daß die antisense-vermittelte Suppression Zellzyklus-relevanter Faktoren wie PCNA oder cdc2 zur Inhibition der DNA-Synthese und Verhinderung der Neointimaformation führte. Außerdem konnte gezeigt werden, daß diese Behandlung auch eine Entwicklung von Arteriosklerose in den Venensegmenten verhinderte [Mann et al. 1995].

Der Einsatz eines Venenbypasses eignet sich aber ganz besonders zur Ex-vivo-Modulation von Gefäßen. So lassen sich glatte Muskelzellen aus explantierten Venen gewinnen, ex vivo modifizieren und vor der chirurgischen Implantation der Gefäßprothesen in diesen anzüchten [Geary et al. 1994] oder mit Genen transfizieren, deren Expression die Unterdrückung der beim Venenbypass üblichen Gefäßverdickung bewirkt [Chen et al. 1994]. Weiterhin könnten gentherapeutische Ansätze entwickelt werden, die im Gegensatz zu bisherigen pharmakologischen Therapieformen lokal auf den Bypass begrenzt eine hohe antithrombotische Wirkung durch die Sekretion entsprechender Faktoren erzielen, ohne die systemische Blutgerinnung zu beeinträchtigen, und somit nicht mit systemischen Nebenwirkungen verbunden wären.

1.2.3.2.7 Vaskuläre Therapie von Lungenerkrankungen

Das rechte Herz läßt sich leicht transvenös über einen Rechtsherzkatheter erreichen. Dieser Zugang eignet sich besonders zur Infusion von Lösungen in die Lungenstrombahn. Sinnvoll wären gentherapeutische Ansätze z. B. zur Behandlung der primären pulmonalen Hypertonie, bei der es zu einem therapierefraktären Anstieg des Blutdrucks in der

Lungenstrombahn kommt. Diese Patienten haben eine schlechte Prognose und können nur durch eine selten durchführbare Lungentransplantation geheilt werden. Neuere pharmakologische Ansätze bedienen sich der gefäßerweiternden Wirkung von Stickstoffmonoxid (NO). Dieser Therapieansatz ist aber aufgrund der schlechten Bioverfügbarkeit von inhaliertem NO selten erfolgreich. Denkbar wäre also die Behandlung mit einem Gentransfer der endothelialen NO-Synthase in die Lungenstrombahn. Es ist abzusehen, daß Arbeiten in dieser Richtung in den nächsten Jahren publiziert werden.

Das Gefäßsystem der Lunge zeichnet sich außerdem im Vergleich zu dem des Herzens durch eine durchlässigere Endothelbarriere aus, die einen Gentransfer von der Blutbahn ins Lungengewebe somit weniger behindert. In der Tat werden mittels eines Rechtsherzkatheters selektiv in die Pulmonalarterie injizierte rekombinante Gene nicht nur in den Pulmonalgefäßen, sondern auch in den Lungenbläschen (Alveoli) exprimiert [Muller et al. 1994, Schachtner et al. 1995]. Dies ermöglicht prinzipiell die Behandlung von Lungenerkrankungen durch i.v.-Injektion rekombinanter Gene. In diese Richtung weist eine Arbeit, in der gezeigt wurde, daß ex vivo mit rekombinanter cDNA für a_1-Antitrypsin transfizierte humane Endothelzellen therapeutisch wirksame Spiegel von a_1-Antitrypsin sezernieren [Lemarchand et al. 1992]. a_1-Antitrypsin-Mangel verursacht chronische Bronchitis.

1.2.4 Zusammenfassung

1.2.4.1 Problematik der humanen Gentherapie

Bei aller Euphorie, die der Gentherapie seit ihrer Inauguration vor etwa 10 Jahren widerfahren ist, darf doch nicht außer acht gelassen werden, daß noch schwerwiegende Probleme gelöst werden müssen, bevor gentherapeutische Verfahren in großem Umfang als klinische Routineverfahren zur Behandlung von Patienten angesehen werden können. Die hier aufgeführten Probleme beziehen sich auf die Gentherapie i. allg. und werden deshalb anhand von Beispielen außerhalb des Herz- und Kreislaufbereichs erörtert:

- Menschen sind nicht einfach große Mäuse
  In vielen Fällen haben sich die Erwartungen, die in Tiermodellversuchen geweckt wurden, bei der Anwendung am Menschen nicht erfüllt. So konnten beispielsweise die eindrucksvollen Ergebnisse der Tumorvakzinierung mittels Ex-vivo-Gentransfer, die in Mäusen zu eindruckvollen Regressionen bestimmter Tumoren führte, bis heute beim Menschen nicht erzielt werden. Auch variieren die toxikologischen Effekte zwischen Tier und Mensch teils erheblich. So wurden bei einem Mukoviszidosepatienten, der mit dem adenoviral vermittelten CFTR-Gentransfer behandelt wurde (CFTR steht für Cystic Fibrosis Transmembrane Conductance Regulator, hierbei handelt es sich um einen transmembranösen Chloridkanal, dessen Funktion bei Mukoviszidosepatienten gestört ist), erhebliche entzündliche Nebenwirkungen beobachtet, obwohl 10fach höhere Dosen bei Nagern und Primaten durchwegs nebenwirkungsfrei blieben.

  Im Bereich der Herz- und Kreislaufmedizin liegen derzeit noch wenig Ergebnisse an Patienten vor, so daß die Berechtigung der an die Gentherapie gestellten Erwartungen der Öffentlichkeit erst in Zukunft diskutiert werden kann.

- Die Inkonsistenz der erzielten Ergebnisse
  Alle bisher an Patienten durchgeführten Gentherapiestudien sind durch eine auffallend hohe Variabilität hinsichtlich der erzielten Ergebnisse gekennzeichnet. Bei der Behandlung ADA-defizienter Kinder schwankte die Anzahl ADA-positiver T-Lymphozyten (ADA steht für Adenosindeaminase; ADA-Mangel ist eine monogenetische Erkrankung, die mit einer schweren Immunsuppression einhergeht; die erste Gentherapiestudie überhaupt wurde an einem ADA-defizienten Kind durchgeführt) nach erfolgtem Gentransfer zwischen 0,1 und 60%. Die Behandlung von Mukoviszidosepatienten mit adenoviral vermitteltem Transfer des CFTR-Gens erbrachte eine Expression in nur 5% der Zielzellen, und bei einigen Patienten wurde das Transgen überhaupt nicht exprimiert. Eine biologische Antwort, die dem transduzierten Gen entsprach, war nur in einigen der behandelten Patienten zu sehen. Bei der kürzlich publizierten Pilotstudie der gentherapeutischen Behandlung von Patienten mit Familiärer Hypercholesterinämie zeigten nur 3 von 5 Patienten signifikante Effekte.

- Produktionsprobleme
  Die Produktion von für den klinischen Einsatz geeigneten Gentransfervektoren stellt noch ein großes Problem für die „Gentherapeuten" dar. So ist nach wie vor das Vorkommen replikationsfähiger Viren bei der Herstellung klinisch anwendbarer retroviraler und adenoviraler Vek-

toren zu beobachten. Des weiteren komplizieren der Mangel der 100%igen Reproduzierbarkeit, die Aggregation und die Kontamination mit Endotoxin die Herstellung klinisch anwendbarer Plasmid-Liposomen-Komplexe.

- Der perfekte Vektor hätte folgende Eigenschaften:
  - Hohe Effizienz des Transports des Transgens in die Zielzellen
  - Hohe Spezifität für die Zielzelle und keine Erkennung durch das Immunsystem
  - Herstellbar in stabiler und reproduzierbarer Form in großen Mengen und mit hohem Titer
  - Keine Gefahr für den Patienten und die Umwelt
  - Expression des Transgens – wenn erforderlich – über lange Zeiträume.

Da die Anwendungsgebiete für gentherapeutische Ansätze jedoch sehr vielseitig sind, kann es nicht den einen idealen Vektor geben. Vielmehr müssen unterschiedliche Vektorsysteme zur Verfügung stehen. Also sollte es das Ziel sein, bestehende Systeme wie die Retroviren, die Adenoviren, Plasmid-Liposomen und andere nichtvirale Vektorsysteme für den klinischen Einsatz zu optimieren und somit eine vielfältige Palette der gentherapeutisch anwendbaren Verfahren zu erhalten.

1.2.4.2 Aspekte der Ethik und Sicherheit

Somatische Gentherapie läßt sich klar von der genetischen Manipulation der Keimzelle abgrenzen. Somatische Gentherapie stellt den Gentransfer rekombinanter Gene in ausdifferenzierte Organe dar. So gesehen läßt sich somatische Gentherapie mit Organtransplantationen vergleichen, bei denen ebenfalls ein Transfer fremden genetischen Materials stattfindet, ohne daß die genetische Einzigartigkeit der betroffenen Person verändert wird. Ethische Bedenken sind daher bei der somatischen Gentherapie nur in bezug auf das Nutzen-Risiko-Verhältnis berechtigt und nicht hinsichtlich der Kreation artifizieller (geklonter) Lebewesen, wie sie gegenüber der genetischen Manipulation der Keimbahn sicherlich berechtigterweise geäußert werden. Die Existenzberechtigung und ethische Grundlage der somatischen Gentherapie hängen allein davon ab, ob sie einer etablierten pharmakologischen Behandlung überlegen ist. Ist dies nicht der Fall, besteht kein Anlaß, bestehende Therapieschemata durch genmanipulatorische zu ersetzen. Die Domäne der Gentherapie stellen zunächst die

insgesamt eher seltenen monogenetischen Erkrankungen dar. Wie in Kapitel 1.2.3.2. „Polygenetische oder erworbene Erkrankungen" erläutert, gibt es eine Reihe polygenetischer oder erworbener Erkrankungen, für die keine wirksamen pharmakologischen Therapiekonzepte bestehen. Aus diesem Grund sind die Entwicklung und der klinische Einsatz gentherapeutischer Behandlungsstrategien aufgrund der Menge davon betroffener Individuen gerade hierfür erstrebenswert und ethisch vertretbar.

Die theoretischen Bedenken hinsichtlich der Sicherheit der Gentherapie müssen unbedingt ernst genommen werden: Für den Empfänger besteht das Risiko einer Vektor-induzierten Immunantwort und Entzündungsreaktion (Adenoviren), der Komplementierung replikationsdefizienter Vektoren mit unkontrollierter viraler Infektion (Adenoviren, Retroviren) und der insertionellen Mutagenese (Retroviren). Aber nicht nur das betroffene Individuum, auch die Gesellschaft trägt ein Risiko, denn es besteht die Möglichkeit, daß es zu homologen Rekombinationen zwischen dem Wildtypvirus und dem rekombinanten Virus kommt und dadurch völlig neuartige, in ihrer Wirkung unvorhersehbare Mutanten mit entsprechendem biologischem Potential entstehen. Nebenwirkungen wurden bei mehreren Gentherapiestudien an Patienten beobachtet: Entzündungsreaktionen bei Patienten mit Mukoviszidose, die adenovirale Vektoren über die Atemwege appliziert bekommen haben, und zentralnervöse Toxizität bei Patienten, denen eine xenogene Zellinie implantiert wurde, die Retroviren freisetzt.

Dennoch, gemessen an der Gesamtheit der inzwischen gentherapeutisch behandelten Patienten, sind Nebenwirkungen selten und abhängig von der Dosis und der Applikationsform. Auch konnte die eingangs erwähnte Rekombination zwischen Wildtyp und rekombinantem Virus bisher noch nie beobachtet werden. Die Wiederherstellung der Replikationsfähigkeit replikationsdefizienter Viren wurde bisher ebenfalls nicht beobachtet. Schließlich konnte auch noch nicht die Entstehung maligner Erkrankungen infolge retroviralen Gentransfers festgestellt werden. Insgesamt muß aber festgehalten werden, daß die Anzahl der gentherapeutisch behandelten Patienten noch zu gering ist, um definitive Aussagen über die Sicherheit der Gentherapie treffen zu können.

Anträge auf Gentherapieuntersuchungen unterliegen strengen Genehmigungsverfahren, die aufgrund der Novität dieser Therapieform durchaus gerechtfertigt sind. Hierbei wird auf folgendes geachtet:

- Die Sicherheit der Methode für die Patienten und die Öffentlichkeit.
- Den erwarteten Nutzen für die Patienten in Abwägung zum potentiellen Risiko dieser Therapieform.
- Im Fall von Genmarkierungsstudien, wobei die Patienten keinen direkten Nutzen ziehen, die Wahrscheinlichkeit, daß die Studie wichtige Informationen hinsichtlich der Pathophysiologie von Erkrankungen liefern wird.

Diese Punkte sind zusammengefaßt und erörtert in „The Guidelines for Human Gene Transfer" des Recombinant DNA Advisory Committee (RAC) [RAC 1990] und der Food and Drug Administration (FAD), USA [FDA 1991] und den Richtlinien der Deutschen Arbeitsgruppe für Gentherapie [Lindemann et al. 1995].

1.2.4.3 Perspektive

Trotz der Tatsache, daß bisher noch keine einzige humane Erkrankung durch Gentherapie geheilt werden konnte, und obwohl es unklar ist, wann dies der Fall sein wird, sind große Hoffnungen auf medizinische Fortschritte, die die Gentherapie uns ermöglichen wird, durchaus berechtigt. Die Gentherapie steckt allerdings noch in ihren Anfängen, und es sind noch mehr Kenntnisse über molekularbiologische Grundlagen vieler Erkrankungen erforderlich. Angesichts des raschen Fortschritts der Biotechnologie und den absehbaren Ergebnissen des Human-Genome-Projekts kann man jedoch zuversichtlich sein, daß gentherapeutische Behandlungen den kurz bevorstehenden Wechsel ins nächste Jahrtausend unserer Zeitrechnung einläuten werden.

1.2.5 Literatur

Abe J, Zhou W, Taguchi J, Takuwa N, Miki K, Okazaki H, Kurokawa K, Kumada M, Takuwa Y (1994) Suppression of neointimal smooth muscle cell accumulation in vivo by antisense cdc2 and cdk2 oligonucleotides in rat carotid artery. Biochem Biophys Res Commun 198: 16–24

Acsadi G, Dickson G, Love DR, Jani A, Walsh FS, Gurusinghe A, Wolff JA, Davies KE (1991a) Human dystrophin expression in mdx mice after intramuscular injection of DNA constructs (see comments). Nature 352: 815–818

Acsadi G, Jiao SS, Jani A, Duke D, Williams P, Chong W, Wolff JA (1991b) Direct gene transfer and expression into rat heart in vivo. New Biol 3: 71–81

Ardehali A, Fyfe A, Laks H, Drinkwater D Jr, Qiao JH, Lusis AJ (1995) Direct gene transfer into donor hearts at the time of harvest. J Thorac Cardiovasc Surg 109: 716–719

Asahara T, Bauters C, Pastore C, Kearney M, Rossow S, Bunting S, Ferrara N, Symes JF, Isner JM (1995) Local delivery of vascular endothelial growth factor accelerates reendothelialization and attenuates intimal hyperplasia in balloon-injured rat carotid artery (see comments). Circulation 91: 2.793–2.801

Barbee RW, Stapleton DD, Perry BD, Re RN, Murgo JP, Valentino VA, Cook JL (1993) Prior arterial injury enhances luciferase expression following in vivo gene transfer. Biochem Biophys Res Commun 190: 70–78

Barr E, Leiden JM (1991) Systemic delivery of recombinant proteins by genetically modified myoblasts (see comments). Science 254: 1.507–1.509

Barr E, Carroll J, Kalynych AM, Tripathy SK, Kozarsky K, Wilson JM, Leiden JM (1994) Efficient catheter-mediated gene transfer into the heart using replication-defective adenovirus. Gene Ther 1: 51–58

Berkner KL (1992) Expression of heterologous sequences in adenoviral vectors. Curr Top Microbiol Immunol 158: 39–66

Biro S, Fu YM, Yu ZX, Epstein SE (1993) Inhibitory effects of antisense oligodeoxynucleotides targeting c-myc mRNA on smooth muscle cell proliferation and migration. Proc Natl Acad Sci USA 90: 654–658

Bock LC, Griffin LC, Latham JA, Vermaas EH, Toole JJ (1992) Selection of single-stranded DNA molecules that bind and inhibit human thrombin. Nature 355: 564–566

Brown MS, Goldstein JL (1986) A receptor-mediated pathway for cholesterol homeostasis. Science 232: 34–47

Buttrick PM, Kass A, Kitsis RN, Kaplan ML, Leinwand LA (1992) Behavior of genes directly injected into the rat heart in vivo. Circ Res 70: 193–198

Buttrick PM, Kaplan ML, Kitsis RN, Leinwand LA (1993) Distinct behavior of cardiac myosin heavy chain gene constructs in vivo. Discordance with in vitro results. Circ Res 72: 1.211–1.217

Chang MW, Barr E, Lu MM, Barton K, Leiden JM (1995a) Adenovirus-mediated over-expression of the cyclin/cyclin-dependent kinase inhibitor, p21 inhibits vascular smooth muscle cell proliferation and neointima formation in the rat carotid artery model of balloon angioplasty. J Clin Invest 96: 2.260–2.268

Chang MW, Barr E, Seltzer J, Jiang YQ, Nabel GJ, Nabel EG, Parmacek MS, Leiden JM (1995b) Cytostatic gene therapy for vascular proliferative disorders with a constitutively active form of the retinoblastoma gene product. Science 267: 518–522

Chapman GD, Lim CS, Gammon RS, Culp SC, Desper JS, Bauman RP, Swain JL, Stack RS (1992) Gene transfer into coronary arteries of intact animals with a percutaneous balloon catheter. Circ Res 71: 27–33

Chen SJ, Wilson JM, Muller DW (1994) Adenovirus-mediated gene transfer of soluble vascular cell adhesion molecule to porcine interposition vein grafts. Circulation 89: 1.922–1.928

Chowdhury JR, Grossman M, Gupta S, Chowdhury NR, Baker JR Jr, Wilson JM (1991) Long-term improvement of hypercholesterolemia after ex vivo gene therapy in LDLR-deficient rabbits. Science 254: 1.802–1.805

Clowes MM, Lynch CM, Miller AD, Miller DG, Osborne WR, Clowes AW (1994) Long-term biological response of injured rat carotid artery seeded with smooth muscle cells expressing retrovirally introduced human genes. J Clin Invest 93: 644–651

Cone RD, Mulligan RC (1984) High-efficiency gene transfer into mammalian cells: generation of helper-free recombinant retrovirus with broad mammalian host range. Proc Natl Acad Sci USA 81: 6.349–6.353

Conte MS, Birinyi LK, Miyata T, Fallon JT, Gold HK, Whittemore AD, Mulligan RC (1994) Efficient repopulation of denuded rabbit arteries with autologous genetically modified endothelial cells. Circulation 89: 2.161–2.169

Cox GA, Cole NM, Matsumura K, Phelps SF, Hauschka SD, Campbell KP, Faulkner JA, Chamberlain JS (1993) Overexpression of dystrophin in transgenic mdx mice eliminates dystrophic symptoms without toxicity (see comments). Nature 364: 725–729

Dhawan J, Pan LC, Pavlath GK, Travis MA, Lanctot AM, Blau HM (1991) Systemic delivery of human growth hormone by injection of genetically engineered myoblasts (see comments). Science 254: 1.509–1.512

Dichek DA, Neville RF, Zwiebel JA, Freeman SM, Leon MB, Anderson WF (1989) Seeding of intravascular stents with genetically engineered endothelial cells (see comments). Circulation 80: 1.347–1.353

Dichek DA, Nussbaum O, Degen SJ, Anderson WF (1991) Enhancement of the fibrinolytic activity of sheep endothelial cells by retroviral vector-mediated gene transfer. Blood 77: 533–541

Dichek DA, Anderson J, Kelly AB, Hanson SR, Harker LA (1996) Enhanced in vivo antithrombotic effects of endothelial cells expressing recombinant plasminogen activators transduced with retroviral vectors. Circulation 93: 301–309

Dowty ME, Williams P, Zhang G, Hagstrom JE, Wolff JA (1995) Plasmid DNA entry into postmitotic nuclei of primary rat myotubes. Proc Natl Acad Sci USA 92: 4.572–4.576

Drazner MH, Peppel KC, Dyer S, Grant AO, Koch WJ, Lefkowitz RJ (1997) Potentiation of β-adrenergic signaling by adenoviral-mediated gene transfer in adult rabbit ventricular myocytes. J Clin Invest 99: 288–296

Dunn PF, Newman KD, Jones M, Yamada I, Shayani V, Virmani R, Dichek DA (1996) Seeding of vascular grafts with genetically modified endothelial cells. Secretion of recombinant TPA results in decreased seeded cell retention in vitro and in vivo (see comments). Circulation 93: 1.439–1.446

Duquesnoy RJ, Demetris AJ (1995) Immunopathology of cardiac transplant rejection. Curr Opin Cardiol 10: 193–206

Edelman ER, Simons M, Sirois MG, Rosenberg RD (1995) c-myc in vasculoproliferative disease. Circ Res 76: 176–182

Engelhardt JF, Ye X, Doranz B, Wilson JM (1994) Ablation of E2A in recombinant adenoviruses improves transgene persistence and decreases inflammatory response in mouse liver. Proc Natl Acad Sci USA 91: 6.196–6.200

Epstein SE, Speir E, Unger EF, Guzman RJ, Finkel T (1994) The basis of molecular strategies for treating coronary restenosis after angioplasty. J Am Coll Cardiol 23: 1.278–1.288

FAD (1991) Points to consider in human somatic cell therapy and gene therapy. Hum Gene Ther 2: 251–256

Fazio S, Sabatini D, Capaldo B, Vigorito C, Giordano A, Guida R, Pardo F, Biondi B, Sacca L (1996) A preliminary study of growth hormone in the treatment of dilated cardiomyopathy (see comments). N Engl J Med 334: 809–814

Feldman LJ, Steg PG, Zheng LP, Chen D, Kearney M, McGarr SE, Barry JJ, Dedieu JF, Perricaudet M, Isner JM (1995) Low-efficiency of percutaneous adenovirus-mediated arterial gene transfer in the atherosclerotic rabbit (see comments). J Clin Invest 95: 2.662–2.671

Felgner PL, Gadek TR, Holm M, Roman R, Chan HW, Wenz M, Northrop JP, Ringold GM, Danielsen M (1987) Lipofection: a highly efficient, lipid-mediated DNA-transfection procedure. Proc Natl Acad Sci USA 84: 7.413–7.417

Fisher SA, Buttrick PM, Sukovich D, Periasamy M (1993) Characterization of promoter elements of the rabbit cardiac sarcoplasmic reticulum Ca^{2+}-ATPase gene required for expression in cardiac muscle cells. Circ Res 73: 622–628

Fishman GI, Kaplan ML, Buttrick PM (1994) Tetracycline-regulated cardiac gene expression in vivo. J Clin Invest 93: 1.864–1.868

FitzGibbon GM, Leach AJ, Kafka HP, Keon WJ (1991) Coronary bypass graft fate: long-term angiographic study (see comments). J Am Coll Cardiol 17: 1.075–1.080

Flugelman MY, Virmani R, Leon MB, Bowman RL, Dichek DA (1992) Genetically engineered endothelial cells remain adherent and viable after stent deployment and exposure to flow in vitro. Circ Res 70: 348–354

French BA, Mazur W, Geske RS, Bolli R (1994) Direct in vivo gene transfer into porcine myocardium using replication-deficient adenoviral vectors. Circulation 90: 2.414–2.424

Gal D, Weir L, Leclerc G, Pickering JG, Hogan J, Isner JM (1993) Direct myocardial transfection in two animal models. Evaluation of parameters affecting gene expression and percutaneous gene delivery. Lab Invest 68: 18–25

Geary RL, Clowes AW, Lau S, Vergel S, Dale DC, Osborne WR (1994) Gene transfer in baboons using prosthetic vascular grafts seeded with retrovirally transduced smooth muscle cells: a model for local and systemic gene therapy. Hum Gene Ther 5: 1.211–1.216

Giordano FJ, Ping P, McKirnan MD, Nozaki S, DeMaria AN, Dillmann WH, Mathieu Costello O, Hammond HK (1996) Intracoronary gene transfer of fibroblast growth factor-5 increases blood flow and contractile function in an ischemic region of the heart (see comments). Nat Med 2: 534–539

Grossman M, Rader DJ, Muller DW, Kolansky DM, Kozarsky K, Clark B Jr, Stein EA, Lupien PJ, Brewer HB Jr, Raper SE et al. (1995) A pilot study of ex vivo gene therapy for homozygous familial hypercholesterolaemia (see comments). Nat Med 1: 1.148–1.154

Gussoni E, Pavlath GK, Lanctot AM, Sharma KR, Miller RG, Steinman L, Blau HM (1992) Normal dystrophin transcripts detected in Duchenne muscular dystrophy patients after myoblast transplantation. Nature 356: 435–438

Guzman RJ, Lemarchand P, Crystal RG, Epstein SE, Finkel T (1993a) Efficient and selective adenovirus-mediated gene transfer into vascular neointima. Circulation 88: 2.838–2.848

Guzman RJ, Lemarchand P, Crystal RG, Epstein SE, Finkel T (1993b) Efficient gene transfer into myocardium by direct injection of adenovirus vectors. Circ Res 73: 1.202–1.207

Guzman RJ, Hirschowitz EA, Brody SL, Crystal RG, Epstein SE, Finkel T (1994) In vivo suppression of injury-induced vascular smooth muscle cell accumulation using adenovirus-mediated transfer of the herpes simplex virus thymidine kinase gene. Proc Natl Acad Sci USA 91: 10.732–10.736

Hamamori Y, Samal B, Tian J, Kedes L (1995) Myoblast transfer of human erythropoietin gene in a mouse model of renal failure. J Clin Invest 95: 1.808–1.813

Harsdorf R von, Schott RJ, Shen YT, Vatner SF, Mahdavi V, Nadal Ginard B (1993) Gene injection into canine myocardium as a useful model for studying gene expression in the heart of large mammals. Circ Res 72: 688–695

Harsdorf R von, Edwards JG, Shen YT, Kudej RK, Dietz R, Leinwand LA, Nadal-Ginard B, Vatner SF (1997) Identification of a cis-acting regulatory element conferring inducibility of the atrial natriuretic factor gene in acute pressure overload. J Clin Invest 100: 1.294–1.304

Herz J, Gerard RD (1993) Adenovirus-mediated transfer of low density lipoprotein receptor gene acutely accelerates cholesterol clearance in normal mice. Proc Natl Acad Sci USA 90: 2.812–2.816

Huang N, Wang DJ, Heppel LA (1989) Extracellular ATP is a mitogen for 3T3, 3T6, and A431 cells and acts synergistically with other growth factors. Proc Natl Acad Sci USA 86: 7.904–7.908

Indolfi C, Avvedimento EV, Rapacciuolo A, Di-Lorenzo E, Esposito G, Stabile E, Feliciello A, Mele E, Giuliano P, Condorelli G et al. (1995) Inhibition of cellular ras prevents smooth muscle cell proliferation after vascular injury in vivo (see comments). Nat Med 1: 541–545

Ishibashi S, Brown MS, Goldstein JL, Gerard RD, Hammer RE, Herz J (1993) Hypercholesterolemia in low density lipoprotein receptor knockout mice and its reversal by adenovirus-mediated gene delivery (see comments). J Clin Invest 92: 883–893

Isner JM, Walsh K, Symes J, Pieczek A, Takeshita S, Lowry J, Rossow S, Rosenfield K, Weir L, Brogi E et al. (1995) Arterial gene therapy for therapeutic angiogenesis in patients with peripheral artery disease (news). Circulation 91: 2.687–2.692

Isner JM, Pieczek A, Schainfeld R, Blair R, Haley L, Asahara T, Rosenfield K, Razvi S, Walsh K, Symes JF (1996a) Clinical evidence of angiogenesis after arterial gene transfer of phVEGF165 in patient with ischaemic limb. Lancet 348: 370–374

Isner JM, Walsh K, Symes J, Pieczek A, Takeshita S, Lowry J, Rosenfield K, Weir L, Brogi E, Jurayj D (1996b) Arterial gene transfer for therapeutic angiogenesis in patients with peripheral artery disease. Hum Gene Ther 7: 959–988

Jiao S, Gurevich V, Wolff JA (1993) Long-term correction of rat model of Parkinson's disease by gene therapy (see comments). Nature 362: 450–453

Johns DC, Nuss HB, Chiamvimonvat N, Ramza BM, Marban E, Lawrence JH (1995) Adenovirus-mediated expression of a voltage-gated potassium channel in vitro (rat cardiac myocytes) and in vivo (rat liver). A novel strategy for modifying excitability. J Clin Invest 96: 1.152–1.158

Kadletz M, Magometschnigg H, Minar E, Konig G, Grabenwoger M, Grimm M, Wolner E (1992) Implantation of in vitro endothelialized polytetrafluoroethylene grafts in human beings. A preliminary report. J Thorac Cardiovasc Surg 104: 736–742

Kaneda Y, Iwai K, Uchida T (1989) Increased expression of DNA cointroduced with nuclear protein in adult rat liver. Science 243: 375–378

Kartha S, Toback FG (1992) Adenine nucleotides stimulate migration in wounded cultures of kidney epithelial cells. J Clin Invest 90: 288–292

Kashyap VS, Santamarina-Fojo S, Brown DR, Parrott CL, Applebaum-Bowden D, Meyn S, Talley G, Paigen B, Maeda N, Brewer H Jr (1995) Apolipoprotein E deficiency in mice: gene replacement and prevention of atherosclerosis using adenovirus vectors. J Clin Invest 96: 1.612–1.620

Kass-Eisler A, Falck-Pedersen E, Alvira M, Rivera J, Buttrick PM, Wittenberg BA, Cipriani L, Leinwand LA (1993) Quantitative determination of adenovirus-mediated gene delivery to rat cardiac myocytes in vitro and in vivo. Proc Natl Acad Sci USA 90: 11.498–11.502

Kirshenbaum LA, MacLellan WR, Mazur W, French BA, Schneider MD (1993) Highly efficient gene transfer into adult ventricular myocytes by recombinant adenovirus. J Clin Invest 92: 381–387

Kitsis RN, Buttrick PM, McNally EM, Kaplan ML, Leinwand LA (1991) Hormonal modulation of a gene injected into rat heart in vivo. Proc Natl Acad Sci USA 88: 4.138–4.142

Klung MG, Soonpaa MH, Koh GY, Field LJ (1996) Genetically selected cardiomyocytes from differentiating embronic stem cells form stable intracardiac grafts. J Clin Invest 98: 216–224

Koch WJ, Rockman HA, Samama P, Hamilton RA, Bond RA, Milano CA, Lefkowitz RJ (1995) Cardiac function in mice overexpressing the beta-adrenergic receptor kinase or a beta ARK inhibitor. Science 268: 1.350–1.353

Koh GY, Klug MG, Soonpaa MH, Field LJ (1993) Differentiation and long-term survival of C2C12 myoblast grafts in heart (see comments). J Clin Invest 92: 1.548–1.554

Koh GY, Soonpaa MH, Klug MG, Pride HP, Cooper BJ, Zipes DP, Field LJ (1995) Stable fetal cardiomyocyte grafts in the hearts of dystrophic mice and dogs. J Clin Invest 96: 2.034–2.042

Kopfler WP, Willard M, Betz T, Willard JE, Gerard RD, Meidell RS (1994) Adenovirus-mediated transfer of a gene encoding human apolipoprotein A-I into normal mice increases circulating high-density lipoprotein cholesterol. Circulation 90: 1.319–1.327

Kozarsky KF, McKinley DR, Austin LL, Raper SE, Stratford Perricaudet LD, Wilson JM (1994) In vivo correction of low density lipoprotein receptor deficiency in the Watanabe heritable hyperlipidemic rabbit with recombinant adenoviruses. J Biol Chem 269: 13.695–13.702

Lal B, Indurti RR, Couraud PO, Goldstein GW, Laterra J (1994) Endothelial cell implantation and survival within experimental gliomas. Proc Natl Acad Sci USA 91: 9.695–9.699

Leclerc G, Gal D, Takeshita S, Nikol S, Weir L, Isner JM (1992) Percutaneous arterial gene transfer in a rabbit model. Efficiency in normal and balloon-dilated atherosclerotic arteries. J Clin Invest 90: 936–944

Lee SW, Trapnell BC, Rade JJ, Virmani R, Dichek DA (1993) In vivo adenoviral vector-mediated gene transfer into balloon-injured rat carotid arteries. Circ Res 73: 797–807

Lee J, Laks H, Drinkwater DC, Blitz A, Lam L, Shiraishi Y, Chang P, Drake TA, Ardehali A (1996) Cardiac gene transfer by intracoronary infusion of adenovirus vector-mediated reporter gene in the transplanted mouse heart. J Thorac Cardiovasc Surg 111: 246–252

Lemarchand P, Jaffe HA, Danel C, Cid MC, Kleinman HK, Stratford Perricaudet LD, Perricaudet M, Pavirani A, Lecocq JP, Crystal RG (1992) Adenovirus-mediated transfer of a recombinant human alpha 1-antitrypsin cDNA to human endothelial cells. Proc Natl Acad Sci USA 89: 6.482–6.486

Lemarchand P, Jones M, Yamada I, Crystal RG (1993) In vivo gene transfer and expression in normal uninjured blood vessels using replication-deficient recombinant adenovirus vectors. Circ Res 72: 1.132–1.138

Leyen HE von der, Gibbons GH, Morishita R, Lewis NP, Zhang L, Nakajima M, Kaneda Y, Cooke JP, Dzau VJ (1995) Gene therapy inhibiting neointimal vascular lesion: in vivo transfer of endothelial cell nitric oxide synthase gene. Proc Natl Acad Sci USA 92: 1.137–1.141

Li RK, Mickle DA, Weisel RD, Zhang J, Mohabeer MK (1996) In vivo survival and function of transplanted rat cardiomyocytes. Circ Res 78: 283–288

Lim CS, Chapman GD, Gammon RS, Muhlestein JB, Bauman RP, Stack RS, Swain JL (1991) Direct in vivo gene transfer into the coronary and peripheral vasculatures of the intact dog (see comments). Circulation 83: 2.007–2.011

Lin H, Parmacek MS, Morle G, Bolling S, Leiden JM (1990) Expression of recombinant genes in myocardium in vivo after direct injection of DNA. Circulation 82: 2.217–2.221

Lindemann A, Rosenthal FM, Hase S, Markmeyer P, Mertelsmann R (1995) Guidelines for the design and implementation of clinical studies in somatic cell therapy and gene therapy. The German working group for gene therapy. J Mol Med 73: 207–211

Losordo DW, Pickering JG, Takeshita S, Leclerc G, Gal D, Weir L, Kearney M, Jekanowski J, Isner JM (1994) Use of the rabbit ear artery to serially assess foreign protein secretion after site-specific arterial gene transfer in vivo. Evidence that anatomic identification of successful gene transfer may underestimate the potential magnitude of transgene expression. Circulation 89: 785–792

Mann MJ, Gibbons GH, Kernoff RS, Diet FP, Tsao PS, Cooke JP, Kaneda Y, Dzau VJ (1995) Genetic engineering of vein grafts resistant to atherosclerosis. Proc Natl Acad Sci USA 92: 4.502–4.506

Mendell JR, Kissel JT, Amato AA, King W, Signore L, Prior TW, Sahenk Z, Benson S, McAndrew PE, Rice R et al. (1995) Myoblast transfer in the treatment of Duchenne's muscular dystrophy (see comments). N Engl J Med 333: 832–838

Mesri EA, Federoff HJ, Brownlee M (1995) Expression of vascular endothelial growth factor from a defective herpes simplex virus type 1 amplicon vector induces angiogenesis in mice. Circ Res 76: 161–167

Messina LM, Podrazik RM, Whitehill TA, Ekhterae D, Brothers TE, Wilson JM, Burkel WE, Stanley JC (1992) Adhesion and incorporation of lacZ-transduced endothelial cells into the intact capillary wall in the rat. Proc Natl Acad Sci USA 89: 12.018–12.022

Milano CA, Allen LF, Rockman HA, Dolber PC, McMinn TR, Chien KR, Johnson TD, Bond RA, Lefkowitz RJ (1994) Enhanced myocardial function in transgenic mice overexpressing the beta 2-adrenergic receptor (see comments). Science 264: 582–586

Miller DG, Adam MA, Miller AD (1990) Gene transfer by retrovirus vectors occurs only in cells that are actively replicating at the time of infection (published erratum appears in Mol Cell Biol 1992 12: 433). Mol Cell Biol 10: 4.239–4.242

Molkentin JD, Markham BE (1994) An M-CAT binding factor and an RSRF-related A-rich binding factor positively regulate expression of the alpha-cardiac myosin heavy-chain gene in vivo. Mol Cell Biol 14: 5.056–5.065

Morishita R, Gibbons GH, Ellison KE, Nakajima M, Zhang L, Kaneda Y, Ogihara T, Dzau VJ (1993a) Single intra-

luminal delivery of antisense cdc2 kinase and proliferating-cell nuclear antigen oligonucleotides results in chronic inhibition of neointimal hyperplasia. Proc Natl Acad Sci USA 90: 8.474–8.478

Morishita R, Gibbons GH, Kaneda Y, Ogihara T, Dzau VJ (1993b) Novel and effective gene transfer technique for study of vascular renin angiotensin system. J Clin Invest 91: 2.580–2.585

Morishita R, Gibbons GH, Kaneda Y, Ogihara T, Dzau VJ (1993c) Novel in vitro gene transfer method for study of local modulators in vascular smooth muscle cells. Hypertension 21: 894–899

Morishita R, Gibbons GH, Ellison KE, Lee W, Zhang L, Yu H, Kaneda Y, Ogihara T, Dzau VJ (1994a) Evidence for direct local effect of angiotensin in vascular hypertrophy. In vivo gene transfer of angiotensin converting enzyme. J Clin Invest 94: 978–984

Morishita R, Gibbons GH, Ellison KE, Nakajima M, Leyen H von der, Zhang L, Kaneda Y, Ogihara T, Dzau VJ (1994b) Intimal hyperplasia after vascular injury is inhibited by antisense cdk 2 kinase oligonucleotides. J Clin Invest 93: 1.458–1.464

Morishita R, Gibbons GH, Horiuchi M, Ellison KE, Nakama M, Zhang L, Kaneda Y, Ogihara T, Dzau VJ (1995) A gene therapy strategy using a transcription factor decoy of the E2F binding site inhibits smooth muscle proliferation in vivo. Proc Natl Acad Sci USA 92: 5.855–5.859

Muhlhauser J, Merrill MJ, Pili R, Maeda H, Bacic M, Bewig B, Passaniti A, Edwards NA, Crystal RG, Capogrossi MC (1995a) VEGF165 expressed by a replication-deficient recombinant adenovirus vector induces angiogenesis in vivo. Circ Res 77: 1.077–1.086

Muhlhauser J, Pili R, Merrill MJ, Maeda H, Passaniti A, Crystal RG, Capogrossi MC (1995b) In vivo angiogenesis induced by recombinant adenovirus vectors coding either for secreted or nonsecreted forms of acidic fibroblast growth factor. Hum Gene Ther 6: 1.457–1.465

Muhlhauser J, Jones M, Yamada I, Cirielli C, Lemarchand P, Gloe TR, Bewig B, Signoretti S, Crystal RG, Capogrossi MC (1996) Safety and efficacy of in vivo gene transfer into the porcine heart with replication-deficient, recombinant adenovirus vectors. Gene Ther 3: 145–153

Muller DW, Gordon D, San H, Yang Z, Pompili VJ, Nabel GJ, Nabel EG (1994) Catheter-mediated pulmonary vascular gene transfer and expression. Circ Res 75: 1.039–1.049

Nabel EG, Plautz G, Boyce FM, Stanley JC, Nabel GJ (1989) Recombinant gene expression in vivo within endothelial cells of the arterial wall. Science 244: 1.342–1.344

Nabel EG, Plautz G, Nabel GJ (1990) Site-specific gene expression in vivo by direct gene transfer into the arterial wall. Science 249: 1.285–1.288

Nabel EG, Gordon D, Yang ZY, Xu L, San H, Plautz GE, Wu BY, Gao X, Huang L, Nabel GJ (1992a) Gene transfer in vivo with DNA-liposome complexes: lack of autoimmunity and gonadal localization. Hum Gene Ther 3: 649–656

Nabel EG, Plautz G, Nabel GJ (1992b) Transduction of a foreign histocompatibility gene into the arterial wall induces vasculitis. Proc Natl Acad Sci USA 89: 5.157–5.161

Nabel EG, Yang Z, Liptay S, San H, Gordon D, Haudenschild CC, Nabel GJ (1993a) Recombinant platelet-derived growth factor B gene expression in porcine arteries induce intimal hyperplasia in vivo. J Clin Invest 91: 1.822–1.829

Nabel EG, Yang ZY, Plautz G, Forough R, Zhan X, Haudenschild CC, Maciag T, Nabel GJ (1993b) Recombinant fibroblast growth factor-1 promotes intimal hyperplasia and angiogenesis in arteries in vivo. Nature 362: 844–846

Neckers L, Whitesell L, Rosolen A, Geselowitz DA (1992) Antisense inhibition of oncogene expression. Crit Rev Oncog 3: 175–231

Newman KD, Dunn PF, Owens JW, Schulick AH, Virmani R, Sukhova G, Libby P, Dichek DA (1995) Adenovirus-mediated gene transfer into normal rabbit arteries results in prolonged vascular cell activation, inflammation, and neointimal hyperplasia. J Clin Invest 96: 2.955–2.965

Ohno T, Gordon D, San H, Pompili VJ, Imperiale MJ, Nabel GJ, Nabel EG (1994) Gene therapy for vascular smooth muscle cell proliferation after arterial injury (see comments). Science 265: 781–784

Ojamaa K, Klein I (1991) Thyroid hormone regulation of alpha-myosin heavy chain promoter activity assessed by in vivo DNA transfer in rat heart. Biochem Biophys Res Commun 179: 1.269–1.275

Ojamaa K, Petrie JF, Balkman C, Hong C, Klein I (1994) Posttranscriptional modification of myosin heavy-chain gene expression in the hypertrophied rat myocardium. Proc Natl Acad Sci USA 91: 3.468–3.472

Pickering JG, Isner JM, Ford CM, Weir L, Lazarovits A, Rocnik EF, Chow LH (1996) Processing of chimeric antisense oligonucleotides by human vascular smooth muscle cells and human atherosclerotic plaque. Implications for antisense therapy of restenosis after angioplasty. Circulation 93: 772–780

Plautz G, Nabel EG, Nabel GJ (1991) Introduction of vascular smooth muscle cells expressing recombinant genes in vivo. Circulation 83: 578–583

Pollman MJ, Yamada T, Horiuchi M, Gibbons GH (1996) Vasoactive substances regulate vascular smooth muscle cell apoptosis. Countervailing influences of nitric oxide and angiotensin II. Circ Res 79: 748–756

Qin L, Chavin KD, Ding Y, Favaro JP, Woodward JE, Lin J, Tahara H, Robbins P, Shaked A, Ho DY et al. (1995) Multiple vectors effectively achieve gene transfer in a murine cardiac transplantation model. Immunosuppression with TGF-beta 1 or vIl-10. Transplantation 59: 809–816

RAC (1990) The revised „Points to Consider" document. Hum Gene Ther 1: 93–103

Rade JJ, Schulick AH, Virmani R, Dichek DA (1996) Local adenoviral-mediated expression of recombinant hirudin reduces neointima formation after arterial injury. Nat Med 2: 293–298

Rando TA, Blau HM (1994) Primary mouse myoblast purification, characterization, and transplantation for cell-mediated gene therapy. J Cell Biol 125: 1.275–1.287

Riessen R, Rahimizadeh H, Blessing E, Takeshita S, Barry JJ, Isner JM (1993) Arterial gene transfer using pure DNA applied directly to a hydrogel-coated angioplasty balloon. Hum Gene Ther 4: 749–758

Rome JJ, Shayani V, Flugelman MY, Newman KD, Farb A, Virmani R, Dichek DA (1994a) Anatomic barriers influence the distribution of in vivo gene transfer into the arterial wall. Modeling with microscopic tracer particles and verification with a recombinant adenoviral vector. Arterioscler Thromb Vasc Biol 14: 148–161

Rome JJ, Shayani V, Newman KD, Farrell S, Lee SW, Virmani R, Dichek DA (1994b) Adenoviral vector-mediated gene transfer into sheep arteries using a double-balloon catheter. Hum Gene Ther 5: 1.249–1.258

San H, Yang ZY, Pompili VJ, Jaffe ML, Plautz GE, Xu L, Felgner JH, Wheeler CJ, Felgner PL, Gao X et al. (1993) Safety and short-term toxicity of a novel cationic lipid formulation for human gene therapy. Hum Gene Ther 4: 781–788

Sawa Y, Suzuki K, Bai H Z, Shirakura R, Morishita R, Kaneda Y, Matsuda H (1995) Efficiency of in vivo gene transfection into transplanted rat heart by coronary infusion of HVJ liposome. Circulation 92: II 479–482

Schachtner SK, Rome JJ, Hoyt RF Jr, Newman KD, Virmani R, Dichek DA (1995) In vivo adenovirus-mediated gene transfer via the pulmonary artery of rats. Circ Res 76: 701–709

Schulick AH, Dong G, Newman KD, Virmani R, Dichek DA (1995a) Endothelium-specific in vivo gene transfer. Circ Res 77: 475–485

Schulick AH, Newman KD, Virmani R, Dichek DA (1995b) In vivo gene transfer into injured carotid arteries. Optimization and evaluation of acute toxicity. Circulation 91: 2.407–2.414

Shi Y, Hutchinson HG, Hall DJ, Zalewski A (1993) Downregulation of c-myc expression by antisense oligonucleotides inhibits proliferation of human smooth muscle cells (see comments). Circulation 88: 1.190–1.195

Shi Y, Fard A, Galeo A, Hutchinson HG, Vermani P, Dodge GR, Hall DJ, Shaheen F, Zalewski A (1994) Transcatheter delivery of c-myc antisense oligomers reduces neointimal formation in a porcine model of coronary artery balloon injury. Circulation 90: 944–951

Simons M, Rosenberg RD (1992) Antisense nonmuscle myosin heavy chain and c-myb oligonucleotides suppress smooth muscle cell proliferation in vitro. Circ Res 70: 835–843

Simons M, Edelman ER, DeKeyser JL, Langer R, Rosenberg RD (1992) Antisense c-myb oligonucleotides inhibit intimal arterial smooth muscle cell accumulation in vivo. Nature 359: 67–70

Simons M, Edelman ER, Rosenberg RD (1994) Antisense proliferating cell nuclear antigen oligonucleotides inhibit intimal hyperplasia in a rat carotid artery injury model. J Clin Invest 93: 2.351–2.356

Soonpaa MH, Koh GY, Klug MG, Field LJ (1994) Formation of nascent intercalated disks between grafted fetal cardiomyocytes and host myocardium (see comments). Science 264: 98–101

Steg PG, Feldman LJ, Scoazec JY, Tahlil O, Barry JJ, Boulechfar S, Ragot T, Isner JM, Perricaudet M (1994) Arterial gene transfer to rabbit endothelial and smooth muscle cells using percutaneous delivery of an adenoviral vector. Circulation 90: 1.648–1.656

Takeshita S, Gal D, Leclerc G, Pickering JG, Riessen R, Weir L, Isner JM (1994) Increased gene expression after liposome-mediated arterial gene transfer associated with intimal smooth muscle cell proliferation. In vitro and in vivo findings in a rabbit model of vascular injury. J Clin Invest 93: 652–661

Takeshita S, Tsurumi Y, Couffinahl T, Asahara T, Bauters C, Symes J, Ferrara N, Isner JM (1996) Gene transfer of naked DNA encoding for three isoforms of vascular endothelial growth factor stimulates collateral development in vivo. Lab Invest 75: 487–501

Tam SK, Gu W, Nadal-Ginard B (1995) Molecular cardiomyoplasty: potential cardiac gene therapy for chronic heart failure. J Thorac Cardiovasc Surg 109: 918–923

Villa AE, Guzman LA, Poptic EJ, Labhasetwar V, D'Souza S, Farrell CL, Plow EF, Levy RJ, DiCorleto PE, Topol EJ (1995) Effects of antisense c-myb oligonucleotides on vascular smooth muscle cell proliferation and response to vessel wall injury. Circ Res 76: 505–513

Wang DJ, Huang NN, Heppel LA (1990) Extracellular ATP shows synergistic enhancement of DNA synthesis when combined with agents that are active in wound healing or as neurotransmitters. Biochem Biophys Res Commun 166: 251–258

Wang J, Jiao S, Wolff JA, Knechtle SJ (1992) Gene transfer and expression in rat cardiac transplants. Transplantation 53: 703–705

Willard JE, Landau C, Glamann DB, Burns D, Jessen ME, Pirwitz MJ, Gerard RD, Meidell RS (1994) Genetic modification of the vessel wall. Comparison of surgical and catheter-based techniques for delivery of recombinant adenovirus. Circulation 89: 2.190–2.197

Wilson JM, Birinyi LK, Salomon RN, Libby P, Callow AD, Mulligan RC (1989) Implantation of vascular grafts lined with genetically modified endothelial cells. Science 244: 1.344–1.346

Wilson JM, Chowdhury NR, Grossman M, Wajsman R, Epstein A, Mulligan RC, Chowdhury JR (1990) Temporary amelioration of hyperlipidemia in low density lipoprotein receptor-deficient rabbits transplanted with genetically modified hepatocytes. Proc Natl Acad Sci USA 87: 8.437–8.441

Wilson JM, Grossman M, Raper SE, Baker JR Jr, Newton RS, Thoene JG (1992) Ex vivo gene therapy of familial hypercholesterolemia. Hum Gene Ther 3: 179–222

Wolff JA, Malone RW, Williams P, Chong W, Acsadi G, Jani A, Felgner PL (1990) Direct gene transfer into mouse muscle in vivo. Science 247: 1.465–1.468

Woolf TM, Melton DA, Jennings CG (1992) Specificity of antisense oligonucleotides in vivo. Proc Natl Acad Sci USA 89: 7.305–7.309

Yang Y, Nunes FA, Berencsi K, Gonczol E, Engelhardt JF, Wilson JM (1994) Inactivation of E2a in recombinant adenoviruses improves the prospect for gene therapy in cystic fibrosis. Nat Genet 7: 362–369

Yang ZY, Simari RD, Perkins N D, San H, Gordon D, Nabel GJ, Nabel EG (1996) Role of the p21 cyclin-dependent kinase inhibitor in limiting intimal cell proliferation in response to arterial injury. Proc Natl Acad Sci USA 93: 7.905–7.910

Yao A, Wang DH (1995) Heterogeneity of adenovirus-mediated gene transfer in cultured thoracic aorta and renal artery of rats. Hypertension 26: 1.046–1.050

Zabner J, Fasbender AJ, Moninger T, Poellinger KA, Welsh MJ (1995) Cellular and molecular barriers to gene transfer by a cationic lipid. J Biol Chem 270: 18.997–19.007

1.3 Kardiomyopathien – genetische Ursachen und Pathogenese

Hans-Peter Vosberg und Werner Haberbosch

Inhaltsverzeichnis

1.3.1 Einleitung

Als Kardiomyopathien werden Krankheiten des Herzmuskels bezeichnet, die zu einer Beeinträchtigung der systolischen und/oder diastolischen Funktion der Herzkammern führen. Dabei werden am Herzen zugleich auffällige Strukturveränderungen gesehen, die für die einzelnen Formen der Kardiomyopathie charakteristisch sind. Zeichen der Veränderung sind – je nach Art der Krankheit – Hypertrophie der Herzmuskulatur, Atrophie des Myokards mit Ersatz durch Binde- und Fettgewebe, Dilatation der Kammern mit oder ohne Hypertrophie der Myozyten oder Fibrosierung des Gewebes. Histologische Zeichen sind u. a. die unregelmäßige Anordnung von Myozyten und Verdickungen der Wände kleiner Arterien. Typische funktionelle Änderungen betreffen, wiederum je nach Grundkrankheit unterschiedlich, die Kontraktion mit eingeschränkter Pumpfunktion, die Relaxation und das Füllungsverhalten der Kammern sowie die

Handbuch der molekularen Medizin, Band 3
Herz-Kreislauf-Erkrankungen
D. Ganten/K. Ruckpaul (Hrsg.)
© Springer-Verlag Berlin Heidelberg 1998

Tabelle 1.3.1. Eigenschaften der primär-myokardialen Kardiomyopathien, nach WHO [Richardson et al. 1996]

Bezeichnung	Klinische Aspekte	Morphologie	Dysfunktion	Ätiologie
HCM	Beginn und Schweregrad variabel, langsame Progression, erhöhtes Risiko des plötzlichen Herztods	Meist asymmetrische Septumhypertrophie, zytologisch Disarray und Fibrosierung des Myokards	Störung der Relaxation, intraventrikuläre Druckgradienten bei Obstruktion der Ausflußbahn	Autosomal-dominante Vererbung, Mutationen in Muskelkontraktionsgenen, heterogene Ursachen
DCM	Präsentation meist im Stadium fortgeschrittener Insuffizienz, rasche Progression, nicht selten Indikation zur Transplantation	Dilatation eines oder beider Ventrikel, im Endstadium Hypertrophie	Systolische Dysfunktion, Rhythmusstörungen häufig	Heterogene Ursachen: Virusinfektionen, oft Beteiligung des Immunsystems, erbliche Defekte, autosomal-dominant oder X-chromosomal
RCM	Variable Symptome, verschiedene Grade der Insuffizienz, Symptome oft wie bei konstriktiver Perikarditis	Unspezifische Zeichen: eosinophile Infiltrate, Fibrosierung des Endokards mit Penetration in das Myokard	Elastizitätsverlust mit Störung der Kammerfüllung, Systole meist normal	In der Regel sporadisch, sehr selten erblich; oft sekundär bei Amyloidose, Fibroelastose etc.
ARVC	Variable Symptome, Belastung und Dysfunktion des rechten Ventrikels vorherrschend, erhöhtes Risiko des plötzlichen Herztods	Substanzverlust des rechtsventrikulären Myokards, Substitution durch Binde- und Fettgewebe	De- und Repolarisationsstörungen, Arrhythmien	Vermutlich meist erblich, autosomal-dominant, heterogene Ursachen wahrscheinlich

Erregungsausbreitung, die oft gestört ist, zuweilen bis hin zum Kammerflimmern. Fast alle Formen der Kardiomyopathie gehen mit einem erhöhten Risiko für einen plötzlichen Herztod einher.

Kardiomyopathien sind eine heterogene Klasse von Herzkrankheiten. Nach einer im Auftrag der WHO unlängst aktualisierten Definition werden 2 Hauptgruppen unterschieden [Richardson et al. 1996]:

Die 1. Gruppe bildet einen Kernbereich von 4 primär myokardialen Krankheiten. Diesen ist nach den mehr oder weniger stringenten Definitionen gemeinsam, daß sie nicht durch pathologische Prozesse erklärbar sind, die von außen auf den Herzmuskel und seine Funktion einwirken. Vielmehr entstehen diese Krankheiten aus dem Myokard heraus. Sie werden deshalb auch als primäre myokardiale Krankheiten bezeichnet. Bei diesen 4 Krankheiten handelt es sich um die *hypertrophische*, die *dilatative*, die *restriktive* und die *arrhythmogene rechtsventrikuläre Kardiomyopathie*. Die Begründung für diese Einteilung beruht in großem Umfang auf den Ergebnissen der langjährigen Arbeiten von J. Goodwin (London) auf diesem Gebiet [Goodwin 1970, 1982]. Die Schlußfolgerungen von Goodwin waren bereits früher Anlaß zu einer Klassifizierung durch die WHO [WHO/ISFC 1980]. Die arrhythmogene rechtsventrikuläre Kardiomyopathie [Thiene et al. 1997] wurde allerdings erst

jetzt in die Liste der klassischen Kardiomyopathien aufgenommen. Für die 4 Krankheiten werden folgende Abkürzungen benutzt: HCM (hypertrophische Kardiomyopathie), DCM (dilatative Kardiomyopathie), RCM (restriktive Kardiomyopathie) und ARVC (arrhythmogene rechtsventrikuläre Kardiomyopathie). Eine Übersicht über die wichtigsten Aspekte dieser 4 Krankheiten gibt Tabelle 1.3.1.

In der 2. Hauptgruppe des WHO-Schemas sind Herzmuskelerkrankungen enthalten, die nicht als primär myokardiale Prozesse verstanden werden. Sie werden deshalb als spezifische Kardiomyopathien bezeichnet. Diese Formen der sekundären Herzmuskelerkrankungen (die eine große praktische Bedeutung haben) werden hier nur an wenigen Beispielen diskutiert.

Kardiomyopathien sind schon lange bekannt. Sehr frühe Berichte (aus Frankreich) können bis in die 60er Jahre des 19. Jahrhunderts zurückverfolgt werden [Hallopeau 1869, Liouville 1869]. Einzelne Fälle von untypischen Herzkrankheiten sowie Autopsieberichte über unerklärliche Herzmuskelhypertrophien wurden danach gelegentlich mitgeteilt (z. B. Krehl [1895], Schmincke [1906]). Eine gezielte Aufmerksamkeit fanden die Kardiomyopathien aber erst viel später im Anschluß an eine Veröffentlichung des britischen Pathologen D. Teare [Teare 1958], derzufolge bei 9 Jugendlichen oder jungen Erwachsenen, die an einem plötzlichen Herztod ohne äußere Ursache gestorben waren, eine asymmetrische Hypertrophie des linken Ventrikels nachgewiesen wurde. Drei dieser Personen waren miteinander verwandt. (Es wurde erst lange danach ermittelt, daß die Krankheit in der betroffenen Familie mit einer Veränderung im kardialen β-Myosin-Gen assoziiert war [Watkins et al. 1992a]; Mutationen in diesem Gen gehören zu den häufigsten Ursachen der hypertrophischen Kardiomyopathie.)

Die am besten untersuchten Formen aus der Gruppe der primären Krankheiten sind die HCM und die DCM. Sie sind zugleich die häufigsten Kardiomyopathien. Mit ihren Symptomen, ihren jeweils charakteristischen Veränderungen am Herzen, ferner mit ihren Verläufen und ihren spezifischen Risiken sind sie gegeneinander gut abgrenzbar. Gleichzeitig sind sie aber auch in sich heterogen. Das gilt sowohl für die Ursachen als auch für die strukturellen und funktionellen Beeinträchtigungen des Herzens und für die klinischen Konsequenzen, die sich daraus ergeben (Symptome, Verläufe, Schweregrade, etc.).

Überwiegend ist die HCM eine dominant vererbte Krankheit. Sporadische Fälle sind bekannt. Vermutlich handelt es sich dabei meist um die Folgen von Neumutationen. Krankheitsrelevante Mutationen wurden bisher in 7 verschiedenen Genen nachgewiesen. All diese Gene kodieren für Proteine, die in Herzmuskelzellen am Elementarprozeß der Kontraktion oder an ihrer Kontrolle beteiligt sind. Daher wurde vorgeschlagen, die HCM als eine Krankheit des kardialen Sarkomers zu definieren [Thierfelder et al. 1994].

Für die DCM sind Ursachen verschiedener Art verantwortlich. In etwa 20–25% der Fälle sind es – mit 1(rezessiven) Ausnahme – dominante Mutationen in nicht bekannten Genen. Häufiger tritt die dilatative Kardiomyopathie im Zusammenhang mit einem multifaktoriellen „Gemisch" verschiedener pathologischer Einflüsse auf. Zu diesen gehören Virusinfektionen, Herzmuskelentzündungen, immunologische Reaktionen oder toxische Wirkungen, die alle zu klinisch ähnlichen Endzuständen führen können. Es ist denkbar, daß zu den letzteren Komponenten auch erbliche Faktoren gehören, die aber im Unterschied zu den klassischen dominanten Genen nur indirekt und gelegentlich (als genetische Polymorphismen?) zur Manifestation der Dilatation und ihrer Folgen beitragen.

Die restriktive Kardiomyopathie wird seit Beginn der entsprechenden klinischen Forschung auf diesem Gebiet der Kerngruppe der Kardiomyopa-

thien zugerechnet [WHO/ISFC 1980]. Als eine eigene, primär myokardiale Erkrankung ist sie aber wahrscheinlich extrem selten. Da restriktives Füllungsverhalten der Kammern meist die Folge von Prozessen ist, die nicht im Myokard beginnen, dieses aber im Zug der Pathogenese verändern, wird die restriktive Kardiomyopathie hier als eine Form der sekundären Kardiomyopathie behandelt.

In diesem Beitrag werden v. a. die genetischen Ursachen sowie, in geringerem Umfang, die noch nicht gut verstandene Pathogenese der Kardiomyopathien erörtert. Ferner werden am Ende diagnostische u. a. Anwendungen diskutiert, die sich aus den neuen Kenntnissen ergeben. Bevorzugt wird dabei die HCM berücksichtigt. Klinische Gesichtspunkte sind eingeschlossen, aber ihre ausführliche Erörterung geht über den verfügbaren Rahmen hinaus. Für weiterführende Darstellungen der Klinik wird auf aktuelle Handbücher der Kardiologie verwiesen [Braunwald 1996, Erdmann u. Riecker 1996, Julian et al. 1996] sowie auf eine Reihe von Review-Artikeln, die einerseits überwiegend die Klinik (einschließlich der Therapie) und andererseits die neuen Ergebnisse der Genetik berücksichtigen. Einige von diesen Artikeln sind älteren Datums, aber nach wie vor instruktiv [Dec u. Fuster 1994, Keren u. Popp 1992, Maron et al. 1987, Spirito et al. 1997, Vosberg u. McKenna 1996, Watkins et al. 1995b].

1.3.2 HCM: Klinische Aspekte und Diagnose
(Tabelle 1.3.2)

Da es sich bei der hypertrophischen Kardiomyopathie um eine primär myokardiale Erkrankung handelt, ist ein wichtiger Gesichtspunkt der Ausschluß von nichtmyokardialen Grundkrankheiten, die zu einer sekundären Hypertrophie führen können. Dazu gehören Druck- und Volumenbelastungen des Herzens, wie sie im Zusammenhang mit Klappenfehlern, Shunt-Vitien, Aortenisthmusstenosen oder auch bei arterieller Hypertonie auftreten. Ferner können systemische, erbliche Erkrankungen (Glykogen- u. a. Speicherkrankheiten) zu einer Myokardhypertrophie führen. Wenn nichtmyokardiale Ursachen ausgeschlossen werden können, ist der Verdacht auf eine hypertrophische Kardiomyopathie begründet.

Tabelle 1.3.2. Klinische Eigenschaften der HCM (MIM 192.600), *MIM* Kodenummer in Mendelian inheritance in man [McKusick 1996]; *HCM* hypertrophische Kardiomyopathie, *SAM* abnorme Beweglichkeit des vorderen Mitralsegels (systolic anterior motion)

Klinische Präsentation	Variabler Beginn der Krankheit, variable Schweregrade, nicht selten asymptomatische Träger der Anlage, plötzlicher Herztod überdurchschnittlich häufig
Diagnose	Berücksichtigung der Symptome, der Familienanamnese, wichtige Kriterien: echokardiographische und EKG-Veränderungen
Pathologie	Asymmetrische Hypertrophie, Desorganisation des Gewebes (disarray), interstitielle Fibrosen, Wandverdickungen der intramuralen kleinen Arterien
Pathophysiologie	Systolische Hyperkontraktilität, diastolische Dysfunktion (mit Relaxationsstörung), Obstruktion der Ausflußbahn, Arrhythmien, u. U. Kammerflimmern, pathologische Beweglichkeit der Mitralklappe (SAM)
Pathogenese	Ischämie, Gefahr der Embolie, Störungen des Kontraktionsablaufs, Details noch weitgehend unbekannt
Prognose	Variabel, häufig langsame Progression, oft gutartiger Verlauf, Risiko des plötzlichen Herztods bei einer Subpopulation der Genträger

1.3.2.1 Vorgeschichte, Symptome und äußerliche Untersuchung

Die Familienanamnese kann wichtige Hinweise auf das Vorliegen einer HCM ergeben, insbesondere, wenn Verwandte 1. Grads betroffen sind. Nicht immer geht die Erkrankung mit manifesten Symptomen einher. Deshalb kann die Beurteilung des Krankheitszustands schwierig sein. Das gilt insbesondere bei der Untersuchung von Kindern aus Familien mit bekannter genetischer Belastung. Oft entsteht die myokardiale Hypertrophie erst mit den Wachstumsschüben in der Pubertät. In Fällen, in denen eine HCM vermutet wird oder ausgeschlossen werden soll, sind deshalb Folgeuntersuchungen angezeigt.

Symptome, die auf eine HCM hinweisen, sind Dyspnoe, pektanginöse Beschwerden, eingeschränkte körperliche Belastbarkeit, Palpitationen (Herzklopfen und Herzrasen), Schwindelzustände und selten Synkopen. Patienten mit einer nichtobstruktiven HCM sind bei der körperlichen Untersuchung nur in Ausnahmefällen auffällig, z. B. mit einem hebenden Herzspitzenstoß oder einem 4. Herzton. Dagegen sind krankhafte Untersuchungsbefunde bei Patienten mit einer obstruktiven HCM häufig anzutreffen. Ein sprunghafter Puls im Bereich der Karotisarterien deutet auf ein schnelles, kraftvolles Entleeren der linken Kammer hin (Hyperkontraktilität des Herzmuskels). Bei Kindern und Jugendlichen ist dieses Zeichen aber eher als normal zu betrachten. Bei älteren Personen kann es auch auf eine bestehende Arteriosklerose hinweisen. Ein jugularer Venenpuls kann Ausdruck einer hypertrophierten und mangelhaft gefüllten rechten Herzkammer sein.

Ein lauter 4. Herzton bei der Auskultation oder eine palpierbare Vorhofkontraktion sind Zeichen für eine verstärkte Kontraktion des linken Vorhofs, der u. U. eine aktive Rolle bei der Füllung der in ihrer Relaxation behinderten linken Kammer übernehmen muß.

Das auffälligste Auskultationszeichen einer HCM ist ein systolisches Geräusch („ejection murmur") bei jenen Patienten (etwa 20%), bei denen ein Druckgradient in der Ausflußbahn des linken Ventrikels besteht. Die Intensität dieses Geräuschs ist abhängig vom Kammervolumen. Es wird bei einem verminderten Volumen stärker und bei einem erhöhten schwächer, was im Valsalva-Versuch oder durch die Gabe von Phenylephrin getestet werden kann. Die meisten Patienten, die einen linksventrikulären Druckgradienten aufweisen, haben außerdem Zeichen einer Mitralinsuffizienz. Diese ist oft schwer zu auskultieren, aber in Zweifelsfällen echokardiographisch nachweisbar.

Wie oben angeführt, können Schwierigkeiten bei der Erhebung des Krankheitszustands, z. B. bei der Untersuchung von genetisch vorbelasteten Kindern, auftreten. Wenn es jedoch nach Abschluß des Körperwachstums keine Zeichen gibt, die auf eine HCM hindeuten, ist diese eher unwahrscheinlich. Spezielle diagnostische Probleme treten ferner bei Sportlern, bei älteren Personen und bei Patienten mit einer Hochdruckkrankheit, selbst wenn diese nur mäßig ausgeprägt ist, auf. Bei Sportlern ist die Hypertrophie eine reversible Anpassungsreaktion an den erhöhten Sauerstoffbedarf des Körpers, bei älteren Menschen ist sie in gewissem Umfang normal, und bei der Hochdruckkrankheit kann sie als ein sekundäres Krankheitszeichen auftreten. In solchen Fällen kann die Frage entstehen, ob eine kardiale Hypertrophie primär oder sekundär ist, ob es sich um 1 Krankheit handelt oder um 2.

Für weiterführende Darstellungen wird auf Handbücher der Kardiologie und klinische Übersichtsartikel verwiesen [Braunwald 1996, Erdmann u. Riecker 1996, Keren u. Popp 1992, Maron et al. 1987, McKenna 1995].

1.3.2.2 Echokardiographie

Diese Standardmethode zur Sicherung der Diagnose HCM wurde vor etwa 30 Jahren eingeführt. Sie ermöglicht die Quantifizierung der myokardialen Hypertrophie, eine Einschätzung der myokardialen Funktionsstörung und gleichzeitig die Messung von Druckgradienten, wie sie bei der hypertrophischen Kardiomyopathie gesehen werden (zur Einführung in die Methode s. Feigenbaum [1996]). Die Echokardiographie eignet sich sowohl zur Primärdiagnostik als auch zur Verlaufsbeobachtung der HCM. Sie ist als eine in jeder kardiologischen Praxis verfügbare Technik für den Patienten nicht belastend. Invasive Kathetermethoden wurden durch die Echokardiographie in erheblichem Umfang ersetzt. In ein- und zweidimensionaler Darstellung werden die Hypertrophie des Myokards lokalisiert und ihr Ausmaß bestimmt. Sie betrifft meist den linken Ventrikel stärker als den rechten. Eine isolierte Hypertrophie des rechten Ventrikels ist äußerst selten. Die Veränderungen können die Ventrikelmuskulatur gleichmäßig (symmetrisch) oder auch nur regional (asymmetrisch) betreffen.

Am häufigsten ist das basale Septum, die Scheidewand zwischen den Herzkammern, hypertrophiert. Im Vorderwandbereich wird die Veränderung manchmal, im Hinterwandbereich selten gesehen. Gelegentlich ist nur der distale Bereich vergrößert, wie bevorzugt aus Japan berichtet wird [Yamaguchi et al. 1979]. Die HCM-Diagnose ist positiv, wenn Wanddickenmessungen erhalten werden, die mit mindestens 2 Standardabweichungen über jenen Werten liegen, die unter Berücksichtigung von Alter, Geschlecht und Körpergröße als typisch gelten [Maron et al. 1987]. Bei einem Erwachsenen normaler Größe werden Septum- oder Wandsegmente, die mindestens 12 mm dick sind, als diagnostisch relevanter Indikator für das Vorliegen einer hypertrophischen Kardiomyopathie angesehen [für weitere Differenzierung siehe McKenna et al. 1997].

Die HCM kann mit einem erhöhten intraventrikulären Druck gekoppelt sein, und zwar dann, wenn die Hypertrophie zu einer Obstruktion der Ausflußbahn in der linken Kammer führt. Die während der Systole entstehenden Druckgradienten können mit der Dopplerechokardiographie quantifiziert werden. Der Gradient berechnet sich dabei aus der jeweils gemessenen Beschleunigung der Blutströmungsgeschwindigkeit. Druckgradienten >30 mmHg sind gewöhnlich mit einer pathologischen Beweglichkeit der vorderen Mitralklappe assoziiert. Dieses Phänomen wird als SAM (systolic anterior motion) bezeichnet. Beim SAM bewegt sich das vordere Mitralsegel während der Systole in den linksventrikulären Ausflußtrakt hinein. Diese Bewegung des Mitralsegels ist zugleich eine Ursache für die bei der obstruktiven HCM typische Mitralklappeninsuffizienz, durch die es bei der Systole zu einem Rückstrom von Blut aus der linken Kammer in den linken Vorhof kommt.

Zwei Beispiele für den Nachweis der Hypertrophie im zweidimensionalen Echokardiogramm sind in Abb. 1.3.1 gezeigt. Es handelt sich um 2 verschiedene Lokalisationen, einmal in der Region des Apex und zum anderen im Bereich des Septums.

1.3.2.3 Elektrokardiographie

Das EKG ist für die Diagnose eine wichtige und gleichzeitig einfach durchzuführende Technik. Oft sind Veränderungen im EKG sichtbar, bevor sie im Echokardiogramm nachgewiesen werden. Wenn gelegentlich bei einem erwachsenen Patienten eine Hypertrophie nicht gesehen wird, kann das EKG gleichwohl auffällig sein. Einige wichtige EKG-Veränderungen sollen hier erwähnt werden. Für Einzelheiten wird wiederum auf die klinische Literatur verwiesen.

Nur bei einer Minderzahl der symptomatischen Patienten (etwa 5%) ist das EKG unverändert. Unter asymptomatischen Patienten wird ein normales EKG dagegen häufiger gefunden (etwa 25%) [Braunwald et al. 1964, Savage et al. 1978]. Häufig erhobene pathologische Befunde sind Vorhofflimmern (10%), eine Verschiebung der Herzachse nach links (20%) oder ein Rechtsschenkelblock (5%) [Savage et al. 1978]. Die meisten HCM-Patienten haben eine intraventrikuläre Leitungsverzögerung, ein Linksschenkelblock ist aber selten. Gelegentlich zeigen verkürzte PR-Intervalle Störungen der Überleitung vom Vorhof zur Kammer an, ähnlich wie es beim Wolff-Parkinson-White-Syndrom (WPW-Syndrom) gesehen wird.

Es gibt also sowohl Leitungsverzögerungen im Herzmuskel, vielleicht als Folge des Verlusts der normalen Gewebestrukturen (s. unten), als auch Beschleunigungen der Überleitung von den Vorhöfen zu den Kammern durch akzessorische Bahnen, die den AV-Knoten umgehen und zu einer frühzeitigen Erregung des Kammermyokards füh-

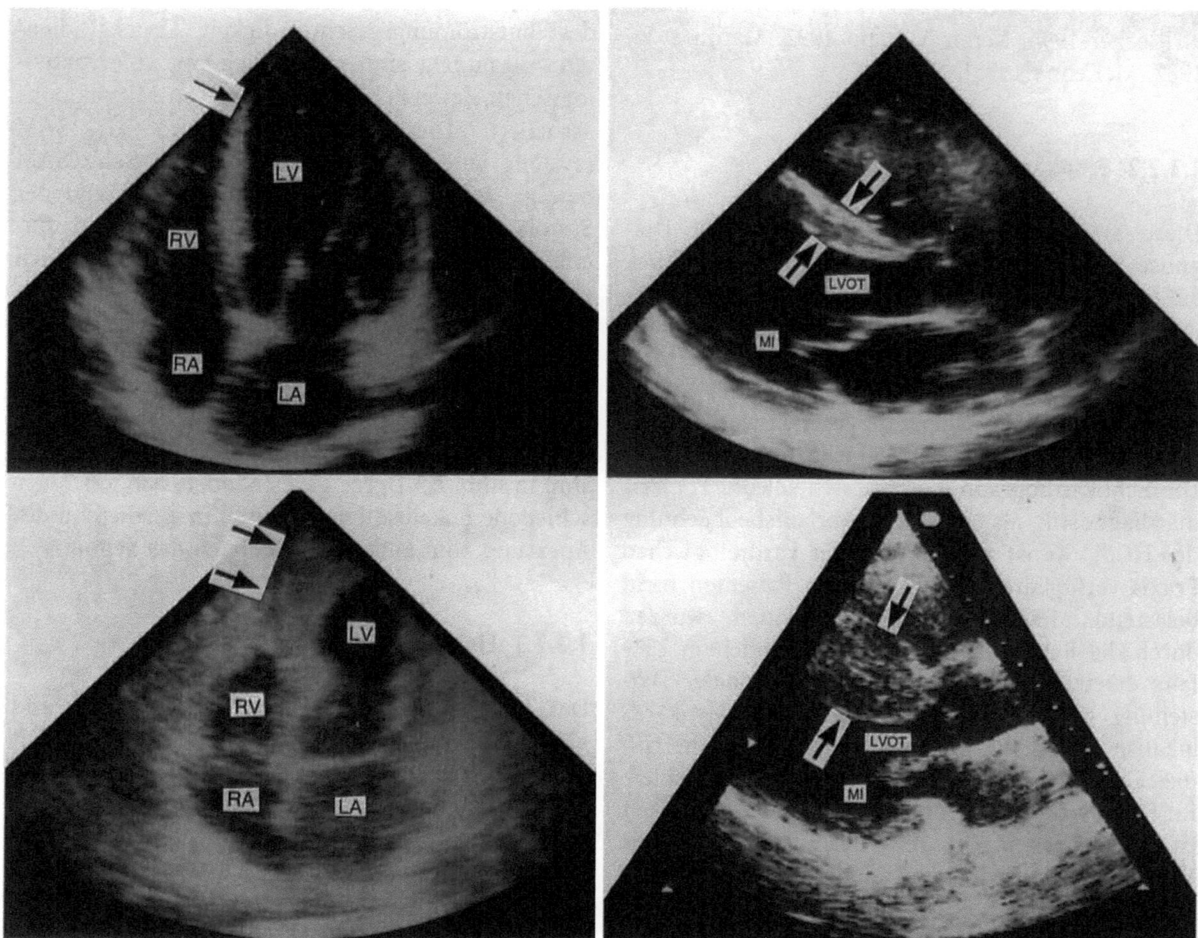

Abb. 1.3.1 a–d. Hypertrophierte Herzmuskulatur in der zweidimensionalen Echokardiographie, **a** 4-Kammer-Blick auf ein normales Herz, *Pfeil* schwach sichtbare Apexregion, **b** 4-Kammer-Blick mit einer hochgradigen Hypertrophie im Apexbereich (*Pfeile*), **c** normaler linker Ventrikel im Längsschnitt mit einem Septum von normaler Dicke (*Pfeile*), normal dimensionierter LVOT (left ventricular outflow tract) ohne Einengung durch das basale Septum. Mitralklappe geschlossen, **d** linker Ventrikel im Längsschnitt. Massive Hypertrophie des basalen Septums mit deutlicher Einengung des LVOT, Wanddicke etwa 25 mm (*Pfeile*), *LV* linker Ventrikel, *LA* linker Vorhof, *RV* rechter Ventrikel, *RA* rechter Vorhof, *MI* Mitralklappe

ren. Abnormale P-Wellen sind nicht selten. Sie sind meist Folge einer Vergrößerung des linken Vorhofs. Die häufigsten EKG-Veränderungen sind auffällige ST-Segmente und abnorme T-Wellen.

Als Regel gilt, daß ein HCM-typisches EKG nicht existiert. Bei Krankheitsverdacht ist ein nicht normales EKG diagnostisch relevant. Ein bei einem Jugendlichen mit HCM erhaltenes EKG mit auffälligen Q- und S-Zacken ist in Abb. 1.3.2 dargestellt.

Eine wichtige Rolle spielt die Elektrokardiographie bei der Erfassung von Arrhythmien. Kurzdauernde supraventrikuläre Tachykardien und paroxysmales Vorhofflimmern wird bei etwa 1/3 der HCM-Patienten gesehen. Vorhofarrhythmien, die länger als 30 s dauern, können zu einer Behinderung der diastolischen Füllung der linken Kammer führen und letztlich eine Reduktion des Herzminutenvolumens verursachen. Ferner stellen Vorhofarrhythmien ein Embolierisiko dar [Robinson et al. 1990]. Hinweise auf eine ungünstige Verlaufsprognose ergeben sich aus dem Auftreten von kurz dauernden Kammertachykardien („nonsustained ventricular tachycardia", NSVT, s. unten) Erfaßt werden sie durch kontinuierliche Langzeitmessungen über 24 oder 48 h.

1.3.2.4 Hämodynamische und elektrophysiologische Untersuchungen

Messungen des Blutdrucks während einer Untersuchung zeigen bei 1/3 der Patienten unter kontrollierter körperlicher Belastung eine nicht normale Reaktion. Statt zu steigen, bleibt der Blutdruck flach oder er sinkt sogar [Frenneux et al. 1990].

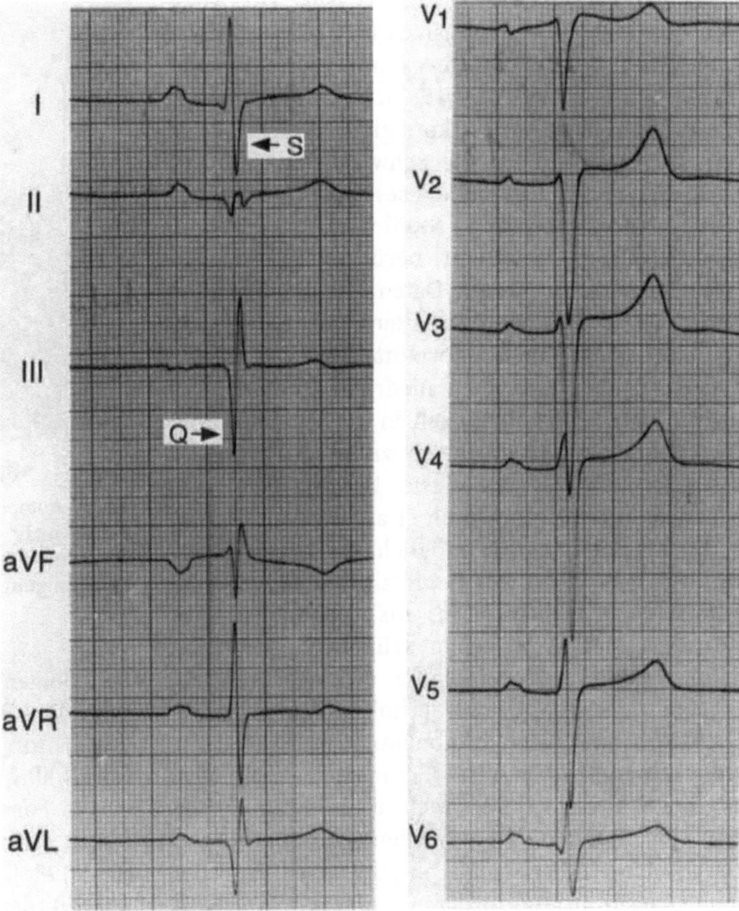

Abb. 1.3.2. EKG-Veränderungen bei einer 30jährigen Patientin mit schweren, typischen Symptomen einer obstruktiven HCM bei deutlich ausgeprägter Septumhypertrophie. Es wurden folgende Abweichungen gesehen: tiefe S-Zacke in Ableitung I und tiefe Q-Zacke in Ableitung III. Ferner tiefe Q-Zacken in Ableitung II und aVF sowie tiefe S-Zacken in den Ableitungen V2–V5. (Die EKGs wurden freundlicherweise von Prof. Döhlemann, München, zur Verfügung gestellt.)

Diese ungewöhnliche Reaktion selbst hat vermutlich keinen akuten Krankheitswert, aber sie wird als ein Zeichen diskutiert, das möglicherweise prognostisch ungünstig ist.

Herzkatheteruntersuchungen sind für die Diagnose der HCM nicht erforderlich. Sie sind erst bei therapieresistenten Symptomen angezeigt, um bei einem Verdacht Veränderungen an den Koronararterien auszuschließen oder vor einem operativen Eingriff intraventrikuläre Druckgradienten abzuklären.

Elektrophysiologische Untersuchungen sind gelegentlich erforderlich, v. a., wenn akzessorische Bahnen der Erregungsausbreitung vermutet werden.

1.3.2.5 Verlauf und Risiken

Wenn auch mit schweren Verläufen gerechnet werden muß, so ist die HCM nur in der Minderzahl der Fälle eine maligne Erkrankung mit schlechter Prognose. Als Folge von „referral bias" haben in der Vergangenheit die schweren Fälle, über die in der Literatur v. a. berichtet wurde, die Darstellung des klinischen Phänotyps der HCM stärker geprägt als die einfachen und unkomplizierten. Manche Patienten bleiben lebenslang asymptomatisch. Andere entwickeln ein schweres Herzversagen. Wieder andere sterben plötzlich, oft in Abwesenheit von Symptomen. Von den malignen Verläufen abgesehen, ist die Progression der HCM in der Regel langsam. Typisch ist ein allmählicher Anstieg des enddiastolischen Volumens und damit gekoppelt ein sukzessives Nachlassen der systolischen Leistung des linken Ventrikels. In fortgeschrittenen Stadien kann die Kammerwand dünner werden oder als Folge von Infiltrationen und Fibrosierung an Elastizität verlieren. Im 1. Fall kann der Zustand dem einer dilatativen, im 2. dem einer restriktiven Kardiomyopathie ähnlich sein. Zuweilen wird Rechtsherzversagen beobachtet.

Das größte Risiko der HCM ist der plötzliche Herztod, meist als Folge von Kammerflimmern. Kindliche Anlageträger sind, auch wenn sie keine Symptome aufweisen, diesem Risiko in einem höheren Maß ausgesetzt als Erwachsene. Die Angaben über die Höhe des Risikos bei HCM-Patienten schwanken. Früher wurde es mit 2–4% pro Jahr angegeben [Maron et al. 1987]. Inzwischen wurde diese Zahl nach unten korrigiert [Spirito et al. 1997]. Der Grund für die Schwierigkeit einer zuverlässigen Einschätzung dieses Risikos liegt v. a. darin, daß es prospektive Studien, die das gesamte Spektrum der Krankheit berücksichtigen, nicht gibt. Nach aktualisierten Daten, die mit nicht selektionierten Gruppen erhalten wurden, beträgt die jährliche kindliche Mortalität etwa 1%. Bei Erwachsenen liegt sie noch niedriger [Spirito et al. 1994]. Nach Untersuchungen in den USA ist unter Leistungssportlern eine intra vitam nicht diagnostizierte HCM die häufigste Ursache für einen plötzlichen Herztod [Maron et al. 1980].

Bis heute ist es nicht möglich, die Träger des erhöhten Risikos für einen plötzlichen Herztod zuverlässig zu identifizieren. Als prognostisch ungünstige Merkmale gelten früher Krankheitsbeginn, exzessive Hypertrophie (Wandstärken von 30 mm oder mehr), wiederholtes Auftreten von Synkopen und Blutdruckabnahme unter Belastung im entsprechenden Test [Frenneaux et al. 1990, Maron et al. 1987]. Der Nachweis von paroxysmalen ventrikulären Tachykardien gilt als prognostisch belastend. Ebenfalls ungünstig ist ein überlebter Herzstillstand in der Anamnese – ein natürlich selten dokumentiertes Ereignis. In welchem Umfang die genetische Analyse zur Definition von Risikofaktoren beitragen kann, ist z. Z. noch nicht zu beantworten.

1.3.3 Pathologie der HCM

1.3.3.1 Morphologische und histologische Merkmale

Die HCM manifestiert sich mit charakteristischen makroskopischen und mikroskopischen Veränderungen des Herzgewebes. Auf die diskontinuierliche Anordnung der hypertrophischen Regionen wurde bereits hingewiesen. Die Hypertrophie des rechten Ventrikels ist symmetrisch, die des linken symmetrisch oder asymmetrisch. In den meisten Fällen ist das Septum beteiligt, aber auch die Hinterwand oder die freie Wand können in den abnormen Prozeß des Muskelwachstums einbezogen sein. Wenn die Wandverdickungen erheblich sind, können die Kammerdimensionen mit entsprechen-

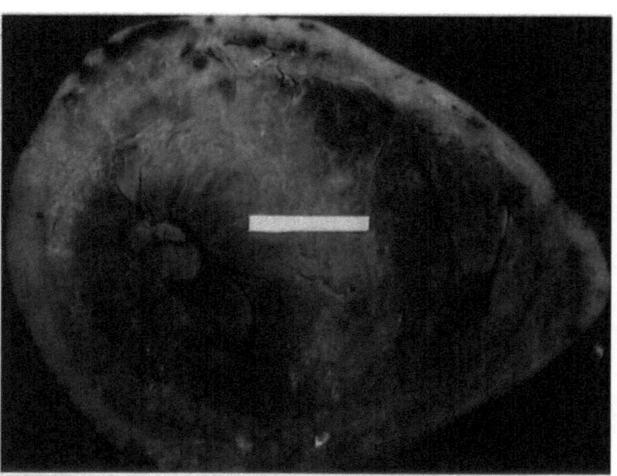

Abb. 1.3.3. Nachweis einer massiven Septumhypertrophie an einem Autopsieherzen. Die Wandstärke im basalen Bereich betrug mehr als 30 mm. Der Maßstabbalken hat eine Länge von 20 mm, aus Davies u. McKenna [1995]; mit freundlicher Genehmigung

den Folgen für den Kreislauf stark eingeschränkt sein. Ein Beispiel für eine extreme Hypertrophie des Septums ist in Abb. 1.3.3 dargestellt.

Auffällig sind ferner histologische Veränderungen in Form von Desorganisation der Herzmuskelfasern („disarray") und interstitieller Fibrose [Davies 1984]. Im Elektronenmikroskop werden die kontraktilen Myofilamente, die normalerweise regelmäßig und parallel angeordnet sind, mehr oder minder regellos gesehen. Innerhalb eines Herzens können sowohl normale als auch ungeordnete Zellverbände und Sarkomerstrukturen angetroffen werden. Die in Abb. 1.3.4 gezeigten elektronenmikroskopischen Aufnahmen von Myofilamenten in normaler und gestörter Anordnung stammen beide aus dem explantierten Herzen eines transplantierten HCM-Patienten.

Ungeordnete Strukturen dieser Art bestätigen die Diagnose der HCM, sind aber nicht völlig spezifisch. Auch bei anderen, angeborenen oder erworbenen Herzkrankheiten werden ähnlich veränderte Herzmuskelgewebe gesehen. Selbst bei herzgesunden Personen können Gewebebezirke mit Strukturverlust nachgewiesen werden [Becker u. Caruso 1982]. Gelegentlich wird „disarray" in Fällen von plötzlichem Herztod bei bekannter familiärer Belastung gesehen, ohne daß eine Hypertrophie besteht [McKenna et al. 1990]. Bei der HCM ist die Zunahme der Muskelmasse nur ein Merkmal unter anderen, freilich ein häufiges.

Fibrosen können hier und da isoliert voneinander auftreten, sie können aber auch in Form von größeren, zusammenhängenden narbigen Bezirken

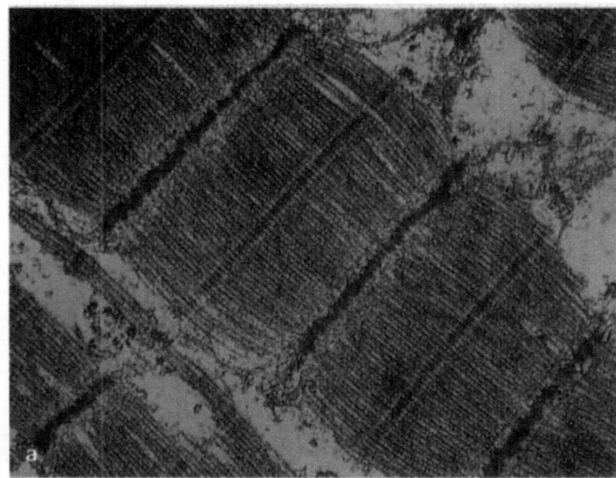

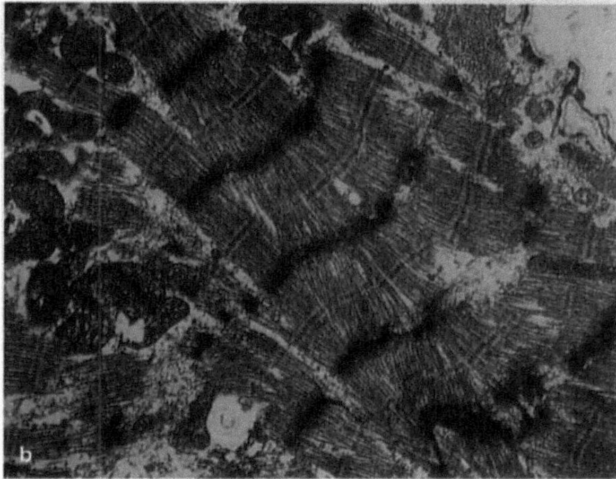

Abb. 1.3.4 a, b. Verlust der normalen Zytoarchitektur von Herzmuskelzellen. Elektronenmikroskopische Aufnahmen von (a) normalen und (b) desorganisierten Zellen (filament disarray) aus verschiedenen Bezirken des explantierten Herzens eines 21jährigen Patienten. Vergr. a ca. 15.000:1, b ca. 7.000:1. (Die Aufnahmen wurden freundlicherweise von Prof. Schaffner und Dr. Mohacsi, Bern, zur Verfügung gestellt.)

vorliegen. Manchmal ziehen sich solche Narben quer durch die ganze Kammerwand [Maron et al. 1987]. Weitere Alterationen des Gewebes betreffen die kleinen intramuralen Koronararterien, deren Wände bei der Autopsie oft – auf Kosten des Lumens – verdickt gefunden werden. Die Pathogenese dieser „Krankheit der kleinen Gefäße" ist nicht bekannt. Es ist vorstellbar, daß solche Wandverdickungen zu Ischämie und Gewebsnekrosen beitragen, wie sie bei HCM-Patienten auftreten können. Aber auch diese Auffälligkeiten sind nicht spezifisch, sie werden bei anderen Herzkrankheiten ebenfalls beobachtet.

1.3.3.2 Pathophysiologie

Parallel zu den Änderungen der Gewebestruktur sind auch Herzfunktionsstörungen ein typisches Merkmal der HCM. Zwischen Struktur- und Funktionsverlusten gibt es vermutlich wechselseitige Beziehungen. Eine zellulare und myofibrilläre Desorganisation kann die reguläre Erregungsausbreitung am Herzen behindern und auch auf die kontraktilen Eigenschaften des Herzmuskels einwirken. Bei vielen Patienten wird in einer frühen Phase der Krankheit eine hyperdynamische systolische Kontraktion gesehen, die zu einer raschen und nahezu vollständigen Entleerung der Kammer führt [Braunwald et al. 1964, Maron et al. 1981a]. Zum Teil kann dieses Phänomen mit einer Zunahme der Muskelmasse erklärt werden. Da es aber auch bei geringgradiger Hypertrophie gesehen wird, müssen noch andere Mechanismen beteiligt sein. Denkbar ist eine Dysregulation von Komponenten, die den Kalziumstoffwechsel steuern [Goodwin u. Krikler 1976, Kaltenbach et al. 1976, Wagner et al. 1989], möglicherweise als Kompensation für (kleine) Defekte im Kontraktionszyklus, mit dem Resultat überschießender „cross-bridge-cycle"-Aktivitäten von Aktin- und Myosinfilamenten. Es ist aber auch möglich, daß solche Reaktionen eine unmittelbare Folge der Mutationen sind, die bei der HCM in einer Reihe von Kontraktionsproteinen gefunden wurden (s. dazu Kapitel 1.3.6 „Ursachen und Mechanismen der HCM").

Ein weiteres häufiges Merkmal der HCM ist die Beeinträchtigung der Diastole [Hanrath et al. 1980, Sanderson et al. 1978]. Typisch sind die Verzögerung des Beginns der Relaxation und damit eine Verlangsamung der Füllung der Kammer. In dieser Situation gewinnt die Systole des Vorhofs an Bedeutung für die Kammerfüllung. (Deshalb kann es bei Vorhofflimmern zu einer empfindlichen Beeinträchtigung der Herzleistung kommen.) Die Ursache der Relaxationsstörung ist nicht bekannt. Theoretisch können verschiedene Faktoren daran beteiligt sein: die Kinetik der Kontraktion, mit oder ohne Änderung der Kalziumregulation der Muskelaktivität, ungeordnete Erregungsausbreitung, Sauerstoffmangel oder auch nur ein Mangel an Gewebselastizität als Folge der zunehmenden Fibrosierung des Myokards [Abelmann u. Lorell 1989, Wagner et al. 1989].

Etwa 50% der Patienten leiden an Atemnot, die mit abnehmender körperlicher Belastbarkeit assoziiert ist. Möglicherweise ist das eine direkte Folge der verminderten diastolischen Aktivität des Herzens und des abnehmenden Schlagvolumens.

Schmerzen in der Brust und synkopale Episoden sind weitere Komplikationen, deren Mechanismen nicht geklärt sind. Ischämie und eingeschränkte Kreislauffunktionen im Zusammenhang mit abnormalen Aktivitäten des Myokards und/oder Erregungsausbreitungsstörungen könnten für diese Symptome verantwortlich sein.

1.3.4 Klinische Genetik der HCM

Bereits lange bevor es eine Systematik der Kardiomyopathien gab, war der erbliche Charakter von zumindest einigen dieser Krankheiten bekannt. Ein früher Bericht über eine Familie mit dominant erblicher „Kardiomegalie" erschien bereits 1949 im British Heart Journal [Evans 1949]. In den 50er und 60er Jahren erschienen danach zahlreiche Publikationen über eine familiäre Inzidenz der hypertrophischen (und dilatativen) Kardiomyopathie (für die Literatur aus dieser Zeit s. Emanuel u. Withers [1992]). Überwiegend wurden autosomal-dominante Erbgänge ausgewiesen. Rezessive oder vermeintlich rezessive Erbgänge waren die Ausnahme. Der bis heute umfangreichste, klinisch und genetisch vollständig dokumentierte Stammbaum wurde 1961 aus Kanada berichtet [Paré et al. 1961]. Diese Familie, in der eine schwere Form der hypertrophen Kardiomyopathie vererbt wurde, konnte auf einen Gründervorfahren („founder") zurückgeführt werden, der nach 1600 von Frankreich nach Quebec eingewandert war. Der ursprüngliche (klinische und klinisch-genetische) Bericht von 1961 erfaßte 5 Generationen mit 30 lebenden Patienten sowie zahlreichen Herztodesfällen, die bis in die erste Hälfte des 19. Jh. nachgewiesen werden konnten.

In Abb. 1.3.5 ist dieser Stammbaum in der zuletzt publizierten Version von 1989 dargestellt [Jarcho et al. 1989]. Diese Familie war die erste, bei der eine molekulare Analyse zur Identifizierung einer für HCM verantwortlichen Mutation geführt hat. Die betroffenen Angehörigen waren Träger einer Missense-Mutation (mit Aminosäureaustausch als Folge, s. unten) im Kodon 403 des β-Myosin-Gens auf Chromosom 14 [Geisterfer-Lowrance et al. 1990].

Aufgrund klinisch-genetischer Analysen der HCM wurde geschätzt, daß etwa 50% der Patienten dominant erblich belastet sind. Alle anderen Fälle wurden als sporadisch betrachtet [Maron et al. 1987]. Gelegentlich wurden in der Vergangenheit autosomal-rezessive Erbgänge berichtet. Einen sicheren Nachweis für (offenbar seltene) Rezessivität hat es aber erst mit der molekulargenetischen Demonstration einer rezessiven Punktmutation im β-Myosin-Gen gegeben [Nishi et al. 1994].

Die Penetranz der HCM (d. h. die Tendenz, bei vorhandener genetischer Disposition HCM-typische Symptome auszubilden) ist altersabhängig. Die Krankheit wird nur selten bei Kindern diagnostiziert. Bei Jugendlichen ist die Penetranz oft unvollständig. Erwachsene dagegen, die Träger der Anlage sind, zeigen in der Regel oder zumindest oft Symptome der Krankheit. Aber der Grad der Belastung (Expressivität) variiert auch innerhalb von Familien, in denen von einer einheitlichen Ursache ausgegangen werden kann. Im übrigen zeigen selbst Erwachsene gelegentlich eine unvollständige Penetranz, d. h. keine Symptome bei sicherem Überträgerstatus. Die Gründe für diese Variabilität des Phänotyps sind nicht bekannt. Nicht erbliche Faktoren wie Umgebungseinflüsse oder modifizierende Wirkungen anderer Gene (z. B. genetische Polymorphismen) können dafür verantwortlich sein.

Der Anteil der sporadischen, also der nichtgenetischen Formen der HCM ist schwer zu schätzen. Nicht in allen Fällen einer sporadischen HCM können die Familien untersucht werden. So kön-

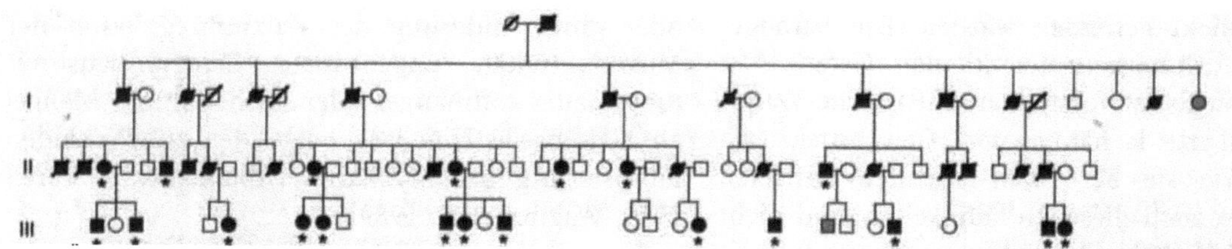

Abb. 1.3.5. Stammbaum einer HCM-Familie, in der später eine Mutation im Kodon 403 des β-Myosin-Gens nachgewiesen wurde. *Sternchen* Patientenkennzeichnung von Trägern eines polymorphen Markerallels, eines BamH1-RFLP in Intron 28 des β-Myosin-Gens; *Kreise* weiblich; *Quadrate* männlich; *Schrägstrich* verstorben; *ausgefüllte Symbole* herzkrank (HCM); *offene Symbole* gesund; *punktiert* für eine genetische Analyse nicht verfügbar, nach Solomon et al. [1990a], mit freundlicher Genehmigung

nen insbesondere leichte Fälle übersehen werden [Spirito et al. 1989]. Ferner wurde inzwischen nachgewiesen (s. unten), daß die Krankheit auch auf Neumutationen zurückgeführt werden kann. So wird heute eher vermutet, daß die Mehrzahl der Fälle von HCM die Folge eines genetischen Defekts ist.

Die genetischen Eigenschaften der HCM lassen sich somit wie folgt zusammenfassen (MIM 192.600):

- Meist familiär, selten sporadisch
- Autosomal-dominanter Erbgang
- Neumutationen nachgewiesen
- Heterogene Verursachung: 7 Gene bekannt
- Gene mit Information für Muskelproteine
- Mechanismus der dominanten Wirkung:
  - Meist dominant-negativ, gelegentlich Nullallel-effekte,
  - HCM, hypertrophe Kardiomyopathie; MIM, Kodenummer in Mendelian inheritance in man [McKusick 1996].

1.3.5 Epidemiologie der HCM

Die hypertrophische Kardiomyopathie ist weltweit bekannt. Angaben über die Prävalenz gibt es aber nur für Europa und Nordamerika. Dabei müssen alle Daten als vorläufig betrachtet werden. Aus Island wurde eine Häufigkeit von 32 Fällen auf 100.000 Einwohner berichtet [Bjarnason u. Hallgrimsson 1980], aus Schottland eine von 3,2 auf 100.000 [Bennett et al. 1987]. In einer Studie der Mayo-Klinik wurde für einen Verwaltungsbezirk in Minnesota (Olmsted County) ein Verhältnis von etwa 20:100.000 gezählt [Codd et al. 1989]. Im Mittel deuten diese Zahlen auf eine Häufigkeit von 1 HCM-Patienten pro 5.000 Einwohner hin. Diese Zahlen stellen konservative Schätzungen dar, die aus Institutionen berichtet werden, in denen schwere Fälle behandelt werden. In einer italienischen Untersuchung wurde nachgewiesen, daß in der ambulanten Klientel einer kardiologischen Klinik in Genua bei nicht stringenter Diagnostik eine größere, nicht genaue Zahl von Patienten mit einer milden Form der HCM nicht erfaßt worden wäre [Spirito et al. 1989]. Daraus kann gefolgert werden, daß die Prävalenz sicher höher ist als 1:5.000.

In der Tat wurde unlängst ein hoher Wert von 1:500 berichtet [Maron et al. 1995]. Diese Zahl basiert auf einer echokardiographischen Studie, die mit über 4.000 Personen (junge Erwachsene) bei-

derlei Geschlechts durchgeführt wurde. Unter diesen wurden 7 identifiziert, die die Echokriterien einer HCM erfüllten. Nur 1 von diesen Personen hatte klinisch wahrnehmbare Symptome. Es kann also sein, daß die Häufigkeit der HCM 5- bis zu 10mal höher ist, als bisher geschätzt wurde. Bei einer angenommenen Prävalenz von 1:1.000 würde in einer Bevölkerung von 84 Mio. (wie der Deutschlands) mit etwa 80.000 Patienten bzw. HCM-Anlageträgern zu rechnen sein. Allerdings wären die meisten von ihnen eher milde betroffen und würden nicht als HCM-Patienten erkannt werden.

1.3.6 Ursachen und Mechanismen der HCM

1.3.6.1 Identifizierung von Mutationen

Zu Beginn der Analysen der genetischen Ursachen gab es keine Information über die Art der mit der hypertrophischen Kardiomyopathie assoziierten biochemischen Defekte. Deshalb war die einzige Möglichkeit der Identifizierung von Ursachen die indirekte Vorgehensweise des „positionellen Klonierens" oder einer Variation davon. Dieses Verfahren beginnt mit einer genetischen Kopplungsanalyse und führt damit zunächst zur Bestimmung einer genomischen Region, in der ein für die Krankheit relevantes, unbekanntes Gen erwartet werden kann. Für den Weg zum Gen selbst gibt es anschließend 2 Möglichkeiten, entweder das Durchforsten von meist langen genomischen Abschnitten oder, in günstigeren Fällen, die gezielte Untersuchung von Genen („Kandidatengenen") mit bekannter (hier: herzspezifischer) Funktion.

Kopplungsanalysen zur genomischen Kartierung („chromosomal mapping") eines unbekannten Krankheitsgens beruhen auf dem Nachweis der gemeinsamen Vererbung von mindestens 2 genomischen Loci (bzw. von 2 genetischen Eigenschaften). Einer dieser Loci ist der Krankheitsgenort, der indirekt über den Phänotyp des Genträgers erkannt wird, und der zweite ist ein polymorpher genomischer Marker mit bekannter chromosomaler Position. Die gemeinsame Vererbung der Krankheit mit einem polymorphen Markerallel zeigt an, daß sich das für die Krankheit verantwortliche Gen in der Nähe der genomischen Position des Markerlocus befindet. Kopplungsanalysen sind statistische Verfahren, deren Zuverlässigkeit mit der Größe einer Familie bzw. mit der Zahl der

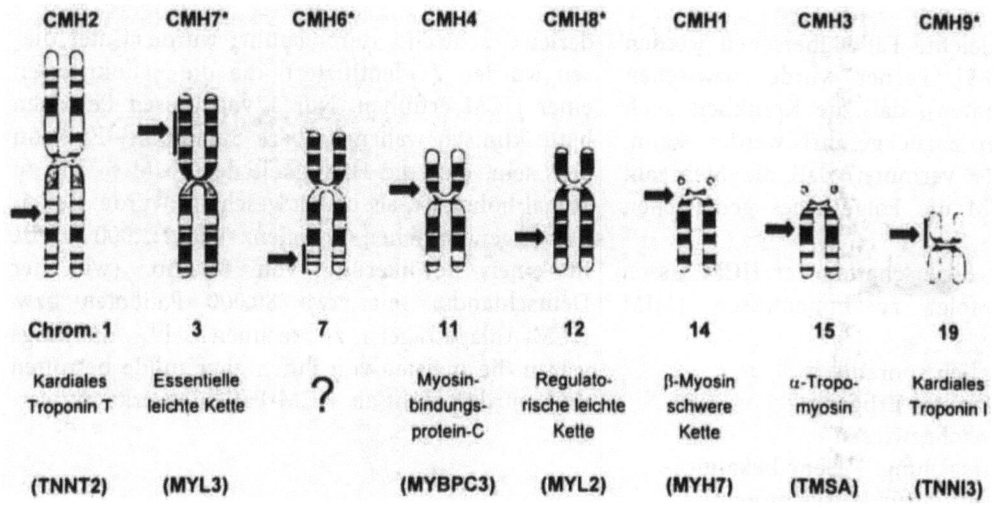

Abb. 1.3.6. Genomische Lokalisation von HCM-Genen, 8 Loci auf 8 verschiedenen Chromosomen (*Chrom.*) sind bekannt. Für 7 der HCM-Gene sind die Produkte bekannt. Ihre Namen sind zusammen mit ihren genetischen Akronymen angegeben. Das Gen auf Chromosom 7 wurde bisher nicht identifiziert. *CMH1* HCM-Unterklasse, die durch Mutationen im *β*-MHC-Gen verursacht wird; *CMH2*, *CMH3* etc. haben entsprechende Bedeutungen. * Bezeichnungen, die bisher im Katalog Mendelian inheritance in man (On-line-Version) nicht aufgeführt sind. Für eine dort vorgesehene Bezeichnung CMH5 gibt es keinen bekannten Locus im Genom

Patienten in der Familie zunimmt. (Zu den Details der verwendeten Techniken s. Handbuch der molekularen Medizin, Bd 1, „Molekular- und Zellbiologische Grundlagen", Kapitel 1.2 „Genomanalyse und Gendiagnostik" und 1.3 „Molekulargenetische Grundlagen der molekularen Medizin unter Berücksichtigung der genetischen Epidemiologie").

Als Marker dienen vollständig kartierte multiallelische DNA-Sequenzpolymorphismen, die in großer Zahl und hoher Dichte über das ganze Genom verteilt vorkommen. Die heute am häufigsten benutzten Marker sind multiallelische Mikrosatelliten, die aus repetitiven Dinukleotiden meist in der Zusammensetzung $(GT)_n$ oder $(CA)_n$ bestehen (n ist die Wiederholungszahl, sie ist bei polymorphen Markersequenzen variabel und meist >20). Die selektionsneutralen Allele dieser Sequenzen, die in genomischer DNA mit Hilfe der PCR-Technik und einer elektrophoretischen Längenanalyse leicht nachweisbar sind, werden als Mendel-Faktoren stabil (kodominant) vererbt. Gelegentlich werden auch noch biallelische polymorphe Restriktionsschnittstellen (Restriktionsfragmentlängenpolymorphismen: RFLP) als genomische Positionsmarker benutzt.

Angesichts des schnellen Fortschritts der Analyse des menschlichen Genoms ist es heute zunehmend möglich, auf die indirekte und aufwendige Kopplungsanalyse zu verzichten und statt dessen Kandidatengene direkt zu untersuchen. Hierfür stehen relativ schnelle und empfindliche Techniken zur Verfügung [Seidman u. Seidman 1994]. Solche direkten Methoden wurden bei der Identifizierung von 3 der 7 bisher bekannten HCM-Gene erfolgreich angewendet [Kimura et al. 1997, Poetter et al. 1996]. Zunehmend werden solche direkten Verfahren eingesetzt, um in Familien oder bei einzelnen Patienten das Vorliegen von Mutationen, die in der Literatur bereits berichtet wurden, auszuschließen oder zu bestätigen. Die Zahl der bekannten HCM-Kandidatengene ist zwar nicht klein, aber im Prinzip limitiert. So befreit die direkte Analyse einzelner Gene einerseits von der Notwendigkeit der Rekrutierung von Familien mit u. U. zahlreichen Mitgliedern, und erlaubt andererseits die Untersuchung solcher Fälle, bei denen die Familien entweder nicht belastet sind oder für eine Untersuchung nicht zur Verfügung stehen.

Acht HCM-Loci wurden bisher im menschlichen Genom identifiziert, und zwar auf den Chromosomen 1, 3, 7, 11, 12, 14, 15 und 19 (Chromosom 1: Watkins et al. [1993b]; Chromosom 3 und 12: Poetter et al. [1996]; Chromosom 7: MacRae et al. [1995]; Chromosom 11: Carrier et al. [1993]; Chromosom 14: Jarcho et al. [1989], Solomon et al. [1990a]; Chromosom 15: Thierfelder et al. [1993]; Chromosom 19: Kimura et al. [1997]). Die chromosomalen Positionen sind in Abb. 1.3.6 verdeutlicht. Die den Chromosomen zugeordneten Formen der hypertrophischen Kardiomyopathie werden mit dem genetischen Akronym CMH (cardiomyopathy, hypertrophic) bezeichnet und sind mit

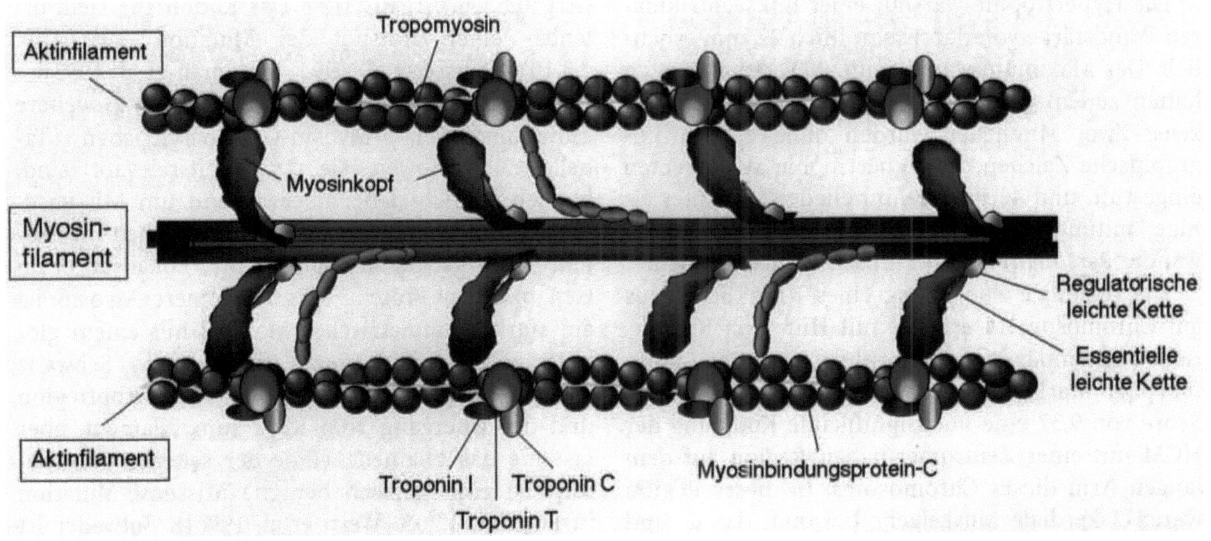

Abb. 1.3.7. Schema eines Sarkomers der Herzmuskelzelle. Die wesentlichen Komponenten des kontraktilen Apparats sind die von den schweren Myosinketten gebildeten dicken Myosin- und die dünnen Aktinfilamente. Myosinmoleküle sind mit leichten Ketten ELC (essential light chain) und RLC (regulatory light chain) sowie mit Myosinbindungsprotein C assoziiert. Diese akzessorischen Proteine regulieren die Funktion des Myosins. Das Myosinbindungsprotein C bindet mit seinem C-Terminus an Myosin (vermutlich in der S2-Region) sowie an Titin (hochmolekulare Stabilisatoren der Filamentstruktur, hier nicht gezeigt). Tropomyosin und Troponin sind mit Aktinfilamenten assoziiert. Gemeinsam mit Kalzium als Signalsubstanz kontrollieren sie den Querbrückenzyklus zwischen den dicken und dünnen Filamenten. Troponine sind heterotrimere Komplexe mit den Untereinheiten I, C und T. Für die HCM sind mutierte Varianten der hier gezeigten Proteine verantwortlich (mit Ausnahme von Troponin C)

einer Indexzahl versehen. CMH1 ist die von β-Myosin-Mutationen verursachte Form, CMH2 bezeichnet Troponin-T-Mutationen etc. (s. Angaben in Abb. 1.3.6; die on line zugängliche klinisch-genetische Datenbank OMIM sieht eine Untergruppe CMH5 vor, für die es bisher aber weder eine genomische Region noch ein Gen gibt).

Die Produkte von 7 dieser Gene sind bekannt. Das HCM-Gen auf Chromosom 7 (CMH6) wurde bisher nicht identifiziert. Die bekannten Gene kodieren für folgende Proteine: für die schwere Kette des β-Myosins (MYH7; Chromosom 14), kardiales Troponin T (TNNT2; Chromosom 1), α-Tropomyosin (TMSA; Chromosom 15), Myosinbindungsprotein C (MYBPC; Chromosom 11), kardiales Troponin I (TNNI2; Chromosom 19) und für die essentiellen und regulativen leichten Myosinketten (MYL3/ELC, MYL2/RLC; Chromosom 3 und 12). Alle diese Proteine haben eine Muskelfunktion, es sind Proteine des myokardialen Sarkomers (Abb. 1.3.7). Das β-Myosin ist als Motorprotein unmittelbar am kontraktilen Prozeß (Querbrückenzyklus) beteiligt, die anderen Proteine kontrollieren oder modulieren die Kontraktion [Jontes 1995, Ruppel u. Spudich 1995, Warrick u. Spudich 1987].

Typisch für die HCM ist ein heterogenes Spektrum von Mutationen. Gelegentlich werden aber in nicht verwandten Familien identische Mutationen gesehen. Diese gehen, wie in einigen Fällen positiv nachgewiesen wurde, auf unabhängige Mutationsereignisse zurück und nicht auf u. U. unbekannte gemeinsame Gründervorfahren („founder") [Watkins et al. 1993a].

1.3.6.2 Mutationen in kardialen Muskelgenen

1.3.6.2.1 β-Myosin, schwere Kette

Die erste Mutation, die als Ursache einer HCM identifiziert wurde, war eine Punktmutation im Gen für die schwere Kette des β-Myosins. Über die kanadisch-französische Familie, in der diese Mutation gesehen wurde, war 1961 in Toronto erstmals berichtet worden [Paré et al. 1961] (s. Stammbaum in Abb. 1.3.5). Zum Zeitpunkt der später durchgeführten Kopplungsanalysen [Jarcho et al. 1989, Solomon et al. 1990a] standen 62 Mitglieder der Familie zur Verfügung. Aus der Vorgeschichte waren 24 verstorbene HCM-Patienten mit meist erheblich verkürzter Lebensspanne bekannt (Alter zum Zeitpunkt des Tods im Mittel <45 Jahre). Unter den lebenden Mitgliedern wurde die HCM nach den Kriterien der Echo- und Elektrokardiographie in 20 Fällen diagnostiziert.

Die Hypertrophie war mit einer linksventrikulären Wandstärke von durchschnittlich 22 mm erheblich. Das Maximum war 34 mm. 40% der Patienten hatten zudem eine Hypertrophie des rechten Herzens. Zwei Mitglieder wurden ohne echokardiographische Zeichen der Hypertrophie als Patienten eingestuft, und 42 Familienmitglieder (darunter einige mituntersuchte, angeheiratete nicht-genverwandte Personen) waren klinisch nicht betroffen.

Die regionale Zuordnung eines Krankheitslocus auf Chromosom 14 erfolgte mit Hilfe von Restriktionsfragmentlängenpolymorphismen. Ein polymorpher Marker (D14S26) zeigte mit einem Lod-Score von 9,37 eine hochsignifikante Kopplung der HCM mit einer Zentromer-nahen Region auf dem langen Arm dieses Chromosoms. In dieser Region waren 2 kardiale Muskelgene bekannt, das a- und das β-Myosin-Gen [Saez et al. 1987, Matsuoka et al. 1989]. Diese Gene gehören zu einer Multigenfamilie für die schweren Myosinketten der quergestreiften Muskulatur (Herz- und Skelettmuskel). Von insgesamt 8 Genen kodieren 6 für Skelettmuskelmyosine auf Chromosom 17 und 2 für die kardialen Myosine vom Typ a (schnelles Myosin, schwere Kette) und β (langsames Myosin, schwere Kette) auf Chromosom 14 (s. Review Schiaffino u. Reggiani [1996]). Bei größeren Säugern – und damit beim Menschen – ist das a-Myosin das dominierende Motorprotein in den Vorhöfen des adulten Herzens, während β-Myosin v. a. im Ventrikel exprimiert wird. Außer im Herzen kommen diese Myosine auch in bestimmten Formen der Skelettmuskulatur vor: a-Myosin in der Kaumuskulatur (M. masseter) [Bredman et al. 1991] und β-Myosin in langsamen Muskelfasern (z. B. im M. soleus) [Lichter et al. 1986, Sinha et al. 1982].

Aus weiteren Kopplungsversuchen mit einem Marker aus Intron 28 des β-Myosin-Gens [Solomon et al. 1990a] sowie aus einer direkten Analyse des β-Myosin-Gens eines Patienten ergab sich ein Basenaustausch in diesem Gen als Ursache der HCM [Geisterfer-Lowrance et al. 1990]. Struktur und Sequenz dieses Gens sind bekannt (Abb. 1.3.8) [Jaenicke et al. 1990, Liew et al. 1990].

Als Basenaustausch wurde eine G:A-Transition in Exon 13 (Abb. 1.3.9) identifiziert. Aus einem CGG-Triplet war ein CAG-Triplett entstanden, was zu einem Aminosäureaustausch (Missense) in Position 403 des Proteins: Arginin:Glutamin (abgekürzt Arg403:Gln) führte. Diese Mutation wurde inzwischen wiederholt beobachtet. Der genetischen Diagnose entsprach stets ein schwerer Verlauf. Außer der Mutation zu CAG wurden an dieser Stelle auch CGG- und TGG-Triplets beobachtet

(Arg403:Leu, Arg403:Trp). Das Kodon 403 stellt offenbar einen Hotspot der Mutation dar (Abb. 1.3.10) [Dausse et al. 1993, Moolman et al. 1993].

Inzwischen wurden weltweit mehr als 45 weitere Mutationen im β-Myosin-Gen beschrieben (Tabelle 1.3.3). Soweit sie krankheitsrelevant sind, handelt es sich dabei überwiegend um Missense-Mutationen, die zu Aminosäuraustauschen im Protein Anlaß geben. Auffällig ist ihre Lokalisation im Gen bzw. im Protein. Das monomere Myosin ist ein stark asymmetrisches Molekül mit einem globulären Kopf und einem filamentösen Schwanz („rod") (s. unten). Betroffen sind die Kopfregion und der Übergang vom Kopf zum Filament, aber fast nie das Filament. (Eine der seltenen Ausnahmen ist eine klinisch benigne Missense-Mutation in Position 1.205 [Weist et al. 1996]). Entweder ist die Filamentregion im Gen gegen Mutationen geschützt oder Mutationen an dieser Stelle sind so schwerwiegend, daß sie mit dem Leben nicht vereinbar sind.

Zu den wenigen bekannten β-Myosin-Mutationen, die nicht zu Aminosäureaustauschen führen, gehören eine Nonsense-Mutation in Kodon 54, die bei der Translation der mRNA zu einem vorzeitigen Kettenabbruch führt. Damit handelt es sich funktionell um eine Nullmutation (es wird kein Genprodukt hergestellt). Diese Veränderung ist aber offensichtlich harmlos [Nishi et al. 1995]. Dasselbe gilt für eine Deletion eines genomischen 2,4 kb langen Fragments, dessen 5'-Bruchpunkt vor dem Exon 40 des β-Myosin-Gens liegt. Diese Änderung kosegregiert nicht mit der Krankheit in der HCM-Familie, in der sie gesehen wurde [Marian et al. 1992]. Ferner wurde ein hybrides Myosinallel beschrieben, das als Produkt eines meiotischen ungleichen Cross-over zwischen dem β- und dem a-Myosin-Gen interpretiert wurde [Tanigawa et al. 1990]. Diese beiden Gene liegen im Genom im Abstand von etwa 5 kb und haben besonders in ihren Exonregionen ein hohes Maß an Sequenzhomologie. Das Hybridallel ist offensichtlich ein neutraler Marker für die Krankheit, aber nicht ihre Ursache. In der Familie, in der es gefunden wurde, ist die Krankheit durch eine andere Mutation (eine Punktmutation) im β-Myosin-Gen erklärbar [Watkins et al. 1992b]. Dagegen ist eine bei Patienten in Japan gesehene Deletion von 3 bp (in Kodon 10 des Gens, es steht für einen Glyzinrest im Protein) offensichtlich krankheitsrelevant [Nakajima-Taniguchi et al. 1995a].

Tabelle 1.3.3 demonstriert, daß es bei der Verursachung der HCM ein hohes Maß an intragenischer Heterogenität gibt. Einige Mutationen wur-

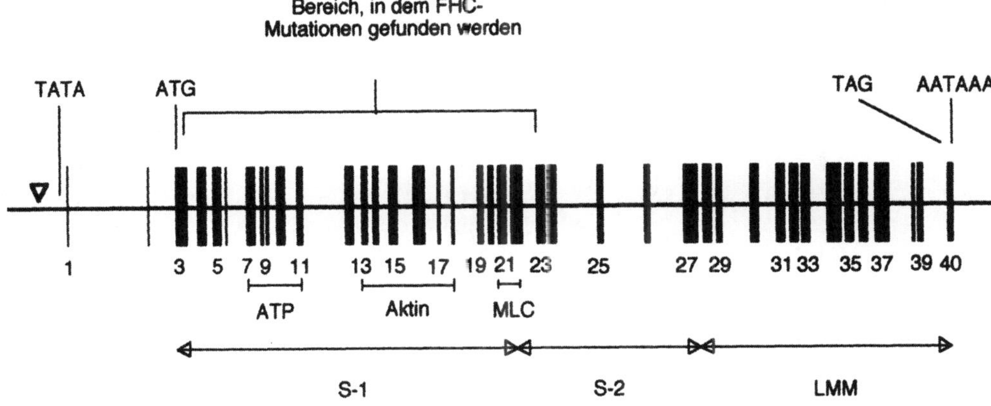

Abb. 1.3.8. Gen für die schwere Kette des β-Myosins. Die numerierten *senkrechten* Balken repräsentieren Exons, die *horizontalen* Verbindungen dazwischen Introns. *TATA, AATAAA, ATG* und *TAG* Signalsequenzen (Start und Stop) der Transkription und Translation; *ATP, Aktin, MLC* und *Scharnier* funktionell definierte Bereiche im Myosinmolekül; *S1, S2* und *LMM* proteolytisch definierte Strukturbereiche der schweren Kette. Mutationen wurden bisher nur im S1-Bereich und nahe am N-Terminus des S2-Bereichs beschrieben

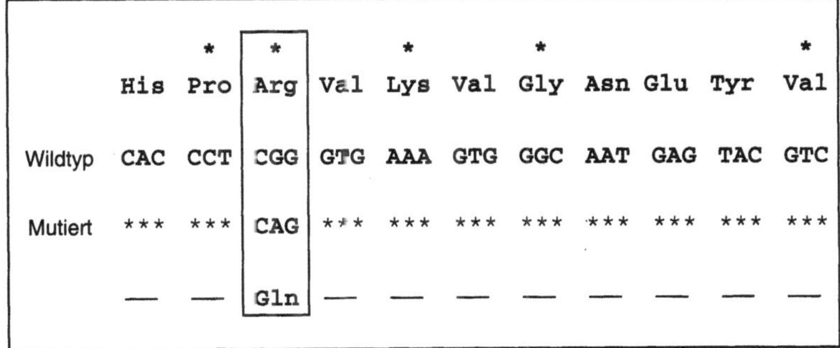

			*	*		*		*				*
	His	Pro	Arg	Val	Lys	Val	Gly	Asn	Glu	Tyr	Val
Wildtyp	CAC	CCT	CGG	GTG	AAA	GTG	GGC	AAT	GAG	TAC	GTC
Mutiert	***	***	CAG	***	***	***	***	***	***	***	***
	—	—	Gln	—	—	—	—	—	—	—	—

Abb. 1.3.9. Mutation in Kodon 403 (Exon 13) des β-MHC-Gens, Austausch G:A. * Aminosäuren, die in der Evolution hoch konserviert sind. Die Exon-13-Region ist an der reversiblen Querbrückenreaktion mit Aktin beteiligt

den wiederholt in nicht verwandten Familien identifiziert. Dazu gehören Basenaustausche u. a. in den Kodons 403, 606 und 719. Zwar mutieren einige Kodons mit einer etwas höheren Rate als andere, aber es gibt an keiner Stelle eine wirklich auffällige Häufung von mutagenen Ereignissen. Es wird geschätzt, daß Mutationen im β-Myosin-Gen für mindestens 1/3 der Fälle von HCM verantwortlich sind.

Die häufigsten Punktmutationen sind Transitionen vom Typ G:A. In der Mehrzahl der Fälle sind CpG-Dinukleotide betroffen. Dieser Umstand hat zu der Vermutung Anlaß gegeben, daß die Mutationen zumindest teilweise auf eine oxidative Desaminierung von methylierten Cytosinen zurückzuführen sind [Rideout et al. 1990]. Eine direkte Bestätigung für diese Annahme existiert jedoch nicht.

1.3.6.2.2 α-Tropomyosin

Bereits die klinische Heterogenität der HCM war wiederholt Anlaß zu Spekulationen, daß es mehr

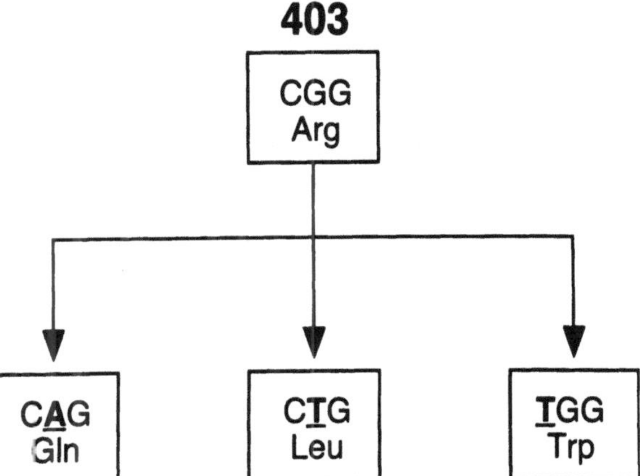

Abb. 1.3.10. Hot spot der Mutation im β-MHC-Gen: 3 verschiedene Basenaustausche, die 3 verschiedene Aminosäureaustausche zur Folge haben, wurden im Kodon 403 des β-Myosin-Gens beschrieben

als eine Ursache für die HCM gibt [Davies 1990, Maron et al. 1987]. Die erste überzeugende Demonstration zugunsten dieser Vermutung war die

Tabelle 1.3.3. Mutationen im β-Myosin-Gen (schwere Kette)

Nummer	Exon/Kodon	Art der Mutation[a]	Aminosäureaustausch	Ladungsänderung[b]	Literatur
1	3/10	Deletion (–3 bp)	ΔGly[c]	–	Nakajima-Taniguchi [1995 a,b]
2	3/26	C:T	Ala:Val	–	Marian et al. [1992]
3	3/54	C:T	Arg:Stop	–	Nishi et al. [1995]
4	3/59	G:A	Val:Ile	–	Harada et al. [1992][d]
5	5/124	C:T	Thr:Ile	–	Fananapazir et al. [1992a]
6	5/143	G:A	Arg:Gln	+1:0	Weist u. Vosberg [1995]
7	5/162	A:G	Tyr:Cys	–	Cuda et al. [1993b]
8	7/187	C:G	Asn:Lys	0:+1	Marian u. Roberts [1995]
9	8/222	C:A	Gln:Lys	0:+1	Rayment et al. [1995]
10	8/232	A:G	Asn:Ser	–	Dufour et al. [1994]
11	8/244	n.b.[e]	Phe:Leu	–	Rayment et al. [1995]
12	9/249	G:A	Arg:Gln	+1:0	Rosenzweig et al. [1991]
13	9/256	G:A	Gly:Glu	0:–1	Fananapazir et al. [1993]
14	9/259	C:A	Ala:Glu	0:–1	Vosberg et al. [1998]
15	12/349	T:C	Met:Thr	–	Jeschke et al. [1998]
16	13/383	G:T	Lys:Asn	+1:0	Kuang et al. [1996]
17	13/395, 404	Ins/Del[f]	[395–404][f]		Cuda et al. [1996]
18	13/403	G:A	Arg:Gln	+1:0	Geisterfer-Lowrance et al. [1990]
19	13/403	G:T	Arg:Leu	+1:0	Dausse et al. [1993]
20	13/403	C:T	Arg:Trp	+1:0	Dausse et al. [1993]
21	14/453	C:T	Arg:Cys	+1:0	Watkins et al. [1992b]
22	15/513	T:G	Phe:Cys	–	Anan et al. [1994]
23	16/584	G:C	Gly:Arg	0:+1	Watkins et al. [1992b]
24	16/587	A:T	Asp:Val	–	Marian u. Roberts [1995]
25	16/602	A:G	Asn:Ser	–	Marian et al. [1995]
26	16/606	G:A	Val:Met	–	Watkins et al. [1992b]
27	16/615	G:C	Lys:Asn	+1:0	Nishi et al. [1992]
28	18/663	G:A	Arg:His	–	Rayment et al. [1995]
29	19/716	G:A	Gly:Arg	0:+1	Anan et al. [1994]
30	19/719	C:T	Arg:Trp	+1:0	Anan et al [1994]
31	19/719	G:A	Arg:Gln	+1:0	Consevage et al. [1994]
32	20/723	C:T	Arg:Cys	+1:0	Watkins et al. [1992b]
33	20/731	C:T	Pro:Leu	–	Toyo-oka et al. [1994]
34	20/736	T:G	Ile:Met	–	Harada et al. [1992][d]
35	20/741	G:C	Gly:Arg	0:+1	Fananapazir et al. [1993]
36	20/741	G:A	Gly:Arg	0:+1	Fananapazir et al. [1993]
37	20/741	G:T	Gly:Trp	–	Arai et al. [1995]
38	21/778	A:G	Asp:Gly	–	Harada et al. [1993]
39	21/797	G:A	Ala:Thr	–	Schwartz et al. [1995]
40	22/870	G:A	Arg:His	–	Nishi et al. [1993]
41	23/908	C:G	Leu:Val	–	Epstein et al. [1992b]
42	23/924	G:A	Glu:Lys	–1:+1	Watkins et al. [1992b]
43	23/930	G:A	Glu:Lys	–1:+1	Mares et al. [1993]
44	23/935	G:A	Glu:Lys	–1:+1	Nishi et al. [1994]
45	23/949	G:A	Glu:Lys	–1:+1	Watkins et al. [1992b]
46	27/1.205	G:A	Glu:Lys	–1:+1	Weist et al. [1996]
47	40/1.931–1.935	Deletion[g]			Marian u. Roberts [1995]

[a] Die meisten Mutationen sind, wie angedeutet, Basenaustausche (Missense-Mutationen). [b] Ladungsänderungen ergeben sich aus dem Gewinn oder Verlust einer positiv oder negativ geladenen Aminosäure im Protein. [c] Aus der Deletion folgt der Verlust eines Glyzinrests. [d] Die Details dieser Mutation wurden bei Schwartz et al. [1995] berichtet. [e] Der Basenaustausch wurde nicht berichtet. [f] Diese Mutation bestand aus einer G-Insertion in Position 8.823 und einer G-Deletion in Position 8.850 des Gens. Folge davon war eine veränderte Proteinsequenz von Aminosäureposition 395–404. [g] Die Deletion hat eine Länge von 2,5 kb. Der 5′-Bruchpunkt liegt proximal von Exon 40 des β-Myosin-Gens.

Tabelle 1.3.4. Mutationen im α-Tropomyosin-Gen

Nummer	Exon/Kodon	Basenaustausch	Änderung im Protein	Literatur
1	2b/63	C:T	Ala:Val	Nakajima-Taniguchi et al. [1995b]
2	2b/70	A:C	Lys:Thr	Yamauchi-Takihara et al. [1996]
3	5/175	G:A	Asp:Asn	Thierfelder et al. [1994]
4	5/180	A:G	Glu:Gly	Thierfelder et al. [1994]

Beobachtung, daß nicht in allen HCM-Familien eine Kopplung mit dem β-Myosin-Genlocus nachweisbar war [Epstein et al. 1992a, Schwartz et al. 1992, Solomon et al. 1990b].

In 2 Familien wurde mit Hilfe von Kopplungsanalysen auf der Basis von polymorphen Mikrosatelliten ein 2. HCM-Locus auf Chromosom 15q2 nachgewiesen [Thierfelder et al. 1993]. Die maximalen Lod-Scores betrugen 4,16 und 2,28 in 2 ungleich großen Familien, die sich auch durch ihr klinisches Profil voneinander unterschieden. Die Vermutung, daß das Gen für α-Tropomyosin ein Kandidatengen für diese Form der HCM ist, ergab sich aus genomischen Untersuchungen bei der Maus, bei der das α-Tropomyosin-Gen in einer Region identifiziert worden war (auf Chromosom 9 der Maus), die zu einem Abschnitt auf dem menschlichen Chromosom 15 (Region 15q2) homolog ist [Schleef et al. 1993]. Eine direkte Untersuchung des α-Tropomyosin-Gens als Kandidatengen in diesen Familien führte anschließend zur Identifizierung von 2 mit der Krankheit kosegregierenden Punktmutationen [Thierfelder et al. 1994]. Diese liegen in den Kodons 175 und 180 in einer Subregion des Proteins, die mit Troponin T in Wechselwirkung tritt. Zwei weitere Mutationen wurden später in den Kodons 63 und 70 nachgewiesen (Tabelle 1.3.4). Beide Proteine sind den Aktinfilamenten angelagert und wirken dort als Regulatoren der Kontraktion des Herzmuskels. Tropomyosinmutationen sind als Ursache einer HCM relativ selten. Ihre Beteiligung beträgt deutlich weniger als 5%.

Die Numerierung der mutierten Kodons bezieht sich auf die im Herzen exprimierte Isoform der α-Tropomyosin-mRNA. Das Gen hat 15 Exons, die alternativ prozessiert werden (Abb. 1.3.11). Einige der Exons sind muskelspezifisch, andere werden ubiquitär exprimiert. Die Mutationen 175 und 180 liegen im Exon 5, das in allen Zellen, auch in Nichtmuskelzellen, exprimiert wird. Die Mutationen 63 und 70 dagegen liegen in einer herz- und muskelspezifisch exprimierten Region (Exon 2b) [Nakajima-Taniguchi et al. 1995b, Yamauchi-Takihara et al. 1996]. Die Tatsache, daß in allen Fällen

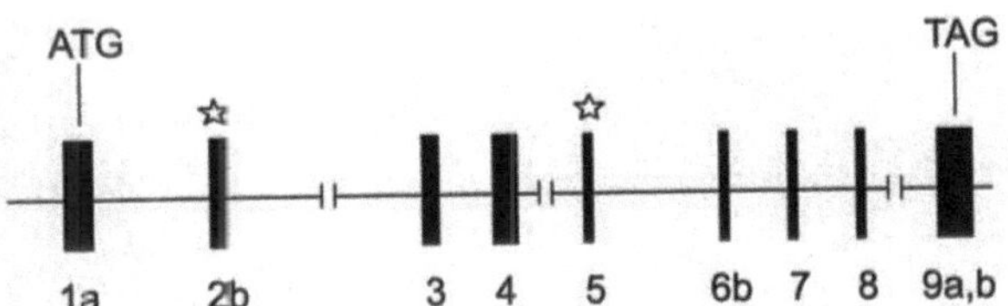

Abb. 1.3.11. Struktur des α-Tropomyosin-Gens auf Chromosom 15. Von 15 im Gen vorhandenen Exons werden 9 zur mRNA in Herz- und Skelettmuskelzellen gespleißt; *Sternchen* Exons, in denen Mutationen gefunden wurden; *ATG, TAG* Signalsequenzen (Start und Stop) der Translation; zur Funktion des α-Tropomyosins s. Abb. 1.3.7

kardiale Symptome die vorherrschenden sind, ist vielleicht mit dem Umstand zu erklären, daß Nichtmuskelzellen über kein Troponin T verfügen, mit dem die von Exon 5 kodierte Region in Wechselwirkung treten könnte.

1.3.6.2.3 Troponin T

Der Nachweis von Mutationen in einer Troponin-T-Bindungsregion des Tropomyosins war Anlaß zur Suche nach Veränderungen im Gen für die kardiale Isoform des Troponin T. Gefunden wurden sie über eine Kopplungsanalyse, der eine Kartierung des kardialen Troponin-T-Gens auf Chromosom 1 vorausging (Region 1q31) [Watkins et. al. 1993b]. Bestätigt wurde dieses Gen als Kandidatengen durch einen Lod-Score >6 in einer Familie, in der eine Kopplung mit den Chromosomen 14 und 15 ausgeschlossen worden war.

Die genomische Struktur des menschlichen kardialen Troponin-T-Gens ist nicht vollständig bekannt. Sie entspricht vermutlich im wesentlichen der Struktur des homologen Gens der Ratte (Abb. 1.3.12). Bis heute wurden 11 verschiedene Mutationen in diesem Gen nachgewiesen. Überwiegend handelt es sich um Punktmutationen, die zu Aminosäureaustauschen Anlaß geben (Tabelle 1.3.5). Bekannt sind ferner eine Kodondeletion (mit Verlust einer Glutaminsäure in Position 160) sowie ein (vorausgesagter) Spleißdefekt der mRNA als Folge einer Punktmutation in Intron 15 [Thierfelder et al. 1994, Watkins et al. 1995a]. Im Kodon

Tabelle 1.3.5. Mutationen im kardialen Troponin-T-Gen

Nummer	Exon/ Kodon	Änderung im Gen[a]	Änderung im Protein	Literatur
1	8/79	T:A	Ile:Asn	Thierfelder et al. [1994]
2	9/92	G:A	Arg:Gln	Thierfelder et al. [1994]
3	9/92	C:T	Arg:Trp	Moolman et al. [1997]
4	9/102[b]	G:T	Arg:Leu	Forissier et al. [1996]
5	9/104	C:T	Ala:Val	Nakajima-Taniguchi et al. [1997]
6	9/110	T:A	Phe:Ile	Watkins et al. [1995a]
7	11/160	ΔKodon160[c]	ΔGlu160	Watkins et al. [1995a]
8	11/163	G:A	Glu:Lys	Watkins et al. [1995a]
9	14/244	G:T	Glu:Asp	Watkins et al. [1995a]
10	Spleißstellenmutation	(Intron 15)[d]	ΔExon 15	Thierfelder et al. [1994]
11	16/278	C:T	Arg:Cys	Watkins et al. [1995a]

[a] Die meisten Änderungen sind Basenaustausche (Missense-Mutationen). [b] Kodon 102 entspricht Kodon 92 in anderen Arbeiten; die geänderte Zählweise geht auf ein ursprünglich nicht bekanntes zusätzliches Exon zurück, das im Herzgewebe jedoch nicht exprimiert wird [Forissier et al. 1996]. [c] Deletion eines Basentripletts (Kodon 160). [d] Als Folge eines G:A-Basenaustausches am Anfang von Intron 15 wird eine Spleißdonorstelle zerstört. Daraus folgt die (vorhergesagte) Eliminierung von Exon 15 beim Prozessieren der mutierten mRNA.

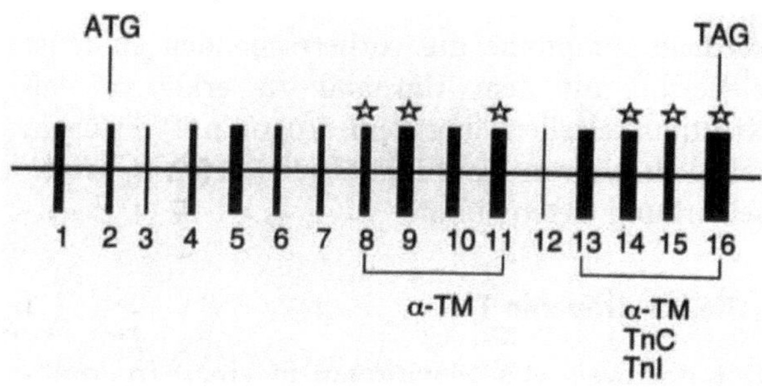

Abb. 1.3.12. Struktur des kardialen Troponin-T-Gens; *Sternchen* Exons, in denen Mutationen gefunden wurden; *Sternchen* Exons, in denen Mutationen gefunden wurden; *ATG, TAG* Signalsequenzen (Start und Stop) der Translation; zur Funktion von Troponin T s. Abb. 1.3.7

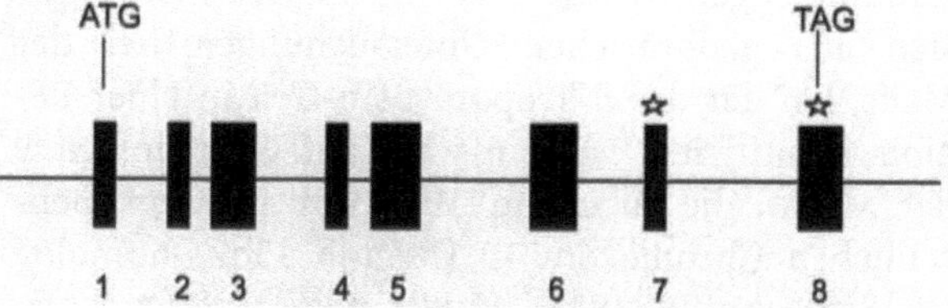

Abb. 1.3.13. Struktur des kardialen Troponin-I-Gens; *Sternchen* Exons, in denen Mutationen gefunden wurden; *ATG, TAG* Signalsequenzen (Start und Stop) der Translation; zur Funktion von Troponin I s. Abb. 1.3.7

92 wurden verschiedene Punktmutationen nachgewiesen (Arg92:Gln, Arg92:Trp) [Moolman et al. 1997, Thierfelder et al. 1994]. Es handelt sich hier offenbar um einen Hotspot der Mutation, ähnlich dem Kodon 403 im β-Myosin-Gen. Mutationen im Troponin-T-Gen gehören zu den häufigeren Ursachen der HCM. Vermutet wird eine relative Rate von etwa 15%.

1.3.6.2.4 Troponin I

Die Beteiligung des kardialen Troponins T lenkt die Aufmerksamkeit auf weitere Komponenten des Troponinkomplexes. Troponin I und Troponin C bilden mit Troponin T einen heterotrimeren Verbund und kontrollieren an den Aktinfilamenten kalziumabhängig die Querbrückenreaktion zwischen Myosin- und Aktinfilamenten. Troponin interagiert am Aktinfilament mit Tropomyosin. Kalzium bewirkt als Signalsubstanz eine Änderung dieser Wechselwirkung mit dem Resultat, daß Aktinmoleküle für die Bildung von transienten, reversiblen Querbrücken mit Myosinmolekülen frei werden.

Bei einer gezielten Suche (ohne Kopplungsanalyse) nach Veränderungen im Troponin-I-Gen in 184 HCM-Patienten wurden insgesamt 5 Punktmutationen und 1 Kodondeletion nachgewiesen (Kodon 183, Deletion eines Lysins). Ferner wurden zahlreiche Polymorphismen beschrieben, die, da sie nicht mit der Krankheit kosegregieren, als klinisch nicht relevant betrachtet werden [Kimura et al. 1997].

Die genomische Struktur des Gens ist in Abb. 1.3.13 dargestellt [Kimura et al. 1997]. Die Muta-

Tabelle 1.3.6. Mutationen im Troponin-I-Gen

Nummer	Exon/ Kodon	Basenaus- tausch	Änderung im Protein	Literatur
1	7/145	C:G	Arg:Gly	Kimura et al. [1997]
2	7/145	G:A	Arg:Gln	Kimura et al. [1997]
3	7/162	C:T	Arg:Trp	Kimura et al. [1997]
4	7/183	ΔAAGa	ΔLys183[a]	Kimura et al. [1997]
5	8/203	G:A	Gly:Ser	Kimura et al. [1997]
6	8/206	A:C	Lys:Gln	Kimura et al. [1997]

[a] Deletion eines Basentripletts, die zum Verlust einer Aminsosäure im Protein führt.

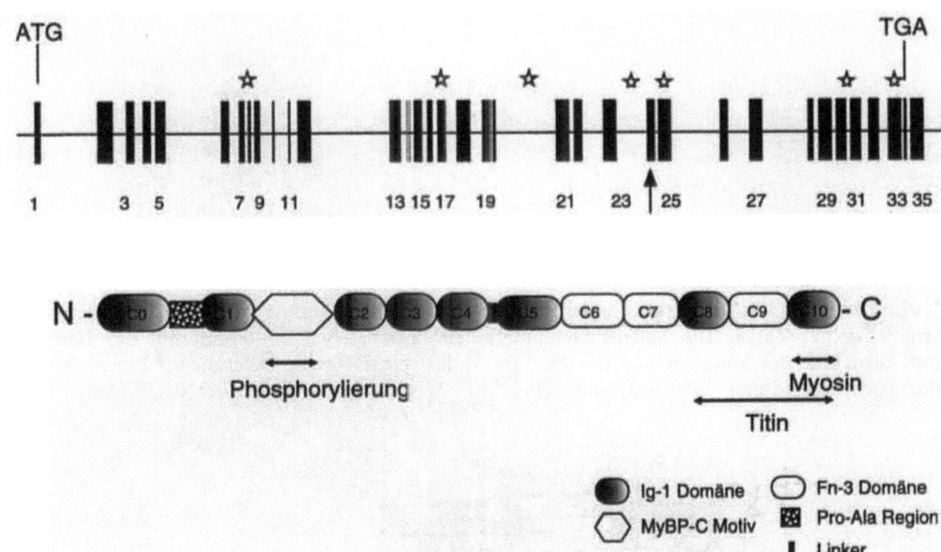

Abb. 1.3.14. Struktur des kardialen Myosinbindungsproteins C sowie des zugehörigen Gens auf Chromosom 11, schematisch. Das Protein ist modular aufgebaut. Nach der Struktur seiner Module gehört es zur Familie der Immunglobuline bzw. der Fibronektine. Ferner gibt es nahe am N-Terminus eine phosphorylierbare Region, die für dieses Protein spezifisch ist. Am C-Terminus befinden sich Bindungsstellen für Myosin (Bindung vermutlich an die S2-Region) und für Titin. Das Gen besteht aus 35 Exons, die für ein Protein mit einem MG von ca. 149.000 kodieren. *Sterne* Lokalisation bekannter Mutationen; *Pfeil* Insertion eines Guanins in Exon 24, die als Ursache einer HCM identifiziert wurde (s. dazu Abb. 1.3.15); *ATG*, *TGA* Signalsequenzen (Start und Stop) der Translation

tionen sind in Tabelle 1.3.6 zusammengefaßt. HCM-relevante Mutationen wurden ausschließlich in den beiden C-terminalen Exons nachgewiesen.

Troponin-C-Mutationen sind bisher nicht bekannt. Nach Aktinmutationen wurde wiederholt gesucht, sie wurden aber bisher nie gefunden.

1.3.6.2.5 Myosinbindungsprotein C

In einigen Familien wurde nach dem Ausschluß einer Kopplung mit bekannten HCM-Genloci ein weiterer Locus (CMH4) auf Chromosom 11 nachgewiesen [Carrier at al. 1993]. Das inzwischen in der fraglichen Region auf dem kurzen Arm von Chromosom 11 identifizierte Gen [Gautel et al. 1995] kodiert für die kardiale Isoform eines Myosin- und Titin-bindenden Proteins, das als Myosin-bindungsprotein C (oder C-Protein) bezeichnet wird. Es ist als Muskelprotein lange bekannt [Offer et al. 1973]. Die Struktur des Gens für das kardiale Protein ist in Abb. 1.3.14 schematisch dargestellt. Es besteht aus 35 Exons, die für ein Produkt mit einem MG von etwa 140.000 kodieren [Carrier et al. 1997]. Das Protein besteht aus einer Folge diskreter Struktureinheiten, die den Familien der Immunglobulin- und Fibronektindomänen zuzuordnen sind. Auffällig ist ferner eine phosphorylierbare Region nahe am N-Terminus, die möglicherweise an nicht näher bestimmten Regulationsvorgängen beteiligt ist. Funktionell wichtig ist ferner der C-Terminus des Proteins. Wie v. a. an den Muskelformen dieses Proteins gezeigt wurde, tritt es C-terminal sowohl mit Myosinfilamenten als auch mit Titin in Wechselwirkung [Fürst et al. 1992].

Tabelle 1.3.7. Mutationen im Gen für das kardiale Myosinbindungsprotein C

Nummer	Lokalisation im Gen	Art der Mutation[a]	Änderung in mRNA/Protein	Literatur
1	Intron 7	Spleißdonorstelle	ΔExon 7b	Carrier et al. [1997]
2	Exon 17	Missense, Kodon 452	Glu:Gln	Carrier et al. [1997]
3	Intron 20	Spleißakzeptorstelle	ΔExon 21 bzw. Aktivierung einer kryptischen Spleißstelle in Intron 20	Bonne et al. [1995]
4	Intron 23	Spleißdonorstelle	ΔExon 23	Carrier et al. [1997]
5	Intron 23	Branch-point-Mutation	ΔExon 24 mit Retention von Intron 23	Carrier et al. [1997]
6	Exon 24	Insertion (+1 bp)	Kryptische Spleißstelle in Exon 24, Deletion und Frameshift in mRNA	Vosberg et al. [1998]
7	Exon 25	Deletion (–5 bp)	Frameshift in mRNA	Carrier et al. [1997]
8	Intron 30	Spleißdonorstelle	ΔExon 30	Watkins et al. [1995c]
9	Intron 30	Spleißdonorstelle	ΔExon 30	Rottbauer et al. [1997]
10	Exon 33	Interne Duplikation (+18 bp)	Interne Duplikation im Protein	Watkins et al. [1995c]
11	Exon 33	Interne Duplikation (+12 bp) plus Deletion (–4 bp)	Frameshift in mRNA	Carrier et al. [1997]

[a] Wenn nicht anders vermerkt, handelt es sich um Austausche einzelner Basen. Die Spleißstellenmutationen führen, mit Ausnahme der Mutation in Exon 24, zum Verlust einer normalen Spleißdonor- oder -akzeptorstelle. [b] Mit Δ ist der Verlust einer internen mRNA-Sequenz angezeigt, in der Regel mit Frameshift des Leserasters. Daraus folgt eine partielle Deletion im Protein sowie theoretisch ein vorzeitiger Kettenabbruch der Proteinsynthese.

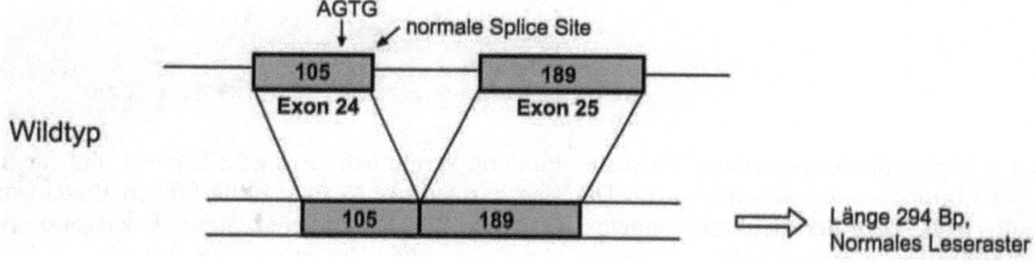

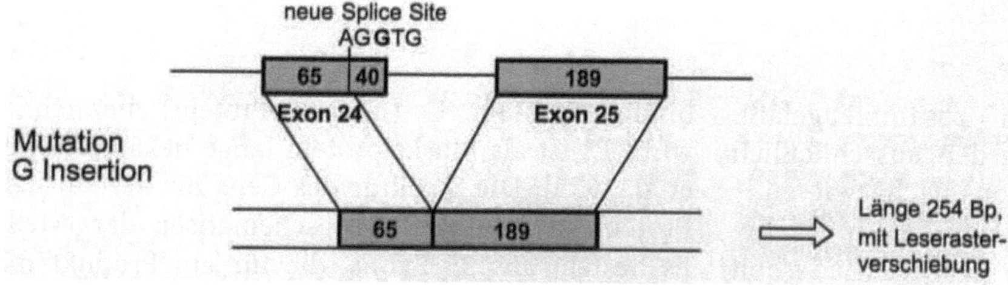

Abb. 1.3.15. Insertionsmutation im Gen für das Myosinbindungsprotein C. Durch Insertion eines Guanins in Exon 24 wird aus der Sequenz AGTG AGGTG. Das Motiv AG/GT wird als Spleißdonorstelle benutzt, was in einer internen Verkürzung der zugehörigen mRNA resultiert (minus 40 Basen am 3'-Ende des Exons 24). Mit dieser Modifikation wird zugleich das Leseraster in der mRNA verschoben. Daraus wiederum ergibt sich ein vorzeitiger Kettenabbruch und ein – vorausgesagtes – Rumpfprotein (truncated protein) mit einem MG von etwa 95.000. Diesem Protein würde die Myosin- und Titinbindungsstellen fehlen

Die Funktion des Bindungsproteins C ist aber nicht restlos geklärt. Es könnte an der Morphogenese sowie an der Stabilisierung der sarkomerischen Myosinfilamente beteiligt sein. Diskutiert wird auch eine Kontrollfunktion im Zusammenhang mit der Steuerung oder Modulation der Kontraktion [Gautel et al. 1995].

Tabelle 1.3.8. Mutationen in den Genen für die leichten Myosinketten vom Typ ELC und RLC

Nummer	Exon/Kodon	Basenaustausch	Änderung im Protein	Literatur
RLC (regulatorische leichte Kette, Chromosom 12)				
1	2/13	G:A	Ala:Thr	Poetter et al. [1996]
2	2/22	G:A	Glu:Lys	Poetter et al. [1996]
3	5/94	C:G	Pro:Arg	Poetter et al. [1996]
ELC (essentielle leichte Kette, Chromosom 3)				
1	4/149	A:G	Met:Val	Poetter et al. [1996]
2	4/154	G:A	Arg:His	Poetter et al. [1996]

Die bekannten Mutationen im Gen des Myosinbindungsproteins C sind in Tabelle 1.3.7 aufgeführt. Auffällig ist die Häufung von Mutationen, die das Leseraster der an diesem Gen synthetisierten mRNA beeinträchtigen. Ein Beispiel für eine Mutation dieser Art ist in Abb. 1.3.15 im Detail erläutert: Die Insertion einer Base – eines Guaninnukleotids – im Exon 24 führt zur Bildung eines Spleißsignals (einer Spleißdonorstelle) innerhalb dieses Exons. Daraus folgt eine unphysiologische Prozessierung der an diesem Allel gebildeten mRNA mit dem Resultat, daß 40 Basen in der mRNA fehlen. Eine Leserasterverschiebung bewirkt anschließend den vorzeitigen Abbruch der von der veränderten mRNA gesteuerten Proteinsynthese. Daß das neue Spleißsignal erkannt wird, ergibt sich aus dem Nachweis einer verkürzten mRNA im Herzmuskelgewebe eines HCM Patienten [Vosberg et al. 1998]. Die Wirkung der Mutation ist damit jedoch noch nicht erklärt.

1.3.6.2.6 Leichte Myosinketten, Typ ELC und RLC

Die leichten Myosinketten vom Typ ELC (essential light chain, MG etwa 16.000) und RLC (regulatory light chain, MG etwa 20.000) bilden einen Komplex mit den schweren Myosinketten in der Übergangsregion zwischen dem globulären Myosinkopf und dem filamentösen Myosinschwanz. Es ist denkbar, daß die leichten Ketten die schlanke, nur aus einer einfachen α-Helix bestehende „Hals"-Domäne der schweren Kette stabilisieren. Auch eine direkte Wechselwirkung mit Aktin wird diskutiert [Morano et al. 1995]. Am Faserpräparat (in vitro) hat ein Fehlen der leichten Ketten zwar keinen Einfluß auf die ATPase des Myosins, wohl aber auf die Verkürzungsgeschwindigkeit der Fasern, die deutlich vermindert gefunden wird [Lowey et al. 1993].

Die Gene für die leichten Ketten vom Typ ELC (MYL3) und RLC (MYL2) liegen auf den Chromosomen 3 (ELC) und 12 (RLC) [Fodor et al. 1989,

Macera et al. 1992]. Durch gezieltes Kandidaten-gen-Screening bei mehreren 100 nichtverwandten Indexpatienten wurden insgesamt 5 Missense-Mutationen in diesen beiden Genen identifiziert (Tabelle 1.3.8). Ein auffälliger Befund war bei einigen der HCM-Patienten eine seltene Form der Hypertrophie: Eine ringförmige Zunahme der Muskelmasse etwa in der Mitte des linken Ventrikels führte zu einer Konstriktion bzw. zu einem Engpaß zwischen 2 unphysiologischen Kammerkompartimenten [Poet-ter et al. 1996]. Mutationen in den Genen für leichte Ketten sind offenbar selten, sie sind mit <1% an der Verursachung der HCM beteiligt.

1.3.6.2.7 Unbekanntes Gen auf Chromosom 7

Ein weiterer HCM-Genort befindet sich auf Chromosom 7 in der Region q3 [MacRae et al. 1995]. Das zugehörige Gen ist unbekannt. Die in einer großen irischen Familie beobachtete Form der HCM ist insofern ungewöhnlich, als hier zusätzlich zu den sonst typischen Symptomen bei mehreren Patienten eine atrioventrikuläre Überleitungsstörung vom Typ Wolff-Parkinson-White (WPW) als auffälliges Krankheitszeichen gesehen wurde. Über die Häufigkeit dieser Form der HCM ist nichts bekannt.

1.3.6.3 Evidenz für eine direkte Beteiligung der mutierten Muskelgene an der HCM

Sieben von den 8 Genen, in denen genetische Ursachen von hypertrophischen Kardiomyopathien nachgewiesen wurden, kodieren für Herzmuskelproteine. Obwohl nicht grundsätzlich ausgeschlossen werden kann, daß Veränderungen von Proteinen, die an der Kontraktion unbeteiligt sind, ebenfalls zu einer HCM führen können, liegt es nahe, die HCM als eine Krankheit des kardialen Sarkomers zu definieren [Thierfelder et al. 1994].

Die Tatsache, daß die oben genannten Proteine als Krankheitsfaktoren und nicht als bloße Indikatoren oder Marker anzusehen sind, wird wie folgt begründet:

1. Die Krankheit ist eine Herzkrankheit, und die Mutationen wurden in Genen gefunden, die essentielle Herzfunktionen kontrollieren.
2. Diese Mutationen wurden nur bei HCM-Patienten beobachtet und nicht als genetische Polymorphismen in der allgemeinen Bevölkerung. Stumme Polymorphismen sind zwar relativ häufig, aber funktionell neutrale Missense-Mutationen in HCM-Genen oder größere Änderungen, die nicht mit der Krankheit kosegregieren, sind selten [Greve et al. 1994, Jeschke et al. 1998, Nishi et al. 1995, Watkins et al. 1995 a].
3. Innerhalb von HCM-Familien mit bekannten Mutationen sind alle Patienten Träger einer dieser Mutationen. Gelegentliche Ausnahmen finden ihre Erklärung i. allg. in anderen Krankheiten, die zur kardialen Hypertrophie führen können, darunter Hochdruck, verschiedene metabolische oder Hormonerkrankungen und andere. Probanden, die zwar Träger einer Mutation sind, aber keine Symptome haben, sind direkte Nachfahren von Patienten. In solchen Fällen hat der Nachweis einer Mutation den Charakter einer präklinischen Diagnose.
4. Die Mutationen betreffen überwiegend Proteinregionen, die in der Evolution stark konserviert sind (ein Beispiel ist die 403-Mutation in Abb. 1.3.9).
5. Häufig bewirken die Aminosäureaustausche eine Änderung des elektrochemischen Ladungsmusters in den mutierten Proteinen (Tabelle 1.3.3). Damit können signifikante Struktur- und Funktionsänderungen der betroffenen Regionen erwartet werden.
6. Eine indirekte genetische Evidenz weist darauf hin, daß homozygote Mutationen im β-Myosin-Gen mit schwereren Verläufen der HCM assoziiert sind als heterozygote: Aus einer japanischen Familie wurde über 2 früh verstorbene Söhne von miteinander verwandten Eltern berichtet (Kusin und Kusine 1. Grades). Die Todesursachen waren Herzversagen und Herzstillstand. Beide Eltern waren heterozygote (und seltene rezessive) Träger einer Missense-Mutation, ohne Symptome einer HCM aufzuweisen [Nishi et al. 1994].
7. Neu auftretende (de novo) Mutationen, die im β-Myosin-Gen sowie im α-Tropomyosin-Gen nachgewiesen wurden, werden weitervererbt und kosegregieren mit der Krankheit [Greve et al. 1994, Watkins et al. 1992 c, 1995 a].
8. An Muskelfasern aus der Skelett- oder Herzmuskulatur von Patienten mit Mutationen im β-Myosin-Gen sowie im ELC-Gen und an mutiertem rekombinantem β-Myosin wurden in vitro veränderte Kontraktions- bzw. Motilitätseigenschaften nachgewiesen.

Aus der Summe dieser Argumente folgt mit Bestimmtheit, daß die bei Patienten nachgewiesenen Mutationen in Kontraktilitätsgenen die Ursachen der HCM sind.

1.3.6.4 Mechanismen der dominanten Wirkung

Theoretisch sind für dominante Mutationen mindestens 2 Wege denkbar, auf denen sie wirksam werden. Eine Möglichkeit ist der Mangel an einem Protein, das für eine bestimmte Funktion gebraucht wird. Die Deletion eines Gens oder Mutationen, die mit der Synthese oder Stabilität eines Proteins interferieren (Nullmutationen), können zur Störung der Genproduktstöchiometrie in der Zelle führen. Ein 2. Mechanismus basiert auf dem Umstand, daß mutierte Proteine die Funktion von homologen, nicht mutierten Proteinen in einer dominant-negativen Weise beeinträchtigen können, insbesondere dann, wenn beide Versionen nebeneinander in komplexe Strukturen (z. B. in Muskelfilamente) eingebaut werden. Dominant-negativ wirkende Proteine werden auch als „poison peptides" bezeichnet.

Es gibt keinen zwingenden Grund, für die verschiedenen Formen der HCM einheitliche Mechanismen anzunehmen, auch Mischformen sind denkbar. Nach dem jetzigen Kenntnisstand überwiegen zumindest bei den β-Myosinen die Argumente zugunsten einer dominant-negativen Wirkung. Beispiele dafür gibt es zunächst aus nichtmenschlichen Organismen. Bei dem Nematodenwurm *Caenorrhabditis elegans* sind dominant-negative Missense-Mutationen von Muskelmyosinen bekannt, die in Muskelfilamente eingebaut werden und diese destabilisieren [Bejsovec u. Anderson 1990]. Myosinnullalelle dagegen sind in diesem Organismus rezessiv. Ferner wurde unlängst in einem In-vitro-Experiment gezeigt, daß mutierte menschliche β-Myosine in Rattenkardiozyten eine Störung der Sarkomerstruktur veranlassen [Becker et al. 1997]. Die hier getesteten Missense-Mutationen waren allerdings nicht nach klinischen Gesichtspunkten ausgewählt worden. HCM-assoziierte Mutationen im β-Myosin, die auch analysiert wurden, hatten keinen Einfluß auf die Sarkomerstruktur. Im Gegensatz dazu stehen Untersuchungen an transfizierten Cos-Zellen, in denen eine krankheitsrelevante Myosinmutation mit einer gestörten Filamentstruktur assoziiert war [Straceski et al. 1994]. (Cos-Zellen sind genetisch modifizierte Affennierenzellen, also keine Muskel- oder Herzmuskelzellen). Ferner wurde die dominante Inihibition der In-vitro-Translokation von Aktinfilamenten mit synthetischem, mutiertem kardialem Myosin beobachtet [Sweeney et al. 1994]. Benutzt wurde dabei ein Fragment des a-Myosins der Ratte (s. unten). Beim Menschen sprechen klinische Beobachtungen dafür, daß Myosinnullallele rezessiv sind. Träger einer β-Myosin-Nullmutation haben keine Symptome der HCM [Nishi et al. 1995].

Für Mutationen in anderen HCM-Genen sind Nullalleleffekte nicht strikt auszuschließen. Im kardialen Troponin-T-Gen ist eine Spleißsignalmutation bekannt, aus der sich eine veränderte mRNA und damit ein vermutlich funktionsloses Protein voraussagen lassen. Ähnliches gilt für die meisten der bis heute beschriebenen Mutationen im Gen für das kardiale Myosinbindungsprotein C [Carrier et al. 1997]. Ein Versuch, das bei einer so gearteten Mutation vorausgesagte verkürzte Myosinbindungsprotein C nachzuweisen, schlug fehl [Rottbauer et al. 1997]. Entweder wird es nicht synthetisiert oder schnell abgebaut. In beiden Fällen wäre eine „Haplo-Insuffizienz" dieses Gens bzw. seines Produkts anzunehmen.

1.3.6.5 Funktionelle Konsequenzen

Die unmittelbaren Folgen von Mutationen in Muskelgenen betreffen die Aktivität der kontraktilen Filamente in den Kardiozyten. Die primären Muskeldysfunktionen sind möglicherweise nach Art und Umfang gering. Schwere Änderungen wären wahrscheinlich letal. Zusätzlich zu den primären Defekten muß mit sekundären und indirekten Folgen gerechnet werden, die sich im Gegensatz zu den von Geburt an bestehenden veränderten Kontraktionseigenschaften erst allmählich entwickeln. Sie können als eine Antwort des betroffenen Organs auf die genetisch fixierten Funktionsänderungen interpretiert werden. Da HCM-spezifische Symptome im Kindesalter die Ausnahme sind, erwerben die angeborenen Störungen ihren „Krankheitswert" möglicherweise erst im Zusammenhang mit den später sekundär auftretenden Veränderungen am Herzen.

Die experimentelle Analyse der Eigenschaften von mutierten Kontraktionsproteinen sowie der Herzgewebe, auf die sie einwirken, ist nicht sehr weit fortgeschritten. Bisherige Untersuchungen waren v. a. auf die schwere Kette des β-Myosins konzentriert. Dieses ist beim Menschen das wichtigste Motorprotein des embryonalen Herzens sowie später der adulten Ventrikelmuskulatur. Es ist 1.935 Aminosäuren lang. Das native Myosinprotomer ist ein hexamerer Proteinkomplex mit einem MG von etwa 500.000. Es besteht aus 2 schweren Ketten mit einem MG von je etwa 220.000 und 4 leichten Ketten (je 2 regulative und essentielle Ketten mit einer molekularen Masse von 16.000 und 20.000). Die schweren Ketten haben eine asymmetrische

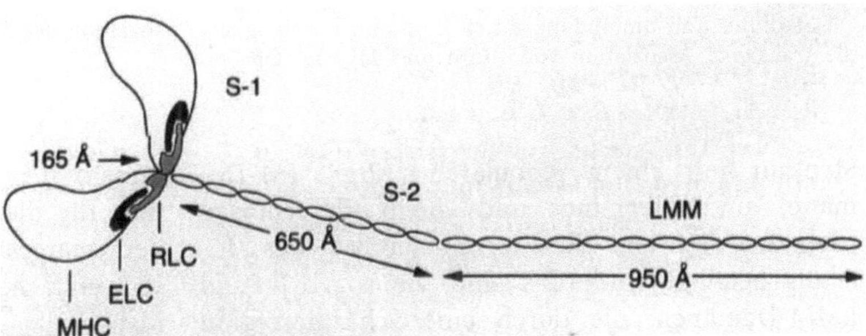

Abb. 1.3.16. Struktur eines Myosinmoleküls, schematisch. Native Myosine sind filamentöse multimere Moleküle mit einer Länge von etwa 160 nm. Ihre 6 Untereinheiten sind: 2 identische schwere Ketten (MG je etwa 220.000), und 4 leichte Ketten, die paarweise identisch sind (MG zwischen 16.000 und 20.000). Die N-terminale Region der schweren Kette bildet den globulären „Kopf" (oder die S1-Region) des Myosins, der in den filamentösen „Schwanz" (zusammengesetzt aus den S2- und LMM-Regionen) übergeht. Die leichten Ketten binden am Übergang von S1 nach S2. Die funktionell wichtige ATP-Bindungsstelle sowie die Aktinbindungsregion befinden sich in den S1-Regionen. Die a-helikalen Filamente sind helikal umeinander gewunden (coiled coil). *MHC* schwere Kette; *ELC, RLC* leichte Ketten; *N, C* Amino- und Karboxytermini der schweren Kette; *S2, LMM* N- und C-terminale Subregionen des Myosinfilaments. Die Bezeichnungen S1, S2 und LMM beziehen sich auf Proteinfragmente, die bei schonender Proteolyse von schweren Ketten erhalten werden

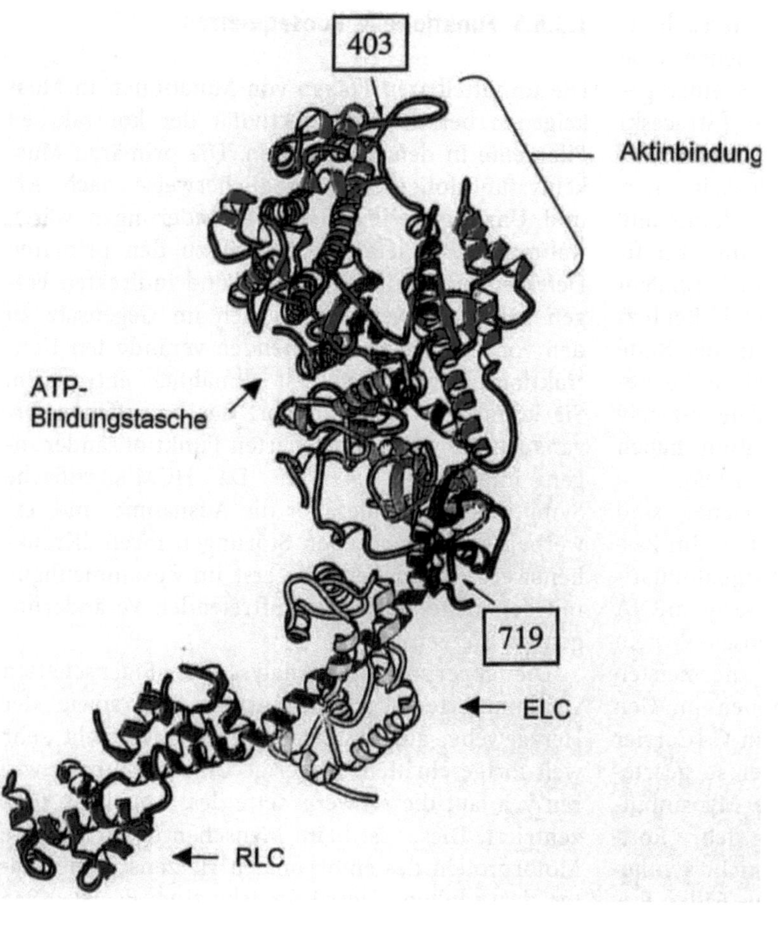

Abb. 1.3.17. Schematische Darstellung der dreidimensionalen Struktur des S1-Myosinkopfs mit komplex gebundenen leichten Ketten ELC (*gelb*) und RLC (*violett*), nach Rayment et al. [1993]. Proteolytisch definierte Unterabschnitte der Kopfregion sind farbig markiert (*grün* 20-K-Region, *rot* 50-K-Region, *blau* 25-K-Region). Das ATP-Bindungszentrum sowie die Region, die mit Aktin in transiente Wechselwirkung tritt, sind angezeigt. Ferner sind zwei HCM-relevante Positionen im Myosinkopf markiert (*Pfeile* und *Nummern*). Dabei handelt es sich um Aminosäuren (vom N-Terminus an gezählt), deren Austausch als Ursache einer HCM identifiziert wurde (s. Tabelle 1.3.3; ferner auch Rayment et al. [1995]). Missense-Mutationen in den Tripletkodons 403 (Arginin) und 719 (ebenfalls Arginin) sind für HCM mit schwerem Verlauf verantwortlich

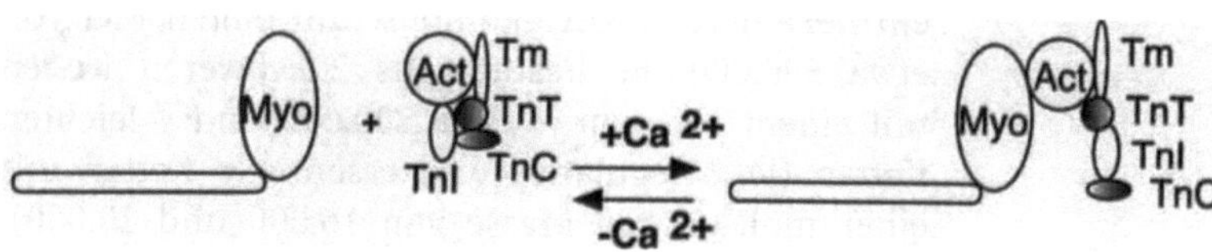

Abb. 1.3.18. Von Kalzium gesteuerte Interaktion der Aktin- und Myosinfilamente, modifiziert nach Zot u. Potter [1987]. On-Stadium: Kalziumbindung durch Troponin C ermöglicht die transiente Assoziation von Aktin und Myosin. Off-Stadium: Ablösung von Kalzium und gleichzeitige Bindung von ATP an den Myosinkopf (hier nicht gezeigt) führen zur Dissoziation der Aktin- und Myosinfilamente

Struktur mit einem globulären „Kopf" (S1-Domäne) am N-Terminus und einem filamentösen „Schwanz", an dem die C-terminalen 60% des Moleküls beteiligt sind (das sind die sog. S2- und LMM-Domänen, die durch eine Scharnierregion miteinander verbunden sind). Der Kopf enthält die ATP-Bindungsstelle sowie das „cross-bridge cycle interface", das mit Aktinfilamenten in Wechselwirkung tritt. Der Übergang vom Myosinkopf zum Myosinschwanz enthält die Bindungsstellen für die leichten Ketten. Im Bereich der α-helikalen Filamente bilden die beiden schweren Ketten des Protomers eine Proteindoppelhelix (coiled coil). In

diesem Bereich des Moleküls steckt die Information für die Bildung der dicken Myosinfilamente der quergestreiften Muskulatur. Abb. 1.3.16 zeigt ein einfaches Schema der Gesamtstruktur des Myosins.

Die dreidimensionale Anordnung der S1-Kopfdomäne wurde am Beispiel des Skelettmuskelmyosins vom Huhn ermittelt [Rayment et al. 1993]. Die Primärsequenzen von Muskelmyosinen sind in der Phylogenese stark konserviert [Warrick u. Spudich 1987]. Muskelmyosin vom Huhn und menschliches kardiales β-Myosin sind im S1-Bereich zu 79% identisch. Dieses hohe Maß an Sequenzhomologie ermöglicht es, die S1-Struktur vom Hühnermyosin auf den menschlichen β-Myosin-Kopf zu übertragen. Die Rayment-Struktur der S1-Domäne ist in Abb. 1.3.17 gezeigt. Eine vereinfachtes Schema des Sarkomers mit jenen Komponenten, die bisher als Krankheitsfaktoren identifiziert wurden, ist in Abb. 1.3.7 dargestellt. Abb. 1.3.18 illustriert die wesentlichen Schritte der Querbrückenreaktion [Zot u. Potter 1987].

Die Missense-Mutationen im β-Myosin-Gen sind entweder konservativ oder nicht-konservativ, je nach Zugehörigkeit der beteiligten Aminosäuren zu einer der 4 Hauptklassen hydrophober, neutral-polarer, positiv oder negativ geladener Seitengruppen. Mit Krankheit assoziiert sind (etwas seltener) sowohl konservative als auch (etwas häufiger) nicht-konservative Austausche (s. Myosinmutationen in Tabelle 1.3.3). Es wird gelegentlich diskutiert, daß die Art des Austausches auf den Charakter des Phänotyps Einfluß nimmt. Danach wären nicht-konservative Austausche, z. B. Arg:Glu, möglicherweise v. a. solche, die mit einer Veränderung der elektrochemischen Ladung einhergehen, für klinisch schwerere Formen der HCM verantwortlich als konservative oder ladungsneutrale, z. B. Met:Val [Anan et al. 1994]. Da viele weitere Determinanten auf den Schweregrad und den Verlauf der HCM einwirken, ist aber offen, ob der Einfluß, den die mutagenen Elementarereignisse auf die Pathogenese haben, so eindeutig definiert ist.

Gleichwohl werden Änderungen in der Struktur des Myosinmoleküls funktionelle Konsequenzen haben. Von welcher Art diese sein könnten, wurde unter Berücksichtigung der bekannten Tertiärstruktur des S1-Kopfs in einer Art Gedankenexperiment getestet [Rayment et al. 1995]. Fünf funktionell und strukturell definierte Subregionen können im Myosinmolekül unterschieden werden. Diese Regionen sind die ATP-Bindungstasche, die Aktinbindungsregion, die Region der „aktiven Thiole", die Anlagerungsstelle für leichte Ketten und die Übergangszone zwischen dem Kopf und dem filamentösen Schwanz. Die aktiven Thiole sind 2 nahe beieinander liegende Cysteinreste, die möglicherweise indirekt auf die Wechselwirkung des Myosins mit ATP Einfluß nehmen. Es ist zwar nicht klar, ob es spezifische Formen der Pathogenese gibt, die mit Mutationen in einer dieser Regionen erklärt werden können. Denkbar ist jedoch, daß es selektive Beeinträchtigungen von Teilfunktionen des Myosins gibt, die sich experimentell nachprüfen lassen.

Voraussagbare Änderungen könnten sich bei Mutationen in den Positionen 403, 615 und 663 er-geben (Wechselwirkung mit Aktin, die Mutation in Position 403 beeinflußt auch die ATP-Spaltung). Austausche in den Positionen 124, 232, 244 und 256 könnten die Kinetik der ATP-Bindung und -Spaltung ändern, und die Kodons 719, 741 und 778 nehmen vermutlich Einfluß auf die Anlagerung der essentiellen leichten Kette (für weitere Diskussionen s. Rayment et al. [1995]). Für die meisten Austausche gilt, daß nicht selten mehr als eine Funktion des Moleküls betroffen sein wird. Mutationen, die Faltungsänderungen zur Folge haben, wirken nicht nur in der unmittelbaren Nachbarschaft der veränderten Aminosäuren, sondern auch in gewissen Entfernungen.

Die nicht sehr zahlreichen experimentellen Daten über mutationsbedingte Veränderungen stammen aus Untersuchungen an β-Myosin, das aus langsamer Skelettmuskulatur (Biopsiegewebe) [Cuda et al. 1993a, Lankford et al. 1995] oder biosynthetisch mit Hilfe von Baculovirusvektoren gewonnen wurde [Sata u. Ikebe 1996, Sweeney et al. 1994]. Analysiert wurden in vitro die Folgen verschiedener Mutationen auf die Translokation von Aktin, die Kinetik der ATP-Spaltung, die Verkürzungsgeschwindigkeit und die Kraftentwicklung.

Die 403-Mutation sowie ein Gly:Arg-Austausch in Position 741 vermindern die Rate der ATP-Spaltung, die isometrische Kraftentwicklung und die Verkürzungsgeschwindigkeit von Faserpräparaten [Cuda et al. 1993a, Lankford et al. 1995]. Einige Mutationen, z. B. ein Gly:Glu-Austausch in Position 256 oder ein Val:Met-Austausch in Position 606, zeigen dagegen in vitro keine oder nur schwache Effekte [Lankford et al. 1995, Sata u. Ikebe 1996].

Mutationen in den Positionen 403 (Arg:Gln) und 908 (Leu:Val) beeinträchtigen die Aktintranslokation (403 stärker als 908). Ein Aktintranslokationsversuch mit einem 403-mutierten, rekombinanten Ratten α-Myosin-Fragment (HMM, heavy meromyosin) ist in Abb. 1.3.19 gezeigt. Bei diesem Versuch wurden mutiertes Myosin und Wildtypmyosin in verschiedenen Verhältnissen gemischt. Die Wirkungen verschiedener Mischungen auf die Aktinmotilität weisen auf eine dominant-negative Wirkung hin: Bis zu einem Verhältnis von 50:50 ist die Gesamtmotilität so, als bestünde das Präparat nur aus mutiertem Myosin. (Das Modell von einem dominant-negativen Wirkungsmechanismus findet Unterstützung in Versuchen, die mit einem durch Mutation verstümmelten menschlichen kardialen Troponin T in Myotuben der Wachtel („quail") durchgeführt wurden, also in Muskelzellen unter Zellkulturbedingungen. Bei normaler In-

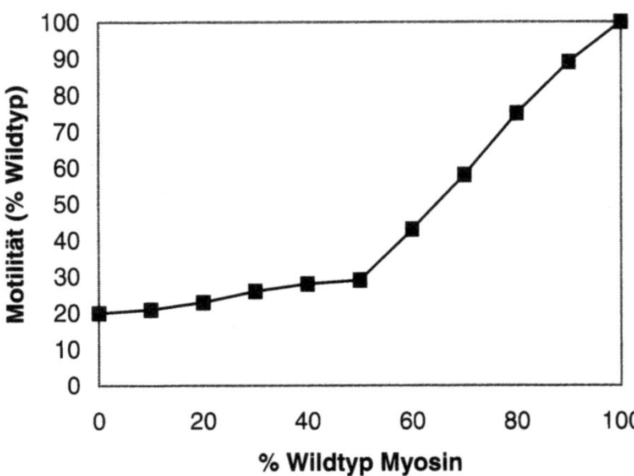

Abb. 1.3.19. In-vitro-Translokation von Aktinfilamenten mit Hilfe von rekombinantem Myosin der Ratte. Analysiert wurden mutierte und nichtmutierte α-Myosin-Fragmente (HMM, heavy meromyosin, enthält die S1-Kopf-Domäne und die S2-Region des Filaments, s. Abb.1.3.16). Im mutierten Myosin war die Position 403 (Arg:Gln) ausgetauscht. Für die Messung der Translokationsgeschwindigkeit wurden mutierte und Wildtypmyosinfragmente in verschiedenen Verhältnissen gemischt. Das Diagramm zeigt: 1. eine erheblich verlangsamte Aktivität des mutierten Myosins und 2. einen disproportionalen (dominierenden) Effekt des mutierten Myosins über Wildtypmyosin: bis zu einem Anteil von 50% zeigt das Wildtypmyosin nahezu keine Wirkung auf die Aktinmotilität, nach Sweeney et al. [1994] modifiziert

korporation des mutierten Troponin T in die Muskelfilamente war die Kalzium-aktivierte Kraft der Kontraktion stark beeinträchtigt [Watkins et al. 1996]).

Wie bereits angedeutet, wurde ferner die Fähigkeit von mutierten Myosinen zur Bildung und Aufrechterhaltung von sarkomerischen Strukturen getestet, und zwar in transfizierten Cos-Zellen sowie in Kardiozyten aus dem Myokard von Katzen [Marian et al. 1995, Straceski et al. 1994]. Es ist aber nicht völlig klar, ob die im Versuch beobachteten Störungen des Aufbaus der Myofilamente Fehlfunktionen des menschlichen Myokards erklären können.

Auffällig ist, daß bisher nie Mutationen im Kernbereich des ATP-Bindungszentrums beobachtet wurden. Möglicherweise sind Änderungen an dieser Stelle immer letal.

Über die Eigenschaften der Produkte anderer HCM-Gene ist (noch) weniger bekannt als über β-Myosin. Untersucht wurden

1. ein in Bakterien synthetisiertes, rekombinantes kardiales Troponin T (der Ratte) mit einer Mutation, die einem Ile:Asn-Austausch in Position 79 des homologen menschlichen Proteins entspricht [Lin et al. 1996], und

2. eine mutierte essentielle leichte Kette (ELC mit einem Met:Val-Austausch in Position 149, isoliert aus dem Herzgewebe eines Patienten) [Poetter et al. 1996].

In beiden Fällen wurde gefunden, daß die Aktinmotilität in vitro gegenüber einem Versuch mit Wildtypprotein um ungefähr 50% erhöht war.

Diese Ergebnisse zeigen zwar, daß mutierte Proteine andere Eigenschaften haben als nicht mutierte. Aber sie erklären die Pathogenese der HCM nicht. Die Messung der Aktintranslokation in vitro bezieht sich auf eine (fast) lastfreie Motilität von Proteinkomplexen in einer unphysiologischen Zusammensetzung, die in Herzmuskelzellen so nicht vorkommt (einzelne Myosinmoleküle werden mit ihren C-Termini an einer Membranoberfläche immobilisiert und setzen zugesetzte, fluoreszenzmarkierte Aktinfilamente in Bewegung). Warum manche Mutationen dabei zu einer verminderten, andere aber zu einer erhöhten Motilitätsrate in vitro führen, ist unverstanden.

Bei der HCM ist eine klinisch oft gesehene, gut dokumentierte Funktionsstörung die eingeschränkte diastolische Kammerfüllung als Folge einer verminderten Relaxation des Herzmuskels. Es liegt nahe, dieses Phänomen auf einen gestörten Kontraktionsablauf in den Sarkomeren zu beziehen, z. B. auf eine veränderte Kinetik der Dissoziation von Myosin und Aktin. Diese Überlegung ist nicht unplausibel, aber sekundäre Veränderungen in der Herzmuskulatur (Hypertrophie, Fibrosierung, Disarray) können ebenfalls zur Erklärung dieser Dysfunktion herangezogen werden. Alle Schlußfolgerungen sind vorläufig und bedürfen einer weiteren Prüfung. Möglicherweise werden transgene Tiere mit HCM-typischen Gendefekten helfen, zwischen „primären" und „sekundären" Ursachen im Verlauf der Krankheit zu unterscheiden.

1.3.6.6 Genetisch veränderte Mäuse als Modell

Es gibt in der Literatur einige Berichte über Tiere – wild lebende Tiere, Haustiere oder auch Labortiere – mit vermuteten oder erwiesenen angeborenen Herzkrankheiten, die nach den üblichen diagnostischen Kriterien Ähnlichkeit mit der menschlichen hypertrophischen Kardiomyopathie haben. Aber für keines dieser Tiere gibt es Hinweise auf eine kausale Beteiligung kontraktiler Proteine.

Die Bemühungen um ein Tiermodell der HCM haben unlängst zur Klonierung einer transgenen

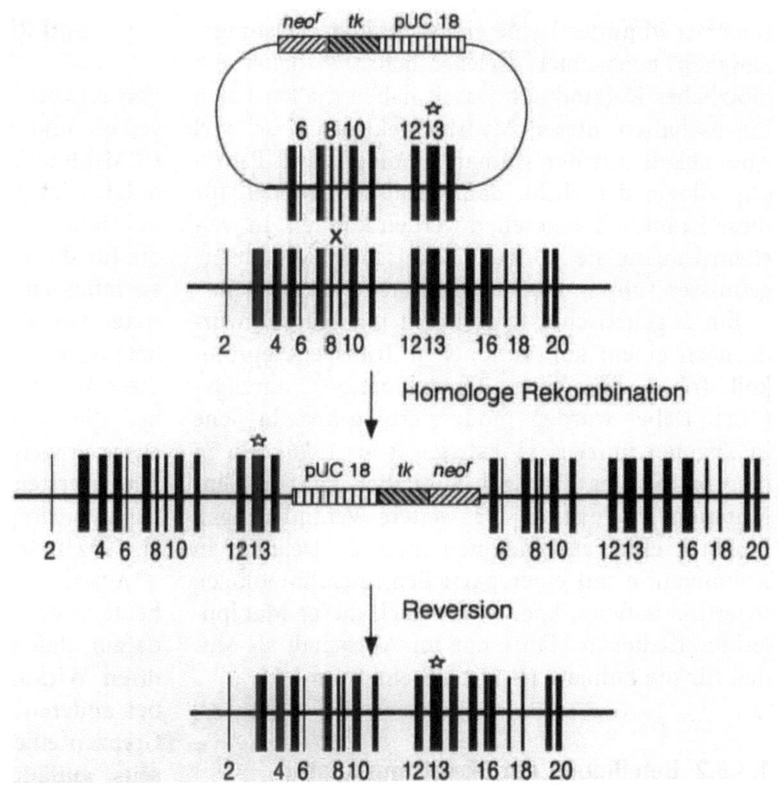

Abb. 1.3.20. Einführung einer Punktmutation (Arg403:Gln) in das α-Myosin-Gen der Maus. Prinzip der Rekombinationsmethode: in einem 1. Schritt (als „Homologe Rekombination" bezeichnet) wurde ein Plasmid, das neben selektiven Markergenen (*neo^r*, *tk*) einen Teil des α-Myosin-Gens mit der gewünschten Mutation (*Sternchen bei Exon 13*) enthielt, in das Genom einer embryonalen Stammzelle (ES) der Maus eingeführt. Rekombinante Zellen mit der integrierten DNA wurden mit Hilfe des neo^r-Gens selektioniert. In einem 2. Schritt (als „Reversion" bezeichnet) wurden Zellen isoliert, in denen die partielle Genduplikation in vivo durch intramolekulares Cross-over rückgängig gemacht worden war. Dabei blieb die 403-Mutation im α-Myosin-Gen erhalten. Mutierte Zellen wurden anschließend in Blastozysten der Maus injiziert. Aus den dabei entstandenen chimärischen Nachkommen wurden heterozygote Träger der Mutation herausgezüchtet. (Die letzteren Stationen des Experiments sind hier nicht dargestellt. Für weitere Details s. Hasty et al. [1991] und Geisterfer-Lowrance et al. [1996])

Mauslinie mit einer Myosin-Missense-Mutation geführt, deren Symptome und Strukturveränderungen am Herzen die HCM zumindest teilweise reproduzieren [Geisterfer-Lowrance et al. 1996]. Die in die betroffenen Mäuse eingeführte Mutation war homolog zu jener Mutation, die als erste beim Menschen identifiziert wurde und die regelmäßig mit einem schweren Verlauf assoziiert ist: ein Arg:Gln-Austausch in Position 403 im Exon 13. Für das Transgenexperiment wurde diese Mutation in das α-Myosin-Gen der Maus eingeführt. Grund für den Wechsel von β- zu α-Myosin ist das erwähnte unterschiedliche Expressionsmuster der kardialen Myosine bei Mäusen und Menschen. Beim Menschen wird im adulten Herzen die β-Isoform, bei der Maus dagegen die α-Isoform exprimiert. Die Mutation wurde zunächst in vitro in ein partielles genomisches Myosingenfragment eingeführt and anschließend in 2 Schritten durch homologe Rekombination zunächst in embryonalen Stammzellen und anschließend nach Zelltransfer in Blastozysten im Genom einer Mauslinie etabliert [Hasty et al. 1991]. Die Rekombinationsmethode ist in Abb. 1.3.20 schematisch dargestellt.

Homozygote Mäuse (α-MHC$^{403/403}$), die auf die in Abb. 1.3.20 dargestellte Weise erhalten wurden, starben regelmäßig innerhalb von 1 Woche nach der Geburt. Heterozygote Mäuse (α-MHC$^{403/+}$) waren lebensfähig und zeigten eine Reihe von Veränderungen, die aus der Humanpathologie bekannt sind: Verlust der normalen Gewebsstruktur (Disarray), Hypertrophie und Fibrose. Auffällig war bei manchen Tieren eine Vergrößerung der Vorhöfe. Funktionelle Änderungen waren eine Verlangsamung der Relaxation sowie eine Verminderung des Minutenvolumens, die mit dem Alter zunahm.

Ferner wurde unter körperlicher Belastung (im Dauerschwimmtest) eine eingeschränkte Leistungsfähigkeit beobachtet. Gelegentlich trat dabei ein plötzlicher Herztod auf. Damit haben die kardialen Eigenschaften dieser Myosindefektmäuse so viel Ähnlichkeit mit der Humanpathologie und Pathophysiologie der HCM, daß sie als ein Modell für diese Krankheit angesehen werden können. In welchem Umfang sie zu neuen, klinisch relevanten Ergebnissen führen, muß weiter untersucht werden.

Ein 2. genetisches Experiment mit Mäusen wurde nach einem konventionellen Transgeneseprotokoll (ohne homologe Rekombination) durchgeführt. Dabei wurden modifizierte α-Myosin-Gene in Zygoten injiziert [Vikstrom et al. 1996]. Da in diesem Fall das Transgen zusätzlich zur Arg:Gln-Mutation in Position 403 weitere Veränderungen in Form einer ausgedehnten internen Deletion in Kombination mit einer partiellen, nichthomologen Insertion aufwies, können die nach dieser Manipulation erhaltenen Mäuse nur mit Vorbehalt als Modell für die humane HCM betrachtet werden.

1.3.6.7 Beteiligung der Skelettmuskulatur

Da β-Myosin außer im Ventrikel auch in langsamer Skelettmuskulatur exprimiert wird, liegt es nahe, zu fragen, ob Myopathien Teil des Krankheitsbilds sein können. Eine Muskelbeteiligung bei der HCM wurde immer wieder vermutet, aber bis heute gibt es keine eindeutigen Belege. HCM-Patienten klagen in der Regel nicht über Muskelprobleme. Mutiertes β-Myosin ist in langsamen Muskelfasern aber nachweisbar und zeigt, zumindest in vitro, ebenfalls veränderte Eigenschaften. Eine mögliche Erklärung für die Abwesenheit von Muskelsymptomen sind die Vielfalt der Fasertypen und die partielle funktionelle Redundanz im Skelettmuskelsystem sowie die spezialisierte Funktion der langsamen Muskulatur, die mehr zur Körperhaltung beiträgt als zur Bewegung und Kraftentwicklung.

Der einzige bisher vorliegende Bericht über Mutationen in den Genen leichter Myosinketten beschreibt eine Skelettmuskelbeteiligung, wie sie sonst bei mitochondrialen Defekten gesehen wird [Poetter et al. 1996]. Möglicherweise handelt es sich hier um eine vom sonstigen Bild abweichende Sonderform der HCM.

1.3.7 Genetische Unterschiede und Risikoevaluation

Von erheblichem praktischen Interesse ist die Frage, ob und ggf. in welcher Weise die Art einer HCM-Mutation das klinische Profil der Krankheit prägt. Gibt es klinisch bedeutsame, wiederkehrende Unterschiede zwischen den einzelnen Genen, die für die Krankheit verantwortlich sind, und wie beeinflussen diese den Verlauf und v. a. das Auftreten von Komplikationen? Unterscheiden sich die heterogenen Mutationen innerhalb eines Gens in ihrer Wirkung? Und gibt es Mutationen oder Gene, die zum plötzlichen Herztod disponieren? Diese Fragen ergaben sich sehr rasch im Anschluß an die ersten erfolgreichen Analysen der Ursachen der hypertrophischen Kardiomyopathie [Epstein et al. 1992b, Solomon et al. 1993].

Aus der wachsenden Zahl von Familien, die bis heute untersucht wurden, ergeben sich Hinweise darauf, daß sich verschiedene HCM-Mutationen in ihren Wirkungen unterscheiden, so wie das auch bei anderen Erbkrankheiten der Fall ist. An den Grenzen eines breiten Spektrums lassen sich einerseits auffällig maligne und andererseits relativ harmlose Mutationen ausmachen. Die meisten Mutationen lassen sich nicht eindeutig zuordnen. Der Grund ist oft, daß für eine zuverlässige Aussage nicht genügend Patienten zur Verfügung stehen.

Zu den schwerwiegenden Mutationen, die häufig mit einem hohen Risiko für einen plötzlichen Herztod einhergehen, gehört die hier mehrfach erwähnte erste bekannte HCM-Mutation Arg403:Gln. Eine andere, ebenfalls oft „schwere" Mutation ist ein Arg:Gln-Austausch in Position 719. Eine besonders leichte Mutation ist andererseits in der Regel eine Val:Met-Mutation in Position 606 [Abchee u. Marian 1997]. Nicht endgültig beantwortbar ist die Frage, ob die Wirkung auf die mutierte Position oder auf die Art der Mutation an einer gegebenen Stelle zurückzuführen ist. Für einen Arg:Trp-Austausch in Position 403 wurde ein im Mittel leichterer Verlauf gesehen als es für Arg:Gln-Austausche in diesem Kodon der Fall ist [Dausse et al. 1993].

Für einige Mutationen ist eine quantitative Information aus Überlebens- und Sterbedaten der Träger bestimmter Veränderungen verfügbar. Die Daten aus großen Familien mit bekannten Mutationen wurden nach der Kaplan-Meier-Methode [Kaplan u. Meier 1958] ausgewertet. Diese Methode ist geeignet, anhand der Lebensdauer von bereits verstorbenen Patienten bzw. des erreichten Alters von lebenden Genträgern unterschiedliche

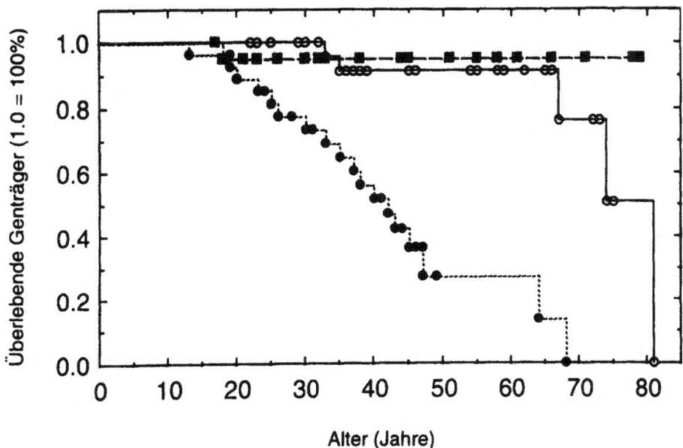

Abb. 1.3.21. Überlebenskurven nach der Kaplan-Meier-Methode [Kaplan u. Meier 1958]. Es wurden die Überlebensdaten von Patienten aus Familien mit Mutationen in 3 verschiedenen HCM-Genen bestimmt. Die Gene kodieren für β-Myosin (Mutation: Arg403:Gln, *gefüllte Kreise*), α-Tropomyosin (Mutation Asp175:Asn *gefüllte Quadrate*) und Myosinbindungsprotein C (Mutation: Insertion eines G im Anschluß an Kodon 791, *offene Kreise*)

Risiken sichtbar zu machen. Abb. 1.3.21 demonstriert für Mutationen in 3 verschiedenen Genen, daß ein vorzeitiger Tod (in der Regel plötzlicher Herztod, aber auch Tod als Folge von allmählichem Herzversagen) mit einer unterschiedlichen Häufigkeit gesehen wird. Die β-Myosin-Mutation in Position 403 ist eine schwere Erkrankung mit einer deutlich verkürzten Lebenserwartung. Im Alter von 45 Jahren lebt weniger als die Hälfte der Träger dieser Anlage. Eine Mutation im α-Tropomyosin-Gen (in Position 175) hat dagegen keinen Einfluß auf die Lebenserwartung. Die Analyse für das Gen des Myosinbindungsproteins C bezieht sich auf eine Guanosininsertion an der 3′-Seite des Kodons 791 der mRNA für dieses Protein (mit einer Leserasterverschiebung als Folge, Abb. 1.3.15). Diese Mutation ist mit einem Risiko behaftet, das sich in der Mehrzahl der beobachteten Fälle erst relativ spät im Leben bemerkbar macht. Für die längste Zeit handelt es sich offenbar um eine eher milde Mutation. Solche Zuordnungen schließen aber nicht aus, daß es gelegentlich auch in Familien mit milden Mutationen früh zu schweren Komplikationen kommt.

Retrospektiv lassen sich also anhand der Überlebensstatistik unterschiedliche Risiken demonstrieren. Aber prognostische Aussagen auf der Basis einer genetischen Diagnose sind im Einzelfall vor Beginn der Symptome, also präklinisch, nicht möglich. Es sollte auch darauf hingewiesen werden, daß es diskordante Berichte über „schwere" und „leichte" Mutationen gibt. So wurde eine Val:Met-Mutation in Kodon 606 des β-Myosin-

Gens, die sonst als benigne gilt, in einer großen Familie (in den USA) als eine Mutation mit schlechter Prognose beschrieben [Fananapazir u. Epstein 1994]. Daraus folgt, daß die Datenbasis für solche Evaluationen noch deutlich breiter werden muß. Man muß auch berücksichtigen, daß unbekannte Zweitmutationen die Analyse und damit die Prognose kompliziert machen können.

Die in Abb. 1.3.21 gezeigten Resultate beziehen sich auf Fallstudien mit 3 verschiedenen Genen. Dies führt zu der Frage, ob es generell Unterschiede zwischen den Genen gibt. Dazu gibt es einige Hinweise, aber keine gesicherten Daten. Nach vorliegenden Berichten scheinen Troponin-T-Mutationen eine Tendenz zu schweren Verläufen zu haben [Mcolman et al. 1997, Watkins et al. 1995a], wobei die Myokardhypertrophie nicht sehr ausgeprägt ist. Tropomyosinmutationen zeigen ein gemischtes Bild. Es gibt sowohl Information über eher leichte Formen der HCM [Coviello et al. 1997] als auch solche über schwere Verläufe [Yamauchi-Takihara et al. 1996]. Unklar sind die Folgen von Mutationen im Gen für das Myosinbindungsprotein C. Ergebnisse dazu sind noch nicht in ausreichender Zahl verfügbar. Auf die unterschiedlichen Folgen von β-Myosin-Mutationen wurde bereits hingewiesen. Auch hier werden sowohl im Mittel sehr schwere als auch sehr leichte Verläufe gefunden. Insgesamt ist festzuhalten, daß zuverlässige Kriterien für die Analyse der Beziehungen zwischen Genotyp und Phänotyp bisher nicht existieren.

Es ist anzumerken, daß die genetische Diagnose allein, also der bloße Nachweis einer Mutation in einem der HCM-Gene für eine Risikostratifizierung (Einordnung des Schweregrads und prognostische Bewertung der HCM) nicht ausreicht. Wie mit einer klinischen Fallstudie an eineiigen Zwillingen schon vor längerer Zeit gezeigt worden war, kann es bei gleicher genetischer Ausgangslage erhebliche phänotypische Unterschiede geben [Reid et al. 1989]. Die Ursachen dafür sind nicht bekannt.

Eine weitere Anmerkung betrifft die offene Frage, ob klinische Verläufe außer von HCM-typischen Mutationen noch von anderen genetischen Faktoren („modifying genes") geprägt werden können. Es gibt wenigstens einen in der Bevölkerung häufigen genetischen Polymorphismus, eine Insertion/Deletion (ID) im Gen für das ACE, für den eine Assoziation mit dem klinischen Phänotyp berichtet wurde: Unter 54 Patienten mit einer β-Myosin-Mutation in Position 403 hatten jene eine auffällig stark ausgeprägte Hypertrophie im Septum, die homozygot für den Deletionsgenotyp (D) im ACE-Gen waren. Bisher konnte eine solche Assoziation allerdings nur bei einer einzigen Mutation (403 im β-MHC-Gen) demonstriert werden [Tesson et al. 1997].

1.3.8 Therapie und Management

Eine kausale Therapie der HCM existiert nicht. Je nach Schweregrad und Art der Dysfunktion bestehen verschiedene, nicht sehr zahlreiche Möglichkeiten der Intervention. Dabei ist zu berücksichtigen, daß es zwar gewisse empirische Regeln für die Behandlung gibt, wegen der Heterogenität des klinischen Zustands muß über angemessene Maßnahmen jedoch von Fall zu Fall entschieden werden. Für eine zusammenfassende, kritische Diskussion des Stands der Therapie sei auf eine aktuelle Übersichtsarbeit verwiesen [Spirito et al. 1997].

Bei einer manifesten HCM gibt es theoretisch 3 Ansatzpunkte für eine Therapie:
* Reduktion der Muskelmasse bei gleichzeitiger Verhinderung bzw. Verlangsamung der Umbauvorgänge im Herzmuskelgewebe. Wenn diese Ziele erreicht werden, kann mit einer Verbesserung der diastolischen Funktion, insbesondere des linken Ventrikels, gerechnet werden.
* Reduktion von intraventrikulären Druckgradienten durch chirurgische Intervention oder mit Hilfe eines Schrittmachers.
* Behandlung von Herzrhythmusstörungen, die im Vorhof oder im Ventrikel auftreten können.

Viele Patienten haben nur leichte Symptome und bedürfen kaum mehr als einer regelmäßigen Kontrolle ihres Zustands, zumindest für eine gewisse Zeit. Ansonsten werden die meisten Patienten mit typischen HCM-Symptomen medikamentös behandelt. Die wichtigsten Ziele der medikamentösen Therapie sind eine Reduktion der Symptome, die als Folge der Obstruktion, der eingeschränkten diastolischen und/oder systolischen Ventrikelfunktion oder durch Rhythmusstörungen auftreten.

Für Patienten mit einer Obstruktion der linksventrikulären Ausflußbahn besteht die Option des operativen Eingriffs (Myektomie), als Alternative die Implantation eines Schrittmachers (DDD pacing) oder seit kurzem als weitere Alternative die Ablation von hypertrophiertem Septumgewebe mit Hilfe von Alkohol, der über einen Herzkatheter injiziert wird.

In therapieresistenten Fällen kann bei schwerer Beeinträchtigung der Herzfunktion, drohendem Herzversagen und Verlust von funktionellem Myokard als Folge von Nekrose und Narbenbildung die Transplantation als einzige Behandlungsmöglichkeit indiziert sein.

1.3.8.1 Medikamentöse Behandlung

Das ursprünglich vorwiegend verfolgte Ziel bei der medikamentösen Therapie war die Minderung der Druckgradienten im linksventrikulären Ausflußtrakt durch Reduktion der systolischen Verdickung des basalen Septums. Da Digitalis und andere positiv inotrope Medikamente (Katecholamine) den Gradienten erhöhen, sind diese Mittel kontraindiziert. In den letzten Jahren konzentrierten sich die Bemühungen um wirksame Maßnahmen zusätzlich auf eine Verbesserung der diastolischen Funktion des linken Ventrikels. Die wichtigsten Pharmaka sind β-adrenerge Rezeptorblocker [Cohen u. Braunwald 1967], v. a. Propranolol, und Kalziumkanalblocker, meist Verapamil [Bonow et al. 1981, Epstein u. Rosing 1981, Kaltenbach et al. 1976]. Für Einzelheiten der Maßnahmen, ihre Begründungen und die Belege in der Literatur wird auf die Arbeit von Spirito et al. [1997] verwiesen. Beide Medikamente wirken bei anginösen Schmerzen und bei Dyspnoe vorteilhaft. Sie verbessern die Herzarbeit, setzen den Sauerstoffverbrauch herab, verlangsamen die Herzfrequenz und begünstigen so die diastolische Füllung. Wenn diese beiden klassischen Mittel versagen, ist eine weitere Maßnahme die Applikation von Disopyramid, einem Natriumkanalblocker. Er wirkt negativ inotrop, reduziert den Ausflußgradienten und führt zu einer symptomatischen Entlastung. Da dieses Pharmakon die Leitungsgeschwindigkeit im AV-Knoten verkürzen kann, kommt es bei Vorhofflimmern leicht zu einer Erhöhung der Ventrikelfrequenz. Deshalb ist eine Kombination mit β-Blockern angezeigt. Oft sind diese Maßnahmen rein empirisch. Der Arzt folgt den Angaben des Patienten über eine Verbesserung seines Zustands.

In Fällen, in denen es – nach präklinisch gestellter genetischer Diagnose – noch keine Symptome gibt, kann eine medikamentöse Therapie in der Absicht versucht werden, dem Beginn der Krankheit oder ihrer Progression zuvorzukommen. Eindeutige Belege für einen prophylaktischen Nutzen von Verapamil oder β-Blockern existieren aber nicht. Es gibt keine prospektive Studie über eine solche Verwendung der Mittel, einmal weil die Gruppen zu klein sind, und zum zweiten, weil die „Endpunkte" der Untersuchung, das Eintreten einer Verschlechterung oder eines plötzlichen Herztods, zu selten beobachtet werden, um für eine Studie aussagekräftig zu sein. Deshalb erscheint der Versuch der Prävention nur in Ausnahmefällen sinnvoll, v. a. beim Vorliegen einer hochgradigen Hypertrophie und zugleich schwach ausgeprägten Symptomen (maximale Wandstärke >35 mm bei einem erwachsenen Patienten, bei Kindern entsprechend weniger).

1.3.8.2 Arrhythmien und Prävention des plötzlichen Herztods

Die größte Herausforderung an die Therapie ist die Vermeidung des plötzlichen Herztods [Goodwin u. Krikler 1976, Maron et al. 1994, Nicod et al. 1988]. Dieses Risiko ist nicht für alle Patienten gleich groß. Bisher gibt es keine sicheren Kriterien für die Abschätzung der Gefährdung. Der Versuch einer Prognose ist für Kinder und Erwachsene unterschiedlich. Bei Erwachsenen ist ein allgemein akzeptierter Indikator das im Langzeit-EKG nachzuweisende Auftreten von kurzdauernden Tachykardieepisoden (NSVT, „nonsustained ventricular tachycardia"). Die Sensitivität dieses Markers beträgt 69%, die Spezifität 80% [Maron et al. 1981b, 1982, McKenna et al. 1981]. Die positive Voraussage ist allerdings schwächer als die negative. Das heißt, aus der Abwesenheit von NSVT-Episoden kann eher auf ein niedriges Risiko geschlossen werden als aus der Anwesenheit derselben auf ein hohes. Nicht jeder Patient mit einem positiven NSVT-Befund ist tatsächlich in Gefahr.

Bei Kindern und Jugendlichen ergeben sich aus wiederkehrenden Synkopen und aus einer Familienvorgeschichte mit Fällen von plötzlichem Herztod Hinweise auf ein erhöhtes Risiko, wenn auch keine sehr zuverlässigen [Maron et al. 1994, McKenna u. Deanfield 1984]. Die meisten kindlichen oder jugendlichen Opfer eines plötzlichen Herztods hatten keine Symptome der HCM, keine Synkopen und keine vorausgehenden Ereignisse dieser Art in ihren Familien. (Für weitere Überlegungen zur klinischen Risikostratifizierung s. auch McKenna u. Camm [1989] und Maron et al. [1994]).

Supraventrikuläre und ventrikuläre Arrhythmien sind nicht seltene Komplikationen der HCM. Vorhofflimmern ist oft durch Amiodaron beherrschbar, ein Antiarrhythmikum, das zur Vermeidung von Embolien in Kombination mit Antikoagulanzien angewendet wird. Dasselbe Antiarrhythmikum wird auch bei Kammerarrhythmien eingesetzt, oft mit einer günstigen Prognose für den weiteren Verlauf [McKenna et al. 1985]. Wenn Kammertachykardien pharmakologisch nicht beherrschbar sind, muß die Implantation eines internen Defibrillators (ICD) erwogen werden. Diese Geräte können das Auftreten von lebensbedrohlichen Arrhythmien zwar nicht verhindern, führen aber über eine Stromentladung zu einer Beendigung derselben und bewahren den Patienten auf diese Weise vor dem plötzlichen Herztod.

1.3.8.3 Myektomie, DDD-Schrittmacher und Alkoholablation

Ein operativer Eingriff kann indiziert sein, wenn die medikamentöse Therapie zur Beseitigung eines Druckgradienten ohne Erfolg oder durch Nebenwirkungen belastet ist. Das Ziel der Operation ist, eine Obstruktion unterhalb der Aortenklappe mechanisch durch Herausschneiden von Myokardgewebe zu beseitigen, um Ausflußprobleme und die damit verbundenen Symptome zu lindern. Unter Umständen sind auch Klappen zu ersetzen, z. B. bei einem systolischen Rückfluß durch die Mitralklappe. Es gibt bisher keine prospektive Studie über den Nutzen der Chirurgie. Der Erfolg wird empirisch begründet. Es wird geschätzt, daß es in 75–80% der Fälle zu einer langfristigen Besserung kommt [Cooley et al. 1973, Schulte et al. 1993]. Die perioperative Mortalität liegt bei einfachen Eingriffen (nur Myektomie) bei etwa 3,5%, bei kombinierten Eingriffen (z. B. zusätzlich Klappenersatz) höher.

Eine Alternative zur Operation ist die DDD-Schrittmacher-Therapie. Zweck des Schrittmachers ist, die Erregungsausbreitung am Herzen so zu ändern, daß sich das Myokard im Bereich der Herzspitze deutlich früher als im Bereich des Septums kontrahiert. Damit kann das Schlagvolumen die Kammer verlassen, bevor sich mit einem Kontakt oder Beinahekontakt von kontrahiertem Septum und vorderer Mitralklappe ein Strombahnhindernis aufbaut [Betocchi et al. 1996, Fananapazir et al. 1992a]. Randomisierte Studien über die Effektivität dieser Maßnahme liegen bisher nicht vor.

Ein weiterer Versuch zur Überwindung von Ausflußbehinderungen beruht auf der interventionellen (nicht-chirurgischen) Applikation von Alkohol zur Inaktivierung von eng umschriebenen Muskelbezirken im Septumbereich [Gietzen et al. 1997, Knight et al. 1997, Kuhn et al. 1997]. Die Methode bedient sich eines Katheters, über den eine kleine Menge Alkohol (etwa 1 ml) in einen

Arterienast im Septum injiziert wird. Die Besserung der Symptome bei sehr vielen Patienten ist evident. Es ist aber nicht bekannt, welche Wirkung der Alkohol auf das Myokard hat bzw. was sich am Gewebe ändert. Vorläufig wurden weder Nekrosen oder Apoptosen noch Narben gesehen. Es ist bisher auch nicht klar, wie langfristig die bisher erzielten Erfolge (Reduktion der Druckgradienten, Besserung der Symptome) sind. Offen ist auch die Diskussion über die Indikation zu diesem Eingriff. Bei den bisherigen günstigen Resultaten handelt es sich um die Ergebnisse einer Therapie, die in einem frühen Stadium ihrer Entwicklung ist. Es ist vorläufig nicht geklärt, ob die Verminderung des Gradienten in der linksventrikulären Ausflußbahn durch die genannten Methoden zu einer Verbesserung der Prognose führt.

1.3.9 Dilatative Kardiomyopathie (DCM)

Eine weitere klinisch gut dokumentierte primäre Erkrankung des Myokards ist die dilatative Kardiomyopathie (DCM, dilated cardiomyopathy). Typische Zeichen sind morphologisch eine Erweiterung des linken Ventrikels oder auch beider Kammern und funktionell eine eingeschränkte systolische Pumpfunktion. Die DCM hat heterogene Ursachen. Sie kann als Erbkrankheit oder sporadisch als Folge einer Virusmyokarditis auftreten, mit oder ohne immunologische Komplikationen. Ferner ist sie nicht selten das (sekundäre) Ergebnis toxischer Wirkungen auf das Myokard oder sie ist Begleitkrankheit bei kardiovaskulären Störungen anderer Genese. Das typische Manifestationsalter liegt zwischen 20 und 50 Jahren, aber auch Kinder oder ältere Personen können erkranken. Männer sind häufiger betroffen als Frauen. Die Krankheit tritt weltweit auf. Epidemiologische Daten sind, soweit verfügbar, als vorläufig zu betrachten. Nach Untersuchungen aus den USA und Schweden beträgt die Inzidenz der Neuerkrankungen pro Jahr etwa 5:100.000 Personen, die Prävalenz etwa 1:2.500 [Codd et al. 1989, Torp 1978]. Diese Zahlen sind – wie bei der HCM – vermutlich zu niedrig, weil leichte Verläufe häufig unerkannt bleiben.

1.3.9.1 Klinische Aspekte und Diagnose

Die zum Zeitpunkt der Diagnose am häufigsten gesehene klinische Manifestation sind bei 75% der Patienten Symptome einer oft bereits weit fortgeschrittenen Herzinsuffizienz, entsprechend den Stadien III oder IV der Klassifizierung der New York Heart Association. Die Patienten klagen über eingeschränkte Leistungsfähigkeit, Atemnot bei körperlicher Belastung und paroxysmale nächtliche Anfälle von Dyspnoe/Orthopnoe. Angina-pectoris-ähnliche Beschwerden werden ebenfalls berichtet; Synkopen sind selten.

Als Folge einer sekundären Vergrößerung des linken Vorhofs kommt es v. a. im fortgeschrittenen Stadium zu Vorhofflimmern. Dabei entstehende zerebrale oder periphere Embolien können die ersten Zeichen der Erkrankung sein. Typisch ist auch das Auftreten maligner ventrikulärer Rhythmusstörungen bis hin zum Kammerflimmern. Ein plötzlicher Herztod kann gelegentlich die initiale Manifestation der DCM sein.

Die linksventrikuläre Dilatation fällt als Kardiomegalie im Röntgenbild auf. Die Wandstärke der Muskulatur ist normal oder reduziert. Die systolische Kontraktionsstörung (Hypokinese) wird am verminderten Schlagvolumen (<45%) erkennbar [Johnson u. Palacios 1982, Manolio et al. 1992]. Das EKG zeigt oft auffällige Veränderungen variabler Art. Ein nicht-normales EKG sowie auch die Kardiomegalie können den Symptomen lange vorausgehen.

Die Sicherung der Diagnose erfordert den Ausschluß von Ursachen, die ihren Ursprung nicht im Myokard haben. Dazu gehören exzessiver Alkoholkonsum, eine koronare Herzkrankheit oder auch systemischer Hochdruck [Dec u. Fuster 1994]. Unter Berücksichtigung der Anamnese einschließlich der Familienvorgeschichte (eine bekannte familiäre Belastung ist diagnostisch relevant) ergibt sich die Festlegung auf eine DCM meist aus der sorgfältigen Untersuchung des Patienten, der Röntgenaufnahme des Thorax, der Elektrokardiographie sowie der Echokardiographie, die wie bei der HCM die Diagnose DCM sichern kann. Kriterien sind eine Vergrößerung des linken Ventrikels mit eingeschränkter Beweglichkeit aller Wandabschnitte sowie eine durch die Dilatation des Mitralklappenrings verursachte Klappeninsuffizienz. In fortgeschrittenen Stadien sind meist alle Herzhöhlen vergrößert. Eine eingeschränkte Ventrikelfunktion mit reduziertem Schlagvolumen gilt als Bestätigung. In unklaren Fällen kann eine Technetiumszintigraphie (^{99}Tc-Szintigraphie) von Nutzen sein. Eine koronare Herzkrankheit als Ursache der DCM wird durch eine Koronarangiographie ausgeschlossen.

Wenn es anamnestische oder klinische Hinweise auf eine Myokarditis als Ursache der DCM gibt,

Tabelle 1.3.9. Klinische und genetische Eigenschaften der DCM (MIM 115.200), *MIM* Kodenummer in Mendelian inheritance in man [McKusick 1996]; *NYHA* Bezeichnung für Schweregrade der Herzinsuffizienz entsprechend der New York Heart Association (IV ist die am meisten belastete Kategorie); *DMD/BMD* Muskeldystrophie vom Typ Duchenne/ Becker (DMD und BMD sind allelische Formen der Dystrophie)

Klinische Präsentation	Beginn zwischen 20 und 50, Herzinsuffizienz häufig (NYHA III und IV)
Diagnose	2-D-Echokardiographie, Hinweise auf linksventrikuläre Dysfunktion, häufig Leitungsstörungen
Pathologie	Dilatation beider Ventrikel, Zunahme des Herzgewichts, Hypertrophie und Degeneration der Myozyten, keine Beteiligung der Koronararterien
Pathogenese	Folge von Virusinfektion, Immunreaktionen, weitere Mechanismen unbekannt
Genetik	Bei 25% der Patienten autosomal-dominant, gelegentlich X-chromosomal-rezessiv: Dystrophinmutationen (DMD/BMD) ohne Beteiligung der Skelettmuskulatur
Prognose	Ungünstig, 30–50% Mortalität in 5 Jahren

können bei Katheteruntersuchungen Herzmuskelgewebsproben entnommen werden, meist aus dem rechten Ventrikel. Lymphozytäre Infiltrate mit oder ohne Untergang von Herzmuskelzellen weisen auf eine Virusmyokarditis hin. Als gesichert gilt die Diagnose Myokarditis, wenn es gelingt, mit Hilfe der PCR-Technik virusspezifische Gensequenzen zu amplifizieren. Da die entzündeten Gewebsbereiche fokal in der Herzmuskulatur verteilt sind und somit bei der Gewebsprobenentnahme verfehlt werden können, schließt ein negativer histologischer oder molekulargenetischer Befund eine Myokarditis nicht aus. Die wichtigsten Eigenschaften der DCM sind in Tabelle 1.3.9 zusammengefaßt.

1.3.9.2 Pathologie und Pathogenese

Das Bild über die Ursachen, die Pathogenese sowie über den Verlauf und die Prognose der DCM ist unvollständig. Die Krankheit verläuft nicht selten lange Zeit asymptomatisch und führt erst beim Vorliegen erheblicher Schäden zu dann rasch progredienten Zuständen. Zum Zeitpunkt der Diagnose ist die Prognose oft bereits ungünstig. Die Überlebensraten der großen Behandlungszentren weisen auf eine Mortalität von etwa 50% innerhalb von 5 Jahren nach der Erstdiagnose hin [Dec u. Fuster 1994]. Günstigere Zahlen in einigen Studien [Manolio et al. 1992, Sugrue et al. 1992] sind vermutlich darauf zurückzuführen, daß die Diagnose mit einer verbesserten Technik früher gestellt wurde.

Der klinische Verlauf ist variabel und schwer zu prognostizieren. Nur eine Minderheit unter den Patienten stabilisiert sich klinisch über längere Perioden. Gelegentlich, aber selten, wird eine Besserung der Ventrikelfunktion gesehen, und zwar unabhängig vom Ausmaß der initialen Beeinträchtigung.

Das dominierende pathologische Zeichen ist eine Zunahme der Muskelmasse des Herzens als Folge einer Hypertrophie der Myokardzellen bei gleichzeitiger Erweiterung der Kammern. Mikroskopisch fallen Hypertrophie und Degeneration von Kardiozyten auf, zusätzlich variable Grade der interstitiellen Fibrose und nicht selten Ansammlungen von Lymphozyten [Tazelaar u. Billingham 1986].

Die Pathogenese der DCM ist nicht bekannt. Ursachen und Mechanismen sind mit Sicherheit heterogen. Erbliche und sporadische Formen der DCM manifestieren sich auf verschiedene Weise. In vielen Fällen der sporadischen DCM handelt es sich vermutlich um ein Syndrom, an dem mehrere und variable Komponenten beteiligt sind. Sowohl humorale als auch zellulare Antikörper gegen myokardiale Antigene wurden – wie auch bei der Myokarditis – beschrieben [Ansari et al. 1991, Caforio et al. 1992, Klein et al. 1984, Magnusson et al. 1990]. Dieser Befund wurde als Hinweis gewertet, daß die DCM die Folge eines immunpathologischen oder viralen Prozesses oder das Ergebnis einer Kombination von beiden ist [Dec u. Fuster 1994].

Enteroviren (Coxsackie-Virus Typ B) können ein initialer Trigger sein [Kandolf 1988, Muir et al. 1989], der bei genetisch disponierten Personen zu einer Autoimmunkrankheit führt [Maisch et al. 1983]. Ausgangspunkt für diese Überlegung sind Versuche an Mäusen, die auf einen Zusammenhang von Virusmyokarditis, Immununreaktionen und dem Auftreten einer myokardialen Dilatation hinweisen [Neu et al. 1987, Wolfgram et al. 1986].

1.3.9.3 Klinische und molekulare Genetik

Aus Einzelstudien war schon lange bekannt, daß die DCM familiär gehäuft vorkommt. Berichtet wurden dominante, rezessive oder auch X-chromosomal-rezessive Erbgänge. Aus den frühen retrospektiven Beobachtungen war die relative Häufigkeit der erblichen Form der DCM nicht ableitbar.

Familie FE

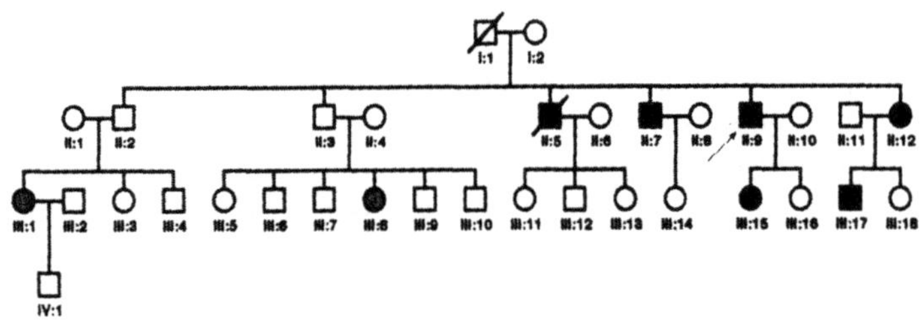

Familie FI

Familie FJ

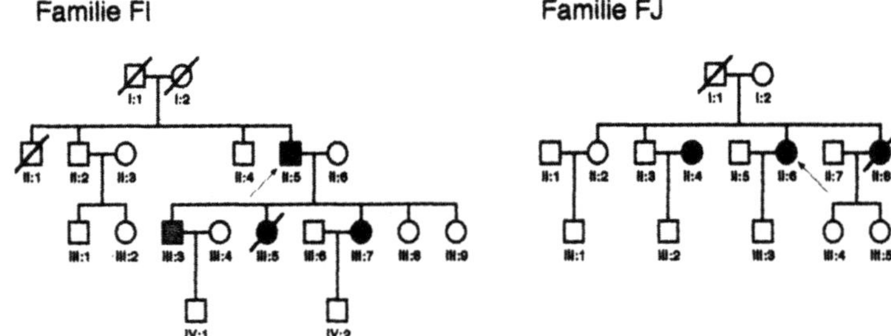

Familie DYS

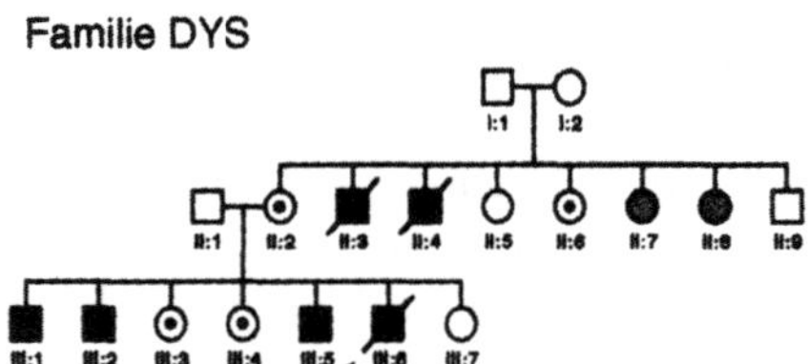

Abb. 1.3.22. Stammbäume von 4 Familien mit erblichen Formen der dilatativen Kardiomyopathie (DCM). In Familie *FE* liegt vermutlich unvollständige Penetranz vor. Bei den Kusins *III:1* und *III:8* sind Symptome der Krankheit nicht nachweisbar, sie haben aber einen vergrößerten Ventrikeldurchmesser. Ihre Väter sind unauffällig, können aber aufgrund ihrer Stellung im Stammbaum Überträger des DCM-Risikos sein. Bei Familie *FI* ist ein dominanter Erbgang evident. In Familie *FJ* kann ein rezessiver Erbgang nicht ausgeschlossen werden. In Familie *DYS* ist die DCM Folge einer Mutation im Dystrophingen auf dem X-Chromosom. *Pfeile* Indexpatienten; *Kreise* weiblich; *Quadrate* männlich; *Schrägstrich* verstorben; *ausgefüllte Symbole* herzkrank (HCM); *offene Symbole* gesund; *punktiert* für eine genetische Analyse nicht verfügbar, *schraffiert* in Familie FE und FI: vermutlich asymptomatische Träger des DCM-Risikos; in Familie DYS: unklarer Trägerstatus, *Symbole mit einem schwarzen Punkt in Familie DYS*: asymptomatische Überträgerinnen der Dystrophinmutation

Erst unlängst ergaben sich aus 2 größeren prospektiven Studien aus den USA (Mayo-Klinik) und aus Großbritannien, daß zwischen 20 und 25% der klinisch behandlungsbedürftigen Probanden an einer monogen erblichen Manifestation der DCM leiden [Keeling et al. 1995, Michels et al. 1992]. Die Mehrzahl der Fälle ist also sporadisch, was eine multifaktorielle genetische Disposition anderer Art jedoch nicht ausschließt.

In beiden Studien wurden diagnostisch gut gesicherte, nicht verwandte und konsekutiv nach Zufallsregeln erfaßte DCM-Patienten auf eine familiäre Vorbelastung hin untersucht. Dabei wurden in 12 von 59 [Michels et al. 1992] bzw. in 10 von 40 Familien [Keeling et al. 1995] Angehörige mit derselben Krankheit ermittelt. In den meisten Fällen war ein dominanter Erbgang evident. Nur gelegentlich konnte ein rezessiver Erbgang nicht ausgeschlossen werden. Da mit unvollständiger Penetranz der DCM-Gene gerechnet werden muß (vermutlich nicht über 65%), sind nicht-dominante Erbgänge in Unkenntnis der zugrundeliegenden

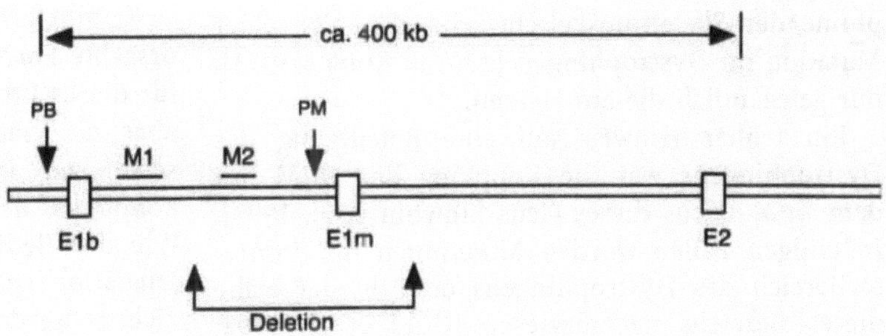

Abb. 1.3.23. DCM als Folge einer Deletion im Dystrophingen. Die Deletion betrifft den Promotorbereich des Dystrophingens. *PB* nervenzellspezifischer Promotor, *PM* muskelspezifischer Promotor dieses Gens. Das erste in Nervenzellen exprimierte Exon ist *E1b*, in Muskelzellen *E1m*. *M1, M2* diagnostisch verwertbare Microsatellitenmarker zwischen E1b und E1m. Eine Deletion führte im Fall einer italienischen Familie (s. Stammbaum „DYS" in Abb. 1.3.22) zum Verlust des Promotors PM sowie des Exons E1m

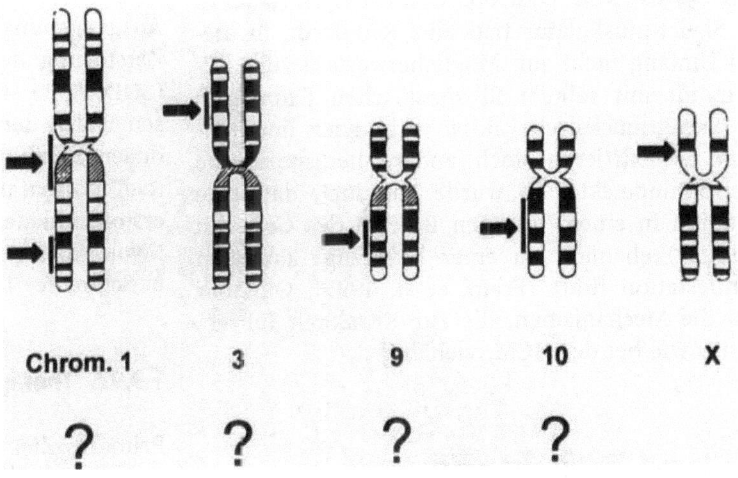

Abb. 1.3.24. Loci für dilatative Kardiomyopathie (DCM) im menschlichen Genom. Für 5 dieser in Kopplungsanalysen bestimmten Loci sind die Gene nicht bekannt. Die zugehörigen Loci sind: Chromosom 1p1–q1, Chromosom 1q32, Chromosom 3p22–p25, Chromosom 9q22, Chromosom 10q21–q23. Die X-chromosomale Form der DCM geht auf Mutationen im Dystrophingen zurück, das normalerweise für die Muskeldystrophie vom Typ Duchenne/Becker verantwortlich ist (Position Xp21), *Chrom.* Chromosom

Mutationen nicht vollständig interpretierbar. X-chromosomale Formen der DCM sind selten. Sie sind die einzigen, für die – wie im folgenden gezeigt wird – eine Ursache identifiziert wurde. In Abb. 1.3.22 sind typische autosomal-dominante und X-chromosomale Stammbäume von DCM-Familien dargestellt.

Die molekulare Analyse der Ursachen der DCM befindet sich noch in den Anfängen. Innerhalb der Gruppe der erblichen Formen gibt es, ähnlich wie bei der HCM, ein heterogenes Spektrum von Defekten. In Kopplungsanalysen wurden bisher 5 DCM-Loci auf 4 Autosomen nachgewiesen. Die entsprechenden Regionen sind in Abb. 1.3.23 illustriert. Es sind dies die Regionen 1p1–1q1 [Kass et al. 1994], 1q32 [Durand et al. 1995], 3p22–p25 [Olson und Keating 1996], 9q13–q22 [Krajinovic et al. 1995] und 10q21–q23 [Bowles et al. 1996]. In keiner dieser Regionen wurde bisher ein DCM-Gen nachgewiesen. Während es sich bei der hypertrophischen Kardiomyopathie um Defekte handelt, die die Kontraktilität der Kardiozyten beeinträchtigen, ist nicht bekannt, ob die DCM eine ähnlich bevorzugt betroffene Struktur- oder Funktionsdomäne in den Herzmuskelzellen hat. Diskutiert wird eine Beteiligung des myokardialen Zytoskeletts. Es bestehen jedoch höchstens indirekte Hinweise auf einen solchen Zusammenhang, aber keine Daten zugunsten dieser Vermutung.

Die einzige mit ihrer Ursache bisher identifizierte Form der DCM ist eine seltene X-chromosomale Form, die im Grund eine Variante der Muskeldystrophie vom Typ Duchenne/Becker (DMD/BMD) ist. Normalerweise überwiegen die Symptome der Skelettmuskelschwäche als Folge einer Mutation im Dystrophingen [Ahn u. Kunkel 1993], nur gelegentlich die am Herzen.

Ein früher Hinweis auf eine Beteiligung des Dystrophingens war die Kopplung der DCM mit dem Xp21-Locus dieses Gens [Towbin et al. 1993]. In einigen Fällen wurden Mutationen im Promotorbereich des Dystrophingens oder in der Nähe dieses Bereichs nachgewiesen [Gold et al. 1992, Muntoni et al. 1993, Milasin et al. 1996]. Am 5'-Ende des Gens befinden sich 2 Promotoren, ein gehirn- und ein muskelspezifischer (BP bzw. MP; Abb. 1.3.24). Sind MP (durch Deletion) oder ein auf MP folgendes Exon (durch Deletion oder aberrantes RNA-Spleißen) nicht vorhanden, kommt es zum Verlust von Dystrophin im Herzmuskel. In der Skelettmuskulatur tritt eine Reduktion in diesem Umfang nicht auf. Möglicherweise ist der BP-Promotor mit seinem BP-spezifischen Exon 1 in der Skelettmuskelzelle aktiv, nicht aber im Myokard. Es existieren noch andere herzspezifische Dystrophindefekte. So wurde berichtet, daß eine Mutation in einem internen Bereich des Gens (in Exon 29) ebenfalls zu einer bevorzugt kardialen Manifestation führt [Franz et al. 1995]. Offenbar sind die Mechanismen, die zur Krankheit führen, ebenso wie bei der HCM, vielfältig.

1.3.9.4 Tiermodelle der DCM

Ein indirektes Argument für eine Beteiligung von Zytoskelettkomponenten an der DCM ergibt sich aus Beobachtungen an Mäusen, die als Folge einer gezielten Geninaktivierung (knockout) ohne das wichtige „muscle LIM protein" (abgekürzt MLP) leben müssen [Arber et al. 1997]. MLP ist eine Komponente, die zusammen mit anderen Faktoren in der Embryonalentwicklung die Myogenese kontrolliert. Im erwachsenen Skelettmuskel ist es später – im Gegensatz zum erwachsenen Herzmuskel – nicht mehr nachweisbar. Im Herzmuskel trägt es als eine Art Gerüstprotein (scaffold protein) zur Stabilität des Zytoskeletts bei. Beim Fehlen dieses Proteins kommt es zu schwerwiegenden Beeinträchtigungen der Myofibrillenorganisation sowie der Kontaktstellen zwischen den Zellen (gap junctions). Herzmuskelgewebe, dem MLP fehlt, ist von weicher Konsistenz und hypertrophiert, bevor es dilatiert. Bei den meisten Tieren mit diesem Defekt (nicht bei allen) ist die Dilatation rasch progredient und verkürzt die normale Lebensspanne erheblich.

Es gibt zwar keine Hinweise auf eine MLP-verursachte Form der DCM beim Menschen (das Gen für dieses Protein kartiert auf Chromosom 11p15), aber der pathologische Prozeß, der beim Menschen zur DCM und zum Herzversagen führt, könnte auf dem Umweg über eine molekulare Analyse der Bedingungen, die in diesen Mäusen die Dilatation auslösen, zumindest teilweise nachvollziehbar werden.

Eine DCM kann sich auch im Zusammenhang mit Störungen ganz anderer Art manifestieren. Wiederum an Knockout-Mäusen wurde beobachtet, daß genetische Veränderungen, die nicht direkt, sondern höchstens indirekt auf Muskelfunktionen oder Muskelzellen zu beziehen sind, zu einem DCM-ähnlichen Phänotyp führen können. Ausgangspunkt für diese Beobachtung war die Zerstörung des Gens für die Superoxiddismutase (SOD 2) [Li et al. 1995]. Möglicherweise ist in diesen Fällen der erste pathologische Schritt zur kardialen Dysfunktion eine Schädigung u. a. der Mitochondrien als Folge nicht eliminierter freier Sauerstoffradikale, vielleicht auch ein Verlust von Myokardzellen als Folge von Apoptose [MacLellan u. Schneider 1997].

1.3.9.5 Therapie und Management der DCM

Primäres Ziel der medikamentösen Behandlung ist eine Verbesserung der Herzleistung durch Reduktion der Kammergröße und durch Steigerung der Muskelkontraktion. Digitalis ist das älteste Mittel, das mit diesem Ziel erfolgreich eingesetzt wird. Andere positiv inotrope Substanzen wie Katecholamine oder Phosphodiesterase-III-Inhibitoren eignen sich allerdings für eine langfristige Behandlung nicht, da sie proarrhythmisch wirken und mit dieser Eigenschaft lebensbedrohliche Zustände induzieren können.

Klinisch gut wirksam und prognostisch günstig sind Medikamente, die die linke Herzkammer dadurch entlasten, daß sie den Widerstand der großen Arterien herabsetzen. So wurde für Inhibitoren des Angiotensinkonversionsenzyms (ACE) gezeigt, daß diese die Prognose der DCM verbessern [The Consensus Trial Study Group 1987]. Weitere medikamentöse Maßnahmen sind β-Rezeptor-Blokker oder eine Kombination von β- und α-Rezeptor-Blockern. Zur Prophylaxe von Rhythmusstörungen wird Amiodaron eingesetzt. Eine signifikante Reduktion der Inzidenz des plötzlichen Herztods ist aber nur für implantierte Defibrillatoren nachgewiesen [The Avid Investigators 1997].

Das Risiko für Thrombembolien ist insbesondere bei ausgedehnter Kammerdilatation und/oder bei anhaltenden Rhythmusstörungen (sustained arrhythmia) hoch. Entsprechend sind Antiarrhythmika und Antikoagulanzien zur Embolieprophylaxe angezeigt [Diaz et al. 1987, Johnson u. Palacios 1982].

Wegen der vermuteten Beteiligung des Immunsystems am Krankheitsverlauf wurde auch eine Immunsuppression als therapeutische Maßnahme getestet, allerdings mit enttäuschendem Ergebnis [Dec u. Fuster 1994, Parillo et al. 1989]. Wenn die medikamentöse Therapie versagt, ist die einzige verbleibende Behandlungsmöglichkeit die Herztransplantation. Die DCM ist nach wie vor die Hauptindikation zu dieser entlastenden und lebensverlängernden Maßnahme, sowohl bei Kindern als auch bei Erwachsenen [Kaye 1992, Mudge et al. 1993]. Ob andere chirurgische Verfahren wie die Kardiomyoplastie [Chachques et al. 1996] oder die Batista-Operation, bei der der Herzmuskel mit dem Ziel einer Reduktion des linken Kammerdurchmessers verkleinert wird [Batista et al. 1997], eine sinnvolle Alternative zur Transplantation sind, muß sich erst noch erweisen.

1.3.10 Arrhythmogene rechtsventrikuläre Kardiomyopathie

Diese Erkrankung (arrhythmogenic right ventricular cardiomyopathy) war zwar bereits 1905 von W. Osler beschrieben worden ([Osler 1905], zitiert nach Thiene et al. [1997]), wurde aber bis vor kurzem relativ wenig beachtet. Sie wurde in der Literatur als „Dysplasie" des rechten Ventrikels bezeichnet [Frank et al. 1978]. Da es sich um eine offensichtlich primär myokardiale Erkrankung handelt, wurde sie unlängst in die aktualisierte WHO-Liste der Kardiomyopathien aufgenommen [Richardson et al. 1996]. Die strukturellen Veränderungen am Herzen sind auffällig und die Verläufe oft schwer. Aber über die Ursachen und pathogenetischen Mechanismen, die zu schweren Beeinträchtigungen führen, ist so gut wie nichts bekannt. Betroffen ist v. a. der rechte Ventrikel, nur selten der linke. Pathologisches Kennzeichen ist die Atrophie des myokardialen Gewebes, das durch Binde- und Fettgewebe ersetzt wird [Fontaine et al. 1982, Marcus et al. 1982, Thiene et al. 1988]. In frühen Phasen treten die Änderungen segmental begrenzt auf, später ist das gesamte Myokard mit entsprechenden variablen und nicht selten erheblichen Funktionsausfällen der rechten Kammer diffus betroffen [Thiene et al. 1997].

Die Diagnose ist oft nicht einfach zu stellen. Es gibt Formen der Krankheit, die lange unerkannt bleiben und gleichwohl mit einem hohen Risiko für einen plötzlichen Herztod assoziiert sind. In vielen Fällen beginnt die Krankheit mit Arrhythmieepisoden bei gleichzeitig auftretenden Palpitationen. Schwere Fälle fallen durch einen eingeschränkten Gesamtzustand mit rechtsherzspezifischen Funktionseinschränkungen, Arrhythmien und anderen Auffälligkeiten der Erregungsbildung und -ausbreitung auf. Zur Untersuchung gehören neben dem EKG die Echokardiographie, die Angiographie, die NMR-Analyse und v. a. Endomyokardbiopsien. Als definitives Kriterium gilt der Verlust von Myokardgewebe, verbunden mit dem Nachweis von (transmuralen) Fett- und Bindegewebszonen, entweder im histologischen Präparat, beim chirurgischen Therapieversuch oder schließlich bei der Autopsie. Unlängst wurden systematische Kriterien für die Diagnose auf der Grundlage klinischer Befunde vorgeschlagen [McKenna et al. 1994].

Bereits seit den 80er Jahren ist bekannt, daß die Krankheit autosomal-dominant familiär gehäuft auftritt [Marcus et al. 1982, Ruder et al. 1985]. Systematische Studien an Patienten und ihren Familien wurden aber erst unlängst initiiert. Deshalb gibt es auch keine zuverlässigen Zahlen der Prävalenz. Für die Veneto-Region in Italien wird eine Häufigkeit von etwa 1:5.000 geschätzt [Thiene et al. 1997]. Möglicherweise sind dort >10% aller plötzlicher Todesfälle im jugendlichen Alter eine Folge der ARVC. Als Ursache für diese auffällige Häufung wird eine ethnisch bedingte Akkumulation von Genträgern in dieser Region vermutet [Thiene et al. 1997]. Die ARVC ist vermutlich auch sonst nicht so selten, wie bisher angenommen wurde.

Kopplungsstudien an ausreichend großen Familien haben zur Festlegung von 2 autosomalen Loci geführt (Tabelle 1.3.10). Die zugehörigen Gene sind nicht bekannt.

Tabelle 1.3.10. Chromosomale Loci der ARVC (arrhythmogene rechtsventrikuläre Kardiomyopathie)

	Lokalisation	Referenz
ARVC1	14q23–q24	Rampazzo et al. [1994]
ARVC2	1q42–q43	Rampazzo et al. [1995]

Zusammenfassend handelt es sich bei der ARVC um eine noch wenig analysierte Herzkrankheit, die vermutlich in der Regel als monogen dominante, nicht vollständig penetrante Krankheit vererbt wird. Als Ursachen oder Teilursachen werden, wenn auch unbewiesen, Infektionen, entzündliche Prozesse, evtl. auch mangelhafte Kontrollen apoptotischer Prozesse diskutiert. Es wurde vorgeschlagen, diese Krankheit als eine „Dystrophie des Myokards" zu bezeichnen, in Anlehnung an die Muskeldystrophie vom Typ Duchenne/Becker. Man kann davon ausgehen, daß die genetischen Studien zu einer Identifizierung der Ursachen und zur Charakterisierung der pathogenetischen Mechanismen bei dieser Krankheit führen werden.

1.3.11 Restriktive Kardiomyopathie

Die restriktive Kardiomyopathie (RCM) ist in der Liste der WHO die 4. Form der primären Herzmuskelerkrankungen. Obwohl restriktive Füllungseigenschaften der Ventrikel ein bekanntes Phänomen sind, ist die Literatur über erbliche oder sporadische pathologische Prozesse, die ihren Ausgangspunkt im Myokard selbst und nicht in nichtmyokardialen Geweben oder Organen haben, unergiebig. Wahrscheinlich handelt es sich in den meisten Fällen, in denen die Diagnose RCM gestellt wird, um Funktionseinschränkungen des Herzmuskels, auf die eher die Definition der „spezifischen Kardiomyopathie" anwendbar ist, also einer Herzmuskelerkrankung „associated with specific cardiac or systemic disorders", als die Definition der „diseases of the myocardium associated with cardiac dysfunction" (das sind v. a. die klassischen Kardiomyopathien DCM, HCM und neuerdings ARVC) [Richardson et al. 1996]. Unter der Bezeichnung RCM können Krankheiten verschiedener Genese zusammengefaßt werden, die eine wichtige Eigenschaft, nämlich die restriktive Funktionsstörung der Ventrikel, gemeinsam haben. Die RCM ist vermutlich meist die gemeinsame Endstrekke verschiedener pathologischer Prozesse. Zu diesen können auch die HCM und die DCM gehören.

Ein wiederholtes Vorkommen von primären Formen der RCM in Familien wurde berichtet, wenn auch sehr selten [Aroney et al. 1988, Fitzpatrick et al. 1990]. Häufiger sind die sekundären restriktiven Funktionsstörungen des Herzens. In Tabelle 1.3.11 sind Erbkrankheiten aufgeführt, die mit einer restriktiven Kardiomyopathie assoziiert

sein können. Die strukturellen Veränderungen am Herzen und ihre funktionellen Konsequenzen sind variabel. In den meisten Fällen sind die genetischen Ursachen unbekannt.

Das typische Zeichen der RCM ist eine verminderte, „restriktive" Füllung eines oder beider Ventrikel als Folge eines Elastizitätsverlusts des Myokards. Die systolische Funktion ist nur wenig eingeschränkt oder normal [Keren u. Popp 1992]. Eine Hypertrophie des Myokards wird nicht beobachtet. Häufig ist dagegen eine vermehrte interstitielle Fibrose des Myokards, Veränderungen, die meist im Zusammenhang mit Amyloidosen und Fibroelastosen auftreten.

Die endomyokardiale Fibroelastose (die unter diesem Namen als eine eigene Krankheit in der Literatur bekannt ist) tritt sowohl familiär als auch sporadisch auf. Charakteristisch sind fibrotische Verdickungen des Endokards, die zu erheblichen Einschränkungen der diastolischen Funktion führen können. Nicht selten wird diese Störung als angeborene Anomalie beobachtet. Die histologische Analyse betroffener Herzen zeigt ausgedehnte endokardiale Ablagerungen von Komponenten der extrazellularen Matrix wie Kollagen und elastische Fasern. Eine spezifische Therapie existiert nicht. Bekannt sind sowohl eine X-chromosomale als auch (seltener) eine autosomal-rezessive Vererbung (Tabelle 1.3.11) [McKusick 1996]. Eine Fibroelastose kann auch bei Patienten mit einer autosomal-dominanten DCM auftreten [Ross et al. 1978], möglicherweise als Folge der myokardialen Grundkrankheit.

Eine erbliche Form der Fibroelastose ist auch im Zusammenhang mit einem Syndrom bekannt,

Tabelle 1.3.11. Genetische Erkrankungen, die mit einer restriktiven Kardiomyopathie assoziiert sind, *MIM* Kodenummer in Mendelian inheritance in man [McKusick 1996]

	MIM
Familiäre restriktive Kardiomyopathie	115.210
Primäre endokardiale Fibroelastose	
Familiäre endokardiale Fibroelastose	226.000
	305.300
Faziokardiorenales Syndrom	227.280
Krankheiten mit myokardialer Infiltration	
Amyloidose Typ I und III	176.300
Morbus Gaucher Typ I	230.800
Morbus Fabry	301.500
Glykogenspeicherkrankheit II	232.300
Glykogenspeicherkrankheit III	232.400
Hämochromatose	235.500
Mukopolysaccharidose IH	252.800
Mukopolysaccharidose II	309.900

dessen Hauptsymptome Nierenmißbildungen, angeborener Schwachsinn, eine charakteristische Physiognomie und Herzdefekte, vermutlich als Folge von fibroelastischen Ablagerungen im Endokard, sind [Eastman u. Bixler 1977, Nevin et al. 1991].

Für weitere Einzelheiten wird auf die Handbücher der Kardiologie sowie auf einen aktuellen und informativen Review-Artikel [Kelly u. Strauss 1994] verwiesen, in dem erbliche systemische und metabolische Ursachen erläutert werden, die u. a. zu restriktiven Funktionseinschränkungen am Herzen führen.

1.3.12 Kardiomyopathien bei neuromuskulären Krankheiten

In der wiederholt erwähnten aktualisierten Klassifikation der Kardiomyopathien [Richardson et al. 1996] wird im Anschluß an die Kategorie der „klassischen" primären Herzmuskelerkrankungen eine zweite Gruppe definiert, in der „spezifische" Kardiomyopathien verschiedener Genese zusammengefaßt werden. Es handelt sich dabei um sekundäre Herzkrankheiten, deren kardiale Symptome und Verläufe denen der primären Kardiomyopathien ähnlich sein können. Früher wurden diese Herzkrankheiten auch „specific heart diseases" genannt [WHO/ISFC 1980]. Die Ursachen sind systemischer Hochdruck, Arteriosklerose, angeborene Mißbildungen des Herzens, Klappenfehler, diverse neuromuskuläre Erbkrankheiten, erbliche und sporadische Stoffwechselstörungen, Infektionskrankheiten oder toxische Wirkungen aller Art.

In diesem Abschnitt werden abschließend Funktionsstörungen des Herzmuskels dargestellt, die bei erblichen neuromuskulären Krankheiten gesehen werden. Für weiterführende Information wird auf den oben genannten Übersichtsartikel zum Thema „inherited cardiomyopathies" verwiesen [Kelly u. Strauss 1994].

Erbliche Erkrankungen, die zu einer Beeinträchtigung von Muskelfunktionen führen, sind oft zusätzlich mit einer Störung der Herzmuskelfunktion gekoppelt. Die wesentlichen Aspekte einiger klinisch wichtiger Erkrankungen aus dieser Gruppe sind in Tabelle 1.3.12 zusammengefaßt.

Tabelle 1.3.12. Neuromuskuläre Erkrankungen mit myokardialer Beteiligung, *DMD* Muskeldystrophie vom Typ Duchenne, *BMD* Muskeldystrophie vom Typ Becker; *MIM* Kodenummer in Mendelian inheritance in man [McKusick 1996]; *KM* Kardiomyopathie; *CHI* kongestive Herzinsuffizienz; *AV-Block* atrioventrikuläre Überleitungsstörung; *AD* autosomal-dominant; *AR* autosomal-rezessiv; *XR* X-chromosomal-rezessiv

Art der Erkrankung	Herzpathologie	MIM	Erbgang	Position im Genom	Funktion
Duchenne-Becker-Muskeldystrophie	Bindegewebs- und Fettzellinfiltration, Degeneration der Purkinje-Fasern. Leitungsstörungen, DMD: KM selten, aber CHI häufig; BMD: KM und CHI häufig	310.200	XR	Xp21	Dystrophin: Zytoskelettprotein der Muskel- und Herzmuskelzelle
Emery-Dreifuss-Muskeldystrophie	Atrophie von Herzmuskelfasern, Fibrosierung des Myokards, pötzlicher Herztod nicht selten	310.300	XR	Xp28	Emerin; Funktion: unbekannt, Kernmembranprotein
Kearns-Sayre-Syndrom	AV-Block u. a. Leitungsstörungen	165.100	Maternal	Mitochondrien DNA	Duplikationen und Deletionen in mtDNA
Myotone Dystrophie	Diffuse myokardiale Veränderungen, Leitungsstörungen, kardial bedingter Tod häufig	160.900	AD	19q31	cAMP-abhängige Proteinkinase
Friedreich-Ataxie	Konzentrische Hypertrophie, Leitungsstörungen, KM und CHI häufig	229.300	AR	9q13	Frataxin, Fe-Transport durch Mitochondrienmembran

1.3.12.1 Muskeldystrophie vom Typ Duchenne/Becker

Diese Krankheit beruht auf Mutationen im Dystrophingen, das auf dem X-Chromosom liegt. Das Dystrophin ist ein wesentlicher Teil des muskulären Zytoskeletts, das die Muskelzelle über Membrankomponenten (dystrophin associated glycoproteins) in der extrazellularen Matrix verankert [Ahn u. Kunkel 1993]. Ein fehlendes oder fehlerhaftes Dystrophin führt zu Verlust, Umbau und Fibrose des Muskelgewebes. Ähnliche Veränderungen werden auch am Herzen gesehen. Purkinje-Fasern können dabei degenerieren und zu Störungen der Erregungsausbreitung führen. Die typischen Symptome der Kardiomyopathie sind eher selten, aber in fortgeschrittenen Stadien kann eine Herzinsuffizienz auftreten. Insgesamt gehen die schweren und lebensbedrohlichen Komplikationen nicht vom Herzen, sondern von der zunehmenden Schwäche der Skelettmuskulatur aus.

Im Abschnitt über die dilatative Kardiomyopathie wurde bereits darauf hingewiesen, daß es eine Sonderform dieser Krankheit gibt, bei der ein defektes Dystrophin zu einer Störung der Herzmuskelfunktion hinzukommt, und zwar bei schwach ausgeprägter oder sogar fehlender Muskeldystrophie.

1.3.12.2 Muskeldystrophie vom Typ Emery-Dreifuss

Bei dieser Krankheit handelt es sich um eine nicht sehr häufige X-chromosomale Dystrophie, die sich typischerweise im frühen Kindesalter mit einer Muskelschwäche und progredienten Kontrakturen bevorzugt im Ellenbogen- und Nackenbereich manifestiert [Emery 1989, Emery u. Dreifuss 1966]. Die Erregungsausbreitung am Herzen ist regelmäßig beeinträchtigt. Oft werden Vorhofflimmern, Überleitungsstörungen, Rechtsschenkelblock sowie ventrikuläre Hypertrophie beobachtet. Plötzliche Herztodesfälle sind nicht selten. Das Gen für diese Krankheit wurde auf dem X-Chromosom in Position q28 beschrieben. Unlängst wurde in dieser Region ein Gen identifiziert, das bei Patienten, nicht aber bei gesunden Angehörigen oder bei Kontrollpersonen mutiert gefunden wurde [Bione et al. 1994]. Das von diesem Gen kodierte Produkt wurde als „Emerin" bezeichnet. Seine Funktion ist nicht bekannt.

1.3.12.3 Kearns-Sayre-Syndrom

Das Kearns-Sayre-Syndrom ist eine Myopathie, die auf Mutationen im mitochondrialen Genom zurückgeführt werden kann. Oft handelt es sich dabei um partielle Deletionen oder Duplikationen einzelner Abschnitte in diesem Genom [Holt et al. 1988, Poulton et al. 1994]. Da es sich bei Mitochondrien um zytoplasmatische Organellen handelt, die über Oozyten, nicht aber über Spermien weitergegeben werden, ist der Erbgang dieses Syndroms ein maternaler. Im Vordergrund der Krankheit stehen neurologische und kardiale Symptome. Am Herzen dominieren Leitungsstörungen, z. B. in Form von AV-Blockaden, myokardiale Dysfunktionen sind jedoch eher selten [Anan et al. 1995].

1.3.12.4 Myotone Dystrophie (Typ Curschmann-Steinert)

Die myotone Dystrophie (MD) ist eine multisystemische, neuromuskuläre Störung mit einer Häufigkeit von 1:8.000 [Harper 1995]. Typisch für diese dominant erbliche Krankheit ist die beeinträchtigte Relaxation eines kontrahierten Muskels (für Einzelheiten des Phänotyps und der klinischen Aspekte s. Harper 1995]. Das mit hoher Wahrscheinlichkeit verantwortliche Gen (auf Chromosom 19) ist bekannt [Aslanidis et al. 1992, Shaw et al. 1990]. Es kodiert für eine Proteinkinase, die als Myotoninkinase bezeichnet wird. Der primäre Defekt im Gen ist eine instabile (expandierende) Trinukleotidrepetition, (CTG)n, in der 3'-nichttranslatierten Region der zugehörigen mRNA [Brook et al. 1992, Mahadevan et al. 1992]. Der Schweregrad der Krankheit nimmt mit der Länge der Trinukleotidexpansion zu. Eine Herzbeteiligung wird bei der MD häufig gesehen. Kardiale Dysfunktionen sind überwiegend auf Erregungsausbreitungsstörungen zurückzuführen (Vorhofflimmern, AV-Block, Leitungsstörungen im linken Ventrikel). Kardiomyopathien und Herzinsuffizienz sind nicht häufig, es besteht jedoch ein erhöhtes Risiko für einen plötzlichen Herztod.

1.3.12.5 Friedreich-Ataxie

Die Friedreich-Ataxie (FRDA) ist eine seltene autosomal-rezessive Krankheit (Vorkommen 1:5.000–1:50.000) [Romeo et al. 1983]. Das primär betroffene Organ ist das Kleinhirn. Die Krankheit beginnt meist vor oder zu Beginn der Adoleszenz als eine neurologische Störung. Auffällig ist der Verlust der Koordination von Muskelaktivitäten und willkürlichen Bewegungsaktivitäten. Am Herzen wird eine asymmetrische Hypertrophie gesehen, in Kombination mit einem fortschreitenden Verlust von Herzmuskelzellen, Fibrose und kleinzelligen Infiltrationen [Child et al. 1986]. An den Koronararterien können obstruktive Läsionen auftreten. In etwa der Hälfte der Fälle von FRDA ist eine dekompensierte Herzinsuffizienz die Todesursache. Das FRDA-Gen liegt auf Chromosom 9 [Shaw et al. 1990]. Ähnlich wie die MD kann die FRDA (in 98% der Fälle) mit einer instabilen Trinukleotidrepetition erklärt werden. Die variable Expansion betrifft ein GAA-Triplett im 1. Intron des Gens [Campuzano et al. 1996]. Die Funktion des FRDA-Genprodukts, eines 210 Aminosäuren langen Proteins (Frataxin), ist nicht endgültig bekannt. Eine Beteiligung am mitochondrialen Eisentransport ist wahrscheinlich und hat zu dem Vorschlag geführt, die FRDA als eine Mitochondrienkrankheit zu klassifizieren [Rötig et al. 1997].

1.3.13 Schlußfolgerungen und künftige Entwicklungen

Im Mittelpunkt dieses Beitrags standen die genetischen Ursachen der Kardiomyopathien, und zwar bevorzugt der „klassischen", primär myokardialen Formen dieser Krankheit. Man kann davon ausgehen, daß die hypertrophische Kardiomyopathie überwiegend erbliche Ursachen hat. Bei anderen Kardiomyopathien ist nicht sicher, wie groß der Anteil der genetischen Verursachung ist. Für alle Formen zusammengenommen, könnte bei etwa der Hälfte aller Patienten ein monogenetischer erblicher Faktor als Ursache erwartet werden, wobei es sich um eine Schätzung mit vielen Vorbehalten handelt. Hinzukommt eine unbekannte Zahl von ebenfalls genetischen Komponenten, die im Sinne einer multifaktoriellen Disposition zur Inzidenz der Kardiomyopathien beitragen. Hierüber ist jedoch kaum etwas bekannt. Ohne Frage sind Kardiomyopathien in großem Umfang ein noch offenes Thema sowohl der humangenetischen als auch der kardiologischen Forschung.

Für die Forschung sind die primären, monogenetisch vererbten Kardiomyopathien von besonderem Interesse, weil sie die Möglichkeit bieten, den Ursprung der Krankheit auf eine definierte defekte Herzfunktion zu beziehen. Damit haben alle Untersuchungen der Pathogenese einen klar bestimmbaren Ausgangspunkt. Im Zusammenhang mit genetisch-epidemiologischer Forschung könnte das bei der Entwicklung spezifischer Therapien hilfreich sein, die es heute noch nicht gibt.

Mit Abstand am besten verstanden ist die Ätiologie der HCM. Die Ursachen sind heterogen, aber sie haben einen gemeinsamen Nenner. Die bisher bekannten, etwa 90 verschiedenen Mutationen in 7 Genen führen zu Fehlfunktionen in kontraktilen Proteinen, die HCM ist eine „Kontraktionskrankheit" des Herzmuskels. Für andere primäre Kardiomyopathien sind entsprechende funktionelle Zuordnungen nicht möglich. (Andere molekular definierte Herzkrankheiten sind Ionenkanaldefekte, deren klinische Folgen unter der Bezeichnung Long-QT-Syndrom zusammengefaßt werden [Keating u. Sanguinetti 1996].)

Welche Folgen hat die molekulargenetische Forschung, die in der Kardiologie in wenigen Jahren zu umfangreichen neuen Kenntnissen geführt hat? Hat sie praktische Konsequenzen für die Patienten, für die Familien und die Klinik? Gesichtspunkte für die Praxis ergeben sich zunächst insofern, als mit der Identifizierung von Genmutationen bei Patienten durch eine DNA-Analyse ein neuer diagnostischer Standard entsteht. Insbesondere, wenn die klinische Diagnose nicht sicher ist oder wenn eine Familie zur Untersuchung nicht zur Verfügung steht oder wenn es keinen Hinweis auf eine erbliche Belastung gibt, kann die DNA-Analyse Gewißheit bringen. In Abb. 1.3.25 ist das Ergebnis einer Patienten- und Familienuntersuchung gezeigt, bei der eine Neumutation im β-Myosin-Gen (im Kodon 719) bei einem Probanden (einem Kind) als Ursache einer schweren Form der HCM identifiziert wurde [Jeschke et al. 1998]. In der Familie existierte außer dem Patienten kein Genträger. Somit hat die genetische Analyse die klinische Diagnose gesichert und war zugleich die Basis für eine Beratung, die für die übrige Familie eine entlastende Tendenz hatte.

DNA-Analysen sind zwar langsam, technisch aufwendig und damit teuer, aber Rationalisierungen sind bei diesen Techniken absehbar, z. B. in Form von automatisch auswertbaren diagnostischen DNA-Chips [Hacia et al. 1996]. Damit ist zu erwarten, daß das Interesse der Klinik an der Arbeit des molekulargenetischen Labors in Zukunft noch wachsen wird.

Zunehmendes Interesse gibt es auch auf Seiten der Genetik. Denn am Beispiel der HCM wird deutlich, daß das Ziel der Analyse nicht die wahllose Anhäufung von genetischen Daten sein kann,

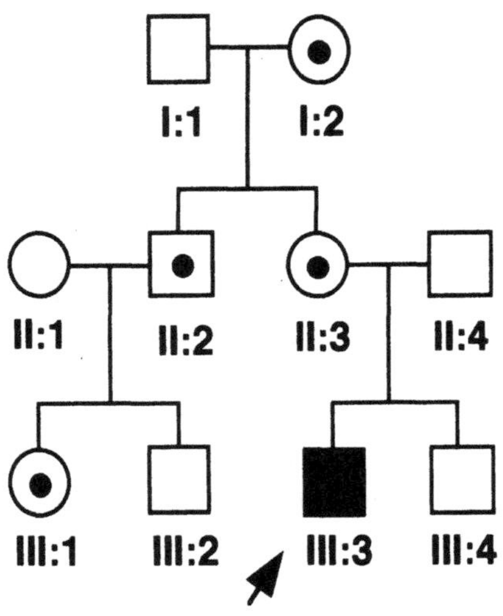

Abb. 1.3.25. Der genetische Test in der klinischen Praxis: Nachweis einer Neumutation im β-Myosin-Gen, die – bei bestätigter Vaterschaft – für einen schweren sporadischen Fall von HCM verantwortlich ist. Die Mutation war eine Missense-Mutation im Kodon 719 (Arg:Gln). Der Nachweis erfolgte über eine Kandidatengenanalyse aller Exons des β-Myosin-Gens. *Pfeil* Proband (Alter des Patienten bei der genetischen Diagnose: 7 1/2 Jahre); *Kreise* weiblich; *Quadrate* männlich; *ausgefülltes Symbol* Träger der Neumutation; *schwarze Punkte in Symbolen* Träger einer klinisch unauffälligen Mutation an anderer Stelle im gleichen Gen (Kodon 349); der Indexpatient war ebenfalls Träger dieser zusätzlichen Mutation, nach Jeschke et al. [1998] mit Genehmigung

die in vielen Fällen selbst dann keine Konsequenz haben, wenn sie eine Fehlfunktion signalisieren. Vielmehr geht es um eine Differenzierung dieser Daten hinsichtlich der Risiken, die sie für Patienten, Genträger und Familien signalisieren. Über eine durch die DNA-Analyse bestimmte Risikostratifizierung können Prognosen zuverlässiger werden, als sie es heute sind, und therapeutische oder präventive Maßnahmen können gezielt geplant werden. Aufgabe der genetischen Analyse wäre es in diesem Zusammenhang, präklinische Kriterien für die Unterscheidung von phänotypisch schweren, mittleren und leichten Muationen zu entwickkeln. Das erfordert die enge Kooperation von Kardiologen und Genetikern.

Zur Aufstellung dieser präklinischen Kriterien ist noch nicht genügend Information vorhanden. Erforderlich ist die Auswertung vieler einzelner Fälle, ihrer Verläufe und ihrer Familienvorgeschichten. Dazu müssen Register und Datenbasen eingerichtet werden. Für verschiedene Formen der Kardiomyopathien sind solche Register – z. T. europaweit – in Vorbereitung. Der Wert der Information, zu der solche Register verhelfen können, wird ergänzt durch die klinische Forschung über

die Nützlichkeit von therapeutischen und präventiven Maßnahmen sowie von genetischer und allgemeiner Beratung, die bisher nur in Ansätzen existiert. Der Zweck ist dabei die Klärung der Frage, welche Personengruppe oder welcher Genträger von welchen Interventionen am meisten profitieren.

Bei der HCM ist ein vorrangiges Ziel die Vermeidung des plötzlichen Herztods, der vor allem gefürchteten Komplikation. Bisher gibt es, wie oben ausgeführt, keine sehr zuverlässigen Kriterien für die frühe Erkennung der Träger hoher Risiken. Gewisse Anhaltspunkte wie familiäre Häufung des Ereignisses oder – später im Leben – NSVT-Episoden werden im Zusammenhang mit der präklinischen Information über das Vorliegen einer „malignen" Disposition die Aufmerksamkeit des Arztes erhöhen und ggfs. eine rechtzeitige Prävention, z. B. in Form der Implantation eines ICD, ermöglichen.

Präklinische Diagnosen sind nicht völlig unproblematisch. Dies gilt insbesondere für Kinder aus Risikofamilien, solange sie keine Symptome zeigen. Die Gefahr der Stigmatisierung ist nicht zu übersehen [Clarke u. Harper 1992, Harper u. Clarke 1993, 1995]. Um diese mit ihren negativen sozialen Folgen zu vermeiden, sollte eine Diagnose nicht versucht werden, wenn sie ohne präventive oder therapeutische Konsequenzen bleibt. Bei Erreichen der Volljährigkeit kann ein Proband die Entscheidung in eigener Verantwortung treffen, ob er eine präklinische Diagnose wünscht. Die Zurückhaltung bei der genetischen Untersuchung von asymptomatischen Kindern verbindet sich im übrigen mit der Empfehlung, daß DNA-Analysen auch bei Erwachsenen nicht ohne eine begleitende humangenetische Beratung durchgeführt werden, wie es bei anderen Erbkrankheiten heute weitgehend übliche Praxis, bei der HCM aber noch eher die Ausnahme ist.

Die Diskussion über die Vor- und die Nachteile von präventiven Maßnahmen ist noch sehr hypothetisch. Von einer gelegentlichen empirischen Praxis der medikamentösen Prophylaxe abgesehen, gibt es noch keine gezielten Maßnahmen der Vorbeugung. In den USA wurde unlängst ein Versuch abgebrochen, in dessen Verlauf asymptomatischen Kindern, die präklinisch als Genträger einer β-Myosin-Kardiomyopathie identifiziert worden waren, prophylaktisch ein Schrittmacher implantiert wurde. Dieser kontrovers diskutierte Versuch war offensichtlich verfrüht [Criley 1997, Moss 1996]. Es ist jedoch denkbar, daß sich mit fortschreitender Kenntnis über funktionelle Konsequenzen der

HCM-Mutationen neue Erfahrungen über die präventive Wirkung auch von nicht konventionellen Eingriffen ergeben. In diesem Fall müßte über eine Beratungs- und Diagnosepraxis, die asymptomatische Kinder einbezieht, neu diskutiert werden.

Angesichts der überwiegend leichten oder allenfalls mittelschweren Verläufe mit meist nicht eingeschränkter Lebenserwartung ist eine pränatale Diagnose i. allg. nicht indiziert. Nur bei malignen Formen der HCM mit häufigen plötzlichen Todesfällen in einer Familie könnte über eine genetische Familienberatung die pränatale Diagnose (ggf. mit anschließendem Abort) durchgeführt werden, wenn dies von betroffenen Paaren gewünscht wird.

Mit einer kurzen Bemerkung zum Thema Gentherapie soll diese Diskussion beendet werden. Da es sich bei der HCM um eine erbliche Krankheit handelt, liegt es nahe, die DNA nicht nur als Objekt der Analyse zu betrachten, sondern auch als Mittel zur Korrektur der angeborenen Herzmuskeldefekte. Es gibt bisher keine Versuche dazu. Es wurden lediglich einige allgemeine und eher unverbindliche Überlegungen zur Diskussion gestellt, die sich auf die Möglichkeit der somatischen Gentherapie beziehen [Bachinski u. Roberts 1996, Leinwand 1997]. Keimbahneingriffe liegen nicht nahe, in Deutschland auch aus gesetzlichen Gründen. Erwogen werden könnten Antisense-Oligonukleotide, die gegen jene Allele oder mRNA-Moleküle gerichtet sind, die eine Mutation tragen. Eine prinzipiell ähnliche Strategie wäre die Zerstörung von mutierten mRNA durch Ribozyme. Antikörper könnten mutierte Proteine aus dem Verkehr ziehen. Ferner wäre eine Genersatztherapie (Replacement-Therapie) zu diskutieren, bei der mit Hilfe von Vektoren oder durch Injektion von DNA korrekte Gene zur Expression angeboten werden. Diese oder ähnliche Überlegungen erscheinen heute utopisch, nicht zuletzt wegen der im Prinzip eher banalen, aber in der Praxis erheblichen Schwierigkeiten, eine langanhaltende Wirkung in jenen Gewebeteilen zu erzielen, von denen die Störung ausgeht. Selbst wenn es Komponenten gibt, die in vitro wirksam sind, ist die Logistik der Applikation im Körper eines Patienten ein so hohes Hindernis, daß es eine realistische Perspektive für solche Therapien z. Z. nicht gibt. Wenn die Genetik eine Chance hat, dann heute eher auf dem Umweg über die Risikostratifizierung und über daran anschließende Maßnahmen, die konventioneller sind, als es die therapeutische Anwendung von DNA oder RNA wäre.

1.3.14 Literatur

Abchee A, Marian AJ (1997) Prognostic significance of beta-myosin heavy chain mutations is reflective of their hypertrophic expressivity in patients with hypertrophic cardiomyopathy. J Invest Med 45: 191

Abelmann WH, Lorell BH (1989) The challenge of cardiomyopathy. J Am Coll Cardiol 13: 1.219

Ahn AH, Kunkel LM (1993) The structural and functional diversity of dystrophin. Nat Genet 3: 283

Anan R, Greve G, Thierfelder L et al. (1994) Prognostic implications of novel β cardiac myosin heavy chain gene mutations that cause familial hypertrophic cardiomyopathy. J Clin Invest 93: 280

Anan R, Nakagawa M, Miyata M et al. (1995) Cardiac involvement in mitochondrial diseases: a study on 17 patients with documented mitochondrial defects. Circulation 91: 955

Ansari AA, Wang YC, Danner DJ et al. (1991) Abnormal expression of histocompatibility and mitochondrial antigens by cardiac tissue from patients with myocarditis and dilated cardiomyopathy. Am J Pathol 139: 337

Arai S, Matsuoka R, Hirayama K, Sakurai H, Tamura M, Ozawa T, Kimura M, Imamura S, Furutani Y, Joh-o K et al. (1995) Missense mutation of the beta-cardiac myosin heavy chain gene in hypertrophic cardiomyopathy. Am J Med Genet 58: 267

Arber S, Hunter JJ, Ross J, Hongo M, Sansig G, Borg J, Perriard JC, Chien KR, Caroni P (1997) MLP-deficient mice exhibit a disruption of cardiac cytoarchitectural organization, dilated cardiomyopathy, and heart failure. Cell 88: 393

Aroney C, Bett N, Redford D (1988) Familial restrictive cardiomyopathy. Aust N Z J Med 18: 877

Aslanidis C, Jansen G, Asemiya C et al. (1992) Cloning of the essential myotonic dystrophy region and mapping of the putative defect. Nature 355: 548

Bachinski LL, Roberts R (1996) Familial hypertrophic cardiomyopathy: diagnostic and therapeutic implications of recent genetic studies. Mol Med Today Sep 1996, p 387

Batista RJV, Verde J, Nery P et al. (1997) Partial left ventriculectomy to treat end-stage heart disease. Ann Thorac Surg 64: 634

Becker AE, Caruso G (1982) Myocardial disarray. A critical review. Br Heart J 47: 527

Becker KD, Gottshall KR, Hickey R, Perriard JC, Chien KR (1997) Point mutations in human β cardiac myosin heavy chain have differential effects on sarcomeric structure and assembly: an ATP binding site change disrupts both thick and thin filaments, whereas hypertrophic cardiomyopathy mutations display normal assembly. J Cell Biol 137: 131

Bejsovec A, Anderson P (1990) Functions of the myosin ATP and actin binding sites are required for C. elegans thick filament assembly. Cell 60: 133

Bennett CO, Burn J, Moore G (1987) Prevalence of hypertrophic cardiomyopathy in the Northern region of England. J Med Genet 94: 243

Betocchi S, Losi MA, Piscione F et al. (1996) Effects of dual-chamber pacing in hypertrophic cardiomyopathy on left ventricular outflow tract obstruction and on diastolic function. Am J Cardiol 77: 498

Bione S, Maestrini E, Rivella S et al. (1994) Identification of a novel X-chromosomal gene responsible for Emery-Dreifuss muscular dystrophy. Nat Genet 8: 323

Bjarnason I, Hallgrimsson J (1980) Hypertrophic cardiomyopathy: an autopsy study for the years 1966–78. Icel Med J 66: 205

Bonne G, Carrier L, Bercovici J, Cruaud C, Richard P, Hainque B, Gautel M, Labeit S, James M, Beckmann J, Weissenbach J, Vosberg HP, Fiszman M, Komajda M, Schwartz K (1995) Cardiac myosin binding protein-C gene splice acceptor site mutation is associated with familial hypertrophic cardiomyopathy. Nat Genet 11: 438

Bonow RO, Rosing DR, Bacharach SL, Green MV, Kent KM, Lipson LC, Maron BJ, Leon MB, Epstein SE (1981) Effects of verapamil on left ventricular systolic function and diastolic filling in patients with hypertrophic cardiomyopathy. Circulation 64: 787

Bowles KR, Gajarski R, Porter P, Goytia V, Bachinski L, Roberts R, Pignatelli R, Towbin JA (1996) Gene mapping of familial dominant dilated cardiomyopathy to chromosome 10q21–23. J Clin Invest 98: 1.355

Braunwald E (ed) (1996) Heart disease, 5th edn. Saunders, Philadelphia

Braunwald E, Lambrew CT, Rockhoff SD (1964) Idiopathic hypertrophic subaortic stenosis: I. A description of the disease based upon an analysis of 64 patients. Circulation [Suppl 4] 29–30:3

Bredman JJ, Wessels A, Weijs WA, Korfage JAM, Soffers CAS, Moorman AFM (1991) Demonstration of cardiac-specific myosin heavy chain in masticatory muscles of human and rabbit. Histochem J 23: 160

Brook JD, McCurrach ME, Harley HG et al. (1992) Molecular basis of myotonic dystrophy: expansion of a trinucleotide (CTG) repeat at the 3′ end of a transcript encoding a protein kinase family member. Cell 68: 799

Caforio ALP, Grazzini M, Mann JM et al. (1992) Identification of a- and β-myosin heavy chain isoforms as major autoantigens in dilated cardiomyopathy. Circulation 85: 221

Campuzano V, Montermini L, Dolores M et al. (1996) Friedreich's ataxia: autosomal recessive disease caused by an intronic GAA triplet repeat expansion. Science 271: 1.423

Carrier L, Hengstenberg C, Beckmann JS et al. (1993) Mapping of a novel gene for familial hypertrophic cardiomyopathy to chromosome 11. Nat Genet 4: 311

Carrier L, Bonne G, Bährend E, Yu B, Richard P, Niel F, Hainque B, Cruaud C, Gary F, Labeit S, Bouhour JB, Dubourg O, Desnos M, Hagge AA, Trent RJ, Komajda M, Fiszman M, Schwartz K (1997) Organization and sequence of human cardiac myosin binding protein C gene (MYBPC 3) and identification of mutations predicted to produce truncated proteins in familial hypertrophic cardiomyopathy. Circ Res 80: 427

Chachques JC, Radermercker M, Tolan MJ et al. (1996) Aortomyoplasty counterpulsation: experimental results and early clinical experience. Ann Thorac Surg 61: 240

Child JS, Perloff JK, Bach PM, Wolfe AD, Perlman S, Kark RA (1986) Cardiac involvement in Friedreich's ataxia: a clinical study of 75 patients. J Am Coll Cardiol 7: 1.370

Clarke A, Harper P (1992) Genetic testing for hypertrophic cardiomyopathy. N Engl J Med 327: 1.175

Codd MB, Sugrue DD, Gersh BJ, Melton III LJ (1989) Epidemiology of idiopathic dilated and hypertrophic cardiomyopathy. A population-based study on Olmsted County, Minnesota, 1975–1984. Circulation 80: 564

Cohen LS, Braunwald E (1967) Amelioration of angina pectoris in idiopathic hypertrophic subaortic stenosis with beta-adrenergic blockade. Circulation 35: 847

Cooley DA, Leachman RD, Wukasch DC (1973) Diffuse muscular subaortic stenosis: surgical treatment. Am J Cardiol 31: 1

Consevage MW, Salada GC, Baylen BG et al. (1994) A new missence mutation, Arg719Gln, in the beta-cardiac heavy chain myosin gene of patients with hypertrophic cardiomyopathy. Hum Mol Genet 3: 1.025

Coviello DA, Maron BJ, Spirito P, Watkins H, Vosberg HP, Thierfelder L, Schoen FJ, Seidman JG, Seidman CE (1997) Clinical features of hypertrophic cardiomyopathy caused by mutation of a „hot spot" in the alpha tropomyosin gene. J Am Coll Cardiol 29: 635

Criley JM (1997) Unobstructed thinking (and terminology) is called for in the understanding and management of hypertrophic cardiomyopathy. J Am Coll Cardiol 29: 741

Cuda G, Fananapazir L, Zhu W, Sellers JR, Epstein ND (1993a) Skeletal muscle expression and abnormal function of β-myosin in hypertrophic cardiomyopathy. J Clin Invest 91: 2.861

Cuda G, Sellers J, Epstein ND, Fananapazir L (1993b) In vitro motility of β-cardiac myosin depends on the nature of the β-myosin heavy chain gene mutation in hypertrophic cardiomyopathy (abstract). Circulation 88: I-343

Cuda G, Perrotti N, Perticone F, Mattioli PL (1996) A previously undescribed de novo insertion-deletion mutation in the β-myosin heavy chain gene in a kindred with familial hypertrophic cardiomyopathy. Heart 76: 451

Dausse E, Komajda M, Fetler L et al. (1993) Familial hypertrophic cardiomyopathy: microsatellite haplotyping and identification of a hot spot for mutations in the β-myosin heavy chain gene. J Clin Invest 92: 2.807

Davies MJ (1984) The current status of myocardial disarray in hypertrophic cardiomyopathy. Br Heart J 51: 361

Davies MJ (1990) Hypertrophic cardiomyopathy: one disease or several? Br Heart J 63: 263

Davies MJ, McKenna WJ (1995) Hypertrophic cardiomyopathy – pathology and pathogenesis. Histopathology 26: 493

Dec GW, Fuster V (1994) Idiopathic dilated cardiomyopathy. N Engl J Med 331: 1.564

Diaz RA, Obasohan A, Oakley C (1987) Prediction of outcome in dilated cardiomyopathy. Br Heart J 58: 393

Dufour C, Dausse E, Fetler L et al. (1994) Identification of a mutation near a functional site of the β cardiac myosin heavy chain gene in a family with hypertrophic cardiomyopathy. J Mol Cell Cardiol 26: 1.241

Durand JB, Bachinski LL, Bieling LC, Czernuszewicz GZ, Abchee AB, Yu QT, Tapscott T, Hill R, Ifegwu J, Marian AJ, Brugada R, Daiger S, Gregoritch JM, Anderson JL, Quinones M, Towbin JA, Roberts R (1995) Localization of a gene responsible for familial dilated cardiomyopathy to chromosome 1q32. Circulation 92: 3.387

Eastman JR, Bixler D (1977) Facio-cranial-renal syndrome: a newly delineated recessive disorder. Clin Genet 11: 424

Emanuel R, Withers R (1992) The cardiomyopathies. In: Emery AEH, Rimoin DL (eds) Principles and practice of medical genetics, 2nd edn. Churchill Livingstone, Edinburgh London New York, p 1.263

Emery AEH (1989) Emery-Dreifuss syndrome. J Med Genet 26: 637

Emery AEH, Dreifuss FE (1966) Unusual type of benign X-linked muscular dystrophy. J Neurol Neurosurg Psychiatry 29: 338

Epstein SE, Rosing DR (1981) Verapamil: its potential for causing serious complications in patients with hypertrophic cardiomyopathy. Circulation 64: 437

Epstein ND, Fananapazir L, Lin HJ, Mulvihill J, White R, Lalouel JM, Lifton RP, Nienhuis AW, Leppert M (1992a) Evidence of genetic heterogeneity in five kindreds with familial hypertrophic cardiomyopathy. Circulation 85: 635

Epstein ND, Cohn GM, Cyran F, Fananapazir L (1992b) Differences in clinical expression of hypertrophic cardiomyopathy associated with two distinct mutations in the beta-myosin heavy chain gene. A 908 Leu:Val mutation and a 403Arg:Gln mutation. Circulation 86: 345

Erdmann E, Riecker G (Hrsg) (1996) Klinische Kardiologie, 4. Aufl. Springer, Berlin Heidelberg New York

Evans W (1949) Familial cardiomegaly. Br Heart J 11: 68

Fananapazir L, Epstein ND (1994) Genotype-phenotype correlations in hypertrophic cardiomyopathy: insights provided by comparisons of kindreds with distinct and identical beta-myosin heavy chain gene mutations. Circulation 89: 499

Fananapazir L, Cannon RO, Tripodi D, Panza JA (1992a) Impact of dual-chamber permanent pacing in patients with obstructive hypertrophic cardiomyopathy with symptoms refractory to verapamil and β-adrenergic blocker therapy. Circulation 85: 2.149

Fananapazir L, Dalakas M, Cyran F et al. (1992b) Central core disease is present in hypertrophic cardiomyopathy patients with distinct mutations in the beta myosin heavy chain gene (abstract). Circulation 86: I-229

Fananapazir L, Dalakas MC, Cyran F et al. (1993) Missense mutations in the beta myosin heavy chain gene cause central core disease in hypertrophic cardiomyopathy. Proc Natl Acad Sci USA 90: 3.993

Feigenbaum H (1996) Echocardiography. In: Braunwald E (ed) Heart disease, 5th edn. Saunders, Philadelphia, pp 53–107

Fitzpatrick AP, Shapiro LM, Richards AF et al. (1990) Familial restrictive cardiomyopathy with atrioventricular block and skeletal myopathy. Br Heart J 63: 114

Fodor WL, Darras B, Sehareseyon J, Falkenthal S, Francke U, Vanin EF (1989) Human ventricular/slow twitch myosin alkali light chain gene characterization, sequence, and chromosomal location. J Biol Chem 264: 2.143

Fontaine G, Guiraudon G, Frank R et al. (1982) Dysplasie ventriculaire droite arythmogène et maladie de Uhl. Arch Mal Coeur Vaiss 75: 361

Forissier JF, Carrier L, Farza H, Bonne G, Bercovici J, Richard P, Heinque B, Townsend PJ, Yacoub MH, Fauré S, Dubourg O, Millaire A, Hagège AA, Desnos M, Komajda M, Schwartz K (1996) Codon 102 of the cardiac troponin T gene is a putative hot spot for mutations in familial hypertrophic cardiomyopathy. Circulation 94: 3.069

Frank R, Fontaine G, Vedel J et al. (1978) Electrocardiologie de quatre cas de dysplasie ventriculaire droite arythmogène. Arch Mal Coeur Vaiss 71: 963

Franz WM, Cremer M, Herrmann R, Grünig E, Fogel W, Scheffold T, Goebel HH, Kircheisen R, Kübler W, Voit T, Katus HA (1995) X-linked dilated cardiomyopathy. Novel mutation of the dystrophin gene. Ann NY Acad Sci 752: 470

Frenneaux MP, Counihan PJ, Caforio AL, Chikamori T, McKenna WJ (1990) Abnormal blood pressure response during exercise in hypertrophic cardiomyopathy. Circulation 82: 1.995

Fürst DO, Vinkemeyer U, Weber K (1992) Mammalian skeletal muscle C-protein: purification from bovine muscle, binding to titin and the characterization of full length cDNA. J Cell Sci 102: 769

Gautel M, Zuffardi O, Freiburg A, Labeit S (1995) Phosphorylation switches specific for the cardiac isoform of myosin binding protein-C: a modulator of cardiac contraction? EMBO J 14: 1.952

Geisterfer-Lowrance AA, Kass S, Tanigawa G, Vosberg HP, McKenna W, Seidman CE, Seidman JG (1990) A molecular basis for familial hypertrophic cardiomyopathy: a beta cardiac myosin heavy chain gene missense mutation. Cell 62: 999

Geisterfer-Lowrance AAT, Christe M, Conner DA, Ingwall JS, Schoen FJ, Seidman CE, Seidman JG (1996) A mouse model of familial hypertrophic cardiomyopathy. Science 272: 731

Gietzen FH, Kuhn H, Leuner CJ, Gerenkamp T, Hegselmann J, Strumk-Mueller C (1998) Acute and intermediate-term results after transcoronary ablation of septum hypertrophy be selective septal branch injection of ethanol. A catheter interventional treatment for hypertrophic obstructive cardiomyopathy (abstract). Circulation 98: I-599

Golc R, Kress W, Meurers B, Meng G, Reichmann H, Müller CR (1992) Becker muscular dystrophy: detection of unusual disease courses by combined approach to dystrophin analysis. Muscle Nerve 15: 214

Goodwin JF (1970) Congestive and hypertrophic cardiomyopathies: a decade of study. Lancet I: 731

Goodwin JF (1982) The frontiers of cardiomyopathy. Br Heart J 48: 1

Goodwin JF, Krikler DM (1976) Arrhythmia as a cause of sudden death in hypertrophic cardiomyopathy. Lancet 2: 937

Greve G, Bachinski L, Friedman DL et al. (1994) Isolation of a de novo mutant myocardial βMHC protein in a pedigree with hypertrophic cardiomyopathy. Hum Mol Genet 3: 2.073

Hacia JG, Brody LC, Chee MS, Fodor SPA, Collins FS (1996) Detection of heterozygous mutations in BRCA1 using high density oligonucleotide arrays and two-colour fluorescence analysis. Nat Genet 14: 441

Hallopeau L (1869) Retrecissement ventriculo-aortique. Gaz Med Paris 24: 683

Hanrath P, Mathey DG, Siegert R, Bleifeld W (1980) Left ventricular relaxation and filing pattern in different forms of left ventricular hypertrophy: an echocardiographic study. Am J Cardiol 45: 15

Harada H, Kimura A, Nishi H et al. (1992) Genetic analysis of hypertrophic cardiomyopathy (abstract). Circulation [Suppl] 86: I-591

Harada H, Kimura A, Nishi H et al. (1993) A missense mutation of cardiac β-myosin heavy chain gene linked to familial hypertrophic cardiomyopathy in affected Japanese families. Biochem Biophys Res Commun 194: 791–798

Harper PS (1995) Myotonic dystrophies and other autosomal muscular dystrophies. In: Scriver CR, Beaudet AL, Sly WS, Valle D (eds) The metabolic and molecular basis of inherited disease, 7th edn. McGraw-Hill, New York, pp 4.227–4.251

Harper PS, Clarke AJ (1993) Screening for hypertrophic cardiomyopathy. BMJ 306: 859

Harper PS, Clarke AJ (1995) Testing may be unhelpful. BMJ 310: 857

Hasenmaier B, Döhlemann C, Meitinger T, Vosberg HP (1997) Eine de novo Mutation im β-Myosin-Gen verursacht hypertrophische Kardiomyopathie (Abstract 636). Z Kardiol 86: 156

Hasty P, Ramirez-Solis R, Krumlauf R, Bradley A (1991) Introduction of a subtle mutation into the Hox-2.6 locus in embryonic stem cells. Nature 350: 243

Holt IJ, Harding AE, Morgan-Hughes JA (1988) Deletions of muscle mitochondrial DNA in patients with mitochondrial myopathies. Nature 331: 717

Jaenicke T, Diederich KW, Haas W, Schleich J, Lichter P, Pfordt M, Bach A, Vosberg HP (1990) The complete sequence of the human β-myosin heavy chain gene and a comparative analysis of its product. Genomics 8: 194

Jarcho JA, McKenna W, Pare JA, Solomon SD, Holcombe RF, Dickie S, Levi T, Donis Keller H, Seidman JG, Seidman CE (1989) Mapping a gene for familial hypertrophic cardiomyopathy to chromosome 14q1. N Engl J Med 321: 1.372

Jeschke B, Uhl K, Weist B et al. (1998) A high risk phenotype of hypertrophic cardiomyopathy associated with a compound genotype of two mutated β-myosin heavy chain genes. Hum Genet 102:299

Johnson RA, Palacios I (1982) Dilated cardiomyopathy of the adult. N Engl J Med 307: 1.051, 1.119

Jontes JD (1995) Theories of muscle contraction. J Struct Biol 115: 119

Julian DG, Camm AJ, Fox KM, Hall RJC, Poole-Wilson PA (eds) (1996) Diseases of the heart, 2nd edn. Saunders, Philadelphia

Kaltenbach M, Hopf R, Keller M (1976) Calciumantagonistische Therapie bei hypertrophisch-obstruktiver Kardiomyopathie. Dtsch Med Wochenschr 101: 1.284

Kandolf R (1988) The impact of recombinant DNA technology on the study of enterovirus heart disease. In: Bendinelli M, Friedman H (eds) Coxsackie viruses: a general update. Plenum Press, New York, p 293

Kaplan EL, Meier P (1958) Nonparametric estimation from incomplete observations. J Am Stat Assoc 53: 457

Kass S, MacRae C, Graber HL, Sparks EA, McNamara D, Boudoulas H, Basson CT, Baker PB, Cody RJ, Fishman MC, Cox N, Kong A, Wooley CF, Seidman JG, Seidman CE (1994) A gene defect that causes conduction system disease and dilated cardiomyopathy maps to chromosome 1p1–1q1. Nat Genet 7: 546

Kaye M (1992) The Registry of the International Society for Heart and Lung Transplantation: Ninth Official Report – 1992. J Heart Lung Transplant 11: 599

Keating MT, Sanguinetti MC (1996) Molecular genetic insights into cardiovascular disease. Science 272: 681

Keeling PJ, Gang Y, Smith G et al. (1995) Familial dilated cardiomyopathy in the United Kingdom. Br Heart J 73: 417

Kelly DP, Strauss AW (1994) Inherited cardiomyopathies. N Engl J Med 330: 913

Keren A, Popp RL (1992) Assignment of patients into the classification of cardiomyopathies. Circulation 86: 1.622

Kimura A, Harada H, Park JE, Nishi H, Satoh M, Takahashi T, Ohbuchi N, Nakamura T, Koyanagi T, Hwang TH, Choo JA, Chung KS, Hasegawa A, Nagai R, Okazaki O, Makamura H, Matsuzaki M, Sakamoto T, Toshima H, Koga Y, Imaizumi T, Sasazuki T (1997) Mutations in the cardiac troponin T gene associated with hypertrophic cardiomyopathy. Nat Genet 16: 379

Klein R, Maisch B, Kochsiek K, Berg PA (1984) Demonstration of organ specific antibodies against heart mitochondria (anti-M7) in sera from patients with some forms of heart diseases. Clin Exp Immunol 58: 283

Knight C, Kurbaan AS, Seggewiss H, Henein M, Gunning M, Harrington D, Fassbender D, Gleichmann U, Sigwart U (1997) Nonsurgical septal reduction for hypertrophic obstructive cardiomyopathy: outcome in the first series of patients. Circulation 95: 2.075

Krajinovic M, Pinamonti B, Sinagra G, Vatta M, Severini GM, Milasin J, Falaschi A, Camerini F, Giacca M, Mestroni L, and the Heart Muscle Study Group (1995) Linkage of familial dilated cardiomyopathy to chromosome 9. Am J Hum Genet 57: 846

Krehl L (1895) Beitrag zur Kenntnis der idiopathischen Herzmuskelerkrankungen. Dtsch Arch Klin Med 48: 414

Kuang SQ, Yu JD, Lu L, He LM, Gong LS, Chen SJ, Chen Z (1996) Identification of a novel missense mutation in the cardiac β myosin heavy chain gene in a Chinese patient with sporadic hypertrophic cardiomyopathy. J Mol Cell Cardiol 28: 1.879

Kuhn H, Gietzen F, Leuner C, Gerenkamp T (1997) Induction of subaortic septal ischemia to reduce obstruction in hypertrophic obstructive cardiomyopathy. Studies to develop a new catheter-based concept of treatment. Eur Heart J 18: 846

Lankford EB, Epstein ND, Fananapazir L, Sweeney LE (1995) Abnormal contractile properties of muscle fibers expressing β-myosin heavy chain gene mutations in patients with hypertrophic cardiomyopathy. J Clin Invest 95: 1.409

Leinwand LA (1997) RNA mediated therapeutics for the myocardium (abstract S84). J Mol Cell Cardiol 29: A38

Li Y, Huang TT, Carlson EJ, Melov S, Ursell PC, Olson JL, Noble LJ, Yoshimura MP, Berger C, Chan PH, Wallace DC, Epstein CJ (1995) Dilated cardiomyopathy and neonatal lethality in mutant mice lacking manganese superoxide dismutase. Nat Genet 11: 376

Lichter P, Umeda PK, Levin JE, Vosberg HP (1986) Partial characterization of the human β-myosin heavy-chain which is expressed in heart and skeletal muscle. Eur J Biochem 160: 419

Liew CC, Sole MJ, Yamauchi-Takihara K et al. (1990) Complete sequence and organization of the human cardiac β-myosin heavy chain gene. Nucleic Acids Res 18: 3.647

Lin D, Bobkova A, Homsher E, Tobacman LS (1996) Altered cardiac troponin T in vitro function in the presence of a mutation implicated in familial hypertrophic cardiomyopathy. J Clin Invest 97: 2.842

Liouville H (1869) Retrecissement cardiaque sous aortique. Gaz Med Paris 24: 161

Lowey S, Waller GS, Trybus KM (1993) Skeletal muscle myosin light chains are essential for physiological shortening. Nature 365: 454

Macera MJ, Szabo P, Wadgaonkar R, Siddiqui MAQ, Verma RS (1992) Localization of the gene coding for ventricular myosin regulatory light chain (MYL2) to human chromosome 12q23–q24.3. Genomics 13: 829

MacLellan WR, Schneider MD (1997) Death by design. Programmed cell death in cardiovascular biology and disease. Circ Res 81: 317

MacRae C, Ghaisas N, Kass S, Donnelly S, Basson CT, Watkins HC, Anan R, Thierfelder LH, McGarry K, Rowland E, McKenna WJ, Seidman JG, Seidman CE (1995) Familial hypertrophic cardiomyopathy with Wolff-Parkinson-White syndrome maps to a locus on chromosome 7q3. J Clin Invest 96: 1.216

Magnusson Y, Marullo S, Hoyer S et al. (1990) Mapping of a functional autoimmune epitope on the β1-adrenergic receptor in patients with idiopathic dilated cardiomyopathy. J Clin Invest 86: 1.658

Mahavedan M, Tsilfidis C, Sabourin L et al. (1992) Myotonic dystrophy mutation: an unstable CTG repeat in the 3′ untranslated region of the gene. Science 255: 1.253

Maisch B, Deeg P, Liebau G, Kochsiek K (1983) Diagnostic relevance of humoral and cytotoxic immune reactions in primary and secondary dilated cardiomyopathy. Am J Cardiol 52: 1.072

Manolio TA, Baughman KL, Rodeheffer R et al. (1992) Prevalence and etiology of idiopathic dilated cardiomyopathy (summary of a national heart, lung, and blood institute workshop). Am J Cardiol 69: 1.458

Marcus FI, Fontaine GH, Guiraudon G et al. (1982) Right ventricular dysplasia: a report of 24 adult cases. Circulation 65: 384

Mares A, Greve G, Tapscott T, Roberts R (1993) Screening and identification of known and novel mutations in hypertrophic cardiomyopathy based on scanning with chemical cleavage (abstract). Circulation 88: I-572

Marian AJ, Roberts R (1995) Molecular genetics of hypertrophic cardiomyopathy. Annu Rev Med 46: 213

Marian AJ, Yu QT, Mares AJ, Hill R, Roberts R, Perryman MB (1992) Detection of a new mutation in the beta myosin chain gene in an individual with hypertrophic cardiomyopathy. J Clin Invest 90: 2.156

Marian AJ, Yu QT, Mann DL, Graham FL, Roberts R (1995) Expression of a mutation causing hypertrophic cardiomyopathy disrupts sarcomere assembly in adult feline cardiac myocytes. Circ Res 77: 98

Maron BJ, Roberts WC, McAllister HA, Rosing DR, Epstein SE (1980) Sudden death in young athletes. Circulation 62: 218

Maron BJ, Gottdiener JS, Bonow RO, Epstein SE (1981 a) Hypertrophic cardiomyopathy with unusual locations of left ventricular hypertrophy undetectable by M-mode echocardiography: identification by wide-angle two-dimensional echocardiography. Circulation 63: 409

Maron BJ, Savage DD, Wolfson JK, Epstein SE (1981 b) Prognostic significance of 24 hour ambulatory electrocardiographic monitoring in patients with hypertrophic cardiomyopathy: a prospective study. Am J Cardiol 48: 252

Maron BJ, Roberts WC, Epstein SE (1982) Sudden death in hypertrophic cardiomyopathy: a profile of 78 patients. Circulation 65: 1.388

Maron BJ, Bonow RO, Cannon III RO, Leon MB, Epstein SE (1987) Hypertrophic cardiomyopathy. Interrelations of clinical manifestation, pathophysiology, and therapy. N Engl J Med 316: 780, 844

Maron BJ, Cecchi F, McKenna WJ (1994) Risk factors and stratification for sudden death in patients with hypertrophic cardiomyopathy. Br Heart J 72: S.6 13

Maron BJ, Gardin JM, Flack JM, Gidding SS, Kurosaki TT, Bild ED (1995) Prevalence of hypertrophic cardiomyopathy in a general population of young adults. Echocardiographic analysis of 4,111 subjects in the CARDIA study. Circulation 92: 785

Matsuoka R, Yoshida MC, Kanda N, Kimura M, Ozasa H, Takao A (1989) Human cardiac myosin heavy chain gene mapped within chromosome region 14q11.2–q13. Am J Med Genet 32: 279

McKenna WJ (1996) Hypertrophic cardiomyopathy. In: Julian DG, Camm AJ, Fox KM, Hall RJC, Poole-Wilson PA (eds) Diseases of the heart. Saunders, Philadelphia, p 506

McKenna WJ, Deanfield JE (1984) Hypertrophic cardiomyopathy: an important cause of sudden death. Arch Dis Child 59: 971

McKenna WJ, Camm AJ (1989) Sudden death in hypertrophic cardiomyopathy. Assessment of patients at high risk. Circulation 80: 1.489

McKenna WJ, England D, Doi YL, Deanfield JE, Oakley C, Goodwin JF (1981) Arrhythmia in hypertrophic cardiomyopathy. I: Influence on prognosis. Br Heart J 46: 168

McKenna WJ, Oakley CM, Krikler DM, Goodwin JF (1985) Improved survival with amiodarone in patients with hypertrophic cardiomyopathy and ventricular tachycardia. Br Heart J 53: 412

McKenna WJ, Stewart JT, Nihoyannopoulos P, McGinty F, Davies MJ (1990) Hypertrophic cardiomyopathy without hypertrophy: two families with myocardial disarray in the absence of increased myocardial mass. Br Heart J 63: 287

McKenna WJ, Thiene G, Nava A et al. (1994) Diagnosis of arrhythmogenic right ventricular dysplasia/cardiomyopathy. Task Force of the Working Group Myocardial and Pericardial Disease of the ESC and of the Scientific Council on Cardiomyopathies of the ISFC. Br Heart J 71: 215

McKenna WJ, Spirito P, Desnos M, Dubourg O, Komajda M (1997) Experience from clinical genetics in hypertrophic cardiomyopathy: proposal for new diagnostic criteria in adult members of affected families. Heart 77: 130

McKusick V (1996) Mendelian inheritance in man, 12th edn. Johns Hopkins University Press, Baltimore

Michels VV, Moll PP, Miller FA, Tajik J, Chu JS, Driscoll DJ, Burnett JC, Rodeheffer RJ, Chesebro JH, Tazelaar HD (1992) The frequency of familial dilated cardiomyopathy in a series of patients with idiopathic dilated cardiomyopathy. N Engl J Med 326: 77

Milasin J, Muntoni F, Severini GM, Bartoloni L, Vatta M, Krajinovic M, Mateddu A, Angelini C, Camerini F, Falaschi A, Mestroni L, Giacca M, and the Heart Muscle Study Group (1996) A point mutation in the 5′ splice site of the dystrophin gene first intron responsible for X-linked dilated cardiomyopathy. Hum Mol Genet 5: 73

Moolman JC, Brink PA, Corfield VA (1993) Identification of a new missense mutation at Arg403, CpG mutation hotspot, in exon 13 of the β-myosin heavy chain gene. Hum Mol Genet 2: 1.731

Moolman JC, Brink PA, Corfield VA (1995) Identification of a novel Ala797Thr mutation in exon 21 of the β-myosin heavy chain gene in hypertrophic cardiomyopathy. Hum Mutat 6: 197–198

Moolman JC, Corfield VA, Posen B, Ngumbela K, Seidman CE, Brink PA, Watkins H (1997) Sudden death due to troponin T mutations. J Am Coll Cardiol 29: 549

Morano I, Ritter O, Bonz A, Timek T, Vahl CF, Michel G (1995) Myosin light chain-actin interaction regulates cardiac contractility. Circ Res 76: 720

Moss M (1996) An US experiment on young children ignites painful debate. Wall Street J 134: A-1, A-10

Mudge GH, Goldstein S, Addonizio LJ, Caplan A, Mancini D, Levine TB, Ritsch ME, Stevenson LW (1993) Twenty-fourth Bethesda Conference: Task Force 3: recipient guidelines/prioritization. J Am Coll Cardiol 22: 21

Muir P, Nicholson F, Tilzey AJ et al. (1989) Chronic relapsing pericarditis and dilated cardiomyopathy: serological evidence of persistent enterovirus infection. Lancet I: 804

Muntoni F, Cau M, Ganau A, Congiu R, Arvedi G, Mateddu A, Marrosu MG, Cianchetti C, Realdi G, Cao A, Melis

MA (1993) Deletion of the dystrophin muscle promoter region associated with X-linked dilated cardiomyopathy. N Engl J Med 329: 921

Nakajima-Taniguchi C, Matsui H, Eguchi N, Nagata S, Kishimoto T, Yamauchi-Takihara K (1995a) A novel deletion mutation in the β-myosin heavy chain gene found in Japanese patients with hypertrophic cardiomyopathy. J Mol Cell Cardiol 27: 2.607

Nakajima-Taniguchi C, Matsui H, Nagata S et al. (1995b) Novel missense mutation in α-tropomyosin gene found in Japanese patients with hypertrophic cardiomyopathy. J Mol Cell Cardiol 27: 2.053

Nakajima-Taniguchi C, Matsui H, Fujio Y, Nagata S, Tadamitsu K, Yamauchi-Takihara K (1997) Novel missense mutation in cardiac troponin T gene found in a Japanese patient with hypertrophic cardiomyopathy. J Mol Cell Cardiol 29: 839

Neu N, Craig SW, Rose NR et al. (1987) Coxsackie virus induced myocarditis in mice: cardiac myosin autoantibodies do not cross-react with the virus. Clin Exp Immunol 69: 566

Nevin NC, Hill AE, Carson DJ (1991) Facio-cardio-renal (Eastman-Bixler) syndrome. Am J Med Genet 40: 31

Nicod P, Polikar R, Petersen KL (1988) Hypertrophic cardiomyopathy and sudden death. N Engl J Med 318: 1.255

Nishi H, Kimura A, Harada H, Toshima H, Sasazuki T (1992) Novel missense mutation in cardiac beta myosin heavy chain gene found in a Japanese patient with hypertrophic cardiomyopathy. Biochem Biophys Res Commun 188: 379

Nishi H, Kimura A, Harada H et al. (1993) Two distinct mutations of cardiac β-myosin heavy chain gene found in a Japanese patient with hypertrophic cardiomyopathy. Circulation 88: I-1.838

Nishi H, Kimura A, Harada H, Adachi K, Koga Y, Sasazuki T, Toshima H (1994) Possible gene dose effect of a mutant cardiac β-myosin heavy chain gene on the clinical expression of familial hypertrophic cardiomyopathy. Biochem Biophys Res Commun 200: 549

Nishi H, Kimura A, Harada H, Koga Y, Adachi K, Matsuyama K, Koyanagi T, Yasunaga S, Imaizumi T, Toshima H, Sasazuki T (1995) A myosin missense mutation, not a null allele, causes familial hypertrophic cardiomyopathy. Circulation 91: 2.911

Offer G, Moos C, Starr R (1973) A new protein of the thick filaments of vertebrate skeletal myofibrils. J Mol Biol 74: 653

Olson TM, Keating MT (1996) Mapping a cardiomyopathy locus to chromosome 3p22-p25. J Clin Invest 97: 528

Osler WM (ed) (1905) The principles and practice of medicine, 6th edn. Appleton&Lange, Norwalk Conn, p 820

Paré JAP, Fraser RG, Pirozynski WJ, Shanks JA, Stubington D (1961) Hereditary cardiovascular dysplasia: a form of familial cardiomyopathy. Am J Med 31: 37

Parillo JE, Cunnion RE, Epstein SE et al. (1989) A prospective, randomized, controlled trial of prednisone for dilated cardiomyopathy. N Engl J Med 321: 1.061

Poetter K, Jiang H, Hassanzadeh S, Master SR, Chang A, Dalakas MC, Rayment I, Sellers JR, Fananapazir L, Epstein ND (1996) Mutations in either the essential or regulatory light chains of myosin are associated with a rare myopathy in human heart and skeletal muscle. Nat Genet 13: 63

Poulton J, Morton KJ, Weber K et al. (1994) Are duplications of mitochondrial DNA characteristic of Kearns-Sayre syndrome? Hum Mol Genet 3: 947

Rampazzo A, Nava A, Danieli GA et al. (1994) The gene for arrhythmogenic right ventricular cardiomyopathy maps to chromosome 14q23-q24. Hum Mol Genet 3: 959

Rampazzo A, Nava A, Erne P et al. (1995) A new locus for arrhythmogenic right ventricular cardiomyopathy (ARVD2) maps to chromosome 1q42-q43. Hum Mol Genet 4: 2.151

Rayment I, Rypniewski WR, Schmidt-Bäse K et al. (1993) Three-dimensional structure of myosin subfragment-I: a molecular motor. Science 261: 50

Rayment I, Holden HM, Sellers JR, Fananapazir L, Epstein ND (1995) Structural interpretation of the mutations in the β-cardiac myosin that have been implicated in familial hypertrophic cardiomyopathy. Proc Natl Acad Sci USA 92: 3.864

Reid JM, Houston AB, Lundmark E (1989) Hypertrophic cardiomyopathy in identical twins. Br Heart J 62: 384

Richardson P, McKenna W, Bristow M, Maisch B, Mautner B, O'Connell J, Olsen E, Thiene G, Goodwin J, Gyarfas I, Martin I, Nordet P (1996) Report of the 1995 World Health Organization/International Society and Federation of Cardiology Task Force on the definition and classification of cardiomyopathies. Circulation 93: 841

Rideout WM, Coetzee GA, Olumi AF, Jones PA (1990) 5-Methylcytosin as an endogneous mutagen in the human LDL receptor and p53 genes. Science 249: 1.288

Robinson K, Frenneaux MP, Stockins B et al. (1990) Atrial fibrillation in hypertrophic cardiomyopathy: a longitudinal survey. J Am Coll Cardiol 15: 1.279

Rötig A, Lonlay P de, Chretien D et al. (1997) Aconitase and mitochondrial iron-sulphur protein deficiency in Friedreich ataxia. Nat Genet 17: 215

Romeo G, Menozzi P, Ferlini A et al. (1983) Incidence of Friedreich ataxia in Italy estimated from consangineous marriages. Am J Hum Genet 35: 523

Rosenzweig A, Watkins H, Hwang DS, Miri M, McKenna W, Traill TA, Seidman JG, Seidman CE (1991) Preclinical diagnosis of familial hypertrophic cardiomyopathy by genetic analysis of blood lymphocytes. N Engl J Med 325: 1.753

Ross RS, Bulkley BH, Hutchins GM et al. (1978) Idiopathic familial myocardiopathy in three generations: a clinical and pathological study. Am Heart J 96: 170

Rottbauer W, Gautel M, Zehelein J, Labeit S, Franz WM, Fischer C, Vollrath B, Mall G, Dietz R, Kübler W, Katus HA (1997) Novel splice donor site mutation in the cardiac myosin-binding protein-C gene in familial hypertrophic cardiomyopathy. Characterization of cardiac transcript and protein. J Clin Invest 100: 475

Ruder MA, Winston SA, Davis JC et al. (1985) Arrhythmogenic right ventricular dysplasia in a family. Am J Cardiol 59: 799

Ruppel KM, Spudich JA (1995) Myosin motor function: structural and mutagenic approaches. Curr Opin Cell Biol 7: 89

Saez LJ, Gianola KM, McNally EM, Feghali R, Eddy R, Shows TB, Leinwand LA (1987) Human cardiac myosin heavy chain genes and their linkage in the genome. Nucleic Acids Res 15: 5.443

Sanderson JE, Traill TA, Sutton MG et al. (1978) Left ventricular relaxation and filling in hypertrophic cardiomyopathy: an echocardiographic study. Br Heart J 40: 596

Sata M, Ikebe M (1996) Functional analysis of the mutations in the human cardiac β-myosin that are responsible for familial hypertrophic cardiomyopathy. J Clin Invest 98: 2.866

Savage DD, Seides SF, Clark CE (1978) Electrocardiographic findings in patients with obstructive and nonobstructive hypertrophic cardiomyopathy. Circulation 58: 402

Schiaffino S, Reggiani C (1996) Molecular diversity of myofibrillar proteins: gene regulation and functional significance. Physiol Rev 76: 371

Schleef M, Werner K, Satzger U et al. (1993) Chromosomal location and genomic cloning of the mouse α-tropomyosin gene Tpm-1. Genomics 17: 519

Schmincke A (1907) Über linksseitige muskulöse Conusstenosen. Dtsch Med Wochenschr 33: 2.082

Schulte HD, Bircks WH, Loesse B et al. (1993) Prognosis of patients with hypertrophic obstructive cardiomyopathy after transaortic myectomy. Late results up to twenty-five years. J Thorac Cardiovasc Surg 106: 709

Schwartz K, Beckmann J, Dufour C, Faure L, Fougerousse F, Carrier L, Hengstenberg C, Cohen D, Vosberg HP, Sacrez A et al. (1992) Exclusion of cardiac myosin heavy chain and actin gene involvement in hypertrophic cardiomyopathy of several French families. Circ Res 71: 3

Schwartz K Carrier L, Guicheney P, Komajda M (1995) Molecular basis of cardiomyopathies. Circulation 91: 532

Seidman JG, Seidman C (1994) Searching candidate genes for mutations, Section 7. In: Dracopoli NC, Haines JL, Korf BR, Moir DT, Morton CC, Seidman CE, Seidman JG, Smith DR (eds) Current protocols in human genetics. Wiley, New York

Shaw J, Lichter P, Driesel AJ et al. (1990) Regional localisation of the Friedreich ataxia locus to human chromosome 9q13–21.1. Cytogenet Cell Genet 53: 221

Sinha AM, Umeda PK, Kavinsky CJ et al. (1982) Molecular cloning of mRNA sequences for cardiac alpha- and beta-form myosin heavy chains: expression in ventricles of normal, hypothyroid, and thyrotoxic rabbits. Proc Natl Acad Sci USA 79: 5.847

Solomon SD, Geisterfer-Lowrance AA, Vosberg HP, Hiller G, Jarcho JA, Morton CC, McBride WO, Mitchell AL, Bale AE, McKenna WJ et al. (1990a) A locus for familial hypertrophic cardiomyopathy is closely linked to the cardiac myosin heavy chain genes, CRI-L436, and CRI-L329 on chromosome 14 at q11–q12. Am J Hum Genet 47: 389

Solomon SD, Jarcho JA, McKenna W, Geisterfer-Lowrance A, Germain R, Salerni R, Seidman JG, Seidman CE (1990b) Familial hypertrophic cardiomyopathy is a genetically heterogeneous disease. J Clin Invest 86: 993

Solomon SD, Wolff S, Watkins H, Ridker PM, Come P, Seidman CE, McKenna WJ, Lee RT (1993) Left ventricular hypertrophy and morphology in familial hypertrophic cardiomyopathy associated with mutations of the beta-myosin heavy chain gene. J Am Coll Cardiol 82: 498

Spirito P, Chiarella F, Carratino L, Berisso MZ, Bellotti P, Vecchio C (1989) Clinical course and prognosis of hypertrophic cardiomyopathy in an outpatient population. N Engl J Med 320: 749

Spirito P, Rapezzi C, Autore C et al. (1994) Prognosis of asymptomatic patients with hypertrophic cardiomyopathy and nonsustained ventricular tachycardia. Circulation 90: 2.743

Spirito P, Seidman CE, McKenna WJ, Maron BJ (1997) The management of hypertrophic cardiomyopathy. N Engl J Med 336: 775

Straceski AJ, Geisterfer-Lowrance AAT, Seidman CE, Leinwand LE (1994) Functional analysis of myosin missense mutations in familial hypertrophic cardiomyopathy. Proc Natl Acad Sci USA 91: 589

Sugrue DD, Rodeheffer RJ, Codd MB et al. (1992) The clinical course of idiopathic dilated cardiomyopathy: a population based study. Ann Intern Med 117: 117

Sweeney HL, Straceski AJ, Leinwand LA, Tikunov BA, Faust L (1994) Heterologous expression of a cardiomyopathic myosin that is defective in its actin interaction. J Biol Chem 269: 1.603

Tanigawa G, Jarcho JA, Kass S, Solomon SD, Vosberg HP, Seidman JG, Seidman CE (1990) A molecular basis for familial hypertrophic cardiomyopathy: an alpha/beta cardiac myosin heavy chain hybrid gene. Cell 62: 991

Tazelaar HD, Billingham ME (1986) Leukocytic infiltrates in idiopathic dilated cardiomyopathy. A source of confusion with active myocarditis. Am J Surg Pathol 10: 404

Teare D (1958) Asymmetrical hypertrophy of the heart in young adults. Br Heart J 20: 1

Tesson F, Dufour C, Moolman JC, Carrier L, Al-Mahdawi S, Chojnowska L, Dubourg O, Soubrier F, Brink P, Komajda M, Guicheney P, Schwartz K, Feingold J (1997) The influence of the angiotensin I converting enzyme genotype in familial hypertrophic cardiomyopathy varies with the disease gene mutation. J Mol Cell Cardiol 29: 831

The AVID Investigators (1997) A comparison of antiarrhythmic-drug therapy with implantable defibrillators in patients resuscitated from near fatal ventricular arrhythmias. N Engl J Med 337: 1.576

The CONSENSUS Trial Study Group (1987) Effects of enalapril on mortality in severe congestive heart failure: results of the Cooperative North Scandinavian Enalapril Survival Study (CONSENSUS). N Engl J Med 316: 1.429

Thiene G, Nava A, Corrado D et al. (1988) Right ventricular cardiomyopathy and sudden death in young people. N Engl J Med 318: 129

Thiene G, Basso C, Danieli GA, Rampazzo A, Corrado D, Nava A (1997) Arrhythmogenic right ventricular cardiomyopathy. A still unrecognized clinic entity. Trends Cardiovasc Med 7: 84

Thierfelder L, MacRae C, Watkins H, Tomfohrde J, Williams M, McKenna W, Bohm K, Noeske G, Schlepper M, Bowcock A, Vosberg H-P, Seidman JG, Seidman CE (1993) A familial hypertrophic cardiomyopathy locus maps to chromosome 15q2. Proc Natl Acad Sci USA 90: 6.270

Thierfelder L, Watkins H, MacRae C, Lamas R, McKenna W, Vosberg H-P, Seidman JG, Seidman CE (1994) α-Tropomyosin and cardiac troponin T mutations cause familial hypertrophic cardiomyopathy: a disease of the sarcomere. Cell 77: 701

Torp A (1978) Incidence of congestive cardiomyopathy. Postgrad Med J 54: 435

Towbin JA, Hejtmancik JF, Brink P, Gelb B, Zhu XM, Chamberlain JS, McCabe ERB, Swift M (1993) X-linked dilated cardiomyopathy. Molecular genetic evidence of linkage to the Duchenne muscular dystrophy (dystrophin) gene at the Xp21 locus. Circulation 87: 1.854

Toyo-oka T, Takasawa K, Kimura N et al. (1994) A novel mutation of myosin heavy chain gene from cardiac β to foetal skeletal type in a family with HCM, DCM and sudden death: a report and discussion (abstract). Eur Heart J [Suppl] 15: 34

Vikstrom KL, Factor SM, Leinwand LE (1996) Mice expressing mutated myosin heavy chains are a model for familial hypertrophic cardiomyopathy. Mol Med 5: 556

Vosberg HP, McKenna WJ (1996) Cardiomyopathies. In: Rimoin DL, Connor JM, Pyeritz RE (eds) Principles and practice of medical genetics, 3rd edn. Churchill Livingstone, New York, p 843

Vosberg HP, Weist B, Uhl K, Schulz O, Trojani A, Schlepper M, McKeown P (1998) Molecular diagnosis of causes of dominantly inherited hypertrophic cardiomyopathy. In: Schumacher G, Sauer U (eds) Herzfehler und Genetik. Genetics of cardiomyopathies. Wissenschaftliche Verlagsgesellschaft, Stuttgart, im Druck

Vosberg HP, Uhl K, Mehl S, Moolman J (1998) A newly created splice donor site in the MyBP-C gene is responsible for inherited hypertrophic cardiomyopathy (abstract). J Muscle Res Cell Motil, in press

Wagner JA, Sax FL, Weisman HF et al. (1989) Calcium-antagonist receptors in the atrial tissue of patients with hypertrophic cardiomyopathy. N Engl J Med 320: 755

Warrick HM, Spudich JA (1987) Myosin structure and function in cell motility. Annu Rev Cell Biol 3: 379

Watkins H, Seidman CE, MacRae C et al. (1992a) Progress in familial hypertrophic cardiomyopathy: molecular genetic analysis in the original family studied by Teare. Br Heart J 67: 34–38

Watkins H, Rosenzweig A, Hwang DS, Levi T, McKenna W, Seidman CE, Seidman JG (1992b) Characteristics and prognostic implications of myosin missense mutations in familial hypertrophic cardiomyopathy. N Engl J Med 326: 1.108–1.114.

Watkins H, Thierfelder L, Hwang DS, McKenna W, Seidman JG, Seidman CE (1992c) Sporadic hypertrophic cardiomyopathy due to de novo myosin mutations. J Clin Invest 90: 1.666

Watkins H, Thierfelder L, Anan R, McKenna WJ, Seidman JG, Seidman CE (1993a) Independent origin of identical beta cardiac myosin heavy chain mutations in hypertrophic cardiomyopathy. Am J Hum Genet 53: 1.180–1.185

Watkins H, MacRae C, Thierfelder L, Chou Y-H, Frenneaux M, McKenna W, Seidman JG, Seidman CE (1993b) A disease locus for familial hypertrophic cardiomyopathy maps to chromosome 1q3. Nat Genet 3: 333

Watkins H, McKenna WJ, Thierfelder L, Suk HJ, Anan R, O'Donoghue A, Spirito P, Matsumori A, Moravec CS, Seidman JG, Seidman CE (1995a) Mutations in the genes for cardiac troponin T and α-tropomyosin in hypertrophic cardiomyopathy. N Engl J Med 332: 1.058

Watkins H, Seidman JG, Seidman CE (1995b) Familial hypertrophic cardiomyopathy: a genetic model of cardiac hypertrophy. Hum Mol Genet 4: 1.721

Watkins H, Conner D, Thierfelder L, Jarcho JA, MacRae C, McKenna WJ, Maron BJ, Seidman JG, Seidman CE (1995c) Mutations in the cardiac myosin binding protein-C gene on chromosome 11 cause familial hypertrophic cardiomyopathy. Nat Genet 11: 434

Watkins H, Seidman CE, Seidman JG, Feng HS, Sweeney HL (1996) Expression and functional assessment of a truncated cardiac troponin T that causes hypertrophic cardiomyopathy. Evidence for a dominant-negative action. J Clin Invest 98: 2.456

Weist B, Vosberg HP (1995) Identification of a new FHC mutation in the human bMHC gene (abstract). J Mol Cell Cardiol 26: 119

Weist B, McKeown P, Trojani A, Krämer M, Hartmann A, Vosberg HP (1996) Identifikation einer Mutation im α-helikalen Schwanzbereich des menschlichen βMHC Gens (Abstract 360). Z Kardiol 85: 101

WHO/ISFC (1980) Report of the WHO/ISFC Task Force on the definition and classification of cardiomyopathies. Br Heart J 44: 672

Wolfgram LJ, Beisel KW, Herskowitz A, Rose NR (1986) Variations in the susceptibility to Coxsackie virus B3-induced myocarditis among different strains of mice. J Immunol 136: 1.846

Yamaguchi H, Ishimura T, Nishiyama S et al. (1979) Hypertrophic nonobstructive cardiomyopathy with giant negative T waves (apical hypertrophy): ventriculographic and echocardiographic features in 30 patients. Am J Cardiol 44: 401

Yamauchi-Takihara K, Nakajima-Taniguchi C, Matsui H, Fujio Y, Kunisada K, Nagata S, Kishimoto T (1996) Clinical implications of hypertrophic cardiomyopathy associated with mutations in the α-tropomyosin gene. Heart 76: 63

Zot AS, Potter JD (1987) Structural aspects of troponin-tropomyosin regulation of skeletal muscle contraction. Annu Rev Biophys Biomol Struct 16: 535

1.4 Entzündliche Herzmuskelerkrankung

HEINZ-PETER SCHULTHEISS, MATTHIAS PAUSCHINGER, ANDREA DÖRNER, UWE KÜHL, JOHANNES BILGER und PETER LOTHAR SCHWIMMBECK

Inhaltsverzeichnis

1.4.1 Einleitung

Die Myokarditis ist definiert als ein sich herdförmig oder diffus im Herzmuskel ausbreitender, akut oder chronisch-rezidivierend verlaufender Entzündungsprozeß, der durch eine direkte oder indirekte Einwirkung von Erregern, von toxischen, chemischen oder physikalischen Agenzien oder durch bisher unbekannte Ursachen hervorgerufen wird. Die Mehrzahl der Myokarditiden verläuft klinisch inapparent. Dies gilt besonders für virusinduzierte Myokarditiden, die, nachdem die bakteriell verursachten Myokarditiden aufgrund einer ge-

Handbuch der molekularen Medizin, Band 3
Herz-Kreislauf-Erkrankungen
D. Ganten/K. Ruckpaul (Hrsg.)
© Springer-Verlag Berlin Heidelberg 1998

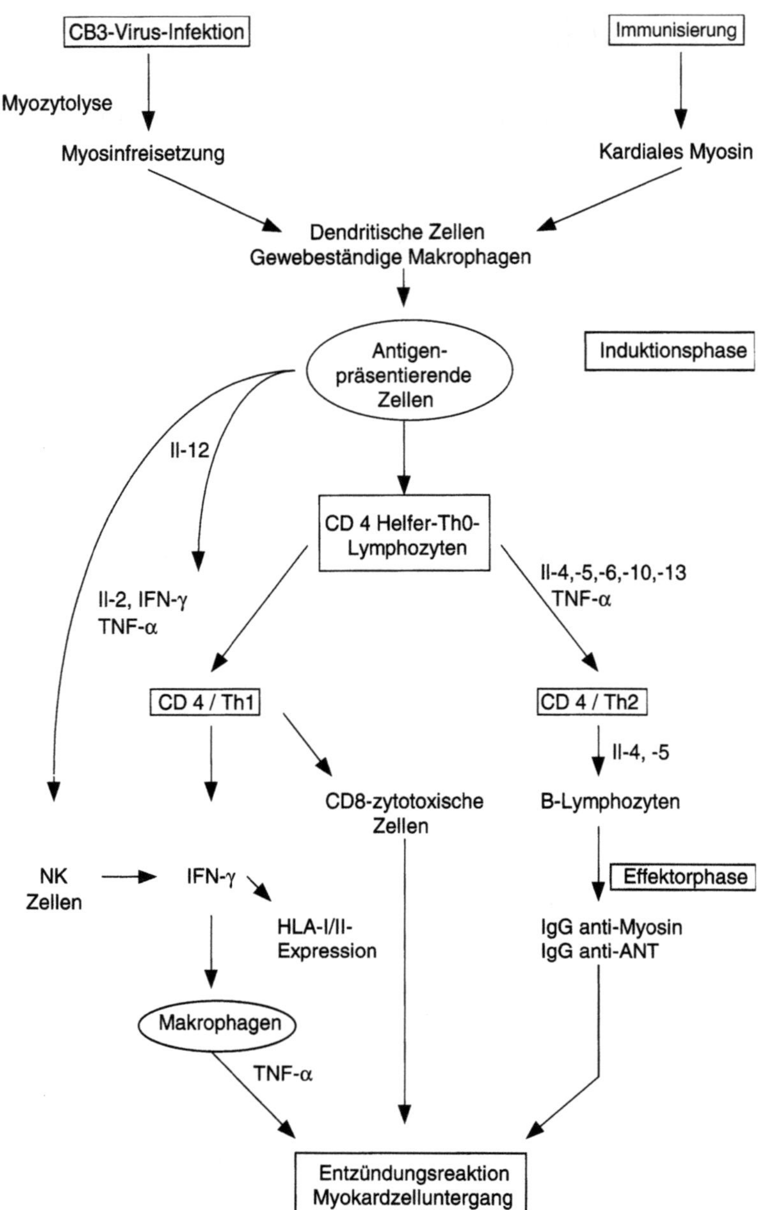

Abb. 1.4.1. Entstehung der viral bedingten Myokarditis

zielten antibiotischen Therapie deutlich seltener beobachtet wurden, den Hauptanteil aller Myokarditiden ausmachen. Obwohl zahlreiche kardiotrope Viren prinzipiell als Erreger in Betracht kommen, stehen aufgrund epidemiologischer Untersuchungen Enteroviren (RNA-Viren), und hier speziell die Coxsackie-Viren der Gruppe B (CBV), als auslösendes Agens an erster Stelle (Abb. 1.4.1).

Die akute Virusmyokarditis zeigt bei Erwachsenen zumeist einen gutartigen Verlauf und heilt in der Regel aus. Im Kindesalter werden, möglicherweise aufgrund des reaktivierten Immunsystems und eines anderen Erregerspektrums, akute Krankheitsverläufe mit letalen Ausgängen wesent-

lich häufiger gesehen [DeSa 1985]. Neben den Enteroviren werden bei jungen Patienten v. a. Adenoviren nachgewiesen [Martin et al. 1994a]. Obwohl klinisch fulminante Verläufe mit einer sich rasch entwickelnden Herzinsuffizienz beim Erwachsenen relativ selten beobachtet werden, sieht man in Einzelfällen im Rahmen einer akuten Myokarditis immer wieder eine rasche Dilatation beider Herzkammern bei gleichzeitig hochgradig eingeschränkter Kontraktilität. In diesen Fällen scheinen die besondere Pathogenität der Virusinfektion und die hierdurch verursachten Myozytolysen mit einem massiven Verlust an kontraktilem Myokardgewebe von entscheidender Bedeutung zu sein. Bei einem anderen Teil der Patienten entwickelt sich entweder unmittelbar nach einer akuten Myokarditis oder nach einer Latenzperiode eine chronische Herzmuskelerkrankung mit progressiver Herzinsuffizienz, die dann gewöhnlich in Unkenntnis der Ätiologie klinisch als dilatative Kardiomyopathie (primäre Kardiomyopathie) diagnostiziert wird [Dec u. Fuster 1994].

Anhaltspunkte über die Häufigkeit entzündlicher Veränderungen in der Herzmuskulatur sind im Rahmen von Virusinfekten angesichts der unterschiedlichen Symptomausprägung schwer zu gewinnen. Die Gesamthäufigkeit im Obduktionsmaterial wird in Deutschland mit 2–3%, für die USA mit 4–8% angegeben. Rechnet man die große Zahl der Fälle mit klinisch bestehender Verdachtsdiagnose einer Myokarditis hinzu (neu aufgetretene Rhythmusstörungen, Kontraktionsstörungen, ätiologisch unklare Herzvergrößerungen, charakteristische EKG-Veränderungen), dürfte die Inzidenz noch deutlich höher liegen. Aufgrund der geringen Letalität der akuten Virusmyokarditis beim Erwachsenen liegen jedoch wenige autoptisch gesicherte Untersuchungen zu diesem Erkrankungsstadium vor. Bei den letalen Krankheitsverläufen handelt es sich häufig um arrhythmiebedingte plötzliche Todesfälle bei fulminant verlaufender Myokarditis. Diese sind zwar für die Gesamtheit aller Myokarditisfälle keineswegs repräsentativ, jedoch stellen sie eine klinisch wichtige Verlaufsform dar. Epidemologische Daten, die sich auf die Analyse plötzlicher Herztodesfälle beziehen, zeigen in größeren Statistiken in rund 17–19% der Fälle entzündliche Veränderungen im Myokard und betonen damit die Bedeutung der Myokarditis als Ursache für einen plötzlichen Todesfall [Drory et al. 1991, Kereiakes u. Parmley 1984, Tamburro u. Walber 1992].

1.4.2 Klinik

Die Patienten klagen in der Regel über eine allgemeine körperliche Abgeschlagenheit, Schwäche, Müdigkeit, Palpitationen, uncharakteristische linksthorakale, oft stechende Schmerzen sowie Belastungsdyspnoe. Oftmals stehen diese Veränderungen im zeitlichen Zusammenhang mit einem vorausgegangenen viralen Infekt. Auch im chronischen Stadium der Erkrankung klagen die Patienten über persistierende Arrhythmien, eine unverändert bestehende uncharakteristische Leistungseinschränkung und eine mehr oder weniger ausgeprägte Belastungsdyspnoe. Daneben können auch emboligene Ereignisse oder kardiale Dekompensationen myokardialen oder rhythmogenen Ursprungs zur erstmaligen Manifestation der Erkrankung führen.

Erhöhte Entzündungsparameter (BSG, CRP, Leukozytose) und Enzymveränderungen (Troponin T, CK, CKMB) deuten in der sehr frühen Phase der Myokarditis auf eine Mitbeteiligung des Myokards bei einer viralen Infektion und einen möglichen Myokardzelluntergang hin. Virologische Untersuchungen und die Virusserologie sind nur in Ausnahmefällen, v. a. bei endemischem Auftreten, diagnostisch hilfreich und geben möglicherweise einen Hinweis auf die zugrundeliegende Krankheitsursache. Steigende Virustiter im Serum allein sind jedoch nicht beweisend für eine Myokarditis.

In der frühen Phase der entzündlichen Herzmuskelerkrankung finden sich alle Formen von Erregungsbildung- und Überleitungsstörungen mit oftmals infarktähnlichen EKG-Veränderungen, flukturierenden ST-Streckenveränderungen sowie neu aufgetretene Rhythmusstörungen als typische, aber unspezifische Befunde. Diese EKG-Veränderungen treten auch nach der akuten Phase der Virus-induzierten Myokardzellschädigung, d. h. nach dem Übergang in ein chronisches Entzündungsstadium, vermehrt auf [Kühl u. Schultheiss 1996]. Echokardiographisch zeigen sich bei einem großen Teil der Patienten regionale und/oder globale Störungen der linksventrikulären Kontraktilität. Auch der Nachweis einer Perikarditis bzw. eines neu aufgetretenen Perikardergusses ist häufig für die Diagnose einer frischen entzündlichen myokardialen Erkrankung wegweisend.

In allen Fällen sind die Befunde und Symptome allerdings nicht spezifisch und unterscheiden sich prinzipiell nicht von anderen kardialen Erkrankungen wie z. B. der koronaren Herzerkrankung. Im Einzelfall ist klinisch somit weder eine eindeutige diagnostische noch eine prognostische Aussage möglich.

1.4.3 Pathogenese

1.4.3.1 Ätiologie und Pathogenese

Eine Infektion mit Enteroviren wird als auslösendes Ereignis der humanen Myokarditis (MC) angesehen. Dies wird durch epidemiologische Studien, die eine erhöhte Inzidenz der viralen Myokarditis in Folge von Endemien mit Coxsackie-B-Viren (CBV) zeigten, nahegelegt [Helin et al. 1968]. Die vermutete Rolle von Enteroviren in der Pathogenese der humanen Myokarditis konnte jedoch erst durch den Nachweis von enteroviraler RNA im Myokard von Patienten mit Myokarditis und dilatativer Kardiomyopathie (DCM) mittels molekularbiologischer Methoden belegt werden [Bowles et al. 1986]. Der Prozentsatz von Patienten mit Myokarditis, der enterovirales Genom im Myokard aufweist, differiert zwischen den einzelnen Studien. Dies ist höchstwahrscheinlich auf die Verwendung unterschiedlicher Nachweismethoden zurückzuführen. In großen Studien, in denen mehr als 100 Patienten auf das Vorliegen enteroviraler RNA im Myokard getestet wurden, waren etwa 30–40% der Myokarditispatienten viruspositiv.

Die Virusätiologie der Myokarditis konnte auch im Tiermodell belegt werden. Durch eine Infektion mit CBV Typ 3 war es möglich, eine Entzündung im Herzmuskel von genetisch prädisponierten Mäusen hervorzurufen, die der humanen Myokarditis sehr ähnlich ist [Huber u. Lodge 1984]. Bei diesen Experimenten konnte ein akutes virämisches von einem mehr chronischen Stadium der Erkrankung unterschieden werden, das nach der Elimination des Virus durch eine Autoimmunreaktion gegen nicht infizierte Wirtszellen durch sensibilisierte T-Lymphozyten gekennzeichnet war. Diese Lymphozyten reagierten sowohl mit CBV Typ 3 als auch mit Wirtsproteinen, wie z. B. Myosin. Die Lokalisation des erkannten Antigens innerhalb des viralen Proteins ist jedoch nicht bekannt.

Auch in der humanen MC und DCM scheinen Autoimmunreaktionen neben der initialen Virusinfektion eine wesentliche pathogenetische Rolle zu spielen. Dies wird durch den Nachweis von Autoantikörpern gegen verschiedene Autoantigene, wie kardiales Myosin [De Scheerder et al. 1991], den β-adrenergen Rezeptor [Limas u. Limas 1991] oder den Adeninnukleotidtranslokator (ANT) [Schultheiss et al. 1983], im Serum von Patienten mit MC und DCM unterstützt. Insbesondere für die Autoantikörper gegen den ANT wurde eine mögliche pathogenetische Bedeutung durch eine Hemmung des Energiestoffwechsels im Tiermodell sowohl in vitro als auch in vivo gezeigt [Schulze et al. 1989, 1990]. In diesen Experimenten war es möglich, durch Immunisation mit dem isolierten ANT Autoantikörper zu induzieren, die zu einem Mangel an energiereichen Phosphaten im Zytosol von Myozyten und einer Einschränkung der linksventrikulären Funktion im isoliert schlagenden Herzen im Working-heart-Modell führten.

Ein charakteristischer Befund der humanen Myokarditis sind infiltrierende Lymphozyten im Myokard. Diese können sowohl im akuten als auch im chronischen Stadium der Erkrankung nachgewiesen werden. Klinisch imponiert das chronische Stadium häufig als DCM. Der Nachweis dieser infiltrierenden Lymphozyten mit immunhistologischen Methoden unter Verwendung von monoklonalen Antikörpern gegen Oberflächenmarker von Lymphozyten gelingt auch bei solchen Patienten, bei denen in der routinemäßig durchgeführten histologischen Untersuchung kein relevantes zelluläres Infiltrat nachzuweisen ist [Kühl et al. 1992, 1996]. Zusätzlich konnte durch die Verwendung von monoklonalen Antikörpern gegen HLA-I- und -II-Antigene und gegen Adhäsionsmoleküle eine Aktivierung des Immunsystems in diesen Herzen gezeigt werden. Eine solche chronische Immunreaktion ist unabhängig von der Persistenz oder Elimination des initial infektiösen Agens. Möglicherweise wird die chronische (Auto-)Immunreaktion durch eine Kreuzreaktion zwischen dem Virus und einem Wirtsprotein hervorgerufen.

Im folgenden sollen die Ergebnisse, die die Bedeutung der Virusinfektion einerseits und der Immunreaktion andererseits für die Pathogenese der MC sowohl im Tiermodell als auch beim Menschen beschreiben, diskutiert werden.

1.4.3.2 Pathogenese der Myokarditis im Mausmodell

In Abhängigkeit von der genetischen Veranlagung des jeweils verwendeten Mäusestamms können unterschiedliche Pathomechanismen nach der Infektion mit CBV differenziert werden. Mehrere Studien beschreiben eine frühzeitige Elimination des Virus durch das Immunsystem. Unter diesen Bedingungen entsteht nur ein geringer virologisch oder autoimmunologisch bedingter Schaden am Myokard [Chow et al. 1992, Kandolf et al. 1993, Sato et al. 1994]. In diesen Untersuchungen wurde gezeigt, daß Mäuse, die defekte T- und/oder B-Zellen besitzen (SCID-Mäuse), nach einer Infektion mit Enteroviren massiv erhöhte Zellnekrosen und Virustiter im Herzen aufweisen (bis zu 10^4facher Anstieg der Virustiter gegenüber immunkompetenten Mäusen). Zusätzlich wurde eine Ansammlung von Entzündungszellen ausschließlich im Umfeld infizierter Kardiomyozyten beobachtet. Diese Versuche deuten darauf hin, daß die Lymphozyten das Herz primär nur infiltrieren, um infizierte Zellen zu eliminieren [Klingel u. Kandolf

1993]. Da solche Studien die möglichen Auswirkungen einer Virusinfektion auf das Myokard in Abwesenheit eines funktionierenden Immunsystems aufzeichnen, muß ihre Bedeutung für das Verständnis der Pathogenese der Myokarditis im immunkompetenten Wirt kritisch beurteilt werden. Die außergewöhnliche Erhöhung der Virustiter im Myokard und die verlängerte Persistenz von replizierendem Virus im immunkompromitierten Wirt lassen die direkte virusbedingte Schädigung der Myokardzelle sehr stark in den Vordergrund treten, während dieser Faktor bei der Infektion von immunkompetenten Tieren nur eine untergeordnete Rolle zu spielen scheint. Daher kann es durch Immunsuppression der Tiere zu unterschiedlichen Pathomechanismen der Myokardschädigung kommen.

Andere Studien belegen dagegen eine sowohl viral als auch immunologisch oder nur immunologisch vermittelte Schädigung des Myokards während einer viral bedingten Herzmuskelentzündung [Cook et al. 1995, Gauntt et al. 1993, Henke et al. 1995, Huber u. Lodge 1984, Kishimoto u. Abelmann 1990, Kishimoto et al. 1994, Rose et al. 1992, Woodruff u. Woodruff 1974]. Woodruff u. Woodruff [1974] zeigten dabei erstmals, daß infizierte Mäuse, bei denen nur die T-Zell-Funktion ausgeschaltet war, im Vergleich zu immunkompetenten Tieren eine signifkant geringere Entzündungsreaktion und verminderte Zellnekrosen im Myokard aufwiesen. Im Gegensatz zu den oben angeführten Untersuchungen zeigten diese immunkompromitierten Mäuse nach der Infektion mit CBV Typ 3 keinen relevanten Anstieg der Virustiter im Myokard. Bei Verwendung des gleichen Virusstamms konnten andere Gruppen eine T-Zell-vermittelte Myozytolyse als Ursache für die Myokardschädigung belegen [Henke et al. 1995, Huber u. Lodge 1984].

1.4.3.3 Rolle der T-Lymphozyten in der Immunpathogenese der murinen Myokarditis

In genetisch unterschiedlichen Mäusestämmen konnte nach CBV Typ 3-Infektion gezeigt werden, daß eine Schädigung der Myozyten durch unterschiedliche T-Zell-abhängige Pathomechanismen hervorgerufen wird. So entwickeln Balb/c und DBA/2 Mäuse, die MHC-identisch (H-2^d) sind, eine schwere Myokarditis, wobei diese im 1. Stamm durch CD8-positive T-Zellen und im 2. Stamm durch CD4-positive T-Zellen bedingt ist.

Im Gegensatz hierzu weisen DBA/2-Mäuse erhebliche Ablagerungen von herzreaktiven Autoantikörpern im Myokard auf, die durch eine Depletion von Komplement vermindert werden können. Gleichzeitig wird hierdurch die Entwicklung einer Myokarditis verhindert. Im Myokard von Balb/c-Mäusen finden sich dagegen keine Autoantikörper, und eine Depletion von Komplement hat in diesem Mäusestamm keinen Einfluß auf die Myokarditis [Huber et al. 1996 a]. Die Ursache für diese unterschiedlichen Pathomechanismen liegt darin begründet, daß eine CBV–Infektion von Balb/c-Mäusen hauptsächlich CD4-positive T-Helfer-1-Zellen (Th1-Zellen) aktiviert, während der gleiche Virus in DBA/2-Mäusen überwiegend eine Differenzierung von CD4-positiven T-Helfer-2-Zellen (Th2-Zellen) induziert (Abb. 1.4.1). Th1-Zellen stimulieren im weiteren CD8-positive zytotoxische T-Zellen, während Th2-Zellen die Sekretion von Zytokinen bedingen, die die Proliferation und Differenzierung von B-Zellen bewirken.

Neben der genetischen Veranlagung des Wirts können die Inzidenz und der Verlauf einer Virusinfektion auch durch CBV-Varianten beeinflußt werden. So sind mehrere CBV-Varianten isoliert worden, die keine Myokarditis erzeugen, sondern nur minimale Entzündungen im Herzen hervorrufen, obwohl sie im Herzen replizieren. In ähnlicher Weise sind verschiedene Inzuchtstämme von Mäusen gezüchtet worden, die trotz einer Infektion mit einem normalerweise Myokarditis-induzierenden CBV keine Myokarditis entwickeln [Wolfgram et al. 1986]. Die verantwortliche genetische Veranlagung für die Empfänglichkeit oder Resistenz des Wirtstiers für eine Entzündung ist je nach der Verwendung des spezifischen CBV unterschiedlich. So konnte in verschiedenen Studien eine starke Korrelation zwischen der auftretenden Myokarditis und dem MHC-Haplotyp nachgewiesen werden [Huber at al. 1994 a]. Im Gegensatz dazu zeigten Untersuchungen, die mit einer anderen CBV-Variante durchgeführt wurden [Traystman u. Beisel 1991, Traystman et al. 1991, Wolfgram et al. 1986], eine sehr viel geringere Bedeutung des MHC für das Auftreten der Herzmuskelentzündung. In diesen Versuchen zeigte sich bei der Maus vielmehr eine Korrelation der Entzündung mit einem Bereich aus Chromosom 14, der in der Nähe der Genloci für den T-Zell-Rezeptor und die schwere Kette des Myosins liegt.

In den meisten Fällen kann eine Resistenz gegen eine Myokarditis jedoch durch eine Veränderung bzw. Schwächung des Immunsystems des Wirtstiers aufgehoben werden. Normalerweise resistente C57Bl-Mäuse werden für eine Virusmyokarditis empfänglich, wenn die CD4-positiven Zellen durch einen genetischen Defekt eliminiert werden [Henke et al. 1995]. Daneben kann die Widerstandsfähigkeit gegen eine Myokarditis auch durch die Zufuhr von bestimmten Zytokinen gebrochen werden. So erhöht die Zufuhr von TNF-α/Il-1 [Huber et al. 1994b, Lane et al. 1992], Il-2 [Huber et al. 1994b, Kishimoto et al. 1994], Interferon-α/β (IFN-α/β) [Lutton u. Gauntt 1985] oder IFN-γ [Huber et al. 1994b] die Empfänglichkeit von Mäusen für das Auftreten einer Myokarditis je nach der Dosis und dem Zeitpunkt der Gabe der Substanzen.

Die Rolle der T-Lymphozyten in der Immunpathogenese der murinen Myokarditis zeigt sich auch in hämodynamischen Untersuchungen. Isolierte Papillarmuskeln von BALB/c-Mäusen, die mit CBV infiziert waren, wiesen bei der Untersuchung eine deutliche Reduktion der Verkürzungsgeschwindigkeit der Sarkomere auf [Huber et al. 1996b]. Dieser Effekt wird durch T-Lymphozyten vermittelt, da T-Zell-defiziente Mäuse eine normale Kontraktilität zeigen. Die eingeschränkte Verkürzungsgeschwindigkeit geht dabei mit einer Verschiebung der Isoformexpression des Myosins von der schnellen zur langsamen Form einher. Die Bedeutung der zellularen Immunantwort wird auch durch Versuche zur Immunsuppression im Tiermodell unterstrichen. Der positive bzw. negative Effekt einer Immunsuppression hängt dabei von den verwendeten Substanzen und dem Zeitpunkt der Immunsupression ab. So wurde in CBV-induzierten Myokarditismodellen gezeigt, daß eine Immunsupression mit Cyclosporin A allein zur Verhinderung einer myokardialen Entzündung nicht ausreicht [Estrin et al. 1987, Herzum et al. 1991, O'Connell et al. 1986]. Bei gleichzeitiger Behandlung von BALB/c-Mäusen mit Cyclosporin A und Anti-T-Zell-Antikörpern konnte die Herzmuskelentzündung jedoch verhindert werden, was zeigt, daß der der Krankheit zugrundeliegende T-Zell-Mechanismus in diesem Mäusestamm sehr resistent gegen eine Immunsupression ist. Insgesamt zeigen diese Versuche, daß es das Ziel einer therapeutischen Immunmodulation sein sollte, die pathologische Immunreaktion zu unterdrücken, und zwar bei gleichzeitiger Erhaltung der protektiven, antiviralen Immunität.

1.4.3.4 Bedeutung der humoralen Autoimmunität in der murinen Myokarditis

Ein häufig diskutierter Mechanismus für die Induktion einer Autoimmunantwort durch eine Infektion ist das Vorliegen von kreuzreagierenden antigenen Determinanten [Barnett u. Fujinami 1992, Fujinami et al. 1983]. Dabei wird davon ausgegangen, daß homologe Determinanten auf einem wirtseigenen Protein und einem infektiösen Agens, z. B. einem Virus, vorliegen. Obwohl diese wirtseigenen Epitope aufgrund der Toleranz des Organismus normalerweise keine Autoimmunantwort hervorrufen, kann diese durch eine Infektion mit Mikroben induziert werden. Im Gefolge kommt es zu einer B- oder T-Zell-Antwort auch gegen die homologe Determinante auf dem Wirtsprotein. Ein solches „molekulares Mimikry" wurde zwischen CBV Typ 3 und dem Adeninnukleotidtranslokator, einem myokardialen Autoantigen, nachgewiesen [Schwimmbeck et al. 1993]. Ein Transfer von CBV und myokardialen Autoantigenen kreuzreagierenden Antikörpern induzierte in Mäusen eine Myokarditis [Gauntt et al. 1995]. Zudem war es möglich, in CBV-infizierten Mäusen Antimyosinautoantikörper nachzuweisen, die offensichtlich, im Rahmen einer Autoimmunantwort gegen Myosin, ebenfalls eine pathogenetische Bedeutung besitzen [Neu et al. 1987].

1.4.3.5 Bedeutung von Immunreaktionen in der Pathogenese der humanen Myokarditis

1.4.3.5.1 Identifizierung von B- und T-Zell-Epitopen von CBV

In früheren Untersuchungen war gezeigt worden, daß auf dem viralen Hüllprotein VP1 von Coxsackie-Viren hauptsächlich B-Zell-Epitope von CBV gelegen sind [Mertens et al. 1983]. Zur exakten Lokalisation dieser B-Zell-Epitope wurden überlappende Peptide von 15 Aminosäuren synthetisiert, die die gesamte Sequenz des VP1 von CB3 darstellen. Diese wurden initial auf ihre Reaktion mit Seren von CBV Typ 3 infizierten BALB/c-Mäusen in einem ELISA-System getestet. Es zeigte sich, daß die Aminosäuren 1–15, 21–35, 229–243 und 239–253 sehr gut mit den Seren reagierten, während bei Präimmunseren keine Reaktion nachweisbar war [Haarmann et al. 1994] (Abb. 1.4.2). In zusätzlichen Untersuchungen mit typenspezifi-

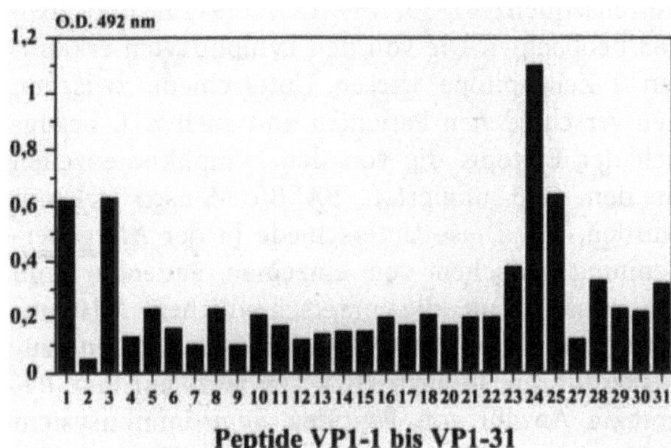

Abb. 1.4.2. Reaktion von überlappenden Peptiden entsprechend der Sequenz des viralen Hüllproteins VP1 von CB3 mit Seren von CB3-infizierten Mäusen. Peptide mit einer Länge von 15 Aminosäuren wurden auf Reaktivität mit den Seren in einem ELISA-System getestet, *Ordinate* Reaktivität, OD >0,5: signifikant

schen Seren gegen die Serotypen 1–6 von CBV konnten sowohl typenspezifische (Aminosäuren 1–15), semitypenspezifische (Aminosäuren 21–35) und nichtserotypenspezifische Epitope (Aminosäuren 229–243) identifiziert werden [Haarmann et al. 1994]. Dies könnte für die Entwicklung eines serologischen Testsystems zum Nachweis von Antikörpern gegen CBV von Bedeutung sein. Bei Verwendung dieser Peptide scheint es möglich, sowohl nichtserotypenspezifische Antikörpersuchtests als auch serotypenspezifische Nachweismethoden zur Identifizierung einer Infektion mit einem speziellen Serotyp zu entwickeln. Die Epitope von CBV, die mit den Peptiden dupliziert wurden, sind auch auf dem nativen Virus zugänglich, wie

der entsprechende immunhistologische Nachweis von viralem Protein im Herzen von infizierten Mäusen mit Antikörpern gegen synthetische Peptide gezeigt hat (Abb. 1.4.3). Darüber hinaus binden die Antipeptidantikörper im Western-Blot auch an das isolierte Virus.

Bei der anschließenden Austestung der synthetischen Peptide mit humanen Seren konnten in etwa 50% der Fälle IgM-Antikörper gegen die Aminosäuren 21–35 von VP1 von CBV Typ 3 nachgewiesen werden. Bei der Testung auf IgM-Antikörper nach der Entfernung von IgG-Antikörpern ergab sich bei 11% der Patienten ein positiver Befund. Im Gegensatz dazu war der Nachweis von IgM-Antikörpern gegen die Peptide im Serum von gesunden Blutspendern und auch von Säuglingen, die noch keinen vorausgegangenen Kontakt mit Coxsackie-B-Virus hatten, negativ.

Zur Identifizierung von T-Zell-Epitopen von CBV Typ 3 auf VP1 wurden die synthetischen Peptide in einem Proliferationsassay mit Lymphknotenzellen von CBV Typ 3-infizierten Mäusen verwendet. Dabei induzierten wenigstens 6 verschiedene Peptide eine signifikante Proliferation der Lymphozyten, was diese als T-Zell-Epitope von CBV Typ 3 identifiziert (Abb. 1.4.4). Die spezifische Proliferation der T-Lymphozyten wurde durch eine Behandlung der Tiere mit monoklonalen Antikörpern gegen Pan-T-Lymphozyten bestätigt, die zu einem völligen Reaktivitätsverlust der Lymphknotenzellen führte.

In weiterführenden Untersuchungen wurde die pathogenetische Bedeutung der identifizierten B- und T-Zell-Epitope erforscht [Huber et al. 1993]. Hierzu wurden Mäuse mit den Peptiden immuni-

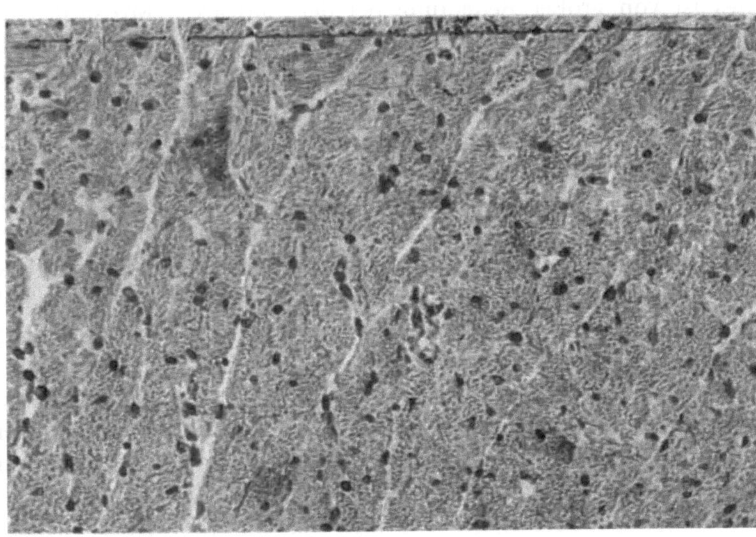

Abb. 1.4.3. Immunhistologischer Nachweis von CB3 im Myokard einer infizierten Maus mit polyklonalen Antikörpern gegen ein Peptid entsprechend den Aminosäuren 1–15 von VP1 von CB3. Vergr. 400:1

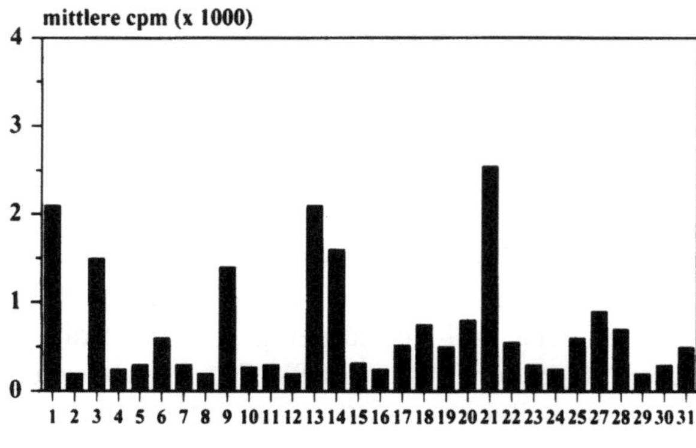

Abb. 1.4.4. Proliferation von T-Lymphozyten aus CB3-infizierten Mäusen nach Stimulation mit überlappenden Peptiden entsprechend der Sequenz von VP1 von CB3, *Ordinate* während der Proliferation inkorporierte Radioaktivität, Einbau >1000 cpm: signifikante Proliferation

siert und 2 Wochen später mit CBV Typ 3 infiziert. War eine Immunisation mit einem Peptid entsprechend den Aminosäuren 1–15 von CBV Typ 3 vorausgegangen, fand sich bei einer nachfolgenden Infektion eine signifikante Reduktion des Virustiters und der entzündlichen Reaktion im Herzen. Im Gegensatz dazu wurde nach einer vorausgegangenen Immunisation mit einem Peptid entsprechend den Aminosäuren 21–35 ein unveränderter Virustiter im Herzen nachgewiesen, bei jedoch deutlich erhöhter entzündlicher Reaktion im Myokard und auch einer stark erhöhten Mortalität der Tiere, die normalerweise eine Infektion mit CBV Typ 3 problemlos überlebten. Diese Experimente zeigen, daß eine Immunreaktion gegen verschiedene Epitope von CBV Typ 3 entweder einen protektiven oder aber einen negativen Einfluß auf den Verlauf einer Myokarditis haben kann. Dies ist von großer Bedeutung bei der Entwicklung von möglichen Impfstoffen auf der Basis von Peptiden oder auch einzelnen viralen Proteinen, die vor ihrem Einsatz sorgfältig getestet werden sollten, um die Induktion einer Immunreaktion, die die Entzündung im Verlauf der Erkrankung verstärkt, zu vermeiden.

Zur Identifizierung der in der humanen Myokarditis erkannten T-Zell-Epitope wurden periphere Blutleukozyten von Patienten mit immunhistologisch nachgewiesener Myokarditis auf eine Proliferation nach Stimulation mit überlappenden Peptiden entsprechend der Sequenz von VP1 von CB3 in einem Proliferationsassay getestet. Bei der Testung von mehr als 30 Patienten fanden sich unterschiedliche Reaktionsmuster. Eine signifikante Stimulation wurde mit den Peptiden der Amino-

säurensequenz 41–55, 139–153, 239–253 und 269–283 beobachtet. Die von den Lymphozyten erkannten T-Zell-Epitope wiesen Unterschiede zwischen den verschiedenen Patienten und auch z. T. bezüglich der Epitope, die von den Lymphknotenzellen in den CB3-infizierten BALB/c-Mäusen erkannt wurden, auf. Diese Unterschiede in der Antigenerkennung zwischen den einzelnen Patienten sind am ehesten auf die unterschiedlichen MHC-restringierten Antigen-präsentierenden Zellen zurückzuführen. Je nach HLA-Typ wird nur eine begrenzte Anzahl von Peptiden dem Immunsystem präsentiert und kann somit von den Effektorzellen erkannt werden. Dies dürfte auch ein wesentlicher Grund für die unterschiedliche Resistenz oder Empfänglichkeit von verschiedenen Mäusestämmen für eine CBV Typ 3-Infektion sein. Für eine eindeutige Zuordnung eines bestimmten HLA-Typs zu bestimmten T-Zell-Epitopen müßte jedoch eine sehr große Anzahl von Patienten untersucht und getestet werden, um eine mögliche Korrelation festzustellen. Ein weiterer Grund für das unterschiedliche Reaktionsverhalten von einzelnen Patienten nach Stimulation mit definierten Antigenen von CBV Typ 3 ist sicherlich auch darin begründet, daß für die Induktion einer Myokarditis beim Menschen eine ganze Reihe von verschiedenen Serotypen von CBV in Frage kommt. Dies wird dadurch unterstrichen, daß bei der Bevölkerung in Europa eine etwa 50%ige Durchseuchung mit Coxsackie-Viren besteht [Mertens et al. 1983].

1.4.3.5.2 Kultur antigenspezifischer T-Lymphozyten aus Endomyokardbiopsien des Menschen

Ein typischer Befund der humanen Myokarditis ist der Nachweis von infiltrierenden Leukozyten im Myokard. Es wurde deshalb versucht, die infiltrierenden Zellen aus Myokardbiopsien von Patienten mit Myokarditis und dilatativer Kardiomyopathie anzuzüchten und ihren Phänotyp sowie ihre Spezifität zu bestimmen [Schwimmbeck et al. 1996]. Mittels Kokultivierung mit bestrahlten, autologen, peripheren Blutleukozyten bei einer Zugabe von Interleukin 2 und Restimulation mit homogenisiertem Myokardgewebe war es möglich, primäre Lymphozytenkulturen jeweils in ca. 50% der Patienten mit Myokarditis bzw. dilatativer Kardiomyopathie zu etablieren (Abb. 1.4.5). Als Kontrolle dienten Myokardbiopsien von Patienten mit arterieller Hypertonie oder hypertropher Kardiomyopathie. Hier war es nicht möglich, positive Kulturen zu etablieren. Die Phänotypisierung der angezüchteten Zellen mittels Durchflußzytometrie ergab

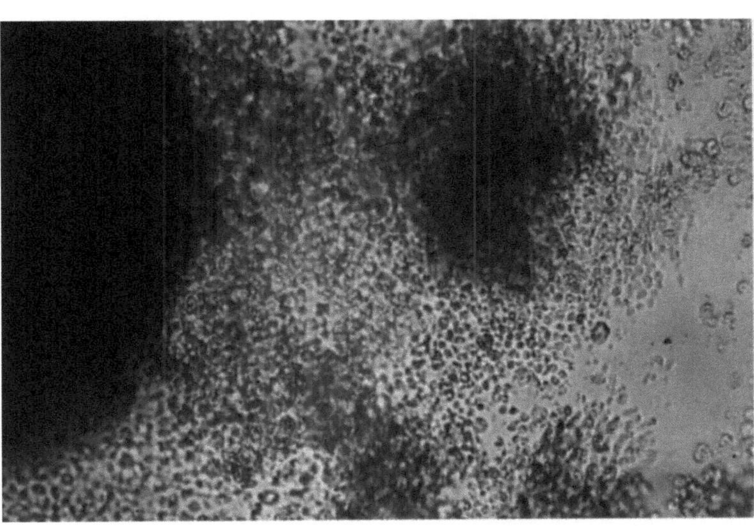

Abb. 1.4.5. Kultur von Lymphozyten aus Myokardbiopsien. Links im Bild ist die Myokardbiopsie zu sehen; rechts mehrere angezüchtete Lymphozyten, die aus der Biopsie ausgewandert sind

ganz überwiegend CD3-positive T-Lymphozyten. Die meisten dieser Zellen konnten weiterhin in CD4-positive Helfer-/Inducerzellen bzw. CD8-positive Supressor-/zytotoxische Zellen unterteilt werden. Hierbei zeigte sich eine Tendenz zu vermehrt CD8-positiven Kulturen bei Patienten mit abheilender Myokarditis. Zu einem nur sehr geringen Prozentsatz wurden auch Makrophagen und natürliche Killerzellen in den Kulturen beobachtet. Dies ist möglicherweise auch auf die Kulturbedingungen zurückzuführen. Insgesamt haben diese Untersuchungen den eindeutigen Nachweis von infiltrierenden Lymphozyten im Myokard von Patienten mit Myokarditis und dilatativer Kardiomyopathie erbracht.

Bei Stimulation der angezüchteten Zellen mit synthetischen Peptiden, entsprechend der Sequenz des viralen Hüllproteins VB1 von CBV Typ 3 konnte z. T. eine signifikante Proliferation gegen einzelne Epitope nachgewiesen werden.

1.4.3.5.3 Untersuchung der Bedeutung der zellulären Immunreaktion: Übertragung der humanen Myokarditis auf SCID-Mäuse

Bei Patienten mit Myokarditis und dilatativer Kardiomyopathie wurden Immunphänomene nachgewiesen, jedoch konnte bisher kein Beweis für die Autoimmunpathogenese dieser Erkrankungen erbracht werden. Dies ist auch auf das Fehlen eines geeigneten Transfermodells der humanen Erkrankung zurückzuführen. Im Tiermodell der CBV Typ 3-infizierten Maus war es möglich, die Myokarditis von CBV Typ 3-infizierten Mäusen nach der Elimi-

nation des Virus auf nicht infizierte Mäuse durch Lymphozytentransfer zu übertragen [Huber u. Lodge 1984]. In ähnlicher Weise war es möglich, die Autoimmunmyokarditis nach Immunisation mit kardialem Myosin durch Lymphozytentransfer auf unbehandelte Tiere zu übertragen [Smith u. Allen 1991]. Bei der humanen Erkrankung waren bislang Transferversuche jedoch nicht erfolgreich, da humane mononukleäre Zellen bei einem xenogenen Transfer in immunkompetente Tiere von deren Immunsystem eliminiert werden. SCID-Mäuse besitzen dagegen aufgrund eines genetischen Defekts keine funktionell aktiven T- oder B-Lymphozyten im peripheren Blut [Bosma et al. 1983]. Deshalb können diese Tiere in Transferexperimenten zur Transplantation von allogenem oder xenogenem Gewebe verwendet werden [Phillips u. Spaner 1991]. Die Übertragung peripherer Blutleukozyten von Patienten mit Autoimmunerkrankungen (Lupus erythematodes) [Duchusal et al. 1990], primärer biliärer Zirrhose [Krams et al. 1989], rheumathoider Arthritis [Tighe et al. 1990], Morbus Basedow [Macht et al. 1991] auf SCID-Mäuse führte zur Übertragung der betreffenden Krankheit. In entsprechenden Untersuchungen ist es nun auch gelungen, die humane Myokarditis durch einen Transfer von peripheren Blutleukozyten von Patienten mit chronischer Myokarditis auf SCID-Mäuse zu übertragen [Schwimmbeck et al. 1994]. 60 Tage nach dem Transfer wiesen die Tiere im peripheren Blut humane Immunglobuline und T- und B-Lymphozyten sowie Autoantikörper gegen den Adeninnukleotidtranslokator auf, welche auch im peripheren Blut der Spender mit Myokarditis nachweisbar waren. Es fanden sich humane infil-

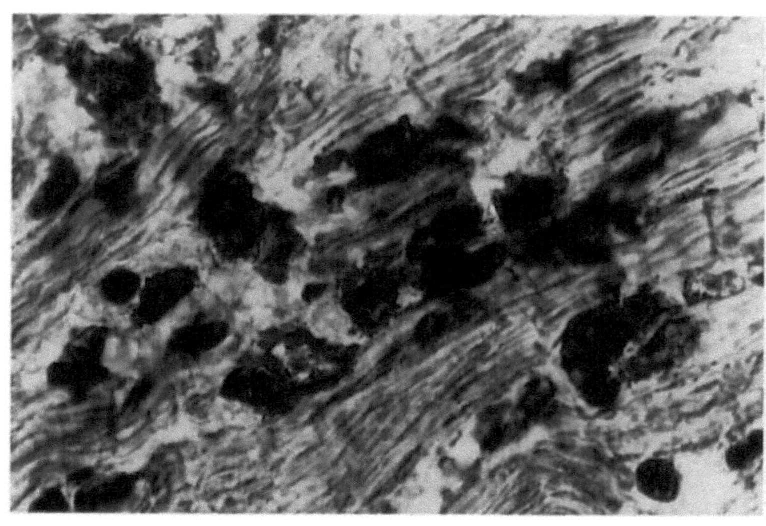

Abb. 1.4.6. Infiltrierende humane T-Lymphozyten im Myokard von SCID-Mäusen nach dem Transfer von peripheren mononukleären Zellen von Patienten mit Myokarditis. Die infiltrierenden Zellen sind mit einem monoklonalen Antikörper gegen humanes CD-3 maskiert, Vergr. 400:1

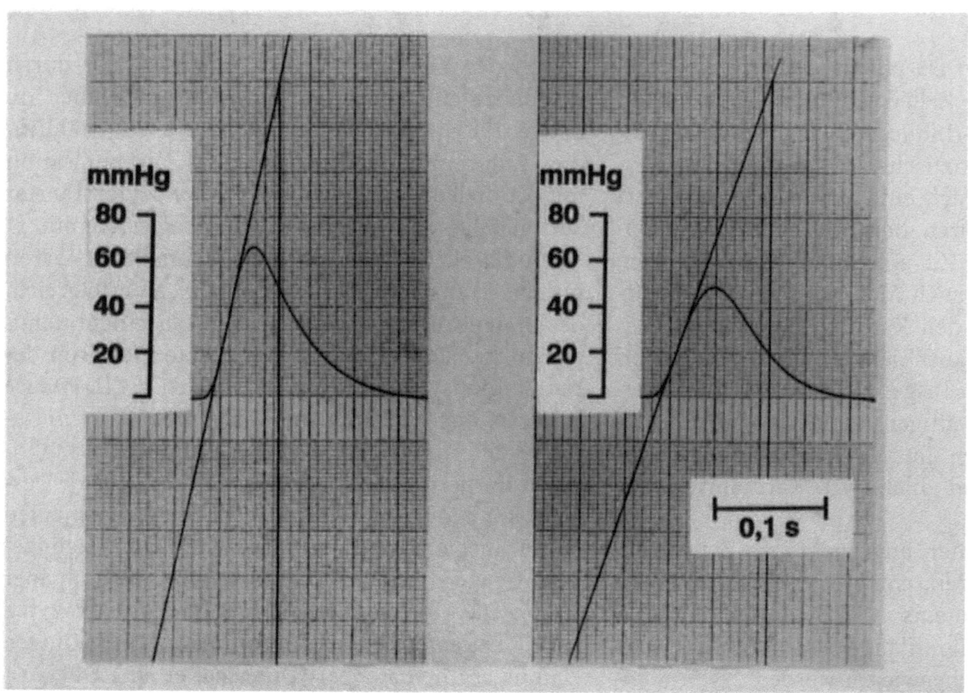

Abb. 1.4.7. Linksventrikuläre Druckanstiegsgeschwindigkeit in SCID-Mäusen nach dem Transfer von humanen peripheren mononukleären Zellen. Der linke Teil der Abbildung zeigt den Druckkurvenverlauf bei einer SCID-Maus nach dem Transfer von Zellen einer gesunden Kontrollperson (dp/dt: ca. 2.360 mmHg/s). Der rechte Teil der Abbildung repräsentiert das Ergebnis nach dem Transfer von mononukleären Zellen eines Patienten mit Myokarditis mit deutlich erniedrigter Druckanstiegsgeschwindigkeit (dp/dt: ca. 1.480 mmHg/s)

trierende Zellen im Myokard der Mäuse, die die peripheren Blutlymphozyten von Patienten mit Myokarditis erhalten hatten (Abb. 1.4.6). Eine Messung der linksventrikulären Druckanstiegsgeschwindigkeit ergab gleichzeitig eine deutlich eingeschränkte myokardiale Funktion [Schwimmbeck et al. 1996] (Abb. 1.4.7). Diese Untersuchungen deuten auf eine pathogenetische Bedeutung der zellularen Immunantwort bei der humanen Myokarditis hin. Die einzelnen daran beteiligten Pathomechanismen sowie die Identifizierung der für die Auslösung der Autoimmunreaktion verantwortlichen Zellen muß jedoch in weiterführenden Untersuchungen geklärt werden.

1.4.4 Stoffwechselstörungen

In den letzten Jahren konnte neben den morphologischen und funktionellen Veränderungen des Herzens eine Reihe von molekularbiologischen und biochemischen Modifikationen im insuffizienten Herzen beobachtet werden, die zu manifesten Störungen im myokardialen Stoffwechsel führen. Diese Veränderungen haben funktionelle Konsequenzen für den myokardialen Energiestoffwechsel, die Ca^{2+}-Homöostase, die Signaltransduktion und den Kontraktionsapparat. Bezüglich der humanen virusinduzierten Myokarditis liegen bis heute kaum molekularbiologische oder biochemische Untersuchungen vor. Zahlreiche Befunde wurden jedoch an explantierten Herzen von terminal herzinsuffizienten Patienten mit der Diagnose dilatative Kardiomyopathie erhoben. Da die dilatative Kardiomyopathie als ein mögliches Folgestadium einer chronisch verlaufenden Myokarditis diskutiert wird, soll im folgenden ein Überblick über die myokardialen Stoffwechselveränderungen bei DCM-Patienten gegeben werden. Die beschriebenen Veränderungen sind jedoch nicht streng auf die DCM beschränkt, sondern lassen sich auch z. T. in ischämischen oder hypertrophen Herzen beobachten.

1.4.4.1 Energiestoffwechsel

Zunächst ließen strukturelle Veränderungen der Mitochondrien, die durch eine Volumenzunahme der Matrix und degenerierte intramitochondriale Membranstrukturen gekennzeichnet sind, auf eine Funktionsstörung der Energieproduktion schließen. Die beobachteten Veränderungen beschränken sich jedoch nicht nur auf die mitochondriale Architektur, sondern erstrecken sich auch auf die enzymatische Ausstattung dieses Kompartiments. Diese Veränderungen haben letztendlich eine Unterversorgung des Myokards mit energiereichen Phosphaten zur Folge. Spezifisch für die Myokarditis und die DCM ist die Funktionsstörung des mitochondrialen ADP-ATP-Carriers, die von einer Expressionsveränderung der 3 bekannten Isoformen des Carriers begleitet ist [Schultheiss 1992a, Schultheiss et al. 1986, 1996a,b]. Der ADP-ATP-Carrier transportiert ATP im Austausch gegen ADP aus dem Mitochondrium ins Zytosol zu den energieverbrauchenden Prozessen (Abb. 1.4.8). Er spielt damit als einziges membrangebundenes Transportsystem für ATP eine Schlüsselrolle im zellulären Energiehaushalt der Zelle. Im Serum von Myokarditis- und DCM-Patienten wurden Au-

toantikörper gegen den ADP-ATP-Carrier nachgewiesen [Schultheiss 1983, 1989, 1993]. Diese Autoantikörper führten in vivo zu einer signifikanten Reduktion der maximalen Austauschkapazität für ATP. Darüber hinaus zeigte sich, daß die maximale Transportrate für ATP auch bei aus explantierten Herzen von Patienten mit DCM isolierten Mitochondrien signifikant vermindert war. Tierexperimentelle Untersuchungen ergaben, daß eine durch Immunisation mit dem ADP-ATP-Carrier bedingte Funktionseinschränkung des Transportproteins zu einer signifikanten Abnahme der Phosphorylierungspotentialdifferenz von ATP und konsekutiv zu einer Einschränkung der externen Herzarbeit führt [Schultheiss et al. 1995, 1996a, Schulze et al. 1989]. Diese Befunde zeigen einerseits die prinzipielle Bedeutung des ADP-ATP-Carriers für die Energiebereitstellung im Myokard, andererseits belegen sie, daß es durch eine Immunreaktion gegen dieses Protein zu einer myokardialen Funktionseinschränkung kommen kann. Aufgrund der bei Patienten mit DCM erhobenen Befunde muß daher von einer pathophysiologischen Bedeutung des ADP-ATP-Carriers bei der DCM ausgegangen werden. Dies wird auch durch neue Befunde bestätigt, die eine Verschiebung der ANT-Isoformen-Expression – Up-Regulation der Isoform 1, dazu Down-Regulation der Isoform 2 – beschreiben.

Neben diesen Ergebnissen gibt es zahlreiche weitere Befunde, die auf eine Störung des myokardialen Energiestoffwechsels bei DCM hindeuten (Abb. 1.4.8): Ein verminderter myokardialer ATP- und Kreatinphosphatgehalt [Hardy et al. 1991, Khuchura et al. 1992, Neubauer et al. 1992], Aktivitätsabnahmen der mitochondrialen Atmungskettenkomplexe III und IV, eine verminderte Cytochrom-c-, -aa3- und Cytochrom-β-Konzentration, eine erniedrigte mitochondriale ATPase-Aktivität [Buchwald et al. 1990, Figulla et al. 1991, Peters et al. 1977] und eingeschränkte Enzymaktivitäten von Zitratzykluskomponenten [Boewer et al. 1987, Figulla et al. 1991, Sylven et al. 1993] sind nachweisbar. Eine Aktivitätszunahme der Phosphofruktokinase [Nascimben et al. 1993] und die Isoenzymverschiebung der Laktatdehydrogenase von LDH 1 zu LDH 5 [Schultheiss 1992a,b] weisen auf eine erhöhte anaerobe Atmung hin.

1.4.4.2 Energietransfer

Das durch die myokardiale Zellatmung gelieferte ATP wird im Herzen z. T. in Form von Kreatinphosphat gespeichert. Hierbei katalysiert die mito-

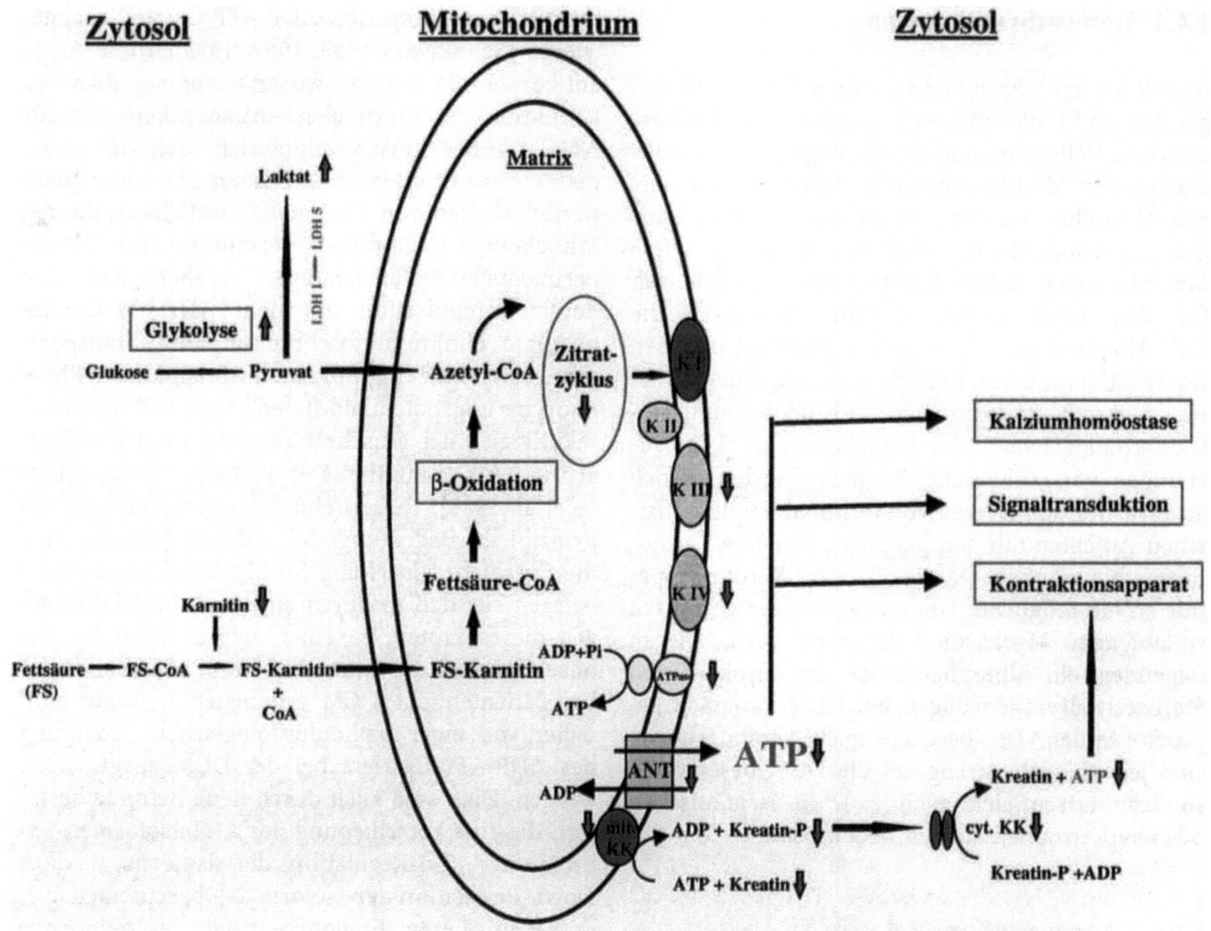

Abb. 1.4.8. Störungen im myokardialen Energiehaushalt bei Patienten mit dilatativer Kardiomyopathie. Von den Störungen sind energieliefernde Reaktionen, wie die zytosolische Glykolyse und die Zufuhr von Fettsäuren in das Mitochondrium für die β-Oxidation betroffen. Änderungen von Enzymaktivitäten des Zitratzyklus und der Atmungskette liegen vor. Der Energietransfer aus dem Mitochondrium ins Zytosol zu den energieverbrauchenden Reaktionen durch den ADP-ATP-Carrier (*ANT*) und den Kreatinkinase-shuttle ist behindert. Verschiedene Aktivitäts- und Expressionsveränderungen lassen sich bezüglich der Kalziumhomöostase, der Signaltransduktion und des Kontraktionsapparats beobachten, *LDH* Laktatdehydrogenase; *K I-IV* Atmungskettenkomplexe I–IV; *ANT* Adeninnukleotidtranslokator; *mit. KK* mitochondriale Kreatinkinase; *cyt. KK* zytosolische Kreatinkinase

chondriale Kreatinkinase die Reaktion zwischen ATP und Kreatin, die zur Bildung von Kreatinphosphat führt. Bei gesteigertem Energieverbrauch sinkt zunächst der Kreatinphosphatspiegel ab, wobei die zytosolische Kreatinkinase ATP aus Phosphokreatin und ADP resynthetisiert. Das freigesetzte ATP wird anschließend dem Kontraktionsapparat zur Verfügung gestellt. Kreatinphosphat dient somit nicht nur als Energiepuffer, sondern auch als Energieträger zwischen Mitochondrien und kontraktilem Apparat. Im Myokard von DCM-Patienten ist neben dem erniedrigten ATP-Gehalt eine deutliche Senkung des Gesamtkreatingehalts sowie der Kreatinphosphatmenge meßbar [Khuchua et al. 1992]. Analog dazu ist die Gesamtkreatinkinaseaktivität im Herzgewebe vermindert. Messungen an isolierten Mitochondrien erbrachten eine erniedrigte mitochondriale Kreatinkinaseleistung [Popovich et al. 1995]. Zudem erfährt das Isoenzymmuster der zytosolischen Kreatinkinase eine deutliche Veränderung. Die zytosolische Kreatinkinase setzt sich aus 2 Untereinheiten B (brain) bzw. M (muscle) zusammen, so daß aus der Kombination dieser Proteine 3 verschiedene Isoformen resultieren, die gewebespezifisch exprimiert werden. Der Anteil der Untereinheit B, die im gesunden Herzen kaum nachweisbar ist, ist im insuffizienten Herzen deutlich erhöht. Die vorgestellten Befunde machen die Störung im energieliefernden und energietransportierenden System deutlich, die über den eigentlichen Energiestoffwechsel hinaus auch weitreichende Konsequenzen für andere biochemischen Prozesse der Herzmuskelzelle haben.

1.4.4.3 Kontraktiler Apparat

Auch am kontraktilen Apparat lassen sich strukturelle und funktionelle Veränderungen nachweisen, die von Expressionsveränderungen der zugehörigen Proteine begleitet sind.

So werden im adulten menschlichen Herzen normalerweise 2 der insgesamt 4 bekannten Isoformen der Troponin-T-Untereinheit, TnT1 und TnT2, exprimiert. Beim Auftreten einer Herzinsuffizienz kommt es zu einer relativen Vermehrung der TnT2-Isoform, die Ähnlichkeiten mit den fetalen Isoformen hat [Anderson et al. 1991]. Auch die Expression der 2 Troponin-I-Isoformen, die sich durch ihre unterschiedliche Phosphorylierbarkeit durch cAMP-abhängige Proteinkinasen unterscheiden, unterliegen einer entwicklungsabhängigen Veränderung. Eine Expressionsveränderung des adulten Isoformmusters konnte jedoch im dilatierten Herzen nicht nachgewiesen werden [Sasse et al. 1993]. Das kontraktile Protein Myosin, ein Hexamer, besteht aus 2 schweren Proteinketten, MHC, und je 2 leichten Ketten, MLC1 und MLC2. Im Herzen von DCM-Patienten konnte eine tendenzielle Abnahme der ventrikulären MLC1-Expression nachgewiesen werden. Eine Kompensation durch eine erhöhte Expression der atrialen MLC1-Isoform erfolgt jedoch im dilatierten Herzen nicht. Ebensowenig konnte eine Veränderung der ventrikulären MLC2 beobachtet werden [Trahair et al. 1993].

1.4.4.4 Kalziumhomöostase

Die Freisetzung und Sequestrierung von Kalziumionen ist eine entscheidende Regelgröße für eine effiziente Kontraktion. Bei der dilatativen Kardiomyopathie kommt es zu einer verminderten Ca^{2+}-Sequestration in das sarkoplasmatische Retikulum (Abb. 1.4.9). Dadurch sinkt die in der Systole freigesetzte Ca^{2+}-Menge, während die diastolische Ca^{2+}-Konzentration im Zytosol ansteigt (Kalziumoverload). Diese Veränderung der Ca^{2+}-Homöostase wird als ein wesentlicher Grund für die verschlechterte diastolische und systolische Funktion des Myokards bei terminaler Herzinsuffizienz angesehen. Bei Patienten mit Myokarditis sind bei einem hohen Prozentsatz (42–72%) Autoantikörper gegen den sarkolemmalen Ca^{2+}-Kanal nachgewiesen worden [Kühl et al. 1991]. Das Auftreten dieser Antikörper scheint dabei mit der Aktivität des myokardialen Entzündungsprozesses zu korrelieren. Die pathophysiologische Bedeutung dieses Befunds ist bisher jedoch ungeklärt.

Die verminderte Freisetzung von Ca^{2+} aus dem SR während der Systole ist durch eine unzureichende Kalziumbeladung des SR während der Diastole bedingt [Brillantes et al. 1992, Hasenfuss et al. 1994, Meyer et al. 1995, Pieske et al. 1995]. Dieser Störung liegt eine erniedrigte Expression der sarkoplasmatischen Kalzium-ATPase (SERCA) zugrunde [Arai et al. 1993, 1994], deren Aufgabe es ist, Ca^{2+} unter ATP-Verbrauch in das SR zurück zu transportieren. Die erniedrigte SERCA-Expression ist mit einer erhöhten Expression des Na^+-Ca^{2+}-Austauschers korreliert, der dem erhöhten Kalziumgehalt der Zelle in der Diastole entgegenzuwirken versucht [Studer et al. 1994].

Im Endstadium der dilatativen Kardiomyopathie ist somit eine deutliche Störung der Ca^{2+}-Homöostase zu beobachten, die im wesentlichen durch eine unzureichende, ATP-verbrauchende Kalziumaufnahme in das sarkoplasmatische Retikulum bedingt ist. Folge hiervon ist eine diastolische Kalziumüberladung der Zelle, die zu einer verschlechterten diastolischen Relaxation führt. Die Unterversorgung der Zelle mit energiereichen Phosphaten könnte für den verminderten, ATP-verbrauchenden Kalziumtransport ursächlich mit verantwortlich sein.

1.4.4.5 Signaltransduktion

Die Kontraktionsintensität der Myokardzelle wird in Abhängigkeit von der körperlichen Arbeit durch die Kopplung von Katecholaminen an β-Adrenozeptoren, die zur Signalübertragung an den Kontraktionsapparat eine Reihe von Reaktionen stimulieren, bestimmt [Cohn 1990]. Die β-Rezeptoren sind über stimulatorische Guaninnukleotidbindende Proteine (G_s-Protein) an die Adenylatzyklase gekoppelt. Durch die Bindung des Hormons an den Rezeptor erfolgt eine Konformationsänderung, die eine Aktivierung des G-Proteins nach sich zieht. Im aktivierten Zustand bindet das G_s-Protein an die Adenylatzyklase und stimuliert die cAMP-Produktion. cAMP dient im intrazellularen System als Überträgerstoff (Second messenger), der eine Reihe von Prozessen initiiert, wobei die durch Proteinkinasen katalysierte Phosphorylierung von Proteinen eine zentrale Stellung ein-

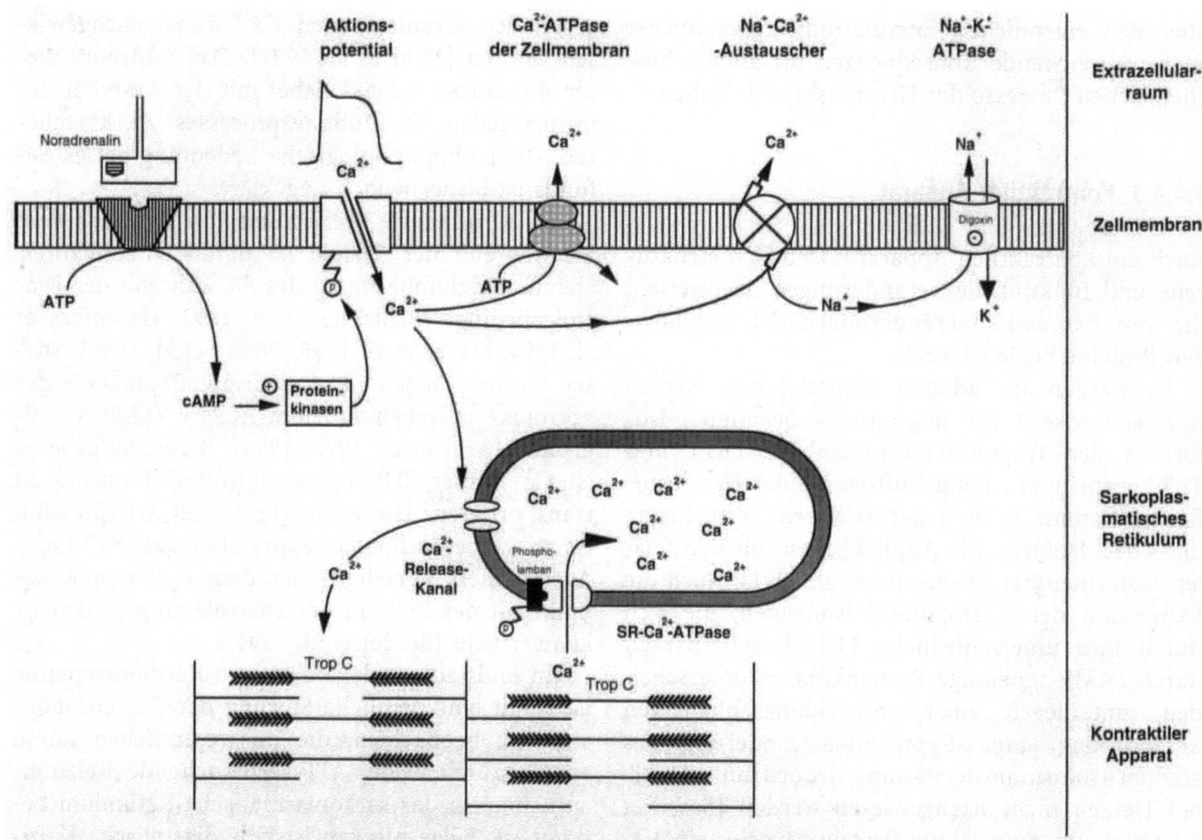

Abb. 1.4.9. Kalzium ist in hoher Konzentration in den longitudinalen Tubuli des sarkoplasmatischen Retikulums gespeichert. Ein eintreffendes Aktionspotential breitet sich über das T-System über die ganze Muskelzelle aus und ermöglicht dadurch kurzzeitig die Freisetzung der Kalziumionen durch die Ca^{2+}-Release-Kanäle. Kalzium bindet an Troponin C (*Trop C*), wobei Tropomyosin seine hemmende Wirkung auf die Aktin-Myosin-Verbindung verliert. Kalzium wird durch die sarkoplasmatische Kalzium-ATPase (*SR-Ca^{2+}-ATPase*) unter Verbrauch von 2 ATP-Molekülen in das sakroplasmatische Retikulum zurücktransportiert. Ebenso sorgt die Zellmembran-gebundene Kalzium-ATPase (*Ca^{2+}-ATPase*), die die Energie der ATP-Hydrolyse nutzt, für einen Nettoausstrom von Kalzium aus der Zelle. Dabei wird das System durch den Kalzium-Natrium-Austauscher (*Na^{+}-Ca^{2+}-Austauscher*) unterstützt, der als Natrium-getriebener Antiporter arbeitet, indem er den Ausstrom von Kalzium mit dem Einstrom von Natrium koppelt. Über Signaltransduktionswege aktivierte Proteinkinasen unterstützen zusätzlich die Regulation der Kalziumhomöostase

nimmt. Innerhalb der beschriebenen Signalkaskade konnten bei der DCM eine Reihe von Veränderungen aufgezeigt werden. Im Rahmen einer Herzinsuffizienz wird vermehrt Noradrenalin freigesetzt. Dies führt zu einer lokalen Stimulation kardialer β-Adrenozeptoren. Bei anhaltender Stimulation werden die β-Rezeptoren mittels einer spezifischen β-Rezeptorkinase und einer cAMP-abhängigen Proteinkinase phosphoryliert und von dem nachgeschalteten Signaltransduktionssystem entkoppelt. Eine erhöhte Transkriptmenge der β-Adrenozeptorkinase sowie eine gesteigerte Aktivität dieses Enzyms sind im Myokard von DCM-Patienten nachweisbar [Ungerer et al. 1993]. Als Folge der anhaltenden Desensibilisierung kommt es zur Abnahme der Rezeptorendichte in der Zellmembran, die durch eine Expressionssenkung des β_1-Rezeptors verursacht wird [Beau et al. 1993, Böhm et al. 1988, Feldman 1993, Ungerer et al. 1993]. Die Expression des β_2-Rezeptors scheint unbeeinflußt zu sein.

Im Serum von DCM-Patienten ließen sich in 30–40% der Fälle Autoantikörper gegen den β-Adrenozeptor nachweisen. Die Antikörper verhinderten die Bindung des Liganden an den Rezeptor und hemmten die Aktivität der isoproterenolsensitiven Adenylatzyklase. Das Auftreten dieser Antikörper war eng an den HLA-DR4-Phänotyp gekoppelt [Limas u. Limas 1991, 1992, Limas et al. 1989, Tate et al. 1994].

Inhibitorische G-Proteine (G$_i$-Proteine) verbinden Rezeptoren wie A1-Adenosinrezeptoren und M-Cholinozeptoren mit der Adenylatzyklase und hemmen die zellulare cAMP-Produktion. Studien ergaben eine erhöhte Expression des G_i-Proteins auf beiden Expressionsebenen im dilatierten Herzen [Böhm et al. 1990, 1994, Fu et al. 1992, Jakob et al. 1995]. Der erniedrigte cAMP-Gehalt des Herzens [Böhm et al. 1994] ist Ausdruck der beschriebenen Expressions- und Aktivitätsänderungen innerhalb dieses Signalübertragungssystems. Die Reduktion funktionell verfügbarer Adrenozeptoren bei gleichzeitiger Verstärkung der G_i-Protein-bedingten Hemmung der Adenylatzyklase sowie die Unterversorgung der Adenylatzyklase mit ATP bieten somit eine Erklärung für die bekannte Desensibilisierung der insuffizienten Herzen gegenüber Katecholaminen.

1.4.5 Genetik

1.4.5.1 Allgemeines

Bei etwa 20–25% der Patienten mit der klinischen Verdachtsdiagnose einer Dilatativen Kardiomyopathie wird eine familiäre Form der DCM angenommen [Grünig et al. 1998, Keeling et al. 1994, Michels et al. 1992]. So ergibt sich bei sorgfältiger Analyse der Familienmitglieder von Patienten mit DCM ein typischer Phänotyp innerhalb einer einzigen Familie. Weiterführende Untersuchungen zeigten molekulare Ursachen für die Erkrankung wie z.B. mitochondriale DNA Mutationen in maternal vermittelter Kardiomyopathie [Zeviani et al. 1991, Ito et al. 1992, Suomaleinen et al. 1992], sowie Mutationen des Dystrophin Gens in x-chromosomal vermittelter DCM [Towbin et al. 1993, Muntoni et al. 1993, Franz et al. 1995]. Der Vererbungsmodus ist in den meisten Familien autosomal-dominant, des weiteren gibt es aber auch Berichte über autosomal rezessive, X-chromosomal-rezessive [Franz et al. 1995] sowie mitochondriale Erbgänge [Zeviani et al. 1991]. Bei Familien, in denen eine DCM in Kombination mit Reizleitungsstörungen auftritt, konnte mittels linkage Analyse eine Verbindung mit den Chromosomen 1p1q1 [Kass et al. 1994, Durand et al. 1995], 3p22-p25 [Olson et al. 1996] und 9 [Krajinovic et al. 1995] gezeigt werden. Des weiteren konnte Bowles et al. eine Verbindung der Erkrankung mit dem Chromosom 10 bei einer Familie mit der Phänotyp der DCM in Kombination mit einem Mitralklappenprolaps nachweisen. Darüber hinaus wurden eine erhöhte Frequenz des Angiotensinkonversionsenzym-DD-Genotyps bei Patienten mit DCM [Ray-

nolds et al. 1993], eine Verbindung zwischen der Expression von HLA-DR4 und Dqw4 und dem Auftreten einer DCM [Anderson et al. 1990, Carlquist et al. 1992] sowie eine Bedeutung des HLA-DRB1-Gens für das Auftreten einer DCM [Nishi et al. 1995] gezeigt. Allerdings sind diese Befunde sowohl hinsichtlich ihrer pathogenetischen als auch ihrer prognostischen Bedeutung noch nicht endgültig beurteilbar [Olson et al. 1995].

1.4.5.2 Dystrophie

Mittels spezieller genetischer sowie proteinbiochemischer Analysen konnte erstmalig gezeigt werden, daß das Dystrophingen auf Chromosom Xp21 für eine isolierte dilatative Kardiomyopathie verantwortlich ist [Muntoni et al. 1993, Towbin et al. 1993]. Bisher wurden unterschiedliche Deletionen auf den Exons 48, 45–53, 2–7 und 1 einschließlich der Promotorregion für das Dystrophingen gefunden [Beggs et al. 1990, Melacini et al. 1993, Muntoni et al. 1993]. Die Bedeutung von Dystrophin für das Entstehen einer Kardiomyopathie ergibt sich zum einen aus dem ubiquitären muskulären Vorkommen dieses Proteins und zum anderen durch die Interaktion dieses Proteins mit anderen Matrixproteinen wie z.B. Laminin [Campbell 1995, Ervasti u. Campell 1993]. Dystrophin ist ein großes Protein des Zytoskeletts, welches in allen Muskeltypen (glatte Muskulatur, Skelettmuskulatur, Herzmuskulatur) exprimiert wird, so auch in den T-Tubuli der kardialen Myofibrillen [Fadic et al. 1996, Koenig et al. 1988]. Mutationen des Dystrophingens sind sowohl für die schwere muskuläre Dystrophie vom Duchenne-Typ als auch für die mittelschwere Form der muskulären Dystrophie vom Becker-Typ verantwortlich. Im Gegensatz zu diesen beiden Erkrankungen kommt es bei der familiären X-chromosomal assoziierten Kardiomyopathie mit Dystrophinopathie zu keiner Beteiligung der Skelettmuskulatur. Bei dieser Form der Dystrophinopathie konnte gezeigt werden, daß es zu einer isoliert auf das Myokard beschränkten Transkriptionshemmung sowohl von Dystrophin als auch von Dystrophin-assoziierten Glykoproteinen im Myokard kommt. Im Skelettmuskel dagegen ist die Transkription dieser Proteine ungestört. Am ehesten läßt sich dieser Effekt durch das Fehlen von cis-acting-Sequenzen erklären, die essentiell für die Transkription von Dystrophin im Herzen sind [Muntoni et al. 1995].

Diese Befunde weisen darauf hin, daß bei einem Teil der Patienten mit linksventrikulärer

Funktionsstörung ein genetischer Defekt für das Auftreten der Erkrankung von entscheidender Bedeutung sein könnte.

1.4.6 Morphologie

Ein frühes Charakteristikum der akut verlaufenden entzündlichen Herzmuskelerkrankung sind ausgeprägte Infiltrate von rasch in ein ödematös verbreitertes Interstitium einwandernden Entzündungszellen (Leukozyten, Lymphozyten, Makrophagen) und eng mit ihnen assoziierte Myokardzellnekrosen. Während sich das interstitielle Ödem bereits nach wenigen Tagen zurückbildet, lassen sich die für die akute Phase charakteristischen Myozytolysen in den ersten 10–14 Tagen nachweisen, bevor das zerstörte Muskelgewebe durch Umbauvorgänge organisiert wird. Die zunächst häufig fokalen Zellinfiltrate verteilen sich später diffus im Myokardgewebe und sind hierdurch bei längerem Erkrankungsverlauf histologisch häufig nicht mehr sicher nachweisbar. In der histologischen Routinefärbung fällt statt dessen ein vermehrter interstitieller Zellgehalt auf. Neben den eingewanderten Entzündungszellen führen die Aktivierung und Zunahme von Bindegewebszellen, v. a. Fibroblasten, dazu, daß das zerstörte Herzmuskelgewebe durch kollagenes Narbengewebe ersetzt wird. Die im gesamten Herzmuskelgewebe ablaufenden Entzündungsvorgänge führen jedoch auch unabhängig von diesen fokalen Bereichen der reparativen Fibrose zu globalen Umbauvorgängen der gesamten interstitiellen Bindegewebsmatrix („Remodeling"), was sich bereits in einem relativ frühen Krankheitsstadium als beginnende interstitielle und perivaskuläre Fibrose mit diastolischer Funktionsstörung abzeichnet.

Mit zunehmender Erkrankungsdauer werden neben normalem Myokardgewebe in zunehmendem Maß auch hypertrophierte Herzmuskelfasern und Zellkerne mit degenerativen Veränderungen, wie Vermehrung von Fettropfen und Lipofuszinkörnern, eine Proliferation des endoplasmatischen Retikulums sowie eine Auflösung oder Fehlanordnung von Myofibrillen gefunden. Auch die Mitochondrien lassen zunehmend degenerative Veränderungen und Größenänderungen erkennen. Histologische und elektronenmikroskopische Untersuchungen von endomyokardialen Biopsien haben in diesem Erkrankungsstadium in rund 90% der Fälle mit dem klinischen Verdacht auf eine Myo-

karditis oder eine beginnende dilatative Kardiomyopathie mehr oder weniger stark ausgeprägte pathomorphologische Befunde gezeigt. Derartige Veränderungen kommen in einem normalen Herzen in dieser Konstellation nicht vor und sprechen, auch bei histologisch fehlenden Entzündungszeichen, trotz noch normaler systolischer Pumpfunktion, mit großer Wahrscheinlichkeit für einen durchgemachten oder auch chronisch-persistierenden, entzündlichen Herzmuskelprozeß bzw. eine beginnende (latente) Kardiomyopathie, die sich dann später zu einer manifesten dilatativen Kardiomyopathie weiterentwickeln kann.

Wenngleich über den zeitlichen Ablauf wenig bekannt ist, deuten tierexperimentelle Befunde und Einzelfallberichte von Patienten darauf hin, daß der Erkrankungsprozeß häufig progredient verläuft und letztlich in dem klinischen Bild einer dilatativen Kardiomyopathie endet [Kaspar et al. 1994, Levi et al. 1977, Quigley et al. 1987]. Immunhistologisch ist das Myokard dieser Patienten neben den beschriebenen morphologischen Veränderungen in ca. 40% der Fälle durch einen chronischen Entzündungsprozeß charakterisiert [Kühl et al. 1994a,b]. In welchem Ausmaß der primäre, durch das Virus verursachte Myokardschaden oder die persistierende myokardiale Entzündungsreaktion zu diesem Verlauf beitragen, ist letztlich unbekannt. Ein progredienter Myokardzellverlust, eine myokardiale Kalzifizierung und eine ausgeprägte Fibrose als typische morpholgische Veränderungen der fortgeschrittenen Herzinsuffizienz können sowohl mit als auch ohne Viruspersistenz bzw. Entzündungsreaktion auftreten [Kühl et al. 1996, 1997a,b, Tamara et al. 1994, Why et al. 1994].

1.4.6.1 Hinweise für (auto)immunologische Mechanismen

Zahlreiche tierexperimentelle und klinische Untersuchungen der letzten Jahre haben gezeigt, daß (auto)immunologische Mechanismen für die Entwicklung und Progredienz der Myokarditis bzw. dilatativen Kardiomyopathie eine bedeutende Rolle spielen. Sowohl bei der Myokarditis als auch bei der DCM konnten humorale und zellulare Immunphänomene dokumentiert werden, die auf ein Virus-induziertes, (auto)immunologisches Geschehen bei beiden Krankheitsbildern hinweisen. Es scheint somit gerechtfertigt, wenn man bei diesen klinischen Krankheitsbildern von verschiedenen Erkrankungsstadien einer gemeinsamen Erkrankungsentität ausgeht.

Grundlage für diese Annahme sind histologische und immunhistologische Untersuchungen von Myokardbiopsien bei Patienten, bei denen vor der Biopsie die klinische Diagnose einer dilatativen Kardiomyopathie gestellt wurde, sowie Verlaufsbeobachtungen bei Patienten mit bioptisch gesicherter Myokarditis. Neben dem Nachweis lymphozytärer Infiltrate [Dec et al. 1985, Linder et al. 1985, Steenbergen et al. 1986, Zee-Cheng et al. 1984] und einer verstärkten Expression von Histokompatibilitätsantigenen und Adhäsionsmolekülen [Kühl et al. 1994 a,b, 1996] lassen sich bei beiden Erkrankungen organspezifische, gegen das Herzmuskelgewebe gerichtete Autoantikörper mit Immunglobulinablagerungen an der Herzmuskelmembran [Kühl et al. 1988, Maisch 1995, Schultheiss 1989] und an intrazellularen Zielstrukturen, wie dem kontraktilen Apparat oder den Mitochondrien [Schultheiss et al. 1986, Schulze et al. 1989, 1990], nachweisen. Als organspezifische Autoantigene wurden bisher das Myosin [Neu et al. 1987], der β-Rezeptor [Limas et al. 1989], der ADP-ATP-Carrier [Schultheiss 1989, Schultheiss et al. 1986], der Kalziumkanal [Kühl et al. 1991, Schultheiss et al. 1988 a,b], das Connexon der Gap junctions [Schultheiss al 1990], der Muskarinrezeptor sowie Strukturen des myokardialen Bindegewebes [Wolff et al. 1989] identifiziert. Antimyosinantikörper wurden auch bei familiären Formen der dilatativen Kardiomyopathie gefunden [Caforio 1994]. Aufgrund dieser Beobachtung vertreten viele Autoren die Ansicht, daß es sich bei der chronischen Herzmuskelerkrankung um Ausdrucksformen von Immunprozessen handelt, wofür auch gestörte T-Zell-Funktionen und die Syntropie mit anderen Autoimmunkrankheiten sprechen [Eckstein et al. 1982, Fowles et al. 1979].

1.4.7 Diagnostik der entzündlichen Herzmuskelerkrankung

Die klinische Verdachtsdiagnose einer entzündlichen Herzmuskelerkrankung und insbesondere einer viralen Myokarditis besteht immer dann, wenn im zeitlichen Zusammenhang mit einem Virusinfekt neben einer akut auftretenden oder persistierenden allgemeinen Symptomatik, wie körperliche Abgeschlagenheit und Schwäche, Müdigkeit und Leistungseinschränkungen, kardiale Beschwerden mit Einschränkung der myokardialen Kontraktilität oder des Erregungsleitungs- bzw. Reizbildungs-systems bei zuvor gesunden Patienten auftreten. Da das klinische Beschwerdebild und die durch nichtinvasive Untersuchungsmethoden (Labordiagnostik, Echokardiographie, elektrokardiographische und radiologisch-/nuklearmedizinische Untersuchungen) erhobenen Befunde unspezifisch sind und klinisch das gesamte Spektrum kardialer Symptomkomplexe, wie sie bei einer Vielzahl von Herzerkrankungen auftreten, umfassen können, ist nach Ausschluß primärer Ursachen der Herzerkrankung (insbesondere der koronaren Herzerkrankung, Klappenvitien, einer Hypertonie sowie von Systemerkrankungen mit kardialer Beteiligung) zur Sicherung der Diagnose eine weiterführende spezielle Diagnostik mit direkter Untersuchung des Myokardgewebes erforderlich. Die alleinige nichtinvasive klinische Diagnostik einer entzündlichen myokardialen Erkrankung ist somit nicht ausreichend [Kühl et al. 1997 a,b].

1.4.7.1 Myokardbiopsie

1.4.7.1.1 Histologie

Obwohl seit der Einführung der Katheterbiopsie [Sakakibara u. Konno 1962] die Diagnostik primärer und sekundärer Herzmuskelerkrankungen sowie der Nachweis einer kardialen Beteiligung bei verschiedenen Systemerkrankungen und Noxen erheblich verbessert wurde, ist die histologische Diagnostik der entzündlichen Herzmuskelerkrankung durch die geringe Sensitivität und Spezifität der überwiegend auf die Erfassung morphologischer Veränderungen ausgerichteten Färbetechniken nach wie vor eingeschränkt [Billingham 1987, Ohlsen 1985, Shanes et al. 1987]. Trotz der bestehenden Limitierungen stellt die Analyse des Myokardgewebes unter Verwendung weiterer immunhistologischer und molekularbiologischer Techniken aufgrund fehlender Alternativmethoden weiterhin den „Goldstandard" für die Diagnostik der myokardialen Entzündungsreaktion dar [Mason u. O'Connel 1989, Maze u. Adolph 1990]. Das in der Hand eines erfahrenen Untersuchers komplikationsarme Verfahren der Myokardbiopsie bietet die einzige Möglichkeit, in vivo ausreichend Untersuchungsmaterial für histologische, immunhistologische, molekularbiologische, elektronenmikroskopische sowie biochemische Untersuchungen zu erhalten. Eine rein morphologische Diagnose ist aber nur für die akute Myokarditis und einige sekundäre, teilweise mit Entzündungen einhergehende Kardiomyopathien möglich. Hierzu gehören u.

a. die Riesenzell-rheumatische und die eosinophile Myokarditis, die Chagas-Krankheit, der Morbus Fabri und die Sarkoidose [Badorff et al. 1997]. Der chronische Entzündungsprozeß ist hingegen aufgrund fehlender spezifischer morphologischer Veränderungen in der Regel histologisch nicht faßbar, da das Myokard auf eine Vielzahl unterschiedlicher Noxen in nur wenig variabler Weise zu reagieren vermag.

1.4.7.1.2 Histologische Untersuchungen von Myokardbiopsien

Ansätze zur Definition und Klassifikation der entzündlichen Herzmuskelerkrankung haben eine lange Historie, ohne daß bisher eine generell akzeptierte Festlegung möglich gewesen wäre. Diese Problematik bezieht sich auf ätiologische, pathogenetische, pathologisch-anatomische und klinische Befunde [Doerr 1967, 1971, Poche 1982]. Aufgrund des meist subakuten Krankheitsverlaufs und des hierdurch bedingten relativ späten Zeitpunkts der ersten Biopsieentnahme zeigen sich bei der Mehrzahl der Patienten die beschriebenen unspezifischen morphologischen Veränderungen. Da ähnliche Veränderungen, nur stärker ausgeprägt, auch im fortgeschrittenen Stadium der manifesten dilatativen Kardiomyopathie bzw. Kardiomyopathien anderer Ätiologie (z. B. ischämischer) vorgefunden werden, ist eine Klassifizierung aus diesen rein morphologischen Veränderungen nicht ableitbar.

Eine gewisse Vereinheitlichung der Terminologie für die bei einer entzündlichen Herzmuskelerkrankung auftretenden morphologischen Veränderungen wurde durch die Dallas-Klassifikation erreicht [Aretz 1987, Aretz et al. 1986]. Hiernach liegt histologisch eine akute Myokarditis vor, wenn neben lymphozytären Infiltraten (ohne genaue Definition des Ausmaßes der Zellinfiltration) Myokardzellnekrosen in unmittelbarer Nachbarschaft der Zellinfiltrate auftreten. Fehlen Myokardzellnekrosen, so werden beim Vorliegen von Zellinfiltraten diese Befunde entsprechend der Dallas-Einteilung als „borderline-myocarditis" oder, bei einer Persistenz über Wochen und Monate (Kontrollbiopsie), als „ongoing-myocarditis" klassifiziert. Eine interstitielle oder perivaskuläre Fibrose ist zu diesem Zeitpunkt in unterschiedlichem Ausmaß meist vorhanden. Der Befund einer „borderline-myocarditis" ist definitionsgemäß mit einer Myokarditis vereinbar, jedoch diagnostisch für sie nicht beweisend. Eine unauffällige Folgebiopsie

nach einem intital positiven Untersuchungsbefund entspricht dann einer „abgeheilten" Myokarditis.

Wir gehen heute davon aus, daß die Myokarditis beim Menschen, analog zum Tiermodell, in 2 Phasen verläuft [Rose et al. 1988]. In der Frühphase kommt es im Rahmen der Virusinfektion und einer aktiven Replikation der Viren zu einem direkten zytotoxischen Effekt mit konsekutivem Zelluntergang und daraus resultierenden Störungen der myokardialen Funktion. Das Monozyten-Makrophagen-System wird mit dem Ziel der Viruselimination aktiviert. In einer 2. Phase der Erkrankung kommt es dann zu einer Aktivierung und Einwanderung von T-Lymphozyten, welche sowohl mit viralen als auch mit myokardialen Antigenen reagieren. Es erfolgen somit ein Übergang der „normalen", Infekt-getriggerten Immunantwort in ein autoimmunologisches Geschehen und damit eine Chronifizierung der Erkrankung.

Erst in diesem Stadium der Erkrankung wird bei der Mehrzahl der Patienten die Indikation zur invasiven Diagnostik zwecks Diagnosesicherung gestellt. Somit erfolgt bei der überwiegenden Anzahl der Patienten die erste Entnahme von Herzmuskelbiopsien erst zu einem Zeitpunkt, zu dem bereits reparative Prozesse im Herzmuskelgewebe stattgefunden haben. Die für die Myokarditis charakteristischen Myozytolysen liegen in der Regel nicht mehr vor. Die diffus im Myokard verteilten zellularen Filtrate sind wesentlich geringer ausgeprägt und lichtmikroskopisch schwer von anderen, nicht-immunkompetenten interstitiellen Zellen (Fibroblasten, Endothelzellen, dentritischen Zellen) zu differenzieren. Obwohl die akute Myokarditis entsprechend der Dallas-Klassifikation eindeutig definiert ist, gelingt die Diagnose einer akuten Herzmuskelentzündung histologisch in diesem Erkrankungsstadium nur selten. Sie wird in weniger als 5% der Fälle, denen klinisch die Verdachtsdiagnose einer Myokarditis zugrundeliegt, gestellt [Billingham 1987, Kühl et al. 1994 a,b, Ohlsen 1985]. Bei Patienten mit dilatativer Kardiomyopathie lassen sich histologisch entzündliche Infiltrate nur in ca. 1–2% der Fälle nachweisen [Kühl et al. 1996].

Neben uneinheitlichen Beurteilungskriterien der Myokardbiopsien, den geschilderten methodisch bedingten Schwierigkeiten und dem durch die Probenentnahme entstehenden Fehler („sampling error"), der durch die Probengröße, die Anzahl der entnommenen Biopsien sowie den optimalen Biopsiezeitpunkt bedingt ist, ist es v. a. die starke subjektive Komponente der histologischen Beurteilung der Biopsie, die eine hohe Interobservervariabilität bedingt [Shanes et al. 1987]. Vergleichende Untersuchungen zwischen Biopsieproben und autoptisch gewonnenem Myokardgewebe konnten zeigen, daß sogar bei einer nachgewiesenen Myokarditis bei der Entnahme von minimal 5 Myokardbiopsien nur in rund 50% der Patienten vorhandene zellulare Infiltrate histologisch erfaßt werden [Chow et al. 1989, Hauck et al. 1989]. Somit erscheint eine rein histologische Aufarbeitung der Myokardbiopsien für den Nachweis eines chronisch myokardialen Entzündungsprozesses in der Regel nicht ausreichend. Diese Tatsache hat in der Vergangenheit ganz wesentlich zu den uneinheitlichen Befunden und Ergebnissen verschiedener Studien bezüglich der Häufigkeit des Entzündungsnachweises bei Myokarditis und insbesondere der dilatativen Kardiomyopathie beigetragen.

1.4.7.1.3 Immunhistologische Untersuchung von Myokardbiopsien

Neben der geringen Sensitivität und Spezifität besteht der wesentliche Nachteil der histologischen Aufarbeitung von Myokardbiopsien in dem Fehlen sensitiver Marker für ein aktives immunologisches Geschehen. Trotz des bisher nur unvollständigen Verständnisses für die hierbei ablaufenden Immunprozesse bietet die immunhistochemische Diagnostik durch den Nachweis verschiedener Immunphänomene ein diagnostisches Potential, das weit über die Möglichkeiten der rein histologischen Analyse der Entzündungsreaktion hinausgeht. Unter Verwendung hochspezifischer monoklonaler Antikörper ist es möglich, auch gering ausgeprägte chronische Zellinfiltrate sensitiv zu erfassen (Abb. 1.4.10). Durch Differenzierung, Charakterisierung und Quantifizierung der im interstitiellen Gewebe vorliegenden aktivierten Zellen (z. B. Leukozyten, B-Zellen, Makrophagen, NK-Zellen, Fibroblasten Endothelzellen) ist somit eine sehr viel genauere Beurteilung des myokardialen Entzündungsprozesses möglich. Darüber hinaus können auch weitere Schritte der im Gewebe ablaufenden Immunaktivierung und Differenzierung erfaßt werden. So gestattet der Nachweis des zeitlichen Verlaufs der verstärkten Expression von Adhäsionsmolekülen auf infiltrierenden Zellen und dem Gefäßendothel Einblicke in die Interaktion

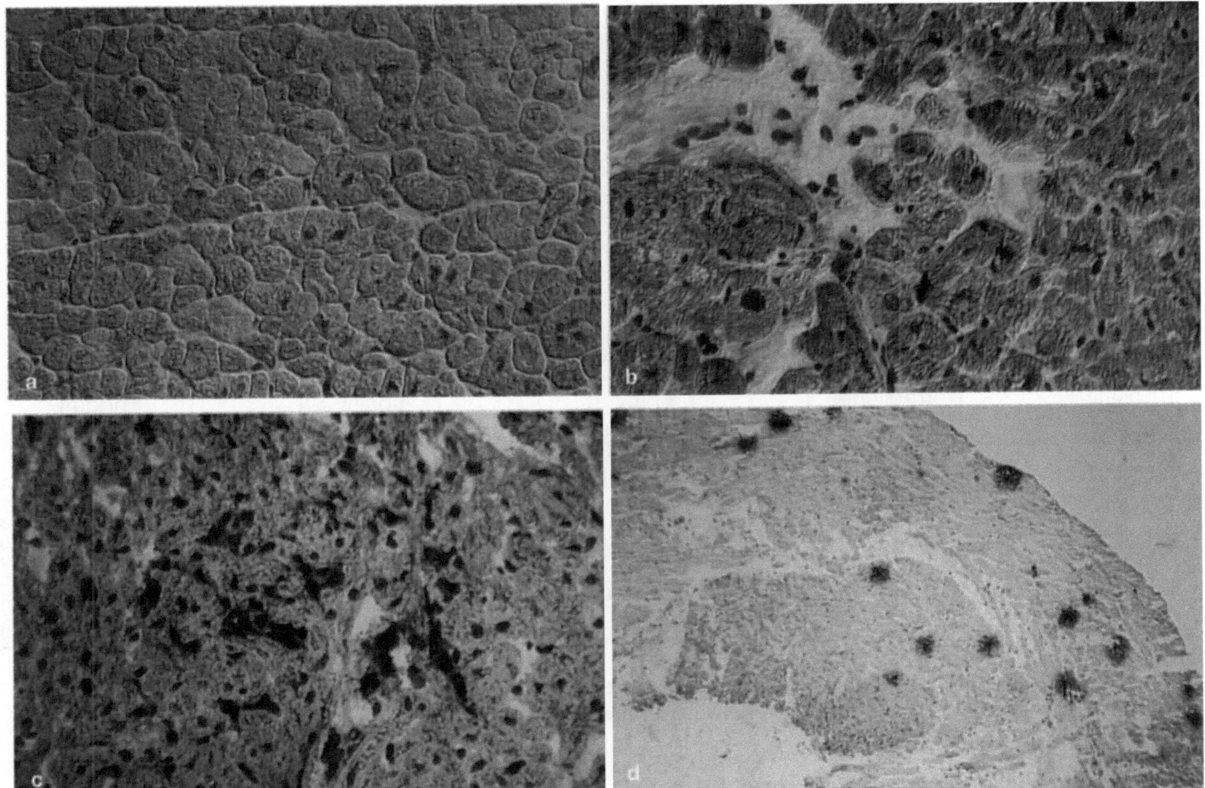

Abb. 1.4.10 a–d. Immunhistochemischer Nachweis entzündlicher, zellularer Infiltrate, **a** normales Myokardgewebe, **b, c** lymphozytäre Infiltrate in diffuser und fokaler Verteilung, **d** aktivierte Makrophagen, Vergr. **a, b** 400:1, **c, d** 100:1

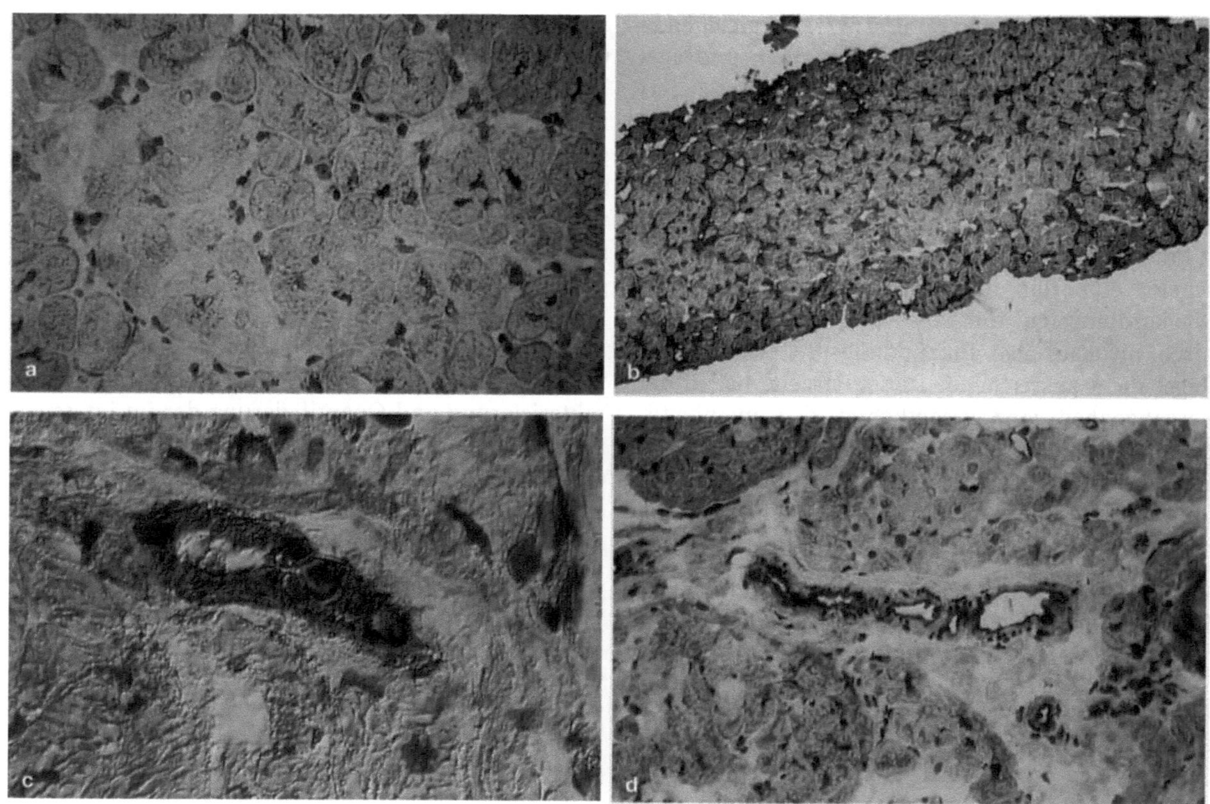

Abb. 1.4.11 a–d. Aktivierte interstitielle Zellen (**a, b**) und aktiviertes Gefäßendothel (**b–d**), verstärkte Expression immunologischer Entzündungsmarker: **a** HLA-DR, **b** CD54 (ICAM-1), **c** CD62 E (ELAM-1), **d** VCAM-1, Vergr. **a** 100×, **b** 200×, **c** 400×, **d** 1.000×

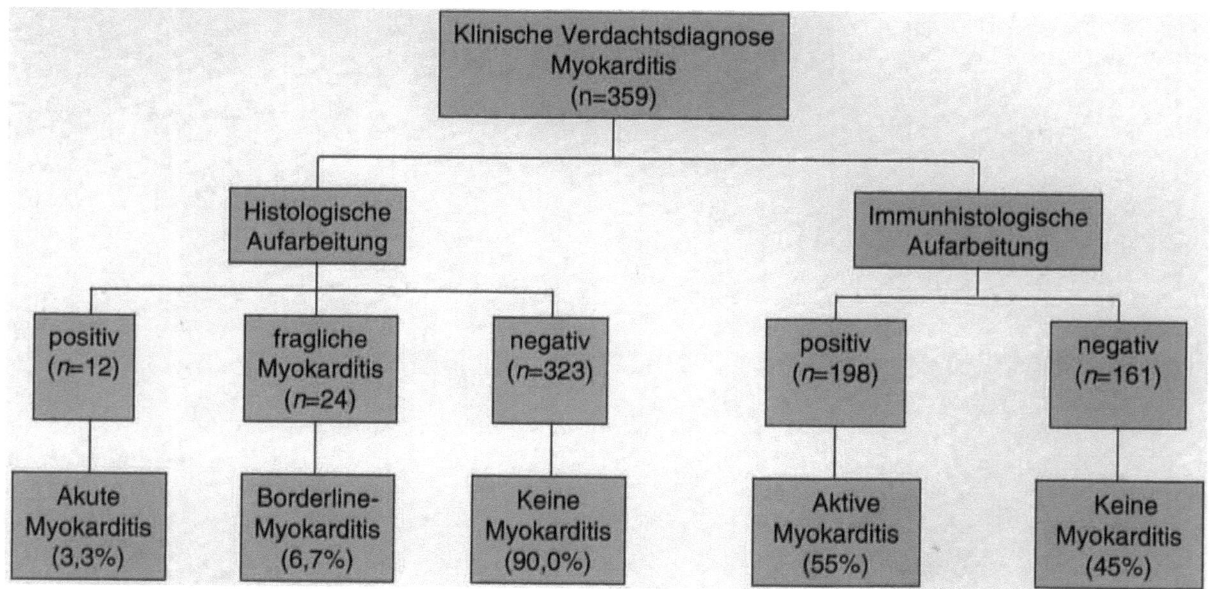

Abb. 1.4.12. Histologischer und immunhistologischer Nachweis einer myokardialen Entzündungsreaktion in Myokardbiopsien von 359 Patienten mit der klinischen Verdachtsdiagnose einer Myokarditis

dieser beiden Zellkompartimente während der primären Immunzellaktivierung und Zellinfiltration (Abb. 1.4.11). Die Methode ist auch sensitiv genug, um Zytokine, die an der Regulation des Immungeschehens wesentlichen Anteil haben, im Gewebe zu erfassen. Wenngleich ihre Bedeutung spekulativ

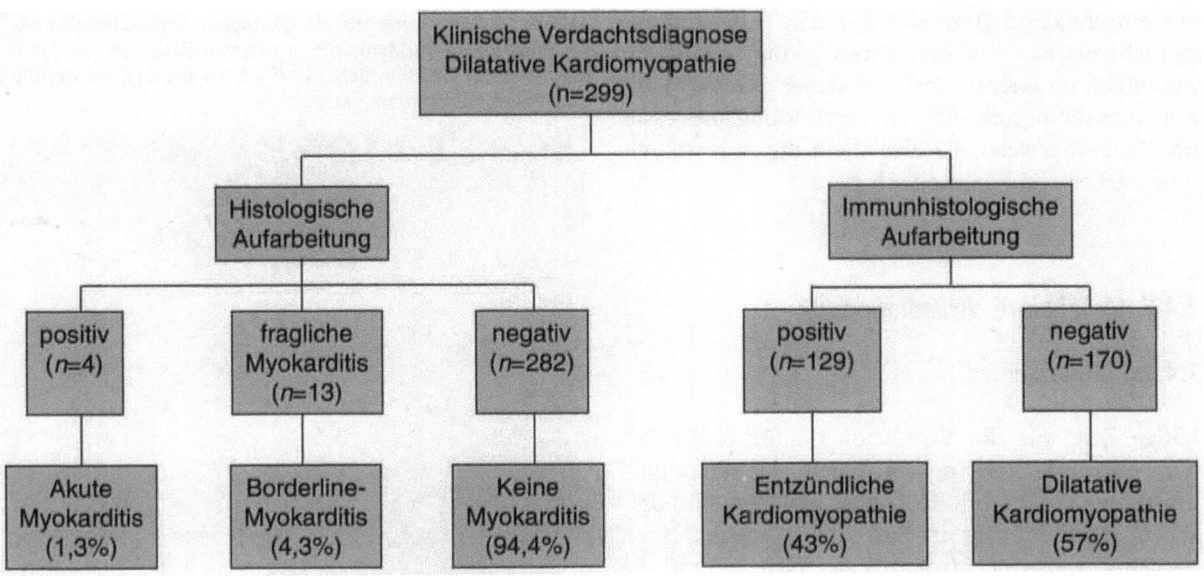

Abb. 1.4.13. Histologischer und immunhistologischer Nachweis einer myokardialen Entzündungsreaktion in Myokardbiopsien von 299 Patienten mit der klinischen Verdachtsdiagnose einer dilatativen Kardiomyopathie

ist, gelingt es hierdurch vielleicht zukünftig, Hinweise für die Steuerung dieser Immunprozesse zu erhalten.

Aufgrund der Analysen von mehr als 2.500 endomyokardbioptisch gewonnenen Gewebeproben haben wir versucht, immunhistologische Kriterien für die Diagnostik der myokardialen Entzündungsreaktion zu erarbeiten. Normales Myokardgewebe ohne immunhistologische Anhaltspunkte für eine myokardiale Entzündungsreaktion (verstärkte HLA- oder Adhäsionsmolekülexpression bzw. aktiviertes Gefäßendothel) enthält weniger als 1 Lymphozyten/mikroskopischem Gesichtsfeld (GF); im Mittel 0,65±0,44 Zellen (n=890). Als auffällig müssen bereits Biopsien mit mehr als 1,5–2,0 CD3-positiven Lymphozyten/GF bei hoher Vergrößerung (400:1) entsprechend 7,0 Lymphozyten/mm² gelten (Abb. 1.4.12) [Kühl et al. 1996]. Das gleichzeitige Auftreten einer verstärkten Expression der Histokompatibilitätsantigene sowie zahlreicher Adhäsionsmoleküle bereits bei diesen geringen Lymphozytenzahlen weist auf ein immunologisch aktives Geschehen im gesamten Myokard hin [Kühl et al. 1994a,b, 1995]. Der Nachweis der Adhäsionsmoleküle und Aktivierungsmarker bildet somit neben der Quantifizierung der Zellinfiltration das 2. wichtige immunhistochemische Merkmal eines aktiven myokardialen Entzündungsprozesses (Tabelle 1.4.1).

Die unvergleichbar höhere Sensitivität und Spezifität der immunhistologischen Untersuchung und der enorme Informationsgewinn der immunhisto-

Tabelle 1.4.1. Immunhistochemische Definition eines aktivierten myokardialen Entzündungsprozesses, GF Gesichtsfeld: 0,28 mm² bei einer Vergr. von 400:1

Zelle/Antigen	Bezeichnung	Pathologisch wenn infiltrierende Zellen
Lymphozyten	CD3	>2,0 Zellen/GF (<7,0 Zellen/mm²)
Aktivitätsmarker (Zellen und Gefäßendothel)		
Histokompatibilitätsantigene	HLA-I/II	Verstärkte Expression
Adhäsionsmoleküle	CD18, CD54, VLA-4	Verstärkte Expression

logischen Analyse von Myokardbiopsien ergaben sich in einer prospektiven Untersuchung von 658 Patienten, die unter der klinischen Verdachtsdiagnose einer Myokarditis bzw. einer dilatativen Kardiomyopathie biopsiert wurden (Abb. 1.4.12, 1.4.13). Histologisch wiesen 97% der untersuchten Gewebe keine Entzündungszeichen auf. Immunhistologisch konnte dagegen ein persistierender Entzündungsprozeß mit vermehrten lymphozytären Infiltraten und einer gleichzeitig verstärkten Expression von Adhäsionsmolekülen in rund 49% der untersuchten Myokardbiopsien nachgewiesen werden [Kühl et al. 1996] (Abb. 1.4.12, 1.4.13).

Diese Zahlen belegen eindrucksvoll, daß sich die Diagnostik der entzündlichen Herzmuskelerkrankung mit der Einführung der Immundiagnostik entscheidend gewandelt hat. Mit Hilfe immunhistochemischer Färbeverfahren gelingt somit ein wesentlich exakterer und sichererer Nachweis eines immunologisch aktiven Entzündungsprozesses im Myokardgewebe, als dies allein durch histologische Färbetechniken möglich wäre.

1.4.8 Molekulare Virusdiagnostik

1.4.8.1 Allgemeines

Lange Zeit war die Virusätiologie für einen Teil der entzündlichen myokardialen Erkrankungen umstritten, da es mit Hilfe der üblichen virologischen Methoden nur in Einzelfällen gelang, einen Virusnachweis im Myokard zu führen. Erst die Einführung sensitiver und spezifischer molekularbiologischer Methoden, wie Slot-blot-Hybridisierung [Bowles et al. 1986], In-situ-Hybridisierung [Kandolf et al. 1991] und Polymerasekettenreaktion (PCR) [Jin et al. 1990] in die virologische Diagnostik ermöglichte den Nachweis sehr geringer Mengen an genomischer viraler RNA bzw. DNA in infizierten myokardialen Gewebestücken. Neben Enteroviren [Archard et al. 1991, Herskowitz et al. 1994, Pauschinger et al. 1994, Tracy et al. 1990] konnten in myokardialen Biopsien mittels molekularbiologischer Techniken Adenoviren [Martin et al. 1994a], CMV-Viren [Schönian et al. 1993] sowie Herpes-simplex-Typ-2-Viren und Hepatitis-C-Viren in unterschiedlicher Häufigkeit nachgewiesen werden [Matsumori et al. 1995, Tracy et al. 1990]. Durch die Verfügbarkeit von Sequenzdaten der verschiedenen Viren ergibt sich mittels der PCR die Möglichkeit, ein Homologie-Screening für eine gruppenspezifische Detektion von Virus-RNA bzw. -DNA durchzuführen. Neben der In-situ-Hybridisierung [Kandolf et al. 1991] hat sich in der klinischen Routinediagnostik überwiegend die PCR [Jin et al. 1990, Pauschinger et al. 1994] für den Virusnachweis in endomyokardialen Biopsien etabliert.

1.4.8.2 Verwendete Methoden

1.4.8.2.1 Slot blot

Bowles et al. [1986] konnten mittels einer CBV2-cDNA-Sonde unter Verwendung der Slot-blot-Technologie bei 9 von 17 endomyokardialen Gewebeproben von Patienten mit klinisch nachgewiese-

Tabelle 1.4.2. Beispiele für die Häufigkeit des Nachweises enteroviraler RNA in Myokardbiopsien von Patienten mit Myokarditis bzw. DCM mittels Slot blot, In-situ-Hybridisierung und Polymerasekettenreaktion

Referenz	Methode	Myokarditis	Kardio-myopathie
Bowles et al. [1986]	Slot blot	4/8	5/11
Wiegand et al. [1990]	Dot Blot	–	1/6
Easton u. Eglin [1988]	In situ	6/12	–
Tracy et al. [1990]	In situ	2/7	–
Kandolf et al. [1991]	In situ	23/95	8/47
Jin et al. [1990]	PCR	2/28	3/20
Weiss et al. [1992]	PCR	1/5	0/11
Zoll et al. [1992]	PCR	–	1/5
Grasso et al. [1992]	PCR	–	0/21
Koide et al. [1992]	PCR	3/9	8/25
Pauschinger et al. [1994]	PCR	36/63	18/65

ner Myokarditis sowie DCM enterovirale RNA detektieren. Mit derselben molekularbiologischen Technik konnten Wiegand et al. [1990] zeigen, daß bei 1 von 6 Patienten mit DCM enterovirale RNA in der Herzmuskelbiopsie nachweisbar war. Einschränkend ist allerdings zu dieser Methode zu sagen, daß durch die Verwendung dieser CBV2-cDNA-Sonde unspezifische Hybridisierungen mit allen eingesetzten RNAs auftraten. Somit konnte ein positiver Befund nur dann erhoben werden, wenn das Hybridisierungssignal dieser Sonde signifikant über dem Signal der gleichzeitig verwendeten Tubulinsonde lag. Aufgrund der hohen Kreuzreaktivität der verwendeten CBV2-cDNA-Sonde mit anderen myokardialen mRNAs ist diese Technologie nur bedingt geeignet.

1.4.8.2.2 In-situ-Hybridisierung

Die Sensitivität zum Nachweis enteroviraler RNA wurde durch den Einsatz der In-situ-Hybridisierung [Kandolf et al. 1991] deutlich erhöht. So ist es mit dieser Technik möglich, auch nur eine einzige infizierte Zelle nachzuweisen. Neben der gesteigerten Sensitivität zeichnet sich diese Methode auch dadurch aus, daß eine genaue Lokalisation der enteroviralen RNA auf zellulärer Ebene möglich ist. Somit ist exakt festzustellen, welche Zellen mit enteroviraler RNA infiziert sind (Abb. 1.4.14). Diese Technik wurde an einem großen Patientenkollektiv von Kandolf et al. [1991] angewendet (Tabelle 1.4.2). Damit konnte gezeigt werden, daß bei 23 von 95 (24%) Patienten mit der klinischen Verdachtsdiagnose Myokarditis und bei 8 von 47 (17%) Patienten mit der klinischen Verdachtsdia-

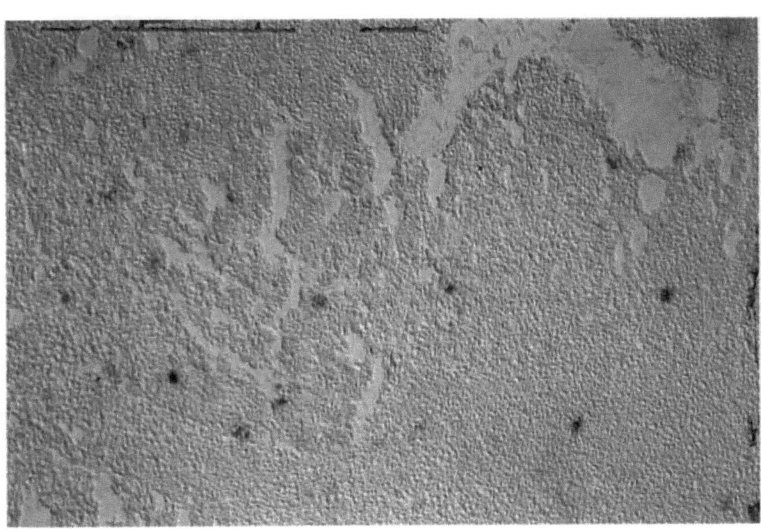

Abb. 1.4.14. Nachweis enteroviraler RNA einer Coxsackie-Virus-B3-infizierten Maus mittels In-situ-Hybridisierung mit einem Coxsackie-Virus-B3-spezifischen Oligonukleotid, Vergr. 40:1

gnose DCM enterovirale RNA in der Herzmuskelbiopsie nachzuweisen war. Insgesamt ist diese Methode sehr komplex und zeitaufwendig und daher für die klinische Routinediagnostik nur bedingt geeignet.

1.4.8.2.3 Polymerase Kettenreaktion (PCR)

Die Polymerase Kettenreaktion kann für die Amplifikation jeglicher DNA eingesetzt werden. Voraussetzung dafür ist jedoch, daß die Sequenzdaten der gesuchten Virus-DNA bzw. -RNA bekannt sind. Da mit Hilfe der PCR nur DNA amplifiziert werden kann, muß für den Nachweis von viraler RNA diese mittels reverser Transkription vor der eigentlichen Amplifikation in die entsprechende cDNA transkribiert werden. Die Amplifikation der DNA bzw. cDNA mittels PCR basiert auf zyklischen Temperaturänderungen unter dem Einsatz eines Primerpaars und einer hitzestabilen DNA-Polymerase. Die gewonnene amplifizierte DNA kann entweder direkt in einem mit Ethidiumbromid gefärbten Agarosegel oder unter Verwendung einer spezifischen Hybridisierung mit einem internen Oligonukleotid mittels Southern-blot-Hybridisierung analysiert werden. Mittels der Nested-PCR gelingt eine weitere Steigerung der Sensitivität, da das primäre PCR-Produkt als Matritze für eine erneute Amplifikation unter Verwendung eines neuen Primerpaars dient, dessen Sequenzen zwischen den beiden primär verwendeten Primerregionen liegen [Giacca et al. 1994]. Die Gefahr von falsch-positiven Ergebnissen ist bei dem Einsatz dieser Methode als Routinediagnostik sehr hoch. Dies kann zum einen durch eine räumliche Trennung der verschiedenen Schritte der PCR vermieden wer-

den, zum anderen sind Negativkontrollen für jede PCR unabdingbar. Ein weiterer wichtiger Punkt im Hinblick auf die Validität der Ergebnisse ist die Auswahl der Primer. So werden beim Nachweis enteroviraler RNA Primer eingesetzt, deren Sequenzen im Bereich der 5′-nichtkodierenden Region lokalisiert sind. Da in diesem Bereich hohe Homologien zwischen verschiedenen Enteroviren bestehen, ist es möglich – unter Verwendung eines einzigen Primerpaars – Enteroviren gruppenspezifisch zu detektieren [Kandolf et al. 1987, Klump et al. 1990]. Bei Lokalisation der Primerregionen im Bereich von spezifischen Sequenzen ohne Homologie zwischen den verschiedenen Enteroviren ist eine typenspezifische Detektion enteroviraler RNA möglich. Diese Prinzipien gelten ebenso für die Auswahl von Primerpaaren zum Nachweis anderer viraler DNA- bzw. RNA-Sequenzen.

1.4.9 Einteilung der chronisch-entzündlichen Herzmuskelerkrankungen

Auf der Grundlage dieser in den letzten Jahren durch klinische und experimentelle Untersuchungen erhaltenen Daten hat die im letzten Jahr neu gefaßte WHO-Klassifikation der Kardiomyopathien neben der idiopathischen (Äthiologie unbekannt), der familiären (ca. 20%) und der toxischen (z. B. Alkohol, Medikamente) Kardiomyopathie sowie einigen durch seltene Ursachen (z. B. bei Systemerkrankungen) bedingten Kardiomyopathien auch die große Gruppe der durch virale und immunologische Mechanismen verursachten Kardiomyopa-

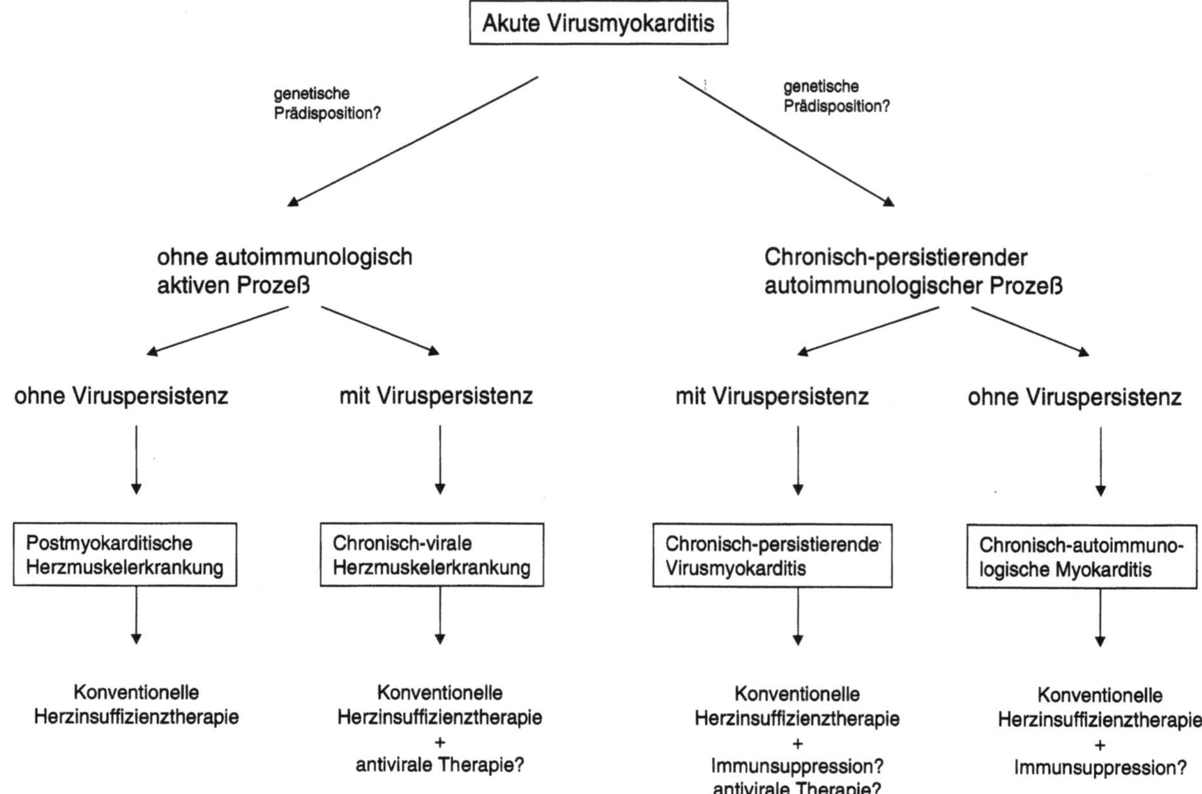

Abb. 1.4.15. Klassifikation der dilatativen Kardiomyopathie aufgrund immunhistologischer und molekularbiologischer Untersuchungen von Myokardbiopsien

thien unter dem Bild der entzündlichen Kardiomyopathie berücksichtigt [WHO 1996].

Bezüglich des Pathomechanismus der chronischen Herzmuskelentzündung ist derzeit ungeklärt, ob die Virusinfektion bzw. Persistenz für die Krankheitsentstehung und die Krankheitsprogression von unabhängiger Bedeutung sind oder ob es auch ohne Viruspersistenz im Ramen der akuten Virusinfektion zu einer Induktion autoimmunologischer Mechanismen kommen kann, die dann sekundär für die kontinuierliche Schädigung des Myokards und die Progression der Erkrankung entscheidend sind. Aufgrund der bisher vorliegenden Befunde lassen sich bei Patienten, deren Krankheitsbild im Verlauf klinisch von einer dilatativen Kardiomyopathie nicht zu unterscheiden ist, aufgrund von Verlaufsuntersuchungen zumindest 4 verschiedene Krankheitsentitäten unterscheiden (Abb. 1.4.15).

1.4.9.1 Postmyokarditische Herzmuskelerkrankung

Histologisch findet sich das typische Bild einer dilatativen Kardiomyopathie. Immunhistologisch läßt sich ein chronisch-entzündliches Geschehen nicht nachweisen; molekularbiologisch ergibt sich kein Hinweis für eine Viruspersistenz. Ohne Kenntnis einer durchgemachten Myokarditis entspricht dieser Befund einer dilatativen Kardiomyopathie.

1.4.9.2 Chronisch-virale Herzmuskelerkrankung

Histologisch und immunhistologisch entsprechen die Befunde denjenigen der postmyokarditischen Herzmuskelerkrankung, molekularbiologisch ist jedoch eine Viruspersistenz im Myokard nachweisbar.

1.4.9.3 Chronisch-persistierende Virusmyokarditis

Neben dem mit einer dilatativen Kardiomyopathie histologisch zu vereinbarenden Befund findet man immunhistologisch einen aktiven immunologischen Prozeß sowie molekuarbiologisch eine Viruspersistenz.

1.4.9.4 Chronisch-autoimmunologische Myokarditis

Dieses Krankheitsstadium ist im wesentlichen durch den immunhistologischen Nachweis eines aktiven immunologischen Prozesses im Myokard gekennzeichnet. Molekularbiologisch läßt sich kein Virusnachweis in der Myokardbiopsie führen, die Histologie ist mit einer dilatativen Kardiomyopathie vereinbar.

1.4.10 Therapie

1.4.10.1 Konventionelle Herzinsuffizienztherapie

Bisher sind die therapeutischen Behandlungsmöglichkeiten der dilatativen Kardiomyopathie begrenzt. Entsprechend dem Schweregrad der myokardialen Kontraktionseinschränkung erfolgt, neben der Vermeidung myokardschädigender Noxen (z. B. Alkohol) und körperlicher Schonung sowie ggf. Flüssigkeitsrestriktion, zunächst eine individuelle medikamentöse Basistherapie mit Diuretika, Digitalis und ACE-Hemmern zur Entlastung des Myokards. Bereits im Stadium der asymptomatischen Herzinsuffizienz mit nachweisbarer Störung der linksventrikulären Funktion scheinen sich der Einsatz von Digitalispräparaten und die Hemmung neuroendokrinologischer Gegenregulationsmechanismen mittels ACE-Hemmern schon bei diesen leichteren Formen der Erkrankung positiv auf die Entwicklung des Erkrankungsverlaufs auszuwirken und den Umbauvorgängen im Myokard („remodeling") entgegenzuwirken [Kjekshus et al. 1992, SOLVD Investigators 1991]. Sowohl bei asymptomatischen Patienten mit mäßig eingeschränkter linksventrikulärer Funktion als auch bei Patienten mit hochgradiger Funktionseinschränkung führt der frühzeitige und hochdosierte Einsatz von ACE-Hemmern, möglichst in Kombination mit Diuretika, zu einer Verbesserung der Morbidität und Mortalität [Consensus Trial Study Group 1987].

Positive Berichte liegen auch über die zusätzliche Gabe von β-Blockern vor [Packer et al. 1996, Waagstein et al. 1993]. Diese sollten jedoch wegen ihrer negativ-inotropen Wirkung, insbesondere bei hochgradig eingeschränkter Myokardfunktion, initial nur im stationären Bereich eingesetzt werden. Sind Antiarrhythmika erforderlich, sollten Wirkstoffe mit möglichst geringer negativ-inotroper Wirkung (z. B. Amidaron) bevorzugt eingesetzt werden. Aufgrund der erhöhten Neigung zur Thrombenbildung ist eine Antikoagulation mit Marcumar (Quick ca. 35% entsprechend einem INR-Wert von 2,5–2,75, INR=International normalisierte Ratio) bei allen Patienten mit deutlich gestörter Ventrikelfunktion (Auswurffraktion unter 35%) anzuraten.

Läßt sich ein Patient unter diesen konservativen Maßnahmen nicht stabilisieren, ist man auf die zusätzliche i.v.-Gabe von Katecholaminen und ggf. mechanische Unterstützungssysteme (Assist Device) angewiesen, um den Zeitraum bis zu einer möglichen Transplantation zu überbrücken [Frazier et al. 1994, Hetzer et al. 1993]. Bei Patienten mit primär malignen Rhythmusstörungen ist, unabhängig von der Schwere der linksventrikulären Funktionsstörung, der Einsatz eines implantierbaren Kardiodefibrillators (ICD) zu erwägen, da der arrhythmiebedingte plötzliche Herztod, neben dem Pumpversagen, die häufigste Todesursache bei Patienten mit fortgeschrittener Kardiomyopathie darstellt [Borggrefe et al. 1994].

1.4.10.2 Spezifische Therapie

Wenngleich durch den Einsatz kardial entlastender Medikamente, insbesondere der ACE-Hemmer und das bessere Management des plötzlichen Herztods (ICD), eine gewisse Verbesserung der Prognose erreicht werden konnte, stellt die Herztransplantation bisher die einzige kurative Behandlungsform der progredient verlaufenden Kardiomyopathie dar. Dies gilt jedoch nicht uneingeschränkt für ein sich rasch entwickelndes Pumpversagen bei Patienten mit fulminanter Myokarditis. Für diese Fälle der Akuttransplantation sind, im Vergleich mit anderen Kardiomyopathieformen, insgesamt schlechtere Langzeitergebnisse berichtet worden. Dagegen zeichnen sich für die Gruppen der Patienten mit entsprechend der vorgestellten molekularbiologischen und immunhistologischen Klassifikation vorliegenden viral induzierten chronischen Myokarditis möglicherweise alternative Behandlungsmöglichkeiten ab.

Die begleitende Gabe von die Prostaglandin-E_2- und -F_2-Synthese hemmenden nichtsteroidalen Antirheumatika führte im Tierexperiment im frühen Stadium zu einer deutlichen Zunahme der myokardialen Entzündungsreaktion mit Ausbildung von Zellnekrosen, ohne den Virustiter zu beeinflussen [Constanzo-Nordin et al. 1985]. Ähnliches gilt für Indometacin und Salizylate [Rezkalla et al. 1986].

1.4.10.2.1 Hyperimmunseren und Immunabsorption

Unter der Vorstellung der Bedeutung zellularer und humoraler Komponenten des Immunsystems für die Pathogenese der akuten und chronischen Herzinsuffizienz im Rahmen einer myokardialen Entzündungsreaktion sind verschiedentlich Versuche unternommen worden, durch passive Immunisation mit Hyperimmunseren die Virusreplikation zu inhibieren oder mögliche Autoantikörper oder -antigene mittels Immunabsorption aus dem Serum dieser Patienten zu eliminieren. Wenngleich keinem dieser Therapieansätze bisher eine klinische Bedeutung zukommt, konnte nach mehrwöchiger Immunabsorption parallel zur Elimination zirkulierender Autoantikörper gegen den β_1-Rezeptor eine Verbesserung der linksventrikulären Kontraktilität beobachtet werden [Wallukat et al. 1996]. Ob dieser positive Effekt ausschließlich der Entfernung dieses speziellen Autoantikörpers zuzuschreiben ist, bleibt fraglich, da neben anderen Autoantikörpern sicherlich auch weitere immunologisch aktive, immunglobulinähnliche Komponenten wie Rezeptorantagonisten, lösliche Adhäsionsmoleküle, Zytokine oder das Immunsystem stimulierende Autoantigene ebenfalls mit entfernt oder zumindest inaktiviert werden.

1.4.10.2.2 Immunmodulatorische Therapie

1.4.10.2.2.1 Proinflammatorische Zytokine

Verschiedene proinflammatorische Zytokine wie der Tumornekrosefaktor (TNF) aus aktivierten Makrophagen oder das Interleukin 2 (Il-2) aus aktivierten T-Lymphozyten konnten neben dem Interleukin-2-Rezeptor (Il-2R) in Seren von Patienten mit Myokarditis oder dilatativer Kardiomyopathie vermehrt nachgewiesen werden [Matsumori et al. 1994, Torre-Amione et al. 1996]. Sie spielen eine wichtige Rolle während der Aktivierung von Immunprozessen [Neta et al. 1990] und beeinflussen ihrerseits die myokardiale Kontraktilität [Finkel et al. 1992, Gulick et al. 1989, Mann u. Young 1994, Yokoyama et al. 1993]. In Tiermodellen führte, zu-

mindest im frühen Stadium der Virusmyokarditis, die Gabe dieser Zytokine zu keinem positiven therapeutischen Effekt hinsichtlich der Virustiter, der Myokardzellnekrosen oder der zellularen Infiltration [Matsumori et al. 1991]. Untersuchungen am Menschen, insbesondere im chronischen Erkrankungsstadium, liegen bisher nicht vor, so daß über die Wertigkeit dieses aus theoretischen Überlegungen heraus durchaus erfolgversprechenden Therapieansatzes zum jetzigen Zeitpunkt keine Aussagen möglich sind.

1.4.10.2.2.2 Antithymozytenserum und T-Zell-Antikörper

Auch für den theoretisch begründeten Therapieansatz der Blockierung von T-Lymphozyten mit spezifischen Antikörpern liegen gegenwärtig keine Daten für das humane System vor. Tierexperimentelle Untersuchungen führten trotz einer effektiven Reduktion der Zellinfiltrate bei verschiedenen Mausstämmen zu einer Zunahme der Myokardschädigung und belegten damit die Vorstellung eines direkten zytopathogenetischen Effekts der Virusinfektion nach Blockierung der körpereigenen Immunabwehr [Maisch et al. 1996].

1.4.10.2.2.3 Antivirale Medikation und Interferone

Wiederum tierexperimentell konnte nur für die sehr frühe Gabe von Interferon α oder β zum Zeitpunkt der Virusinfektion eine effektive Inhibition der Virusreplikation und Reduktion der Zellnekrosen im Myokard belegt werden [Kishimoto et al. 1988, Lutton u. Gauntt 1985, Matsumori et al. 1987]. Durch die Gabe dieser Substanzen einige Tage nach der Virusinokulation wurde der Erkrankungsverlauf nicht beeinflußt. Im Gegensatz zur humanen Virushepatitis wurden bisher nur wenige Patienten mit Myokarditis virostatisch mit Interferon behandelt. Diesbezüglich müssen die Ergebnisse größerer, laufender Studien abgewartet werden, bevor Aussagen über die Effektivität dieser Behandlungsform bei der viralen Herzerkrankung möglich sind [Miric et al. 1994, 1995, Stille-Siegener et al. 1995].

1.4.10.2.3 Immunsuppressive Therapie

1.4.10.2.3.1 Akute Myokarditis

In der Mehrzahl der Myokarditiden heilt der Entzündungsprozeß spontan in den ersten 8–12 Wochen aus. In Abhängigkeit von den zu diesem Zeitpunkt durch das Virus direkt verursachten Myokardschäden erfolgen somit entweder eine weitgehend folgenlose Abheilung der Entzündung oder eine Defektheilung mit Narben und entsprechenden fibrotischen Veränderungen und verbleibenden myokardialen Restschäden. Unter klinischen Gesichtspunkten stellt sich somit in diesem frühen Erkrankungsstadium nur selten die Frage nach einem akuten Einsatz immunsuppressiver Medikamente. Darüber hinaus scheint nach den bisher vorliegenden Erkenntnissen der Einsatz einer immunsuppressiven Therapie im frühen Stadium der akuten Virusmyokarditis nicht risikolos. Aus tierexperimentellen Untersuchungen am Mausmodell ist bekannt, daß eine früh einsetzende Therapie mit Kortikoiden bei Virus-induzierter Myokarditis (Coxsackie B3) durch eine verzögerte Viruselimination und Verlängerung der Replikationsphase des Virus letale Folgen für die infizierten Tiere hat [Kawai et al. 1987, Tomioka et al. 1986]. Ähnlich negative Effekte mit einer Zunahme zytotoxischer Reaktionen wurden auch für die frühe Gabe von Azathioprin, Cyclosporin und Cyclophosphamid beschrieben [O'Connell et al. 1986, Rager-Zisman u. Allison 1979]. Es ist anzunehmen, daß durch die Suppression der körpereigenen Immunabwehr in diesem Stadium der noch aktiven Virusreplikation eine Virämie und in deren Folge eine Virus-induzierte Myokardschädigung (Myozytolyse) mit konsekutiver Beeinträchtigung der myokardialen Funktion begünstigt werden.

Inwieweit dies auch für den Menschen zutrifft, ist gegenwärtig offen. Die amerikanische Myokarditisstudie, in der ausschließlich Patienten mit histologisch nachgewiesener akuter Myokarditis behandelt wurden, konnte keine Verschlechterung der Ventrikelfunktion bzw. des Krankheitverlaufs nachweisen [Mason et al. 1995]. Allerdings wurden in diese Studie auch Patienten mit einem Erkrankungsverlauf von bis zu 2 Jahren eingeschlossen, so daß angenommen werden kann, daß nur wenige Patienten in dem Zeitraum von 4–6 Wochen nach dem viralen Infekt, in dem eine aktive, das Myokard schädigende Virusreplikation im Myokard vorliegt, immunsuppressiv behandelt wurden.

Analysiert man die wenigen, in der Regel nicht randomisiert durchgeführten, klinischen Studien zu dieser Fragestellung, wird ersichtlich, daß in den meisten Untersuchungen kein über die Spontanheilung hinausgehender Effekt zu erzielen war. Auch in der bisher einzigen prospektiv randomisiert durchgeführten Studie an 111 Patienten mit der histologischen Diagnose einer akuten Myokarditis kam es, im Vergleich zum Kontrollkollektiv, durch die Behandlung mit Cyclosporin A und Kortison nach 6 Monaten zu keiner zusätzlichen Verbesserung der myokardialen Pumpfunktion [Ma-

son et al. 1995]. Kritisch muß zu diesen Ergebnissen jedoch angemerkt werden, daß aufgrund der dieser Untersuchung zugrundeliegenden, mit einem hohen „sampling error" behafteten, histologischen Diagnostik keine Aussagen bezüglich einer Viruspersistenz oder myokardialen Entzündungsreaktion möglich waren. Es muß somit bezweifelt werden, ob wirklich die für diese Therapieform geeignete Patientenpopulation in die Studie eingeschlossen und mit dieser Therapieform behandelt wurde. Nicht zuletzt wegen der in diesem Stadium zu erwartenden hohen Spontanheilungsrate sowie den geschilderten, aus Tierexperimenten erhaltenen Befunden sollte gerade das in dieser Studie untersuchte Patientenkollektiv mit akuter Myokarditis von der immunsuppressiven Behandlung eher ausgeschlossen werden. Die fehlende immunologische und molekularbiologische Charakterisierung der Patienten wurde in zahlreichen Kommentaren von verschiedenen Autoren kritisiert [Cunnion u. Parillo 1995, Maisch et al. 1995, McKenna u. Davies 1995]. Wenngleich die relativ kurze Behandlungsdauer von 6 Monaten keine statistisch signifikante Beeinflussung der Sterblichkeit ergab, zeichnete sich mit einer Mortalität von 4 Patienten in der Behandlungsgruppe und 9 Patienten im Kontrollkollektiv eine gewisse Tendenz ab, die während eines längeren Beobachtungszeitraums möglicherweise eine signifikante Reduktion der Mortalität ergeben hätte [Maisch et al. 1995]. Aufgrund der bisher vorliegenden Daten und in Kenntnis der hohen Spontanheilungsrate der Erkrankung ist bis zum Vorliegen einer randomisierten Studie, deren Diagnostik auf der Basis einer kombinierten immunhistochemischen und molekularbiologischen Untersuchung erfolgen sollte, zum jetzigen Zeitpunkt eine abwartende Haltung hinsichtlich der immunsuppressiven Therapie gerechtfertigt.

1.4.10.2.3.2 Chronische Myokarditis

Die für die akute Myokarditis beschriebenen und tierexperimentell nachgewiesenen nachteiligen Effekte einer immunsuppressiven Behandlung können auch im chronischen Stadium der entzündlichen Herzmuskelerkrankung (klinisch entsprechend einer DCM) bei Viruspersistenz nicht ausgeschlossen werden und möglicherweise den Erkrankungsverlauf dieser Patienten ungünstig beeinflussen. Die symptomatische Therapie der Herzinsuffizienz bei der chronischen Myokarditis ist, wie bei der akuten Form, in der bereits dargestellten Stufenfolge empfehlenswert. Persistiert der myokardiale Entzündungsprozeß und kann eine persistierende Virusreplikation ausgeschlossen werden, wird eine immunsuppressive Therapie derzeit als mögliche Kausaltherapie bei der chronisch-autoreaktiven Myokarditis diskutiert. Ziel der therapeutischen Intervention mit Kortikoiden und/oder Azathioprin ist die Unterbrechung einer gestörten Selbst-/Fremderkennung und der daraus resultierenden, immunologisch gesteuerten Selbstdestruktion.

Da der Spontanverlauf der Myokarditis sehr variabel ist, reicht eine zeitliche Einmalbeobachtung zur Abschätzung nicht aus. Somit sollte eine Kontrolle der klinischen Befunde und des myokardialen Entzündungsprozesses zur Beurteilung des natürlichen Verlaufs in einem Abstand von etwa 3–4 Monaten erfolgen. Eigenen Beobachtungen zufolge liegt die spontane Ausheilungsrate einer immunhistologisch nachgewiesenen, myokardialen Entzündungsreaktion bei nahezu 50%. Findet sich zum Kontrollzeitpunkt eine chronisch persistierende Entzündungsreaktion ohne Hinweis für eine klinische Verbesserung der Myokardfunktion, ist nach dem jetzigen Stand der Dinge eine immunsuppressive Therapie indiziert [Kühl et al. 1992, Schultheiss 1992 b].

Eine wesentliche Voraussetzung für den Einsatz einer immunsuppressiven Behandlung ist, wie erwähnt, der zweifelsfreie Nachweis eines zum Zeitpunkt des Therapiebeginns vorliegenden, aktivierten Immungeschehens. Fehlt ein entsprechender Entzündungsnachweis im Myokard, ist ein erfolgversprechender Einsatz der Immunsuppression nicht zu erwarten [Kühl et al. 1994 c, Parillo et al. 1989]. Unter klinischen Gesichtspunkten wird die Indikation zu einer immunsuppressiven Therapie derzeit v. a. bei Patienten mit eingeschränkter Ventrikelfunktion oder höhergradigen Rhythmusstörungen gesehen. Ob durch dieses Behandlungskonzept eine Progression der Erkrankung und die Entwicklung einer DCM verhindert werden können, ist ungewiß, wenngleich einige Ergebnisse in diese Richtung deuten [Kühl et al. 1994 c].

Faßt man die bisherigen zu dieser Fragestellung durchgeführten Studien mit einer immunsuppressiven Therapie zusammen, so muß festgestellt werden, daß mit Ausnahme der Untersuchungen von Anderson et al. [1987] sowie der kürzlich veröffentlichten amerikanischen Myokarditisstudie [Mason et al. 1995] keine kontrollierten, prospektiv randomisierten Studien vorliegen und bisher weder ein Nutzen der immunsuppressiven Behandlung für chronisch herzinsuffiziente Patienten noch eine sicher schädigende Wirkung dieser Therapieform sicher belegt werden konnte [Anderson et al. 1987, Mason et al. 1995] (Tabelle 1.4.3). Einschränkend muß hierbei jedoch berücksichtigt werden, daß die untersuchten Patientenzahlen häufig sehr klein und inhomogen waren. Das wesentliche Manko der vorliegenden Untersuchungen liegt jedoch in den uneinheitlichen diagnostischen Kriterien der histologischen Aufarbeitung der Myokardgewebe (s. oben), der fehlenden Berücksichtigung der auch bei der chronischen Entzündungsreaktion auftretenden Spontanremission und der nicht erfolgten molekularbiologischen Untersuchung hinsichtlich einer möglichen Viruspersistenz [Kühl u. Schultheiss 1996, Schultheiss 1992 b, Sekiguchi et al. 1985].

Tabelle 1.4.3. Immunsuppressive Therapien der chronischen Myokarditis, *P* Prednisolon, *A* Azathioprin, *C* Cyclosporin, *ATG* Antithymozytenglobulin

Untersuchung (Jahr)	Patienten *n*	Therapie	Verbessert *n*	Gleich/ verschlechtert *n*	Gestorben *n*
Mason et al. [1980]	8	P+A	5	4	3
Edwards et al. [1982]	5	P+A	2	3	1
Fenoglio et al. [1983]	18	P/A	4	14	11
Zee-Cheng et al. [1984]	9	P+A+ATG	5	4	3
Daly et al. [1984]	9	P+A	4	5	
Dec et al. [1985]	8	P+A	3	5	2
Hosenpud et al. [1985]	6	P+A		6	
Anderson et al. [1987]	10	P+A	3	7	3
Parillo et al. [1989]	30	P+A	0		
Camerini et al. [1988]	28	P+A	8	20	11
Hobbs et al. [1989]	34	P+A+C	25	9	
Chan et al. [1991]	13	P+A	6	7	
Jones et al. [1991]	9	P+A	4	5	
Schultheiss et al. [1992]	41	P	32	9	
Maisch et al. [1994]	21	P+A	10	11	
Mason et al. [1995]	111	P+A+C			13
Insgesamt	360				

Tabelle 1.4.4. Hämodynamische Veränderungen während der Spontanremission des myokardialen Entzündungsprozesses und immunsuppressiver Therapie mit Prednisolon [Kühl et al. 1994c], *LVEDP* linksventrikulärer enddiastolischer Druck, *PA* mittlerer pulmonalarterieller Druck, *EF* Auswurffraktion, *EDVI* enddiastolischer Volumenindex, *ESVI* endsystolischer Volumenindex, *SVI* Schlagvolumenindex

n	Spontanremission 20		Persistierende Entzündung 29		Immunsuppressive Therapie
Biopsie	1.	2.	1.	2.	3.
LVEDP	18,2±8,1	11,8±6,8[**]	18,1±8,9	18,8±9,7	15,2±8,8
PA [mmHg]	22,0±7,5	16,0±8,2	19,3±9,5	18,6±9,6	18,3±6,9
EF [%]	33,0±10,2	35,5±17,1	35,0±12,7	34,0±12,7	43,9±18,3[*]
EDVI [ml/m^{-2}]	183 ±81	178 ±79	154 ±48	155 ±54	150 ±20,1
ESVI [ml/m^{-2}]	126 ±66	126 ±80	102 ±46	99 ±41	94 ±69
SVI [ml/m^{-2}]	57 ±22	52 ±10	51 ±18	50 ±18	54,9±18

[*]$p<0,001$; [**]$p<0,05$

Erst durch die Kombination histologischer, immunhistologischer und molekularbiologischer Analyseverfahren ist es möglich geworden, eine Viruspersistenz auszuschließen und einen aktiven myokardialen Enzündungsprozeß eindeutig nachzuweisen und somit diejenigen Patienten zu charakterisieren, die am ehesten von einer immunsuppressiven Behandlung profitieren sollten [Kühl et al. 1994c, 1997a,b]. Erste Ergebnisse deuten darauf hin, daß bei einer solchen immunhistochemischen Charakterisierung eines entsprechenden Patientenkollektivs mit chronischer Myokarditis in nahezu 65–70% der Fälle eine signifikante klinische und hämodynamische Verbesserung erreicht werden kann, wenn ausschließlich Patienten mit immunhistologisch nachgewiesener Entzündungsreaktion ohne Viruspersistenz (chronisch-autoimmunologische Myokarditis) immunsuppressiv behandelt werden [Kühl et al. 1994c, Maisch et al. 1996, Schultheiss 1992b]. So konnte in einer Pilotstudie gezeigt werden, daß durch eine immunsuppressive Behandlung mit Prednisolon eine klinische und hämodynamische Verbesserung erreicht wird (Tabelle 1.4.4), die deutlich über den hämodynamischen Veränderungen nach Spontanremission des Entzündungsprozesses liegt [Kühl et al. 1994c]. Obwohl auch Patienten mit hochgradig eingeschränkter linksventrikulärer Funktion eine signifikante Verbesserung erfahren, zeichnet sich ab, daß es insbesondere Patienten mit mittelgradig eingeschränkter Kontraktionstörung und deutlich aktivem Entzündungsgeschehen sind, die von dieser entzündungshemmenden Behandlung profitieren. Über den optimalen Zeitpunkt des Therapiebeginns kann aufgrund fehlender Daten gegenwärtig nur spekuliert werden. Wir sind der Meinung, daß die Immunsuppression möglichst frühzeitig, d. h. noch vor dem Auftreten schwerwiegender Kontraktilitätsstörungen, erfolgen sollte, da eine vollständige Normalisierung der Ventrikelfunktion bei schwerer Myokardschädigung kaum noch zu erreichen ist und eine Progression der Erkrankung durch eine früh einsetzende Therapie möglicherweise verhindert werden kann. Inwieweit eine zusätzliche antivirale Therapie, z. B. mit Interferon, positive Effekte bei viruspositiven Patienten erbringt, läßt sich zum jetzigen Zeitpunkt nicht abschätzen. Beide Behandlungskonzepte werden gegenwärtig in mehreren randomisierten Studien intensiv untersucht. Bis zum Vorliegen dieser Ergebnisse sollte die immunsuppressive und antivirale Behandlung jedoch weiterhin speziellen Zentren vorbehalten bleiben.

1.4.11 Literatur

Anderson JL, Fowles RE, Unverferth DV, Mason JW (1987) Immunosuppressive therapy of myocardial inflammatory disease – Initial experience and future trials to define indications for therapy. Eur Heart J [Suppl] 8:263–266

Anderson JL, Carlquist JF, Murray MB, O'Connell JB (1990) Increased HLA-DR4 and Dqw4 frequencies in idiopathic dilated cardiomyopathy: results of validation and meta-analysis studies. Circulation 82:III-388

Anderson PAW, Malouf NN, Oakeley AE, Pagani ED, Allen PD (1991) Troponin T isoform expression in humans. A comparison among normal and failing adult heart, fetal heart and adult and fetal skelet muscle. Circ Res 69:1.226–1.233

Arai M, Alpert NR, MacLennan DH, Barton P, Periasamy M (1993) Alterations in sarcoplasmic reticulum gene expression in human heart failure. Circ Res 72:463–469

Arai M, Matsui H, Periasamy M (1994) Sarcoplasmic reticulum gene expression in cardiac hypertrophy and heart failure. Circ Res 74:555–564

Archard LC, Bowles NE, Cunningham L, Freeke CA, Olsen EG, Rose ML, Meany B, Why HJF, Richardson PJ (1991) Molecular probes for detection of persisting enterovirus infection of human heart and their prognostic value. Eur Heart J [Suppl D] 12:56–59

Aretz HT (1987) Myocarditis, the Dallas criteria. Hum Pathol 18:619–624

Aretz HT, Billingham ME, Edwards WD, Factor S, Fallon JT, Fenoglio JJ Jr, Olsen EGJ, Schoen F (1986) Myocarditis: a histopathologic definition and classification. J Cardiovasc Pathol 1:3–14

Bardorff C, Schwimmbeck PL, Kühl U, Gerhold M, Stein H, Schultheiss H-P (1997) Kardiale Sarkoidose: Diagnosesicherung durch Endomyokardbiopsie und Therapie mit Kortikoiden. Z Kardiol 86:9–14

Barnett LA, Fujinami RS (1992) Molecular mimicry: a mechanism of autoimmune injury. FASEB J 6:840–844

Beau SL, Tolley TK, Saffitz JE (1993) Heterogenous transmural distribution of beta adrenergic receptor subtypes in failing human hearts. Circulation 88:2.501–2.509

Beggs AH, Koenig M, Boyce FM, Kunkel LM (1990) Detection of 98% of DMD/BMD gene deletions by polymerase chain reaction. Hum Genet 86:45–48

Billingham MB (1987) Acute myocarditis: a diagnostic dilemma. Br Heart J 58:6–8

Böhm M, Beuckelmann D, Brown L, Feiler G, Lorenz B, Näbauer M, Kemkes B, Erdmann E (1988) Reduction of beta-adrenoceptor density and evaluation of positiv inotropic responses in isolated, diseased human myocardium. Eur Heart J 9:844–852

Böhm M, Gierschik P, Jakobs KH, Pieske B, Schnabel P, Ungerer M, Erdmann E (1990) Increase in G_{ia} in human hearts with dilated but not ischemic cardiomyopathy. Circulation 82:1.249–1.265

Böhm M, Eschenhagen T, Gierschik P, Larisch K, Lensche H, Mende U, Schmitz W, Schnabel P, Scholz H, Steinfath M et al. (1994) Radioimmunochemical quantification of G_i alpha in right and left ventricles from patients with ischemic and dilated cardiomyopathy and predominant left ventricular failure. J Mol Cell Cardiol 26:133–149

Boewer V, Wagenknecht C, Schröder G, Richter K, Meyer R, Sajkiewics K (1987) Vergleichende Analyse der Enzymaktivitäten in Endomyokardproben von Patienten mit unterschiedlichen Herzmuskelerkrankungen. Z Kardiol 76:744–750

Borggrefe M, Block M, Breithardt G (1994) Identification and management of the high risk patient with dilated cardiomyopathy. Br Heart J 72:542–545

Bosma GC, Custer RP, Bosma MJ (1983) A severe combined immunodeficiency mutation in the mouse. Nature 301:527–530

Bowles KR, Gajarski R, Porter P, Goytia V, Bachinski L, Roberts R, Pignatelli R, Towbin JA (1996) Gene mapping of familial autosomal dominant dilated cardiomyopathy to chromosome 10q21-23 J Clin Invest 98:1355–1360

Bowles NE, Richardson PJ, Olsen EGJ, Archard LC (1986) Detection of Coxsackie-B-virus-specific RNA sequences in myocardial biopsy samples from patients with myocarditis and dilated cardiomyopathy. Lancet 1:1.120–1.123

Brillantes A-M, Allen P, Takahashi T, Izumo S, Marks AR (1992) Differences in cardiac calcium release channel (ryanodine receptor) expression in myocardium from patients with end-stage heart failure caused by ischemic vs. dilated cardiomyopathy. Circ Res 72:18–26

Buchwald A, Till H, Unterberg C, Oberschmidt R, Figulla HR, Wiegand V (1990) Alteration of the mitochondrial respiratory chain in human dilated cardiomyopathy. Eur Heart J 11:509–516

Caforio ALP (1994) Role of autoimmunity in dilated cardiomyopathy. Br Heart J 72:530–534

Camerini F, Salvi A, Bussani R (1988) Immunosuppressive treatment in myocarditis. In: Schultheiss HP (ed) New concepts in viral heart disease. Springer, Berlin Heidelberg New York, pp 402–425

Campbell KP (1995) Three muscular dystrophies: loss of cytoskeleton-extracellular matrix linkage. Cell 80:675–679

Carlquist JF, Menlove RL, Murray MB, O'Connell JB, Anderson JL (1992) HLA class II (DR and DQ) antigen association in idiopathic dilated cardiomyopathy: validation study and meta-analysis of published HLA association studies. Circulation 83:515–522

Chan KY, Iwahara M, Benson LN, Wilson GJ, Freedom RM (1991) Immunosuppressive therapy in the management of acute myocarditis in children; a clinical trial. J Am Coll Cardiol 17:458–460

Chow LH, Ye Y, Linder J, McManus BM (1989) Phenotypic analysis of infiltrating cells in human myocarditis. Arch Pathol Lab Med 113:1.357–1.362

Chow LH, Beisel KW, McManus BM (1992) Enteroviral infection of mice with severe combined immunodeficiency evidence for direct viral pathogenesis of myocardial injury. Lab Invest 66:24–31

Cohn JN (1990) Abnormalities of peripheral nervous system control in congestive heart failure. Circulation [Suppl 1] 82:159–167

Consensus Trial Study Group (1987) Effects of enelapril on mortality in severe congestive heart failure. N Engl J Med 316:1.429–1.435

Constanzo-Nordin MR, Reap EA, O'Connell JB, Robinson JA, Scanlon PJ (1985) A nonsteroid anti-inflammatory drug exacerbates Coxsackie B3 murine myocarditis. J Am Coll Cardiol 6:1.078–1.086

Cook DN, Beck MA, Coffman TM, Kirby SL, Sheridan JF, Pragnell IB, Smithies O (1995) Requirement of MIP-1 alpha for an inflammatory response to viral infection. Science 269:1.583–1.585

Cunnigham MW (1993) Bacterial antigen mimicry. In: Bona CA, Siminovitch K, Theophiloupoulos AN et al. (eds) The pathology of autoimmunity. Academic Publishers, New York, pp 245–263

Cunnion RE, Parillo JE (1995) Immunosuppressive therapy for myocarditis. N Engl J Med 333:1.713

Daly K, Richardson PJ, Olsen EGJ, Morgan-Capner P, McSorley C, Jackson G, Jewitt DE (1984) Acute myocarditis. Br Heart J 51:30–35

De Scheerder IK, De Buyzere M, Delanghe J, Maas A, Clement DL, Wieme R (1991) Humoral immune response against contractile proteins (actin and myosin) during cardiovascular disease. Eur Heart J [Suppl D] 12:88–94

Dec GW, Fuster V (1994) Idiopathic dilated cardiomyopathy. N Engl J Med 331:1.564–1.575

Dec GW Jr, Palacios IF, Fallon JT, Aretz HT, Mills J, Mills DC-S, Johnson RA (1985) Active myocarditis in the spectrum of acute dilated cardiomyopathies. N Engl J Med 185:885–890

DeSa DJ (1985) Isolated myocarditis in the first year. Arch Dis Child 60:484–485

Doerr W (1967) Entzündliche Erkrankungen des Myokards. Verh Dtsch Ges Pathol 51:67

Doerr W (1971) Morphologie der Myokarditis. Verh Dtsch Ges Inn Med 77:301–335

Drory Y, Turetz Y, Hiss Y, Lev B, Fissman E, Pines A, Kramer M (1991) Sudden unexpected death in persons <40 years of age. Am J Cardiol 68:1.388–1.392

Duchusal MA, McConahey PJ, Robinson CA, Dixon FJ (1990) Transfer of human lupus erythematodes in severe combined immunodeficient (SCID) mice. J Exp Med 172:985–988

Durand JB, Bachinski LL, Bieling LC, Czernuszewicz GZ, Abchee AB, Yu QT, Tapscott T, Hill R, Ifegwu J, Marian AJ, Brugada R, Daiger S, Gregoritch JM, Anderson JL, Quinones M, Towbin JA, Roberts R (1995) Localization of a gene responsible for familial dilated cardiomyopathy to chromosome 1q32 Circulation 92:3387–3389

Easton AJ, Eglin RP (1988) The detection of Coxsackievirus RNA in cardiac tissue by in situ hybridization. J Gen Virol 69:285–291

Eckstein R, Mempel W, Bolte HD (1982) Reduced suppressor cell activity in congestive cardiomyopathy and myocarditis. Circulation 65:1.224

Edwards WD, Holmes DR, Reeder GS (1982) Diagnosis of active lymphocytic myocarditis by endomyocardial biopsy. Quantitative criteria for light microscopy. Mayo Clin Proc 57:419–425

Ervasti JM, Campbell KP (1993) A role for the dystrophin-glycoprotein complex as a transmembrane linker between laminin and actin. J Cell Biol 122:809–823

Estrin M, Herzum M, Buie C, Huber SA (1987) Immunosuppressives in murine myocarditis. Eur Heart J 8:259–264

Fadic R, Sunada Y, Waclawik AJ, Buck S, Lewandoski PJ, Campbell KP, Lotz BP (1996) Brief report: deficiency of a dystrophin-associated glycoprotein (adhalin) in a patient with muscular dystrophy and cardiomyopathy. N Engl J Med 334:362–366

Feldman AM (1993) Modulation of adrenergic receptors and G-transduction proteins in failing human ventricular myocardium. Circulation [Suppl 5]87:IV27–34

Fenoglio JJ, Ursell PC, Kellogg CF, Drusin RE, Weiss MB (1983) Diagnosis and classification of myocarditis by endomyocardial biopsy. N Engl J Med 308:12–18

Figulla HR, Bardosi A, Dechant K, Kreuzer H (1991) Enzyme histochemistry of endomyocardial biopsies in idiopathic dilated cardiomyopathy. Cardiology 78:282–290

Finkel MS, Oddis CV, Jacob TD, Watkins SC, Hattler BG, Simmons RL (1992) Negative inotropic effects of cytokines on the heart mediated by nitric oxide. Science 257:387–389

Fowles RE, Bieber CP, Stinson EB (1979) Defective in vitro suppressor cell function in idiopathic congestive cardiomyopathy. Circulation 59:483

Franz WM, Cremer M, Herrmann R, Grünig E, Fogel W, Scheffold T, Goebel HH, Kircheisen R, Kübler W, Voit T, Katus HA (1995) X-linked dilated cardiomyopathy. Ann N Y Acad Sci 752:470–491

Frazier OH, Rose EA, McCarthy P (1994) Improved survival after extended bridge to cardiac transplantation. Ann Surg 222:327–336

Fu LX, Liang QM, Waagstein F, Hoebeke J, Sylven C, Jansson E, Sotonyi P, Hjalmarson A (1992) Increase in the functional activity rather than in amount of G_i alpha in failing human heart with dilated cardiomyopathy. Cardiovasc Res 26:950–955

Fujinami RS, Oldstone MBA, Wroblewska Z, Frankel ME, Koprowski H (1983) Molecular mimicry in virus infection: crossreaction of measles virus phosphoprotein or of herpes simplex virus protein with human intermediate filaments. Proc Natl Acad Sci USA 80:2.346–2.350

Gauntt C, Higdon A, Bowers D, Maull E, Wood J, Crawley R (1993) What lessons can be learned from animal model studies in viral heart disease? Scand J Infect Dis 88:49–65

Gauntt CJ, Arizpe HM, Higdon AL, Wood HJ, Bowers DF, Rozek MM, Crawley R (1995) Molecular mimicry, anti-Coxsackievirus B3 neutralizing monoclonal antibodies and myocarditis. J Immunol 154:2.983–2.995

Giacca M, Severini GM, Mestroni L, Salvi A, Lardieri G, Falaschi A, Camerini F (1994) Low frequency detection by nested polymerase chain reaction of enterovirus ribonucleic acid in endomyocardial tissue of patients with idiopathic dilated cardiomyopathy. J Am Coll Cardiol 24:1.033–1.040

Grasso M, Arbustini E, Silini E, Diegoli M, Percivalle E, Ratti G, Bramerio M, Gavazzi A, Vigano M, Milanesi G (1992) Search for Coxsackievirus B3 RNA in idiopathic dilated cardiomyopathy using gene amplification by polymerase chain reaction. Am J Cardiol 69:658–664

Grünig E, Tasman JA, Kücherer H, Franz W, Kübler W, Katus HA (1998) Frequency and phenotypes of familial dilated cardiomyopthy J Am Coll Cardiol 31:186–194

Gulik T, Chung MK, Pieper SJ, Lange LG, Schreiner GF (1989) Interleukin 1 and tumor necrosis factor inhibit cardiac myocyte beta-adrenergic responsiveness. Proc Natl Acad Sci USA 86:6.753–6.757

Haarmann CM, Schwimmbeck PL, Mertens T, Schultheiss HP, Strauer B (1994) Identification of serotype-specific and nonserotype-specific B-cell epitopes of Coxsackie B viruses using synthetic peptides. Virology 200:381–389

Hardy CJ, Weiss RG, Bottomley PA, Gerstenblith G (1991) Altered myocardial high-energy phosphate metabolites in patients with dilated cardiomyopathy. Am Heart J 122:795–801

Hasenfuss G, Reinecke H, Studer R, Meyer M, Pieske B, Holtz J, Holubarsch C, Posival H, Just H, Drexler H (1994) Relation between myocardial function and expression of sarcoplasmic reticulum Ca^{2+}-ATPase in failing and nonfailing human myocardium. Circ Res 75:434–442

Hauck AJ, Kearney DL, Edwards WD (1989) Evaluation of postmortem endomyocardial biopsy specimen from 38 patients with lymphocytic myocarditis: implication for role of sampling error. Mayo Clin Proc 64:1.235–1.245

Helin M, Savola J, Lapinleimu K (1968) Cardiac manifestations during a Coxsackie B5 epidemie. BMJ 3:97–99

Henke A, Huber S, Stelzner A, Whitton JL (1995) The role of CD8+ T lymphocytes in Coxsackievirus B3-induced myocarditis. J Virol 69:6.720–6.728

Herskowitz A, Wu T-C, Willoughby SB, Vlahov D, Amsari AA, Beschorner WE, Baughman KL (1994) Myocarditis and cardiotropic viral infection associated with severe left ventricular dysfunction in late-stage infection with human immunodeficiency virus. J Am Coll Cardiol 24:1.025–1.032

Herzum M, Huber SA, Weller R, Grebe R, Maisch B (1991) Treatment of experiment murine Coxsackie B3 myocarditis. Eur Heart J [Suppl D] 12:200–202

Hetzer R, Loebe M, Hummel M (1993) Heart transplantation in Berlin – 1993 update. Clin Transpl 1993:129–135

Hobbs RE, Pelegrin D, Ratliff NB (1989) Lymphocytic myocarditis and dilated cardiomyopathy: treatment with immunosuppressive agents. Cleve Clin J Med 56:628–635

Hosenpud JD, McAnulty JH, Niles NR (1985) Lack of objective improvement in ventricular systolic function in patients with myocarditis treated with azathioprine and prednisone. J Am Coll Cardiol 6:217–222

Huber SA, Lodge PA (1984) Coxsackievirus B3 myocarditis: identification of different pathogenic mechanisms in DBA/2 and Balb/c mice. Am J Pathol 122:284–291

Huber SA, Polgar J, Moraska A, Cunningham M, Schwimmbeck P, Schultheiss HP (1993) T lymphocyte responses in CVB3-induced murine myocarditis. Scand J Infect Dis 88:67–78

Huber SA, Moraska A, Cunningham M (1994a) Alterations in major histocompatibility complex association of myocarditis induced by Coxsackievirus B3 (CVB3) mutants selected with monoclonal antibodies to group A streptococci. Proc Natl Acad Sci USA 91:5.543–5.547

Huber SA, Polgar J, Schultheiss P, Schwimmbeck P (1994b) Augmentation of pathogenesis of Coxsackievirus B3 infections in mice by exogenous administration of interleukin-1 and interleukin-2. J Virol 68:195–206

Huber SA, Hamrell BB, Knowlton KU (1996a) Lessons from animal models of viral myocarditis. In: Schultheiss HP, Schwimmbeck P (eds) The role of immune mechanisms in cardiovascular disease. Springer, Berlin Heidelberg New York

Huber SA, Mortensen A, Moulton G (1996b) Modulation of cytokine expression by CD4+ T cells during Coxsackievirus B3 infections of Balb/c mice initiated by cells expressing the + T cell receptor. J Virol 70:3.039–3.044

Ito T, Hattori K, Obayashi T, Tanaka M, Sugiyama S, Ozawa T (1992) Mitochondrial DNA mutations in cardiomyopathy Jpn Circ J 56:1045–1053

Jakob H, Sigmund E, Eschenhagen T, Mende U, Patten M, Schmitz W, Scholz H, Schulte am Esch J, Steinfath M, Hanrath P et al. (1995) Effect of captopril on myocardial beta-adrenoceptor density and G_i alpha proteins in patients with mild to moderate heart failure due to dilated cardiomyopathy. Eur J Clin Pharmacol 47:389–394

Jin O, Sole MJ, Butany JW, Chia W-K, McLaughlin PR, Liu P, Liew C-C (1990) Detection of enterovirus RNA in myocardial biopsies from patients with myocarditis and cardiomyopathy using gene amplification by polymerase chain reaction. Circulation 82:8–16

Jones SR, Herskowitz A, Hutchins G, Baughman KL (1991) Effect of immunosuppressive therapy in biopsy proven myocarditis in left ventricular function. Am J Cardiol 68:370–376

Kandolf R, Ameis D, Kirschner P, Canu A, Hofschneider PH (1987) In situ detection of enteroviral genomes in myocardial cells by nucleic acid hybridization: an approach to the diagnosis of viral heart disease. Proc Natl Acad Sci USA 84:6.272–6.276

Kandolf R, Klingel K, Mertsching H, Canu A, Hohenadl C, Zell R, Reimann BY, Heim A, McManus BM, Foulis AK, Schultheiss H-P, Erdmann E, Riecker G (1991) Molecular studies on enteroviral heart disease: patterns of acute and persistent infections. Eur Heart J [Suppl D] 12:49–55

Kandolf R, Klingel K, Zell R, Selinka HC, Raab U, Schneider-Brachert W, Bultmann B (1993) Molecular pathogenesis of enterovirus-induced myocarditis: virus persistence and chronic inflammation. Intervirology 35:140–151

Kasper EK, Agema WRP, Hutchins GM, Deckers JW, Hare JM, Baughman KL (1994) The causes of dilated cardiomyopathy: a clinicopathologic review of 673 consecutive patients. J Am Coll Cardiol 23:586–590

Kass S, MacRae C, Graber HL, Sparks EA, McNamara D, Boudoulas H, Basson CT, Baker PB, Cody RJ, Fishman MC, Cox N, Kong A, Wooley CF, Seidman JG, Seidman CE (1994) A gene defect that causes conduction system disease and dilated cardiomyopathy maps to chromosome 1p1-1q1 Nat Genet 329:921–925

Kawai C, Matsumori A, Fujiwara H (1987) Myocarditis and dilated cardiomyopathy. Annu Rev Med 38:221–239

Keeling PJ, Gang Y, Smith G, Seo H, Bent SE, Murday V, Caforio ALP, MvKenna WJ (1994) Familial dilated cardiomyopathy in the United Kingdom. Br Heart J 73:417–421

Kereiakes DJ, Parmley WW (1984) Myocarditis and cardiomyopathy. Am Heart J 108:1.318–1.326

Khuchua ZA, Vasiljeva EV, Clark JF, Korchazhkina OV, Branishte T, Kapelko VI, Kuznetsvo AV, Ventura-Clapier R, Steinschneider A, Lakomkin VL et al. (1992) The creatine kinase system and cardiomyopathy. Am J Cardiovasc Pathol 4:223–234

Kishimoto C, Abelmann WH (1990) In vivo significance of T cells in the development of Coxsackievirus B3 myocarditis in mice. Immature but antigen specific T cells aggravate cardiac injury. Circ Res 67:589–589

Kishimoto C, Crumpacker CS, Abelmann WH (1988) Prevention of murine Coxsackie-B3 viral myocarditis and associated lymphoid organ atrophy with recombinant human leukocyte interferon alpha A/D. Cardiovasc Res 22:732–738

Kishimoto C, Kuroki Y, Hiraoka Y, Ochiai H, Kurokawa M, Sasayama S (1994) Cytokine and murine Coxsackievirus B3 myocarditis. Interleukin-2 suppressed myocarditis in the acute stage but enhanced the condition in the subsequent stage. Circulation 89:2.836–2.842

Kjekshus J, Swedberg K, Snapinn S (1992) Effects of enelapril on long-term mortality in severe congestive heart failure. Am J Cardiol 69:103–107

Klingel K, Kandolf R (1993) The role of enterovirus replication in the development of acute and chronic heart muscle disease in different immunocompetent mouse strains. Scand J Infect Dis Suppl 88:79–85

Klump WM, Bergmann I, Muller BC, Ameis D, Kandolf R (1990) Complete nucleotide sequence of infectious Coxsackievirus B3 cDNA: two initial 5' uridine residues are regained during plus-strand RNA synthesis. J Virol 64:1.573–1.583

Koenig M, Monaco AP, Kunkel LM (1988) The complete sequence of dystrophin predicts a rod-shaped cytoskeletal protein. Cell 53:219–226

Koide H, Kitaura Y, Deguchi H, Ukimura A, Kawamura K, Hirai K (1992) Genomic detection of enteroviruses in the myocardium. Studies on animal hearts with Coxsackie B3 myocarditis and endomyocardial biopsies from patients with myocarditis and dilated cardiomyopathy. Jpn Circ J 56:1.081–1.093

Krajinovic M, Pinamonti B, Sinagra G, Vatta M, Severini GM, Milasin J, Falaschi A, Camerini F, Giacca M, Mestroni L (1995) Linkage of familial dilated cardiomyopathy to chromosome 9 Am J Hum Genet 57:846–852

Krams SM, Dorshkind K, Gershwin ME (1989) Generation of biliary lesions after transfer of human lymphocytes into severe combined immunodeficient (SCID) mice. J Exp Med 170:1.919–1.930

Kühl U, Schultheiss H-P (1996) Diagnostisches Vorgehen bei Verdacht auf Myokarditis. Z Sportmed 47:153–161

Kühl U, Touissant M, Ulrich G, Wagner P, Wolff P, Schultheiss H-P (1988) Evaluation of immunohistological data for the diagnosis of myocarditis. In: Schultheiss HP (ed)

New concepts of viral heart disease. Springer, Berlin Heidelberg New York, pp 325–336

Kühl U, Melzner B, Schäfer B, Schultheiss H-P, Strauer BE (1991) The Ca-channel as cardiac autoantigen. Eur Heart J [Suppl D] 12:99–104

Kühl U, Daun B, Seeberg B, Schultheiss H-P, Strauer BE (1992) Dilated cardiomyopathy – a chronic myocarditis? Herz 17:97–106

Kühl U, Noutsias M, Seeberg B, Schannwell M, Welp LB, Schultheiss H-P (1994a) Chronic inflammation in the myocardium of patients with clinically suspected dilated cardiomyopathy. J Card Failure 1:13–27

Kühl U, Noutsias M, Seeberg B, Schannwell M, Welp LB, Schultheiss H-P (1994b) Immunohistological evaluation of myocardial biopsies from patients with dilated cardiomyopathy. J Heart Failure 9:231–245

Kühl U, Schultheiss H-P, Strauer BE (1994c) Methylprednisolone in chronic myocarditis. Postgrad Med J [Suppl 1] 70:S35–S42

Kühl U, Noutsias M, Schultheiss H-P (1995) Immunohistochemistry in dilated cardiomyopathy. Eur J Cardiol 16:100–106

Kühl U, Noutsias M, Seeberg B, Schultheiss H-P (1996) Immunohistological evidence for a chronic intramyocardial inflammatory process in dilated cardiomyopathy. Heart 75:295–300

Kühl U, Pauschinger M, Schultheiss H-P (1997a) Neue Konzepte zur Diagnostik der entzündlichen Herzmuskelerkrankung. Dtsch Med Wochenschr 122:690–698

Kühl U, Pauschinger M, Schultheiss H-P (1997b) Was ist gesichert für die immunsuppressive Therapie bei entzündlichen Herzmuskelerkrankungen. Internist 38:590–601

Lane JR, Neumann DA, LaFond-Walker A, Herskowitz A, Rose NR (1992) Interleukin 1 or tumor necrosis factor can promote Coxsackie B3-induced myocarditis in resistant B10 A mice. J Exp Med 175:1.123–1.129

Levi GF, Proto C, Quadri A, Ratti S (1977) Coxsackie virus heart disease and cardiomyopathy. Am Heart J 93:419–421

Limas CJ, Limas C (1991) Beta-adrenoreceptor antibodies and genetics in dilated cardiomyopathy: an overview and review. Eur Heart J [Suppl D] 12:175–177

Limas CJ, Limas C (1992) HLA-DR antigen linkage of anti-beta receptor antibodies in idiopathic dilated cardiomyopathy. Br Heart J 67:402–405

Limas CJ, Goldenberg JF, Limas C (1989) Autoantibodies against β-adrenoceptors in human idiopathic dilated cardiomyopathy. Circ Res 64:97–103

Linder J, Cassling RS, Rogler WC, Wilson JE, Markin RS, Sears TD, McManus BM (1985) Immunohistological characterization of lymphocytes in uninflamed ventricular myocardium. Arch Pathol Lab Med 109:917–920

Lutton CW, Gauntt CJ (1985) Ameliorating effect of IFN-beta and anti-IFN-beta on Coxsackievirus B3-induced myocarditis in mice. J Interferon Res 5:137–146

Macht L, Kukuma N, Leader K, Sarsero D, Pegg CAS, Phillips DIW, Yates P, McLachlan SM, Elson C, Smith BR (1991) Severe combined immunodeficient (SCID) mice: a model for investigating human thyroid autoantibody synthesis. Clin Exp Immunol 84:34–42

Maisch B (1995) Immunserologische und immunhistologische Untersuchungen bei Myokarditis und Perikarditis. Internist 36:448–457

Maisch B, Schönian U, Hengstenberg C, Herzum M, Hufnagel G, Bethge C, Bittinger A, Neumann K (1994) Immunosuppressive treatment in autoreactive myocarditis: results from a controlled trial. Postgrad Med J [Suppl 1] 70:29–34

Maisch B, Camerini F, Schultheiss H-P (1995) Immunosuppressive therapy for myocarditis. N Engl J Med 333:1.713–1.714

Maisch B, Herzum M, Hufnagel G, Schönian U (1996) Immunosuppressive and immunomodulatory treatment for myocarditis. Current Opin Cardiol 11:310–324

Mann DL, Young JB (1994) Basic mechanisms in congestive heart failure. Reorganizing the role of proinflammatory cytokines. Chest 105:897–904

Martin AB, Webber S, Fricker FJ, Jaffe R, Demmler G, Kearny D, Zhang Y-H, Bodurtha J, Gelb B, Ni J, Bricker JT, Towbin JA (1994a) Acute myocarditis, rapid diagnosis by PCR in children. Circulation 90:330–339

Martin TA, Liu P, Sole MJ (1994b) Viral infection and the pathogenesis of dilated cardiomyopathy. Circ Res 74:182–188

Mason JW, O'Connel BO (1989) Clinical merrit of endomyocardial biopsy. Circulation 79:971–979

Mason JW, Billingham ME, Ricci DR (1980) Treatment of acute inflammatory myocarditis assisted by endomyocardial biopsy. Am J Cardiol 45:1.037–1.044

Mason JW, O'Connell JB, Herskowitz A (1995) A clinical trial of immunosuppressive therapy for myocarditis. N Engl J Med 333:269–275

Matsumori A, Acrumpacker CS, Abelmann WH (1987) Protective effect of recombinant alpha interferon on Coxsackie B3 myocarditis in mice. Am Heart J 115:1.229–1.237

Matsumori A, Yamada T, Kawai C (1991) Immunomodulating therapy in viral myocarditis: effects of tumor necrosis factor, interleukine-2 and anti-interleukine-2 receptor antibody in an animal model. Eur Heart J [Suppl D] 12:203–205

Matsumori A, Yamada T, Suzuki H, Matoba Y, Sasayama S (1994) Increased circulating cytokines in patients with myocarditis and cardiomyopathy. Br Heart J 72:561–566

Matsumori A, Matoba Y, Sasayama S (1995) Dilated cardiomyopathy associated with hepatitis C virus infection. Circulation 92:2.519–2.525

Maze SS, Adolph RJ (1990) Myocarditis: unresolved issue in diagnosis and treatment. Clin Cardiol 13:69–79

McKenna WJ, Davies MJ (1995) Immunosuppression for myocarditis (editorial). N Engl J Med 333:312–313

Melacini P, Danieli GA, Fasoli G, Villanova C, Angelini C, Vitiello L, Miorelli M, Buja GF, Mostacciuolo ML, Pegoraro E, Volta SD (1993) Cardiac involvement in Becker muscular dystrophy. J Am Coll Cardiol 22:1.727–1.934

Mertens T, Pika U, Eggers HJ (1983) Cross antigenicity among enteroviruses as revealed by immunoblot technique. Virology 129:431–442

Meyer M, Schillinger W, Pieske B, Holubarsch C, Heilmann C, Posival H, Kuwajiama G, Mikoshiba K, Just H, Hasenfuss G (1995) Alterations of sarcoplasmic reticulum proteins in failing human dilated cardiomyopathy. Circulation 92:778–784

Michels VV, Moll P, Miller FA, Tajik AJ, Chu JS, Driscoll DJ, Burnett JC, Rodeheffer RJ, Chesebro JH, Tazelaar HD (1992) The frequency of familial dilated cardiomyopathy in a series of patients with idiopathic dilated cardiomyopathy. N Engl J Med 326:77–82

Miric M, Miskovic A, Brkic S, Vasiljevic J, Keserovic N, Pesic M (1994) Long-term follow-up of patients with myocarditis and idiopathic dilated cardiomyopathy after immunomodulating therapy. FEMS Immunol Med Microbiol 10:65–74

Miric M, Miskovic A, Brkic S, Vasiljevic J, Keserovic N, Pesic M (1995) Interferon and thymic hormones in the therapy of human myocarditis and idiopathic cardiomyopathy. Eur Heart J [Suppl O] 16:150–157

Muntoni F, Mateddu A, Cianchietti C (1993) Dystrophin analysis using a panel of anti-dystrophin antibodies in Duchenne and Becker muscular dystrophy. J Neurol Neurosurg Psychiatry 56:26–31

Muntoni F, Wilson L, Marruso G, Marruso MG, Cianchetti C, Mestroni L, Ganau A, Dubowitz V, Sewry C (1995) A mutation in the dystrophin gene selectively affecting dystrophin expression in the heart. J Clin Invest 96:693–699

Nascimben L, Reis I, Pessinia AC, Pauletto P, Ingwall JS (1993) Differences in regional distribution of creatine kinase and glycolytic enzymes in failing human heart. Circulation [Suppl] 88:I407

Neta R, Oppenheim JJ, Durum SK (1990) The cytokine concept: historical perspectives and current status of the cloned cytokines. In: Cohen S (ed) Lymphokines and immune response. CRC Press, Boca Raton, FL, pp 29–42

Neu N, Beisel KW, Traystman MD, Rose NR, Craig SW (1987) Autoantibodies specific for the cardiac myosin isoform are found in mice susceptible to Coxsackievirus B3-induced myocarditis. J Immunol 138:2.488–2.492

Neubauer S, Krahe T, Schindler R, Horn M, Hillenbrand H, Entzeroth C, Mader H, Kromer EP, Riegger GAJ, Lackner K, Ertl G (1992) 31P magnetic resonance spectroscopy in dilated cardiomyopathy and coronary artery disease: altered cardiac high-energy phosphate metabolism in heart failure. Circulation 86:1.810–1.818

Nishi H, Koga Y, Koyanagi T, Harada H, Imaizumi T, Toshima H, Sasazuki T, Kimura A (1995) DNA typing of HLA class II genes in japanese patients with dilated cardiomyopathy. J Mol Cell Cardiol 27:2.385–2.392

O'Connel JB, Reap EA, Robinson JA (1986) The effects of cyclosporin on acute murine Coxsackie B3 myocarditis. Circulation 73:353–359

Ohlsen EGJ (1985) The problem of viral heart disease: how often do we miss it? Postgrad Med J 61:479–480

Olson TM, Keating MT (1996) Mapping a cardiomyopathy locus to chromosome 3p22-p25 J Clin Invest 97:528-532

Olson TM, Thibodeau SN, Lundquist PA, Schaid DJ, Michels VV (1995) Exclusion of a primary gene defect at the HLA locus in familial idiopathic dilated cardiomyopathy. J Med Genet 32:876–880

Packer M, Bristow MR, Cohn JN, Colucci WS, Fowler MB, Gilbert EM, Shusterman NH (1996) The effect of carvedilol on morbidity and mortality in patients with chronic heart failure. N Engl J Med 334:1349–1355

Parillo JE, Cunnion RE, Epstein SE (1989) A prospective, randomized, controlled trial of prednisone for dilated cardiomyopathy. N Engl J Med 321:1.061–1.068

Pauschinger M, Preis S, Triesch A, Doerner A, Schultheiss H-P (1994) Detection of enteroviral RNA in patients having chronic myocarditis respectively dilated cardiomyopathy. Circulation 90:1.174

Peters TJ, Wells G, Oakley CM, Brooksby IAB, Jenkins BS, Webb-Peploe MM, Coltart DJ (1977) Enzymic analysis of endomyocardial biopsy specimens from patients with cardiomyopathy. Br Heart J 38:1.333–1.339

Phillips RA, Spaner DE (1991) The SCID mouse: mutation in a DNA repair gene creates recipients useful for studies on stem cells, lymphocyte development and graft-vs.-host disease. Immunol Rev 124:63–73

Pieske B, Kretschmann B, Meyer M, Holubarsch C, Weirich J, Posival H, Minami K, Just H, Hasenfuss G (1995) Alterations in intracellular calcium handling associated with the inverse force-frequency relation in human dilated cardiomyopathy. Circulation 92:1.169–1.178

Poche R (1982) Begriffsbestimmung, Einteilung und Definition der Kardiomyopathien und Myokardiopathien. In: Rosskamm H, Reindell H (Hrsg) Herzkrankheiten. Springer, Berlin Heidelberg New York

Popovich M, Kostin S, Branishte T, Kobets V, Kapelko V (1995) Cellular hypertrophy in cardiomyopathic patients is associated with lower creatin-stimulated mitochondrial respiration. Mol Cell Biochem 143:1–5

Quigley PJ, Richardson PJ, Meany BT (1987) Longterm follow up of acute myocarditis: correlation of ventricular function and outcome. Eur Heart J [Suppl J] 8:1.303–1.307

Rager-Zisman B, Allison AC (1979) Effects of immunosuppression on Coxsackie B3 virus infection in mice, and passive protection by circulating antibody. J Gen Virol 19:339–342

Raynolds MV, Bristow MR, Bush EW (1993) Angiotensin-converting enzyme DD genotype in patients with ischemic or idiopathic dilated cardiomyopathy. Lancet 342:1.073–1.075

Rezkalla S, Khatib G, Khatib R (1986) Coxsackie B4 myocarditis: deleterious effects of nonsteroidal anti-inflammatory agents. J Lab Clin Med 107:393–399

Rose NR, Herskowitz A, Neumann DA, Neu N (1988) Autoimmune myocarditis: a paradigm of post-infection autoimmune disease. Immunol Today 9 117–119

Rose NR, Neumann DA, Herskowitz A (1992) Coxsackievirus myocarditis. Adv Intern Med 37:411–429

Sakakibara S, Konno S (1962) Endomyocardial biopsy. Jpn Heart J J3:537

Sasse S, Brand NJ, Kyprianou P, Dhoot GK, Wade R, Arai M, Periasamy M, Yacoub MH, Barton PJ (1993) Troponin I gene expression during human cardiac development and in end-stage heart failure. Circ Res 72:932–938

Sato S, Tsutsumi R, Burke A, Carson G, Porro V, Seko Y, Okumura K, Kawana R, Virmani R (1994) Persistence of replicating Coxsackievirus B3 in the athymic murine heart is associated with development of myocarditic lesions. J Gen Virol 75:2.911–2.924

Schöniau U, Crombach M, Maisch B (1993) Assessment of cytomegalovions DNA and protein expression in patients with myocarditis. Clin Immunol Immunopathol 68:229–233

Schultheiss H-P (1989) The significance of autoantibodies against the ADP/ATP carrier for the pathogenesis of myocarditis and dilated cardiomyopathy – clinical and experimental data. Springer Semin Immunopathol 11:15–30

Schultheiss H-P (1992a) Dysfunction of the ADP/ATP carrier as a causative factor for the disturbance of the myocardial energy metabolism in dilated cardiomyopathy. Basic Res Cardiol 87:311–320

Schultheiss H-P (1992b) Immunsuppressive Therapie bei Myokarditis und dilatativer Kardiomyopathie. Internist 33:650–662

Schultheiss H-P (1993) Disturbance of the myocardial energy metabolism in dilated cardiomyopathy due to autoimmunological mechanisms. Circulation 87:IV43–IV48

Schultheiss H-P, Bolte HD, Schwimmbeck P, Klingenberg M (1983) The antigenic characteristics and the significance of the adenine nucleotide translocator (ANT) as a major autoantigen or antimitochondrial antibodies in myocarditis and congestive cardiomyopathy. J Mol Cell Cardiol 15:85–93

Schultheiss H-P, Schulze K, Kühl U, Ulrich G, Klingenberg M (1986) The ADP/ATP carrier as mitochondrial autoantigen – facts and perspectives. Ann N Y Acad Sci 488:44–64

Schultheiss H-P, Janda I, Kühl U, Ulrich G, Morad M (1988a) Antibodies against the ADP/ATP carrier interact with the calcium channel and induce cytotoxicity by enhancement of calcium permeability. In: Morad M, Nayler W, Kazda S, Schramm M (eds) The calcium channel: structure, function and implications. Springer, Berlin Heidelberg New York, pp 619–631

Schultheiss H-P, Ulrich G, Janda I, Kühl U, Morad M (1988b) Antibody-mediated enhancement of calcium permeability in cardiac myocytes. J Exp Med 168:2.105–2.119

Schultheiss H-P, Kühl U, Schulze K, Schwimmbeck P, Strauer BE (1990) Biomolecular changes in dilated cardiomyopathy. In: Baroldi G, Camarini F, Goodwin JF (eds) Advances in cardiomyopathies. Springer, Berlin Heidelberg New York, pp 221–234

Schultheiss H-P, Kühl U, Janda I, Schanwell M, Strauer BE (1992) Immunosuppressive therapie in myocarditis? Herz 17:112–121

Schultheiss H-P, Schulze K, Schauer R, Witzenbichler B, Strauer BE (1995) Antibody-mediated imbalance of myocardial energy metabolism – a causal factor of cardiac function. Circ Res 76:64–72

Schultheiss H-P, Schulze K, Dörner A (1996a) Significance of the adenine nucleotide translocator in the pathogenesis of viral heart disease. Mol Cell Biochem 163/164:319–327

Schultheiss H-P, Schulze K, Schwimmbeck P, Dörner A (1996b) The adenine nucleotide translocator. A major autoantigen in myocarditis and dilated cardiomyopathy. In: Schultheiss H-P, Schwimmbeck P (eds) The role of immune mechanisms in cardiovascular disease. Springer, Berlin Heidelberg New York, pp 85–100

Schulze K, Becker BF, Schultheiss HP (1989) Antibodies to the ADP/ATP carrier, an autoantigen in myocarditis and dilated cardiomyopathy, penetrate into myocardial cells and disturb energy metabolism in vivo. Circ Res 64:179–192

Schulze K, Becker BF, Schauer R, Schultheiss H-P (1990) Antibodies to the ADP/ATP carrier – an autoantigen in myocarditis and dilated cardiomyopathy – impair cardiac function. Circulation 81:959–969

Schwimmbeck PL, Schwimmbeck NK, Schultheiss H-P, Strauer BE (1993) Mapping of antigenic determinants of the adenine nucleotide translocator and Coxsackie B3 virus with synthetic peptides: use for the diagnosis of viral heart disease. Clin Immunol Immumpathol 68:135–140

Schwimmbeck PL, Badorff C, Schultheiss HP, Strauer BE (1994) Transfer of human myocarditis into severe combined immundeficiency mice. Circ Res 75:156–164

Schwimmbeck PL, Badorff C, Rohn G, Schulze K, Schultheiss H-P (1996) The role of sensitized T cells in myocarditis and dilated cardiomyopathy. Int J Cardiol 54:117–125

Sekiguchi M, Hiroe M, Take M, Kaneko M, Kusakabe K (1985) Natural history of 20 patients with biopsy proven acute myocarditis. A 10 year follow-up. Circulation 72:110

Shanes JG, Ghali J, Billingham ME, Ferrans VJ, Fenoglio JJ, Edwards WD, Tsai CC, Saffitz JE, Isner J, Furner S, Subramanian R (1987) Interobserver variability in the pathologic interpretation of endomyocardial biopsy results. Circulation 75:401–405

Smith SC, Allen PM (1991) Myosin-induced acute myocarditis is a T cell-mediated disease. J Immunol 147:2.141–2.147

SOLVD investigators (1991) Effect of enalapril on survival in patients with reduced left ventricular ejection fractions and congestive heart failure. N Engl J Med 325:293–302

Steenbergen C, Kolbeck PC, Wolfe JA, Anthony RM, Sanfilippo FP, Jennings RB (1986) Detection of lymphocytes in endomyocardium using immunohistochemical techniques. Relevance to evaluation of endomyocardial biopsies in suspected cases of lymphocytic myocarditis. J Appl Cardiol 1:63–73

Stille-Siegener M, Heim A, Figulla HR (1995) Subclassification of dilated cardiomyopathy and interferon treatment. Eur Heart J [Suppl O] 16:147–149

Studer R, Reinecke H, Bilger J, Eschenhagen T, Böhm M, Hasenfuß G, Just H, Drexler H (1994) Gene expression of the cardiac Na^+-Ca^{2+} exchanger in end-stage human heart failure. Circ Res 75:443–453

Suomaleinen A, Paetau A, Leinonen H, Majander A, Peltonen L, Somer H (1992) Inherited idiopathic dilated cardiomyopathy with multiple deletions of mitochondrial DNA Lancet 340:1319–1320

Sylvén C, Lin L, Jansson E, Sotonyi P, Fu LX, Waagstein F, Hjalmarsson A, Marcus C, Brönnegard M (1993) Ventricular adenine nucleotide translocator mRNA is upregulated in dilated cardiomyopathy. Cardiovasc Res 27:1.295–1.299

Tamara A, Liu P, Sole MJ (1994) Viral infection and the pathogenesis of dilated cardiomyopathy. Circ Res 74:182–188

Tamburro P, Walber D (1992) Sudden death in ideopathic dilated cardiomyopathy. Am Heart J 124:1.035–1.045

Tate K, Magnusson Y, Viguier M, Lengagne R, Hjalmarson A, Guillet JG, Hoebeke J (1994) Epitope analysis of T- and B-cell response against the human beta 1-adrenoceptor. Biochimie 76:159–164

Tighe H, Silverman GJ, Kozin F, Tucker R, Gulizia R, Peebles C, Lotz M, Rhodes G, Machold K, Mosier DE, Carson DA (1990) Autoantibody production by severe combined immunodeficient mice reconstituted with synovial cells from rheumatoid arthritis patients. Eur J Immunol 20:1.843–1.848

Tomioka N, Kishimoto C, Matsumori A, Kawai C (1986) Effects of prednisolone on acute viral myocarditis in mice. J Am Coll Cardiol 7:868

Torre-Amione G, Kapadia S, Lee J, Durand JB, Bies RD, Young JB, Mann DL (1996) Tumor necrosis factor-a and tumor necrosis factor receptors in the failing human heart. Circulation 93:704–711

Towbin JA, Hejtmancik JF, Brink P, Gelb B, Zhu XM, Chamberlain JS, McCabe ER (1993) X-linked cardiomyopathy: molecular genetic evidence of linkage to the Duchenne muscular dystrophy (dystrophin) gene at the Xp21 locus. Circulation 87:1.854–1.865

Tracy S, Wiegand V, McManus B, Gauntt C, Pallansch M, Beck M, Chapman N (1990) Molecular approaches to enteroviral diagnosis in idiopathic cardiomyopathy and myocarditis. J Am Coll Cardiol 15:1.688–1.694

Tranair T, Yeoh T, Cartmill T, Keogh A, Spratt P, Chang V, Remedios CG dos, Gunning P (1993) Myosin light chain gene expression associated with disease states of human heart. J Mol Cell Cardiol 25:577–585

Traystman MD, Beisel KW (1991) Genetic control of Coxsackievirus B3-induced heart-specific autoantibodies associated with chronic myocarditis. Clin Exp Immunol 86:291–298

Traystman, MD, Chow LH, McManus BM, Herskowitz A, Nesbitt MN, Beisel KW (1991) Susceptibility to Coxsackievirus B3-induced chronic myocarditis maps near the murine TCR alpha and Myhc alpha loci on chromosome 14. Am J Pathol 138:721–726

Ungerer M, Böhm M, Elce JS, Erdmann E, Lohse MJ (1993) Altered expression of beta adrenergic receptor kinase and beta 1-adrenergic receptors in the failing human heart. Circulation 87:454–463

Waagstein F, Bristow MR, Swedberg K (1993) Beneficial effects of metoprolol in idiopathic dilated cardiomyopathy. Lancet 342:1.441–1.446

Wallukat G, Luther HP, Müller J, Wollenberger A (1996) The possible pathogenetic role of autoantibodies in myocarditis and dilated cardiomyopathy. In: Schultheiss HP, Schwimmbeck P (eds) The role of immnue mechanisms in cardiovascular disease. Springer, Berlin Heidelberg New York, pp 77–84

Weiss LM, Liu XF, Chang KL, Billingham ME (1992) Detection of enteroviral RNA in idiopathic dilated cardiomyopathy and other human cardiac tissue. J Clin Invest 90:156–159

WHO (1996) Report of the 1995 World Health Organization/International society and federation of cardiology task force on the definition and classification of cardiomyopathies. Circulation 93:841–842

Why HJF, Meany TB, Richardson PJ, Olsen EGJ, Bowles NE, Cunnigham L, Freeke CA, Archard LC (1994) Clinical and prognostic significance of detection of enteroviral RNA in the myocardium of patients with myocarditis or dilated cardiomyopathy. Circulation 89:2.582–2.589

Wiegand V, Tracy S, Chapman N, Wucherpfennig C (1990) Enteroviral infection in end stage dilated cardiomyopathy. Klin Wochenschr 68:914–920

Wolff P, Kühl U, Schultheiss HP (1989) Laminin distribution and autoantibodies to laminin in dilated cardiomyopathy and myocarditis. Am Heart J 117:1.303–1.309

Wolfgram LJ, Beisel KW, Herskowitz A, Rose NR (1986) Variations in the susceptibility to Coxsackievirus B3-induced myocarditis among different strains of mice. J Immunol 136:1.846–1.852

Woodruff JF, Woodruff JJ (1974) Involvement of T lymphocytes in the pathogenesis of Coxsackievirus B3 heart disease. J Immunol 113:1.726–1.734

Yokoyama T, Rossen VL, Durante W, Hazarika P, Mann DL (1993) Cellular basis for the negative inotropic effects of tumor necrosis factor-alpha in adult mammalian heart. J Clin Invest 92:2.302–2.312

Zee-Cheng CS, Tsai CC, Palmer DC, Codd JE, Pennington DG, Williams GA (1984) High incidence of myocarditis by endomyocardial biopsy in patients with idiopathic congestive cardiomyopathy. J Am Coll Cardiol 3:63–70

Zeviani M, Gellera C, Antozzi C, Rimoldi M, Morandi L, Villani F, Tiranti V, DiDonato S (1991) Maternally inherited myopathy and cardiomyopathy: association with mutation in mitochondrial DNA tRNA (leu) (UUR). Lancet 338:143–147

Zoll GJ, Melchers WJG, Kopecka H, Jambroes G, Poel HJA van der, Galama JMD (1992) General primer-mediated polymerase chain reaction for detection of enteroviruses: application for diagnostic routine and persistent infections. J Clin Microbiol 30:160–165

1.5 Molekulare Grundlagen der Herzinsuffizienz

Thomas Eschenhagen und Joachim Weil

Inhaltsverzeichnis

Handbuch der molekularen Medizin, Band 3
Herz-Kreislauf-Erkrankungen
D. Ganten/K. Ruckpaul (Hrsg.)
© Springer-Verlag Berlin Heidelberg 1998

1.5.1 Einführung

1.5.1.1 Begriffsbestimmungen und Überblick

Die Herzinsuffizienz ist ein klinisches Syndrom, das durch die Unfähigkeit des Herzens gekennzeichnet ist, das vom Organismus benötigte Herzzeitvolumen bei ausreichendem enddiastolischem Ventrikeldruck zu fördern. Dieses Mißverhältnis von Angebot und Bedarf verursacht eine Aktivierung neurohumoraler Kompensationsmechanismen, die darauf gerichtet sind, eine ausreichende Organperfusion zu gewährleisten, letztlich aber zum beschleunigten Fortschreiten der Herzinsuffizienz beitragen. Die wichtigsten Symptome der Herzinsuffizienz sind Stauungserscheinungen im kleinen und großen Kreislauf (Rückwärtsversagen) sowie Zeichen der Minderperfusion von Organen (Vorwärtsversagen). Nach einem Vorschlag der New York Heart Association wird der Schweregrad der klinischen Symptomatik in 4 Klassen eingeteilt (NYHA I–IV; Tabelle 1.5.1).

In der Regel ist die Herzinsuffizienz Folge einer Kontraktionsschwäche der Kammermuskulatur (Myokardinsuffizienz), deren wichtigste Ursachen wiederum ein Untergang von Herzmuskelgewebe (Myokardinfarkt), ein chronischer Sauerstoffmangel (Koronarinsuffizienz) sowie eine chronische Druck- und Volumenüberlastung (Hypertonie, Herzklappenfehler) sind. Seltenere Ursachen sind primäre Herzmuskelerkrankungen unbekannter Ätiologie (Kardiomyopathien), Entzündungen, Stoffwechselanomalien oder Intoxikationen. Davon abzugrenzen sind Formen der Herzinsuffizienz, bei denen die Auswurfleistung des Herzens aufgrund mechanischer, hämodynamischer oder arrhythmogener Ursachen abnimmt, ohne daß die Kontraktionskraft des Herzmuskels eingeschränkt sein muß (z. B. Herzbeuteltamponade, Panzerherz, hochgradige Brady- oder Tachykardien).

1.5.1.2 Paradigmenwandel in der Definition der Herzinsuffizienz

Erkrankungen des Herzens galten im Mittelalter als unvereinbar mit dem Leben, was eine systematische Beschäftigung mit der Herzinsuffizienz behinderte [Neuburger 1928]. Erst seit Anfang des 19. Jahrhunderts kann von einer breit ausgebauten klinischen und pathologisch-anatomischen Kardiologie gesprochen werden [Neuburger 1928], deren Grundlage die Arbeiten von William Harvey (1628) und Jean Baptist Senac (1749) bildeten. Im Lauf der Zeit prägten unterschiedliche Paradigmen die Definition der Herzinsuffizienz, die den Erkenntnisstand der jeweiligen Zeit und die verfügbaren Techniken widerspiegelten [Katz 1990]. Zunächst standen Veränderungen der **Organphysiologie** im Vordergrund. Dieses erste Paradigma der Herzinsuffizienz postulierte die Unfähigkeit des erkrankten Herzens, eine adäquate Organdurchblutung unter physiologischen Bedingungen aufrechtzuerhalten. Beachtung fanden v. a. Änderungen in der Zirkulation, die zwar eine Vielzahl der typischen Symptome dieser Erkrankung bedingen, letztlich aber nur Folge einer eingeschränkten Pumpleistung des Herzens sind. Anfang 1960 lenkten neue Erkenntnisse über myokardiale Kontraktionsvorgänge und energetische Prozesse im Myokard das Interesse auf Veränderungen der einzelnen Herzmuskelzelle, das Paradigma der **Zellbiochemie**. Dieses definierte die Herzinsuffizienz über eine verminderte Kontraktilität und eine gestörte Relaxation des Herzmuskels. Ergänzt wurden diese

Tabelle 1.5.1. Stadieneinteilung der Herzinsuffizienz nach den Kriterien der New York Heart Association (NYHA), modifiziert nach: Criteria Comittee, New York Heart Association [1964]

NYHA-Stadium I	Keine Einschränkung: normale körperliche Tätigkeit führt nicht zur Dyspnoe, Erschöpfung, Angina pectoris oder Palpitationen
NYHA-Stadium II	Leichte bis mittlere Einschränkung: **verstärkte** körperliche Tätigkeit führt zu Dyspnoe, Erschöpfung, Angina pectoris oder Palpitationen, keine Beschwerden in Ruhe
NYHA-Stadium III	Erhebliche Einschränkung: keine Beschwerden in Ruhe, **normale** körperliche Tätigkeit führt jedoch zu den oben genannten Symptomen
NYHA-Stadium IV	Schwere Einschränkung: bereits Beschwerden **in Ruhe**, Unfähigkeit, eine körperliche Tätigkeit auszuführen, ohne daß es zu Symptomen kommt

Tabelle 1.5.2. Paradigmenwandel in der Herzforschung, nach Katz [1992]

Paradigmen	Beispiele
Organ (Physiologie)	Frank-Starling-Mechanismus
Zelle (Biochemie, Biophysik)	Second messenger, Kalziumtransienten
Gen (Gentechnik)	Änderung in der Genexpression

Erkenntnisse Mitte der 80er Jahre durch das Paradigma der **Molekularbiologie**, als gezeigt wurde, daß viele der pathophysiologischen und biochemischen Veränderungen im Rahmen der Myokardinsuffizienz Folge einer veränderten Genexpression in Herzmuskelzellen sind (Tabelle 1.5.).

1.5.1.3 Epidemiologie und sozialpolitische Dimension

Die chronische Herzinsuffizienz ist eine Erkrankung des älteren Patienten. Sie ist eine der häufigsten Erkrankungen in den westlichen Industrieländern überhaupt und die einzige kardiovaskuläre Erkrankung, deren Inzidenz (neu aufgetretene Fälle pro Jahr) in den vergangenen Jahren angestiegen ist [Gahli et al. 1990, Kannel u. Pinsky 1991]. In der Framingham-Studie, die in einer amerikanischen Kleinstadt 5.192 Männer und Frauen über einen Zeitraum von 16 Jahren (von 1949–1965) hinsichtlich der Entwicklung einer Herzinsuffizienz untersuchte, lag die durchschnittliche jährliche Inzidenz (für alle Altersgruppen) für Frauen bei 1,4 und für Männer bei 2,3 Fällen pro 1.000 untersuchten Personen. Eindrucksvoll ist die Beziehung zwischen Lebensalter und Häufigkeit der Herzinsuffizienz. Im Durchschnitt verdoppelte sich die Inzidenz jenseits des 45. Lebensjahrs mit jedem Lebensjahrzehnt [Kannel u. Pinsky 1991, Kannel et al. 1994, McKee et al. 1971]. Leider liegen entsprechende Zahlen für die Bundesrepublik Deutschland nicht vor. Aufgrund der ähnlichen Bevölkerungsstruktur und Lebensweise und in Analogie zu anderen kardiovaskulären Erkrankungen (z. B. ist die Häufigkeit der koronaren Herzkrankheit in den USA und Deutschland gleich) ist aber von gleichen Daten auszugehen. Weltweit sind etwa 15 Mio. Patienten an Herzinsuffizienz erkrankt (Prävalenz) [Eriksson 1995]. In der Bundesrepublik Deutschland kann man von etwa 1 Mio. Fällen von Herzinsuffizienz ausgehen, die 1994 für über 50.000 Todesfälle verantwortlich waren (Tabelle 1.5.3). Die Herzinsuffizienz macht damit 6% der Gesamtsterblichkeit aus (Statistisches Bundesamt 1993).

In den letzten 100 Jahren ist die Lebenserwartung der Bevölkerung in den westlichen Industrieländern von 35 auf >70 Jahre angestiegen (Allgemeine Sterbetafeln des Statistisches Bundesamts). Parallel dazu hat der Anteil der alten Menschen (>65 Jahre) stark zugenommen. Er beträgt derzeit in Deutschland etwa 15% oder 12 Mio. Menschen (Statistisches Bundesamt, Wirtschaft und Statistik

Tabelle 1.5.3. Gesamtletalität der Herzinsuffizienz in der Bundesrepublik Deutschland von 1980–1994, aufgeschlüsselt nach dem Lebensalter. Der Letalitätsstatistik liegt der ICD-Schlüssel (International classification of disease, injuries and causes of death) zugrunde. Die Zahlen gelten nur für Westdeutschland (Statistisches Bundesamt 1996)

Lebensalter [Jahre]	1980	1985	1990	1994
[Jahre]				
0–25	56	53	61	54
26–50	658	503	363	293
51–75	13.377	10.027	6.831	6.990
>75	39.666	45.159	45.622	43.408
Gesamtletalität	53.757	55.742	52.877	50.745

Tabelle 1.5.4. Geschätzte Kosten für die Behandlung kardiovaskulärer Erkrankungen in den USA, nach: Heart u. Stroke Facts [1995]

	[%]	[Mrd. $]
Krankenhausleistungen	64	87,8
Ärzte und Pflegepersonal	15	21,2
Arbeitskraftverlust	15	20,2
Medikamente	6	8,4
Gesamt	100	137,7

1994). Schätzungen besagen, daß dieser Anteil im Lauf der nächsten 40 Jahre um 30% zunehmen wird. Daher ist, eine etwa gleichbleibende Inzidenz vorausgesetzt, mit einem ähnlichen Anstieg der Prävalenz der Herzinsuffizienz zu rechnen. Man geht weiter davon aus, daß etwa 30–40% der Patienten mit einer Herzinsuffizienz mindestens 1mal pro Jahr hospitalisiert werden [SOLVD Investigators 1991]. Nach Berechnungen aus den USA machen die stationären Kosten fast 70%, die Medikamente aber nur 6% der gesamten Kosten (138 Mrd. $) für die Behandlung kardiovaskulärer Erkrankungen aus [Heart and Stroke Facts 1995] (Tabelle 1.5.4). D. h., selbst wenn eine optimale Versorgung der Bevölkerung mit den heute zur Verfügung stehenden Pharmaka die Medikamentenkosten erhöhte, wäre schon bei einer geringen Reduktion der Hospitalisierungsrate mit Nettoeinsparungen zu rechnen. Beispielsweise würde eine Zunahme der Medikamentenkosten um 100% schon kostengünstig sein, wenn sie zu einer mindestens 8,5%igen Verringerung der Kosten stationärer Behandlungen führen würde (von 70 auf 64%). Derartige Verbesserungen sind nach den großen kontrollierten Studien (Kapitel 1.5.5 „Behandlung der Herzinsuffizienz") durchaus zu erwarten.

Legt man die zunehmende Inzidenz und Prävalenz der Herzinsuffizienz in der Bevölkerung zugrunde, so ist auffällig, daß dennoch die Gesamtsterblichkeit der Herzinsuffizienz über die letzten 14 Jahre nicht zugenommen hat (Tabelle 1.5.3). Im Gegenteil nahm sogar die absolute Zahl der herzinsuffizienzbedingten Todesfälle <65 Jahre um 48% ab. Auch wenn diese Daten (ICD-Schlüssel) mit Vorsicht zu interpretieren sind, da sie keinen kontrollierten Studien entnommen sind, läßt sich der Sachverhalt dennoch als Hinweis auf eine Verbesserung der Prognose der Herzinsuffizienz in den letzten Jahren interpretieren. Zu einer Prognoseverbesserung dürften Veränderungen der Lebensumstände ebenso beigetragen haben wie eine verbesserte Therapie. Die Bedeutung letzterer wird durch die dokumentierten Erfolge der modernen Arzneimitteltherapie nahegelegt (Kapitel 1.5.5 „Behandlung der Herzinsuffizienz").

1.5.1.4 Prognose der Herzinsuffizienz

Die durchschnittliche 5-Jahres-Überlebenswahrscheinlichkeit der Herzinsuffizienz beträgt, verschiedene Studien und Stadien zusammengenommen, nach der Diagnosestellung 40–50% (Abb. 1.5.1). Sie ist damit trotz medikamentöser Therapie schlechter als die mancher Malignome (mittlere 10-Jahres-Überlebenswahrscheinlichkeit beim Mammakarzinom 60–70% [Silverstein et al. 1997]). Einschränkend muß berücksichtigt werden, daß etwa 92% der herzinsuffizienzbedingten Todesfälle (in den USA) Patienten betreffen, die älter als 65 Jahre sind [Centers for Disease Control 1994]. Daher ist zu erwarten, daß Überlagerungen

des Krankheitsverlaufs und der „natürlichen Prognose" vorkommen. Tatsächlich weisen neuere Daten darauf hin (Abb. 1.5.2), daß Patienten mit einer idiopathisch dilatativen Kardiomyopathie, die in der Regel jünger als 65 Jahre sind, eine 5-Jahres-Überlebenszeit von 80% haben [Komajada et al. 1990].

Nach einer aktuellen Metaanalyse von 27 Studien sterben 39–42% der Patienten mit Herzinsuffizienz an progressivem Pumpversagen und 32–34% am sog. plötzlichen Herztod, wobei ein Rest von etwa 25% nicht-kardialer Ursachen bleibt [Narang et al. 1996]. Vom plötzlichen Herztod spricht man bei

...kardial bedingten Todesfällen, die im natürlichen Verlauf (z. B. ohne Fremdbeteiligung), plötzlich, schnell und unerwartet eintreten...

[Myerburg et al. 1992]. Dahinter verbergen sich in der Regel Herzrhythmusstörungen oder ein akut tödlicher Myokardinfarkt.

Der Krankheitsverlauf der chronischen Herzinsuffizienz unterliegt ausgeprägten individuellen Schwankungen, so daß eine Prognoseabschätzung im Einzelfall problematisch ist. Die Möglichkeit, selektionierten Patienten effektive, aber aus medizinischen oder wirtschaftlichen Gründen begrenzte Therapien wie die Herztransplantation oder die Implantation von elektrischen Defibrillatoren (ICD) zukommen zu lassen, setzt aber eine einigermaßen verläßliche Prognoseabschätzung voraus. Man hat inzwischen eine Reihe von Vorhersagewerten identifiziert (Tabelle 1.5.5). Vereinfacht ausgedrückt ist die Prognose um so schlechter, je älter der Patient ist, je schlechter die Ventrikelfunktion und je stärker neurohumorale Kompensationsmechanismen aktiviert sind.

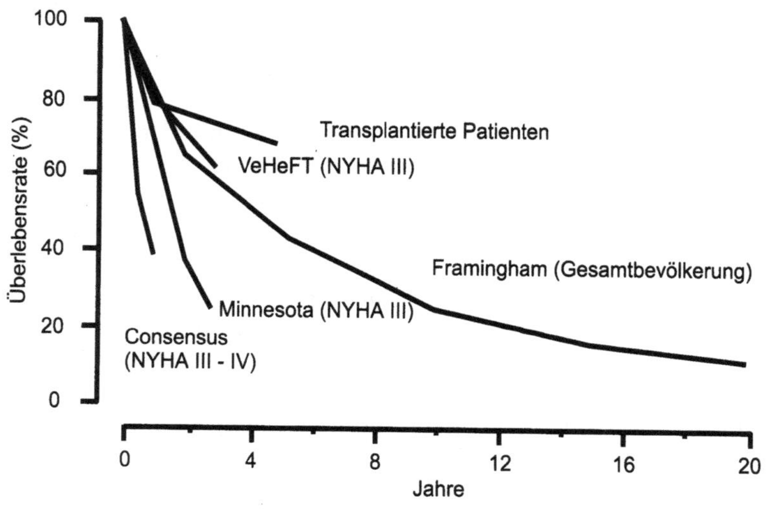

Abb. 1.5.1. Überlebensrate bei Patienten mit chronischer Herzinsuffizienz in Abhängigkeit vom Schweregrad der Erkrankung (NYHA-Stadium). Zusammengefaßte Ergebnisse aus verschiedenen klinischen Studien. Die mittlere Überlebensrate bei Patienten mit chronischer Herzinsuffizienz beträgt 50% in 5 Jahren. (NYHA=New York Heart Association), aus Poole-Wilson [1990]

Tabelle 1.5.5. Prognostisch ungünstige Faktoren bei der Herzinsuffizienz, *ANP* atrio natriuretic peptide; *BNP* brain natriuretic peptide; ↓ Abnahme; ↑ Zunahme

Klinische Faktoren	Hämodynamische Faktoren	Biochemische Faktoren	Elektrophysiologische Faktoren	Morphologische Faktoren
NYHA-Stadium ↑	Ventrikuläre Auswurffraktion ↓	Plasmanoradrenalin (>800 pg/ml)	Herzfrequenzvariabiliät ↓	Verlust an Myofilamenten
Zeichen der Rechtsherzinsuffizienz	Ventrikulärer Füllungsdruck ↑	Plasmareninaktivität (>16 ng/ml und h)	Komplexe Arrhythmien	
Herzfrequenz in Ruhe ↑	Kardialer Index (<2,5 l/min und m^2)	Plasma-ANP (>125 pg/ml)	Dokumentierte Asystolie	
Maximale systemische Sauerstoffaufnahme ↓	Pulmonaler Venenverschlußdruck (>20 mmHg)	Plasma-BNP ↑		
S3-Galopp	Pulmonale Hypertonie	Hyponaträmie (<130 mmol/l)		
Synkope	Systemische Hypotonie			
Lebensalter >65 Jahre Männlich				

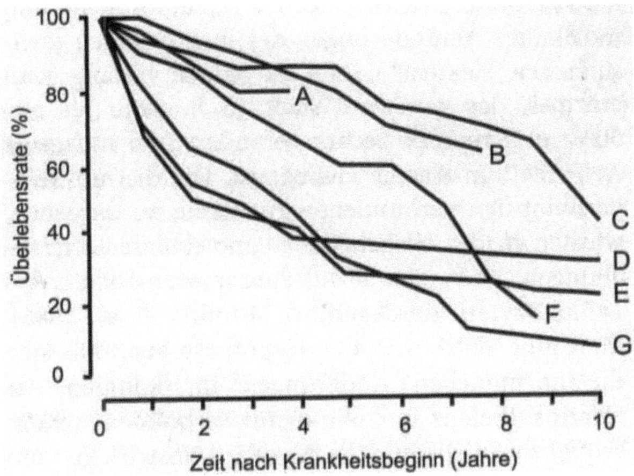

Abb. 1.5.2. Überlebensrate bei Patienten mit idiopathischer dilatativer Kardiomyopathie. Ergebnisse 7 verschiedener Studien, die zwischen 1960 und 1989 durchgeführt wurden. Zu erkennen ist eine deutliche Verbesserung der Prognose in den neueren Studien (*A-C*), *A* Di Lenarda et al. [1990], *B* Sugrue et al. [1992], *C* Komajada et al. [1990], *D* Diaz et al. [1987], *E* Fuster et al. [1990], *F* Ikram et al. [1987], *G* Roberts et al. [1987], aus Dec u. Foster [1994]

Der Grad der **myokardialen Funktionseinschränkung** wird klinisch durch die 4 NYHA-Stadien widergespiegelt (Tabelle 1.5.1). Objektivierbare Parameter wie eine Einschränkung der ergometrisch bestimmten maximalen Sauerstoffaufnahme, der auskultatorische Befund eines S3-Galopp-Rhythmus sowie eine durch invasive Techniken meßbare Verringerung der ventrikulären Auswurf-

fraktion (<30%) und des kardialen Indexes, ein erhöhter ventrikulärer Füllungsdruck und pulmonalkapillarer Verschlußdruck spiegeln alle eine schlechte Ventrikelfunktion wider und gehen mit einer schlechteren Prognose einher [Franciosa et al. 1983].

Als relativ gute Vorhersagewerte haben sich die klinischen und laborchemischen Parameter bewährt, die eine **neurohumorale Aktivierung** widerspiegeln. Dazu gehören eine erhöhte mittlere Herzfrequenz in Ruhe, eine verringerte Herzfrequenzvariabilität und ein gestörter Baroreflex [Malik 1995] ebenso wie erhöhte Plasmanoradrenalin- [Cohn et al. 1984, Rector et al. 1987], -renin- [Francis et al. 1993] und -ANP/BNP-Konzentrationen (atriales natriuretisches Peptid und brain natriuretic peptide) [Clarkson et al. 1996, Gottlieb et al. 1989, Keogh et al. 1990, Yasue et al. 1994] (Abb. 1.5.3). Unter diesen kommt der Plasmanoradrenalinkonzentration nach neuen Daten die größte prognostische Bedeutung zu [Benedict et al. 1996]. Auch das Vorliegen einer Hyponaträmie geht mit einer schlechten Prognose einher [Keogh et al. 1990, Lee u. Packer 1986]. Der Vorteil dieser Faktoren könnte sein, daß sie zwar ebenfalls indirekte Folge einer schlechten Ventrikelfunktion sind, diese aber im Gegensatz zu akuten hämodynamischen Messungen über einen größeren Zeitraum integrieren.

Ältere Patienten mit Herzinsuffizienz haben im Schnitt eine schlechtere Prognose als **jüngere** [Centers for Disease Control 1994, Dec u. Foster

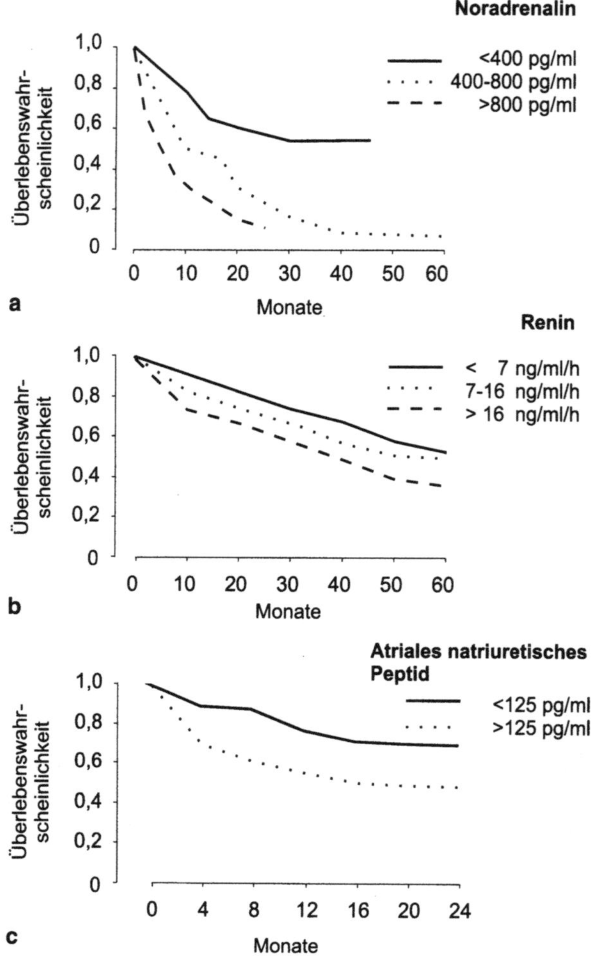

Abb. 1.5.3 a–c. Überlebenswahrscheinlichkeit in Abhängigkeit von prognostischen Laborparametern. Daten aus verschiedenen klinischen Studien. Darstellung mit unterschiedlichen Zeitachsen, **a** Noradrenalinplasmaspiegel in pg/ml [Cohn et al. 1984], **b** Plasmareninaktivität (PRA) in ng/ml und h [Francis et al. 1993], **c** atriales natriuretisches Peptid (ANP) in pg/ml [Gottlieb et al. 1989]

1994]. Dies ist unabhängig von der zugrundeliegenden Herzerkrankung [Kelly et al. 1990] und dürfte zu einem wesentlichen Teil an der zunehmenden Wahrscheinlichkeit von Begleiterkrankungen (z. B. Niereninsuffizienz, Elastizitätsverlust der Gefäße) im Alter und der begrenzten „natürlichen Prognose" liegen.

Störungen der **Erregungsbildung oder -fortleitung** können mit gewissen Einschränkungen zur Prognoseabschätzung herangezogen werden. So sind AV-Überleitungsstörungen [Schoeller et al. 1993] und komplexe Arrhythmien mit einer erhöhten Letalität, insbesondere in Form eines plötzlichen Herztods, verbunden [De Maria et al. 1992]. Das gleiche gilt für stattgehabte Synkopen [Middlekauff et al. 1993]. Gerade die Vorhersagbarkeit

des plötzlichen Herztods ist aber Gegenstand der Diskussion und setzt sehr differenzierte Analysen und Subgruppenbetrachtungen voraus.

Morphologische Untersuchungen an Biopsiematerial haben zwar zeigen können, daß Veränderungen der myozytären Architektur (Verlust an Myofilamenten, Zunahme der Fibrose, häufige Nekrosen) mit einer schlechten Prognose einhergehen [Bernucci et al. 1994, Hammond et al. 1987]. Ob derartige morphologische Untersuchungen aber eine Zusatzinformation gegenüber den anderen prognostischen Faktoren erbringen, ist derzeit offen und muß vor dem Hintergrund der Gefährdung des Patienten durch die Probeentnahme betrachtet werden (Mortalität 0,05%) [Grossman u. Baim 1991, Sekiguchi u. Take 1980]. Das gleiche gilt für theoretische Überlegungen, durch Untersuchungen der **Expression von Markergenen** im Myokard (molekulare Diagnostik) eine verbesserte Prognoseabschätzung vornehmen zu können [Mittmann et al. 1998]. Unter den vielen Genen, deren Expression im terminal insuffizienten Myokard verändert ist (Kapitel 1.5.4 „Funktionelle und molekulare Veränderungen des insuffizienten menschlichen Herzens"), gibt es jedoch bislang kein einziges, das genügend stark (d. h. mehr als 30–50%) und reproduzierbar verändert und nicht wie ANP/BNP im Plasma meßbar ist. Um die mit Myokardbiopsien verbundenen Probleme zu umgehen, wurden in der Vergangenheit molekulare Untersuchungen, z. B. der β-Adrenozeptoren-Dichte, an Lymphozyten, durchgeführt [Brodde et al. 1986]. Man ging dabei von der Hypothese aus, daß sich die hormonellen Änderungen im Rahmen der Herzinsuffizienz und die damit verbundenen Konsequenzen nicht nur am Myokard auswirken, sondern auch an anderen Zellen. Diese Vorstellung hat sich jedoch insofern nicht bestätigt, als daß die beobachteten Veränderungen an Lymphozyten nicht denen am Myokard entsprachen.

Dagegen sind Lymphozyten eine geeignete und einfache Quelle zur **genotypischen Untersuchung** von DNA. Bei Patienten mit hypertropher Kardiomyopathie wurde gezeigt, daß einige Mutationen des Myosins (Abb. 1.5.4) mit einer erhöhten Inzidenz des plötzlichen Herztods einhergehen, andere dagegen nicht [Anan et al. 1994, Epstein et al. 1992, Fananapazir u. Epstein 1994]. Mit der Identifizierung genetischer Ursachen anderer Formen der Kardiomyopathie (Kapitel 1.5.2.4 „Pathologische Veränderungen bei der Herzinsuffizienz") dürfte der genetischen Diagnostik und Prognoseabschätzung in Zukunft eine größere Bedeutung zukommen.

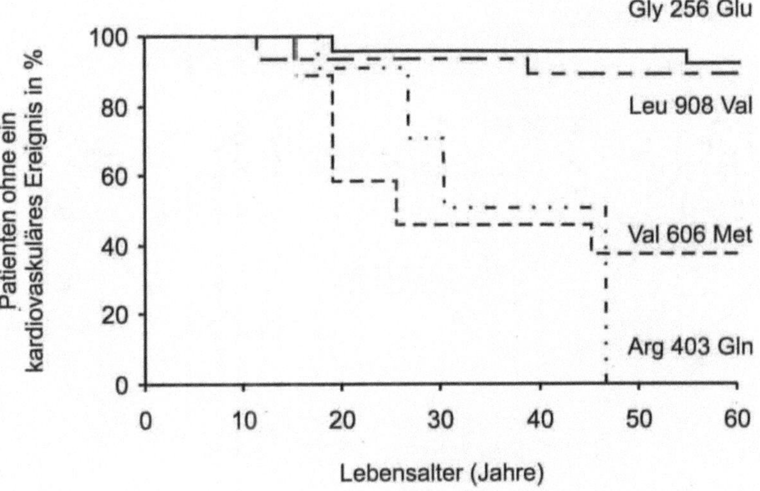

Abb. 1.5.4. Kumulative Anzahl derjen
gen Patienten mit einer hypertrophe
Kardiomyopathie, die kein kardiovaski
läres Ereignis erlitten haben. Dargestel
sind die Kurven für unterschiedlicl
Mutationen des Myosingens. *Val606M*
Austausch der Aminosäure Valin an P(
sition 606 des Myosinproteins durch M
thionin, aus Fananapazir u. Epste
[1994]

1.5.2 Krankheitsbild

1.5.2.1 Pathophysiologie

Bei der Herzinsuffizienz ist die Pumpfunktion des Herzens, in der Regel aufgrund einer verminderten Kontraktionskraft des Myokards, vermindert. Dies hat einerseits eine ungenügende Perfusion von Organen (Vorwärtsversagen), andererseits Druckerhöhungen und Stauungen im venösen Gefäßsystem (Rückwärtsversagen) zur Folge (Abb. 1.5.5). Die Minderperfusion wird vom Organismus mit einer Aktivierung neurohumoraler Anpassungsmechanismen beantwortet. Zu diesen gehören eine Aktivierung des Sympathikus und des Renin-Angiotensin-Aldosteron-Systems sowie eine vermehrte Ausschüttung von antidiuretischem Hormon (ADH oder Vasopressin) aus dem Hypophysenhinterlappen. Der wichtigste Trigger der Sympathikusaktivierung ist eine verminderte Aktivität von Druck- und Volumenrezeptoren im Karotissinus und in den Herzvorhöfen, die zu einer zentralen Enthemmung des Sympathikotonus führt (Kapitel 1.5.4.1 „Neurohumorale Kontrolle des Herzens"). Die Reninausschüttung aus dem juxtaglomerulären Apparat der Niere (Macula densa) wird insbesondere durch eine herabgesetzte Nierenperfusion und eine verminderte Natriumkonzentration im distalen Konvolut stimuliert (Tabelle 1.5.6). ADH wird bei einem erhöhten osmotischen Druck (Osmorezeptoren im Hypothalamus, wahrscheinlich auch im Pfortadersystem) und bei einem erniedrigten Blutdruck oder intravasalen Füllungszustand im großen Kreislauf (Druck- und Volumenrezeptoren im Karotissinus und in den Herzvorhöfen) verstärkt ausgeschüttet. In der Re-

Tabelle 1.5.6. Beeinflussung des Renin-Angiotensin-Aldosteronsystems

Faktoren, die die Reninsekretion stimulieren	Faktoren, die die Reninsekretion inhibieren
Herabgesetzte Nierenperfusion	Hypernaträmie
Verminderte Natriumkonzentration an der Macula densa der Niere	ANP (atrio natriuretic peptide)
Sympathikusaktivierung	BNP (brain natriuretic peptide)
Abnahme der intrazellularen Kalziumkonzentration	Digitalis
Diuretika	

gel kommt es zu einer konzertierten Aktivierung aller 3 Anpassungsmechanismen, was durch die positive Rückkopplung zwischen den Systemen gefördert wird. So stimuliert die β-adrenerge Aktivierung z. B. die Reninausschüttung und umgekehrt Angiotensin II die präsynaptische Noradrenalinfreisetzung.

Folgen der neurohumoralen Aktivierung sind eine β-adrenerg vermittelte Zunahme der Herzfrequenz und der myokardialen Kontraktionskraft, eine α-adrenerg und Angiotensin-II-vermittelte Vasokonstriktion und eine durch Vasopressin und Aldosteron verursachte renale Wasser- und Natriumretention mit Erhöhung des extrazellularen Flüssigkeitsvolumens [Francis 1989]. Durch die direkten Herzwirkungen des Sympathikus steigt das Herzzeitvolumen. Die Vasokonstriktion an den Widerstandsgefäßen führt zu einer Zentralisierung, d. h. Blutumverteilung zugunsten lebens-

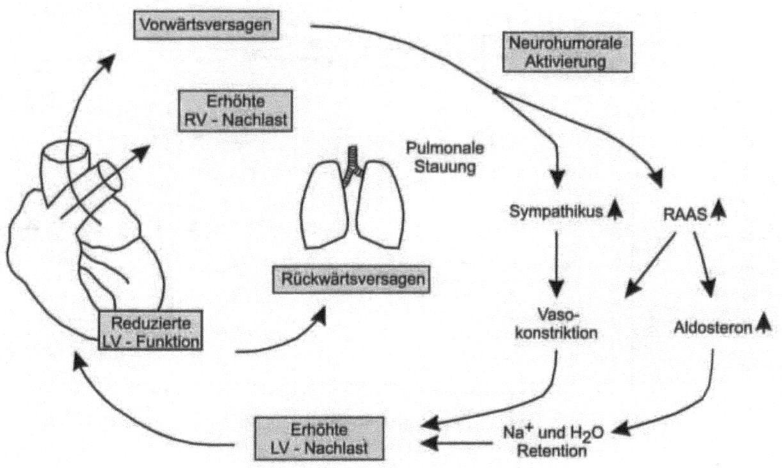

Abb. 1.5.5. Klinische Pathophysiologie der Herzinsuffizienz. Schematische Darstellung der pathophysiologischen Konsequenzen einer reduzierten kardialen Funktion, *RV* rechter Ventrikel, *LV* linker Ventrikel, *RAAS* Renin-Angiotensin-Aldosteron-System

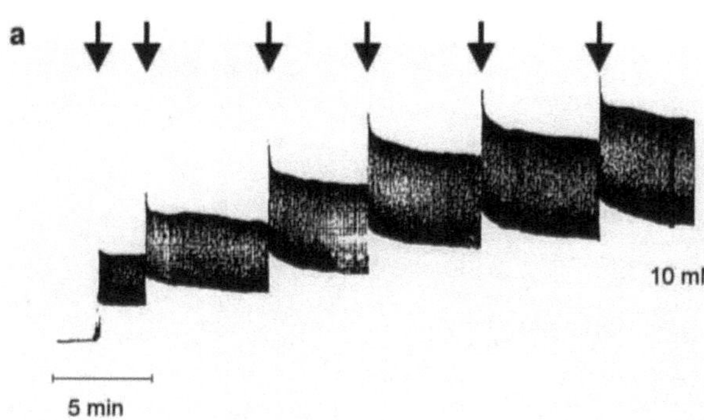

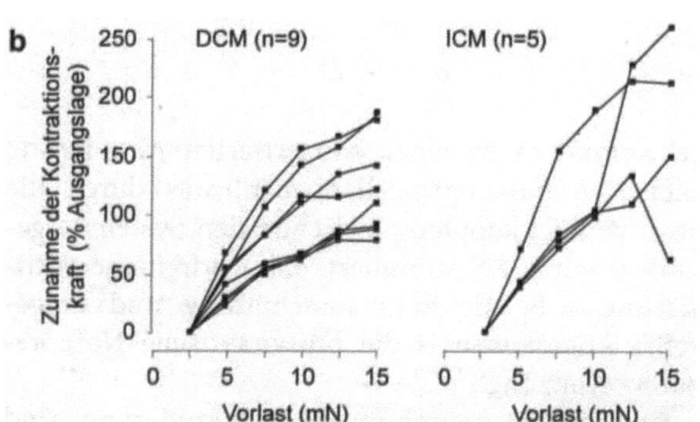

Abb. 1.5.6 a, b. Frank-Starling-Mechanismus, **a** Originalmechanogramm eines Herzmuskelpräparats aus dem rechten Ventrikel des Menschen. Mit schrittweiser Steigerung der Vorspannung (*Pfeile*) kommt es zu einer Zunahme der isometrischen Kontraktionskraft. **b** Vorlastabhängige Zunahme der isometrischen Kontraktionskraft (in % der Ausgangslage) an Herzmuskelpräparaten von explantierten menschlichen Herzen mit dilatativer (*DCM*) oder ischämischer Kardiomyopathie (*ICM*). Jede Kurve gibt die durchschnittliche Kontraktionskraftsteigerung eines Herzens (8–10 Muskelpräparate) wieder, *n* Anzahl der untersuchten Herzen. Auch am insuffizienten Herzmuskel ist der Frank-Starling-Mechanismus erhalten. Nach Weil et al. [1998]

wichtiger Organe wie des Gehirns sowie zur Abnahme der Nierenperfusion.

Die Vasokonstriktion an den venösen Kapazitätsgefäßen hat einen erhöhten Rückfluß zum Herzen mit Steigerung des enddiastolischen Volumens zur Folge. Eine Steigerung des enddiastolischen Volumens wird vom gesunden Herzen mit einer Zunahme der Kontraktionskraft und damit des Auswurfvolumens beantwortet. Dieser autoregulatorische, erstmalig von Frank [1895] und Starling [1918] beschriebene Mechanismus (Frank-Starling-Mechanismus) ist bei der terminalen Herzinsuffizienz abgeschwächt, jedoch, im Gegensatz zu kürzlich veröffentlichten Befunden [Schwinger et al. 1994], nicht aufgehoben (Abb. 1.5.6) [Holubarsch et al. 1996, Weil et al. 1998]. Als Erklärung hierfür wird angenommen, daß das insuffiziente dilatierte Herz bereits unter (sub)maximaler Vordehnung, d. h. auf dem flachen Kurvenabschnitt der Kraft-Dehnungs-Beziehung arbeitet („ausgeschöpfter Frank-Starling Mechanismus" [Ross 1983]). Außerdem reflektiert die flache Frank-Starling-Kurve wahrscheinlich den intrinsischen kontraktilen Defekt der Myofilamente und der Kalziumhomöostase (Kapitel 1.5.4.1 „Neurohumorale Kontrolle des Herzens"). Der „ausgeschöpfte Frank-Starling-Mechanismus" macht sich in der erhöhten Empfindlichkeit des insuffizienten Myokards gegenüber einer Zunahme der Nachlast und damit der systolischen Wandspannung bemerkbar (Abb. 1.5.6).

Bemerkenswert ist, daß die Kompensationsmechanismen des Organismus offensichtlich eher auf eine Stabilisierung des Blutdrucks und der Organperfusion (Vorwärtssymptome) ausgerichtet sind und dadurch die Stauungserscheinungen (Rückwärtssymptome) verstärken. Dies dürfte sich entwicklungsgeschichtlich in akuten lebensbedrohlichen Situationen (z. B. großer Blutverlust) bewährt haben, um den arteriellen Blutdruck und die Perfusion lebenswichtiger Organe zu gewährleisten. Im Verlauf der chronischen Erkrankung Herzinsuffizienz beschleunigen jedoch Volumenbelastung und Vasokonstriktion die Progression der Herzinsuffizienz und bestimmen schließlich das klinische Bild und die Prognose der Erkrankung (Kapitel 1.5.1 „Einführung"). Der pharmakologische Eingriff in die neurohumoralen Anpassungsmechanismen gehört daher zu den wichtigsten therapeutischen Prinzipien der modernen Therapie der Herzinsuffizienz.

Interessanterweise verfolgt ein weiterer endogener Anpassungsmechanismus das gleiche Prinzip wie die Therapie der Herzinsuffizienz und könnte als endogenes Enlastungsprinzip bezeichnet werden. Es handelt sich um die natriuretischen Peptide ANP und BNP. Diese werden unter physiologischen Bedingungen nur in myoendokrinen Zellen des Herzvorhofs (und im Fall von BNP auch im Hirn) gebildet und bei verstärkter Dehnung der Vorhöfe ausgeschüttet. Sie bewirken eine verstärkte Diurese, Vasodilatation und Senkung des Sympathikotonus [Bonow 1996]. Bei chronischer Herzinsuffizienz nimmt die Bildung und Ausschüttung aus den Vorhöfen zu. Zusätzlich wird das ventrikuläre Myokard zur Produktionsstätte von ANP und BNP [Saito et al. 1989, Yoshimura et al. 1993].

1.5.2.2 Klinische Manifestation der Herzinsuffizienz

Die klinische Symptomatik wird nach der überwiegenden Lokalisation in eine **Links-,** eine **Rechts-** und eine **Globalinsuffizienz** unterteilt. Nach der Framingham-Studie [McKee et al. 1971] unterscheidet man zwischen Haupt- und Nebenkriterien

1. Hauptkriterien
   - Paroxysmale nächtliche Dyspnoe oder Orthopnoe
   - Stauung der Halsvenen
   - Feinblasige Rasselgeräusche über der Lunge
   - Kardiomegalie
   - Lungenödem
   - S_3-Galopp
   - Erhöhter venöser Druck (>16 H_2O)
   - Hepatojugulärer Reflux
2. Nebenkriterien
   - Periphere Ödeme
   - Nächtlicher Husten
   - Belastungsdyspnoe
   - Hepatomegalie

- Pleuraerguß
- Tachykardie (>120/min)
- Reduzierte Vitalkapazität

Der klinische Schweregrad der Symptome wird in die 4 NYHA-Grade I–IV eingeteilt (Tabelle 1.5.1). Das häufigste Symptom der Linksherzinsuffizienz ist die Atemnot (**Dyspnoe**), deren Ursachen ein Rückstau von Blut in der Lungenstrombahn mit vermehrter interstitieller Flüssigkeitseinlagerung, Abnahme der Lungendehnbarkeit, Zunahme der Diffusionsstrecken und dadurch eine Störung der Ventilation und des Atemgasaustausches sind. Charakteristisch für eine manifeste Herzinsuffizienz sind die Atemnot im Liegen, welche durch Aufsitzen verbessert wird (**Orthopnoe**), nächtliche Atemnot (**nächtliches Asthma cardiale**) sowie verstärkter nächtlicher Harndrang (**Nykturie**). Alle 3 Symptome sind durch die gleichen Pathomechanismen verursacht. Im Liegen nimmt der hydrostatische Druck auf der venösen Seite des Kapillarbetts und in den venösen Kapazitätsgefäßen ab. In der Folge kommt es zur eine Rückresorption von im Stehen (tagsüber) eingelagerten Ödemen und erleichtertem venösen Rückstrom zum rechten Herzen. Bei Rechtsherzinsuffizienz (beispielsweise bei chronisch obstruktiven Lungenerkrankungen, Pulmonalklappenstenosen, pulmonaler Hypertonie) imponieren v. a. periphere Ödeme an den unteren Extremitäten und bei bettlägerigen Patienten im Bereich des Rückens, Aszites, Halsvenenstauung, Hepatomegalie und Stauung im Pfortaderbereich. Letzteres ist verantwortlich für uncharakteristische gastrointestinale Beschwerden und Resorptionsstörungen (Beeinflussung der Resorption von Medikamenten!). Auch bei vorwiegender Rechtsherzinsuffizienz kommt es zur Nykturie. Zusätzlich zu den geschilderten Symptomen des Rückwärtsversagens findet sich bei Patienten mit Herzinsuffizienz eine Reihe von **unspezifischen Symptomen**, die eine Vielzahl anderer Krankheiten begleiten, wie Müdigkeit, Appetitlosigkeit, Schwäche, zerebrale Störungen, kalte Extremitäten und pektanginöse Beschwerden, die alle Ausdruck einer verminderten peripheren Perfusion und Sauerstoffversorgung sind. Von **Globalinsuffizienz** spricht man beim Vorliegen einer kombinierten **Links-** und **Rechtsherzinsuffizienz.**

Eine Herzinsuffizienz kann sich **akut** oder **chronisch** manifestieren. Eine **akute Herzinsuffizienz** (beispielsweise kardiogener Schock) kann bedingt sein durch eine akute Einschränkung der myokardialen Kontraktion (Myokardinfarkt), hochgradige Brady- oder Tachykardien (Kammerflimmern) oder akute Störungen der Ventrikelfüllung bzw. -entleerung (akute Herzklappeninsuffizienz, Lungenembolien).

Bei der **chronischen Herzinsuffizienz** wird zwischen **systolischer** und **diastolischer** Herzinsuffizienz unterschieden, je nachdem, ob primär eine eingeschränkte Kontraktilität (systolische Herzinsuffizienz) oder eine Relaxationsstörung mit gestörter Füllung des Herzmuskels (diastolische Herzinsuffizienz) vorliegen. Eine ausschließlich diastolische Herzinsuffizienz ist selten (z. B. restriktive Kardiomyopathie). Man geht aber davon aus, daß bei etwa 30% aller Patienten eine diastolische Herzinsuffizienz im Vordergrund steht [Wei 1992]. Sie ist besonders bei betagten Patienten häufig. Die Unterscheidung systolisch vs. diastolisch ist deshalb von Bedeutung, weil sich die medikamentöse Therapie der diastolischen von der der systolischen Herzinsuffizienz unterscheidet [Wei 1992]. So haben positiv inotrope Pharmaka bei der diastolischen Herzinsuffizienz keinen Stellenwert, da die maximale Auswurfleistung erhalten ist.

1.5.2.3 Ursachen und Klassifikation der Herzinsuffizienz

Die Herzinsuffizienz ist als klinisches Syndrom die Manifestation unterschiedlicher Krankheiten. Sie ist selten durch extrakardiale Erkrankungen verursacht, ohne daß der Herzmuskel selbst geschädigt sein muß (z. B. Panzerherz oder Herzbeuteltamponade), in der Regel aber Folge einer Insuffizienz des Herzmuskels (Myokardinsuffizienz). Man bezeichnet heute alle Myokarderkrankungen mit Myokardinsuffizienz als **Kardiomyopathien** [WHO/ISFC Task Force 1996]. Die Klassifikation der Myokarderkrankungen war im Lauf der Zeit häufig Gegenstand der Diskussion und bleibt auch heute teilweise unbefriedigend. Früher wurde zwischen **spezifischen Herzmuskelerkrankungen** bekannter Ursache und den Kardiomyopathien, d. h. Herzmuskelerkrankungen unbekannter Ursache, unterschieden [WHO/ISFC Task Force 1980]. Als Folge der Erkenntnis, daß Störungen der Kontraktionskraft und der Relaxation (Kapitel 1.5.4 „Funktionelle und molekulare Veränderungen des insuffizienten menschlichen Herzens") weitgehend monoton in allen bislang bekannten Formen der Myokardinsuffizienz anzutreffen sind, und der Identifizierung spezifischer Ursachen einiger Kardiomyopathien hat sich die Klassifikation und Definition der Kardiomyopathien verändert. Neu eingeführt

ist der Begriff der **spezifischen Kardiomyopathie,** d. h. einer Myokardinsuffizienz als Folge von Erkrankungen, die primär nicht den Herzmuskel betreffen. Die Kardiomyopathien lassen sich nach WHO/ISFC Task Force [1996] folgendermaßen klassifizieren:
1. Kardiomyopathien
   * Dilatative Kardiomyopathie
   * Hypertrophe Kardiomyopathie
   * Restriktive Kardiomyopathie
   * Arrhythmogene rechtsventrikuläre Kardiomyopathie
   * Nicht-klassifizierte Kardiomyopathie
2. Spezifische Kardiomyopathien
   * Ischämische Kardiomyopathie
   * Valvuläre Kardiomyopathie
   * Hypertensive Kardiomyopathie
   * Entzündlich bedingte Kardiomyopathie
   * Systemische Erkrankungen mit Beteiligung des Herzens

Letztere entsprechen den vorher als **spezifische Herzmuskelerkrankungen** bezeichneten Formen. Demgegenüber stehen die **Kardiomyopathien** (im engeren Sinn), d. h. primäre Erkrankungen des Herzmuskelgewebes.

1.5.2.3.1 Spezifische Kardiomyopathien

Zu den spezifischen Kardiomyopathien zählen die **ischämische** [bei koronarer Herzkrankheit (KHK)], die **valvuläre** (bei Herzklappendefekten) und die **hypertensive** Kardiomyopathie (bei Hypertonie). Außerdem werden die **entzündungsbedingten** (viral oder bakteriell, Sklerodermie, Sarkoidose, systemischer Lupus erythematodes) und **metabolischen** Kardiomyopathien (Mangelerkrankungen, Speicherkrankheiten, endokrinologische Erkrankungen) zu dieser Kategorie gerechnet. Auch **neuromuskuläre Erkrankungen** (Friedreichs-Ataxie, Noonan-Syndrom), **Muskeldystrophien** (Duchenne-Becker) und die **Schwangerschaftskardiomyopathie** gehören in diese Gruppe.

Die spezifischen Kardiomyopathien umfassen mit Abstand die meisten Fälle chronischer Herzinsuffizienz (s. oben). Laut Framingham-Studie war im Beobachtungszeitraum von 1949–1965 die Herzinsuffizienz in 75% der Fälle mit einer arteriellen Hypertonie und in 39% der Fälle mit einer KHK assoziiert, wobei Überschneidungen für die Summe von mehr als 100% verantwortlich sind [McKee et al. 1971]. Neuere Daten einer retrospektiven Studie aus Schweden [Andersson u. Waagstein 1993] weisen darauf hin, daß sich das Spek-

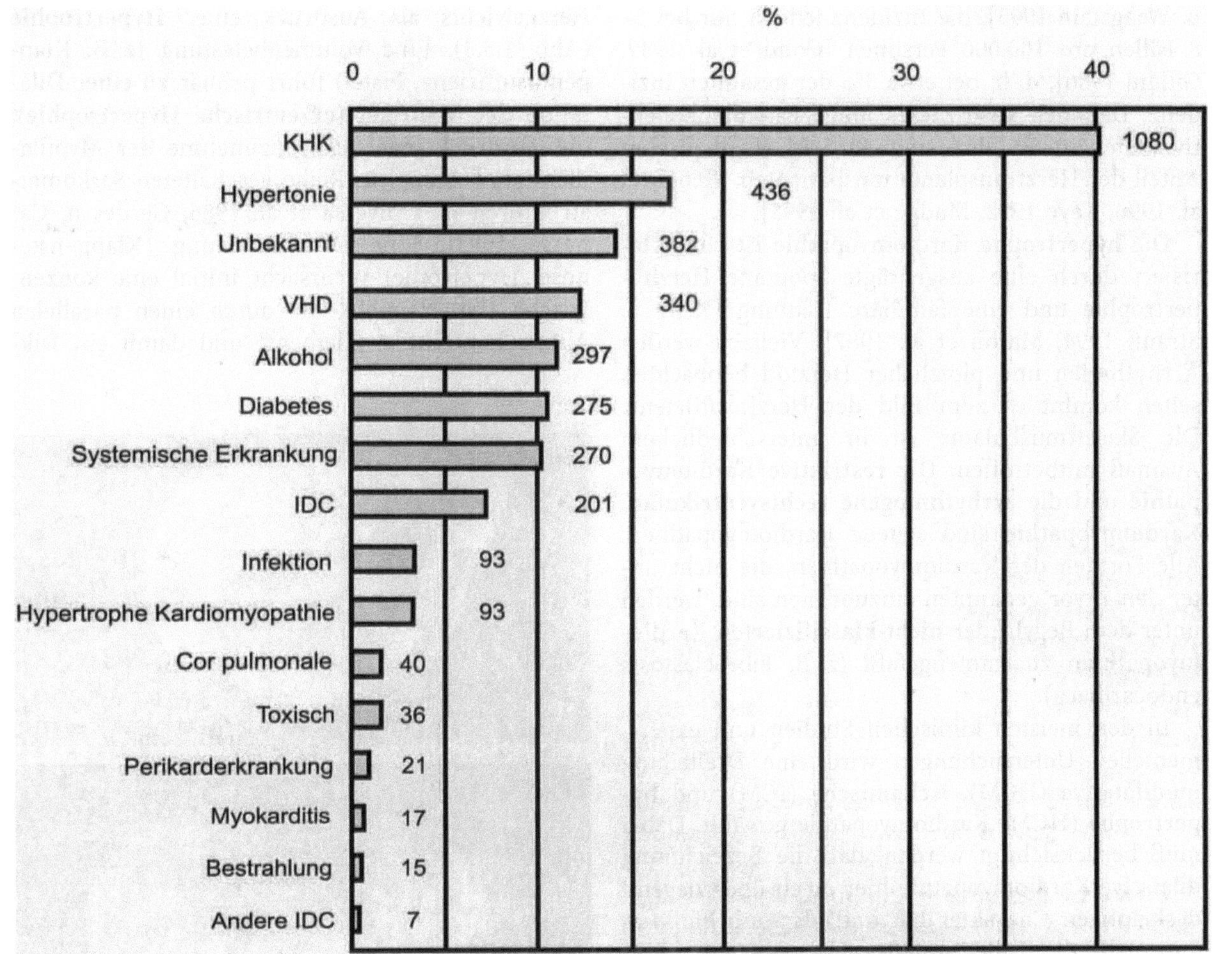

Abb. 1.5.7. Spektrum der ätiologischen Faktoren, die für die Entstehung der chronischen Herzinsuffizienz bei 2711 hospitalisierten Patienten verantwortlich waren. Die Zahlenwerte entsprechen der absoluten Zahl der Patienten pro Diagnosegruppe, wobei Mehrfachnennungen möglich waren. Gegenüber der Framingham-Studie ist die Zahl der hypertoniebedingten Herzinsuffizienz deutlich gesunken, *KHK* koronare Herzkrankheit, *VHD* Erkrankungen des Herzklappenapparats und angeborene Herzfehler, *IDC* idiopathische dilatative Kardiomyopathie, aus Andersson u. Waagstein. [1993]

trum der ätiologischen Faktoren in den vergangenen Jahren deutlich geändert hat (Abb. 1.5.7): Bei 2.711 untersuchten Patienten wurde in 40% der Fälle eine KHK als Ursache der Herzinsuffizienz angenommen, aber nur in 17% der Fälle eine arterielle Hypertonie. Dieser gravierende Unterschied gegenüber der Framingham-Studie ist wahrscheinlich Ausdruck der verbesserten und konsequenter durchgeführten antihypertensiven Therapie der letzten Jahre.

1.5.2.3.2 Kardiomyopathien

Die Kardiomyopathien im engeren Sinn umfassen seltene Erkrankungen, die primär (aber nicht unbedingt ausschließlich; s. hypertrophe Kardiomyopathie) das Myokard betreffen (s. oben). Als Ursachen der **dilatativen Kardiomyopathie** (DCM) werden genetische [Durand et al. 1995, Michels et al. 1992], virale [Kandolf u. Hofschneider 1989], immunologische [Caforio et al. 1994, Kühl et al. 1996] und toxische [Powis u. Hacker 1991] Faktoren diskutiert [Dec u. Fuster 1994]. Ein Großteil der DCM bleibt im klinischen Alltag ätiologisch ungeklärt (idiopathische dilatative Kardiomyopathie). Korreliert der Schweregrad einer kardiovaskulären Grunderkrankung (z. B. Hypertonie oder KHK) nicht mit der myokardialen Dysfunktion bzw. ist die Funktionseinschränkung nicht allein durch das Ausmaß z. B. der Druckbelastung oder des ischämischen Schadens zu erklären, so werden auch diese Formen der DCM zugerechnet. Der Anteil der DCM am gesamten Kollektiv herzinsuffizienter Patienten liegt bei ungefähr 10% [Andersson

u. Waagstein 1993], die Inzidenz jedoch nur bei 5–8 Fällen pro 100.000 Personen [Codd et al. 1989, Gillum 1986], d. h. bei etwa 3% der gesamten Inzidenz. Dennoch stellt dieses junge Patientenkollektiv (Alter 20–50 Jahre) mit 40–50% einen großen Anteil der Herztransplantationspatienten [Keogh et al. 1990, Keye 1992, Mudge et al. 1993].

Die **hypertrophe Kardiomyopathie** ist charakterisiert durch eine ausgeprägte spontane Herzhypertrophie und eine familiäre Häufung [Kelly u. Strauß 1994, Maron et al. 1987]. Vielfach werden Arrhythmien und plötzlicher Herztod beobachtet, selten kommt es zum Bild der Herzinsuffizienz. Die Skelettmuskulatur ist in unterschiedlichem Ausmaß mitbetroffen. Die **restriktive Kardiomyopathie** und die **arrhythmogene rechtsventrikuläre Kardiomyopathie** sind seltene Kardiomyopathien. Alle Formen der Kardiomyopathien, die nicht unter den zuvor genannten einzuordnen sind, werden unter dem Begriff der **nicht-klassifizierten Kardiomyopathien** zusammengefaßt (z. B. Fibroelastosis endocardiaca).

In den meisten klinischen Studien und experimentellen Untersuchungen wird eine Dreiteilung in **dilatative (DCM)**, **ischämische (ICM)** und **hypertrophe (HCM)** Kardiomyopathie gewählt. Dabei muß berücksichtigt werden, daß die Bezeichnung dilatative Kardiomyopathie hier einen überwiegend deskriptiven Charakter hat und als Ausschlußdiagnose all die Fälle umfaßt, die nicht mit einer KHK einhergehen und nicht den Kriterien einer hypertrophen Kardiomyopathie entsprechen, d. h. die DCM ist eine Sammeltopfdiagnose. Aus pragmatischen Gründen ist eine solch vereinfachte Unterteilung aber sinnvoll.

1.5.2.4 Pathologische Veränderungen bei der Herzinsuffizienz

Trotz der ätiologischen Vielfalt der Herzinsuffizienz ist das pathologische Erscheinungsbild des chronisch insuffizienten Myokards, von einzelnen Ausnahmen abgesehen (Amyloidose, Myokarditis, Speicherkrankheiten, HCM), nicht pathognomonisch. Die stereotype Reaktion des erkrankten Myokards auf unterschiedliche exogene und endogene Noxen ist als ein weiterer Hinweis für eine gemeinsame Endstrecke der chronischen Herzinsuffizienz anzusehen. Für die genaue pathologische Beschreibung der einzelnen Herzerkrankungen sei auf gängige Lehrbücher der Pathologie verwiesen.

Typisch für das makroskopische Bild der chronischen Herzinsuffizienz ist eine Zunahme des Herzgewichts als Ausdruck einer **Hypertrophie** (Abb. 1.5.8). Eine Volumenbelastung (z. B. Klappeninsuffizienz, Fistel) führt primär zu einer Dilatation der Ventrikel (**exzentrische Hypertrophie**), die Ausdruck einer Längenzunahme der Myofilamente mit neuen, in Reihe geschalteten Sarkomerstrukturen ist [Anversa et al. 1986, Gerdes u. Capasso 1995]. Eine Druckbelastung (Klappenstenose, Hypertonie) verursacht initial eine **konzentrische Hypertrophie**, die durch einen parallelen Anbau kontraktiler Elemente und damit ein Dik-

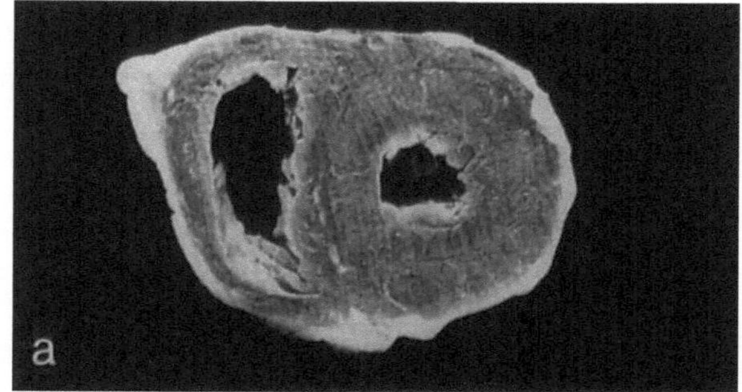
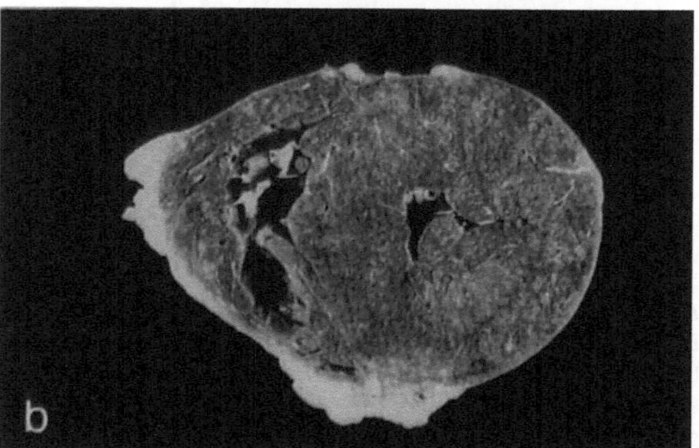
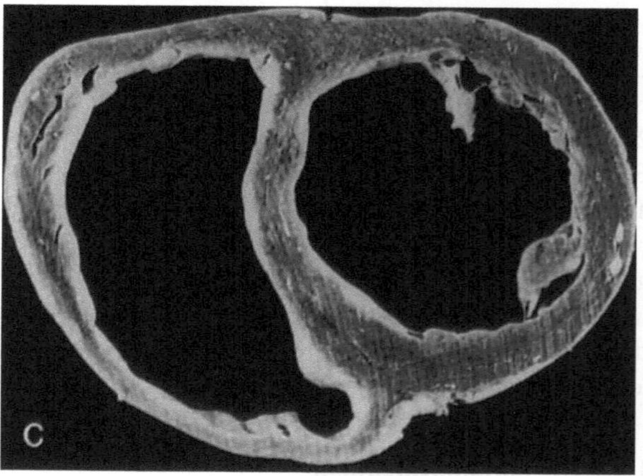

Abb. 1.5.8 a–c. Querschnitte durch das menschliche Herz. Makroskopische Darstellung eines normalen Herzens (**a**), einer konzentrischen Linksherzhypertrophie (**b**) und einer exzentrischen Rechts- und Linksherzhypertrophie (**c**), aus Eder u. Gedigk [1984]

kenwachstum der Myofilamente charakterisiert ist. Im Endstadium der Herzinsuffizienz liegt in der Regel eine exzentrische Hypertrophie vor (Hypertrophie mit Dilatation der Ventrikel).

Mikroskopisch findet man außer der Hypertrophie mit ansteigendem Schweregrad der Myokardinsuffizienz zunehmend Nekrosen, Verlust von kontraktilen Elementen und Ersatz untergegangener Myozyten durch fibröses Bindegewebe [Dalen et al. 1987, Schaper et al. 1995, Weber u. Brilla 1993]. Strittig ist die Frage, ob es zu einer absoluten oder relativen Abnahme der Kapillardichte kommt [Hoffman u. Spaan 1990, Linzbach 1960, Wearn 1939–40] und ob diese, zusammen mit der Zunahme der Diffusionsstrecke im hypertrophierten Myozyten, den Zelluntergang begünstigt. Mit zunehmender Entwicklung von Nekrosen kommt es schließlich zur Gefügedilatation (Verschiebung von Muskelfasern infolge der Nekrosen) und damit zur exzentrischen Hypertrophie (Stadium der Dekompensation). Neuerdings werden auch apoptotische Vorgänge (programmierter Zelltod) für die beobachteten Zelluntergänge verantwortlich gemacht [Anversa 1996].

1.5.3 Tiermodelle und Untersuchungen am menschlichen Myokard

Wichtige Informationen zur Ätiologie und zur Pathogenese der Herzinsuffizienz sind Studien an Tiermodellen der Herzinsuffizienz zu verdanken. Dies liegt nicht zuletzt in den Schwierigkeiten begründet, geeignetes menschliches Untersuchungsmaterial zu gewinnen. Erst durch Operationen am offenen Herzen und insbesondere die Herztransplantationen wurde vitales menschliches Herzgewebe für experimentelle Untersuchungen verfügbar [Strauer 1973]. Dies bot erstmalig die Möglichkeit, Informationen von dem bei der Herzinsuffizienz primär betroffenen Organ zu erhalten und ging mit einer rapiden Zunahme von experimentellen Untersuchungen an frischem menschlichem Herzgewebe einher. Angesichts der Heterogenität der menschlichen Herzinsuffizienz (Kapitel 1.5.2 „Krankheitsbild") und der Vielzahl methodischer Probleme von Experimenten an menschlichem Herzgewebe (Kapitel 1.5.3.2 „Untersuchungen an menschlichem Herzgewebe") sind Tiermodelle jedoch unverzichtbar, um Arbeitshypothesen zu den molekularen Ursachen und Anpassungsmechanismen der Herzinsuffizienz aufzustellen und Modell-

vorstellungen zu entwickeln, die es gilt, am Menschen zu überprüfen. Nicht zuletzt müssen neue Medikamente zunächst in Tierversuchen auf ihre Wirksamkeit und Toxizität untersucht werden.

1.5.3.1 Tiermodelle

Im folgenden soll stichwortartig ein Überblick über häufig untersuchte Tiermodelle der Herzinsuffizienz gegeben werden (Tabelle 1.5.7, 1.5.8). Zu Einzelheiten sei auf aktuelle Übersichtsarbeiten verwiesen [Davidoff u. Gwathmey 1994, Elsner u. Riegger 1995, Gwathmey u. Davidoff 1993, 1994].

Grundsätzlich läßt sich zwischen **natürlich vorkommenden** und **experimentell induzierten** Formen der Herzinsuffizienz bei Tieren unterscheiden. Sog. idiopathische dilatative Kardiomyopathien (IDC) sind bei Hamstern, Mäusen, Ratten, Hunden, Katzen, Rindern, Schweinen, Ziegen, Pferden und Truthähnen bekannt [Bajusz et al. 1966, Morrow u. McOrist 1985, Tontis et al. 1990, 1992, VanFlett u. Ferrans 1986]. Die detailliertesten Untersuchungen liegen zum Modell des kardiomyopathischen Goldhamsters vor [Bajusz et al. 1966]. Ein Vorteil der Tiermodelle mit spontaner IDC besteht darin, daß ihnen in der Regel ein vererbter Gendefekt zugrundeliegt. Durch geeignete experimentelle Strategien können daher an derartigen, genetisch homogenen Kollektiven die der Kardiomyopathie zugrundeliegenden Kandidatengene identifiziert und im Analogieschluß beim Menschen gezielt überprüft werden. Bislang ist dies noch bei keinem der Tiermodelle gelungen, sollte aber erheblich einfacher sein als bei der heterogenen Gruppe der idiopathischen dilatativen Kardiomyopathien des Menschen.

Auf der anderen Seite gibt es eine Vielzahl von **experimentell induzierten Formen der Herzinsuffizienz** bei Tieren (Tabelle 1.5.7). Die wichtigsten Modelle umfassen Herzinfarkte durch chirurgische Koronarligation, chronische Druck- und Volumenüberlastung, Tachykardie-induzierte Herzinsuffizienz, isolierte Rechtsherzinsuffizienz durch subkutane oder i.v. Monocrotalininjektionen, Diabetesinduzierte Herzinsuffizienz, Alkohol- und Anthrazyklin-induzierte Herzinsuffizienz, myokarditisbedingte Herzinsuffizienz sowie Modelle, in denen durch Injektion oder Infusion vasoaktiver Substanzen wie Isoprenalin eine Herzhypertrophie und Herzinsuffizienz erzeugt werden.

Die Vielfalt der Tiermodelle bezüglich der Pathogenese (idiopathisch/genetisch vs. ischämisch, überlastungsinduziert, toxisch, infektiös) und Aus-

Tabelle 1.5.7. Funktionelle Charakteristika ausgewählter Tiermodelle der Herzinsuffizienz, * verändert; ↔-unverändert; ↑- erhöht; ↓ erniedrigt; ? nicht bekannt; *bCMP* bovine dilatative Kardiomyopathie; *CM* Kardiomyopathie; *DXR* Doxorubicin; *IDC* idiopathische dilatative Kardiomyopathie. Die Daten für die Überstimulations-induzierte Kardiomyopathie sind für die beiden Spezies Hund und Schwein zusammengefaßt

Modell Parameter	IDC[a] human	CM Goldhamster	IDC Truthahn	bCMP Rind	Altersherz	Diabetes-induzierte CM	Diabetes-hypertonie CM[a]	DXR-induzierte CM	Alkohol-induzierte CM	Überstimulations-induzierte CM
Maximale Ca^{2+}-aktivierte Kraft	↓↔	↓	↔	↔	↔	↑↔	↑	↔	↑↓	↓
α-Adrenerge Kraftzunahme	↓↔	↑	?	↓	↓	↑	↑	?	?	?
β-Adrenerge Kraftz unahme	↓	↑↓↔	↓	↓	↓	↓↔	↓	↓↔	↓	↓
Kraft-Frequenz-Beziehung	↓	↓	↓	?	↓	↓	↓↔	?	↔	↓
Ca^{2+}-Sensitivität der Myofilbrillen	↔	↔	↔	?	↔	↑	?	↓↔	↓	?
Maximale Ca^{2+}-aktivierte Kraft der Myofibrillen	↔	↓	↔	?	↔	↔	?	↔	↓	?
Aktionspotentialdauer	↓	↑	?	↓	↑	↑	↑	?	?	?
Sarkoplasmatischer Ca^{2+}-Transport	*	*	*	*	*	*	*	*	*	*
Myofibrilläre ATPase	↓	↓	↓	?	↓	↓	↓	↓	↓	?
Querbrückenzyklus	↓	↓	↓	?	↓	↓	↓	?	?	?
Energiehaushalt	↓	↓	↓	↓	↓	↓	↓	↓	↓	↓
Extrazellulare Matrix	*	*	*	*	*	*	*	?	?	*

[a] Die IDC wird nach der neuen WHO-Klassifikation jetzt als dilatative Kardiomyopathie DCM bezeichnet, s. Kapitel 1.5.2.3 „Ursachen und Klassifikation der Herzinsuffizienz", modifiziert nach Gwathmey u. Davidoff [1994], Daten zur bCMP aus Eschenhagen et al. [1995]

prägung des klinischen Bilds und der Histopathologie spiegelt die biologische Komplexität der „Sammeltopfdiagnose" Herzinsuffizienz wider. Das klinische Bild, die Funktion des isolierten Myokards und die molekularen Veränderungen jedes einzelnen Tiermodells entsprechen in ihrer Gesamtheit selten oder nie denen des Menschen. Dies kann nicht verwundern, da ein solcher Vergleich Ergebnisse an einem homogenen Kollektiv (Tiermodell) dem statistisch ermittelten Mittel eines inhomogenen Kollektivs (menschliche Herzinsuffizienz) gegenüberstellt. Entsprechend der vielfältigen Ursachen der menschlichen Herzinsuffizienz, der individuell unterschiedlichen Disposition und der Begleiterkrankungen wird auch bei individuellen Patienten die gleiche molekulare Variabilität anzutreffen sein wie bei den verschiedenen Tiermodellen. Diese läßt sich aber am Patienten kaum experimentell erfassen. Für das Verständnis der molekularen Mechanismen der Herzinsuffizienz erscheint es daher notwendig, die Gesamtheit der Ergebnisse aus Tierversuchen zu betrachten und daraus Regeln abzuleiten. Wie Tabelle 1.5.8 zeigt und in Kapitel 1.5.4 „Funktionelle und molekulare Veränderungen des insuffizienten menschlichen Herzens" ausführlich erörtert wird, gehören zu den regelhaften Veränderungen bei der Herzinsuffizienz die neurohumorale Aktivierung, die Desensitivierung des β-adrenergen Signaltransduktionswegs, Störungen der Kraft-Frequenz-Beziehung, der elektrischen Aktivität, des sarkoplasmatischen Kalziumtransports, der myofibrillären ATPase-Aktivität, des Energiehaushalts und der extrazellularen Matrix. Die Abweichungen von diesem Muster in einzelnen Tiermodellen zeigen, daß 1. nicht alle als regelhaft erkannten Veränderungen auch Bedingungen der Herzinsuffizienz sind und 2. eine Vielzahl weiterer Störungen in das klinische Syndrom Herzinsuffizienz münden kann. Die wichtigste Erkenntnis aus diesen Versuchen an verschiedenen Tiermodellen ist aber, daß die beschriebenen Veränderungen wahrscheinlichkeit nicht die Ursachen, sondern Anpassungsmechanismen im Rahmen der Herzinsuffizienz sind.

Da jedoch zu erwarten ist, daß die jeweiligen Ursachen bzw. Auslöser der Herzinsuffizienz bei den verschiedenen Tiermodellen sowie bei Patienten zumindest modulierend auf den Verlauf der Erkrankung und die Wirksamkeit von Medikamenten wirken, sind Untersuchungen an mehreren unterschiedlichen Modellen unentbehrlich. Wichtige Grundlagen zur Wirkung von ACE-Inhibitoren [Pfeffer et al. 1985] und in jüngster Zeit von Endothelinantagonisten [Sakai et al. 1996] sind v. a. an Herzinfarktmodellen erarbeitet worden. Es bleibt jedoch problematisch, direkt von tierexperimentell dokumentierten Erfolgen bestimmter Pharmaka auf den Menschen zu extrapolieren. Beispielsweise scheint die Wirksamkeit des Kalziumantagonisten Verapamil bei der Kardiomyopathie des Hamsters, bei der Alkoholkardiomyopathie, der diabetischen Kardiomyopathie und bei der Isoprenalin-induzierten Kardiomyopathie der Ratte relativ gut belegt [Gwathmey u. Davidoff 1993]. Dies läßt sich mit der Bedeutung einer Kalziumüberladung des Myozyten in Einklang bringen. Dagegen besitzen Kalziumantagonisten bei der Herzinsuffizienz des Menschen als eigenständiges Prinzip keine prophylaktische oder therapeutische Bedeutung (Kapitel 1.5.5 „Behandlung der Herzinsuffizienz"). Dies zeigt einerseits die Limitationen von Tierversuchen, andererseits aber auch, daß detailliertere Kenntnisse der molekularen Ursachen und Pathomechanismen der Herzinsuffizienz notwendig sind, um neue Strategien zur Prophylaxe und Therapie der Herzinsuffizienz zu entwickeln. Tiermodelle werden hier einen wichtigen Platz behalten.

Eine neue und vielversprechende Anwendung von Tiermodellen besteht in der gezielten genetischen Ausschaltung oder Überexpression von Genen, die aus pathophysiologischen Überlegungen oder aufgrund von genetischen Linkage-Analysen als Kandidatengene in Betracht kommen. Dies kann einerseits transient durch viralen Gentransfer

Tabelle 1.5.8. Tiermodelle der Herzinsuffizienz, modifiziert nach Elsner u. Riegger [1995], *SHR* spontan hypertensive Ratten; *AV-Shunts* arteriovenöse Shunts

Experimentelle Technik	Spezies
Spontane Kardiomyopathien	Hamster, Truthahn, Rind, Maus, Ratte, Hund, Katze, Schwein, Ziege, Pferd
Drucküberlastung	
Aortenstriktur	Ratte, Kaninchen, Hund, Schaf
Aortenklappenstenose	Kaninchen, Hund
Systemischer Hypertonus (renale Vasokonstriktion, SHR, salzsensitive Ratten, transgene Ratten)	Ratte, Hund
Pulmonalarterienstriktur	Katze, Hund, Schwein, Schaf, Pony
Pulmonalklappenstenose	Hund
Pulmonaler Hypertonus (Monocrotalininjektion)	Ratte, Meerschweinchen
Volumenüberlastung	
AV-Shunts	Ratte, Hund
Atrialer Septumdefekt	Katze
Aortenklappeninsuffizienz	Ratte, Kaninchen, Hund
Trikuspidalinsuffizienz	Hund
Flüssigkeitsüberlastung	Pavian
Anämie	Ratte, Schwein
Myokardischämie	
Koronarligation	Ratte, Hund, Schwein
Koronare Mikroembolien	Hund, Kalb, Schwein
Chronisch kontrollierter Koronarverschluß	Hund
Chronische Hypoxie	Ratte
Venöse Stauung	
V.-cava-inferior-Konstriktion	Hund
Toxische Kardiomyopathien	
Adriamycin	Kaninchen, Ratte
Alkohol	Ratte, Truthahn
Katecholamine	Ratte, Hund, Kaninchen
Furazolidon	Truthahn
Endotoxin	Kaninchen
Amphetamine	Ratte
Kobalt	Ratte
Barbiturate	Hund
Nutritive Kardiomyopathien	
Vitamin-E-Defizienz	Ratte
Taurinmangel	Kaninchen, Fuchs, Katze
Kupfermangel	Ratte
Karnitinmangel	Ratte
Andere	
Atriale oder ventrikuläre Überstimulation	Hund, Schwein, Kaninchen, Schaf
Diabetes	Ratte
Autoimmunkardiomyopathie	Ratte
Bestrahlung	Ratte

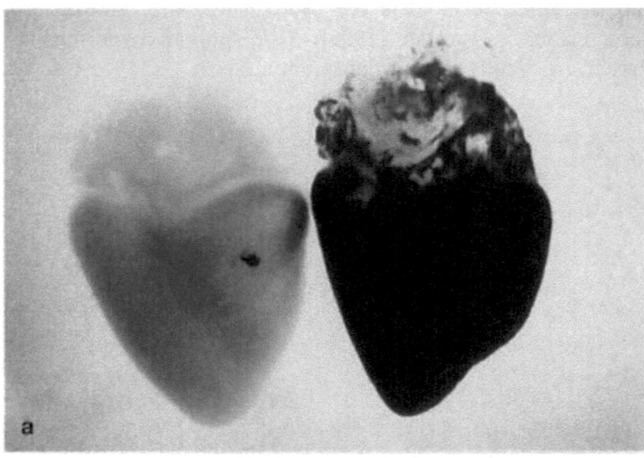

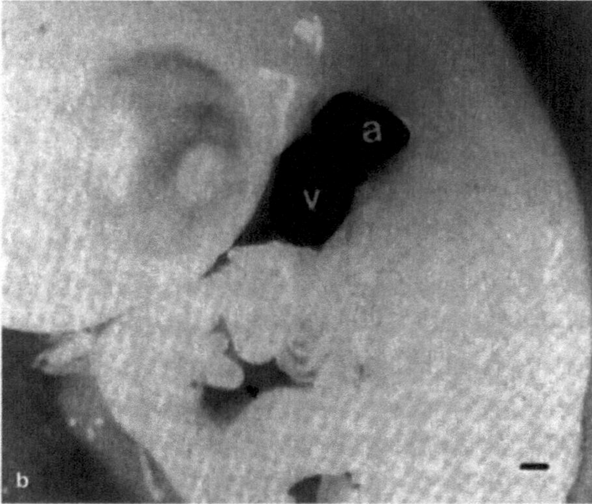

Abb. 1.5.9 a, b. Das embryonale Hühnerherz kann mit Hilfe viraler Vektoren genetisch manipuliert werden. **a** 2 Herzen, die in einem sehr frühen Stadium der Embryonalentwicklung mit rekombinanten Retroviren injiziert wurden, die für die bakterielle β-Galaktosidase (β-Gal) kodieren. Nach dem Schlüpfen wurden die Herzen fixiert und einem histochemischen Nachweis der β-Gal-Aktivität (*Blaufärbung*) unterzogen. Die punktuelle Färbung des linken Herzens ist Folge der Injektion einer einzelnen Vorläuferzelle, die komplette Färbung rechts Folge der Injektion vieler Vorläuferzellen, aus Mikawa et al. [1996], **b** β-Gal-Nachweis in einem ganzen Hühnerembryo. In diesem Fall wurden rekombinante, β-Gal kodierende Adenoviren 72 h vor dem Nachweis unter optischer Kontrolle auf die Herzoberfläche appliziert und der Embryo im Anschluß weiterinkubiert. Man beachte die vollständige und selektive Blaufärbung des Ventrikels (*v*) und des Atriums (*a*), aus Fisher u. Watanabe [1996]

erfolgen (Abb. 1.5.9) oder in Form transgener Tiere. Zwei aktuelle Beispiele belegen die Bedeutung dieser experimentellen Strategie. Durch Austausch eines Allels des Gens für die schwere Kette des Myosins durch ein mit der HCM assoziiertes Mutantenallel wurde bei Mäusen der Phänotyp einer Herzhypertrophie induziert [Geisterfer-Lowrance et al. 1996]. Dadurch ist der Beweis geführt wor-

den, daß eine derartige Veränderung von Myosin tatsächlich für die HCM verantwortlich sein kann. Durch genetische Ausschaltung des Muskel-LIM-Proteins (MLP), eines Proteins, das in die Muskeldifferenzierung und Organisation des Aktinzytoskeletts involviert ist, ist bei Mäusen eine DCM induziert worden [Arber et al. 1997]. Der Phänotyp weist makroskopisch, histologisch, bezüglich der Genexpression von Markerproteinen sowie funktionell erstaunliche Parallelen mit dem menschlichen Krankheitsbild auf. MLP gehört damit sicher zu den interessantesten Kandidatengenen für die dilatative Kardiomyopathie des Menschen und weist auf die vielleicht grundsätzlich Bedeutung von Störungen der Zytoskelettorganisation bei der DCM hin.

1.5.3.2 Untersuchungen an menschlichem Herzgewebe

Letztlich müssen alle Arbeitshypothesen, die sich in der Regel von Erkenntnissen aus Tierversuchen oder Zellkulturen ableiten, an menschlichem Untersuchungsmaterial überprüft werden. Vitales menschliches Myokard steht jedoch, anders als beispielsweise Blut, Haut, Skelettmuskel oder auch Leber, nur sehr eingeschränkt für Untersuchungen zur Verfügung. Ein kurzer Überblick über die methodischen Möglichkeiten und Probleme erscheint sinnvoll, um die z. T. gravierenden Diskrepanzen und unbefriedigenden Lücken in der experimentellen Aufarbeitung publizierter Ergebnisse verstehen und einordnen zu können.

Wichtige Untersuchungen wurden an Herzmuskelpräparaten oder isolierten Zellen (Abb. 1.5.10) von explantierten insuffizienten Herzen von Herzempfängern und aus technischen Gründen nicht zur Transplantation gekommenen Spenderherzen durchgeführt. Die Probleme mit explantierten menschlichen Herzen können stichwortartig mit geringer Verfügbarkeit, großer Variabilität, fraglicher Repräsentanz des untersuchten Materials und geringer Reproduzierbarkeit zusammengefaßt werden. Einige dieser Parameter lassen sich optimieren und standardisieren: der Transport, die praktische Organisation des Experiments und die Gewebeauswahl. Andere dagegen kaum: die Zahl sowie die „Qualität" der Spenderherzen, die Populationsunterschiede zwischen Empfängern und Spendern, die Problematik der medikamentösen Vorbehandlung und die Verzerrung durch das selektionierte Krankengut (Transplantationskollektiv entspricht nicht dem gesamten). Ein weiteres Problem liegt

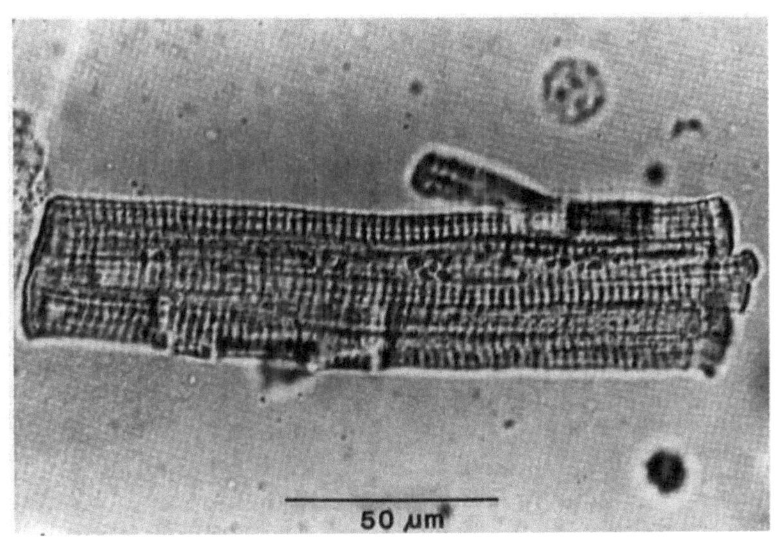

Abb. 1.5.10. Phasenkontrastaufnahme eines menschlichen Kardiomyozyten (dilatative Kardiomyopathie). Deutlich zu erkennen ist die Querstreifung der Zelle, aus Beuckelmann et al. [1992]

darin, daß aufgrund des Spenderorganmangels verschiedene Untersuchungen in Europa und den USA in Zusammenarbeit unter Verwendung derselben „Kontrollherzen" unternommen werden, die z. T. mehrstündige Transportzeiten hinter sich haben und seit Jahren tiefgefroren lagern. Dies ist verständlich, trägt aber zu möglichen Verzerrungen bei.

Als Alternativen werden Untersuchungen an rechten Herzohren, die bei Kanülierungen des rechten Vorhofs häufig entfernt werden, Streifen aus dem linken Papillarmuskel, die beim Mitralklappenersatz anfallen, oder epikardialem Myokard [Mulieri et al. 1989, 1992] durchgeführt. Schließlich können kleine Gewebemengen auch bioptisch aus dem rechtsventrikulären Septum gewonnen werden. Die Vorteile gegenüber explantierten Herzen bestehen überwiegend in der besseren Verfügbarkeit auch von Kontrollen. Die Nachteile betreffen einmal den Gewebetyp. So ist der Vorhof weniger von der Herzinsuffizienz betroffen und spielt hämodynamisch eine untergeordnete Rolle. Außerdem unterscheidet sich der Vorhof biologisch vom Ventrikel. So wirken beispielsweise Azetylcholin und Adenosin am Vorhof und am subepikardialen Myokard des Ventrikels direkt negativ inotrop, am subendokardialen Myokard des Ventrikels jedoch nur nach vorheriger Erhöhung der intrazellularen cAMP-Konzentration (Kapitel 1.5.4.4 „Signaltransduktion"). Ferner wirken Angiotensin und Serotonin am Vorhof positiv inotrop, nicht aber am Ventrikel [Brodde et al. 1995] (Abb. 1.5.11). Relevant für Untersuchungen an epikardialen Streifen ist auch, daß subepikardiale menschliche Myozyten eine hohe Dichte an transienten Kaliumauswärts-

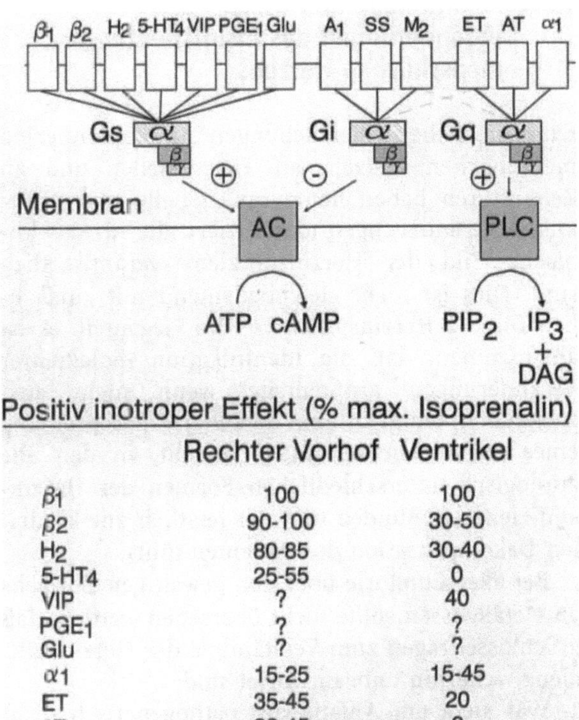

Positiv inotroper Effekt (% max. Isoprenalin)

	Rechter Vorhof	Ventrikel
β_1	100	100
β_2	90-100	30-50
H_2	80-85	30-40
5-HT$_4$	25-55	0
VIP	?	40
PGE$_1$	?	?
Glu	?	?
α_1	15-25	15-45
ET	35-45	20
AT	30-45	0

Abb. 1.5.11. Übersicht über die inotrope Kontrolle des menschlichen Herzens. Der obere Teil der Abb. zeigt die Rezeptoren, die stimulatorisch oder inhibitorisch an die Adenylylzyklase (*AC*) oder die Phospholipase C (*PLC*) koppeln. Der untere Teil zeigt den maximalen positiv inotropen Effekt als % des maximalen Isoprenalineffekts (unselektiver β_1- und β_2-Adrenozeptoragonist). β_1 β_1-Adrenozeptor; β_2 β_2-Adrenozeptor; *H_2* H_2-Histamin-Rezeptor; *5-HT_4* Serotonin-5-HT$_4$-Rezeptor; *VIP* Rezeptor für das vasointestinale Peptid; *PGE_1* Rezeptor für Prostaglandin E$_1$; *Glu* Glukagonrezeptor; *A_1* Adenosin-A$_1$-Rezeptor; *SS* Somatostatinrezeptor; *M_2* muskarinischer Azetylcholinrezeptor Typ 2; *ET* Endothelinrezeptor; *AT* Angiotensin-II-Rezeptor; α_1 α_1-Adrenozeptor; modifiziert nach Brodde et al. [1995]

strömen (I_{to}) aufweisen, subendokardiale aber eine niedrige [Wettwer et al. 1994]. Zum anderen bedeutet die Gewinnung des Streifens ebenso wie die von Biopsien einen zusätzlichen Eingriff mit eigenem Risiko. Im Fall der Biopsien wird die Zahl ernsthafter Zwischenfälle einschließlich herzchirurgischer Interventionen auf <0,5%, die tödlicher Komplikationen auf etwa 0,05% geschätzt [Grossman u. Baim 1991]. Schließlich führen die geringe Gewebemenge der Biopsie und die heterogene und variable Gewebezusammensetzung zu Verzerrungen, was durch extrem sensitive Methoden wie die PCR, die zur Messung von mRNA-Konzentrationen in Biopsien Verwendung findet, eher noch verstärkt wird.

1.5.4 Funktionelle und molekulare Veränderungen des insuffizienten menschlichen Herzens

Experimentelle Untersuchungen an explantierten menschlichen Herzen, an Tiermodellen und an Zellkulturen haben heute funktionelle und molekulare Veränderungen identifiziert, die für das klinische Bild der Herzinsuffizienz verantwortlich sind. Dies ist nicht gleichbedeutend mit „ursächlich für die Herzinsuffizienz". Im Gegenteil, es ist anzunehmen, daß die Identifikation molekularer Veränderungen größtenteils, wenn nicht ausschließlich, lediglich eine detaillierte Beschreibung eines terminalen Zustands darstellt, in den alle ätiologisch unterschiedlichen Formen der Herzinsuffizienz einmünden und der letztlich zur kardialen Dekompensation des Patienten führt.

Bei aller Euphorie über den gewaltigen Zuwachs an Detailwissen sollte nicht übersehen werden, daß 2 Schlüsselfragen zum Verständnis der Herzinsuffizienz weiterhin unbeantwortet sind:

1. Was steht am Anfang der pathogenetisch nicht verstandenen Formen der Herzinsuffizienz wie der idiopathischen dilatativen Kardiomyopathie? Hier könnten genetische und die in Kapitel 1.5.3.2 „Untersuchungen an menschlichem Herzgewebe" beschriebenen Methoden weiterführen.
2. Welche Mechanismen sind für den Übergang vom Kompensationsstadium zur Dekompensation verantwortlich bzw. an diesem beteiligt? Diese 2. Frage ist von besonderer klinischer Bedeutung, weil das größte therapeutische Potential in der Verzögerung dieses Übergangs liegt.

Die Identifikation molekularer Veränderungen des Herzens bei der Herzinsuffizienz hat Grundlagen zur Entwicklung neuer therapeutischer Strategien geschaffen. Im folgenden sollen wichtige molekulare Veränderungen im insuffizienten Herzen, nach funktionellen Gesichtspunkten geordnet, besprochen werden. Das Schwergewicht liegt dabei auf Veränderungen, die im menschlichen Herzen identifiziert worden sind. Zu Veränderungen der zentralen Kreislaufregulation und der peptidergen Systeme sei auf die entsprechenden Kapitel dieses Buchs verwiesen. Zum besseren Verständnis wird jedem Kapitel eine kurze Beschreibung der molekularen Mechanismen unter physiologischen Bedingungen vorangestellt.

1.5.4.1 Neurohumorale Kontrolle des Herzens

1.5.4.1.1 Grundlagen der autonomen Kontrolle des Herzens

Die wichtigste neurohumorale Regulation des Herzens wird durch die sympathische und parasympathische Innervation gewährleistet. Eine Stimulation des Sympathikus führt zu einer Zunahme der Herzfrequenz, der Kontraktionskraft, der AV-Überleitungsgeschwindigkeit sowie der Erregbarkeit. Eine Stimulation des Parasympathikus hat gegensätzliche Wirkungen.

Das Herz gehört zu den Organen mit hoher sympathischer Innervationsdichte. Im Herzen sinken die Dichte efferenter sympathischer Neuronen und entsprechend die Noradrenalinkonzentration vom Sinusknoten über den AV-Knoten, das His-Bündel, den rechten Vorhof, den linken Vorhof, die rechte Kammer zur linken Kammer [Petch u. Nayler 1979]. Der Transmitter Noradrenalin wird in den Auftreibungen (Varikositäten) der postganglionären sympathischen Nerven aus der Aminosäure Tyrosin über L-DOPA und Dopamin synthetisiert. Der geschwindigkeitsbestimmende Schritt der Noradrenalinsynthese ist normalerweise die Tyrosinhydroxylierung durch die Tyrosinhydroxylase. Noradrenalin wird bei einer Depolarisation der Neuronenmembran durch Exozytose aus seinen Speichervesikeln zusammen mit dem Enzym Dopamin-β-Hydroxylase freigesetzt. Seine Wirkung entfaltet es postsynaptisch durch Bindung an α- und β-adrenerge Rezeptoren. Die Inaktivierung erfolgt überwiegend durch aktiven Rücktransport (Uptake 1; Hemmstoffe: Kokain, Desipramin) in das sympathische Neuron, durch enzymatischen Abbau (Monoaminooxidase und Katecholamin-O-

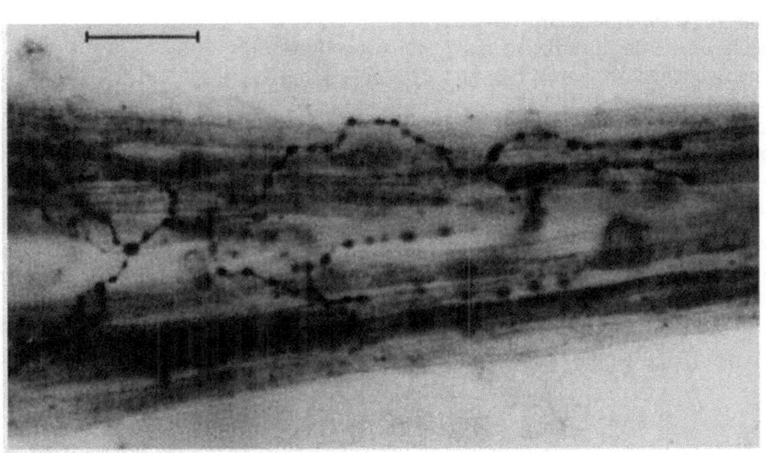

Abb. 1.5.12. Die postganglionären parasympathischen Fasern im Herzen bilden Varikositäten aus, die relativ lose mit dem Myokard assoziiert sind, und keine streng organisierten Synapsen wie in der Skelettmuskulatur. Zinkjodid- und Osmiumfärbung von 2 Muskelfasern des interatrialen Septums des Frosches, *Balken* 500 µm, aus Hartzell [1979]

Methyltransferase) sowie durch Abdiffusion. Adrenalin spielt in der lokalen sympathischen Übertragung im Herzen eine untergeordnete Rolle, kann jedoch nach Ausschüttung aus dem Nebennierenmark Wirkungen auf das Herz entfalten.

Der Parasympathikus versorgt das Herz in Form der beiden Nn. vagi, deren präganglionäre Fasern aus Kerngebieten der Medulla oblongata stammen und im Herzen überwiegend in atrialen Ganglien auf postganglionäre Fasern umgeschaltet und mit dem intrinsischen kardialen Nervensystem verschaltet werden [Löffelholz u. Pappano 1985, Moravec u. Moravec 1987]. Der Sinusknoten, der AV-Knoten und das His-Bündel gehören zu den am dichtesten parasympathisch innervierten Regionen des Körpers. Entsprechend ist die M-Cholinozeptordichte in Kardiomyozyten des Sinusknotens 5mal höher als in normalen Vorhofmyozyten [Beau et al. 1995]. Die alte Vorstellung, daß es keine parasympathische Innervation der Ventrikel gibt, muß als überholt gelten [Löffelholz u. Pappano 1985]. Speziesabhängig beträgt die Dichte von parasympathischen Fasern und M-Cholinozeptoren in den Ventrikeln 20–50% der in den Vorhöfen. Auch beim Menschen wurden im Ventrikel Azetylcholinesterase-positive Nervenendigungen gefunden [Marron et al. 1995]. Anders als an der motorischen Endplatte bilden die cholinergen Nerven des kardialen Parasympathikus keine hochorganisierten synaptischen Endigungen aus, sondern Varikositäten mit relativ losen Beziehungen zu den Muskelfasern (Abb. 1.5.12) [Hartzell 1979]. Azetylcholin (ACh) wird in den parasympathischen Endigungen gebildet, exozytotisch freigesetzt und nach Erregung postsynaptischer M_2-Cholinozeptoren durch die membranständige Azetylcholinesterase (AChE) in wenigen Millisekunden in Essigsäure und Cholin gespalten. Man nimmt an, daß die

schnelle Kinetik der Azetylcholininaktivierung eine Schlag-zu-Schlag-Regulation der Herzfrequenz zuläßt.

Unter Ruhebedingungen dominiert beim Menschen der Einfluß des Vagus. Eine akute pharmakologische Ausschaltung des Vagus durch Atropin erhöht die Herzfrequenz um etwa 50% [Glick u. Braunwald 1965, Levy 1971, 1995]. Vaguseinflüsse sind gegenüber Sympathikuseinflüssen aus 2 Gründen dominant: 1. hemmt ACh die Freisetzung von Noradrenalin aus sympathischen Nervenendigungen und 2. wirkt ACh auf der postsynaptischen Seite stärker bzw. ausschließlich (Ventrikel) in Anwesenheit von β-adrenerger Stimulation (akzentuierter Antagonismus, Kapitel 1.5.4.4 „Signaltransduktion").

Die antagonistische Beeinflussung der Herzfunktionen durch Sympathikus und Parasympathikus wird durch eine Vielzahl von Reflexbögen gesteuert [Hainsworth 1991]. Von großer Bedeutung ist der Baroreflexbogen, dessen Rezeptoren im Karotissinus und Aortenbogen sitzen und über Afferenzen mit Kreislaufzentren in der Medulla oblongata verschaltet sind. Blutdruckerhöhungen führen über eine Dehnung dieser Strukturen zu einer erhöhten Impulsaussendung, die zu einer Hemmung des Sympathikotonus und einer Steigerung des Parasympathikotonus führt. Daneben gibt es Dehnungsrezeptoren in beiden Vorhöfen, deren Erregung durch vermehrte Füllung ebenfalls zu einer Hemmung des Sympathikotonus und Steigerung des Parasympathikotonus und andererseits über vasomotorische Mechanismen zu einem verstärkten renalen Flüssigkeitsverlust und einer Hemmung der Ausschüttung von antidiuretischem Hormon (ADH; Gauer-Henry-Reflex) führt. Von großer Bedeutung ist auch die gegenseitige Beeinflussung von Sympathikus und Renin-Angiotensin-Al-

Tabelle 1.5.9. Molekulare Veränderungen des insuffizienten menschlichen Myokards, Einzelheiten s. Text, *DHP* Dihydropyridin, *PTX* Pertussistoxin, *CTX* Choleratoxin

Autonome Kontrolle	
Noradrenalin im Myokard	Erniedrigt
Dopamin im Myokard	Erhöht[a]
Kontraktiler Apparat (Ventrikel)	
Myosin schwere Kette (MHC)	Unverändert
Myosin leichte Kette (MLC)	MLC-2 erniedrigt
Aktin	Unverändert
Troponin T	Isoform-shift zu TnT4
Elektro-mechanische Kopplung und Kalziumhomöostase	
Kaliumströme (Kanäle?)	Erniedrigt
Kalziumstrom	Unverändert
DHP-Rezeptor (Kalziumkanal)	Unverändert (Funktion, Bindung[a]) Erniedrigt (mRNA)
Ryanodinrezeptor (CRC)	Erniedrigt (Funktion[a], mRNA) Unverändert (Einzelkanal, Bindung)
SR-Kalzium-ATPase (SERCA)	Erniedrigt (Funktion[a], mRNA) Unverändert (Protein[a])
Phospholamban (PLB)	Erniedrigt (mRNA) Unverändert (Protein[a])
Calsequestrin	Unverändert (Protein, mRNA)
Natrium-Kalium-ATPase	Erniedrigt (Bindung[a]) Unverändert (mRNA[a])
Signaltransduktion	
α-Adrenozeptor (α-AR)	Erhöht oder unverändert (Bindung)
β-Adrenozeptor (β-AR)	Erniedrigt (Bindung, mRNA)
β-adrenerge Rezeptorkinase (β-ARK)	Erhöht (Aktivität, mRNA)
Inhibitorisches G_i- Protein ($G_{i\alpha}$)	Erhöht (PTX-Markierung, Protein[a], mRNA)
Stimulatorisches G_s-Protein ($G_{s\alpha}$)	Unverändert (CTX-Markierung, mRNA)

[a] Diskrepante Ergebnisse. Bei diskrepanten Ergebnissen gibt die Bewertung nicht unbedingt einen allgemein akzeptierten Konsensus wieder.

dosteron-System. Noradrenalin führt an der Niere zu einer verstärkten Ausschüttung von Renin. Angiotensin II stimuliert über präsynaptische Rezeptoren die Ausschüttung von Noradrenalin aus peripheren und zentralen Neuronen.

1.5.4.1.2 Veränderungen der autonomen Kontrolle bei der Herzinsuffizienz

Eine der markantesten Veränderungen bei der Herzinsuffizienz ist die Zunahme des Plasmanoradrenalinspiegels (Abb. 1.5.3) [Chidsey et al. 1962, Thomas u. Marks 1978], die mit einer scheinbar paradoxen Entleerung myokardialer Katecholaminspiegel einhergeht (Tabelle 1.5.9) [Daly u. Sole 1990]. Während normalerweise die Noradrenalinkonzentration im venösen Ausfluß des Herzens geringer ist als die im arteriellen Blut [Swedberg et al. 1984], steigt der Noradrenalin-spillover aus dem Herzen bei der Herzinsuffizienz erheblich an

(+540%) [Hasking et al. 1986], so daß dann ein Großteil des Plasmanoradrenalins aus dem Herzen und der Niere kommt. Gleichzeitig scheint die Dopaminkonzentration im insuffizienten Myokard erhöht zu sein [Daly u. Sole 1990]. Die Begründung für dieses Spektrum an Veränderungen liegt wahrscheinlich in einer dauerhaften Erhöhung des zentralen Sympathikotonus, die zu einer erhöhten Noradrenalinfreisetzung aus dem Myokard, zu einer Entleerung der Speicher und, durch gleichzeitige Freisetzung, zu einer Verarmung an Dopamin-β-Hydroxylase führt. Dadurch wird die Konversion von Dopamin zu Noradrenalin zu dem geschwindigkeitsbestimmenden Schritt der Katecholaminsynthese [Daly u. Sole 1990].

Die Dauerstimulation mit Noradrenalin trägt durch die β-adrenerg vermittelte Zunahme der Kontraktionskraft und der Herzfrequenz wesentlich zu einer Aufrechterhaltung des Herzminutenvolumens bei. Langfristig führen jedoch der gesteigerte Energieverbrauch und die Tendenz zur Kalziumüberladung der Herzmuskelzellen zu einer schnelleren Progression des Myokarduntergangs und zu Arrhythmien. Eine Desensitivierung postsynaptischer adrenerger Signaltransduktionswege, die in Kapitel 1.5.4.4 „Signaltransduktion" diskutiert wird, wirkt diesem deletären Effekt der Sympathikusaktivierung entgegen.

Neben der Zunahme des Sympathikotonus kommt es zu einer Abnahme des Vagotonus. Dies ist als reduzierte Herzfrequenzvariabilität am Patienten meßbar und stellt ebenfalls einen prognostisch ungünstigen Parameter dar (Tabelle 1.5.5) [Malik 1996]. Der erniedrigte Vagotonus geht mit abgeschwächten oder fehlenden Baroreflexmechanismen einher, was möglicherweise im Sinn einer chronischen Desensitivierung zu erklären ist. Wahrscheinlich sind die Vagusschwäche und der erhöhte Sympathikotonus Ausdruck einer chronischen Anpassung der Regulation des autonomen Nervensystems an die eingeschränkte Pumpfunktion des Herzens. Es ist zum jetzigen Zeitpunkt nicht klar, ob es sich bei den Veränderungen darüber hinaus um eigenständige, die Herzinsuffizienz verschlechternde Faktoren handelt. Wie im folgenden noch ausgeführt wird, scheint zumindest ein Teil der Sympathikusaktivierung eine pathologisch bedeutsame Überkompensation darzustellen.

1.5.4.1.3 Andere neurohumorale Anpassungsmechanismen

Von großer Bedeutung bei der Herzinsuffizienz sind daneben eine Aktivierung des Renin-Angiotensin-Aldosteron-Systems [Francis 1989, Francis et al. 1993], des Endothelinsystems [Hiroe et al. 1991], eine vermehrte Expression des atrialen natriuretischen Peptids im Vorhof, die Reexpression von ANP und dem brain natriuretic peptide (BNP) im Ventrikelmyokard (die dort normalerweise nur fetal exprimiert werden) [Bonow 1996, Saito et al. 1989, Yoshimura et al. 1993] sowie ein Defekt der Endothel-abhängigen Relaxation peripherer Gefäße [Drexler et al. 1992, Kaiser et al. 1989, Kubo et al. 1991]. Auf Details soll an dieser Stelle verzichtet werden, weil diese in anderen Beiträgen dieses Buchs (Kapitel 4.2 „Bedeutung peptiderger Systeme bei der Genese kardiovaskulärer Erkrankungen") besprochen werden. Es ist jedoch zu betonen, daß Eingriffe in die peptidergen Systeme mit ACE-Inhibitoren zu den erfolgreichsten therapeutischen Maßnahmen bei Herzinsuffizienz gehören und mit der Entwicklung von selektiven Angiotensinrezeptorantagonisten eine neue und vielversprechende Arzneimittelgruppe in die Therapie eingeführt worden ist (Kapitel 1.5.5 „Behandlung der Herzinsuffizienz"). Hinzukommt, daß es bei der menschlichen Herzinsuffizienz im Bereich der Signaltransduktion des Angiotensins im Herzen zu vergleichbaren Alterationen kommt, wie sie für das β-adrenerge System schon länger bekannt sind (s. unten). Aktuelle Befunde an Tiermodellen legen nahe, daß in Zukunft auch der pharmakologischen Blockade des Endothelinsystems therapeutische Bedeutung zukommen wird [Sakai et al. 1996]. Für die zentrale Bedeutung von Endothelin spricht auch, daß hämodynamische Effekte von Angiotensin II am Versuchstier durch Endothelinantagonisten ganz oder teilweise aufzuheben waren [Balakrishnan et al. 1996].

Relativ klar ist, daß die Aktivierung des Sympathikus einerseits und des Renin-Angiotensin-Aldosteron-Systems und von Endothelin andererseits ähnliche Aktivierungsmechanismen, Signaltransduktionskaskaden und pathophysiologischen Endstrecken zeigen (s. Kapitel 1.5.4.4 „Signaltransduktion"). Daher kann die Sympathikusaktivierung als modellhaft für diese stehen.

Eine wichtige Ausnahme macht ANP, und das aus 2 Gründen.

1. Im Gegensatz zu den anderen Hormonen stammt ANP primär aus dem Kardiomyozyten selbst, der in dieser Beziehung als endokrines Organ fungiert. Wahrscheinlich das gesamte Spektrum von Reizen, das zur Induktion des Hypertrophieprogramms führt (Kapitel 1.5.4.6 „Wachstum und Hypertrophie"), triggert die vermehrte Expression von ANP im Kardiomyozyten, weswegen ANP auch als Hypertrophiemarker angesehen wird [Shubeita et al. 1992]. Tatsächlich ist gezeigt worden, daß die ANP-Protein- und -mRNA-Konzentration im insuffizienten ventrikulären Myokard relativ gut mit dem Schweregrad der Herzinsuffizienz korreliert [Arbustini et al. 1990, Takemura et al. 1989].

2. Bislang sprechen alle Beobachtungen dafür, daß ANP zu den positiven Adaptionen bei Herzinsuffizienz gehört (Kapitel 1.5.4.7 „Andere funktionelle und molekulare Veränderungen bei der Herzinsuffizienz"), da es als Botenstoff zwischen Herz und Niere wirkt und eine kompensatorisch gesteigerte Diurese und Nachlastsenkung induziert. Die Effektorwirkungen am Herzen sind wahrscheinlich von geringer Bedeutung und bislang widersprüchlich [Coraboeuf u. Nargeot 1993].

1.5.4.2 Kontraktiler Apparat

1.5.4.2.1 Grundlagen

Die für die Kontraktion der quergestreiften Muskulatur verantwortlichen Proteine, die sog. kontraktilen Elemente, sind in hochorganisierten Strukturen, den Sarkomeren, zusammengefaßt. Das einzelne Sarkomer besteht aus Bündeln parallel angeordneter dünner Filamente (Aktin), die jeweils an einer Z-Scheibe befestigt sind und in der Mitte ein Bündel dicker Filamente (Myosin) umgeben (Abb. 1.5.13). Myosin ist zusammengesetzt aus 2 schweren (MHC) und 4 leichten Ketten (MLC). Die schwere Kette besteht aus einem langen Schaft und besitzt an einem Ende ein bewegliches Köpfchen. Das Myosinköpfchen ist die Interaktionsstelle zum Aktin und Sitz der ATPase-Aktivität. Aktin ist im Vergleich zu Myosin ein kleines Protein (G-Aktin oder globuläres Aktin) und ist im Sarkomer in 2 langen polymeren Ketten, dem sog. F-Aktin (filamentäres Aktin) organisiert. Der basale Mechanismus der Kraftentwicklung besteht im Querbrückenzyklus, in dem sich die Myosinköpfchen

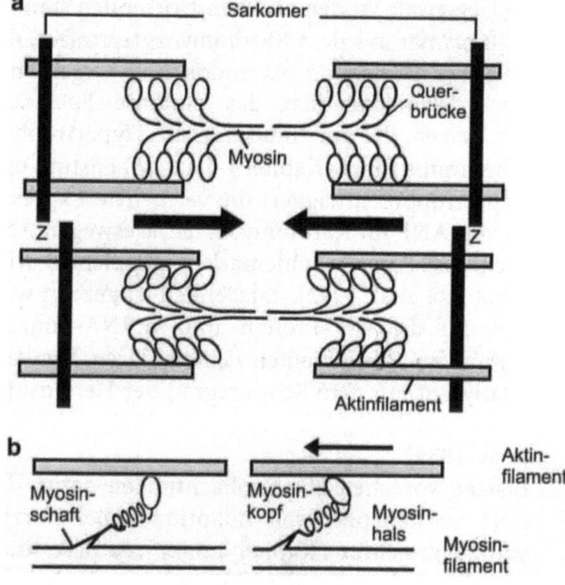

Abb. 1.5.13. Schematische Darstellung eines Sarkomers. Aktinfilamente (dünne Filamente) sind seitlich an den Z-Scheiben befestigt. Zwischen ihnen gleiten die Myosinbündel (dicke Filamente). Jedes Myosinmolekül besteht aus einem Schaft und einem Köpfchen, das an einem beweglichen Myosinhals abgewinkelt vom Schaft Richtung Aktinfilament zeigt (Querbrücke). Die Verkürzung des Sarkomers, d. h. des Abstands zwischen 2 Z-Scheiben (*Z*), kommt durch Verdrehung des Myosinköpfchens gegen seinen Hals und das Aktinfilament zustande. Dabei wird 1 Molekül ATP pro Querbrückenschlag verbraucht, nach Antoni [1987]

an das filamentöse Aktin anheften und sich in einer Weise verdrehen, die zur Kraftentwicklung und Verkürzung des Sarkomers führt („Ruderschlag"). Auf die detaillierte Besprechung dieses Prozesses soll im folgenden verzichtet werden. Es wird auf entsprechende Lehrbücher verwiesen [Alberts et al. 1995, Katz 1992].

Die Kontraktion ist das Endergebnis der sog. elektro-mechanischen Kopplung und wird durch Bindung des systolisch erhöhten Kalziums an Troponin C (TnC) [Parmacek u. Leiden 1991] eingeleitet. TnC bildet zusammen mit Troponin I (TnI) [Hunkeler et al. 1991] und Troponin T (TnT) [Saba et al. 1996] einen Komplex aus kleinen regulatorischen Proteinen. Dieser entscheidet über die Position eines weiteren regulatorischen Proteins, des langen Tropomyosins, auf dem dünnen Filament (Aktinfilament) (Abb. 1.5.14). Wenn TnC Kalzium bindet, kommt es zu einer Konformationsänderung des Troponinkomplexes und nachfolgenden Verlagerung von Tropomyosin in die Tiefe des Aktinfilaments. Dies erlaubt die Anheftung der Köpfchen der schweren Kette des Myosins an die Aktinfilamente mit nachfolgender Spaltung von ATP und Entwicklung der Muskelkraft. In diesem Regulationssystem ist der Troponinkomplex auch als „Kalziumschalter" bezeichnet worden.

Von jedem Sarkomerprotein existieren Isoformen, deren Funktion z. T. voneinander abweicht. In der Regel werden in der frühen Ontogenese andere Isoformen exprimiert als in der späten. In vielen Tiermodellen, z. T. auch bei der menschlichen Herzinsuffizienz, kommt es zur Reexpression dieses „fetalen Genexpressionsprogramms", was mit funktionellen Veränderungen in Zusammenhang gebracht wurde. Am besten und frühesten charakterisiert sind Veränderungen der Myosinisoformen, die prototypisch für andere Proteine stehen (Kapitel 1.5.3 „Tiermodelle und Untersuchungen am menschlichen Myokard", Abb. 1.5.15) [Lompre et al. 1991]. Es gibt 2 MHC-Gene für eine α- und eine β-MHC-Isoform. Die Mischung α/α bezeichnet man als V_1, das Heterodimer α/β als V_2 und das β-Homodimer als V_3. V_1 besitzt eine hohe ATPase-Aktivität, V_3 eine niedrige. Bei Nagetieren ist V_3 die fetale Isoform, die im Erwachsenenalter weitgehend durch V_1 ersetzt wird. Beim Menschen und großen Tieren mit niedriger Herzfrequenz ist dagegen im Herzen auch im Erwachsenenalter fast ausschließlich V_3 exprimiert. Es gibt 2 muskuläre Aktinisoformen, das skelettale α-Aktin (sACT) und das kardiale α-Aktin (cACT), die von 2 Genen kodiert werden. sACT ist die fetale, cACT die erwachsene Isoform im Herzen. Funktionelle Unter-

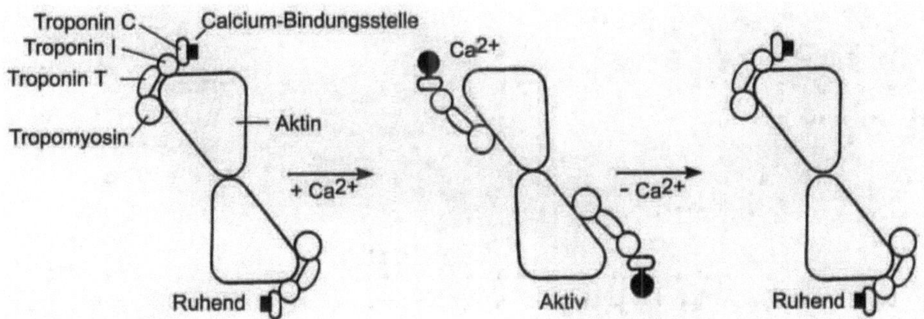

Abb. 1.5.14. Schematische Darstellung der kalziumabhängigen Regulation der Kontraktion durch den Troponinkomplex. Im Ruhezustand liegt der Troponinkomplex aus Troponin C, I, T und Tropomyosin derartig auf den beiden Aktinpolymeren (F-Aktine), daß die Interaktion mit den benachbarten Myosinköpfchen (hier nicht dargestellt) verhindert wird. Durch Bindung von Kalzium an Troponin C (in der Systole) kommt es zu einer Konformationsänderung, die zu einer Verschiebung des Tropomyosins in die Rinne zwischen den beiden F-Aktinen führt. Dadurch wird die Bindungsstelle zum Myosinköpfchen frei. Die Abnahme der Kalziumkonzentration in der Diastole kehrt den Aktivierungsprozeß wieder um, nach Isselbacher et al. [1994]

schiede zwischen den beiden Formen sind nicht bekannt.

Die quergestreifte Muskulatur reagiert auf eine Zunahme der Sarkomerlänge mit einer Zunahme der Kraft [Gordon et al. 1966]. Dieser grundlegende Mechanismus ist von Frank [1895] und Starling [1918] auch am Gesamtorgan Herz beschrieben worden und wird als Frank-Starling-Mechanismus bezeichnet (s. Kapitel 1.5.2 „Krankheitsbild"). Lange Zeit wurde angenommen, daß der Frank-Starling-Mechanismus Folge einer mehr oder weniger starken Überlappung dicker und dünner Filamente im Sarkomer ist (Gleitfilamenthypothese, von Huxley [1969] für die Skelettmuskulatur formuliert). Obwohl die prinzipielle Gültigkeit dieser Theorie nicht bezweifelt wird, kann sie nicht alle Beobachtungen erklären (Abb. 1.5.16) [Bers 1993, Crozadier 1996].

1. ist die Kraft-Längen-Beziehung im Herzen steiler als im Skelettmuskel [Allen et al. 1974]
2. kommt es bei einer raschen Senkung der Vorspannung zu einem kurzen intrazellularen Kalziumanstieg bei gleichzeitigem Nachlassen der Kraftentwicklung
3. steigt die Kraft bei Zunahme der Vordehnung zwar wie erwartet sofort an, nimmt dann aber zeitabhängig weiter zu.

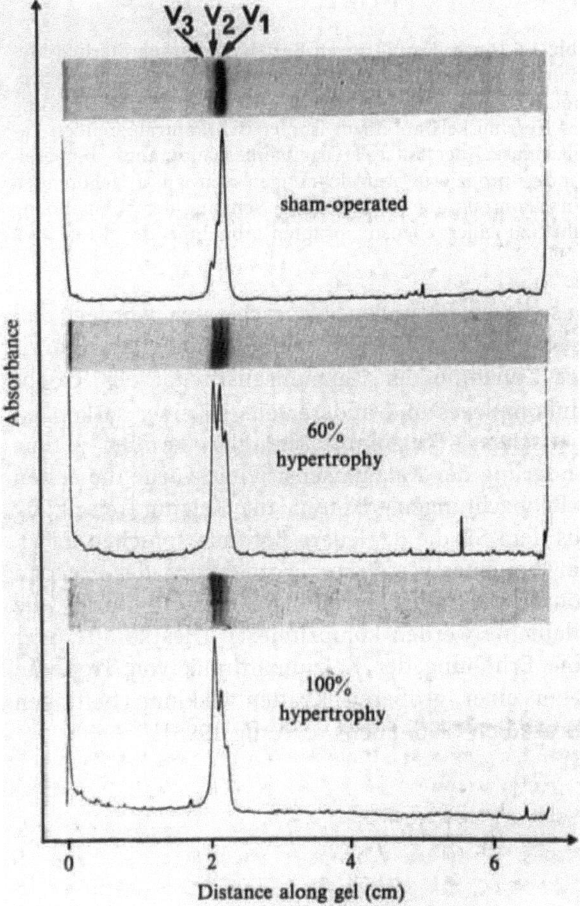

Abb. 1.5.15. Myosinisoform-Shift bei der kardialen Hypertrophie der Ratte. Kardiales Gesamtmyosin wurde elektrophoretisch in die 3 Isoformen V_1 (aa-MHC-Dimer, V_1), V_2 (aβ-MHC-Heterodimer, V_2) und V_3 ($\beta\beta$-MHC-Dimer, V_3) aufgetrennt. Im Myokard von Kontrolltieren (*sham-operated*) zeigt sich überwiegend die V_1-Isoform, in mittelgradig hypertrophiertem Myokard (*60% hypertrophy*) chronisch drucküberlasteter Herzen ein ausgeglichenes Verhältnis aller 3 Isoformen und im stark hypertrophierten Herzen (*100% hypertrophy*) ein Überwiegen von V_2 und V_3, aus Lompre et al. [1979]

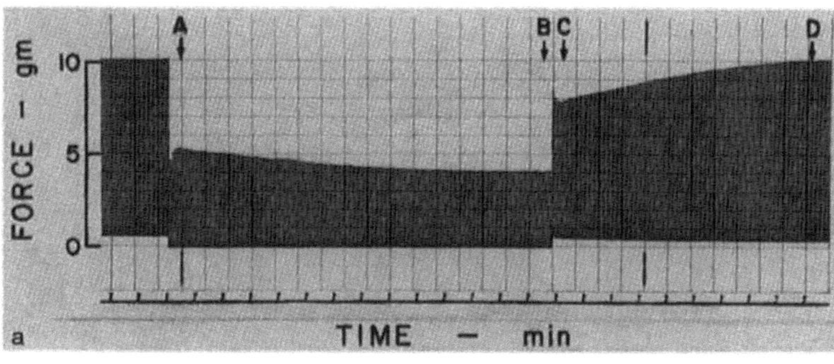

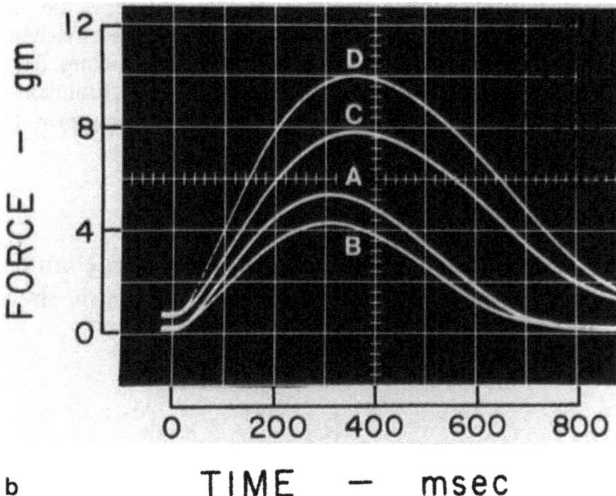

Abb. 1.5.16 a,b. Kraft-Längen-Beziehung (Frank-Starling-Mechanismus) an isolierten Herzmuskelpräparaten. Erste Demonstration der langsamen längenabhängigen Aktivierung des Herzmuskels an einem isometrisch kontrahierenden Papillarmuskel der Katze. a Originalmechanogramm, b übereinander projizierte Aufzeichnungen von zu a gehörenden Einzelkontraktionen. Die abrupte Senkung der Vorspannung führt zu einer ebenso abrupten Abnahme der Kraft (*A*), die von einem geringen zeitabhängigen Kraftrückgang gefolgt ist (*B*). Eine abrupte Steigerung der Vorspannung erhöht die Kraft sogleich (*C*), ist aber von einer weiteren zeitabhängigen Zunahme der Kraftentwicklung gefolgt (*D*). Die allmählichen Veränderungen der Kraft werden mit Veränderungen der Kalziumsensitivität der Myofilamente und einer Kalziumfreisetzung aus dem SR erklärt, aus Parmley u. Chuck [1973]

Aus diesen Befunden ist geschlossen worden, daß es bei Zunahme der Vordehnung einerseits zu einer Zunahme der Kalziumsensitivität des Troponinkomplexes und andererseits zu einer sarkoplasmatischen Kalziumfreisetzung kommt. Eine Änderung der Kalziumsensitivität würde die ersten 2 Beobachtungen erklären, die Kalziumfreisetzung aus dem SR die 3. Neuere Befunde sprechen dafür, daß bei einer verstärkten Vordehnung der Abstand von Aktin- und Myosinfilamenten abnimmt (die Filamente werden komprimiert). Dies könnte über eine Erhöhung der Kalziumaffinität von Troponin C zu einer größeren Kraftentwicklung beitragen [Crozadier 1996, Fuchs u. Wang 1996].

1.5.4.2.2 Veränderungen des kontraktilen Apparats bei der Herzinsuffizienz

1.5.4.2.2.1 Myofibrilläre ATPase-Aktivität und Querbrückenzyklus

Der experimentelle Nachweis einer verringerten Myosin-ATPase-Aktivität der Myofilamente im insuffizienten Myokard (postmortalem Gewebe) war einer der ersten Hinweise auf Funktionsänderungen des Myokards bei der Herzinsuffizienz (Tabelle 1.5.10) [Alpert u. Gordon 1962]. Diese Arbeit rückte die Myokardinsuffizienz als Ursache des Syndroms Herzinsuffizienz in den Blickpunkt. Der Befund ist später an myofibrillären Präparationen von frischen Gewebeproben bestätigt worden [Pagani et al. 1988]. Inzwischen weiß man, daß auch das mechanische Korrelat der ATPase-Aktivität, der Querbrückenzyklus, beim insuffizienten Myokard verlangsamt ist [Hajjar u. Gwathmey 1992, Hasenfuss et al. 1992].

Tabelle 1.5.10. Funktionsänderungen des insuffizienten menschlichen Myokards

Myofilamente	
Myofibrillen-ATPase	Erniedrigt
Kalziumsensitivität	Unverändert
Elektro-mechanische Kopplung und Kalziumhomöostase	
Aktionspotential	Verlängert
Basale Kraft	Unverändert (0,2–0,5 Hz[a])
	Erniedrigt (1–2 Hz[a])
Maximale Kalzium-aktivierte Kraft	Unverändert (0,2–0,5 Hz[a])
	Erniedrigt (1–2 Hz[a])
Maximale Digitalisglykosid-aktivierte Kraft	Unverändert
	Erniedrigt[b]
Relaxationsgeschwindigkeit	Erniedrigt
Kontraktionszeit	Verlängert
Diastolische Kalziumkonzentration	Erhöht
Kraft-Frequenz-Beziehung	Aufgehoben oder umgekehrt
Signaltransduktion	
β-Adrenerger Effekt	Erniedrigt
Histamineffekt	Erniedrigt
PDE-Inhibitoren-Effekt	Erniedrigt
Azetylcholineffekt	Unverändert
Adenosineffekt	Unverändert

Einzelheiten und Referenzen s. Text. [a]Ergebnisse hängen von der verwendeten Stimulationsfrequenz ab. [b]Bei strukturell geschädigten Muskelpräparaten.

Die verringerte Myosin-ATPase-Aktivität läßt sich nicht auf eine intrinsische Änderung im Myosinmolekül zurückführen. So war die ATPase-Aktivität aufgereinigter Myosinpräparationen in insuffizienten menschlichen Herzen unverändert [Maron et al. 1977, Schier u. Adelstein 1982]. Im Gegensatz zu Tiermodellen (Abb. 1.5.15, Kapitel 1.5.4.6 „Wachstum und Hypertrophie") bleibt das Myosinisoformmuster in der Herzinsuffizienz des Menschen erhalten, weil im Ventrikel schon unter normalen Umständen zu fast 100% V_3 exprimiert wird [Mercadier et al. 1983]. Hier liegt eine gewisse Ironie, weil der fetale Isoform-Shift zwar erstmals am Beispiel des Myosins beschrieben worden ist, es sich hierbei aber um ein Phänomen des Nagerherzens handelt, das im menschlichen Ventrikel keine Rolle spielt. Dagegen kommt es in drucküberlasteten menschlichen Vorhöfen zu einem Shift von der normalerweise prädominanten α-MHC zu β-MHC [Tsuchimochi et al. 1984] und von atrialen Formen der leichten Myosinketten (MLC-1 und MLC-2) zu ventrikulären Isoformen [Cummins 1982].

Wie lassen sich also die verringerte myofibrilläre ATPase-Aktivität und der verlangsamte Querbrückenzyklus im insuffizienten Ventrikel erklären?

- Morphologische Untersuchungen zeigen einen (heterogenen) Verlust von kontraktilen Elementen [Schaper et al. 1995]. Der Verlust ist wahrscheinlich Folge einer Schädigung (Überlastung?) einzelner Myozyten, die zur Sequestrierung von kontraktilem Material, zur Atrophie und letztlich zum Zelluntergang führt. Dies läßt sich als Zunahme des nichtmuskulären Gewebeanteils [Hirzel et al. 1985] und Reduktion biochemisch gemessener Myosinkonzentrationen im terminal insuffizienten Herzen experimentell belegen [Hasenfuss et al. 1992]. Die Konzentration der β-MHC-mRNA ist jedoch unverändert [Mercadier et al. 1987], was am ehesten auf den unterschiedlichen Bezugspunkt (Gesamt-RNA) zurückzuführen ist.
- Es wird angenommen, daß zusätzlich regulatorische Mechanismen (MLC, Troponine) verändert sind. Eine Arbeit beschrieb eine möglicherweise Protease-vermittelte Abnahme der MLC-2 bei dilatativer Kardiomyopathie (Tabelle 1.5.9 [Margossian et al. 1992], eine andere eine erhöhte Expression der (fetalen) heute TnT4 genannten Isoform im insuffizienten menschlichen Myokard [Saba et al. 1996]. Interessanterweise korreliert der TnT4-Anteil umgekehrt proportional mit der myofibrillären ATPase-Aktivität.

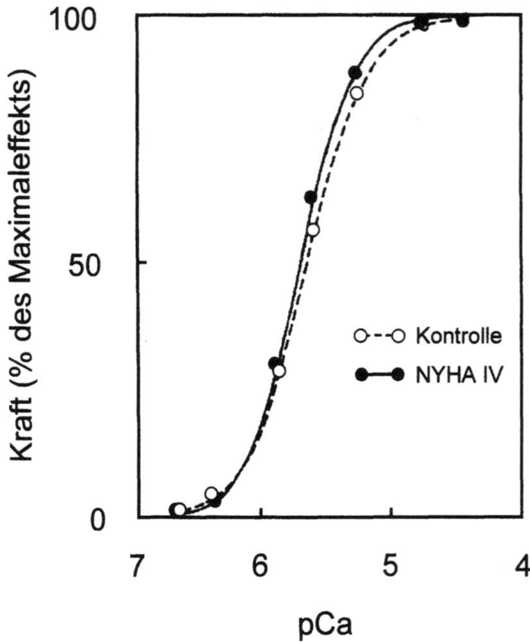

Abb. 1.5.17. Die Kalziumsensitivität gehäuteter Herzmuskelpräparate von insuffizienten (*Kontrolle*) und nicht-insuffizienten (*NYHA IV*) menschlichen Herzen ist gleich. *Abszisse* Kalziumkonzentration im Organbad als negativer dekadischer Logarithmus der Konzentration (*pCa*), *Ordinate* isometrische Kraft in % des maximalen Effekts, aus Gwathmey u. Hajjar [1990]

1.5.4.2.2.2 Kalziumsensitivität der Myofilamente

Die Kalziumsensitivität der kontraktilen Elemente, d. h. in welchem Ausmaß die Myofilamente bei einer gegebenen Kalziumkonzentration Kraft entwickeln, hängt wesentlich von der Kalziumaffinität von TnC ab. Diese wird besonders durch den Phosphorylierungsgrad von TnI, aber auch durch die Sarkomerlänge (Kapitel 1.5.4.2.1 „Grundlagen"), das C-Protein, MLC und den intrazellularen pH-Wert reguliert [Bers 1993, Solaro 1995]. In drucküberlasteten Vorhöfen scheint die Kalziumsensitivität gehäuteter Herzmuskelfasern erhöht zu sein, was mit dem MLC-Isoform-Shift [Cummins 1982] in Verbindung gebracht wurde [Wankerl et al. 1990]. Dagegen ist die Kalziumsensitivität im insuffizienten ventrikulären Myokard unverändert (Abb. 1.5.17) [Gwathmey u. Hajjar 1990]. Das bedeutet, daß die Verfügbarkeit und Regulation des intrazellularen Kalziums (s. Kapitel 1.5.4.3 „Elektro-mechanische Kopplung"), nicht aber die Wirkung von Kalzium bei der Herzinsuffizienz verändert sind.

1.5.4.2.2.3 Zusammenfassung

Der Querbrückenzyklus des insuffizienten Myokards ist verlangsamt, was mit einer geringeren ATPase-Aktivität intakter Myofibrillen einhergeht. Außer einem Verlust von kontraktilen Einheiten könnten hierfür Veränderungen der Expression der regulatorischen Proteine MLC und Troponin von Bedeutung sein. Die unveränderte Kalziumsensitivität widerspricht letzteren Befunden nicht. Der biologische „Sinn" der verlangsamten Kontraktion dürfte in einer Ökonomisierung der Herzarbeit zu sehen sein, trägt aber auch zum kontraktilen Defekt bei.

1.5.4.3 Elektro-mechanische Kopplung

1.5.4.3.1 Physiologische Grundlagen der elektro-mechanischen Kopplung

Die elektrische Erregung der Zytoplasmamembran führt im Myozyten zur Kontraktion (Abb. 1.5.18). Die Gesamtheit dieses komplexen, auf unterschiedlichen Ebenen regulierten Prozesses bezeichnet man als elektro-mechanische Kopplung. Der universelle Mediator der elektro-mechanischen Kopplung ist Kalzium, dessen über 10.000facher Konzentrationsgradient von extrazellular (etwa 2 mmol/l) nach intrazellular (etwa 0,0001 mmol/l) die wesentliche Voraussetzung für die Regulation der Kontraktion ist. Die niedrige, systolisch/diastolisch in engen Grenzen geregelte Kalziumkonzentration (Homöostase) unterliegt einer sehr effizienten Kontrolle, welche die Endstrecke wichtiger regulatorischer Signaltransduktionsmechanismen (Kapitel 1.5.4.4 „Signaltransduktion") darstellt.

Aus didaktischen Gründen kann man die elektro-mechanische Kopplung einteilen in

1. Kontrolle der Kalziumfreisetzung, d. h. Erhöhung der freien intrazellularen Kalziumkonzentration,
2. Kontrolle des Kalziumrücktransports sowie
3. Prozesse, die zur Umsetzung des Kalziumsignals in die Kontraktion der Myofilamente führen (Kapitel 1.5.4.2 „Kontraktiler Apparat").

Tatsächlich beeinflussen sich diese Prozesse gegenseitig und bilden ein aufeinander abgestimmtes Regulationssystem.

1.5.4.3.1.1 Kontrolle der Kalziumfreisetzung

Das Aktionspotential der Arbeitsmuskulatur wird, wie beim Nerven oder Skelettmuskel, durch Natriumeinstrom (I_{Na}) in die Zelle durch schnelle Natriumkanäle initiiert (Abb. 1.5.19). Beim Erreichen eines Schwellenpotentials öffnen sich langsame (sog. L-Typ) Kalziumkanäle und erlauben einen Kalziumeinwärtsstrom (I_{Ca}). Dieser trägt zur Auf-

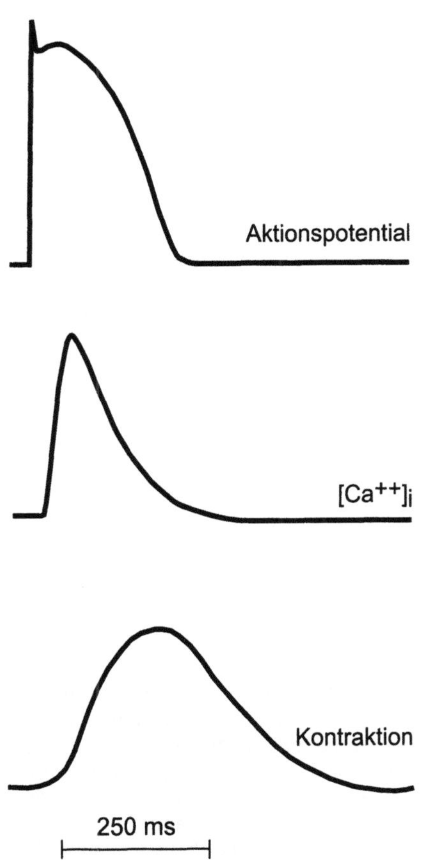

Abb. 1.5.18. Schematische Darstellung der zeitlichen Abfolge von Aktionspotential, intrazellularem Kalziumtransienten $[Ca^{2+}]i$ und Einzelkontraktion eines ventrikulären Muskelpräparats, Einzelheiten s. Text

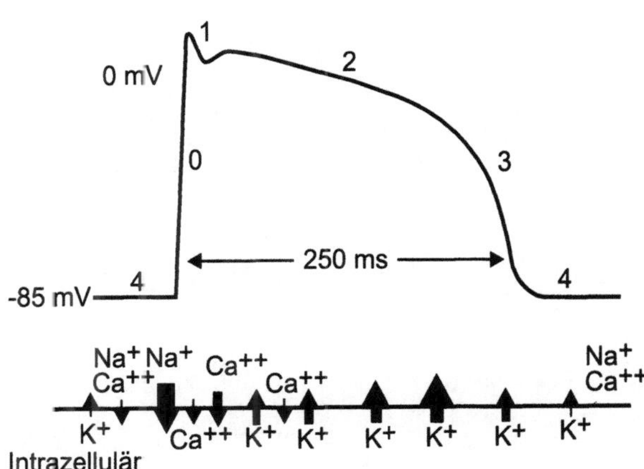

Abb. 1.5.19. Schematische Darstellung eines typischen Aktionspotentials des ventrikulären Arbeitsmyokards mit den wichtigsten Ionenströmen. Phase 0 (Aufstrich) ist durch eine rasche, sehr kurze Öffnung von Natriumkanälen gekennzeichnet. Die damit verbundene Depolarisation öffnet spannungsabhängige Kalziumkanäle, die ihre maximale Öffnung etwa nach 5 ms erreicht haben (Phase 1) und danach potentialabhängig und aufgrund einer Kalzium-vermittelten Autoinhibition wieder langsam schließen (ein Grund dafür, daß die erhöhte diastolische Kalziumkonzentration eher zu einer Abschwächung des Kalziumeinstroms führt). Die rasche initiale Repolarisation in Phase 1 wird durch den transienten Kaliumauswärtsstrom verursacht, der hier nicht angezeigt ist (I_{to}). Phase 2 (Plateau) ist durch den abnehmenden depolarisierenden Kalziumeinwärtsstrom und zunehmende Kaliumauswärtsströme charakterisiert, die schließlich in Phase 4 zur Repolarisation führen. Am Übergang von Phase 0 zu 1 trägt ein Kalziumeinwärtsstrom durch den Natrium-Kalzium-Austauscher zum Nettokalziumeinstrom bei, in Phase 3 und 4 ist derselbe Mechanismus am Nettokalziumauswärtsstrom beteiligt

rechterhaltung der Depolarisation und damit zu dem für das Herz charakteristischen Plateau des Aktionspotentials wesentlich bei. Die Repolarisation der Zelle und die Abschaltung des spannungsabhängigen Kalziumstroms werden durch mindestens 4 verschiedene Kaliumauswärtsströme gewährleistet [Deal et al. 1996].

Das systolisch einströmende Kalzium triggert eine quantitativ bedeutsamere Kalziumfreisetzung [Fabiato u. Fabiato 1978] aus dem sarkoplasmatischen Retikulum (SR) durch Bindung an Kalziumfreisetzungskanäle [calcium release channels, (CRC), Ryanodinrezeptor oder „foot protein"; Abb. 1.5.20) [Fleischer u. Inui 1989]. Dies wird durch die unmittelbare räumliche Nähe zwischen L-Typ-Kalziumkanal und CRC erleichtert (Abb. 1.5.21). Man nimmt an, daß der transsarkolemmale Einstrom von Kalzium beim Menschen etwa 30%, der aus dem SR etwa 70% der gesamten Kalziumbewegung in der Systole ausmacht [Bers 1993]. Bei der Ratte ist das Verhältnis 10:90%. Die

Kalziumfreisetzung aus dem SR wird in 2facher Hinsicht durch das Ausmaß des Kalziumeinwärtsstroms feinreguliert. Einerseits durch die Triggerfunktion (großer Trigger, große Freisetzung), andererseits durch einen Auffülleffekt des SR. Dadurch nimmt die Regulation des I_{Ca} eine zentrale Bedeutung in der Steuerung der intrazellularen Kalziumkonzentration ein.

1.5.4.3.1.2 Kontrolle des Kalziumrücktransports

In der Diastole wird das systolisch freigesetzte Kalzium auf 2 Wegen wieder aus dem Zytoplasma entfernt. Etwa 70% werden durch die sarkoplasmatische Kalzium-ATPase (SERCA oder SR-Kalziumpumpe) zurück ins SR gepumpt, wo Kalzium überwiegend gebunden an ein Kalziumspeicherprotein, das Calsequestrin, vorliegt. Etwa 30% werden über den Natrium-Kalzium-Austauscher (NCX) des Sarkolemms aus der Zelle hinausgeschleust. Vereinfacht ausgedrückt wird also das Kalzium, das transsarkolemmal einfließt, auch transsarkolemmal

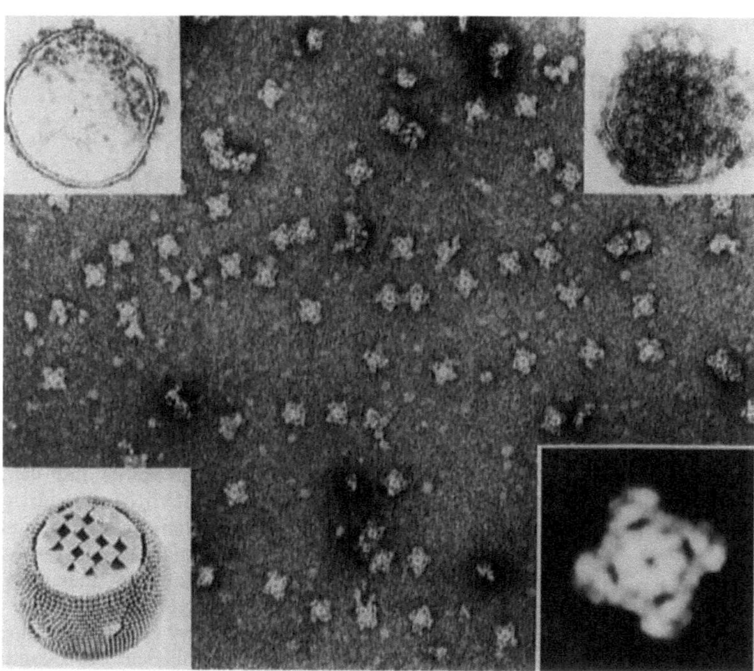

Abb. 1.5.20. Struktur des Ryanodinrezeptors. Der Ryanodinrezeptor (Kalziumfreisetzungskanal des SR, CRC oder auch „Fußprotein") ist eines der wenigen Proteine, die so groß sind, daß man sie direkt elektronenoptisch darstellen kann. *Zentraler Teil* negativ dargestellte Rezeptoren als symmetrische, etwa quadratische Strukturen einer mittleren Größe von 27 nm, *oben links* „Fußprotein" etwa 12 nm aus einer sarkoplasmatischen Zisterne herausragend, *oben rechts* gleiche Struktur tangential angeschnitten, *unten rechts* Computer-gemittelte Struktur des Rezeptors aus 240 Einzelbildern, *unten links* Modell einer sarkoplasmatischen Zisterne. Man sieht auf die junktionale, d. h. die zur Zytoplasmamembran (T-Tubulus) gewandte Seite, auf deren Oberfläche sich eine Reihe von Ryanodinrezeptoren sowie zahlreiche SR-Kalzium-ATPase-Moleküle (*kleine Kugeln*) befinden, aus Fleischer u. Inui [1989]

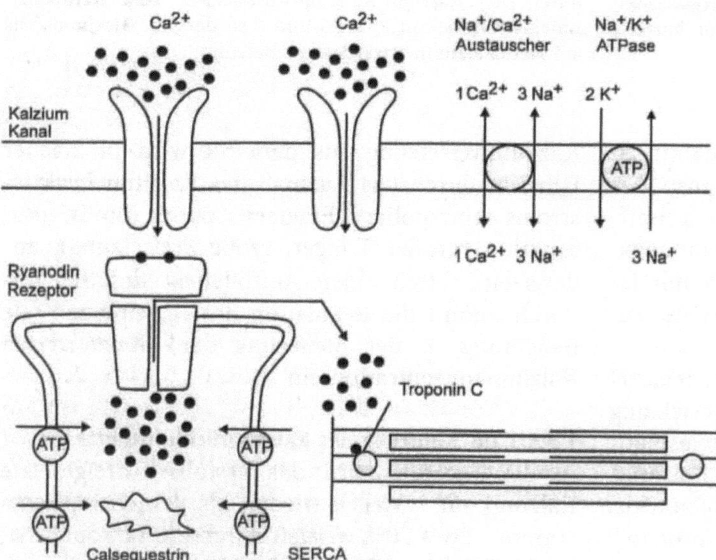

Abb. 1.5.21. Kalzium-induzierte Kalziumfreisetzung aus dem sarkoplasmatischen Retikulum (SR) (s. auch Abb. 1.5.25). Das während der Plateauphase durch den L-Typ-Kalziumkanal einfließende Kalzium führt einerseits selbst über Bindung an Troponin C zur Aktivierung der Myofilamente, triggert aber zusätzlich eine stärkere Freisetzung von Kalzium aus dem SR. Dies wird über eine Bindung von Kalzium am Ryanodinrezeptor vermittelt. Kalzium wird diastolisch durch die SR-Kalzium-ATPase (*SERCA*) zurück ins SR gepumpt und via Natrium-Kalzium-Austauscher (*NCX*) wieder aus der Zelle geschleust. Da die Richtung und die Geschwindigkeit des NCX von der intrazellularen Natriumkonzentration abhängig sind, trägt die Aktivität der Na-K-ATPase zur intrazellularen Kalziumhomöostase wesentlich bei. Kalzium liegt im SR überwiegend an Calsequestrin gebunden vor, modifiziert nach Bers [1993]

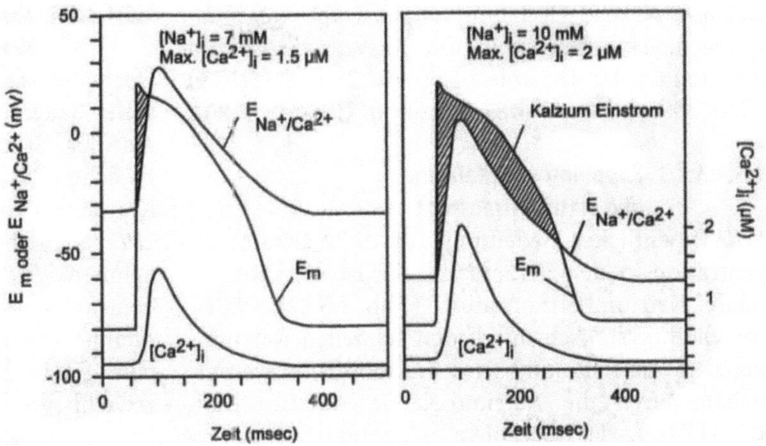

Abb. 1.5.22. Einfluß der intrazellularen Natriumkonzentration auf die Richtung des Natrium-Kalzium-Austauschers (NCX). Schematische Darstellung der geschätzten Veränderungen des Na-Ca-Gleichgewichtspotentials ($E_{Na/Ca}$) während eines Aktionspotentials im ventrikulären Myokard des Kaninchens. Wenn das Membranpotential (E_m) gegenüber $E_{Na/Ca}$ positiv ist, kommt es zu einem Kalziumeinwärtsstrom (*schattierte Felder*) und umgekehrt. Bei einer erhöhten intrazellularen Natriumkonzentration (*rechts*) kommt es aufgrund der Verschiebung des $E_{Na/Ca}$ zu einer deutlichen Zunahme des Kalziumeinwärtsstroms über den NCX. Der intrazellulare Kalziumtransient (*[Ca]i*) ist unten dargestellt, aus Bers [1993].

wieder ausgeschleust. Die Energie, die notwendig ist, um Kalzium gegen den 10.000fachen Konzentrationsgradienten ins SR oder nach extrazellular zu transportieren, stammt im Fall der SERCA aus der ATP-Hydrolyse (1 Molekül ATP für 2 Moleküle Kalzium), im Fall des NCX aus dem umgekehrten Konzentrations- und Ladungsgradienten für Natrium (thermodynamisches Gleichgewicht).

Die SERCA gehört zu einer ubiquitär vorkommenden Multigenfamilie [Lompre et al. 1989]. Die kardiale Isoform ist das Produkt einer am 3′-Ende gespleißten mRNA des SERCA-2-Gens (SERCA 2a). Die Aktivität der SERCA wird im Ruhezustand durch ein kleines regulatorisches Protein, Phospholamban (PLB), gehemmt [James et al. 1989]. Die Phosphorylierung von PLB hebt die hemmende Wirkung von PLB auf die SERCA auf und steigert dadurch die Pumprate sowie die Affinität der SERCA gegenüber Kalzium [Sham et al. 1991]. Dadurch nimmt die Geschwindigkeit des diastolischen Kalziumrücktransports ins SR zu, und die diastolische Kalziumkonzentration im Zytoplasma sinkt. Gleichzeitig steigt der Kalziumfüllungszustand des SR, was die Kalziumfreisetzung in der Systole erhöht. Dies bedeutet, daß es eine Konkurrenz zwischen dem sarkoplasmatischen und dem sarkolemmalen Kalziumtransport gibt, die darüber entscheidet, ob Kalzium aus der Zelle verschwindet oder aber für die nächste Kontraktion zur Verfügung steht [Bers 1993].

Der erste Nachweis eines Natrium-abhängigen Kalziumtransports aus der Herzmuskelzelle stammt von Reuter u. Seitz [1968]. Inzwischen ist der NCX kloniert [Nicoll et al. 1990], und viele Einzelheiten dieses Transportsystems sind bekannt [Bers 1993, Blaustein 1989]. Für 1 Molekül Kalzium, das über den NCX aus der Zelle hinausgelangt, werden 3 Moleküle Natrium in die Zelle hinein transportiert (Abb. 1.5.21). Das bedeutet, daß der Kalziumauswärtstransport elektrogen (2 positive Ladungen in die eine, 3 positive Ladungen in die andere Richtung) und damit membranpotentialabhängig ist. Sehr negative (hyperpolarisierte) Membranpotentiale begünstigen den Kalziumauswärtsstrom, weniger negative (depolarisierte) Potentiale begünstigen den Kalziumeinwärtsstrom. So dreht sich die Richtung des Austauschers bei maximaler Depolarisation der Zelle zu Beginn des Aktionspotentials (an dem das Zellinnere gegenüber dem Zelläußeren kurzfristig positiv geladen ist) um, und der Austauscher trägt zum systolischen Kalziumeinwärtsstrom bei (Abb. 1.5.22) [Bers 1993, Beuckelmann u. Wier 1989]. Wie groß dieser Einstrom unter physiologischen Bedingungen ist, läßt sich schwer bestimmen, da das Gleichgewichtspotential des Natrium-Kalzium-Austauschs stark von der intrazellularen Natriumkonzentration abhängt. Diese ist jedoch nicht exakt bekannt. Unstrittig ist, daß der Kalziumeinstrom über den NCX unter Bedingungen einer erhöhten intrazellularen Natriumkonzentration (beispielsweise in Anwesenheit von Digitalisglykosiden, s. unten) an Bedeutung gewinnt. Eine sarkolemmale

Kalzium-ATPase (Kalziumpumpe) trägt, quantitativ weniger bedeutsam, zum Auswärtsstrom von Kalzium in der Diastole bei (etwa 20% des NCX) [Bers 1993, Carafoli 1987, Caroni u. Carafoli 1980].

1.5.4.3.1.3 Kopplung von Kalzium- und Natriumtransport

Von wesentlicher Bedeutung für die Kalziumkonzentration in der Herzmuskelzelle ist die intrazellulare Natriumkonzentration (Abb. 1.5.22). Natrium fließt systolisch durch den schnellen Natriumkanal in die Zelle und wird diastolisch im wesentlichen durch die Natrium-Kalium-ATPase (Na^+-K^+-ATPase) des Sarkolemms unter Energieverbrauch gegen seinen Konzentrationsgradienten (etwa 18fach) hinaustransportiert. Im Gegenzug werden für 3 Natriumionen 2 Kaliumionen in die Zelle transportiert. Durch das 3:2-Verhältnis ist der Transport elektrogen und trägt zur Repolarisation der Zelle bei. Die Na^+-K^+-ATPase besteht aus einer katalytischen α- und einer β-Untereinheit, die für die Verankerung in der Membran verantwortlich ist. Beide Untereinheiten sind Mitglieder einer Multigenfamilie [Sweadner 1993]. Im menschlichen Herzen werden alle 3 bekannten Isoformen der Na^+-K^+-ATPase-α-Untereinheit exprimiert [Allen et al. 1992, Shamraj et al. 1993]. Bei der Ratte, aber wahrscheinlich nicht oder geringer ausgeprägt in anderen Spezies, und beim Menschen, besitzen die 3 bekannten α-Untereinheiten sehr unterschiedliche Affinitäten zu Digitalisglykosiden.

Selbst geringe Erhöhungen der intrazellularen Natriumkonzentration (normalerweise etwa 8 mmol/l), beispielsweise durch Hemmung der Na^+-K^+-ATPase mit Digitalisglykosiden, führen zu einer Verschiebung des Gleichgewichtspotentials des NCX derart, daß der Kalziumeinwärtstransport (Natriumauswärtstransport) begünstigt wird (Abb. 1.5.22). Dies liegt der positiv inotropen Wirkung von Digitalisglykosiden und Natriumkanalaktivatoren ebenso zugrunde wie der experimentell beobachteten positiv inotropen Wirkung einer erniedrigten extrazellularen Natriumkonzentration.

Ein weiteres sarkolemmales Transportsystem, der Natrium-Protonen-Austauscher, koppelt den Auswärtstransport von Protonen (H^+-Ionen) mit dem Einwärtstransport von Natrium [Blatter u. McGuigan 1991, Lazdunski et al. 1985]. Stimulation führt zur Alkalose, Inhibition zur intrazellularen Azidose. Dies hat über die pH-Abhängigkeit der Kalziumsensitivität der kontraktilen Proteine direkte Auswirkungen auf die Kontraktionskraft. Alkalose sensitiviert, Azidose desensitiviert die Myofilamente gegenüber Kalzium.

1.5.4.3.1.4 Mechanismen der positiven Kraft-Frequenz-Beziehung

Normales menschliches Myokard reagiert wie das vieler Säugetier- und Vogelherzen auf eine Zunahme der Stimulationsfrequenz in einem Bereich zwischen 30 und 150/min mit einer Zunahme der Kraftentwicklung („positive Treppe" [Bowditch 1871]), um bei höheren Frequenzen wieder abzunehmen. Die Ursachen dieser physiologisch bedeutsamen Anpassung sind vielfältig und nicht unumstritten. Wesentliche Bedeutung kommt einem frequenzabhängig unterschiedlichem Gleichgewicht von transsarkolemmalem Einstrom von Natrium und Kalzium einerseits und Na^+-K^+-ATPase- und Na^+-Ca^{2+}-Exchanger-abhängigem Transport dieser Ionen aus der Zelle andererseits zu („Natrium-Pumpen-Verzögerungs-Theorie" [Langer 1983]). So sind bei höherer Stimulationsfrequenz erhöht:

1. der Kalziumeinstrom durch den Kalziumkanal (mehr Öffnungen pro Zeiteinheit),
2. der Natriumeinstrom (entsprechend),
3. die intrazellulare Natriumkonzentration (weil die Zeit für den Auswärtstransport von Natrium über die Na^+-K^+-ATPase nicht ausreicht),
4. die diastolische Kalziumkonzentration (da die Zeit nicht ausreicht, Kalzium via NCX aus der Zelle auszuschleusen und eine erhöhte Natriumkonzentration dem entgegensteht) und
5. die Beladung des SR mit Kalzium (als Konsequenz von 1 und 4).

Für diese Theorie spricht die Beobachtung, daß an isolierten Herzmuskelzellen der Ratte der positive Anteil der Kraft-Frequenz-Beziehung (1–6 Hz) durch den Kalziumkanalblocker Verapamil hemmbar war [Borzak et al. 1991]. Der Grund für den anomalen negativen Anteil der Kraft-Frequenz-Beziehung der Ratte (<1 Hz) liegt wahrscheinlich in dem ungewöhnlich hohen Anteil des intrazellularen (gegenüber dem transsarkolemmalen) Kalziumcycling über das sarkoplasmatische Retikulum bei der Ratte (s. oben) und war durch den CRC-Blocker Ryanodin aufhebbar [Borzak et al. 1991].

1.5.4.3.2 Veränderungen der elektro-mechanischen Kopplung bei der Herzinsuffizienz

Die Charakteristika der elektro-mechanischen Kopplung im insuffizienten menschlichen Myozyten sind

1. eine Verbreiterung des Aktionspotentials,
2. eine erhöhte diastolische Kalziumkonzentration im Zytosol (Kalziumüberladung),

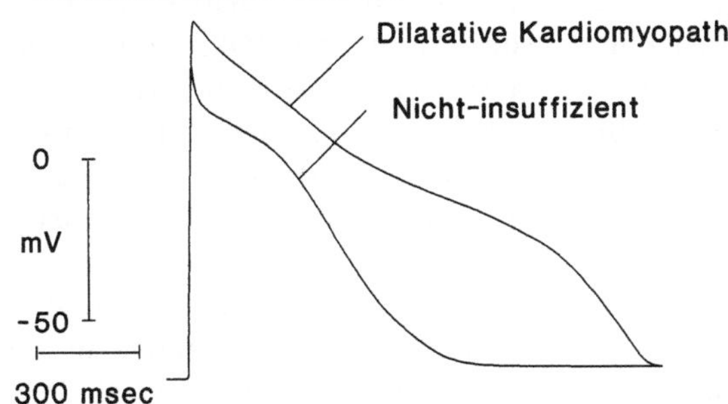

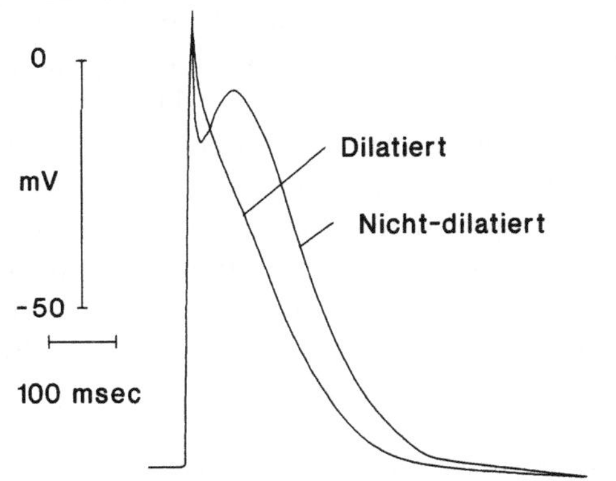

Abb. 1.5.23 a, b. Veränderungen des Aktionspotentials bei Herzinsuffizienz. In ventrikulären Kardiomyozyten (**a**) kommt es zu einer charakteristischen Verbreiterung des Aktionspotentials, die Folge einer Abnahme repolarisierender Kaliumströme ist, aus Beuckelmann et al. [1992]. Dagegen kommt es in isolierten Trabekelstreifen von dilatierten menschlichen Vorhöfen (**b**) zu einer Verkürzung des Aktionspotentials. Diese ist wahrscheinlich Ausdruck einer starken Verringerung des Kalziumeinwärtsstroms, aus Le Grand et al. [1994]

3. ein verringertes systolisches Kalziummaximum,
4. eine Verbreiterung des intrazellularen Kalziumtransienten (d. h. des zeitabhängigen Anstiegs und Abfalls der freien Kalziumkonzentration) aufgrund einer verzögerten Rückbildung der systolisch erhöhten Kalziumkonzentration sowie
5. eine Umkehrung der positiven Kraft-Frequenz-Beziehung. Diese Veränderungen können heute zumindest teilweise auf spezifische molekulare Veränderungen zurückgeführt werden.

1.5.4.3.2.1 Verbreiterung des Aktionspotentials

Das Aktionspotential insuffizienter menschlicher Kardiomyozyten des Ventrikels ist verbreitert (Abb. 1.5.23) [Beuckelmann et al. 1992]. Dagegen wurde in Trabekeln aus dilatierten menschlichen Vorhöfen eine Verkürzung des Aktionspotentials gefunden [Le Grand et al. 1994]. Letzteres erscheint paradox, da beide Veränderungen mit einer Abnahme repolarisierender Kaliumauswärtsströme einhergehen [Beuckelmann et al. 1993, Coraboeuf u. Nargeot 1993, Mansourati u. LeGrand 1993]. Im Vorhof kommt aber eine Reduktion des Kalziumeinwärtsstroms hinzu, der die gegensinnige Abnahme der Kaliumströme überlagert [Le Grand et al. 1994]. Die Störungen der Repolarisation in Vorhof und Ventrikel dürften zur Entstehung von Arrhythmien beitragen.

1.5.4.3.2.2 Störungen der Kalziumhomöostase

Gwathmey et al. [1987] waren die ersten, die an isolierten Papillarmuskelstreifen von explantierten menschlichen Herzen gezeigt haben, daß die Relaxation von insuffizientem Myokard deutlich verlängert und entsprechend die Relaxationsgeschwindigkeit verringert ist (Abb. 1.5.24). Dies ging mit einer Verbreiterung des mit Hilfe des Kalziumindikators Äquorin gemessenen intrazellularen Kalziumtransienten einher. Der Befund wurde inzwischen an isolierten menschlichen ventrikulären Kardiomyozyten bestätigt [Beuckelmann et al. 1992]. Diese Untersuchung konnte zusätzlich zeigen, daß die diastolische Kalziumkonzentration erhöht und die maximale systolische Kalziumkonzentration verringert ist. Die Störung der Kalziumhomöostase ist von großer klinischer Relevanz, weil sie einerseits zu der diastolischen und systolischen Dysfunktion und andererseits zu der erhöhten Arrhythmiebereitschaft des insuffizienten Myokards beitragen kann.

Störungen der Kalziumfreisetzung. Die Reduktion des systolischen Kalziummaximums bei der Herzinsuffizienz kann theoretisch durch
1. Defekte des Kalziumkanals,
2. Defekte des Ryanodinrezeptors und/oder
3. durch eine erniedrigte Füllung des SR bedingt sein.

Tatsächlich führten vergleichende Messungen der Funktion der beteiligten Proteine und ihrer Protein- sowie mRNA-Konzentrationen an insuffizienten und nicht-insuffizienten menschlichen Herzen zu unterschiedlichen Schlüssen (Tabelle 1.5.9).

Zum jetzigen Zeitpunkt sprechen die meisten Befunde dagegen, daß der L-Typ-Kalziumkanal ein zentraler Angriffspunkt adaptiver Mechanismen ist [Beuckelmann et al. 1992, Rasmussen et al. 1990]. Theoretisch ist aber zu erwarten, daß die erhöhte zytosolische Kalziumkonzentration in der Diastole im intakten Kardiomyozyten über eine verstärkte Kalzium-vermittelte Autoinhibition zu einer be-

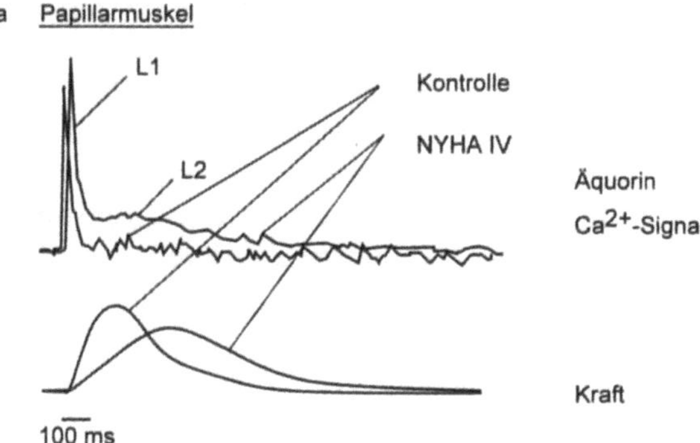

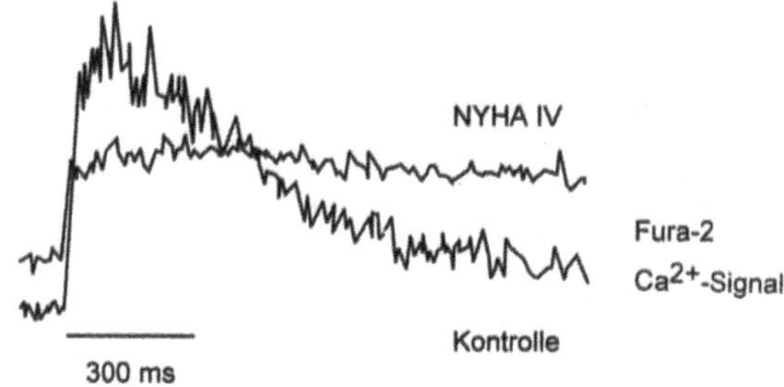

Abb. 1.5.24 a, b. Die Einzelkontraktion und der intrazellulare Kalziumtransient sind im insuffizienten menschlichen Herzmuskel verlängert, **a** Versuche an 2 Papillarmuskelstreifen von einem insuffizienten (NYHA IV) und einem nicht-insuffizienten Herzen (Kontrolle), die mit dem Kalziumindikator Äquorin beladen worden sind, um gleichzeitig den intrazellularen Kalziumtransienten sichtbar zu machen (*oben*) und die isometrische Kontraktionskraft (*unten*) zu messen. *L1, L2* bei der Insuffizienz zu beobachtende schnelle und langsame Komponente des Kalziumlichtsignals, aus Gwathmey et al. [1987], **b** Kalziumtransienten in einem isolierten ventrikulären Kardiomyozyten aus einem insuffizienten (NYHA IV) und einem nicht-insuffizienten menschlichen Herzen (Kontrolle). Im insuffizienten Myozyten sind die diastolische Kalziumkonzentration erhöht, das systolische Maximum erniedrigt und die Rückbildung deutlich verzögert, aus Beuckelmann et al. [1992]

schleunigten Inaktivierung des Kalziumkanals führt [Bers 1993].

Eine Reihe von Befunden legt nahe, daß die Funktion des Ryanodinrezeptors im intakten Myozyten signifikant verringert ist [O'Brien u. Gwathmey 1995]. Dies läßt sich nicht [Schumacher et al. 1995] oder nur teilweise auf eine verringerte Expression zurückführen [Arai et al. 1993, Brillantes et al. 1992]. Zudem spricht die Arbeit von Holmberg u. Williams [1989] gegen intrinsische Änderungen der Proteinfunktion. Es ist daher anzunehmen, daß der Kanal im insuffizienten Myozyten anders reguliert wird als im nicht-insuffizienten (beispielsweise durch Phosphorylierung). Einzel-

heiten dazu waren jedoch bis vor kurzem nicht bekannt. Einen wesentlichen Fortschritt stellt hier die Entwicklung von Laser-Scan-Mikroskopen und verbesserten Fluoreszenzfarbstoffen dar, die seit kurzem die Darstellung einzelner Kalziumfreisetzungsherde in lebenden Kardiomyozyten erlauben („calcium sparks"). Mit Hilfe dieser Technik ist gezeigt worden, daß bei der kardialen Hypertrophie die Kopplung des Kalziumeinwärtsstroms und der Kalzium-getriggerten Kalziumfreisetzung aus dem Ryanodinrezeptor gestört ist [Gomez et al. 1997]. Dies ließe sich, außer durch reduzierte Phosphorylierung des Ryanodinrezeptors, durch das desensitivierte cAMP-System (s. unten), mechanistisch elegant durch einen vergrößerten räumlichen Abstand beider Kalziumtransportmoleküle im Rahmen der Zellvergrößerung erklären (Abb. 1.5.25). In jedem Fall ist anzunehmen, daß durch den im folgenden besprochenen Defekt der Kalziumaufnahme in das SR auch die Kalziumbeladung des SR und schließlich die systolische Freisetzung verringert sind und zu dem erniedrigten systolischen Kalziummaximum beitragen.

Störungen des sarkoplasmatischen Kalziumtransports. Der verbreiterte intrazelluläre Kalziumtransient und die erhöhte diastolische Kalziumkonzentration waren frühe Hinweise darauf, daß die Kalzium-Clearance aus dem Zytoplasma im insuffizienten Kardiomyozyten gestört ist. Die Tatsache, daß die Frage nach dem „warum" aber immer noch kontrovers ist, macht deutlich, mit welchen Schwierigkeiten die Experimente an menschlichen Herzmuskelproben behaftet sind (Kapitel 1.5.3 „Tiermodelle und Untersuchungen am menschlichen Myokard").

In Abhängigkeit von der Gewebeaufbereitung wurden entweder eine reduzierte [Hasenfuss et al. 1994a, Limas et al. 1987, O'Brien u. Gwathmey 1995] ([Flesch et al. 1996a] in Rohhomogenaten) oder eine unveränderte Kalziumtransportrate gemessen ([Movsesian et al. 1989] in aufgereinigten SR-Präparationen). Mehrere Arbeitsgruppen fanden eine unveränderte SERCA-Proteinkonzentration [Flesch et al. 1996a, Linck et al. 1996, Movsesian et al. 1994], eine Arbeitsgruppe jedoch eine verringerte [Hasenfuss et al. 1994a, Studer et al. 1994]. Übereinstimmend kamen alle Studien zu dem Ergebnis, daß die SERCA-2a-mRNA-Konzentration im insuffizienten menschlichen Myokard reduziert ist [Arai et al. 1993, Flesch et al. 1996a, Linck et al. 1996, Mercadier et al. 1990, Studer et al. 1994, Takahashi et al. 1992]. Interessanterweise wurde kürzlich beschrieben, daß die Kalziumpumprate in Homogenaten insuffizienter menschli-

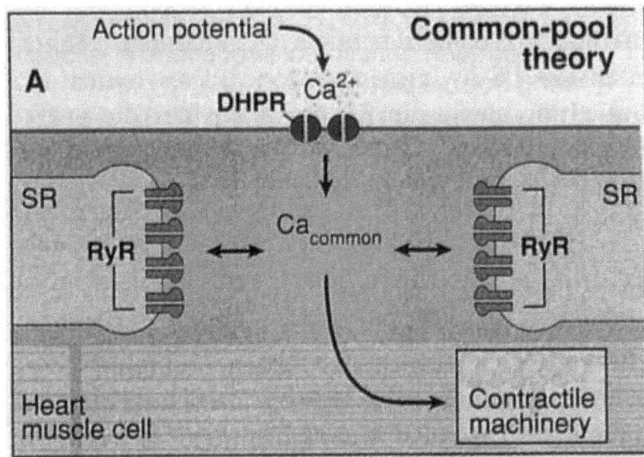

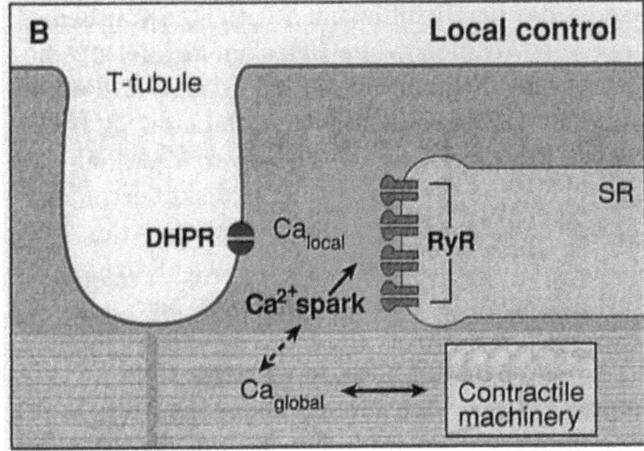

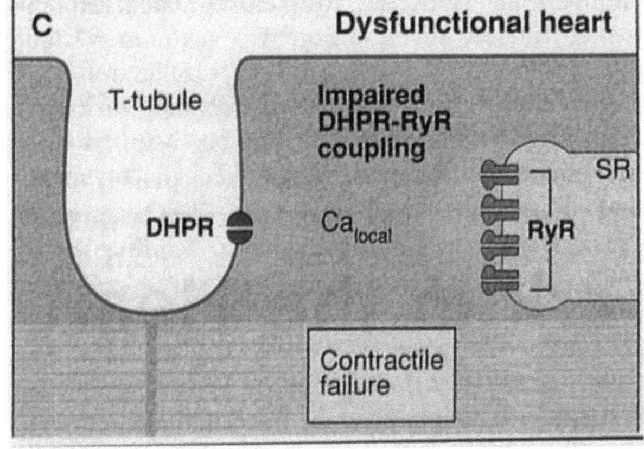

Abb. 1.5.25 A–C. Veränderungen der elektro-mechanischen Kopplung im hypertrophierten Myokard. **A** Schematische Darstellung der „klassischen" Vorstellung der elektro-mechanischen Kopplung, in der systolisch einfließendes Kalzium einen gemeinsamen zytoplasmatischen Kalzium-Pool auffüllt, was dann die Freisetzung von Kalzium aus dem Ryanodinrezeptor (*RyR*) triggert. Diese Vorstellung gilt für das Arbeitsmyokard von Säugetierherzen als überholt, trifft aber wahrscheinlich auf Myokard zu, das keine bzw. wenig T-Tubuli besitzt (z. B. Herzen von Finken, Vorhofmyokard). **B** In der Regel findet sich jedoch im Arbeitsmyokard eine enge räumliche Kopplung von Kalziumkanälen (*DHPR*) im T-Tubulus und RyR in den junctionalen Teilen des SR. Dies ermöglicht eine hocheffiziente und lokal kontrollierte Kalzium-getriggerte Kalziumfreisetzung aus dem RyR (die sog. sparks). **C** Im hypertrophierten Myokard ist die Fähigkeit einzelner DHPR, benachbarte RyR zu aktivieren (und damit einen spark zu induzieren), signifikant verringert [Gomez et al. 1997]. Dies läßt sich, bei bekanntermaßen unveränderter Proteindichte von DHPR und Ryr, elegant durch einen vergrößerten Abstand beider Systeme im Rahmen der Hypertrophie erklären. Diese Vorstellungen sind bislang noch hypothetisch und nicht an menschlichem Myokard reproduziert worden. Aus Yue [1997]

1996 a, Linck et al. 1996]. Eine Gruppe fand entsprechend erniedrigte [Hasenfuss et al. 1994 a], 3 andere Gruppen dagegen unveränderte PLB-Proteinkonzentrationen [Flesch et al. 1996 a, Linck et al. 1996, Movsesian et al. 1994]. Die Konzentration des sarkoplasmatischen Kalziumspeicherproteins Calsequestrin wird übereinstimmend unverändert gefunden [Movsesian et al. 1994, Takahashi et al. 1992].

Zusammenfassend besteht heute wenig Zweifel daran, daß die Kalziumrücktransportkapazität des SR bei der Herzinsuffizienz gestört ist. Ob dieser Defekt Folge quantitativer Änderungen in der SERCA-PLB-Menge und/oder Folge funktioneller Veränderungen des Systems durch übergeordnete Regulationsmechanismen, insbesondere das cAMP-System, darstellt, ist kontrovers. In jedem Fall ist aber anzunehmen, daß der reduzierte sarkoplasmatische Kalziumtransport zur Verbreiterung des Kalziumtransienten, zur Relaxationstörung und zur erhöhten diastolischen Kalziumkonzentration beiträgt.

cher Herzen doppelt so stark reduziert war (−64%) wie die SR-Kalzium-ATPase-Aktivität [O'Brien u. Gwathmey 1995]. Dies ist ein Hinweis darauf, daß in der Herzinsuffizienz pro Kalziumion 2mal mehr ATP hydrolysiert werden muß.

Die Funktion der SERCA wird durch Phospholamban reguliert, und auch hier sind Veränderungen der Genexpression gefunden worden. Die PLB-mRNA ist nach übereinstimmenden Befunden im insuffizienten menschlichen Myokard reduziert [Arai et al. 1993, Feldman et al. 1991, Flesch et al.

Störungen des sarkolemmalen Kalziumtransports. Das wichtigste sarkolemmale Auswärtstransportsystem für Kalzium, der Natrium-Kalzium-Austauscher, ist in der Herzinsuffizienz gegensinnig zur SERCA betroffen. mRNA- und Proteinkonzentrationen des NCX waren in insuffizienten Herzen signifikant höher als bei nicht-insuffizienten Kontrollen [Flesch et al. 1996 b, Studer et al. 1994]. Diese Beobachtung paßt gut in das Konzept des „fetalen Genexpressionsprogramms" bei der Herzinsuffizienz, da pränatal das Verhältnis von NCX zu SER-

CA, d. h. vom sarkolemmalen zum sarkoplasmatischen Kalziumtransport, ebenfalls deutlich höher ist als postnatal (Abb. 1.5.25) [Vetter et al. 1995]. Funktionell könnte die erhöhte Expression des NCX als ein Anpassungsmechanismus angesehen werden, der den sarkoplasmatischen Transportdefekt teilweise kompensiert [Studer et al. 1994] und ohne Energieverbrauch funktioniert. Diese Veränderung dürfte aber auch zu der verminderten Füllung des SR und zur verminderten systolischen Kalziumfreisetzung beitragen. Da der NCX aber auch zum Kalziuminflux beiträgt und dieser bei einer erhöhten intrazellularen Natriumkonzentration an Bedeutung gewinnt (s. oben), ist spekuliert worden, daß die erhöhte Expression des NCX bei der Herzinsuffizienz zu der erhöhten Sensitivität des insuffizienten Myokards gegenüber Digitalisglykosiden und Natriumkanalaktivatoren beiträgt [Flesch et al. 1996b].

Eng verknüpft mit der Kalziumhomöostase ist der Natriumtransport, der wesentlich durch die Na^+-K^+-ATPase reguliert wird. Hier zeichnet sich inzwischen ein relativ klares Bild in der Herzinsuffizienz ab. Eine Reihe von Radioligandenbindungsstudien zeigte entweder eine etwa 30%ige Abnahme der Bindungsstellen für ^{3}H-Ouabain bei terminal insuffizienten menschlichen Herzen [Allen et al. 1992, Norgaard et al. 1988, Schmidt et al. 1992] oder keine signifikanten Veränderungen, allerdings mit einem Trend zur Abnahme [Allen et al. 1992, Schwinger et al. 1990, 1992]. Eine neuere, sehr sorgfältig durchgeführte Studie zeigt eine signifikante 35%ige Abnahme der ^{3}H-Ouabain-Bindungsstellen und eine 42%ige Abnahme der Na^+-K^+-ATPase-Aktivität. Die verringerte Na^+-K^+-ATPase-Aktivität könnte sehr gut die von mehreren Arbeitsgruppen beobachtete Zunahme der Sensitivität von isolierten Herzmuskelpräparaten aus insuffizienten menschlichen Herzen gegenüber den inotropen Effekten von Ouabain ([Shamraj et al. 1993] nur bei makroskopisch geschädigten Trabekeln) und Natriumkanalaktivatoren erklären [Schwinger et al. 1991]. Die Befunde korrelieren auch mit der klinisch bekannten erhöhten Digitalisglykosidempfindlichkeit bei Herzinsuffizienz.

1.5.4.3.2.3 Störungen der Kraft-Frequenz-Beziehung

Ein weiteres Charakteristikum des erkrankten menschlichen Myokards ist eine aufgehobene oder umgekehrte Kraft-Frequenz-Beziehung. Während die Kraft im nicht-insuffizienten menschlichen Myokard um zwischen 30 und 150/min zunimmt, ist das Optimum der Kraftentwicklung beim insuffizienten Myokard zu niedrigeren Frequenzen (in der Regel zwischen 30 und 60/min) verschoben, um bei hoher Frequenz deutlich abzunehmen [Mulieri et al. 1992, Schwinger et al. 1993]. Die Steilheit der Beziehung sowie die Frequenz, bei der die größte Kraft entwickelt wird, sind aus bislang nicht bekannten Gründen sehr variabel (Abb. 1.5.26) [Hasenfuss et al. 1994a]. Gleichgerichtete Veränderungen sind nicht nur an Muskelstreifen, sondern auch an isolierten ventrikulären Myozyten [Davies et al. 1995] und durch Linksherzkatheteruntersuchungen am Patienten festgestellt worden [Feldman et al. 1988a, Hasenfuss et al. 1994b]. Die mangelnde Zunahme des kardialen Auswurfvolumens mit steigender Frequenz dürfte für die eingeschränkte Belastbarkeit des herzinsuffizienten Patienten von Bedeutung sein. Als molekulare Ursachen für die aufgehobene Kraft-Frequenz-Beziehung wird v. a. die verringerte Kalziumaufnahmekapazität des SR (reduzierte Aktivität der SERCA, geringere cAMP-abhängige Phosphorylierung von PLB) diskutiert. Möglicherweise trägt die erhöhte Expression des NCX aber auch über einen verbesserten Kalziumauswärtstransport zu diesem Phänomen bei.

1.5.4.3.2.4 Maximale Kalzium-aktivierte Kraft

Angesichts der Vielzahl von Störungen der Kalziumhomöostase erstaunt, daß die meisten Untersuchungen an isolierten Muskelpräparaten explantierter Herzen zu dem Ergebnis gekommen sind, daß durch eine Erhöhung der extrazellularen Kalziumkonzentration oder durch maximal wirksame Digitalisglykosidkonzentrationen bei insuffizienten und nicht-insuffizienten Herzen die gleiche maximale Kraft erreicht werden kann [Feldman et al. 1987, Hajjar u. Gwathmey 1992, Schmitz et al. 1987, Schwinger et al. 1990]. Dies wurde später an isolierten Kardiomyozyten bestätigt [Del Monte et al. 1995], steht aber in Widerspruch zu Befunden einer anderen Arbeitsgruppe, die an isolierten Streifen von explantierten menschlichen Herzen eine etwa 50%ige Abnahme der maximalen Kraftentwickung fand [Hasenfuss et al. 1992].

Die offensichtlichen Diskrepanzen haben wahrscheinlich mindestens 2 Gründe:

1. Die erstgenannten Studien arbeiteten mit niedriger Stimulationsfrequenz (0,5 Hz), bei der die umgekehrte Kraft-Frequenz-Beziehung noch nicht relevant ist. Tatsächlich fanden Davies et al. [1995] an isolierten Myozyten eine erhaltene maximale Kalziumantwort bei 0,2 und eine um fast 50% abgeschwächte bei 1,4 Hz.
2. Auch eine unterschiedliche Auswahl der untersuchten Muskelpräparate könnte zu den Unterschieden beigetragen haben. So war die maxi-

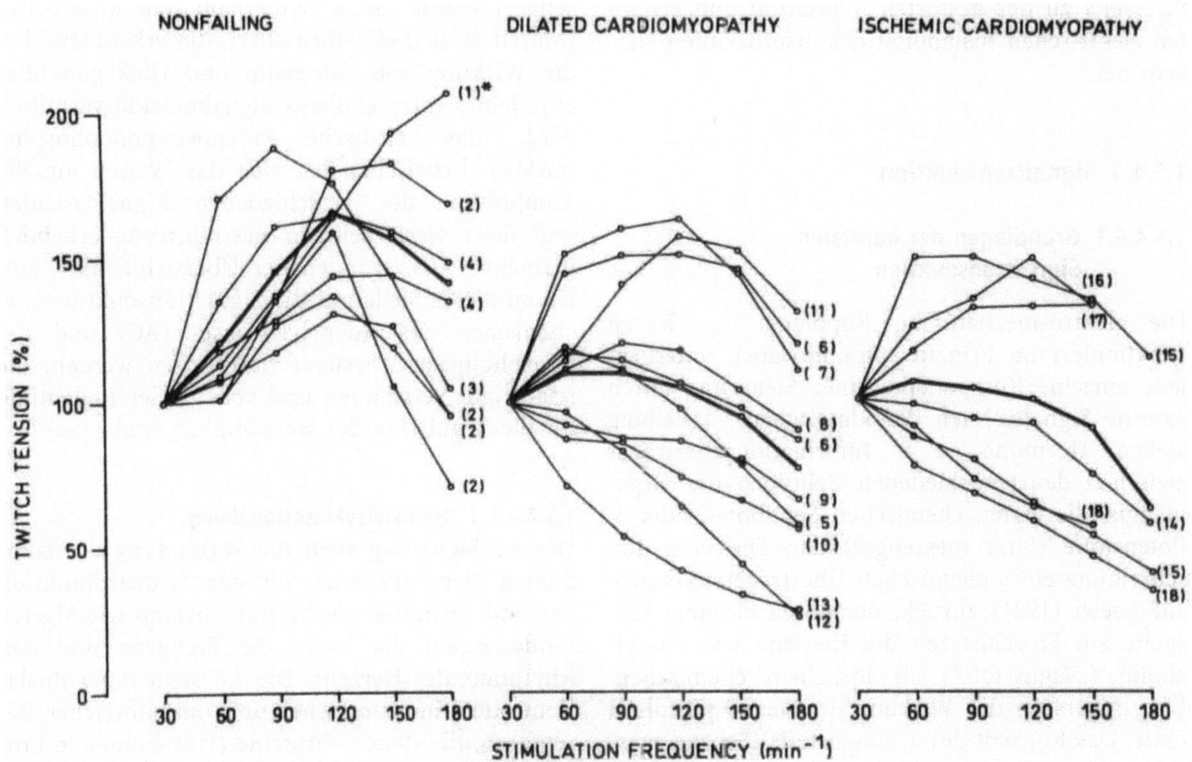

Abb. 1.5.26. Die Kraft-Frequenz-Beziehung („positive Treppe") ist in isolierten Herzmuskelpräparaten insuffizienter menschlicher Herzen abgeschwächt oder umgekehrt („negative Treppe"). Muskelstreifen wurden mit verschiedener Frequenz (30–180/min) elektrisch gereizt und die isometrische Kraft bestimmt. Die Zahlen in Klammern geben die laufende Nummer der untersuchten Herzen wieder. Während die Kraft bei nicht-insuffizienten Muskeln zwischen 30 und 120/min ansteigt und danach gleich bleibt bzw. leicht abfällt, ist das Maximum der Kraftentwicklung bei Muskeln von DCM- und ICM-Herzen gleichermaßen nach links verschoben (etwa 60/min), und die Beziehung verläuft flacher. Auffällig ist zum einen, daß die Kraft in Muskeln erkrankter Herzen im Mittel bei physiologischen Frequenzen zwischen 60 und 120/min nicht zunimmt, und zum andern, daß ausgeprägte interindividuelle Unterschiede existieren, aus graphischen Gründen wurde der Anstieg der Kraft im halben Maßstab dargestellt, aus Hasenfuss et al. [1994b]

male Kalzium- bzw. Digitalisglykosid-stimulierte Kraft bei augenscheinlich und histologisch unauffälligen Trabekeln insuffizienter menschlicher Herzen erhalten, mit zunehmendem Schädigungsgrad aber verringert [Shamraj et al. 1993].

Die Laborerfahrung besagt jedoch, daß Experimentatoren in der Regel eher die augenscheinlich erhaltenen, „schönen" Trabekel auswählen. Damit scheint eines der Dogmen der experimentellen Forschung am menschlichen Myokard, nämlich daß der Kalziumeffekt grundsätzlich erhalten ist, zumindest unter physiologischen Umständen überholt zu sein. Dennoch ist unter denselben Bedingungen, in denen der Kalziumeffekt erhalten ist (bei niedriger Frequenz und normaler Morphologie) die β-adrenerge Antwort bereits abgeschwächt. Dies weist auf die Bedeutung einer gestörten Signaltransduktion hin (s. unten).

1.5.4.3.2.5 Zusammenfassung

Aus den genannten Befunden beginnt sich ein Bild der elektro-mechanischen Kopplung des insuffizienten Kardiomyozyten herauszuschälen, das im wesentlichen durch 2 Defekte gekennzeichnet ist und durch entsprechende molekulare Veränderungen erklärt werden kann:

1. die verringerte Fähigkeit, die intrazellulare Kalziumkonzentration diastolisch zurückzubilden (SERCA, PLB, teilkompensiert durch den erhöhten NCX) mit der Konsequenz einer zytosolischen Kalziumüberladung,
2. eine Tendenz zur Natriumüberladung der Zelle (erniedrigte Na^+-K^+-ATPase), die ihrerseits zur verzögerten Rückbildung des intrazellularen Kalziumauswärtstransports beitragen kann.

Diese Veränderungen können als Kompensationsmechanismus für die kompromittierte Funktion des Gesamtorgans angesehen werden, tragen aber ihrerseits zu der gestörten Relaxation und erhöhten elektrischen Instabilität des insuffizienten Herzens bei.

1.5.4.4 Signaltransduktion

1.5.4.4.1 Grundlagen der kardialen Signaltransduktion

Die elektro-mechanische Kopplung im Herzen funktioniert im Prinzip autonom, doch unterliegt jede einzelne Komponente einer Steuerung durch externe Signale. Nach der klassischen Vorstellung stellen Hormone, d. h. Informationsüberträger zwischen den verschiedenen Zelltypen des Organismus, die ersten chemischen Sendboten oder 1. Botenstoffe (First messenger) dar. Die erste Beschreibung eines chemischen Überträgerstoffs geht auf Loewi [1921] zurück, der durch elegante Versuche am Froschherzen die Existenz von Azetylcholin („Vagusstoff") als löslichem chemischem Überträgerstoff der Wirkung des Vagus postuliert hatte. Das Konzept des 2. Botenstoffs (Second mes-

senger) wurde durch Sutherland und Mitarbeiter [Murad et al. 1962] formuliert, die erkannten, daß die Wirkung von Adrenalin und Glukagon über ein kleines intrazellulares Signalmolekül vermittelt wird, das zyklische Adenosinmonophosphat (cAMP). Inzwischen hat sich das Wissen um die Komplexität der verschiedenen Signalkaskaden und ihrer wechselseitigen Beeinflussung erheblich vermehrt. Aus Gründen der Übersichtlichkeit sollen an dieser Stelle nur die Signaltransduktionsmechanismen des Adenylylzyklase- (AC) und des Phospholipase-C-Systems besprochen werden, die relativ gut verstanden und von großer Bedeutung für die Regulation der Herztätigkeit sind.

1.5.4.4.1.1 Adenylylzyklasesignalweg

Der AC-Signalweg stellt die Verbindung des autonomen Nervensystems mit der Myokardfunktion her und vermittelt so die mit Abstand wichtigsten Einflüsse auf die Kraft, die Frequenz und den Rhythmus des Herzens. Die AC steht unter dualer Kontrolle stimulatorischer und inhibitorischer Rezeptoren, die über G-Proteine (GTP-bindende Pro-

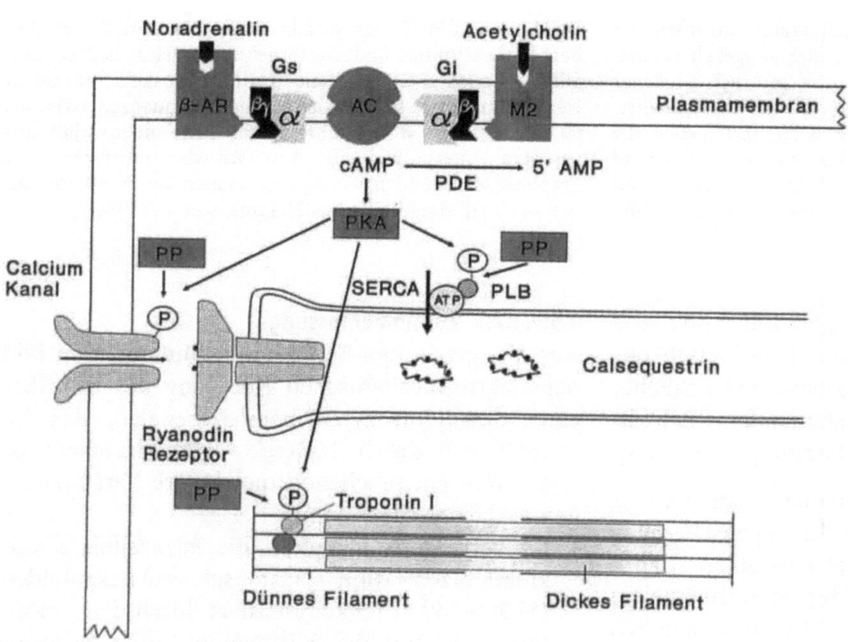

Abb. 1.5.27. cAMP-abhängige Regulation der Kraft im Herzen. Stimulation der Adenylylzyklase (*AC*) durch β-adrenerge Rezeptoren (*β-AR*) führt unter Vermittlung eines stimulatorischen G-Proteins (*G_s*) zur vermehrten Bereitstellung von cAMP aus ATP. cAMP aktiviert die cAMP-abhängige Proteinkinase A (*PKA*), die den langsamen Kalziumkanal, Troponin I und Phospholamban (*PLB*) phosphoryliert. Die Phosphorylierung von Troponin I führt zu einer verminderten Kalziumsensitivität von Troponin C und dadurch beschleunigten Relaxation, die Phosphorylierung von PLB zur Enthemmung der SR-Kalzium-ATPase (*SERCA*) und zur verstärkten Aufnahme von Kalzium ins SR. Letztere Effekte sind für den positiv lusitropen Effekt einer cAMP-Erhöhung verantwortlich. Proteinphosphatasen (*PP*) machen die Phosphorylierungen rückgängig. Phosphodiesterasen (*PDE*) bauen cAMP zum inaktiven 5′-AMP ab. Das System wird beispielsweise durch den muskarinischen M_2-Azetylcholinrezeptor gehemmt, der über inhibitorische G-Proteine (*G_i*) an die Adenylylzyklase koppelt

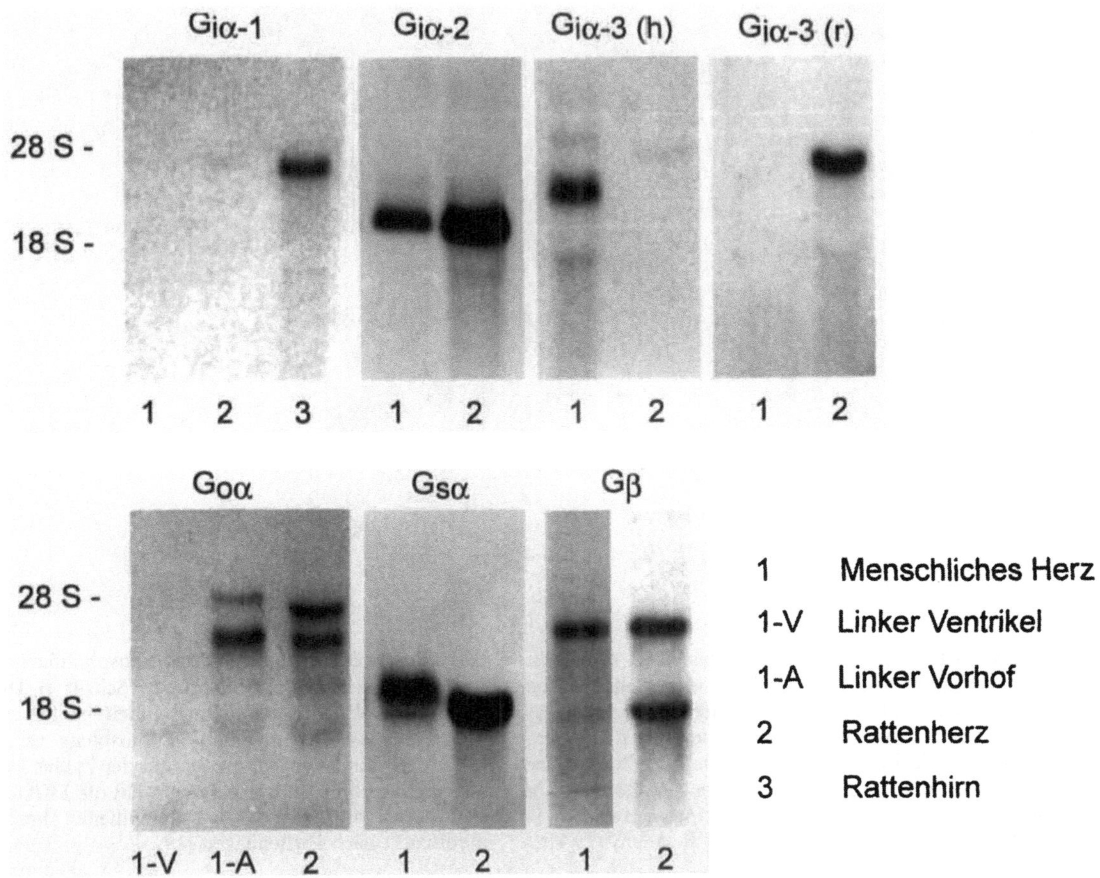

Abb. 1.5.28. Expression verschiedener G-Proteine im menschlichen Myokard. Northern-Blots von Gesamt-RNA aus menschlichen Herzen, Rattenherzen und Rattenhirn wurden mit radioaktiv markierten cDNA-Sonden für die angezeigten G-Protein-α-Untereinheiten und eine unselektive G$_\beta$-Sonde hybridisiert. Dargestellt ist die Autoradiographie. Im menschlichen Herzen werden G_{ia2}, G_{ia3}, 2 G_{oa}-Untereinheiten (nur Vorhof), 2 G_{sa}-Untereinheiten sowie 2 G_β-Untereinheiten exprimiert. G_{ia3} (h) humane cDNA-Sonde; G_{ia3} (r) cDNA-Sonde der Ratte, 28 S/18 S, Position der ribosomalen RNAs modifiziert nach Eschenhagen [1993]

teine) an die AC koppeln [Gilman 1987, Rodbell et al. 1971, Sternweis et al. 1981] (Abb. 1.5.27). Seit ihrer Entdeckung, die 1995 mit dem Nobelpreis für Medizin an M. Rodbell und A.G. Gilman gewürdigt wurde, sind mindestens 20 G-Proteine mit ihren verschiedenen Untereinheiten kloniert und teilweise funktionell charakterisiert worden. Im Herzen stimulieren u. a. β_1- und β_2-Adrenozeptoren, H$_2$-Histamin- und Glukagonrezeptoren unter Vermittlung eines stimulatorischen G-Proteins (G$_s$) die Adenylylzyklase. Auf der anderen Seite führt die Besetzung von A$_1$-Adenosin- oder M$_2$-Azetylcholin-Rezeptoren, vermittelt über eine Familie inhibitorischer G-Proteine (G$_i$-Proteine), zur Hemmung der AC [Eschenhagen 1993, Fleming et al. 1992, Holmer u. Homcy 1991]. Im menschlichen Herzen werden mindestens 4 verschiedene Mitglieder der AC-regulierenden G-Proteine exprimiert (Abb. 1.5.28).

G-Proteine sind Heterotrimere, die aus einer α-, β- und γ-Untereinheit bestehen und einem Aktivierungszyklus aus Dissoziation und Reassoziation der α-Untereinheit von dem relativ stabilen $\beta\gamma$-Komplex unterliegen (Abb. 1.5.29). Die Interaktion eines Liganden-besetzten Rezeptors mit dem heterotrimeren G-Protein führt zur Dissoziation der aktivierten, GTP-gebundenen α-Untereinheit (α-GTP) von $\beta\gamma$. Beide, (α-GTP und $\beta\gamma$, interagieren mit Effektoren wie der Adenylylzyklase und verursachen den biologischen Effekt. Die GTP-Hydrolyse durch eine endogene GTPase-Aktivität der α-Untereinheit beendet die Aktivierung und führt zur Reassoziation der α-Untereinheit mit $\beta\gamma$. Bis vor kurzem bestand eine unerklärte Diskrepanz zwischen der biochemisch bestimmten relativ langsamen GTPase-Aktivität der α-Untereinheit (τ ca. 10s) und der deutlich schnelleren Abschaltung G-Protein-vermittelter Signale im intakten biologi-

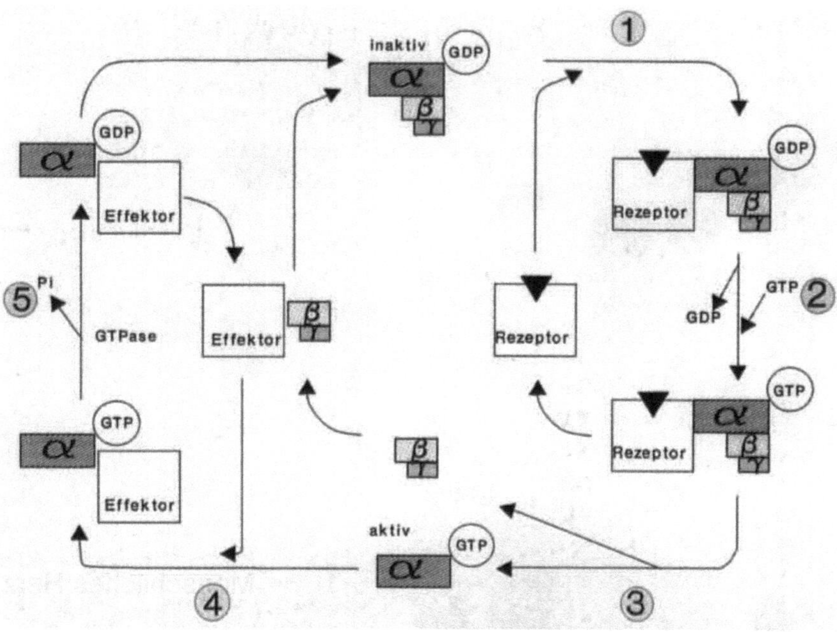

Abb. 1.5.29. G-Protein-Aktivierungszyklus. Die G-Protein-Aktivierung beginnt mit der Interaktion eines Liganden-besetzten Rezeptors mit dem heterotrimeren G-Protein (*1*). Dies bewirkt eine Dissoziation von GDP von der α-Untereinheit, die dann GTP binden kann (*2*). Die GTP-Bindung reduziert die Affinität von α-GTP zu dem $\beta\gamma$-Komplex, es kommt zur Dissoziation (*3*). α-GTP und $\beta\gamma$ interagieren jeweils mit ihren Effektoren (im Herzen z. B. Adenylylzyklase und Phospholipase C für α-GTP, Phospholipase C und A2 sowie der atriale Kaliumkanal für $\beta\gamma$, Schritt *4*). Die endogene GTPase-Aktivität der α-Untereinheit ist für eine rasche Abspaltung des terminalen GTP-Phosphats verantwortlich (*5*). α-GDP bindet erneut an $\beta\gamma$, und der Zyklus kann wieder beginnen. Es gibt Hinweise darauf, daß die Effektormoleküle die GTPase-Aktivität der α-Untereinheiten beschleunigen, modifiziert nach Eschenhagen [1993]

schen System (z. B. beträgt die τ für die Inaktivierung des retinalen Transducins, einem Vertreter der G_i-Familie, <2 s). Inzwischen ist eine neue Klasse von sog. „regulators of G protein signaling", RGS, identifiziert worden, deren Mitglieder (z. Z. mindestens 9) die GTPase-Aktivität heterotrimerer G-Proteine beschleunigen und dadurch zu einer rascheren Abschaltung der G-Protein-Aktivierung führen [Dohlman u. Thorner 1997].

Bis heute sind 6 AC-Subtypen bei Säugetieren kloniert worden, von denen die Subtypen V und VI im Herzen vorkommen [Tang u. Gilman 1992]. Diese beiden sind im Gegensatz zu anderen Subtypen durch G-Protein-$\beta\gamma$-Untereinheiten nicht regulierbar, wohl aber durch Kalzium. Die AC katalysiert die Reaktion von ATP zu cAMP. cAMP stimuliert als Second messenger die cAMP-abhängige Proteinkinase A (PKA, Abb. 1.5.30). Die PKA steht prototypisch für inzwischen über 300 verschiedene Proteinkinasen, ist als erste krystallographisch dargestellt worden und in ihrer Funktion relativ gut verstanden [Lowell 1996, Walsh u. Patten 1994]. Die wichtigsten Substrate der PKA von Bedeutung für die Regulation der Kraft im Herzen sind der L-Typ-Kalziumkanal, Phospholamban und Troponin I (Abb. 1.5.27).

Die Phosphorylierung des L-Typ-Kalziumkanals führt zu einer verstärkten Öffnungswahrscheinlichkeit des einzelnen Kanals sowie zu einer verstärkten Rekrutierung von Kanälen [McDonald et al. 1994, Reuter u. Scholz 1977]. Damit fließt während der systolischen Plateauphase des Aktionspotentials mehr Kalzium in die Zelle ein und triggert wiederum eine verstärkte Freisetzung von Kalzium aus dem SR. Die Phosphorylierung des Kalziumkanals ist daher von zentraler Bedeutung für den positiv inotropen Effekt einer intrazellularen cAMP-Erhöhung und trägt wahrscheinlich auch zu dem positiv chronotropen Effekt im Sinusknoten bei.

Die Phosphorylierung von PLB führt zu einer Enthemmung der SERCA und dadurch zu einer beschleunigten diastolischen Wiederaufnahme von Kalzium in das SR [James et al. 1989, Sham et al. 1991]. Dies ist einerseits eine Ursache für die nach einer cAMP-Erhöhung beobachtete Beschleunigung der Relaxation und den absteigenden Schenkel des Kalziumtransienten, den sog. positiv lusitropen Effekt. Andererseits wird das SR verstärkt mit Kalzium aufgefüllt, was eine verstärkte Freisetzung von Kalzium bei der nächsten Systole bewirkt. Versuche mit Mäusen, bei denen durch genetische

Adenylyl Cyclase

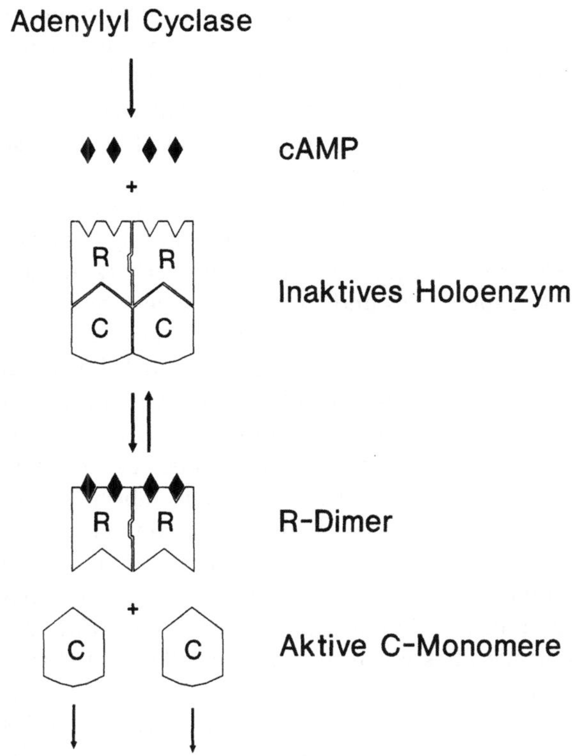

Abb. 1.5.30. Regulation der Proteinkinase A durch cAMP. Die PKA ist ein tetrameres Protein aus 2 regulatorischen (*R*) und 2 katalytischen Untereinheiten (*C*). Jeweils 2 cAMP-Moleküle binden an 1 R-Untereinheit, was die Affinität der R- zur C-Untereinheit um den Faktor 10000–100000 senkt. Der Komplex dissoziiert in 2 C-Monomere und 1 R-Dimer, was die Inhibition der C- durch die R-Untereinheiten aufhebt und den biologischen Effekt, d. h. im Herzen u. a. Phosphorylierung des Kalziumkanals, von Phospholamban und Troponin I, einleitet. Bis heute sind 4 R- (RIα, RIβ, RIIα, RIIβ) und 3 C-Untereinheiten (α, β, γ) kloniert worden, von denen offenbar die RI- und RII-Untereinheiten für funktionelle Unterschiede, beispielsweise für die Kompartimentierung in der Zelle, verantwortlich zu sein scheinen, modifiziert nach Lowell [1996]

Manipulation das PLB-Gen ausgeschaltet wurde (PLB-knockout-Maus) haben die zentrale Bedeutung von PLB für den positiv inotropen Effekt einer cAMP-Erhöhung unterstrichen [Luo et al. 1994]. Die Phosphorylierung von Troponin I verursacht eine verringerte Affinität von Troponin C für Kalzium, d. h. eine verringerte Kalziumsensitivität der Myofilamente. Es wird angenommen, daß auch dies zum positiv lusitropen Effekt von cAMP beiträgt.

Weitere Substrate der PKA sind ein Protein mit einem Molekulargewicht von 15.000 des Sarkolemms (Phospholemman) [Moorman et al. 1995,

Palmer et al. 1991] und das sog. C-Protein (MG: 150.000), das mit den Myofibrillen assoziiert ist [Hartzell 1985, Neumann et al. 1995]. Die Rolle beider Proteine in der Signalkaskade ist bislang nicht im einzelnen verstanden. Es gibt Hinweise darauf, daß die Phosphorylierung des C-Proteins die Relaxation beschleunigt, während eine teilweise Entfernung die Kalziumsensitivität der Myofilamente erhöht [Hofmann et al. 1991].

cAMP wird über verschiedene Phosphodiesterasen (Typ I–IV) zu 5′-AMP inaktiviert (Abb. 1.5.27) [Beavo 1995]. Die PDE-Subtypen II und III sind einerseits interessant als Angriffspunkt einer ganzen Klasse von Pharmaka (z. B. Theophyllin, Milrinon, Enoximon) und andererseits, weil sie durch intrazellulares zyklisches Guanosinmonophosphat (cGMP) reguliert werden. PDE II wird durch cGMP stimuliert, PDE III durch cGMP inhibiert. Dies macht Querverbindungen des cAMP- und cGMP-Systems denkbar [Lohmann et al. 1991, Fischmeister u. Mery 1996]. Die durch PKA katalysierte Phosphorylierung wird durch verschiedene Phosphatasen rückgängig gemacht [Shenolikar u. Nairn 1991].

Regulation des AC-Systems durch G$_s$-gekoppelte Rezeptoren. Der β-adrenerge Signalweg ist der mit Abstand am besten untersuchte und wichtigste G$_s$-gekoppelte Rezeptorweg im Herzen und steht modellhaft für andere. Noradrenalin als der wichtigste sympathische Neurotransmitter bindet unter physiologischen Umständen überwiegend an β_1-, Adrenalin zusätzlich an β_2-adrenerge Rezeptoren (AR) [Brodde 1991]. Die durch Bindung des Liganden ausgelöste Konformationsänderung des Rezeptormoleküls führt zur Aktivierung von G$_s$. G$_s$ stimuliert die AC mit der Folge einer gesteigerten Bildung von cAMP.

Heute weiß man, daß die Rezeptor-vermittelte Regulation der Adenylylzyklase kein starrer Prozeß ist, sondern, bei fortgesetzter Anwesenheit eines Liganden, einer Desensitivierung unterliegt. Der Mechanismus ist inzwischen in wichtigen Details verstanden [Hausdorff et al. 1990, Lohse 1995]. Er umfaßt Phosphorylierungen des Rezeptors durch PKA und eine sog. β-adrenerge Rezeptorkinase (β-ARK), die eine Anlagerung von β-Arrestin erlaubt, das wiederum zur Entkopplung des Rezeptors von G$_s$ und damit zur Abschaltung führt. Zusätzliche Bedeutung kommt der Internalisierung des Rezeptors sowie Abnahme der De-novo-Synthese durch transkriptionale Mechanismen zu. Die Desensitivierung des β-adrenergen Signalwegs wird als ein zentraler physiologischer Anpassungsmechanismus an Überstimulation betrachtet und spielt in der Herzinsuffizienz eine wichtige Rolle (s. unten).

Die Stimulation von Histamin-H_2-, Glukagon- und (im Vorhof) 5-HT-Rezeptoren hat prinzipiell dieselben Auswirkungen wie die β-adrenerge Stimulation, erreicht aber im menschlichen Herzen nur etwa 20–60% des maximalen Effekts der β-AR-Stimulation (Abb. 1.5.11) [Brodde et al. 1995]. Es gibt Hinweise darauf, daß die β-adrenerge Stimulation, zusätzlich zu dem beschriebenen klassischen Signalweg, unter Vermittlung von G_{sa} direkt auf Membranebene den I_{Ca} stimuliert [Brown 1990]. Diese attraktive Hypothese ist jedoch in ihrer Bedeutung umstritten [Cavalie et al. 1991] oder sogar generell verworfen worden [Hartzell u. Fischmeister 1992].

Regulation des AC-Systems durch G_i-gekoppelte Rezeptoren. Die AC wird im menschlichen Herzen durch M_2-Azetylcholin-, A_1-Adenosin-, und Somatostatinrezeptoren unter Vermittlung von G_i-Proteinen inhibiert (Abb. 1.5.11) [Brodde et al. 1995], wobei der vagale Einfluß über M_2-Azetylcholinrezeptoren dominiert und im weiteren als modellhaft für die anderen besprochen wird. Während der Mechanismus der Hemmung der AC durch G_i-Proteine lange umstritten war [Gilman 1987], ist heute zumindest klar, daß es eine direkte Wirkung von G_{ia} auf die AC gibt [Taussig et al. 1993]. Ob dies der einzige Mechanismus ist oder ob beispielsweise eine indirekte Hemmung der AC durch $\beta\gamma$-vermittelte Komplexierung von G_{sa} eine zusätzliche Rolle spielt, bleibt ungewiß. Wenig Information liegt auch zu der Frage vor, welches der mindestens 3 G_i/G_o-Proteine im Herzen (G_{ia2}, G_{ia3}, G_{oa}) für die Signaltransduktion muskarinerger Rezeptoren verantwortlich ist. Während Versuche mit rekombinanten Proteinen oder subtypspezifischen Antikörpern für eine zentrale Rolle von G_{ia3} (G_K) bzw. seiner $\beta\gamma$-Untereinheit in der Aktivierung des ACh-sensitiven Kaliumkanals (I_{KACh}) im Vorhof sprechen [Brown 1993, Mattera et al. 1989], wurde bei G_{oa}-knockout-Mäusen ein etwa 80%iger Verlust der muskarinergen Inhibition des I_{Ca} in Anwesenheit von Isoprenalin gefunden [Han et al. 1996].

Die Aktivierung von muskarinischen Rezeptoren wirkt am Vorhof negativ chronotrop und inotrop, auf die AV-Überleitung verzögernd (negativ dromotrop) und am Ventrikel negativ inotrop. Die frequenzsenkende Wirkung von ACh auf den Sinusknoten wird überwiegend durch eine Hemmung des Schrittmacherstroms, I_f, erklärt, die entweder cAMP- und/oder PKA- oder direkt G_{ia}-vermittelt ist [DiFrancesco 1993, Irisawa et al. 1993]. Da jedoch die Blockade von I_f mit Zäsium im Ge-

gensatz zur Applikation von ACh keinen Sinusarrest induziert, ist eingewendet worden, daß der negativ chronotrope Effekt von ACh nicht durch eine Hemmung von I_f, sondern eine Aktivierung von I_{KACh} zustandekommt [Boyett et al. 1995]. Diese Frage ist z. Z. ungeklärt.

Im Vorhof senkt ACh die Kraft überwiegend über eine $G_{i\beta\gamma}$-vermittelte Aktivierung von I_{KACh} (direkt, cAMP-unabhängig), was zu einer Verkürzung des Aktionspotentials und dadurch zu einem verringerten Kalziumeinwärtsstrom führt. Im Gegensatz dazu entfaltet ACh seine Wirkung am Ventrikelmyokard normalerweise ausschließlich nach Vorstimulation mit cAMP-erhöhenden Substanzen. Dieser indirekte negativ inotrope Effekt oder akzentuierte Antagonismus ist wahrscheinlich überwiegend, möglicherweise aber nicht vollständig, über eine Hemmung der aktivierten AC zu erklären. Neuere Befunde zeigen, daß es im Gegensatz zu bisherigen Annahmen nicht nur speziesabhängig direkt negativ inotrope Effekte von ACh am Ventrikel gibt (Ratte, Frettchen, Huhn), sondern auch in subepikardialen, aber nicht in subendokardialen, Regionen des Hundeherzens, das dem menschlichen Herz sehr nahe kommt [Yang et al. 1996].

1.5.4.4.1.2 Phospholipase-C-System

Eine weitere wichtige Signaltransduktionskaskade, die wie die AC ubiquitär vorkommt, ist das Phospholipase-C-System (PLC, Abb. 1.5.31) [Berridge 1993]. Im Herzen koppeln α_1-adrenerge Rezeptoren, Angiotensin-II-, Endothelin- und in geringem Umfang auch M_2-ACh-Rezeptoren über PTX-insensitive G-Proteine, höchstwahrscheinlich G_q, stimulatorisch an die PLC (Abb. 1.5.11) [Brodde et al. 1995].

Kürzlich ist gezeigt worden, daß im menschlichen Herzen, im Gegensatz zu anderen Spezies, bei denen im Herzen eine (fast) reine AT_1-Rezeptor-Population vorliegt, etwa 50% der Angiotensinrezeptoren vom Subtyp AT_2 sind [Asano et al. 1997, Regitz-Zagrosek et al. 1995]. Dies ist insofern interessant, als alle klassischen Wirkungen von Angiotensin II über den AT_1-Rezeptor vermittelt sind und dem AT_2-Rezeptor, dessen Signalkaskade und biologische Funktion z. Z. noch weitgehend unklar sind, möglicherweise antiproliferative Wirkungen zukommen [Stoll et al. 1995].

PLC katalysiert die hydrolytische Spaltung von Phosphatidylinositolphosphaten (PIP_2) der Membran in die beiden Second messenger Inositolphosphat (IP) und Diacylglyzerol (DAG). Von den vielen IP ist Inositoltrisphosphat (IP_3) am besten untersucht. Dennoch ist seine Bedeutung im Herzen zum jetzigen Zeitpunkt unklar. Während IP_3

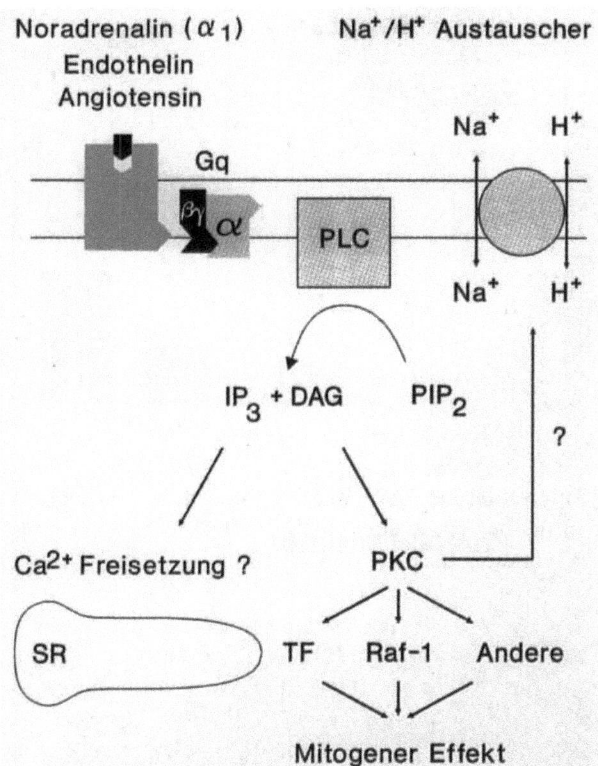

Abb. 1.5.31. Phospholipase-C-Signalweg im Herzen. Rezeptoren für Noradrenalin, Endothelin oder Angiotensin stimulieren die Phospholipase C (*PLC*) unter Vermittlung eines G-Proteins der G$_q$-Familie. PLC spaltet Membranphospholipide (Phosphatidylinositoldiphosphat, *PIP$_2$*) in Inositoltrisphosphat (*IP$_3$*) und Diacylglyzerol (*DAG*). IP$_3$ setzt durch Bindung an den sog. IP$_3$-Rezeptor Kalzium aus sarkoplasmatischen Speichern frei. Dies ist aber wahrscheinlich im Kardiomyozyten von untergeordneter Bedeutung. Möglicherweise spielt eine Modulation der Kalziumfreisetzung aus dem Ryanodinrezeptor eine wichtigere Rolle. DAG aktiviert die Proteinkinase C (*PKC*), die einerseits durch Phosphorylierung von Transkriptionsfaktoren (*TF*), *Raf-1* (s. Abb. 1.5.40) u. a. Proteinen mitogene, d. h. wachstumsfördernde, Effekte hat. Andererseits phosphoryliert PKC den Natrium-Protonen-Austauscher, was möglicherweise zu einer intrazellulären Alkalisierung und dadurch erhöhten Kalziumsensitivität der Myofilamente führt. Dies könnte den positiv inotropen Effekt einer Stimulation des PLC-Signalwegs erklären

in der glatten Muskulatur und in vielen anderen Zellen über den IP$_3$-Rezeptor zur Freisetzung von Kalzium aus dem SR führt, ist dies wahrscheinlich im Herzen von untergeordneter oder gar keiner Bedeutung. DAG stimuliert die Proteinkinase C, die zu einer charakteristischen Aktivierung eines Protoonkogenprogramms im Herzen führt und damit eine wichtige Funktion in der mittel- bis langfristigen Vermittlung von Wachstumssignalen spielt (s. Kapitel 1.5.4.4 „Signaltransduktion").

Eine Stimulation der PLC durch a_1-AR-Agonisten, Angiotensin, Endothelin und sehr hohe Konzentrationen von ACh führt am Myokard des Vorhofs (alle) und Ventrikels (nur a_1-AR, Endothelin und ACh) zu einer Zunahme der Kontraktionskraft, die im Gegensatz zur β-adrenergen Antwort ohne eine Verkürzung der Kontraktionszeit einhergeht und PTX-insensitiv ist. Das Ausmaß der Kraftzunahme ist deutlich geringer und der Zeitverlauf langsamer als bei β-adrenerger Stimulation. Die Mechanismen sind im Detail unklar, was u. a. durch Speziesunterschiede in der Signaltransduktion sowie die Bedeutung dieses Effekts bedingt ist [Fedida u. Bouchard 1992, Scholz et al. 1992, Tercic et al. 1993]. Möglicherweise spielt eine PKC-vermittelte Aktivierung des Natrium-Protonen-Austauschers eine wichtige Rolle, die zur intrazellulären Alkalose und dadurch zur Kalziumsensitivierung der kontraktilen Elemente führt [Tercic et al. 1993]. Paradoxerweise kann die Stimulation von a_1-AR aber unter bestimmten Bedingungen auch zu einem negativ inotropen Effekt führen, dessen Mechanismus PKC-vermittelt zu sein scheint [Kiessling et al. 1997].

1.5.4.4.2 Veränderungen des Adenylylzyklasesystems bei der Herzinsuffizienz

Die am besten durch große Versuchsserien abgesicherte Veränderung des insuffizienten Myokards betrifft die abgeschwächte Reaktion auf β-adrenerge Stimulation (Tabelle 1.5.10). Der Kliniker kennt ein katecholaminrefraktäres Stadium der Herzinsuffizienz, in dem die Auswurfleistung des Herzens kritisch erniedrigt ist und sich durch Infusion von Katecholaminen wie Adrenalin oder Dobutamin nicht wesentlich anheben läßt. Diese Beobachtung ließ sich durch intrakoronare Injektion von Katecholaminen auch bei Patienten experimentell belegen (Abb. 1.5.32) [Colucci 1990].

Die inzwischen klassische Studie von Bristow et al. [1982], die als erste frische ventrikuläre Gewebeproben explantierter menschlicher Herzen verwendeten, zeigte, daß die Antwort auf β-adrenerge Stimulation auch an isolierter Herzmuskulatur um etwa 50% verringert ist und daß dies mit einer entsprechenden Abnahme der β-AR-Dichte einhergeht (Tabelle 1.5.9). Dieser Befund ist durch mehrere Arbeitsgruppen bestätigt worden [Brodde 1991]. Außerdem ist gezeigt worden, daß die Abnahme des positiv inotropen Effekts von β-AR-Agonisten mit einer verringerten Stimulierbarkeit der Adenylylzyklase [Bristow et al. 1989] und einer verringerten Zunahme des intrazellulären cAMP-Gehalts einhergeht (Abb. 1.5.33) [Danielsen et al. 1989].

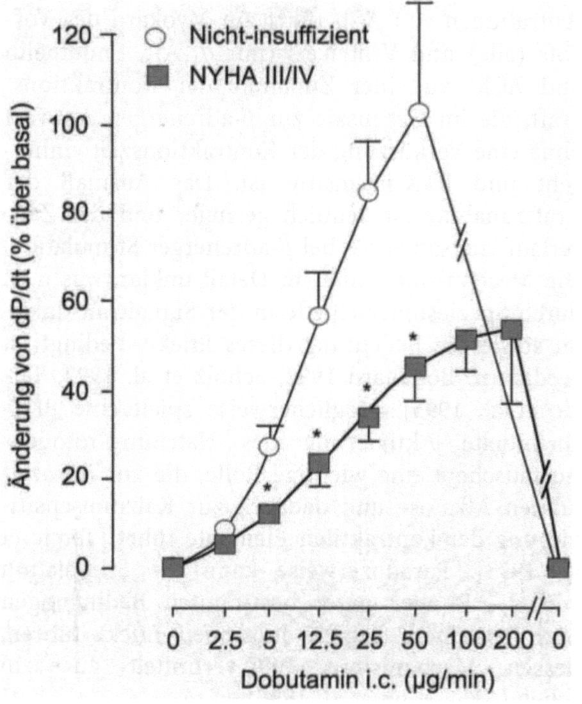

* p<0.01 versus nicht-insuffizient

Abb. 1.5.32. Desensitivierung des β_1-adrenergen Signalwegs beim Menschen in vivo. Maximale Zunahme der Anstiegssteilheit des linksventrikulären Drucks durch intrakoronare Infusion des β_1-adrenergen Agonisten Dobutamin bei nicht-insuffizienten und terminal herzinsuffizienten Patienten. Daten aus Colucci [1990]

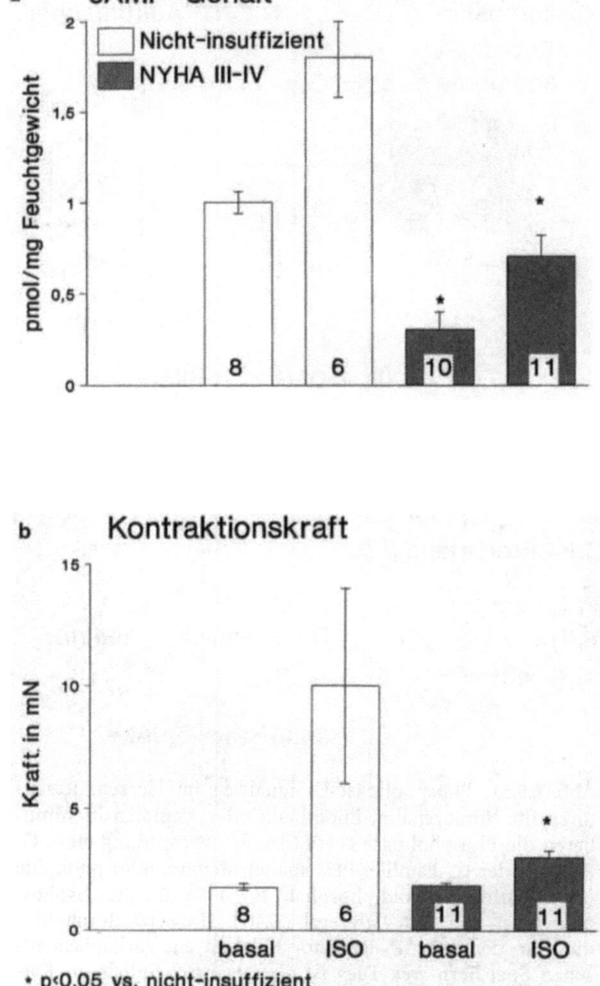

* p<0.05 vs. nicht-insuffizient

Abb. 1.5.33a,b. Der basale und β-adrenerg stimulierte cAMP-Gehalt isolierter Herzmuskelpräparate ist im insuffizienten menschlichen Herzen geringer als in nicht-insuffizienten Kontrollen (**a**). Der geringere cAMP-Anstieg korreliert mit einer geringeren Zunahme der isometrischen Kraft (**b**). Die Untersuchungen wurden an Trabekeln explantierter menschlicher Herzen nach Äquilibrierung im Organbad durchgeführt, *Iso* Isoprenalin 10 µmol/l, *p<0,05 vs. nicht-insuffizient, Daten aus Danielsen et al. [1989]

Inzwischen sind mindestens 2 weitere Komponenten des AC-Signalsystems identifiziert worden, die zur Abschwächung der β-adrenergen Antwort bei der Herzinsuffizienz beitragen können: eine Zunahme der β-adrenergen Rezeptorkinase (β-ARK) [Ungerer et al. 1993] sowie eine Zunahme inhibitorischer G-Proteine ($G_{i\alpha}$) [Böhm et al. 1990, Eschenhagen 1993, Feldman et al. 1988a, Neumann et al. 1988]. Im Gegensatz zu $G_{i\alpha}$ ist die Expression des funktionellen Gegenspielers $G_{s\alpha}$ unverändert [Feldman et al. 1988a, Schnabel et al. 1990]. Die Veränderungen auf Proteinebene gehen mit gleichgerichteten Veränderungen der mRNA-Konzentrationen einher [Engelhardt et al. 1996, Eschenhagen et al. 1992a, Ungerer et al. 1993]. Es wird angenommen, daß die Erhöhung der β-ARK zu einer verstärkten Desensitivierung des Rezeptors beiträgt.

Die Erhöhung von $G_{i\alpha}$ spielt insofern eine besondere Rolle, als sie über eine tonische Hemmung stimulatorischer AC-Signalwege erklären könnte, warum nicht nur die Stimulation der Ade-

nylylzyklase durch Katecholamine, sondern auch durch β-AR-unabhängige Substanzen wie Histamin und PDE-Hemmstoffe wie Milrinon abgeschwächt ist [Böhm et al. 1990, Schmitz et al. 1987]. Dieses Phänomen ist als heterologe Desensitivierung bezeichnet worden. Die Bedeutung der $G_{i\alpha}$-Erhöhung wird durch Versuche gestützt, in denen eine $G_{i\alpha}$-Inaktivierung zu einer Normalisierung der verringerten basalen Adenylylzyklaseaktivität (Abb. 1.5.34) [Feldman et al. 1988a] sowie der abgeschwächten positiv inotropen Reaktion auf Katecholamine in isolierten ventrikulären Myozyten

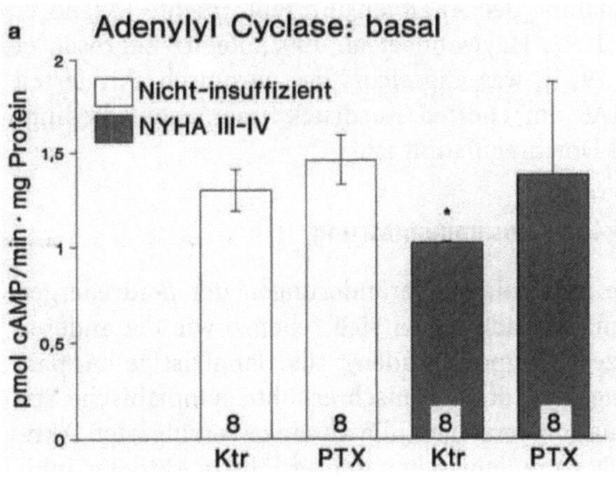

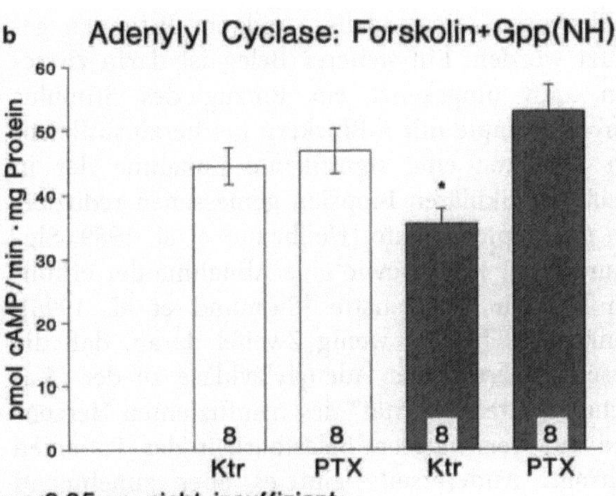

Abb. 1.5.34a, b. Effekt einer Pertussistoxin(PTX)-vermittelten Inaktivierung von G_{ia} auf die basale (a) und maximale [Forskolin 100 µmol/l, Gpp(NH)p 10 µmol/l] (b) Adenylylzyklaseaktivität von Herzmuskelmembranen aus nicht-insuffizienten und terminal insuffizienten menschlichen Herzen (*NYHA III-IV*). Während PTX die Adenylylzyklaseaktivität in Kontrollmembranen nicht beeinflußt, steigen die basale und die stimulierte Aktivität bei Membranen erkrankter Herzen signifikant an. Durch PTX wird unter diesen Bedingungen der Unterschied zwischen insuffizient und nicht-insuffizient aufgehoben, *$p<0{,}005$ vs. nicht-insuffizient, Daten aus Feldman et al. [1988a]

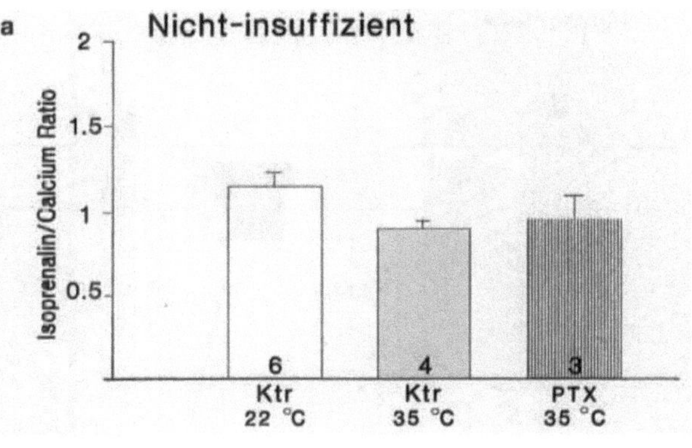

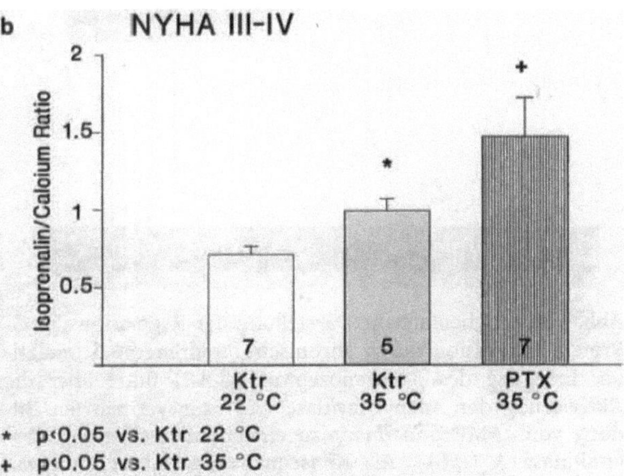

Abb. 1.5.35a, b. Effekt einer Pertussistoxin(*PTX*)-vermittelten Inaktivierung von G_{ia} auf die maximale Verkürzungsamplitude (Kraft) isolierter ventrikulärer Kardiomyozyten von nicht-insuffizienten (a) und terminal insuffizienten menschlichen Herzen (b). Die Kardiomyozyten wurden entweder für 3–5 h bei 22 °C, bei 35 °C oder bei 35 °C in Anwesenheit von 5 µg/ml PTX inkubiert. Dargestellt ist der Quotient aus maximaler Isoprenalin- und maximaler Kalzium-stimulierter Verkürzung. Der Quotient reflektiert die Sensitivität des β-adrenergen Signalwegs. PTX hat bei den nicht-insuffizienten Myozyten unter diesen Bedingungen keinen Einfluß auf die Isoprenalin-stimulierte Kraft, kann aber den unter Kontrollbedingungen (22 °C) vorhandenen signifikanten Unterschied zwischen insuffizienten und nicht-insuffizienten Myozyten vollständig aufheben, *$p<0{,}05$ vs. Ktr 22 °C, +$p<0{,}05$ vs. Ktr 35 °C, Daten aus Brown u. Harding. [1992]

führte (Abb. 1.5.35) Brown u. Harding 1992]. Die Hochregulation inhibitorischer G-Proteine erfüllt die Kriterien eines negativen Rückkopplungsmechanismus. So ist durch eine ganze Serie von Versuchen im Tiermodell und in kardialen Zellkulturen gezeigt worden, daß chronische β-adrenerge Stimulation zu einer selektiven Aktivierung des Promotors des wichtigsten G_i-Proteins, G_{ia2}, der Transkriptionsrate des G_{ia2}-Gens, zu einer Erhöhung der Gleichgewichtskonzentrationen der G_{ia2}-RNA und schließlich des G_{ia2}-Proteins führt, während G_{sa} unter diesen Bedingungen unverändert blieb [Eschenhagen et al. 1992b, 1996a, Müller et al. 1993]. Im Gegensatz zu den schnellen Mechanismen der Rezeptordesensitivierung benötigen diese transkriptional vermittelten Wirkungen Tage und können daher als langfristige Anpassungen an die chronische Überstimulation verstanden werden (Abb. 1.5.36). Dazu paßt, daß die myokardialen cAMP-Konzentrationen unter In-vivo-Bedingungen am ruhenden Patienten (anders als bei explantierten Herzen in vitro, s. oben) unverändert gefunden wurden [Regitz u. Fleck 1992].

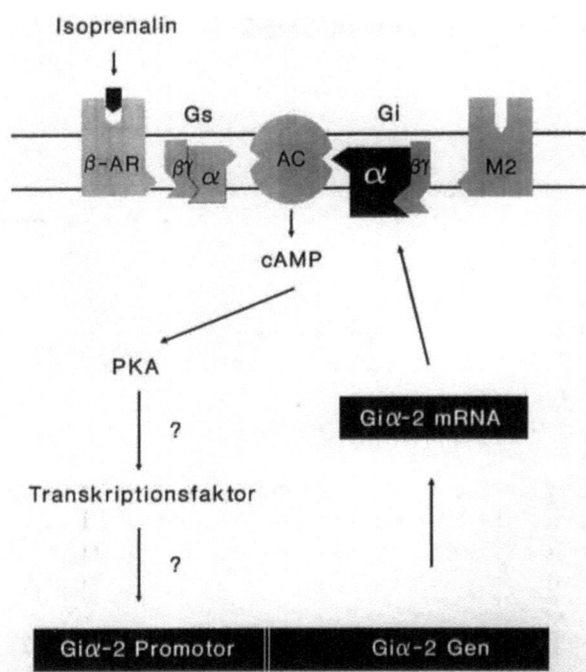

Abb. 1.5.36. Schematische Darstellung der Regulation der G-Protein-Expression durch chronische β-adrenerge Stimulation. Erregung des β-Adrenozeptors (β-AR) führt über die Aktivierung der Adenylylzyklase (AC) zur vermehrten Bildung von cAMP und damit zu einer Aktivierung der Proteinkinase A (PKA). Als Konsequenz kommt es zu einer, wahrscheinlich über Phosphorylierung eines oder mehrerer Transkriptionsfaktoren vermittelten, Stimulation des G_{ia2}-Promotors. Daraus resultieren eine erhöhte Transkriptionsrate des Gens, eine Erhöhung der Gleichgewichtskonzentration der mRNA und schließlich des Proteins. Funktionell wird dies im Sinn einer negativen Rückkopplung zu einer Desensitivierung des chronisch aktivierten β-adrenergen Signalwegs und dadurch wiederum auch zu einer Begrenzung der G_{ia2}-Gen-Aktivierung führen

1.5.4.4.3 PLC-System

Es ist spekuliert worden, daß die Sensitivität des PLC-Systems, beispielsweise die a_1-adrenerge Komponente der positiv inotropen Reaktion des Myokards auf Noradrenalin, angesichts der Desensitivierung des AC-Systems kompensatorisch erhöht sein könnte [Schmitz et al. 1987]. Dies konnte jedoch experimentell nicht bestätigt werden. So ergaben mehrere Studien eine entweder unverändert kleine [Böhm et al. 1988, Bristow et al. 1988] oder abgeschwächte maximale Wirksamkeit von a_1-AR-Agonisten wie Phenylephrin [Steinfath et al. 1992]. Die a_1-AR-Dichte im insuffizienten Myokard ist entweder unverändert [Böhm et al. 1988, Bristow et al. 1988] oder leicht erhöht [Steinfath et al. 1992]. Ähnlich wie bei den adrenergen Rezeptoren kommt es bei der Herzinsuffizienz zu einer signifikanten

Abnahme der Angiotensinrezeptordichte [Asano et al. 1997, Haywood et al. 1997, Regitz-Zagrosek et al. 1995], was angesichts des chronisch aktivierten RAAS am ehesten Ausdruck einer agonistbedingten Downregulation ist.

1.5.4.4.4 Zusammenfassung

Die molekularen Veränderungen der β-adrenergen Signalkaskade lassen sich (ebenso wie die anderen Rezeptorsignalkaskaden) als langfristige Anpassungen an die chronisch erhöhte sympathische Stimulation verstehen, die zu einer verringerten Aktivität stimulatorischer und erhöhten Aktivität inhibitorischer AC-Signalwege führen. Diese Interpretation ist inzwischen durch zahlreiche Versuche an Zellkulturen, Tiermodellen und am Patienten gestützt worden. Ein weiterer Beleg ist darin zu sehen, daß umgekehrt ein Entzug des Stimulus durch Therapie mit β-Blockern bei herzinsuffizienten Patienten eine signifikante Zunahme der in rechtsventrikulären Biopsien gemessenen reduzierten β-Rezeptor-Dichte [Heilbrunn et al. 1989, Sigmund et al. 1996] sowie eine Abnahme der erhöhten G_{ia} zur Folge hatte [Sigmund et al. 1996]. Funktionell besteht wenig Zweifel daran, daß die Desensitivierung der Adenylylzyklase zu der „Katecholaminrefraktärität" des insuffizienten Herzens und zur verringerten Belastbarkeit des Patienten beiträgt. Andererseits gibt es aber zunehmend Hinweise darauf, daß es sich gleichzeitig um einen wichtigen protektiven Mechanismus handelt, der das unter einer verstärkten β-adrenergen Stimulation stehende Herz vor den toxischen Wirkungen von Katecholaminen schützen kann. So führt sympathische Aktivität zu einem überproportional hohen Energieverbrauch (s. Kapitel 1.5.4.5 „Energiestoffwechsel", Abb. 1.5.37) und gehört zu den wichtigen Triggern von Arrhythmien [Corr et al. 1986, Penny 1984]. Tatsächlich ist die arrhythmogene Wirkung von Katecholaminen bei Hunden mit Tachykardie-induzierter Herzinsuffizienz (die eine verringerte β-AR-Dichte und ein erhöhtes G_{ia} haben) signifikant verringert [Li et al. 1993]. Umgekehrt hatte eine Erniedrigung des G_{ia}-Gehalts bei Ratten eine Zunahme der arrhythmogenen Wirkung von Katecholaminen **in vitro** zur Folge [Eschenhagen et al. 1996b]. Es spricht also vieles dafür, daß sich die molekularen Anpassungsmechanismen der kardialen Signaltransduktion in der Evolution herausgebildet haben, um im Herzen eine autonome Balance zu erhalten (Abb. 1.5.38). Versuche, diese Anpassungsmechanismen therapeutisch zu überfahren, sind daher höchst kritisch

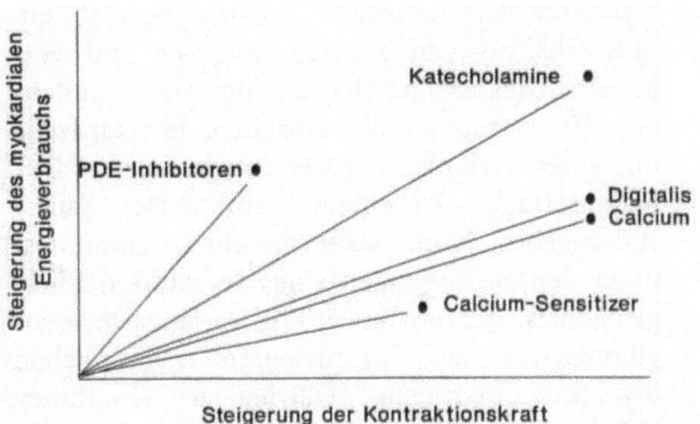

Abb. 1.5.37. Schematische Darstellung des Zusammenhangs zwischen Energieverbrauchs-steigernden und positiv inotropen Wirkungen verschiedener Pharmaka. Während eine Erhöhung der extrazellularen Kalziumkonzentration zu einer proportionalen Steigerung des Energieverbrauchs und der Kraft führt, ist die Zunahme des Energieverbrauchs bei cAMP-abhängigen Substanzen wie Katecholaminen und Phosphodiesterasehemmstoffen (*PDE-Inhibitoren*) überproportional. Substanzen, die die Kalziumsensitivität der Myofilamente steigern, führen dagegen ebenso wie Digitalisglykoside zu einem Kraftanstieg, der mit einer proportionalen Zunahme des Energieverbrauchs einhergeht, modifiziert nach Holubarsch et al. [1994]

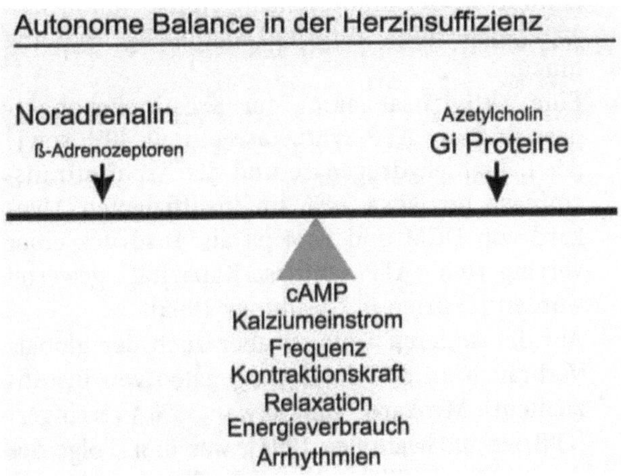

Autonome Balance in der Herzinsuffizienz

Abb. 1.5.38. Schematische Vorstellung zur autonomen Balance im Herzen bei der Herzinsuffizienz. Bei chronisch erhöhten Plasmanoradrenalinkonzentrationen und einem verringerten Parasympathikotonus sorgen die Abnahme der β-Adrenozeptoren und die Zunahme von G_i-Proteinen (und der β-ARK) für die Wiederherstellung bzw. Aufrechterhaltung einer autonomen Balance, d. h. für ein Gleichgewicht stimulatorischer und inhibitorischer AC-Signalwege, was unter Ruhebedingungen normalhohe cAMP-Konzentrationen gewährleistet [Regitz u. Fleck 1992]. Dadurch wird das Herz vor den potentiell deletären Folgen eines erhöhten cAMP-Spiegels geschützt

zu beurteilen und haben in der Vergangenheit zu einer Übersterblichkeit bei herzinsuffizienten Patienten geführt (Beispiel PDE-Hemmstoffe; s. Kapitel 1.5.4 „Funktionelle und molekulare Veränderungen des insuffizienten menschlichen Herzens").

1.5.4.5 Energiestoffwechsel

1.5.4.5.1 Physiologische Grundlagen

Einzelheiten der komplexen Prozesse des Energiestoffwechsels sind in gängigen Lehrbüchern erläutert [Katz 1992]. Das folgende Kapitel beschränkt sich auf die Rekapitulation von grundsätzlichen Vorgängen.

1.5.4.5.1.1 Energieverbrauchende Prozesse
Energie, die letztlich aus der Spaltung energiereicher Phosphate stammt, wird im Myokard im wesentlichen für 2 Prozesse verbraucht und zu etwa 50–60% als Wärme abgegeben und dadurch meßbar [Alpert u. Mulieri 1982]:
1. Die Kraft-abhängige Wärmeentwicklung reflektiert den Energieverbrauch der Querbrückenzyklen, d. h. die repetitive Anheftung und Wiederablösung des Myosinköpfchens an Aktin (1 Molekül ATP/Querbrücke und Zyklus).
2. Die Kraft-unabhängige Wärmeentwicklung reflektiert den Energieverbrauch der ATP-abhängigen SERCA (1 Molekül ATP/Molekül Kalzium) sowie, zu einem geringeren Teil, den der Kalziumpumpe des Sarkolemms und der Na^+-K^+-ATPase des Sarkolemms.

1.5.4.5.1.2 Energiebereitstellende Prozesse
Der Herzmuskel bezieht die Energie für die Kontraktion unmittelbar aus der Spaltung von ATP, das durch den Abbau von Nährstoffen bereitgestellt wird. Die Energieversorgung des Herzens beruht, anders als die des Skelettmuskels, der eine Sauerstoffschuld eingehen kann, ganz überwiegend auf oxidativen Prozessen. Diese sind einerseits die oxidative Phosphorylierung von Fettsäuren und andererseits die Glykolyse, die essentielle Substrate für die oxidative Phosphorylierung bereitstellt, in Situationen der Ischämie aber auch kurzfristig den Ausfall oxidativer Prozesse kompensieren kann [Katz 1992]. Die besondere Bedeutung der oxidativen Phosphorylierung kommt in einer ungewöhnlich hohen Mitochondriendichte zum Ausdruck. Der Herzmuskel kann, im Gegensatz zum Skelettmuskel, auch Laktat verstoffwechseln, was von besonderer Bedeutung ist, wenn bei starker körperlicher Tätigkeit durch anaerobe Glykolyse in der Skelettmuskulatur hohe Laktatkonzentrationen im Blut anfallen.

Die Energieversorgung des Myokards hängt von der Zufuhr molekularen Sauerstoffs, Fettsäuren und anderer Nährstoffe sowie von der intrazellularen Verstoffwechselung ab. Von diesen Faktoren sind aufgrund der ausgeprägten Anpassungsfähigkeit des Herzens an ein unterschiedliches Substratangebot die Sauerstoffversorgung und die intrazellulare Verstoffwechselung die entscheidenden Größen [Katz 1992].

Da das Herz anders als andere Organe die Sauerstoffausschöpfung unter Belastung nicht wesentlich steigern kann, hängt die Sauerstoffversorgung direkt von der Durchblutung ab [Antoni 1987]. Aus den unmittelbar die Myokardzellen umgebenden Kapillaren diffundiert Sauerstoff in die Myokardzelle. Dieser Prozeß wird durch den reichen intrazellularen Gehalt an Myoglobin erleichtert.

Die oxidative Phosphorylierung findet in den Mitochondrien statt und resultiert in der Bildung von ATP. Um den Bedarf der Myofilamente und Kalziumpumpen zu decken, muß einerseits ATP aus den Mitochondrien ins Zytoplasma, andererseits ADP zurück in die Mitochondrien gelangen. Dies geschieht durch den sog. ATP-ADP-Carrier der mitochondrialen Membran. Andererseits ist die ATP-Produktion in den Mitochondrien überwiegend nicht direkt, sondern unter Vermittlung des Kreatinsystems an den Energieverbrauch gekoppelt [Jacobus 1985]. Man stellt sich vor, daß Kreatin wie ein Energie-Shuttle in den Mitochondrien zu Kreatinphosphat aufphosphoryliert wird, als solches ins Zytoplasma transportiert wird, und dort ein Phosphattransfer auf ADP stattfindet. Kreatin diffundiert zurück in die Mitochondrien, wird unter ATP-Verbrauch zu Kreatinphosphat phosphoryliert und steht als Phosphat-Carrier für den nächsten Zyklus zur Verfügung. Der zytosolische und der mitochondriale Phosphattransfer werden durch zytosolische bzw. mitochondriale Kreatinphosphokinasen vermittelt.

1.5.4.5.2 Veränderungen des Energiehaushalts bei der Herzinsuffizienz

Im Rahmen der Herzinsuffizienz treten eine Reihe von Veränderungen der Energiebereitstellung und des Energieverbrauchs ein, die darauf hinweisen, daß die Energieversorgung des Myozyten mangelhaft ist. Diese sollen im folgenden aufgeführt werden.

- Obwohl wahrscheinlich die Kapillardichte sowohl bei der „physiologischen" als auch der „pathologischen" Hypertrophie zahlenmäßig gleichbleibt (ausgedrückt als Kapillaren pro Myokardzelle; [Linzbach 1960]), besteht ein Mißverhältnis von Sauerstoffangebot und Verbrauch. Dies erklärt sich aus der Dickenzunahme (Hypertrophie) der einzelnen Myokardzelle mit einer Verlängerung der intrazellularen Diffusionsstrecke. Zu einem verminderten Sauerstoffangebot kann wahrscheinlich, zumindest unter den Bedingungen eines verstärkten Energiebedarfs, der um etwa 30% verringerte Myoglobingehalt des insuffizienten menschlichen Myokards beitragen [O'Brien u. Gwathmey 1995]. Entsprechende Befunde sind auch an Tiermodellen der Herzinsuffizienz erhoben worden [O'Brien et al. 1992, Weil et al. 1997].

- Die kompensatorische Aktivierung des Sympathikus, des Plasma- und Gewebe-Renin-Angiotensin-Aldosteron- sowie des Endothelinsystems dürfte über eine vermehrte Vasokonstriktion des Koronarsystems zu einem gestörten Sauerstoffangebot beitragen. Gleiches gilt für die gestörte Endothel-abhängige Relaxation (Kapitel 1.5.4.4.1.1 „Adenylylzyklasesignalweg", „Regulation des AC-Systems durch G_i-gekoppelte Rezeptoren"). Bei einer schweren Herzinsuffizienz kommt die verminderte Sauerstoffspannung des arteriellen Bluts aufgrund der Lungenstauung hinzu.

- Eine Aktivitätsabnahme der Kreatinphosphokinase und der ATP-Synthetase um 30–40% sowie der Laktatdehydrogenase und der Aspartattransaminase um etwa 20% im insuffizienten Myokard von DCM und ICM ist als Ausdruck einer verringerten ATP-Synthase-Kapazität gewertet worden [O'Brien u. Gwathmey 1995].

- Auf der anderen Seite ist aber auch der globale Verbrauch an ATP in Homogenaten von insuffizientem Myokard um etwa 35% verringert [O'Brien u. Gwathmey 1995], was u. a. Folge der verringerten SERCA, Na^+-K^+-ATPase und myofibrillären ATPase sein dürfte. Diese Anpassungen können also zumindest teilweise als „Energiesparmaßnahmen" verstanden werden.

- Die Veränderungen müssen im Licht einer unter In-vivo-Bedingungen chronisch erhöhten Stimulation durch den Sympathikus und das Renin-Angiotensin-Aldosteron-System gesehen werden. Die dadurch bedingte Zunahme des Energieverbrauchs hat mindestens 3 Gründe.

    - Die gesteigerte Herzarbeit als solche, besonders die erhöhte Frequenz, steigert den Energieverbrauch.

    - β-Adrenerge Stimulation führt aufgrund der positiv lusitropen Wirkung zu einem, im Vergleich zu anderen inotropen Interventionen (Kalzium, Digitalis), überproportionalen Anstieg des Energieverbrauchs (Abb. 1.5.37) [Hasenfuss et al. 1992].

– Noradrenalin und Angiotensin steigern beide die Nachlast des Herzens und dadurch die bei der dekompensierten exzentrischen Hypertrophie schon erhöhte Wandspannung. Dies wiederum bedingt nach dem LaPlace-Gesetz einen gesteigerten Energieverbrauch.

1.5.4.5.3 Zusammenfassung

Es gibt eine Reihe von Gründen, warum das Myokard bei Herzinsuffizienz unter einem chronischen Energiedefizit leiden sollte. Dem steht jedoch entgegen, daß Messungen der aktuellen ATP-Konzentrationen im Myokard keine Unterschiede gegenüber gesunden Kontrollen zeigten [Regitz u. Fleck 1992] und selbst um 30–50% reduzierte ATP-Konzentrationen noch weit über der K_D beispielsweise der SERCA liegen. Es scheint demnach eher so zu sein, daß das System von Energiebereitstellung und -verbrauch im ganzen Myokard aufgrund der verschiedenen Anpassungsmechanismen unter Ruhebedingungen kompensiert ist. Dies schließt aber nicht aus, daß ein lokaler Energiemangel unter Belastungsbedingungen zur zellularen Dekompensation und dadurch zu Kalziumüberladung, Arrhythmie und Zelluntergang beitragen kann.

1.5.4.6 Wachstum und Hypertrophie

Zwei der offensichtlichen Veränderungen des insuffizienten Herzens sind seine Vergrößerung und die Zunahme des Gewichts. Diese ist, abgesehen von einer Zunahme von nichtmuskulären Zellen und der extrazellularen Matrix, Folge einer Zunahme der Masse des einzelnen Myozyten, d. h. einer Hypertrophie. Die Regulation dieses Wachstumsprozesses im Herzen wird seit langem intensiv untersucht und ist Thema mehrerer Übersichtsartikel [Lompre et al. 1991, Morgan u. Baker 1991, Simpson 1990].

1.5.4.6.1 Grundlagen der Wachstumsregulation von Kardiomyozyten

Zellen können prinzipiell auf Wachstumsreize mit Zellteilung (Hyperplasie) oder Zellvergrößerung (Hypertrophie) reagieren. Während der Ontogenese wächst das Herz überwiegend durch rasche Zellteilung aller Zelltypen. Bei der Ratte nimmt man an, daß die meisten Kardiomyozyten sich

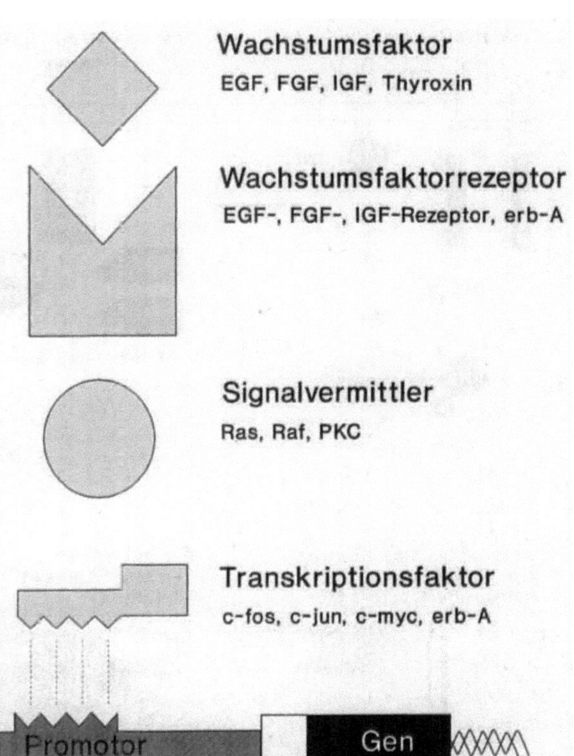

Abb. 1.5.39. Protoonkogenkonzept. Die Produkte von (endogen exprimierten) Protoonkogenen sind Proteine, die an der Kontrolle des Wachstums beteiligt sind. Sie lassen sich schematisch in Wachstumsfaktoren, Wachstumsfaktorrezeptoren, Signalvermittler und Transkriptionsfaktoren unterteilen. Die in Klammern genannten Proteine sind lediglich Beispiele für die entsprechenden Gruppen ohne Anspruch auf Vollständigkeit. Im Fall von Thyroxin ist der Rezeptor gleichzeitig Transkriptionsfaktor. Das Konzept der Protoonkogene stammt von der Beobachtung, daß quantitative oder qualitative Störungen dieser auch im Normalzustand exprimierten Proteine zu Krebs führen können, modifiziert nach Simpson [1988]

postnatal innerhalb der ersten 3 Wochen noch 1- bis 2mal teilen und dann postmitotisch sind [Clubb u. Bishop 1984, Zak 1974]. Danach besitzen Kardiomyozyten nur noch die Möglichkeit, auf verstärkte Anforderung mit einer Hypertrophie zu reagieren. Konkret bedeutet Hypertrophie Vergrößerung des Zellvolumens, Zunahme der Oberfläche und Synthese von zusätzlichen Sarkomeren, die prinzipiell sowohl in der Länge als auch in der Breite zu den vorhandenen hinzukommen können. Im Gegensatz zu Myozyten können sich die anderen Zelltypen des Herzens, die je nach Angaben etwa 75% der Zahl, aber nur 10–20% der Masse aller Herzzellen ausmachen [Nag 1980, Zak 1974], auch beim Erwachsenen noch teilen.

Inzwischen ist eine Vielzahl von Faktoren identifiziert worden, die das Wachstum von Herzmus-

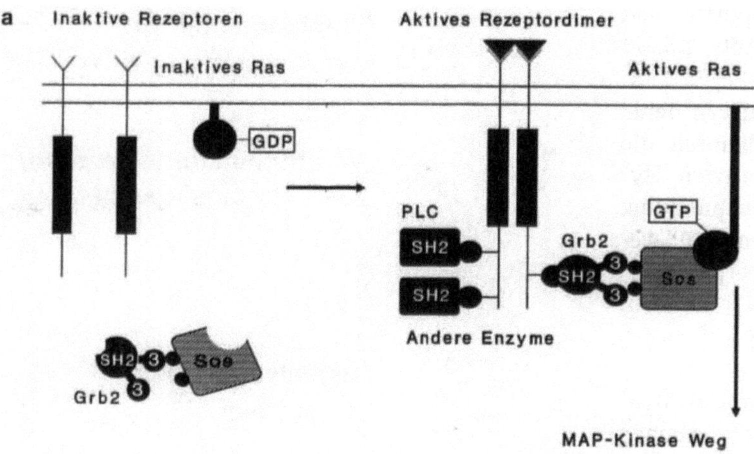

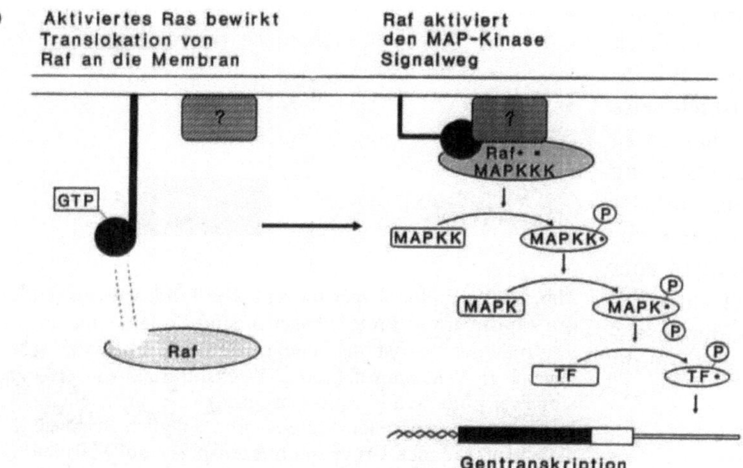

Abb. 1.5.40 a, b. Signaltransduktionskaskade von Tyrosinkinaserezeptoren (TKR). Ligandenbindung (z. B. EGF) führt zur Dimerisierung von TKRs, Aktivierung der intrazellularen Tyrosinkinasedomäne und Autophosphorylierung. Die resultierende Konformationsänderung des intrazellularen Anteils des Rezeptors ermöglicht die Interaktion mit einer Reihe von Proteinen, die sog. src-Homologie-Domänen (*SH2, SH3*) besitzen [z. B. auch Phospholipase C (*PLC*)= Querverbindung zum PKC-System]. Für den mitogenen Effekt von zentraler Bedeutung ist die Assoziation von Adapterproteinen wie Grb2 (growth factor receptor binding protein 2), die einen Komplex mit Sos (son of Sevenles, Name stammt aus der Drosophilabiologie) bilden und an dem kleinen G-Protein *Ras* den Austausch von GDP durch GTP und dadurch die Aktivierung bewirken. Ras aktiviert ein weiteres kleines G-Protein, *Raf*, durch Translokation von Raf an die Membran und ein bislang unbekanntes weiteres Protein (*?*). Raf steht am Anfang einer Phosphorylierungskaskade, in der letztlich die sog. Mitogen-activated-Proteinkinase (MAPK) aktiviert wird. Die MAPK phosphoryliert und aktiviert dadurch eine Reihe von Transkriptionsfaktoren (*TF*), die schließlich zu einer Veränderung der Transkription verschiedener Gene führen und somit den mitogenen Effekt verursachen, modifiziert nach Hall [1994], McCormick [1993], Sun u. Tonks [1994]

kelzellen stimulieren. Sie können nach ihren Signaltransduktionsmechanismen in unterschiedliche Klassen eingeteilt und im weiteren Sinn als Protoonkogene verstanden werden [Simpson 1988]. Protoonkogene werden von normalen Körperzellen exprimiert und sind kritisch in die Wachstumsregulation der Zelle eingeschaltet. Diese Gruppe läßt sich in Wachstumsfaktoren, Wachstumsfaktorrezeptoren, Signalübermittler sowie Transkriptionsfaktoren einteilen (Abb. 1.5.39).

- Wachstumsfaktoren im engeren Sinn entfalten ihre Wirkung auf die Zelle über Bindung an sog. Tyrosinkinaserezeptoren (Abb. 1.5.40) [Heldin 1995, Marshall 1995, Pawson 1995]. Beispiele sind Insulin-like-growth-Factor (IGF), Platelet-derived-growth-Faktor (PDGF), Endothelial-growth-Faktor (EGF), Tumornekrosefaktor (TNF), Fibroblastenwachstumsfaktor (FGF) und Transforming-growth-Faktor (TGF). Die Signaltransduktion dieser Rezeptoren umfaßt eine

Autophosphorylierung des Rezeptors mit nachfolgender Interaktion mit einer Vielzahl von Proteinen, die sog. src-Homologie-Domänen oder Pleckstrin-Domänen enthalten. Zu dieser Gruppe gehören Isoformen der Phospholipase C (PLC-γ) ebenso wie GTPase-aktivierende Proteine (GAP) und die β-adrenerge Rezeptorkinase (β-ARK) [Pawson 1995]. All diese Prozesse sind über nachgeschaltete Signalwege (z. B. über Mitogen-activated-Proteinkinase, MAPK) in die Regulation von Wachstum und Differenzierung involviert [Seger u. Krebs 1995].

- Liganden G-Protein-gekoppelter Rezeptoren entfalten an Kardiomyozyten außer kurzfristigen Wirkungen wie der Steigerung der Kontraktilität auch langfristige wachstumsfördernde Wirkungen. Beispiele sind Noradrenalin, wahrscheinlich im wesentlichen über a_1-AR, Angiotensin und Endothelin-1 [Sadoshima u. Izumo 1993, Simpson 1990]. Die Gemeinsamkeit dieser peptidergen (Angiotensin, Endothelin) und nicht-peptidergen Hormone (Noradrenalin) besteht in der PLC-vermittelten Aktivierung der Proteinkinase C (Abb. 1.5.31). PKC ist in die Wachstumsstimulation einerseits durch eine Phosphorylierung von Transkriptionsfaktoren (z. B. NF-κ-B) eingeschaltet, andererseits durch Cross-talk mit dem MAPK-Signalweg über eine Aktivierung des kleinen G-Proteins Raf-1 [Nishizuka 1995]. Die Bedeutung der MAPK für die hypertrophe Antwort von Herzmuskelzellen auf Liganden G-Protein gekoppelter Rezeptoren ist umstritten [Post et al. 1996]
- Andere Hormone entfalten ihre Wirkung über eine Bindung an zytoplasmatische Rezeptoren. Beispiele sind das Schilddrüsenhormon Trijodthyronin, Glukokortikoide und Geschlechtshormone. Eine Untereinheit der zytoplasmatischen Rezeptoren transloziert nach Ligandenbindung in den Kern und reguliert über Bindung an bestimmte DNA-Erkennungssequenzen die Transkription vieler Gene. Das besondere an dieser Regulation ist, daß die Rezeptoren hier selbst als Transkriptionsfaktoren fungieren.
- Mechanische Faktoren wie Dehnung (Stretch) aktivieren über im einzelnen noch nicht molekular definierte Strukturen diverse intrazellulare Signalkaskaden zur Anschaltung von Wachstumsprozessen [Sadoshima u. Izumo 1993]. Als mögliche Mechanorezeptoren kommen Ionenkanäle in Frage, die durch Stretch entweder aktiviert (Kalzium, Natrium) oder inhibiert werden (Kaliumkanäle; [Morris 1990]). Außerdem weiß man, daß die extrazellulare Matrix über das Zytoskelett eng mit intrazellularen Strukturen kommuniziert und dadurch möglicherweise Wachstumssignale in den Zellkern weiterleiten kann [Terracio u. Borg 1988].

1.5.4.6.2 Hypertrophiemechanismen bei der Herzinsuffizienz

Hypertrophie findet in der normalen Entwicklung ebenso statt wie bei körperlichem Training (Sportlerherz) und bei allen Formen der menschlichen Herzinsuffizienz. Man hat versucht, die Hypertrophie formal in eine physiologische oder adaptive und eine pathologische Verlaufsform einzuteilen [Grossman 1980, Katz 1992]. Letztere kann, im Vergleich zur hämodynamischen Anforderung, ungenügend (dilatative Kardiomyopathie), spontan exzessiv (hypertrophe Kardiomyopathie) oder überschießend sein, wenn das Ausmaß der Hypertrophie nicht mit der Schwere der Drucküberlastung korreliert. Tatsächlich finden sich zwischen physiologischer und pathologischer Hypertrophie auch charakteristische qualitative Unterschiede in der Morphologie [Linzbach 1960], der Funktion und der Genexpression des Myokards (s. unten). Diese sind als Hinweis auf Maladaption interpretiert worden [Simpson 1990].

Die Hypertrophie ist der wichtigste von vielen Anpassungsmechanismen an die chronische Überlastung des Herzens die in ihrer Gesamtheit als „cardiomyopathy of overload" (Abb. 1.5.41) [Katz 1990] bezeichnet worden sind. „Überlastung" wird hier ganz allgemein als Endstrecke aller zur Herzinsuffizienz führenden Prozesse verstanden. Der Prozeß kann in 3 Phasen unterteilt werden, die im Detail bei der Ratte studiert worden sind (Tabelle 1.5.11) [Katz 1992, Meerson 1961].

Eine plötzliche Überlastung führt zu einer akuten Herzinsuffizienz, die Ausdruck einer Überforderung der funktionellen Reserve des Herzens darstellt. Dies kann in eine kompensierte Phase übergehen, in der durch eine erhöhte Funktion (Kraft) des einzelnen Myozyten das Defizit des Gesamtorgans Herz ausgeglichen wird. Das wesentliche Moment hierbei stellt die (konzentrische) Hypertrophie dar. In der kompensierten Phase ist das Herz unter normalen Bedingungen nicht insuffizient. Durch Erschöpfung der überlasteten Myozyten und schließlich Tod von Einzelzellen geht diese Phase in die finale Dekompensationsphase über, die durch Gefügedilatation (exzentrische Hypertrophie) gekennzeichnet ist. Der Prozeß nimmt exponentiell zu, weil jeder Verlust weiterer Zellen zu einer verstärkten Belastung der restlichen führt. Der

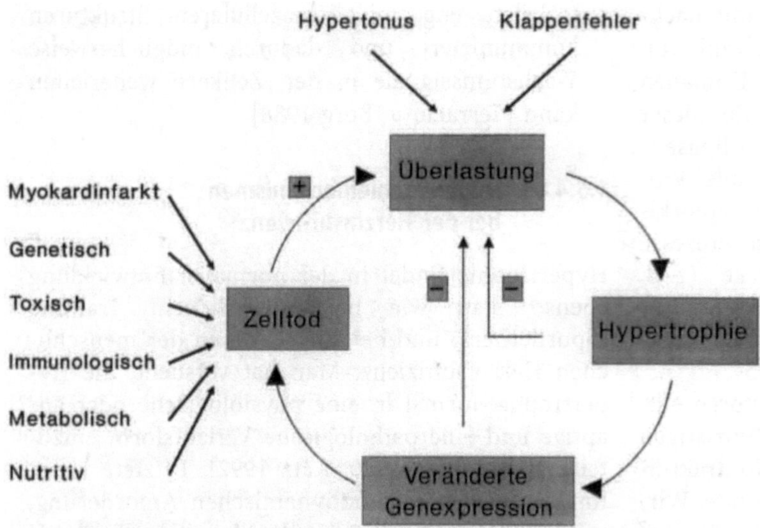

Abb. 1.5.41. Konzept der „cardiomyopathy of overload". Der gemeinsame Nenner aller Formen der Herzinsuffienz ist die chronische Überlastung des kontraktilen Myokards. Dies führt primär zu einer Hypertrophie, die die Überlastung teilweise kompensieren kann (z. B. über die Abnahme der Wandspannung). Die Hypertrophie ist aber von charakteristischen Änderungen des Genexpressionsprogramms im Myozyten begleitet, die, so die Theorie, wiederum zu einer Beschleunigung des Zelluntergangs führen und damit den Circulus vitiosus beschleunigen. Wie unter Kapitel 1.5.4.8 „Synoptische Darstellung pathophysiologischer Vorgänge bei der Herzinsuffizienz" näher ausgeführt, lassen sich jedoch die meisten dieser Veränderungen im Myozyten ebenso als pathophysiologisch sinnvolle und lastbegrenzende Mechanismen verstehen, modifiziert nach Katz [1992]

Tabelle 1.5.11. Entwicklungsstadien der chronischen Herzinsuffizienz im Tiermodell nach Meerson [1961], ↑ erhöht; ↓ erniedrigt, modifiziert nach Katz [1992]

Erstes Stadium: akute Herzinsuffizienz	
Klinisch	Linksherzinsuffizienz, Lungenstauung
Pathologisch	Akute Dilatation des LV
Histologisch	Schwellung und Trennung der Myofibrillen
Biochemisch	Glykogen ↓, ATP ↓, Kreatinphosphat ↓↓, Laktat (↓), Protein- und RNA-Synthese ↑, mitochondriale Masse ↑
Zweites Stadium: kompensatorische Überfunktion	
Klinisch	Symptomfreiheit
Pathologisch	Hypertrophie
Histologisch	Vergrößerte Muskelfasern, minimale Fibrose
Biochemisch	Glykogen, ATP und Kreatinphosphat ↔, Laktat ↑, Protein- und RNA-Synthese ↔, DNA-Gehalt relativ ↓, mitochondriale Masse relativ ↓
Drittes Stadium: Dekompensation, Zelltod, Fibrose	
Klinisch	Manifeste Herzinsuffizienz
Pathologisch	Fibröser Umbau des Myokards
Histologisch	Überproportionale Produktion von Bindegewebe, fettige Dystrophie, pyknotische Zellkerne
Biochemisch	Wie im 2. Stadium, aber Proteinsynthese ↓, DNA-Gehalt ↓↓

Verlauf der „cardiomyopathy of overload" läßt sich klinisch beim Patienten mit großem Myokardinfarkt beobachten.

Im Rahmen der Hypertrophie kommt es (bei der Ratte) zu einer charakteristischen Änderung der Genexpression, die durch folgende Parameter gekennzeichnet ist [Eschenhagen et al. 1992 c, Hasenfuss u. Just 1994]:

- Schnelle Induktion von sog. Immediate-early-response-Genen. Dies sind Transkriptionsfaktoren wie c-fos, c-jun, egr-1 oder c-myc, deren mRNA-Konzentrationen in der Regel sehr rasch (innerhalb von Minuten) und häufig nur transient ansteigen. Diese Faktoren stimulieren im weiteren die Transkription anderer Gene durch Bindung an Promotorregionen.
- Reexpression fetaler Isoformen, d. h. es kommt zu qualitativen Veränderungen der Genexpression. Beispiele sind Aktin und Myosin, Teile des regulatorischen Troponinkomplexes sowie die Na^+-K^+-ATPase.
- Eine vermehrte Expression konstitutiver Gene, d. h. die mRNA dieser Gene steigt, bezogen auf die Gesamt-RNA, während der Hypertrophie an. Beispiele sind NCX und $G_{i\alpha}$.
- Eine gleichbleibende Expression konstitutiver Gene, d. h. die mRNA-Konzentration dieser Gene bleibt im Verhältnis zur Gesamt-RNA gleich.

Da es in der Hypertrophie zu einer generellen Vermehrung von RNA (ribosomale RNA, Transfer RNA und mRNA) und Proteinen pro Zelle kommt (die Zelle wächst), bedeutet das Gleichbleiben einer bestimmten mRNA-Konzentration pro Gesamt-RNA letztlich eine absolute Zunahme. Es wird angenommen, daß diese harmonische Zunahme eine unveränderte Funktion des entsprechenden Proteins zur Folge hat [Swynghedauw 1990]. Beispiele sind der kardiale Natriumkanal, G_{sa} sowie die a_1-Untereinheit des Kalziumkanals.

- Eine verminderte Expression, d. h. eine Abnahme der mRNA-Konzentration. Dabei handelt es sich in der Regel wahrscheinlich nicht um eine echte Abnahme z. B. der Transkriptionsrate, sondern um eine unveränderte Genexpression, die gegenüber der Zunahme der Mehrheit von RNA und Proteinen und der Zellmasse zurückbleibt, was einen Verdünnungseffekt des entsprechenden Proteins zur Folge hat [Swynghedauw 1990]. Beispiele sind der β-AR, SERCA und PLB (zu Einzelheiten s. vorangehende Kapitel).

Dieses Genexpressionsmuster weicht von dem bei einer physiologischen Hypertrophie oder dem bei der durch Trijodthyronin induzierten Hypertrophie ab (Beispiel Myosinisoformen oder SERCA-Expression) [Simpson 1990]. Die beschriebenen Änderungen des Genexpressionsprogramms sind daher als molekulare Marker der pathologischen Hypertrophie bezeichnet worden.

1.5.4.6.3 Zur Problematik von physiologischer und pathologischer Hypertrophie

- Der Begriff pathologische Hypertrophie ist problematisch, weil er impliziert, daß die durch Isoform-Shifts bzw. SERCA-Abnahmen gekennzeichnete Hypertrophie bei Herzinsuffizienz sei **per se** pathogen sei. Dem widerspricht u. a., daß die Hypertrophie bei der Ratte mit chronischer Drucküberlastung, an der das Hypertrophiekonzept entwickelt wurde, mit der (in der Regel vollständigen) Kompensation gut vereinbar, wenn nicht für sie verantwortlich zu sein scheint [Swynghedauw 1990].
- Das Ausmaß der hypertrophen Antwort unterliegt bei der Herzinsuffizienz des Menschen großen Variationen. So ist beispielsweise die Hypertrophie bei jüngeren Patienten und bei Schwarzen stärker als bei alten Patienten bzw. bei Weißen [Katz 1992]. Wenn die Hypertrophie als solche primär maladaptiv wäre, wäre zu erwarten, daß, bei gleicher klinischer Ausgangssituation, die Patienten mit stärkerer Hypertrophie eine schlechtere Prognose aufweisen. Dafür fehlen jedoch die Hinweise.

- Es kann nicht erstaunen, daß die Antwort des Myokards auf eine chronisch andauernde Überlastung (bei Herzinsuffizienz) anders aussieht als bei körperlichem Training, bei dem die Überlastung intermittierend und von vagotonen Ruhephasen abgelöst ist. Wenn man die chronisch erhöhte Herzfrequenz und Wandspannung bei Herzinsuffizienz über die Jahre zu einer kumulativen „Gesamtlast" hochrechnet, kommt man zu dem vereinfachenden Schluß, daß bei der Herzinsuffizienz die „biologische Uhr" erheblich schneller abläuft.
- Neben der Dauerhaftigkeit der Überlastung ist es die Aktivierung des Sympathikus und des Renin-Angiotensin-Aldosteron-Systems, die die Herzinsuffizienz, nicht jedoch das körperliche Training (hier ist im Gegenteil der Vagotonus erhöht), begleitet. Noradrenalin und Angiotensin wirken einerseits Nachlast-erhöhend (und beschleunigen den Circulus vitiosus), andererseits direkt wachstumsstimulierend (s. oben) und im Fall von Angiotensin und Aldosteron zusätzlich stimulierend auf die Synthese von extrazellulärer Matrix [Brilla et al. 1994]. Es ist sehr wahrscheinlich, daß die neurohumorale Aktivierung der zentrale Mechanismus oder einer der zentralen Mechanismen ist, die zum unterschiedlichen Phänotyp von pathologischer und physiologischer Hypertrophie führt. Dafür sprechen Befunde aus der Zellkultur ebenso wie die chronische Infusion von Katecholaminen bei Ratten, in denen sämtliche oben genannten qualitativen und quantitativen Änderungen der Genexpression induziert werden können. Diese Interpretation erfährt durch die klinisch therapeutischen Erfolge mit ACE-Hemmern und β-Blockern wesentliche Unterstützung (Kapitel 1.5.5 „Behandlung der Herzinsuffizienz").
- Schließlich gibt es Hinweise am Tiermodell der chronisch infarzierten Ratte, daß der Wachstumsfaktor IGF-1 eine Hypertrophie und einen (pathologischen) Myosinisoform-Shift von V_1 nach V_3 induziert, dabei aber die kardiale Dysfunktion bessert [Sacca u. Fazio 1996].

Aus diesen und verwandten Befunden beginnt sich ein neues Konzept herauszuschälen (Konzept der guten Hypertrophie). Dieses besagt, daß die Hypertrophie bei einer (wie auch immer gearteten) Schädigung des Myokards mit Überlastung des

Restmyokards die einzige Möglichkeit des Herzens ist, den Ausfall in einem physiologischen Sinn zu kompensieren. Nur wenn diese ausreichend (und der Grundprozeß nicht fortschreitend) ist, kann eine neurohumorale Aktivierung und damit die Beschleunigung des Circulus vitiosus verhindert und ein neuer „Normalzustand" erreicht werden. Daraus läßt sich die attraktive Hypothese ableiten, daß Substanzen, die spezifisch das Wachstum von Kardiomyozyten stimulieren, ohne wie Noradrenalin oder Angiotensin gleichzeitig die Last des Herzens zu erhöhen und den Energieverbrauch überproportional zu steigern, eine neue therapeutische Alternative darstellen könnten. Abgesicherte klinische Erkenntnisse zu dieser Fragestellung stehen allerdings z. Z. noch aus.

1.5.4.7 Andere funktionelle und molekulare Veränderungen bei der Herzinsuffizienz

Zusätzlich zu den unter 1.5.4.1–1.5.4.6 genannten Störungen ist eine Vielzahl weiterer kardialer und extrakardialer Systeme bei der Herzinsuffizienz des Menschen verändert. Aus Platzgründen seien hier ohne Anspruch auf Vollständigkeit nur einige dieser Veränderungen stichwortartig aufgeführt und im übrigen auf die entsprechende Literatur verwiesen.

Von zentraler Bedeutung für die Prognose des herzinsuffizienten Patienten sind Arrhythmien, deren Ursachen außer in Störungen der autonomen Kontrolle des Herzens (Kapitel 1.5.4.1 „Neurohumorale Kontrolle des Herzens"), elektro-mechanischen Kopplung (Kapitel 1.5.4.3 „Elektro-mechanische Kopplung") und Signaltransduktion (Kapitel 1.5.4.4 „Signaltransduktion") auch in Narbenbildung, heterogener Erregungsleitung, ektoper Erregungsbildung, gestörter interzellularer Kopplung und Elektrolytentgleisungen unter Therapie liegen [Stevenson et al. 1995]. Zur Heterogenität der intrakardialen Erregungsleitung trägt die Zunahme der extrazellularen Matrix im insuffizienten Myokard bei. Inwieweit es sich bei der Zunahme von Bindegewebe um einen eigenständigen pathogenen Prozeß und/oder um einen Ersatz untergegangener Myozyten handelt, ist nicht geklärt [Schaper et al. 1995, Weber et al. 1995]. Störungen des Zytoskeletts in Form einer Zunahme von Mikrotubuli sind für die kontraktile Dysfunktion hypertrophierter Myozyten der Katze verantwortlich gemacht worden [Tsutsui et al. 1993]. Schließlich wird ANP, das atriale natriuretische Peptid, (ebenso wie das brain natriuretic peptide) in der Herzhypertrophie

und Herzinsuffizienz im Vorhof vermehrt und im Ventrikel reexprimiert [Bonow 1996, Saito et al. 1989, Yoshimura et al. 1993]. Die durch ANP verursachte Vasodilatation und Diurese können als ein hämodynamischer Entlastungsmechanismus verstanden werden. Inwieweit die vielfältigen, z. T. gegensätzlichen Wirkungen von ANP auf Herzmuskelzellen von Bedeutung in der Herzinsuffizienz sind, bleibt abzuwarten.

1.5.4.8 Synoptische Darstellung pathophysiologischer Vorgänge bei der Herzinsuffizienz

Im folgenden soll versucht werden, wichtige, bei der Herzinsuffizienz anzutreffende Veränderungen in ein pathophysiologisches Schema einzuordnen und ihren Stellenwert im Krankheitsgeschehen zu charakterisieren.

Am Anfang der Herzinsuffizienz steht grundsätzlich ein Mißverhältnis von Leistungsanforderung an das Myokard und Leistungsvermögen. Mit anderen Worten, entweder eine (anatomisch oder funktionell) reduzierte Herzmuskelmasse muß eine normale Arbeit leisten oder eine normale Herzmuskelmasse eine vermehrte Arbeit. Der 1. Fall tritt ein, wenn disseminiert einzelne Herzmuskelzellen untergehen bzw. funktionell eingeschränkt sind (Myokarditis, toxische, immunologische, nutritive Störung) bzw. ganze kontraktile Regionen ausfallen (Myokardinfarkt). Der 2. Fall ist gegeben, wenn das Herz einer chronisch erhöhten Nachlast ausgesetzt ist (Hypertonus, Klappenstenosen; Abb. 1.5.41).

Dieses Primärereignis setzt einen Circulus vitiosus in Gang, der als „cardiomyopathy of overload"

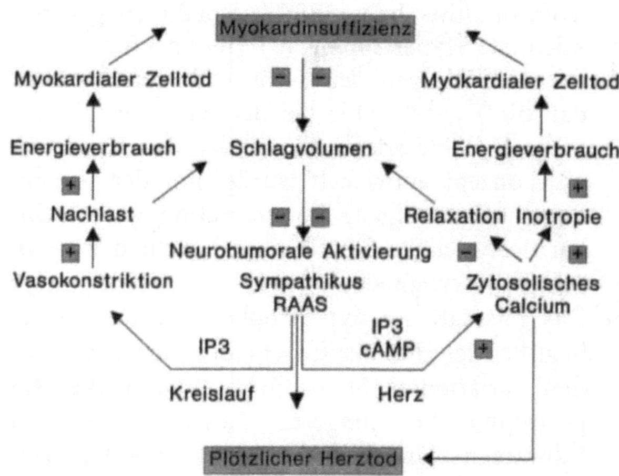

Abb. 1.5.42. Pathophysiologische Vorgänge bei der Herzinsuffizienz. Erklärungen s. Text, nach Katz [1990]

Tabelle 1.5.12. Bewertung pathophysiologischer Veränderungen bei der Herzinsuffizienz nach ihren nachgewiesenen oder vermuteten Konsequenzen, ↑ erhöht; ↓ erniedrigt, *RAAS* Renin-Angiotensin-Aldosteron-System, *NO* Stickstoffmonoxid, *ANP* atriales natriuretisches Peptid, *BNP* brain natriuretic peptide, *DHP* Dihydropyridinrezeptor=Kalziumkanal. *CRC* calcium release channel=Ryanodinrezeptor, *SR* sarkoplasmatisches Retikulum, *SERCA* SR-Kalzium-ATPase, *PLB* Phospholamban, *SL* Sarkolemm, *NCX* Natrium-Kalzium-Austauscher, *β-AR* β-Adrenozeptor, *β-ARK* β-adrenerge Rezeptorkinase, G_{ia} inhibitorische G-Protein-α-Untereinheit

Anpassungsmechanismus	Gut	Schlecht
Neurohumoral		
Erhöhter Sympathikotonus	Kraft ↑	**Nachlast ↑**
Erniedrigter Vagotonus	Blutdruck ↑	**Zelluntergang ↑**
Aktiviertes RAAS	Organperfusion ↑	**Belastbarkeit ↑**
Aktiviertes Endothelin	Hypertrophie ↑	**Arrhythmie ↑**
Defekte NO-abhängige Gefäßrelaxation	Blutdruck ↑	**Nachlast ↑**
Überexpression von ANP, BNP	**Diurese ↑**	Kraft (?)↓
	Vorlast ↓	
Kontraktiler Apparat		
Erniedrigte Myofilament-ATPase	**Energieverbrauch ↓**	Kraft ↓
Verlangsamter Querbrückenzyklus	**Ökonomie ↑**	Relaxation ↓
Elektro-mechanische Kopplung		
Verbreitertes Aktionspotential	Ca^{2+}- Einstrom (?) ↑	**Arrhythmie ↑**
(Kaliumströme ↓)	Kraft (?) ↑	
Kalziumfreisetzung, DHP ↔ (?), CRC ↓ (?)	Ca^{2+}-Bewegungen ↓	Kraft ↓
	Energieverbrauch (?) ↓	
Erniedrigte SR-Ca^{2+}-Wiederaufnahme (SERCA ↓, PLB ↓)	Energieverbrauch ↓	Relaxation ↓
		Kraft ↓
Erhöhter SL-Kalziumtransport (?) (NCX ↑)	Ca^{2+}-Beladung ↓	Arrhythmie ↑
	Energieverbrauch (?) ↓	
Erniedrigte Na^+-K^+-ATPase	Energieverbrauch (?) ↓	Kalziumbeladung ↑
	Ca^{2+}-Angebot ↑	Arrhythmie ↑
	Kraft ↑	
Signaltransduktion		
Erniedrigte β-AR	**Energieverbrauch ↓**	Positiv inotroper Effekt ↓
Erhöhte β-ARK	**Kalziumüberladung ↓**	Positiv inotroper Effekt ↓
Erhöhte G_{ia}	**Arrhythmie (?) ↓**	Positiv inotroper Effekt ↓
Hypertrophie	**Wandspannung ↓**	Diffusionstrecke ↑

Konsequenzen, die als charakteristisch und pathophysiologisch überwiegend für den entsprechenden Anpassungsmechanismus angesehen werden, sind **fett** unterlegt. Die Bewertung erfolgte nach nachgewiesenen Wirkungen von Pharmaka, die in bestimmte Mechanismen eingreifen (Beispiel ACE-Inhibitoren) und/oder nach theoretischen Überlegungen. Wo Daten fehlen, ist keine Bewertung vorgenommen worden. Zum Teil sind die aufgeführten Konsequenzen lediglich Vermutungen anhand des angenommenen Wirkmechanismus. Diese Fälle sind mit Fragezeichen gekennzeichnet.

bezeichnet worden ist [Katz 1990] und in Kapitel 1.5.4.6 „Wachstum und Hypertrophie" näher besprochen wurde. Die zentrale Idee dieses Konzepts besteht darin, daß sich das Myokard im Rahmen der primär kompensatorischen Hypertrophie in einer Weise qualitativ ändert, die den pathologischen Prozeß im weiteren als Maladaption beschleunigt (Abb. 1.5.41). Als Beleg für die Maladaption gelten v. a. die qualitative sowie quantitative Änderung des Genexpressionsprogramms im Kardiomyozyten, was als Isoform-Shift der kontraktilen Proteine bzw. noch globaler als fetales Genexpressionsprogramm bezeichnet wird. Wie in Kapitel 1.5.4.6 „Wachstum und Hypertrophie" ausgeführt, fehlen aber Belege dafür, daß

1. der Isoform-Shift beim Menschen von zentraler Bedeutung ist und
2. die Prozesse tatsächlich maladaptiv, d. h. als solche pathogen sind.

Klarer scheint heute die maladaptive Wirkung der neurohumoralen Aktivierung zu sein (Abb. 1.5.42). Der Ausfall von kontraktiler Masse bzw. die allmähliche Überlastung des Gesamtorgans initiieren eine Vielzahl von zentralen und peripheren Umstellungen, die am besten an der chronischen Aktivierung des Sympathikotonus, Hemmung des Vagotonus und Aktivierung des Renin-Angiotensin-Aldosteron-Systems ablesbar sind (Kapitel 1.5.4.1 „Neurohumorale Kontrolle des Herzens"). Vieles spricht dafür, daß es diese neurohumorale Aktivierung ist, die, obwohl primär sinnvoll, einen Circulus vitiosus einleitet und unterhält, der zu einem exponentiellen Untergang von Myokard führt.

Es wäre ideal, wenn man pathophysiologisch „gute" von pathophysiologisch „schlechten" molekularen Anpassungsmechanismen unterscheiden könnte, da dann therapeutisch gezielt die guten Mechanismen gefördert und die schlechten unterdrückt werden könnten. Dies ist so kategorisch naturgemäß nicht möglich, da jeder Mechanismus, der sich in der Evolution durchgesetzt hat, primär sinnvoll sein muß. Dennoch lassen die heutigen Erkenntnisse den Schluß zu, daß es durchaus „überwiegend gute" und „überwiegend schlechte" Mechanismen gibt (Tabelle 1.5.12).

Relativ einfach fällt heute die Kategorisierung der neurohumoralen Anpassungen, weil man hier aus therapeutischen Erfolgen und Mißerfolgen lernen konnte (ACE-Inhibitoren und β-Blocker vs. Dobutamin, Xamoterol und PDE-Inhibitoren, s. Kapitel 1.5.5 „Behandlung der Herzinsuffizienz"). Die Aktivierung des ANP-BNP-Systems macht insofern eine bemerkenswerte Ausnahme, als sich bislang nur potentiell günstige Konsequenzen dieser Aktivierung abzeichnen. Schwieriger ist die Bewertung der Störungen der elektro-mechanischen Kopplung. Die verlängerte Bereitstellung von intrazellularem Kalzium kann einerseits günstig sein, weil eine langsame und länger anhaltende Kontraktion energetisch günstiger ist, andererseits schlecht sein, weil sie die diastolische Relaxation und Füllung der Ventrikel behindert. Eine hohe diastolische Kalziumkonzentration ist der Preis für die (energetisch sinnvolle) Reduktion der SERCA-Pumpleistung und kann zu Arrhythmien und einer verminderten Kraftentwicklung führen (zur Diskussion dieses paradoxen Effekts s. Kapitel 1.5.5 „Behandlung der Herzinsuffizienz" und Bers [1993]). Die Hochregulation des Natrium-Kalzium-Austauschers kann wahrscheinlich einen Teil der gestörten Kalziumtransportkapazität des SR kompensieren. Da der Kalziumtransport über den Austauscher energieneutral ist, kann dieser Shift vom SR-Kalzium-Transport hin zum SL-Kalzium-Transport als ein energiesparender Mechanismus verstanden werden. Für diese attraktive Hypothese fehlen jedoch Beweise. Eine andere Folge der gestörten elektro-mechanischen Kopplung, die negative Kraft-Frequenz-Beziehung, könnte ebenfalls günstig sein, weil sie den Energieverbrauch des Herzens begrenzt. Andererseits trägt dieser Mechanismus sicher auch zur geringeren Belastbarkeit des Patienten bei. Das gleiche gilt für die postsynaptischen Anpassungsmechanismen, die zu einer Desensitivierung des Adenylylzyklasewegs führen. Hier ist es aber sehr wahrscheinlich, daß die protektiven Konsequenzen der Downregulation von β-Adrenozeptoren und der Hochregulation von G_i-Proteinen überwiegen. Die Hypertrophie des Kardiomyozyten ist die einzige kompensatorische Änderung im engeren Sinn, da sie den ursprünglichen Defekt, den Ausfall von kontraktiler Masse, zumindest teilweise normalisieren kann. Maladaptiv ist jedoch die damit verbundene Zunahme von Diffusionsstrecken.

Zusammenfassend läßt sich feststellen, daß (mit Ausnahme der Hypertrophie) alle Anpassungen, die auf eine Zunahme der Kontraktionsleistung und Blutdruckerhöhung ausgerichtet sind (Sympathikus, Renin-Angiotensin-Aldosteron-System, Endothelin, möglicherweise auch Abnahme von Na^+-K^+-ATPase und Kaliumströmen) den Krankheitsprozeß durch die weitere Belastung des Myokards fördern, während die anderen Mechanismen ihn eher verlangsamen. Erstere haben sich wahrscheinlich im Verlauf der Evolution an einem jungen (reproduktiven) Kollektiv bewährt und das zu einem Zeitpunkt, der durch die Notwendigkeit zu Kampf, Flucht und körperlicher Leistungsbereitschaft gekennzeichnet war. Diese Bedingungen gelten aber nicht für den durchschnittlichen Patienten mit Herzinsuffizienz in der westlichen Welt. Dies könnte ein wichtiger Grund dafür sein, daß sich bislang alle diejenigen Therapien prognostisch bewährt haben, die eine Reduktion der kardialen Leistungsfähigkeit in Kauf nehmen, um das Herz zu entlasten.

1.5.5 Behandlung der Herzinsuffizienz

1.5.5.1 Prophylaxe

In Hinblick auf die zahlenmäßige Bedeutung der arteriellen Hypertonie und der koronaren Herzkrankheit als Ursachen einer Herzinsuffizienz (Kapitel 1.5.2.3 „Ursachen und Klassifikation der Herzinsuffizienz") bedeutet **Primärprophylaxe** der Herzinsuffizienz (d. h. Verhinderung einer kardialen Dysfunktion) v. a. Prophylaxe (Tabelle 1.5.13) und Therapie dieser „Volkskrankheiten" [Smith 1996]. Große Studien haben hier inzwischen eindeutige Erfolge dokumentiert [Ellerbeck et al. 1995, Gracia-Dorado et al. 1995, Juul-Möller et al. 1992, Sacks et al. 1996, 4S-Study 1994, Yusuf et al. 1985]. Ziel der **Sekundär**- (bei kardialer Dysfunkti-

Tabelle 1.5.13. Prophylaxe der chronischen Herzinsuffizienz, *(?)* nicht belegt

Primärprophylaxe[a]	Sekundärprophylaxe[b]	Tertiärprophylaxe[c]
Nikotinverzicht	ACE-Inhibitoren	ACE-Inhibitoren
Gewichtsreduktion	β-Adrenozeptor-Antagonisten (?)	β-Adrenozeptor-Antagonisten (?)
Gesteigerte körperliche Aktivität (?)	Sekundärprophylaxe nach Myokardinfarkt	
Behandlung der arteriellen Hypertonie	Azetylsalizylsäure	
Behandlung der koronaren Herzkrankheit	β-Adrenozeptor-Antagonisten	
Behandlung von Fettstoffwechselstörungen	Behandlung von Fettstoffwechselstörungen	
Östrogene (postmenopausal)	Antikoagulation	
	Revaskularisation	

[a] Vor Beginn einer kardialen Dysfunktion. [b] Bei Auftreten einer ventrikulären Dysfunktion ohne klinische Symptome einer Herzinsuffizienz. [c] Bei manifester Herzinsuffizienz.

on ohne klinische Symptome, NYHA-Stadium I) bzw. **Tertiärprophylaxe** (bei manifester Herzinsuffizienz, NYHA-Stadium II–IV) ist die Verlangsamung des Krankheitsgeschehens. Verschiedene Pharmaka haben eine zentrale Bedeutung in der Sekundär- und Tertiärprophylaxe der Herzinsuffizienz gewonnen.

1.5.5.2 Medikamentöse Therapie

Die Standardtherapie der Herzinsuffizienz wird im folgenden als weitgehend bekannt vorausgesetzt und nur im Überblick behandelt. Zu Einzelheiten sei auf entsprechende Lehrbücher der klinischen Pharmakologie und Kardiologie verwiesen. Etwas ausführlicher wird auf Problembereiche, experimentelle Therapieverfahren und Verfahren in der klinischen Prüfung eingegangen.

Die Therapie der chronischen Herzinsuffizienz verfolgt 2 Ziele. Einerseits eine Verbesserung der körperlichen Leistungsfähigkeit und damit der klinischen Symptomatik und der Lebensqualität, andererseits eine Verbesserung der Prognose (d. h. Sekundär- und Tertiärprophylaxe, Tabelle 1.5.13). Die manifeste Herzinsuffizienz (NYHA-Stadium II–IV) sollte heute grundsätzlich mit einer Kombinationstherapie behandelt werden: ACE-Inhibitoren und ggf. β-Blocker zur Verbesserung der Prognose und zusätzlich Diuretika und Digitalis zur Verbesserung der Symptomatik. Daten großer Herzinsuffizienzstudien (Tabelle 1.5.14, 1.5.15) zeigen, daß dieses Konzept in den letzten Jahren konsequenter umgesetzt worden ist und tatsächlich zu einer Prognoseverbesserung beigetragen hat. Beispielhaft sei die aktuelle PRAISE-Studie [Packer et al. 1996] genannt, in der die Plazebogruppe zu beinahe 100% mit einer 3er-Kombination aus ACE-Inhibitoren, Diuretika und Digitalis behandelt wurde. Die mittlere 1-Jahres-Überlebenszeit bei diesen Patienten betrug etwa 75%.

1.5.5.2.1 Medikamentöse Standardtherapie

Die Standardtherapie verfolgt 3 Prinzipien:
1. Hemmung der neurohumoralen Aktivierung,
2. Lastsenkung (Vor- und Nachlast) und
3. Steigerung der myokardialen Kontraktionskraft.

Hinzukommt die Verhinderung von Komplikationen der Herzinsuffizienz.

1.5.5.2.1.1 Hemmung der neurohumoralen Aktivierung

ACE-Inhibitoren. ACE-Hemmstoffe wie Captopril und Enalapril hemmen das Angiotensinkonversionsenzym (ACE), das Angiotensin I in das hämodynamisch wirksame Angiotensin II umwandelt. Dadurch kommt es zu einem Nachlassen aller Angiotensin-II-Wirkungen, d. h. Senkung des peripheren arteriellen Gefäßwiderstands (Senkung der Nachlast), Verminderung der Natriumrückresorption (Senkung der Vorlast), aber auch zu einer Hemmung des Sympathikus. Letztere Wirkung verhindert die bei reinen Vasodilatatoren beobachtete reflektorische Tachykardie und ist wahrscheinlich die Ursache für eine in Biopsien gemessene „Erholung" der β-Adrenozeptor-Dichte [Gilbert et al. 1993b, Jakob et al. 1995]. Darüber hinaus gibt es experimentelle Befunde, daß ACE-Inhibitoren in Wachstumsprozesse der Herzmuskelzellen eingreifen (Kapitel 1.5.4.6 „Wachstum und Hypertrophie") und zu einer Reduktion der interstitiellen

Tabelle 1.5.14. Prospektive, randomisierte Studien zur Behandlung der Herzinsuffizienz mit Vasodilatatoren und ACE-Hemmstoffen, *IDC* idiopathische dilatative Kardiomyopathie, *H* Hydralazin, *I* Isosorbiddinitrat, *P* Prazosin, *MI* Myokardinfarkt ++ Zunahme, ± unverändert

Studie	Substanz	Tagesdosis [mg]	Patientenzahl[a]	NYHA-Stadium [%]	Post-MI [%]	IDC-Patienten [%]	Lebensqualität	Gesamtletalität (Reduktion oder Zunahme gegenüber Plazebo oder Standardtherapie)
CONSENSUS[b]	Enalapril	2,5–40	253	IV (100)	37	15	++	–40%
V-HeFTI[c]	Hydralazin +Isosorbiddinitrat, Prazosin	300 (H)+160 (I), 20 (Pr)	642	II–III[c]	40	15	++ (H, I)	–34% (H+I)
							± (P)	±(P)
Captopril-Digoxin-Multicenter Research Trial[e]	Captopril	75–150	300	I (5)	c	32	++	±
				II (82) III(13) IV (0)				
V-HeFT II[f]	Hydralazin +Isosorbid dinitrat, Enalapril	300 (H)+160 (I), 20 (E)	804	I (5,7)	47	11	++	–18% vs. H+I
				II (50) III (44) IV (0,3)				
SOLVD-Treatment-Trial[g]	Enalapril	2,5–20	2.569	I (10)	65	18	++	–16%
				II (56) III (30) IV (4)				
SOLVD-Prevention-Trial[h]	Enalapril	2,5–20	4.228	I (66)	80	9	++	±
				II (34)				
Munich Mild Heart Failure Trial[i]	Captopril	50	170	I (27)	69	20	++	±
				II (52) III (21)				
PRAISE -Trial[k]	Amlodipin	c	1.099	c	c	c	c	±
VeHeFT III[l,m]	Felodipin	10	451	c	c	c	c	±
ELITE[n]	Losartan vs. Captopri l	50	722	II (65)	50	32	c	–46
				III (34) IV (1)				

[a]Gesamte Patientenzahl pro Studie, [b]CONSENSUS Trial Study Group [1987]. [c]Cohn et al. [1986]. [d]Keine Angaben. [e]Capto-pril-Digoxin-Multicenter Research Trial [1988]. [f]Cohn et al. [1991]. [g]SOLVD Investigators [1991]. [h]SOLVD Investigators [1992]. [i]Kleber et al. [1992]. [k]O'Connor et al. [1996]. [l]Cohn et al. [1996]. [m]Bisher nur als Abstract veröffentlicht. [n]Pitt et al. [1997].

Fibrose des Myokards führen („remodeling") [Brilla u. Maisch 1994, Weber u. Brilla 1993].

Große Studien (Tabelle 1.5.14) haben übereinstimmend gezeigt, daß durch die Gabe von ACE-Inhibitoren nicht nur die Symptomatik gebessert und die Zahl der Krankenhausaufenthalte reduziert werden, sondern auch die Überlebenswahrscheinlichkeit bei Patienten mit leichter, mittlerer

Tabelle 1.5.15. Prospektive, randomisierte, Plazebo-kontrollierte Studien zur Behandlung der Herzinsuffizienz mit oral wirksamen, positiv inotropen Substanzen, *IDC* idiopathische dilatative Kardiomyopathie, ++ Zunahme, ± unverändert

Studie	Substanz	Tagesdosis [mg]	Patientenzahl	NYHA-Stadium [%]	Post-MI [%]	IDC-Patienten [%]	Lebensqualität	Gesamtletalität (Reduktion oder Zunahme gegenüber Plazebo oder Standardtherapie)
Captopril-Digoxin-Multicenter Research Trial[a]	Digoxin	0,125–0,375	300	I (5)	[b]	32	++	±
				II (82)				
				III (13)				
				IV (0)				
Multicenter-Enoximone-Trial[c]	Enoximon	150–450	102	II (30)	[b]	[b]	±	Zunahme von 0 auf 5 Todesfälle
				III (70)				
PROMISE-Trial[d]	Milrinon	40	1.088	III (58)	57	40	±	+28%
				IV (42)				
Pimobendan-Multicenter-Research-Trial[e]	Pimobendan	2,5–10	198	III (96)	[b]	40	++	±
				IV (4)				
PICO-Trial[f]	Pimobendan	2,5; 5	209	II (52)	62	[b]	±	+83–117%
				III (48)				
Multicenter-Vesnarinone-Trial[g]	Vesnarinon	60; 120	477	I (0,4)	[b]	[b]	++	+51–61% (60mg)
				II (21)				+167% (120mg)
				III (68,6)				
				IV (10)				
Digitalis-Investigation-Group-Study[h]	Digoxin	0,125– 0,5	7.688	II–IV(84) [b]	[b]		++	±

[a] Captopril-Digoxin-Multicenter Research Trial [1988]. [b] Keine Angaben. [c] Uretsky et al. [1990]. [d] Packer et al. [1991]. [e] Kubo et al. [1992]. [f] PICO Study [1996]. [g] Feldman et al. [1993]. [h] Digitalis Investigation Group [1997].

und schwerer Herzinsuffizienz steigt. Die positiven Effekte der Behandlung mit ACE-Inhibitoren scheinen dabei unabhängig von der Ätiologie der Herzinsuffizienz zu sein [Cohn et al. 1991, Kleber et al. 1992]. Der Einsatz von ACE-Inhibitoren ist daher bei jeder Form der manifesten Herzinsuffizienz und möglicherweise auch bei asymptomatischen Frühformen indiziert [SOLVD Investigators 1992]. Das Nebenwirkungsspektrum der ACE-Inhibitoren umfaßt v. a. Folgen der Vasodilatation (akuter Blutdruckabfall, besonders bei erstmaliger Gabe eines ACE-Hemmstoffs) und des Eingriffs in die Autoregulation der Niere, d. h. Anstieg von Kreatinin und Serumkalium, Allergien (Exantheme, Leukopenien, Larynxödem), Geschmacksstörungen und, in 5–15% der Fälle, Husten.

1.5.5.2.1.2 Lastsenkung

Diuretika. Die günstige Wirkung einer langfristigen Diuretikatherapie bei chronischer Herzinsuffizienz ist auf eine Verminderung des effektiv zirkulierenden Blutvolumens (Vorlastsenkung) und des arteriellen Mitteldrucks (Nachlastsenkung) durch die vermehrte renale Elektrolyt- und Wasserausscheidung zurückzuführen. Nachlast- und Vorlastsenkung bewirken eine Abnahme der Stauungssymptomatik und der systolischen Wandspannung des Ventrikels und tragen somit zu einer Ökonomisierung der Herzarbeit bei [Wilson et al. 1981]. Andererseits ist die Frage, ob Diuretika die Prognose der Herzinsuffizienz günstig beeinflussen, weiterhin unbeantwortet.

Diuretika sind bei allen Patienten mit fortgeschrittener Herzinsuffizienz (NYHA-Stadien III–

IV) aus symptomatischen Gründen indiziert, besonders bei gleichzeitig bestehender arterieller Hypertonie, ausgeprägten Stauungszeichen und bei Unverträglichkeit von ACE-Hemmstoffen oder Herzglykosiden. Diuretika werden im Gegensatz zu früher relativ niedrig dosiert, wodurch die Häufigkeit unerwünschter Wirkungen insbesondere auf den Elektrolythaushalt sowie die neurohumorale Aktivierung vermindert werden [Bigger 1994]. Die kaliumsparenden Diuretika Triamteren, Amilorid und Spironolacton sind nur zur Korrektur der Serumkaliumkonzentration indiziert. Besondere Vorsicht ist bei gleichzeitiger Gabe eines ACE-Inhibitors geboten, da sich die Kalium-erhöhenden Wirkungen verstärken können.

Vasodilatatoren. Vasodilatatoren bewirken eine Erweiterung der arteriellen und/oder venösen Gefäße. Eine Dilatation der arteriellen Widerstandsgefäße bewirkt eine Nachlastsenkung, eine Dilatation der venösen Kapazitätsgefäße ein venöses „pooling" bzw. eine Vorlastsenkung. Bei den Nitraten Isosorbiddi- oder -mononitrat sowie dem Nitrat-ähnlichen Molsidomin überwiegt die Vorlastsenkung, bei Hydralazin und Dihydralazin die Nachlastsenkung und bei α_1-Adrenozeptor-Antagonisten wie Prazosin oder Terazosin kommt es zu einer Vor- und Nachlastsenkung.

In der VeHeFT-I-Studie hatte Prazosin (α_1-Adrenozeptor-Antagonist) keinen Einfluß auf die Prognose und führte nicht zu einer Verbesserung hämodynamischer Parameter [Cohn et al. 1986], so daß die α_1-Adrenozeptor-Antagonisten heute keinen Stellenwert in der Therapie der chronischen Herzinsuffizienz haben.

Durch die Kombination von Isosorbiddinitrat und Hydralazin kann die Überlebenswahrscheinlichkeit bei Patienten mit Herzinsuffizienz verbessert werden (VeHeFT-I-Studie [Cohn et al. 1986]). Der Vorteil gegenüber Plazebo (23% in 42 Monaten) fiel aber geringer aus als bei den ACE-Inhibitoren (VeHeFT-II-Studie [Cohn et al. 1991]). Allerdings zeigt dieselbe Studie, daß die Kombination von Isosorbiddinitrat und Hydralazin zu einer stärkeren Verbesserung der Leistungsfähigkeit und der linksventrikulären Ejektionsfraktion führt als Enalapril [Cohn et al. 1991]. Der Grund für die langfristigen Effekte dieser Kombinationstherapie ist unbekannt. Diskutiert wird eine Beeinflussung der Nitrattoleranz durch die zusätzliche Gabe von Hydralazin [Münzel et al. 1996]. Bei Intoleranz oder fehlender Wirkung bei ausreichender Dosierung eines ACE-Inhibitors ist eine Kombinationstherapie mit (Di)Hydralazin und Isosorbiddinitrat

Mittel der Wahl, insbesondere unter Berücksichtigung des guten symptomatischen Effekts [Cohn 1996].

1.5.5.2.1.3 Steigerung der Kontraktionskraft

Herzglykoside. Herzglykoside wie Digoxin, β-Azetyldigoxin, Methyldigoxin und Digitoxin stellen die einzige positiv inotrope Intervention bei der chronischen Herzinsuffizienz dar, die nicht zu einer vermehrten Sterblichkeit führt [Digitalis Investigation Group 1997]. Ihre kontraktionssteigernde Wirkung am Herzen beruht auf einer Hemmung der membranständigen Natrium-Kalium-ATPase, die indirekt zu einem intrazellularen Kalziumanstieg führt (Kapitel 1.5.4.3 „Elektro-mechanische Kopplung"). Möglicherweise sind aber die direkte und indirekte Steigerung des Vagotonus und die Senkung des Sympathikotonus durch Sensitivierung der Barorezeptoren von ebenso großer Bedeutung [Ferguson et al. 1989, Gheorghaide u. Ferguson 1991]. Bei einem großen dilatierten Herzen kommt es zu einer Verkleinerung des Herzens, Abnahme der Wandspannung und dadurch zu einer Ökonomisierung der Herztätigkeit. Erwiesen ist, daß die Langzeitbehandlung mit Herzglykosiden bei symptomatischen, herzinsuffizienten Patienten im Sinusrhythmus zur Verbesserung der linksventrikulären Auswurffraktion, der Belastbarkeit und der klinischen Symptomatik führt [Digitalis Investigation Group 1997, Packer et al. 1993, Uretsky et al. 1993]. Herzglykoside haben eine geringe therapeutische Breite (wirksame Plasmakonzentration bei Digoxin 0,5–1,5 ng/ml, toxische Wirkungen bereits ab 2 ng/ml) bei variabler Pharmakokinetik, was z. T. zu lebensbedrohlichen Nebenwirkungen (besonders Arrhythmien) führen kann.

1.5.5.2.1.4 Verhinderung von Komplikationen

Antiarrhythmika. Der „plötzliche Herztod" („sudden cardiac death") ist überwiegend arrhythmogen bedingt und mit etwa 50% eine häufige Todesursache bei Patienten mit chronischer Herzinsuffizienz. Die medikamentöse Therapie **asymptomatischer Arrhythmien** ist schwierig. Einerseits ist die prognostische Bedeutung der im Langzeit-EKG nachgewiesenen Arrhythmien als Vorläufer oder Auslöser des „plötzlichen Herztods" umstritten [Gradman et al. 1989], andererseits erhöhen Klasse-I-Antiarrhythmika bei Patienten mit eingeschränkter Ventrikelfunktion, wahrscheinlich aufgrund ihrer negativ inotropen und proarrhythmischen Wirkung, die Sterblichkeit [CAST study 1989, Echt u. Liebson 1991, Packer 1992, Pratt et al. 1989]. Klasse-I-Antiarrhythmika sind daher bei chronischer

Herzinsuffizienz i. allg. nicht indiziert [Cohn 1996, Podrid u. Wilson 1989].

Amiodaron, ein Klasse-III-Antiarrhythmikum mit komplexem Wirkspektrum, scheint dagegen in niedriger Dosierung (200 mg/Tag) ventrikuläre Rhythmusstörungen zu unterdrücken und gleichzeitig die Leistungsfähigkeit und ventrikuläre Funktion zu verbessern [Cleland et al. 1989, Hamer et al. 1989]. Tatsächlich zeigen 2 Studien (GESICA und EPAMSA [Doval et al. 1994, Garguichevich et al. 1995]), daß die niedrig dosierte Gabe von Amiodaron (300 mg/Tag) das Risiko des plötzlichen Herztods oder eines Pumpversagens bei Patienten mit Herzinsuffizienz gegenüber Plazebo senkt. Demgegenüber stehen 2 amerikanische Studien, die, bei vergleichbarer Dosierung, keine Senkung, aber auch keine Erhöhung der Gesamtletalität nachweisen konnten [Massie et al. 1996, Singh et al. 1995]. Das Nebenwirkungsspektrum von Amiodaron ist abhängig von der Dosis und der Dauer der Therapie [Roden 1996]. Der hohe Jodgehalt von Amiodaron kann zu Funktionsstörungen der Schilddrüse, Hornhautablagerungen, Bradyarrhythmien, Neuropathien und Leberschädigungen führen. Bei hoher Dosierung und vorbestehenden Lungenerkrankungen werden irreversible Lungenfibrosen beobachtet, die tödlich verlaufen können. Bevor Amiodaron daher routinemäßig zur prophylaktischen Therapie **asymptomatischer ventrikulärer Arrhythmien** bei Herzinsuffizienz empfohlen wird, müssen weitere Studien mit dem Endpunkt Überlebenswahrscheinlichkeit abgewartet werden. Die eher günstige Wirkung von Amiodaron kann nicht grundsätzlich auf alle Klasse-III-Antiarrhythmika übertragen werden. So wurde kürzlich eine Studie mit D-Sotalol, einem Enantiomer des DL-Sotalols mit reiner Klasse-III-Wirkung, bei Patienten mit linksventrikulärer Dysfunktion nach Myokardinfarkt aufgrund einer Verschlechterung der Prognose abgebrochen (SWORD trial [Waldo et al. 1995]).

Hämodynamisch relevante supraventrikuläre und ventrikuläre **Arrhythmien** [z. B. (Zustand nach) Kammerflimmern, anhaltende ventrikuläre Tachykardien] dagegen sind grundsätzlich behandlungsbedürftig [Cohn 1996, Smith et al. 1991]. Die Wahl des Antiarrhythmikums zur Behandlung ventrikulärer Arrhythmien richtet sich in der Regel nach dem Ausgang einer invasiv-elektrophysiologischen Untersuchung. Auch hier steht Amiodaron bei Patienten mit eingeschränkter Ventrikelfunktion an erster Stelle. Alternativ muß heute die Implantation eines ICD (implantable cardioverter-defibrillator) in Erwägung gezogen werden. Retro-

spektive und laufende prospektive Studien lassen vermuten, daß die Implantation eines IDC den „plötzlichen Herztod" bei Patienten mit symptomatischen Arrhythmien effektiver verhindert als eine antiarrhythmische Medikation [AVID 1995, Connolly et al. 1993, Newman et al. 1992, Siebels et al. 1993].

Antikoagulation. Die eingeschränkte Kontraktilität der Ventrikel bei Patienten mit Herzinsuffizienz erhöht das Risiko pulmonaler oder systemischer Embolien. Die Inzidenz aller thrombembolischen Ereignisse ist aber niedrig und wird anhand der VeHeFT-I- und -II-Studien mit 2,1–2,7 pro 100 Patientenjahre angegeben [Cioffi et al. 1996, Dunkman et al. 1993]. Patienten mit ausgeprägter ventrikulärer Dysfunktion, paroxysmalem Vorhofflimmern und/oder einem echokardiographisch nachgewiesenen Thrombus tragen das größte Risiko [Cioffi et al. 1996, Falk et al. 1992, Fuster et al. 1990]. Diese Patienten sollten, auch wenn ein positiver Effekt nicht belegt ist, eine gerinnungshemmende Therapie mit Cumarinen erhalten [Cohn 1996].

1.5.5.2.2 Therapieverfahren in der klinischen Prüfung

β-Adrenozeptor-Antagonisten. Die Kenntnis der zentralen pathophysiologischen Bedeutung einer chronischen Erhöhung des Sympathikotonus bei der Herzinsuffizienz hat in Schweden schon in den 70er Jahren zum experimentellen klinischen Einsatz von *β*-Adrenozeptor-Antagonisten, kurz *β*-Blockern, geführt [Waagstein et al. 1975]. Das Konzept dieser Therapie besteht darin, durch eine einschleichende Dosierung gerade so viel von der (überschießenden) Sympathikuswirkung aufzuheben, wie der Patient verträgt, ohne kardial zu dekompensieren. Obwohl das Konzept einleuchtend ist, sind Einzelheiten des Wirkungsmechanismus von *β*-Blockern bei Herzinsuffizienz z. Z. unklar.

Da die Frequenzsenkung der klinischen Besserung vorausgeht, ist es unwahrscheinlich, daß ein Kraftanstieg, der bei der negativen Kraft-Frequenz-Beziehung im insuffizienten Myokard theoretisch zu erwarten wäre (s. Kapitel 1.5.4.3 „Elektro-mechanische Kopplung"), wesentlich zu diesem Effekt beiträgt. Unklar ist die Bedeutung einer (im Tiermodell gefundenen) Zunahme kardialer *α*-Adrenozeptoren unter *β*-Blockade [Scholz et al. 1992]. Wahrscheinlich ist, daß der pathophysiologische Circulus vitiosus, ähnlich wie bei der Therapie mit ACE-Inhibitoren, durch *β*-Blocker aufge-

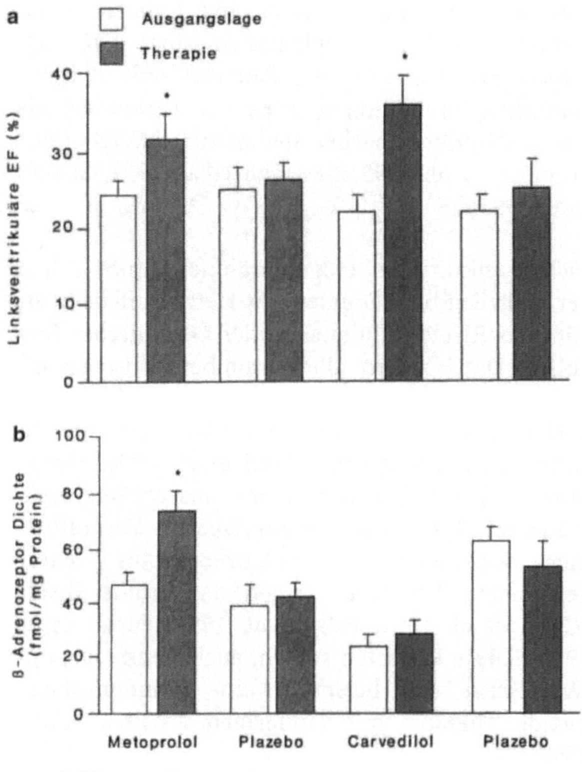

Abb. 1.5.43 a, b. Effekt einer chronischen Therapie mit 2 verschiedenen β-Adrenozeptorantagonisten auf die linksventrikuläre Ejektionsfraktion (EF) (a) und die in rechtsventrikulären Biopsien bestimmte β-Adrenozeptordichte (b) bei Patienten mit Herzinsuffizienz. Metoprolol und Carvedilol führen beide zu einer signifikanten Steigerung der Ejektionsfraktion, aber nur Metoprolol führt zu einer Zunahme der β-Adrenozeptor-Dichte, aus Gilbert et al. [1993b]

hoben oder verlangsamt wird. Insbesondere werden vermutlich die toxischen und arrhythmogenen Wirkungen von Noradrenalin vermindert und der Energieverbrauch durch Frequenzsenkung reduziert. Gleichzeitig kommt es zu einer scheinbar paradoxen Zunahme der Ansprechbarkeit des Myokards auf Katecholamine, die auf eine „Erholung" der β-Adrenozeptoren [Gilbert et al. 1993a, Heilbrunn et al. 1989] und eine Normalisierung des $G_{i\alpha}$-Gehalts zurückgeführt wird [Sigmund et al. 1996]. Die Rolle dieser molekularen Veränderungen für den klinischen Effekt ist jedoch zum jetzigen Zeitpunkt nicht klar, u. a. weil gezeigt worden ist, daß die durch Metoprolol bzw. Carvedilol induzierte Zunahme der linksventrikulären Funktion nur im Fall von Metoprolol, nicht jedoch im Fall von Carvedilol, mit einer Zunahme der (rechtsventrikulären) β-Adrenozeptor-Dichte einhergeht (Abb. 1.5.43) [Gilbert et al. 1993a].

Eine Metaanalyse ergab, daß β-Blocker insgesamt eine Verbesserung der klinischen Symptomatik, der Belastbarkeit und des ventrikulären Auswurfvolumens bewirken [Hjalmarson u. Waagstein 1991]. Allerdings konnten Untersuchungen mit selektiven β_1-Blockern keine Verbesserung der Überlebensdauer bei Patienten mit chronischer Herzinsuffizienz nachweisen [CIBIS Investigators and Committee 1994, Waagstein et al. 1993]. Inzwischen zeigen aber 2 Studien an Patienten mit Herzinsuffizienz Grad II–IV, daß Carvedilol, ein unselektiver β-Blocker mit α-blockierenden, vasodilatorischen sowie potentiellen antioxidativen Eigenschaften, bei zusätzlicher Gabe zu Digoxin, ACE-Inhibitoren und Diuretika eine Senkung der Morbidität [ANZ Heart Failure Research Collaborative Group 1997] bzw. Morbidität und Letalität bewirkt [Packer et al. 1996]. Besonders letztere Studie zeigte eine solch erhebliche Verbesserung, daß Carvedilol im Frühjahr 1997 in Deutschland und den USA als erster β-Blocker zur Therapie der Herzinsuffizienz zugelassen wurde. Aufgrund des nicht unerheblichen Risikos einer kardialen Dekompensation zu Therapiebeginn ist die Einleitung einer Behandlung der Herzinsuffizienz mit β-Blockern z. Z. sicher dem Facharzt vorbehalten.

Kalziumantagonisten. Therapieerfolge in Tiermodellen (Kapitel 1.5.3 „Tiermodelle und Untersuchungen am menschlichen Myokard") sowie die Kenntnis der pathophysiologischen Bedeutung einer zellulären Kalziumüberladung und einer erhöhten Nachlast führten zu der Annahme, daß Kalziumantagonisten auch bei der Herzinsuffizienz des Menschen vorteilhaft sein müßten. In der überwiegenden Zahl früherer klinischer Untersuchungen zur Behandlung der Herzinsuffizienz war jedoch kein positiver therapeutischer Effekt der Kalziumantagonisten, unabhängig von der Substanzklasse, nachzuweisen [Goldstein et al. 1991, Jezek et al. 1990, Tan et al. 1987]. Tatsächlich kam es zu sogar einer Prognoseverschlechterung. Verantwortlich hierfür sind wahrscheinlich die vasodilatatorisch bedingte Aktivierung des Sympathikus und des Renin-Angiotensin-Aldosteron-Systems sowie der direkt negativ inotrope Effekt dieser Substanzklasse [Packer 1989]. Drei große Studien [Cohn et al. 1996 (VeHeFT III), DEFIANT 1997, O'Connor et al. 1996] zeigten jedoch, daß neuere Kalziumantagonisten vom Dihydropyridintyp (Amlodipin, Nisoldipin und Felodipin) die stärker gefäßselektiv sowie verzögert und länger wirken, hämodynamische Parameter günstig beeinflussen, ohne die Prognose des Patienten zu verschlechtern. Daher können aus heutiger Sicht die neueren Kalziumantagonisten bei Herzinsuffizienz für den Fall gegeben werden, daß der periphere Widerstand trotz ACE-Inhibitoren hoch ist.

Positiv inotrope Substanzen. Das insuffiziente Myokard reagiert vermindert auf β-adrenerge Agonisten, u. a. weil die Anzahl der β-Adrenozeptoren um etwa 50% reduziert ist. Dies hat zur Entwicklung von β-Adrenozeptor-unabhängigen, positiv inotropen Substanzen geführt, deren Wirkmechanismus in einer Hemmung der Phosphodiesterase Typ III besteht (z. B. Milrinon, Amrinon, Sulmazol). Dies bewirkt einen intrazellulären Anstieg von cAMP, das am Herzen über einen vermehrten Kalziumeinwärtsstrom positiv inotrop und an den Gefäßen vasodilatierend wirkt (Inodilatatoren). Dieses Wirkprinzip führt kurzfristig zu einer symptomatischen Besserung der Herzinsuffizienz, ist jedoch langfristig mit einer erhöhten Sterblichkeit verbunden [DiBianco et al. 1989, Krell et al. 1986, Uretsky et al. 1990]. Der Grund liegt wahrscheinlich in einer Beschleunigung des Circulus vitiosus (Kapitel 1.5.4.8 „Synoptische Darstellung pathophysiologischer Vorgänge bei der Herzinsuffizienz") und den damit verbundenen Herzrhythmusstörungen. Sympathomimetika und PDE-Inhibitoren sind daher bis auf weiteres in der Therapie der chronischen (nicht der akuten) Herzinsuffizienz kontraindiziert.

Ob dies auch für Vesnarinon gilt, das zusätzlich zu einer schwachen PDE-Inhibition blockierend auf Kalium- und Natriumströme wirkt, ist z. Z. noch offen. Auch wenn Studien gezeigt haben, daß Vesnarinon (60 mg/Tag) zur Verbesserung der Lebensqualität, zur Reduktion der Krankenhausaufenthalte und zur Senkung der Letalität führt, so kam es bereits bei einer Verdoppelung der Tagesdosis zu einem deutlichen Anstieg der Todesfälle [Feldman et al. 1993]. Auch der Stellenwert von PDE-Inhibitoren, die zusätzlich eine kalziumsensitivierende Wirkung an den Myofilamenten zeigen (z. B. Pimobendan), ist z. Z. nicht geklärt [Kubo et al. 1992, PICO study 1996].

Angiotensinrezeptorantagonisten. Ein neuartiges Konzept stellen die AT_1-Rezeptor-Antagonisten dar, die selektiv den Angiotensin-II-Rezeptor vom Subtyp 1 blockieren. Losartan, ein oral verfügbarer AT_1-Antagonist, ist in den USA seit 1995 zur Behandlung der arteriellen Hypertonie zugelassen. Anders als bei den ACE-Inhibitoren ist zu erwarten, daß die Wirkung von Angiotensin II auf den AT_2-Rezeptor erhalten bleibt. Da dieser in vitro wachs-

tumsinhibierende und blutdrucksenkende Effekte vermittelt [Booz u. Baker 1996, Stoll et al. 1995], ist es denkbar, daß das prognostisch ungünstige, kardiale „remodeling" durch AT_1-Antagonisten deutlicher verlangsamt wird als durch ACE-Inhibitoren. Tatsächlich zeigte eine erste große Studie bei 722 älteren Patienten mit Herzinsuffizienz, in der Losartan gegen Captopril geprüft worden ist, eine gegenüber Captopril um 32% verringerte Gesamtmortalität (ELITE [Pitt et al. 1997]). Zusätzlich war die Rate an Nebenwirkungen, besonders des möglicherweise bradykininbedingten Hustens, signifikant geringer als bei dem ACE-Inhibitor.

Endothelinrezeptorantagonisten. Die langfristige Erhöhung von Endothelin 1 führt zur kardialen Hypertrophie [Goto u. Warner 1995, Shubeita et al. 1990] und zu toxischen Zellschäden am Kardiomyozyten. Ausgehend von diesem Konzept zeigen erste tierexperimentelle Untersuchungen, daß die Blockade von Endothelin-A-Rezeptoren die Entwicklung einer chronischen Herzinsuffizienz und die Sterblichkeit nach akutem Myokardinfarkt deutlich verzögern kann [Sakai et al. 1996]. Als Ursache hierfür werden antiarrhythmische, antihypertrophe und energiesparende Effekte der Endothelinblocker diskutiert.

Immunsuppression. Ausgehend von der Hypothese, daß an der Entstehung der dilatativen Kardiomyopathien autoimmunologische Prozesse beteiligt sind [Goldman u. McKenna 1995], die zu einer Schädigung der Kardiomyozyten führen, wurde die Wirksamkeit einer Therapie mit Steroidhormonen in 2 prospektiven Studien untersucht [Latham et al. 1989, Parrillo et al. 1989]. Keine der Untersuchungen konnte jedoch eine symptomatische Verbesserung oder einen Einfluß auf die Überlebensdauer nachweisen.

Wachstumshormone. Das Wachstum von Herzmuskelzellen ist der einzige Pathomechanismus, der im Prinzip geeignet ist, einen Verlust von kontraktiler Herzmuskelmasse auszugleichen (Kapitel 1.5.4.6 „Wachstum und Hypertrophie"). Unter physiologischen Bedingungen wird das Wachstum von Kardiomyozyten u. a. durch die lokale Produktion von Insulin-like-growth-Factor I (IGF-I) angeregt, die wiederum durch Wachstumshormon gesteuert wird [Sacca et al. 1994]. Obwohl tierexperimentelle Studien an der Ratte erste Hinweise darauf lieferten, daß die chronische Gabe von Wachstumhormon oder IGF-I zu einer Verbesserung der kontraktilen Funktion bzw. zu einer zusätzlichen Myokardhypertrophie führt, sind weitere Studien notwendig, um die therapeutische Rolle von Wachstumshormonen und IGF-I bei der Herzinsuffizienz zu definieren [Duerr et al. 1995, Timsit et al. 1990, Yang et al. 1995]. In einer unkontrollierten Studie an 7 Patienten mit Herzinsuffizienz (NYHA II–III) wurde unter wöchentlicher Gabe des Wachstumshormons über 3 Monate eine Verbesserung der hämodynamischen Parameter, des klinischen Status und des myokardialen Energiemetabolismus festgestellt [Fazio et al. 1996]. Trotz des interessanten Ansatzes dieser Studie müssen die Ergebnisse mit Vorsicht interpretiert werden, zumal ein Plazeboeffekt nicht auszuschließen ist.

Natriuretische Peptide. Eine Infusion von atrialem natriuretischem Peptid bewirkt beim herzinsuffizienten Patienten akut eine Abnahme des erhöhten Pulmonalvenenkapillarverschlußdrucks und des systemischen Widerstands, eine Zunahme der Diurese und des ventrikulären Auswurfvolumens sowie eine Hemmung des Sympathikotonus und des Renin-Angiotensin-Aldosteron-Systems [Molina et al. 1988, Saito et al. 1987]. Als vasodilatierende Substanzklasse ohne reflexbedingte Symphatikusaktivierung könnten die natriuretischen Peptide eine neue Möglichkeiten zur Behandlung der Herzinsuffizienz darstellen. Allerdings können diese Peptide bisher nur parenteral verabreicht werden und haben eine kurze Halbwertszeit (4 min [Molina et al. 1989]). Möglicherweise stellen Hemmstoffe der ANP-Abbauwege oder ANP-Rezeptor-Antagonisten eine zukünftige therapeutische Alternative dar.

Gentherapie. In der Gentherapie (Tabelle 1.5.16) lassen sich generell 3 Ziele definieren:
1. Ersatz eines defekten oder fehlenden Gens,
2. Überexpression eines Gens mit dem Ziel, benachbarte Zellen zu modifizieren und
3. Überexpression von Genen, deren Produkte hormonartig im Gesamtorganismus wirken [Blau u. Springer 1995].

Man unterscheidet dabei zwischen einer In-vivo- und einer Ex-vivo-Strategie. Bei letzterer werden Zellen außerhalb des Körpers genetisch manipuliert und reimplantiert, während bei der In-vivo-Strategie Gene direkt durch geeignete Vektoren (z. B. Viren, Liposomen, DNA-Komplexe) in die Zielzellen gelangen [Lafont et al. 1996]. Bei der Herzinsuffizienz werden z. Z. 2 Ansatzpunkte für eine gentherapeutische Behandlung überprüft.
1. Induktion von Gefäßwachstum durch Überexpression angiogenetischer Faktoren mit dem Ziel einer besseren Durchblutung des Myokards,
2. Ersatz von funktionsunfähigem Myokard (z. B. nach Infarkt) durch fetale Kardiomyozyten oder Transformation von kardialen Fibroblasten.

Die Überexpression von aFGF (Acidic-fibroblast-growth-Factor) und VEGF (Vascular-endothelial-growth-Factor) mittels viraler Vektoren führt bei Mäusen zu einer verstärkten Angioneogenese [Mühlhauser et al. 1995 a, b]. Die intraarterielle Gabe von VEGF-kodierenden Plasmiden bei Patienten mit peripherer Verschlußkrankheit führt klinisch zu einer Verbesserung der Gehstrecke, die mit einer Zunahme der Perfusion der behandelten Extremität verbunden ist [Isner et al. 1995]. Weitere Untersuchungen müssen abgewartet werden, um den Nutzen und die Risiken einer therapeutischen Angiogenese besser beurteilen zu können [Engler 1996].

Unter experimentellen Bedingungen sind fetale Kardiomyozyten in der Lage, nach der Transplantation in das Myokard erwachsener Tiere bis zu 2 Monate zu überleben und mit Myokardzellen des Empfängers Zell-zu-Zell-Kontakte auszubilden [Soonpaa et al. 1994]. Diese Technik („intracardiac grafting") könnte den Ersatz von untergegangenem Myokard ermöglichen. Allerdings bedarf es hier, ähnlich wie bei der Transplantation, einer dauernden Immunsuppression. Prinzipiell besteht die Möglichkeit, solche Zellen vor der Transplantation genetisch zu manipulieren. Andere Bestrebungen

Tabelle 1.5.16. Humane Gentransferprotokolle in der klinischen Erprobung. Stand 1996, *RAC* Recombinant DNA Advisory Committee des NIH, USA; *EWGT* European Working Group Of Gene Therapy, aus Nicol u. Höfling [1996]

Indikation	USA (RAC)		Europa (EWGT)	
	Protokolle	Patientenzahl	Protokolle	Patientenzahl
Zellmarkierung	27	34	4	6
Infektionskrankheiten	16	225	0	0
Monogene Erkrankungen	24	64	6	29
Maligne Erkrankungen	79	276	26	34
Vaskuläre Erkankungen	2	4	0	0
Rheumatoide Arthritis	1	0	0	0
Summe	149	604	36	69

gehen dahin, kardiale Fibroblasten durch Überexpression myogener Faktoren (MyoD) in skelettale Muskelzellen zu konvertieren [Tam et al. 1995]. Ziel ist ein funktionelles Ersatzgewebe im erkrankten Myokard („molecular cardiomyoplasty"). Bisher gibt es aber nur In-vitro-Daten, die zeigen, daß konvertierte Fibroblasten morphologische und molekulare Charakteristika von (Skelett-)-Muskelzellen aufweisen [Davis et al. 1987].

Eine breite klinische Anwendung gentherapeutischer Verfahren bei der Herzinsuffizienz erscheint aus verschiedenen Gründen kurz- und mittelfristig unwahrscheinlich. Dies sind erstens die allgemeinen Probleme der Gentherapie wie Gentransfereffizienz und immunologische Reaktionen des Organismus auf die Expression eines fremden Gens. Zweitens ist es unwahrscheinlich, daß man bei dem komplexen Syndrom Herzinsuffizienz einzelne Kandidatengene identifizieren wird, die ein sinnvolles Ziel der gentherapeutischen Intervention sein könnten. Drittens müßte selbst bei monogenen Erkrankungen ein Ersatz des defekten Gens (bei dominant-negativen Mutationen) bzw. eine dauerhafte Expression des fehlenden Proteins (bei Verlustmutationen) erreicht werden. Schließlich müssen sich alle gentherapeutischen Verfahren an der relativ erfolgreichen, medikamentösen Therapie der chronischen Herzinsuffizienz messen lassen.

1.5.5.3 Ausblick

Das zunehmende Verständnis der Pathogenese der Herzinsuffizienz hat im letzten Jahrzehnt zu neuen Therapieverfahren geführt, deren Nutzen in kontrollierten klinischen Studien nachgewiesen werden konnte. Trotzdem bleiben Prognose und Lebensqualität von Patienten mit Herzinsuffizienz unbefriedigend. Es gibt insbesondere aus der Sicht der Patienten gute Gründe dafür, nach einer Ära von großen Prognosestudien dem Aspekt einer Lebensqualitätverbesserung wieder mehr Aufmerksamkeit zu schenken. So stellt sich in Zukunft auch die Frage, ob nicht ein Medikament, das zu einer geringen Verschlechterung der Prognose, aber spürbaren Verbesserung der körperlichen Belastbarkeit und subjektiven Befindlichkeit führt, nach Aufklärung und mit Einverständnis des Patienten eingesetzt werden sollte. Entsprechende Diskussionen werden z. Z. u. a. in der amerikanischen Zulassungsbehörde FDA geführt.

Es ist darüber hinaus zu erwarten, daß das zunehmende Verständnis molekularer Zusammenhänge in Zukunft zu Fortschritten auf mehreren Gebieten führen wird:

- Ein vordringliches Ziel wird sein, einerseits die Patienten zu identifizieren, die von einer Therapie mit β-Blockern profitieren, und andererseits die β-Blocker mit dem günstigsten Wirkprofil bei Herzinsuffizienz zu definieren. Für beide Fragestellungen gibt es bereits vorläufige Konzepte.

- Eng verknüpft damit ist die Notwendigkeit einer sorgfältigen individualisierten Therapie. Die großen Studien waren und sind die Voraussetzung, um den globalen Stellenwert einer Substanz(klasse) zu bestimmen. Ein Ziel wird sein, Vorhersageparameter zu definieren, die es dem behandelnden Arzt gestatten, die richtige Arzneimittelkombination für den einzelnen Patienten auszuwählen. Hier könnte molekularen Markern Bedeutung zukommen.

- Die klinische Bedeutung von Endothelinrezeptorantagonisten ist ebensowenig definiert wie das therapeutische Potential von Pharmaka, die in das ANP-BNP- oder das Bradykininsystem [Hornig et al. 1997] eingreifen. Die großen Erfolge der ACE-Inhibitoren und möglicherweise der β-Blocker lassen aber die Hoffnung zu, daß auch von weiteren Eingriffen in die neurohumorale Regulation Verbesserungen bezüglich der Prognose und der Lebensqualität für herzinsuffiziente Patienten zu erwarten sind. Mit den AT_1-Rezeptor-Antagonisten steht möglicherweise bereits die nächste Substanzklasse mit optimiertem Wirkprofil zur Verfügung.

- Die Wirksamkeit von Herzglykosiden ohne gleichzeitige Prognoseverschlechterung zeigt, daß eine differenzierte positiv inotrope Intervention mit gleichzeitiger Aktivierung des Vagotonus und/oder Senkung des Sympathikotonus ein sinnvolles Prinzip darstellt. Das Ziel wäre die Entwicklung von Substanzen, die ein ähnliches Spektrum haben wie Herzglykoside, aber eine größere therapeutische Breite aufweisen.

- Ein besseres Verständnis der molekularen Mechanismen der Hypertrophie könnte neue therapeutische Perspektiven eröffnen. Dazu gehört auch die konzeptionelle Frage, ob die Hypertrophie des Myokards als solche eher maladaptiv ist und gehemmt werden sollte oder aber ein pathophysiologisch sinnvoller Mechanismus ist und gefördert werden sollte.

1.5.6 Literatur

Alberts B, Bray D, Lewis J, Raff M, Roberts K, Watson JD (1995) Molecular biology of the cell, 3rd edn. Garland, New York

Allen DG, Jewell BR, Murray JW (1974) The contribution of activation processes to the length-tension relation of cardiac muscle. Nature 248:606–607

Allen PD, Schmidt TA, Marsh JD, Kjeldsen K (1992) Na⁺/K⁺-ATPase expression in normal and failing human left ventricle. Basic Res Cardiol [Suppl 1] 87:87–94

Alpert NR, Gordon MS (1962) Myofibrillar adenosine triphosphatase activity in congestive heart failure. Am J Physiol 202:940–946

Alpert NR, Mulieri LA (1982) Increased myothermal economy of isometric force development in compensated cardiac hypertrophy induced by pulmonary artery constriction in the rabbit. Circ Res 50:491–500

Anan R, Greve G, Thierfelder L, Whatkins H, McKennan W, Solomon S, Vecchio C, Shono H, Nakao S, Tanaka H, Mares A, Towbin J, Spirito P, Roberts R, Seidman JG, Seidman CE (1994) Prognostic implications of novel β myosin heavy chain gene mutations that cause familial hypertrophic cardiomyopathy. J Clin Invest 93:280–285

Andersson B, Waagstein F (1993) Spectrum and outcome of congestive heart failure in a hospitalized population. Am Heart J 126:632–640

Antoni H (1987) Funktion des Herzens. In: Schmidt RF, Thews G (Hrsg) Physiologie des Menschen, XX. Aufl. Springer, Berlin Heidelberg New York

Anversa P (1996) Myocyte death in heart failure. Curr Opin Cardiol 11:245–251

Anversa P, Ricci R, Olivetti G (1986) Quantitative structural analysis of the myocardium during physiological growth and induced cardiac hypertrophy: a review. J Am Coll Cardiol 7:1.140–1.149

ANZ Heart Failure Research Group (1997) Randomized, placebo-controlled trial of carvedilol in patients with congestive heart failure due to ischemic heart disease. Lancet 349:375–379

Arai M, Alpert NR, MacLennan DH, Barton P, Periasamy M (1993) Alterations in sarcoplasmic reticulum gene expression in human heart failure. Circ Res 72:463–469

Arber S, Hunter JJ, Ross J, Hongo M, Sansig G, Borg J, Perriard JC, Chien KR, Caroni P (1997) MLP-deficient mice exhibit a disruption of cardiac cytoarchitectural organization, dilated cardiomyopathy, and heart failure. Cell 88:393–403

Arbustini E, Pucci A, Grasso M, Diegoli M, Pozzi R, Gavazzi A, Graziano G, Campana C, Goggi C, Martinelli L, Silini E, Specchia G, Vigano M, Solcia E (1990) Expression of natriuretic peptide in ventricular myocardium of failing human hearts and its correlation with the severity of clinical and hemodynamic impairment. Am J Cardiol 66:973–980

Asano K, Dutcher DL, Port JD, Minobe WA, Tremmel KD, Roden RL, Bohlmeyer TJ, Bush EW, Jenkin MJ, Abraham WT, Raynolds MV, Zisman LS, Perryman MB, Bristow MR (1997) Selective downregulation of the angiotensin II AT₁-receptor subtype in failing human ventricular myocardium. Circulation 95:1.193–1.200

AVID (1995) Antiarrhythmics versus implantable defibrillators (AVID): rational, design, and methods. Am J Cardiol 75:470–475

Bajusz E, Homburger F, Baker JR, Opie LH (1966) The heart muscle in muscular dystrophy with special reference to involvement of the cardiovascular system in the hereditary myopathy of the hamster. Ann N Y Acad Sci 138:213–229

Balakrishnan SM, Wang HD, Gopalakrishnan V, Wilson TW, McNeill JR (1996) Effect of an endothelin antagonist on hemodynamic responses to angiotensin II. Hypertension 28:806–809

Beau SL, Hand DE, Schuessler RB, Bromberg BI, Kwon B, Boineau JP, Saffitz JE (1995) Relative densities of muscarinic cholinergic and β-adrenergic receptors in the canine sinoatrial node and their relation to sites of pacemaker activity. Circ Res 77:957–963

Beavo JA (1995) Cyclic nucleotide phosphodiesterases: functional implications of multiple isoforms. Physiol Rev 75:725–748

Benedict CR, Shelton B, Johnstone DE, Francis G, Greenberg B, Costam M, Probstfield JL, Yussuf S (1996) Prognostic significance of plasma norepinephrine in patients in asymptomatic leftventricular dysfunction. Circulation 94:690–697

Bernucci P, Nigiri A, Marino B, Gallo P (1994) Histomorphometric features predict 1-year out-come of patients with idiopathic dilated cardiomyopathy. Am Heart J 128:316–325

Berridge MJ (1993) Inositol trisphosphate and calcium signalling. Nature 361:315–325

Bers DM (1993) Excitation-contraction coupling and cardiac contractile force, 2nd edn. Kluwer, London New York, pp 93–118

Beuckelmann DJ, Wier WG (1989) Sodium/calcium exchange in guinea-pig cardiac cells: exchange current and changes in intracellular Ca²⁺. J Physiol (Lond) 414:499–520

Beuckelmann DJ, Näbauer M, Erdmann E (1992) Intracellular calcium handling in isolated ventricular myocytes from patients with terminal heart failure. Circulation 85:1.046–1.055

Beuckelmann DJ, Näbauer M, Erdmann E (1993) Alterations of K⁺-currents in isolated human ventricular myocytes from patients with terminal heart failure. Circ Res 73:379–385

Bigger TJ (1994) Diuretic therapy, hypertension, and cardiac arrest. N Engl J Med 330:1.899–1.900

Blatter LA, McGuigan JA (1991) Intracellular pH regulation in ferret ventricular muscle. The role of Na/H exchange and the influence of metabolic substrates. Circ Res 68:150–161

Blau HM, Springer ML (1995) Gene therapy – a novel form of drug delivery. N Engl J Med 333:1.204–1.207

Blaustein MP (1989) Sodium-calcium exchange in cardiac, smooth, and skeletal muscle. In: Allen TJA, Noble D, Reuter H (eds) Sodium-calcium exchange. Oxford University Press, Oxford, pp 208–232

Böhm M, Diet F, Feiler G, Kemkes B, Erdmann E (1988) α-adrenoceptors and α-adrenoceptor-mediated positive inotropic effects in failing human myocardium. J Cardiovasc Pharmacol 12:357–361

Böhm M, Gierschik P, Jakobs KH, Pieske B, Schnabel P, Ungerer M, Erdmann E (1990) Increase of Gᵢₐ in human hearts with dilated but not ischemic cardiomyopathy. Circulation 82:1.249–1.265

Bonow RO (1996) New insights into the cardiac natriuretic peptides. Circulation 93:1.946–1.950

Booz GW, Baker KM (1996) Role of type 1 and type 2 angiotensin receptors in angiotensin II-induced cardiomyocyte hypertrophy. Hypertension 28:635–640

Borzak S, Murphy S, Marsh JD (1991) Mechanism of rate staircase in rat ventricular cells. Am J Physiol 260:H884–H892

Bowditch HP (1871) Über die Eigenthümlichkeiten der Reizbarkeit, welche die Herzmuskelfaserns des Herzens zeigen. Ber Sachs Ges Wiss 23:652–689

Boyett MR, Kodama I, Honjo H, Arai A, Suzuki R, Toyama J (1995) Ionic basis of the chronotropic effect of acetylcholine on the rabbit sinoatrial node. Cardiovasc Res 29:867–878

Brilla CG, Maisch B (1994) Regulation of the structural remodelling of the myocardium: from hypertrophy to heart failure. Eur Heart J [Suppl D] 15:45–52

Brilla CG, Zhou G, Matsubara L, Weber KT (1994) Collagen metabolism in cultured adult rat cardiac fibroblasts: response to angiotensin II and aldosterone. J Mol Cell Cardiol 26:809–820

Brillantes AM, Allen P, Takahashi T, Izumo S, Marks AR (1992) Differences in cardiac calcium release channels (ryanodine receptor) expression in myocardium from patients with end-stage heart failure caused by ischemic versus dilated cardiomyopathy. Circ Res 71:18–26

Bristow MR, Ginsburg R, Minobe W, Cubiccioti RS, Sageman WS, Lurie K, Billingham ME, Harrison DC, Stinson EB (1982) Decreased catecholamine sensitivity and beta-adrenergic receptor density in failing human hearts. N Engl J Med 307:205–211

Bristow MR, Minobe W, Rasmussen R, Hershberger RE, Hoffman BB (1988) Alpha-1 adrenergic receptors in the nonfailing and failing human heart. J Pharmacol Exp Ther 247:1.039–1.045

Bristow MR, Hershberger RE, Port JD, Minobe W, Rasmussen R (1989) β1- and β2-adrenergic receptor-mediated adenylate cyclase stimulation in nonfailing and failing human ventricular myocardium. Mol Pharmacol 35:295–303

Brodde OE (1991) β1- and β2-adrenoceptors in the human heart: properties, function, and alterations in chronic heart failure. Pharmacol Rev 43:203–242

Brodde OE, Kretsch R, Ikezono K, Zerkowski HR, Reidemeister JC (1986) Human beta-adrenoceptors: relation of myocardial and lymphocyte beta-adrenoceptor density. Science 231:1.584–1.585

Brodde OE, Michel MC, Zerkowski HR (1995) Signal transduction mechanisms controlling cardiac contractility and their alterations in chronic heart failure. Cardiovasc Res 30:570–584

Brown AM (1990) Regulation of heartbeat by G protein-coupled ion channels. Am J Physiol 259:H1.621–1.628

Brown AM (1993) Membrane-delimited cell signaling complexes: direct ion channel regulation by G proteins. J Membr Biol 131:93–104

Brown LA, Harding SE (1992) The effect of pertussis toxin on beta-adrenoceptor responses in isolated cardiac myocytes from noradrenaline-treated guinea-pigs and patients with cardiac failure. Br J Pharmacol 106:115–122

Caforio AL, Keeling PJ, Zachara E, Mestroni L, Camerini F, Mann JM, Bottazo GF, McKenna WJ (1994) Evidence from family studies for autoimmunity in dilated cardiomyopathy. Lancet 344:773–777

Captopril-Digoxin-Multicenter Research Trial (1988) Comparative effects of therapy with captopril and digoxin in patients with mild to moderate heart failure. JAMA 259:539–544

Carafoli E (1987) Intracellular calcium homeostasis. Ann Rev Biochem 56:395–433

Caroni P, Carafoli E (1980) An ATP-dependent Ca^{2+}-pumping system in dog heart sarcolemma. Nature 283:765–767

CAST study (1989) Investigators of the cardiac arrhythmia supression trial. Preliminary report: effect of encainide and flecainide on mortality in a randomized trial of arrhythmia supression after myocardial infarction. N Engl J Med 321:406–412

Cavalie A, Allen TJ, Trautwein W (1991) Role of GTP-binding protein G_s in the beta-adrenergic modulation of cardiac Ca channels. Pflugers Arch 419:433–443

Center for Disease Control (1994) Mortality from congestive heart failure – United States 1980–90. Morb Mortal Weekly Rep 43:77–81

Chidsey CA, Harrison DC, Braunwald E (1962) Augmentation of the plasma norepinephrine response to exercise in patients with congestive heart failure. N Engl J Med 267:650

CIBIS Investigators and Committee (1994) A randomized trial of beta-blockade in heart-failure: the cardiac insufficiency bisoprolol study (CIBIS). Circulation 90:1.765–1.773

Cioffi G, Pozzoli M, Forni G, Franchini M, Opasich C, Cobelli F, Tavazzi L, Rossi D (1996) Systemic thromboembolism in chronic heart failure. Eur Heart J 17:1.381–1.389

Clarkson PBM, Wheeldon NM, MacFayden RJ, Pringle SD, McDonald TM (1996) Effects of brain natriuretic peptide on excercise hemodynamics and neurohormones in isolated diastolic heart failure. Circulation 93:2.037–2.047

Cleland JGF, Dargie HJ, Fandlay IN, Wilson TJ (1989) Clinical haemodynamic, and antiarrhythmic effects of long term treatment with amiodarone of patients with heart failure. Br Heart J 57:436–445

Clubb FJ, Bishop SB (1984) Formation of binucleated myocardial cells in the neonatal rat: an index of growth hypertrophy. Lab Invest 50:571

Codd MB, Sugrue DD, Gersh BJ, Melton III LJ (1989) Epidemiology of idiopathic dilated and hypertrophic cardiomyopathy: a population-based study in Olmsted County, Minnesota, 1975–1984. Circulation 80:564–572

Cohn JN (1996) The management of chronic heart failure. N Engl J Med 335:490–498

Cohn JN, Levine TB, Olivari TM, Garberg V, Lura D, Francis GS, Simon AB, Rector T (1984) Plasma norepinephrine as guide to prognosis in patients with congestive heart failure. N Engl J Med 311:819–823

Cohn JN, Archibald DG, Ziesche S, Franciosa JA, Harston WE, Tristani FE, Dunkman WB, Jacobs W, Francis GS, Flohr KH, Goldman S, Cobb FR, Shah PM, Saunders R, Fletcher RD, Loeb HS, Hughes VC, Baker B (1986) Effect of vasodilator therapy on mortality in chronic congestive heart failure. N Engl J Med 314:1.547–1.552

Cohn JN, Johnson G, Ziesche S, Cobb, F, Francis G, Tristani F, Smith R, Dunkman WB, Loeb H, Wong M, Bhat G, Goldman S, Fletcher RD, Doherty J, Hughes CV, Carson P, Cintron G, Shabetai R, Haakenson C (1991) A comparison of enalapril with hydralazin-isosorbide dinitrate in the treatment of congestive heart failure. N Engl J Med 325:303–310

Cohn JN, Ziesche SM, Loss LE, Anderson GF, and the Ve-HeFT study group (1996) Effect of felodipine on short-term exercise and neurohormone and long-term mortality in heart-failure: results of VeHeFT III. Circulation [Suppl 8] 92:I-143

Colucci WS (1990) In vivo studies of myocardial β-adrenergic receptor pharmacology in patients with congestive heart failure. Circulation [Suppl] 82:I-44-I-51

Connolly SJ, Gent M, Roberts RS, Dorian P, Grenn MS, Klein GJ, Mitchell LB, Sheldon RS, Roy D (1993) Canadian implantable defibrillator study (CIDS): study, design, and organization. Am J Cardiol 72:F103–108

CONSENSUS Trial Study Group (1987) Effects of enalapril on mortality in severe congestive heart failure: results of the cooperative North Scandinavian enalapril survival study. N Engl J Med 316:1.429–1.435

Coraboeuf E, Nargeot J (1993) Electrophysiology of human cardiac cells. Cardiovasc Res 27:1.713–1.725

Corr PB, Yamada KA, Witkowski FX (1986) Mechanisms controlling cardiac autonomic function and their relation to arrhythmogenesis. In: Fozzard HA, Haber E, Jennings RB, Katz AM, Morgan HE (eds) The heart and cardiovascular system. Raven Press, New York, pp 1.343–1.404

Criteria Comittee, New York Heart Association, Inc (1964) Diseases of the heart and blood vessels. Nomenclature and criteria for diagnosis, 6th edn. Little Brown & Co, Boston, p 114

Crozadier B (1996) Stretch-induced modifications of myocardial performance: from ventricular function to cellular and molecular mechanisms. Cardiovasc Res 32:25–37

Cummins P (1982) Transitions in human atrial and ventricular myosin light-chain isoenzymes in response to cardiac-pressure-overload-induced hypertrophy. Biochem J 205:195–204

Dalen H, Saetersdal T, Odegarden S (1987) Some ultrastructual features of the myocardial cells in the hypertrophied human papillary muscle. Virchows Arch 410:281–294

Daly PA, Sole MJ (1990) Myocardial catecholamines and the pathophysiology of heart failure. Circulation [Suppl I] 82:35–43

Danielsen W, Leyen H von der, Meyer W, Neumann J, Schmitz W, Scholz H, Starbatty J, Stein B, Döring V, Kalmar P (1989) Basal and isoprenaline-stimulated cAMP content in failing versus nonfailing human cardiac preparations. J Cardiovasc Pharmacol 14:171–173

Davidoff AJ, Gwathmey JK (1994) Pathophysiology of cardiomyopathies: part I. Animal models and humans. Curr Opin Cardiol 9:357–369

Davies CH, Davia K, Bennett JG, Pepper JR, Poole-Wilson PA, Harding SE (1995) Reduced contraction and altered force frequency response of isolated ventricular myocytes from patients with heart failure. Circulation 92:2.540–2.549

Davis RL, Weintraub H, Lassar AB (1987) Expression of a single transfected cDNA converts fibroblasts to myoblasts. Cell 51:987–1.000

De Maria R, Gavazzi A, Caroli A, Ometto R, Biagini A, Camerini F (1992) Ventricular arhythmias in idiopathic dilated cardiomyopathy as an independent prognostic hallmark. Am J Cardiol 69:1.451–1.457

Deal KK, England SK, Tamkun MM (1996) Molecular physiology of cardiac potassium channels. Physiol Rev 76:49–67

Dec GW, Fuster V (1994) Idiopathic dilated cardiomyopathy. N Engl J Med 331:1.564–1.575

DEFIANT (1997) Doppler flow and echocardiography in functional cardiac insufficiency: assessment of nisoldipine therapy. Results of the DEFIANT-II study. The DEFIANT-II research group. Eur Heart J 18:31–40

Del Monte F, O'Gara P, Poole-Wilson PA, Yacoub M, Harding SE (1995) Cell geometry and contractile abnormalities of myocytes from failing human left ventricle. Cardiovasc Res 30:281–290

Di Lenarda A, Lardieri G, Mestroni L (1990) Dilated cardiomyopathy: changing survival in the last 20 years (abstract). Circulation [Suppl III] 82:III 387

Diaz RA, Obasohan A, Oakley CM (1987) Prediction of outcome in dilated cardiomyopathy. Br Heart J 58:393–399

DiBianco R, Shabetai R, Kostuk W, Moran J, Schlant RC, Wright R (1989) A comparison of oral milrinone, digoxin, and their combination in the treatment of patients with chronic heart failure. N Engl J Med 320:677–683

DiFrancesco D (1993) Pacemaker mechanisms in cardiac tissue. Annu Rev Physiol 55:451–467

Digitalis Investigation Group (1997) The effect of digoxin on mortality and morbidity in patients with heart failure. N Engl J Med 336:525–533

Dohlman HG, Thorner J (1997) RGS proteins and signaling by heterotrimeric G proteins. J Biol Chem 272:3.871–3.874

Doval HC, Nul DR, Grancelli OH, Perrone SV, Bortman GR, Curiel R (1994) Randomised trial of low-dose amiodarone in severe congestive heart failure. Lancet 344:493–498

Drexler H, Hayoz D, Münzel T, Hornig B, Just H (1992) Endothelial function in chronic congestive heart failure. Am J Cardiol 69:1.596–1.601

Duerr RL, Huang S, Miralizakbar HR, Clark R, Chien KR, Ross J Jr (1995) Insulin-like growth factor-1 enhances ventricular hypertrophy and function during onset of experimental cardiac failure. J Clin Invest 95:619–627

Dunkman WB, Johnson GR, Carson PE, Bhat G, Farell L, Cohn JN (1993) Incidence of thromboembolic events in congestive heart failure. Circulation [Suppl IV] 87:IV94–IV101

Durand JB, Bachinski LL, Bieling LC, Czernuszewicz GZ, Abchee AB, Yu QT, Tapscott T, Hill R, Ifegwu J, Marian AJ, Brugada R, Daiger S, Gregoritch JM, Anderson JL, Quinones M, Towbin JA, Robers R (1995) Localization of a gene responsible for familial dilated cardiomyopathy of chromosome 1q32. Circulation 92:3.387–3.389

Echt DS, Liebson PR (1991) Mortality and morbidity in patients receiving encainide, flecainide, or placebo. The cardiac arrhythmia suppression trial. N Engl J Med 324:781–788

Eder M, Gedigk P (1984) Lehrbuch der Allgemeinen Pathologie und der Pathologischen Anatomie, 31. Aufl. Springer, Berlin Heidelberg New York, S 334

Ellerbeck EF, Jenks SF, Radford MJ, Kresowski TF, Craig AS, Gold JA, Krumholz HM, Vogel RA (1995) Quality of care for medicare patients with acute myocardial infarction: a four state pilot study from the cooperative cardiovascular project. JAMA 273:1.509–1.514

Elsner G, Riegger GAJ (1995) Characteristics and clinical relevance of animal models of heart failure. Curr Opin Cardiol 10:253–259

Engelhardt S, Böhm M, Erdmann E, Lohse MJ (1996) Analysis of beta-adrenergic receptor mRNA levels in human ventricular biopsy specimens by quantitative polymerase chain reactions: progressive reduction of beta 1-adrenergic receptor mRNA in heart failure. J Am Coll Cardiol 27:146–154

Engler DA (1996) Use of vascular endothelial growth factor for therapeutic angiogenesis. Circulation 94:1.496–1.498

Epstein N, Cohn G, Cyran F, Fananapazir L (1992) Differences in clinical expression of hypertrophic cardiomyopathy associated with two distinct mutations in the β myosin heavy chain gene: 908leu-val mutation and a 430arg-gln mutation. Circulation 86:345–352

Eriksson H (1995) Heart failure: a growing public health problem. J Intern Med 237:135–141

Eschenhagen T (1993) G proteins and the heart. Cell Biol Int 17:723–749

Eschenhagen T, Mende U, Nose M, Schmitz W, Scholz H, Haverich A, Hirt S, Döring V, Kalmar P, Höppner W, Seitz HJ (1992a) Increased messenger RNA level of the inhibitory G-protein a-subunit G_{ia}-2 in human end-stage heart failure. Circ Res 70:688–696

Eschenhagen T, Mende U, Nose M, Schmitz W, Scholz H, Schulte am Esch J, Warnholtz A (1992b) Long term β-adrenoceptor-mediated upregulation of G_{ia}- and G_{oa}-mRNA levels and pertussis toxin sensitive G-proteins in rat heart. Mol Pharmacol 42:773–783

Eschenhagen T, Mende U, Schmitz W, Scholz H (1992c) Veränderungen der Genexpression bei terminaler Myokardinsuffizienz. Z Kardiol [Suppl 4] 81:33–40

Eschenhagen T, Diederich M, Kluge S, Magnussen O, Mende U, Müller F, Schmitz W, Scholz H, Weil J, Sent U, Schaad A, Scholtysik G, Wüthrich A, Gaillard C (1995) Functional and biochemical characterization of bovine hereditary cardiomyopathy: an animal model of human dilated cardiomyopathy. J Mol Cell Cardiol 27:357–370

Eschenhagen T, Hollmann A, Gsell S, Friedrichsen M, Schmitz W, Scholz H, Weil J, Weinstein LS (1996a) Regulation of the human G_{ia}-2 gene promotor activity in embryonic chicken cardiomyocytes. Basic Res Cardiol [Suppl 2] 91:41–46

Eschenhagen T, Mende U, Diederich M, Geertz B, Hertle B, Memmesheimer C, Pohl A, Schmitz W, Scholz H, Steinfath M, Böhm M, Michel MC, Brodde OE (1996b) Chronic treatment with carbachol sensitizes the myocardium to cAMP-induced arrhythmias. Circulation 93:763–771

Fabiato A, Fabiato F (1978) Calcium induced release of calcium from the sarcoplasmic reticulum and skinned cells from adult human, dog, cat, rabbit, rat and frog hearts and from fetal and newborn rat ventricles. Ann N Y Acad Sci 307:491–522

Falk RH, Foster E, Coats MH (1992) Ventricular thrombi and thromboembolism in dilated cardiomyopathy: a prospective follow-up study. Am Heart J 123:136–142

Fananapazir L, Epstein N (1994) Genotyp-phenotyp correlations in hypertrophic cardiomyopathy: insides provided by comparison of kindreds with distinct and identical β myosin heavy chain gene mutations. Circulation 89:22–32

Fazio S, Sabatini D, Capaldo B, Vigorito C, Giordano A, Giuda R, Pardo F, Biondi B, Sacca L (1996) A preliminary study of growth hormone in the treatment of dilated cardiomyopathy. N Engl J Med 334:809–814

Fedida D, Bouchard RA (1992) Mechanisms for the positive inotropic effect of a_1-adrenoceptor stimulation in rat cardiac myocytes. Circ Res 71:673–688

Feldman MD, Copelas L, Gwathmey JK, Phillips P, Warren SE, Schoen FJ, Grossman W, Morgan JP (1987) Deficient production of cyclic AMP: pharmacologic evidence of an important cause of contractile dysfunction in patients with endstage heart failure. Circulation 75:331–339

Feldman AM, Cates AE, Veazey WB, Hershberger RE, Bristow MR, Baughman KL, Baumgartner WA, Dop C van (1988a) Increase in the 40,000–mol wt pertussis toxin substrate (G-protein) in the failing human heart. J Clin Invest 82:189–197

Feldman MD, Gwathmey JK, Phillips P, Schoen F, Morgan JP (1988b) Reversal of the force-frequency relationship in working myocardium from patients with end-stage heart failure. J Appl Cardiol 3:273–283

Feldman AM, Ray PE, Silan CM, Mereer JA, Minobe W, Bristow MR (1991) Selective gene expression in failing human heart. Circulation 83:1.866–1.872

Feldman AM, Bristow MR, Parmley WW, Carson PE, Pepine CJ, Gilbert EM, Strobeck JE, Hendrix GH, Powers ER, Bain RP, White BG (1993) Effects of vesnarinone on morbidity and mortality in patients with heart failure. N Engl J Med 329:149–155

Ferguson DW, Berg WJ, Sanders JS, Roach PJ, Kempf JS, Kienzel MG (1989) Sympathoinhibitory responses to digitalis glyccsides in heart failure patients: direct evidence from sympathetic neural recordings. Circulation 80:65–77

Fischmeister R, Mery PF (1996) Regulation of cardiac Ca^{2+} channels by cGMP and NO. In: Morad M, Ebashi S, Trautwein W, Kurachi Y (eds) Molecular physiology and pharmacology of cardiac ion channels and transporters. Kluwer, London New York

Fisher SA, Watanabe M (1996) Expression of exogenous protein and analysis of morphogenesis in the developing chicken heart using an adenoviral vector. Cardiovasc Res 31:E86–E95

Fleischer S, Inui M (1989) Biochemistry and biophysics of excitation-contraction coupling. Ann Rev Biophys Chem 18:333–364

Fleming JW, Wisler PL, Watanabe AM (1992) Signal transduction by G proteins on cardiac tissues. Circulation 85:420–433

Flesch M, Schwinger RHG, Schnabel P, Schiffer F, Gelder I van, Bavendiek U, Südkamp M, Kuhn-Regnier F, Böhm M (1996a) Sarcoplasmic reticulum Ca^{2+} ATPase and phospholamban mRNA and protein levels in end-stage heart failure due to ischemic or dilated cardiomyopathy. J Mol Med 74:321–332

Flesch M, Schwinger RHG, Schiffer F, Frank K, Südkamp M, Kuhn-Regnier F, Arnold G, Böhm M (1996b) Evidence for functional relevance of an enhanced expression of the $Na^{(+)}$-Ca^{2+} exchanger in failing human heart. Circulation 94:992–1.002

Franciosa JA, Wilen M, Ziesche S, Cohn JN (1983) Survival in men with severe chronic left ventricular failure due to either coronary heart disease or idiopathic dilated cardiomyopathy. Am J Cardiol 51:831–836

Francis GS (1989) The relationship of the sympathetic nervous system and the renin-angiotensin system in congestive heart failure. Am Heart J 118:642–648

Francis GS, Cohn JN, Johnson G, Rector TS, Goldman S, Simon A (1993) Plasma norepinephrine, plasma renin activity, and congestive heart failure. Circulation [Suppl 6] 87:VI40–VI48

Frank O (1895) Zur Dynamik des Herzmuskels. Z Biol 32:370

Fuchs F, Wang YP (1996) Sarcomere length versus interfilament spacing as determinants of cardiac myofilament Ca^{2+} sensitivity and Ca^{2+} binding. J Mol Cell Cardiol 28:1.375–1.383

Fuster V, Gersh BJ, Giuliani ER, Tajik AJ, Brandenburg RO, Frye RL (1981) The natural history of idiopathic dilated cardiomyopathy. Am J Cardiol 47:525–531

Fuster V, Stein B, Halperin JL, Chesebro JH (1990) Antithrombotic therapy in cardiac disease: an approach based on pathogenesis and risk stratification. Am J Cardiol 65:38C–44C

Gahli JK, Cooper R, Ford E (1990) Trends in hospitalization rates for heart failure in the United States, 1973–1986. Arch Intern Med 150:769–773

Garguichevich JJ, Ramos JL, Gambarte A, Gentile A, Hauad S, Scapin O, Sirena J, Tibaldi M, Toplikar J (1995) Effect of amiodarone therapy on mortality in patients with left ventricular dysfunction and asymptomatic complex ventricular arrhythmias: Argentine pilot study of sudden death and amiodarone (EPAMSA). Am Heart J 130:494–550

Geisterfer-Lowrance AA, Christe M, Conner DA, Ingwall JS, Schoen FJ, Seidman CE (1996) A mouse model of familial hypertrophic cardiomyopathy. Science 272:731–734

Gerdes MA, Capasso JM (1995) Structural remodeling and mechanical dysfunction of cardiac myocytes in heart failure. J Mol Cell Cardiol 27:849–856

Gheorghaide M, Ferguson DW (1991) Digoxin: a neurohormonal modulator in heart failure. Circulation 84:2.181–2.186

Gilbert EM, Olsen SL, Renlund DG, Bristow MR (1993a) Beta-adrenergic receptor regulation and left ventricular function in idiopathic dilated cardiomyopathy. Am J Cardiol 71:23C–29C

Gilbert EM, Sandoval A, Larrabee P, Renlund DG, O'Connell JB, Bristow MR (1993b) Lisinopril lowers cardiac adrenergic drive and increases β-receptor density in failing human heart. Circulation 88:472–480

Gillum RF (1986) Idiopathic cardiomyopathy in the United States, 1970–1982. Am Heart J 111:752–755

Gilman AG (1987) G proteins: transducers of receptor generated signals. Annu Rev Biochem 56:615–649

Glick G, Braunwald E (1965) Relative roles of the sympathetic and parasympathetic nervous systems in the reflex control of heart rate. Circ Res 16:363–375

Goldman JH, McKenna WJ (1995) Immunopathogenesis of dilated cardiomyopathies. Curr Opin Cardiol 10:306–311

Goldstein RE, Boccuzzi SJ, Cruess D, Nattel S (1991) Diltiazem increases late-onset congestive heart failure in post-infarction patients with early reduction in ejection fraction. Circulation 83:52–60

Gordon AM, Huxley AF, Julian FJ (1966) The variation in isometric tension with sarcomere length in vertebrate muscle fibers. J Physiol (Lond) 184:170

Gomez AM, Valvidia HH, Cheng H, Lederer MR, Santana LF, Cannell MB, McCune SA, Altschuld RA, Lederer WJ (1997) Defective excitation-contraction coupling in experimental cardiac hypertrophy and heart failure. Science 276:800–806

Goto K, Warner TD (1995) Molecular pharmacology. Endothelium versatility. Nature 375:539–540

Gottlieb SS, Kukin ML, Ahern D, Packer M (1989) Prognostic importance of atrial natriuretic peptide in patients with chronic heart failure. J Am Coll Cardiol 13:1534–1539

Gracia-Dorado D, Theroux P, Tornos P, Sambola A, Oliveras J, Santos M, Soler JS (1995) Previous aspirin use may attenuate the severity of the manifestation of acute ischemic syndroms. Circulation 92:1.743–1.748

Gradman A, Deewania P, Cody R, Massie B, Packer M, Pitt B, Goldstein S (1989) Predictors of total mortality and sudden death in mild to moderate heart failure. J Am Coll Cardiol 14:564–570

Grossman W (1980) Cardiac hypertrophy: useful adaptation or pathologic process? Am J Med 69:576–584

Grossman W, Baim DS (eds) (1991) Cardiac catheterization, angiography, and intervention, 4th edn. Lea & Febiger, Philadelphia

Gwathmey JK, Hajjar RJ (1990) Relation between steady state force and intracellular [Ca^{2+}] in intact human myocardium: index of myofibrillar response to Ca^{2+}. Circulation 82:1.266–1.278

Gwathmey JK, Davidoff AJ (1993) Experimental aspects of cardiomyopathy. Curr Opin Cardiol 8:480–495

Gwathmey JK, Davidoff AJ (1994) Pathophysiology of cardiomyopathies: part II. Drug-induced and other interventions. Curr Opin Cardiol 9:369–378

Gwathmey JK, Copelas L, MacKinnon R, Schoen F, Feldman M, Grossman W, Morgan JP (1987) Abnormal intracellular calcium handling in myocardium from patients with end-stage heart failure. Circ Res 61:70–76

Hainsworth R (1991) Reflexes from the heart. Physiol Rev 71:617–658

Hajjar RJ, Gwathmey JK (1992) Cross-bridge dynamics in human ventricular myocardium: regulation of contractility in the failing heart. Circulation 86:1.819–1.826

Hall A (1994) A biochemical function for ras – at last. Science 264:1.413–1.414

Hamer AWF, Arkles LB, Johns JA (1989) Beneficial effects of low dose amiodarone in patients with congestive cardiac failure: a placebo-controlled trial. J Am Coll Cardiol 14:1.768–1.774

Hammond EH, Menlove RL, Anderson JL (1987) Predictive value of immunofluorescence and electron microscopic evaluation of endomyocardial biopsies in the diagnosis and prognosis of myocarditis and idiopathic dilated cardiomyopathy. Am Heart J 114:1.055–1.065

Hartzell HC (1979) Distribution of muscarinic acetylcholine receptors in amphibian cardiac muscle. Nature 278:569–571

Hartzell HC (1985) Effects of phosphorylated and unphosphorylated C-protein on cardiac actomyosin ATPase. J Mol Biol 186:185–195

Hartzell HC, Fischmeister R (1992) Direct regulation of cardiac Ca^{2+} channels by G proteins: neither proven nor necessary? TIPS 13:380–385

Hasenfuss G, Just H (1994) Myocardial phenotype changes in heart failure: cellular and subcellular adaptations and their functional significance. Br Heart J [Suppl] 72:S 10–17

Hasenfuss G, Mulieri LA, Beavitt BJ, Allen PD, Haeberle JR, Alpert NR (1992) Alteration of contractile function and excitation-contraction coupling in dilated cardiomyopathy. Circ Res 70:1.225–1.232

Hasenfuss G, Reinicke H, Studer R, Meyer M, Pieske B, Holtz J, Holubarsch C, Posival H, Just H, Drexler H (1994a) Relation between myocardial function and expression of sarcoplasmic reticulum Ca^{2+} ATPase in failing and nonfailing human myocardium. Circ Res 75:434–442

Hasenfuss G, Holubarsch C, Hermann HP, Astheimer K, Pieske B, Just H (1994b) Influence of the force-frequency relationship on hemodynamics and left ventricular function in patients with nonfailing hearts and in patients with failing dilated cardiomyopathy. Eur Heart J 15:164–170

Hasking GJ, Esler MD, Jennings GL, Burton D, Johns JA, Korner PI (1986) Norepinephrine spillover to plasma in patients with congestive heart failure: evidence of increased overall and cardiorenal sympathetic nervous activity. Circulation 73:615–621

Hausdorff WP, Caron MG, Lefkowitz RJ (1990) Turning off the signal: desensitization of beta-adrenergic receptor function: FASEB J 4:2.881–2.889 (published erratum (1990) FASEB J 4:3.049)

Haywood GA, Gullestad L, Katsuya T, Hutchinson HG, Pratt RE, Horiuchi M, Fowler MB (1997) AT_1 and AT_2 angiotensin receptor gene expression in human heart failure. Circulation 95:1.201–1.206

Heart and stroke facts (1995) Statistical supplement. American Heart Association, Dallas, TX

Heilbrunn SM, Shah P, Bristow MR, Valanatine HA, Ginsburg R, Fowler MB (1989) Increased β-receptor density and improved hemodynamic response to catecholamine stimulation during long-term metoprolol therapy in heart failure from dilated cardiomyopathy. Circulation 79:483–490

Heldin CH (1995) Dimerization of cell surface receptors in signal transduction. Cell 80:213–223

Hiroe M, Hirata Y, Fujita N, Umezawa S, Ito H, Tsujino M, Koike A, Nogami A, Takamoto T, Marumo F (1991) Plasma endothelin-1 levels in idiopathic dilated cardiomyopathy. Am J Cardiol 68:1.114–1.115

Hirzel H O, Tuchschmid CR, Schneider J, Krayenbuehl HP, Schaub MC (1985) Relationship between myosin isoenzyme composition, hemodynamics, and myocardial structure in various forms of human cardiac hypertrophy. Circ Res 57:729–740

Hjalmarson A, Waagstein F (1991) New therapeutic strategies in chronic heart failure: challenge of long-term β-blockade. Eur Heart J [Suppl F] 12:63–69

Hoffmann JEI, Spaan JAE (1990) Pressure-flow relations in coronary circulation. Physiol Rev 70:331–390

Hofmann PA, Hartzell HC, Moss RL (1991) Alterations in the Ca^{2+} sensitive tension due to partial extraction of C-protein from rat skinned cardiac myocytes and rabbit skeletal muscle fibers. J Gen Physiol 97:1.141–1.163

Holmberg S, Williams AJ (1989) Single channel recordings from human cardiac sarcoplasmic reticulum. Circ Res 65:1.445–1.449

Holmer SR, Homcy CJ (1991) G proteins in the heart. A redundant and diverse transmembrane signaling network. Circulation 84:1.891–1.902

Holubarsch C, Hasenfuss G, Just H, Alpert N (1994) Positive inotropism and myocardial energetics: influence of β receptor agonist stimulation, phosphodiesterase inhibition, and ouabain. Cardiovasc Res 28:994–1.002

Holubarsch C, Ruf T, Goldstein DJ, Ashton RC, Nickl W, Pieske B, Pioch K, Lüdemann J, Wiesner S, Hasenfuss G, Posival H, Just H, Burkhoff D (1996) Existence of the Frank-Starling mechanism in the failing human heart. Circulation 94:683–689

Hornig B, Kohler C, Drexler H (1997) Role of bradykinin in mediating vascular effects of angiotensin-converting enzyme inhibitors in humans. Circulation 95:1.115–1.118

Hunkeler NM, Kullman J, Murphy AM (1991) Troponin I isoform expression in human heart. Circ Res 69:1.409–1.414

Huxley HE (1969) The mechanism of muscular contraction. Science 164:1.356–1.366

Ikram H, Williamson HG, Won M, Crozier IG, Wells EJ (1987) The course of idiopathic dilated cardiomyopathy in New Zealand. Br Heart J 57:521–527

Irisawa H, Brown HF, Giles W (1993) Cardiac pacemaking in the sinoatrial node. Physiol Rev 73:197–227

Isner JM, Walsh K, Symes J, Pieczek A, Takeshita S, Lowry J, Rossow S, Rosenfield K, Weir L, Brogi E (1995) Arterial gene therapy for therapeutic angiogenesis in patients with peripheral artery disease. Circulation 91:2.678–2.692

Jacobus WE (1985) Respiratory control and the integration of heart high-energy phosphate metabolism by mitochondrial creatine kinase. Annu Rev Physiol 47:707–725

Isselbacher KJ, Braunwald E, Wilson JD, Martin JB, Fauci AS, Kasper DL (eds) (1994) Harrison's principles of internal medicine, 13th edn. McGraw-Hill, New York, p 991

Jakob H, Sigmund M, Eschenhagen T, Mende U, Patten M, Schmitz W, Scholz H, Schulte am Esch J, Steinfath M, Hanrath P (1995) Effect of captopril on myocardial beta-adrenoceptor density and G_i alpha-proteins in patients with mild to moderate heart failure due to dilated cardiomyopathy. Eur J Clin Pharmacol 47:389–394

James P, Inui M, Tada M, Chiesi M, Carafoli E (1989) Nature and site of phospholamban regulation of the Ca^{2+} pump of sarcoplasmic reticulum. Nature 342:90–92

Jezek V, Jezkova J, Michaljanic A, Niederle P, Feuereisl R (1990) Long-term effect of isosorbide dinitrate and nifedipine, singly and in association, in patients with chronic heart failure. Eur Heart J 11:1.059–1.064

Juul-Möller S, Edvardson S, Jahnmatz B, Rosen A, Sörensen S, Ömblus R (1992) Double blind trial of aspirin in primary prevention of myocardial infarction in patients with stable chronic angina pectoris. Lancet 340:1.421–1.425

Kaiser L, Spickard C, Olivier NB (1989) Heart failure depresses endothelial-dependent responses in canine femoral artery. Am J Physiol 256:H962–H967

Kandolf R, Hofschneider PH (1989) Viral heart disease. Springer Semin Immunol Pathol 11:1–13

Kannel WB (1990) CHD risk factors: a Framingham study update. Hosp Pract (Off Ed) 25:119–127

Kannel WB, Pinsky J (1991) Trends in cardiac failure-incidence and causes over three decades in the Framingham study. J Am Coll Cardiol 17:87A

Kannel WB, Ho K, Thom T (1994) Changing epidemiological features of cardiac failure. Br Heart J 72:S3–S9

Katz AM (1990) Cardiomyopathy of overload. A major determinant of prognosis in congestive heart failure. N Engl J Med 322:100–110

Katz AM (1992) Physiology of the heart, 2nd edn. Raven Press, New York

Kelly DP, Strauss AW (1994) Inherited cardiomyopathies. N Engl J Med 330:913–919

Kelly TL, Cremo R, Nielsen C, Shabetai R (1990) Prediction of outcome in late-stage cardiomyopathy. Am Heart J 119:1.111–1.121

Keogh AM, Baron DW, Hickie JB (1990) Prognostic guides in patients with idiopathic or ischemic dilated cardiomyopathy assessed for cardiac transplantation. Am J Cardiol 65:903–908

Keye M (1992) The registry of the international society for heart and lung transplantation: ninth official report – 1992. J Heart Lung Transplant 11:599–606

Kiessling G, Blickle B, Ross C, Pascht U, Gulbins E (1997) α_1-adrenoceptor-mediated negative inotropy of adrenaline in rat myocardium. J Physiol (Lond) 499:195–205

Kleber FX, Niemoller L, Doering W (1992) Impact of converting enzyme inhibition on progression of chronic heart failure: results of the Munich mild heart failure trial. Br Heart J 67:289–296

Komajda M, Jais JP, Reeves F, Goldfarb B, Bouhour JB, Juillieres Y, Lanfranchi J, Peychelon P, Geslin P, Carrier D (1990) Factors predicting mortality in idiopathic dilated cardiomyopathy. Eur Heart J 11:824–831

Krell MJ, Kline EM, Bates ER, Hodgson JM, Dilworth LR, Laufer N, Vogel RA, Pitt B (1986) Intermittent, ambulatory dobutamine infusions in patients with severe congestive heart failure. Am Heart J 112:787–791

Kubo SH, Rector TS, Bank AJ, Williams RE (1991) Endothelial-dependent vasodilation is attenuated in patients with heart failure. Circulation 84:1.589–1.596

Kubo SH, Gollub S, Bourge R (1992) Beneficial effects of pimobendan on exercise tolerance and quality of life in patients with heart failure: results of a multicenter trial. Circulation 85:942–949

Kühl U, Noustasias M, Seeberg B, Schultheiss HP (1996) Immunological analysis for a chronic intramyocardial inflammatory process in dilated cardiomyopathy. Heart 75:295–300

Lafont A, Guerot C, Lemarchand P (1996) Prospects for gene therapy in cardiovascular disease. Eur Heart J 17:1.312–1.317

Langer GA (1983)The 'sodium pump lag' revisited. J Mol Cell Cardiol 15:647–651

Latham RD, Mulrow JP, Virmani R, Robinowitz M, Moody JM (1989) Recently diagnosed idiopathic dilated cardiomyopathy: incidence of myocarditis and efficacy of prednisone therapy. Am Heart J 117:876–882

Lazdunski M, Frelin C, Vinge P (1985) The sodium/hydrogen exchange system in cardiac cells: its biochemical and pharmacological properties and its role in regulating internal concentrations of sodium and internal pH. J Mol Cell Cardiol 17:1.029–1.042

Lee WH, Packer M (1986) Prognostic importance of serum sodium concentration and its modification by converting-enzyme inhibition in patients with severe chronic heart failure. Circulation 73:257–267

Le Grand B, Hatem S, Deroubaix E, Couetil J, Coraboeuf E (1994) Depressed transient outward and calcium currents in dilated human atria. Cardiovasc Res 28:548–556

Levy MN (1971) Sympathetic-parasympathetic interactions in the heart. Circ Res 29:437–445

Levy MN (1995) Neural control of the heart: the importance of being ignorant. J Cardiovasc Electrophysiol 6:283–293

Li HG, Jones DL, Yee R, Klein GJ (1993) Arrhythmogenic effects of catecholamines are decreased in heart failure induced by rapid pacing in dogs. Am J Physiol 265:H1.654–H1.662

Limas CJ, Olivari MT, Goldenberg IF, Levine TB, Benditt DG, Simon A (1987) Calcium uptake by cardiac sarcoplasmic reticulum in human dilated cardiomyopathy. Cardiovasc Res 21:601–605

Linck B, Eschenhagen T, Jones LR, Müller FU, Neumann J, Nose M, Schmitz W, Scholz H (1996) Messenger RNA expression and immunological quantification of phospholamban and SR-Ca^{2+}-ATPase in failing and nonfailing human hearts. Cardiovasc Res 31:625–632

Linzbach AJ (1960) Heart failure from the point of view of quantitative anatomy. Am J Cardiol 5:370–382

Loewi O (1921) Über humorale Übertragbarkeit der Herznervenwirkung. Pflugers Archiv 189:239–242

Löffelholz K, Pappano AJ (1985) The parasympathetic neuroeffector junction of the heart. Pharmacol Rev 37:1–24

Lohmann S, Fischmeister R, Walter U (1991) Signal transduction by cGMP in heart. Basic Res Cardiol 86:503–514

Lohse MJ (1995) G-protein-coupled receptor kinases and the heart. Trends Cardiovasc Med 5:63–68

Lompre AM, Schwartz K, d'Albis A, Lacombe G, Van Thieme N, Swynghedauw B (1979) Myosin isoenzyme redistribution in chronic heart overload. Nature 282:105–107

Lompre AM, Bastie D de la, Boheler KR, Schwartz K (1989) Characterization and expression of the rat heart sarcoplasmic reticulum Ca^{2+}-ATPase mRNA. FEBS Lett 249:35–41

Lompre AM, Mercadier JJ, Schwartz K (1991) Changes in gene expression during cardiac growth. Int Rev Cytol 124:137–186

Lowell BB (1996) Slimming with the leaner enzyme. Nature 382:585–586

Luo WS, Grupp IL, Harrer J, Ponniah S, Grupp G, Duffy JJ, Doetschman T, Kranias EG (1994) Targeted disruption of the phospholamban gene is associated with markedly enhanced myocardial contractility and loss of β-agonist stimulation. Circ Res 75:401–409

Malik M (1996) Heart rate variability. Standards of measurement, physiological interpretation and clinical use. Task force of the European society of cardiology and the North American society of pacing and electrophysiology. Circulation 93:1.043–1.065

Mansourati J, LeGrand B (1993) Transient outward current in young and adult diseased human atria. Am J Physiol 265:H1.466–H1.470

Margossian SS, White HD, Caulfield JB, Norton P, Taylor S, Slayter HS (1992) Light chain 2 profile and activity of human ventricular myosin during dilated cardiomyopathy. Identification of a causal agent for impaired myocardial function. Circulation 85:1.720–1.733

Maron BJ, Ferrans VJ, Adelstein RS (1977) Isolation and characterization of myosin from subjects with asymetric septal hypertrophy. Circ Res 40:468–473

Maron BJ, Bonow RO, Cannon RO, Leon MB, Epstein SE (1987) Hypertrophic cardiomyopathy: interelations of clinical manifestations, pathophysiology, and therapy. Part 1 and 2. N Engl J Med 316:780–789, 844–852

Marron K, Wharton J, Sheppard MN, Fagan D, Royston D, Kuhn DM, Leval MR de, Whitehead BF, Anderson RH, Polak JM (1995) Distribution, morphology, and neurochemistry of endocardial and epicardial nerve terminal arborizations in the human heart. Circulation 92:2.343–2.351

Marshall CJ (1995) Specificity of receptor tyrosine kinase signaling: transient versus sustained extracellular signal-regulated kinase activity. Cell 80:179–185

Massie B, Fisher SG, Deedwania DC, Singh BN, Fletcher RD, Singh SN (1996) Effect of amiodarone on clinical status and left ventricular function in patients with congestive heart failure. Circulation 93:2.128–2.134

Mattera R, Yatani A, Kirsch GE, Graf R, Okabe K, Olate J, Codina J, Brown AM, Birnbaumer L (1989) Recombinant alpha i-3 subunit of G protein activates Gk-gated K$^+$ channels. J Biol Chem 264:465–471

McCormick F (1993) How receptors turn ras on. Nature 363:15–16

McDonald TF, Pelzer S, Trautwein W (1994) Regulation and modulation of calcium channels in cardiac, skeletal and smooth muscle cells. Physiol Rev 74:365–507

McKee PA, Castelli WP, McNamara PM, Kannel WB (1971) The natural history of congestive heart failure: the Framingham-study. N Engl J Med 285:1.441–1.446

Meerson FZ (1961) On the mechanism of compensatory hyperfunction and insufficiency of the heart. Cor Vasa 3:161–177

Mercadier JJ, Bouveret P, Gorza L, Schiaffino S, Clark WA, Zak R, Swynghedauw B, Schwartz K (1983) Myosin isoenzymes in normal and hypertrophied human ventricular myocardium. Circ Res 53:52–62

Mercadier JJ, Bastie D de la, Menasche P, N'Guyen van Cao A, Bouveret P, Lorente P (1987) Alpha myosin heavy chain isoform and atrial size in patients with various types of mitral valve dysfunction: a quantitative study. J Am Coll Cardiol 9:1.024–1.030

Mercadier JJ, Lompre AM, Duc P, Boheler KR, Fraysse JB, Wisnewsky C, Allen PD, Komajda M, Schwartz K (1990) Altered sarcoplasmic reticulum Ca^{2+}-ATPase gene expression in the human ventricle during end-stage heart failure. J Clin Invest 85:305–309

Michels VV, Mol PP, Miller FA, Tajik AJ, Chu JS, Driscoll DJ, Burnett JC, Rodeheffer RJ, Chesebro JH, Tazelaar HD (1992) The frequency of familial dilated cardiomyopathy in a series of patients with idiopathic dilated cardiomyopathy. N Engl J Med 326:77–82

Middlekauff HR, Stevenson WG, Stevenson LW, Saxon LA (1993) Syncope in advanced heart failure: high risk of sudden death regardless of origin of syncope. J Am Coll Cardiol 21:110–116

Mikawa T, Hyer J, Itoh N, Wei Y (1996) Retroviral vectors to study cardiovascular development. Trends Cardiovasc Med 6:79–86

Mittmann C, Münstermann U, Weil J, Böhm M, Herzig S, Nienaber C, Eschenhagen T (1998) Analysis of gene expression patterns in small amounts of human ventricular myocardium by a multiplex RNAse protection assay. J Mol Med, 76:133–140

Molina CR, Fowler MB, McCrory S, Peterson C, Myers BD, Schroeder JS, Murad F (1989) Hemodynamic, renal, and endocrine effects of atrial natiuretic peptide infusion in severe heart failure. J Am Coll Cardiol 12:175–186

Moorman JR, Ackerman SJ, Kowdley GC, Griffin MP, Mounsey JP, Chen Z, Cala SE, O'Brian JJ, Szabo G, Jones LR (1995) Unitary anion currents through phospholemman channel molecules. Nature 377:737–740

Moravec J, Moravec M (1987) Intrinsic nerve plexus of mammalian heart: morphological basis of cardiac rhythmical activity? Int Rev Cytol 106:89–147

Morgan HE, Baker KM (1991) Cardiac hypertrophy. Mechanical, neural, and endocrine dependence. Circulation 83:13–25

Morris CE (1990) Mechanosensitive ion channels. J Membr Biol 113:93–107

Morrow CJ, McOrist S (1985) Cardiomyopathy associated with curly hair coat in Poll Hereford calves in Australia. Vet Rec 117:312–313

Movsesian MA, Bristow MR, Krall J (1989) Ca^{2+} uptake by cardiac sarcoplasmic reticulum from patients with idiopathic dilated cardiomyopathy. Circ Res 65:1.141–1.144

Movsesian MA, Karimi M, Green K, Jones LR (1994) Ca^{2+}-transporting ATPase, phospholamban, and calsequestrin levels in nonfailing and failing human myocardium. Circulation 90:653–657

Mudge GH, Goldstein S, Addozinio LJ, Caplan A, Mancini D, Levine TB, Ritsch M, Stevenson LW (1993) 24th Bethesda conference: cardiac transplantation: task force 3: recipient guidelines/prioritization. J Am Coll Cardiol 22:21–31

Mühlhauser J, Merril MJ, Pili R, Maeda H, Bacic M, Bewig B, Passaniti A, Crystal RG, Capogrossi MC (1995 a) VEGF 165 expressed by a replication-deficient recombinant adenovirus vector induces angiogenesis in vivo. Circ Res 77:1.077–1.086

Mühlhauser J, Pili R, Merril MJ, Maeda H, Passaniti A, Crystal RG, Capogrossi MC (1995 b) In vivo angiogenesis induced by recombinant adenovirus vectors coding either for secreted or nonsecreted forms of acidic fibroblast growth factor. Hum Gene Ther 6:1.457–1.465

Mulieri LA, Hasenfuss G, Ittleman F, Blanchard EM, Alpert NR (1989) Protection of human left ventricular myocardium from cutting injury with 2,3-butanedione monoxime. Circ Res 65:1.441–1.444

Mulieri LA, Hasenfuss G, Leavitt BJ, Allen PD, Alpert NR (1992) Altered myocardial force-frequency relation in human heart failure. Circulation 85:1.743–1.750

Müller FU, Boheler KR, Eschenhagen T, Schmitz W, Scholz H (1993) Isoprenaline stimulates gene transcription of the inhibitory G-protein a-subunit G_{ia-2} in rat heart. Circ Res 72:696–700

Münzel T, Kurz S, Heitzer T, Harrison DG (1996) New insights into mechanisms underlying nitrate tolerance. Am J Cardiol 77:24C–30C

Murad F, Chi YM, Rall TW, Sutherland EW (1962) Adenyl cyclase: III. The effect of catecholamines and choline esters on the formation of adenosine 3',5'-phosphate by preparations from cardiac muscle and liver. J Biol Chem 237:1.233–1.238

Myerburg RJ, Kessler KM, Castellanos A (1992) Sudden cardiac death. Structure, function, and time-dependence of risk. Circulation 85:I2–I10

Nag AC (1980) Study of non-muscle cells of the adult mammalian heart: a fine structural analysis and distribution. Cytobios 28:41

Narang R, Cleland JGF, Erhardt L, Ball SG, Coats AJS, Cowley AJ, Dargie HJ, Hall AS, Hampton JR, Poole-Wilson PA (1996) Mode of death in chronic heart failure. Eur Heart J 17:1.390–1.403

Neuburger M (1928) Die Entwicklung der Lehre von den Herzkrankheiten. Wien Med Wochenschr 78:79–81, 122–126

Neumann J, Schmitz W, Scholz H, Meyerinck L von, Döring V, Kalmar P (1988) Increase of myocardial G_i-proteins in human heart failure. Lancet II:936–937

Neumann J, Boknik P, Kaspareit G, Bartel S, Krause EG, Fask HT, Schmitz W, Scholz H (1995) Effects of the phosphatase inhibitor calyculin A on the phosphorylation of C-protein in mammalian ventricular cardiomyocytes. Biochem Pharmacol 49:1.583–1.588

Newman D, Sauve MJ, Herre L, Langenberg JJ, Lee MA, Titus C, Franklin J, Scheinman MM, Griffin JC (1992) Survival after implantation of the cardioverter defibrillator. Am J Cardiol 69:899–903

Nicoll DA, Longoni S, Philipson KD (1990) Molecular cloning and functional expression of the cardiac sarcolemmal Na^+-Ca^{2+} exchanger. Science 250:562–565

Nikol S, Höfling B (1996) Aktueller Stand der Gentherapie. Dtsch Arztebl 41:B2.050–2.056

Nishizuka Y (1995) Protein kinase C and lipid signaling for sustained cellular responses. FASEB J 9:484–496

Norgaard A, Bagger JP, Bjerregaard P, Baandrup U, Kjeldsen K, Thomsen PEB (1988) Relation of left ventricular function and Na,K-pump concentration in suspected dilated cardiomyopathy. Am J Cardiol 61:1.312–1.315

O'Brien PJ, Gwathmey JK (1995) Myocardial Ca^{2+}- and ATPase-cycling imbalances in end-stage dilated and ischemic cardiomyopathies. Cardiovasc Res 30:394–404

O'Brien PJ, O'Grady M, McCutcheon LJ, Shen H, Nowack L, Horne RD, Mirsalimi SM, Julian RJ, Grima EA, Moe GW (1992) Myocardial myoglobin deficiency in various animal models of congestive heart failure. J Mol Cell Cardiol 24:721–730

O'Connor CM, Belkin RN, Caeson PE, Cropp AB, Frid DJ, Miller AB, Neuberg GW, Pressler ML (1996) Effect of

Amlodipine on mode of death in severe chronic heart failure: the PRAISE study. N Engl J Med 335:1107–1114

Packer M (1989) Pathophysiological pathomechanism underlying the adverse effects of calcium channel-blocking drugs in patients with chronic heart failure. Circulation [Suppl IV] 80:IV59–IV67

Packer M (1992) Lack of relation between ventricular arrhythmias and sudden death in patients with chronic heart failure. Circulation [Suppl I] 85:I50–I56

Packer M, Carver JR, Rodeheffer JR, Ivanhoe RJ, DiBianco R, Zeldis SM, Hendrix GH, Bmmer WJ, Elkayam U, Kukin ML, Mallis GI, Sollan JA, Shannon J, Tandon PK, DeMets DL (1991) Effect of oral milrinone on mortality in severe chronic heart failure. The PROMISE study research group. N Engl J Med 325:1.468–1.475

Packer M, Gheorghaide M, Young MB, Constantini PJ, Adams KF, Cody RJ, Smith LK, Van Voorhes L, Gourley LA, Jolly MK (1993) Withdrawl of digoxin from patients with chronic heart failure treated with angiotensin-converting-enzym inhibitors. N Engl J Med 329:1–7

Packer M, Bristow MR, Cohn JN, Colucci WS, Fowler MB, Gilbert EM, Shusterman NH (1996) The effect of carvedilol on morbidity and mortality in patients with chronic heart failure. N Engl Med 334:1.349–1.355

Pagani ED, Alousi AA, Grant AM, Order TM, Dziuban SW, Allen PD (1988) Changes in myofibrillar content and Mg-ATPase activity in ventricular tissues from patients with heart failure caused by coronary artery disease, cardiomyopathy, or mitral valve insufficiency. Circ Res 63:380–385

Palmer CJ, Scott BT, Jones LR (1991) Purification and complete sequence determination of the major plasma membrane substrate for cAMP-dependent kinase and protein C in myocardium. J Biol Chem 266:11.126–11.130

Parmacek MS, Leiden JM (1991) Structure, function, and regulation of troponin C. Circulation 84:991–1.003

Parmley W, Chuck L (1973) Length-dependent changes in myocardial contractile state. Am J Physiol 224:1.195–1.199

Parrillo JE, Cunnion RE, Epstein SE, Parker MM, Suffredini AF, Brenner M, Schaer GL, Palmeri ST, Cannon RO 3rd, Alling D (1989) A prospective, randomized controlled trial of prednisone for dilated cardiomyopathy. N Engl J Med 321:1.061–1.068

Pawson T (1995) Protein module and signalling networks. Nature 373:573–580

Penny WJ (1984) The deleterious effects of myocardial catecholamines on cellular electrophysiology and arrhythmias during ischemia and reperfusion. Eur Heart J 5:960–973

Petch MC, Nayler WG (1979) Concentration of catecholamines in human cardiac muscle. Br Heart J 41:340–344

Pfeffer MA, Pfeffer JM, Steinberg C, Finn P (1985) Survival after an experimental myocardial infarction: beneficial effects of long-term therapy with captopril. Circulation 72:404–412

PICO study (1996) Effect of pimobendan on exercise capacity in patients with heart failure: main results from the pimobendan in congestive heart failure (PICO) trial. Heart 76:223–231

Pitt B, Segal R, Martinez FA, Meurers G, Cowley AJ, Thomas I, Deedwania PC, Ney DE, Snavely DB, Chang P (1997) Randomised trial of losartan versus captopril in patients over 65 with heart failure (evaluation of losartan in the eldery study, ELITE). Lancet 349:747–752

Podrid PJ, Wilson JS (1989) Should asymptomatic ventricular arrhythmias in patients with congestive heart failure be treated? An antagonist's view-point. Am J Cardiol 66:451–457

Poole-Wilson PA (1990) Future perspectives in the management of congestive heart failure. Am J Cardiol 66:462–464

Post GR, Goldstein D, Thuerauf DJ, Glembotski CC, Brown JH (1996) Dissociation of p44 and p42 mitogen-activated protein kinase activation from receptor-induced hypertrophy in neonatal rat ventricular myocytes. J Biol Chem 271:8.452–8.457

Powis G, Hacker L (1991) Toxicity of free radical forming anticancer agents. In: Powis G, Hacker L (eds) The toxicity of anticancer drugs. Pergamon Press, Oxford New York, pp 106–123

Pratt CM, Eaton T, Francis M, Woolbert S, Mahmarian J, Roberts R, Young JB (1989) The inverse relationship between baseline left ventricular ejection fraction and outcome of antiarrhythmic therapy: dangerous imbalance in the risk-benefit ratio. Am Heart J 118:433–440

Rasmussen RP, Minobe W, Bristow MR (1990) Calcium antagonist binding sites in failing and nonfailing human ventricular myocardium. Biochem Pharmacol 39:691–696

Rector TS, Olivari MT, Levine TB, Francis GS, Cohn JN (1987) Predicting survival for an individual with congestive heart failure using the plasma norepinephrine concentration. Am Heart J 114:148–152

Regitz V, Fleck E (1992) Myocardial adenine nucleotide concentrations and myocardial norepinephrine content in patients with heart failure secondary to idiopathic dilated or ischemic cardiomyopathy. Am J Cardiol 69:1.574–1.580

Regitz-Zagrosek V, Friedel N, Heymann A, Bauer P, Neuß M, Rolfs A, Steffen C, Hildebrandt A, Hetzer R, Fleck E (1995) Regulation, chamber localization, and subtype distribution of angiotensin II receptors in human hearts. Circulation 91:1.461–1.471

Reuter H, Seitz N (1968) The dependence of calcium efflux from cardiac muscle on temperature and external ion composition. J Physiol (Lond) 195:45–70

Reuter H, Scholz H (1977) The regulation of the Ca conductance of cardiac muscle by adrenaline. J Physiol (Lond) 264:49–62

Roberts WC, Siegel RJ, McManus BM (1987) Idiopathic dilated cardiomyopathy: analysis of 152 necropsy patients. Am J Cardiol 60:1.340–1.455

Rodbell M, Krans HM, Pohl SL, Birnbaumer L (1971) The glucagon-sensitive adenyl cyclase system in plasma membranes of rat liver. J Biol Chem 246:1.872–1.876

Roden DM (1996) Antiarrhythmic drugs. In: Hardman HJ, Limbird LE (eds) Goodman & Gilman's. The pharmacological basis of therapeutics, 9th edn. McGraw-Hill, New York, p 852

Ross J Jr (1983) Mechanisms of cardiac contraction. What roles for preload, afterload and inotropic state in heart failure? Eur Heart J 4:19–28

Saba Z, Nassar R, Ungerleider RM, Oakeley AE, Anderson PAW (1996) Cardiac troponin T isoform expression correlates with pathophysiological descriptors in patients who underwent corrective surgery for congenital heart disease. Cicrulation 94:472–476

Sacca L, Fazio S (1996) Cardiac performance: growth hormone enters the race. Nat Med 2:29–31

Sacca L, Cittadini A, Fazio S (1994) Growth hormone and the heart. Endocr Rev 15:555–573

Sacks FM, Pfeffer MA, Moye LA, Rouleau JL, Rutherford JD, Cole TG, Brown L, Warnica JW, Arnold JM O, Wun CC, Davis BR, Braunwald E (1996) The effect of pravastatin on coronary events after myocardial infarction in patients with average cholesterol levels. N Engl J Med 335:1.001–1.009

Sadoshima JI, Izumo S (1993) Mechanical stretch rapidly activates multiple signal transduction pathways in cardiac myocytes: potential involvement of an autocrine/paracrine mechanism. EMBO J 12:1.681–1.692

Saito Y, Nakao K, Nishimura K, Sugawara A, Okumura K, Obata K, Sonoda R, Ban T, Yasue H, Imura H (1987) Clinical application of atrial natriuretic polypeptide in patients with congestive heart failure: beneficial effects on left ventricular function. Circulation 76:115–124

Saito Y, Nakao K, Arai H, Nishimura K, Okumura K, Obata K, Takemura G, Fujiwara H, Sugawara A, Yamada T (1989) Augmented expression of atrial natriuretic polypeptide gene in ventricle of human failing heart. J Clin Invest 83:293–305

Sakai S, Miyauchi T, Kobayashi M, Yamaguchi I, Goto K, Sugishita Y (1996) Inhibition of myocardial endothelin pathway improves long-term survival in heart failure. Nature 384:353–355

Schaper J, Hein S, Scholz D, Mollnau H (1995) Multifacetted morphological alterations are present in the failing human heart. J Mol Cell Cardiol 27:857–861

Schier JJ, Adelstein RS (1982) Structural and enzymatic comparison of human cardiac muscle myosins isolated from infants, adults and patients with hypertrophic cardiomyopathy. J Clin Invest 69:816–825

Schmidt TA, Allen PD, Colucci WS, Marsh JD, Kjeldsen K (1992) No adaptation to digitalization as evaluated by digitalis receptor (Na$^+$-K$^+$-ATPase) quantification in explanted hearts from donors without heart disease and from digitalized recipients with end-stage heart failure. Am J Cardiol 70:110–114

Schmitz W, Scholz H, Erdmann E (1987) Effects of alpha- and beta-adrenergic agonists, phosphodiesterase inhibitors and adenosine on isolated human heart muscle preparations. TIPS 8:447–450

Schnabel P, Böhm M, Gierschik P, Jakobs KH, Erdmann E (1990) Improvement of cholera toxin-catalysed ADP-ribosylation by endogenous ADP-ribosylation factor from bovine brain provides evidence for an unchanged amount of G$_{s\alpha}$ in failing human myocardium. J Mol Cell Cardiol 22:73–82

Schoeller R, Andersen D, Buttner D, Oezcelik R, Vey G, Schroder R (1993) First- or second-degree atrioventricular block as a risk factor in idiopathic dilated cardiomyopathy. Am J Cardiol 71:720–726

Scholz H, Eschenhagen T, Mende U, Neumann J, Schmitz W, Steinfath M (1992) Possible mechanisms of the positive inotropic effect of α-adrenergic receptor stimulation in the heart. In: Fujiwara M, Sugimoto T, Kogure K (eds) α-adrenoreceptors: signal transduction, ionic channels and effector organs. Excerpta Medica, Amsterdam, pp 101–111

Schumacher C, Konigs B, Sigmund M, Kohne B, Schondube F, Vob M, Stein B, Weil J, Hanrath P (1995) The ryanodine binding sarcoplasmic reticulum calcium release channel in nonfailing and in failing human myocardium. Naunyn Schmiedebergs Arch Pharmacol 353:80–85

Schwinger RHG, Böhm M, Erdmann E (1990) Effectiveness of cardiac glycosides in human myocardium with and without „downregulated" β-adrenoceptors. J Cardiovasc Pharmacol 15:692–697

Schwinger RH, Böhm M, Mittmann C, La Rosee K, Erdmann E (1991) Evidence for a sustained effectiveness of sodium-channel activators in failing human myocardium. J Mol Cell Cardiol 23:461–471

Schwinger RHG, Böhm M, La Rosee K, Schmidt U, Schultz C, Erdmann E (1992) Na$^+$-channel activators increase cardiac glycoside sensitivity in failing human myocardium. J Cardiovasc Pharmacol 19:554–561

Schwinger RHG, Böhm M, Müller-Ehmsen J, Uhlmann R, Schmidt U, Stablein A, Überfuhr P, Kreuzer E, Reichart B, Eissner HJ, Erdmann E (1993) Effect of inotropic stimulation on the negative force-frequency relationship in the failing human heart. Circulation 88:2.267–2.276

Schwinger RHG, Böhm M, Koch A, Schmidt U, Morano I, Eisner HJ, Überfuhr P, Reicher B, Erdmann E (1994) The failing human heart is unable to use the Frank-Starling mechanism. Circ Res 74:959–969

Seger R, Krebs EG (1995) The MAPK signaling cascade. FASEB J 9:726–735

Sekiguchi M, Take M (1980) World survey of catheter biopsies of the heart. In: Sekiguchi M, Olsen EGJ (eds) Cardiomyopathy: clinical, pathological, and theoretical aspects. University Park Press, Baltimore, pp 217–225

Sham JSK, Jones LR, Murad M (1991) Phospholamban mediates the β-adrenergic-enhanced Ca^{2+} uptake in mammalian ventricular myocytes. Am J Physiol 261:H1.344–H1.349

Shamraj OI, Grupp IL, Grupp G, Melvin D, Gradoux N, Kremers W, Lingrel JB, De Pover A (1993) Characterization of Na-K-ATPase, its isoforms, and the inotropic response to ouabain in isolated failing human hearts. Cardiovasc Res 27:2.229–2.237

Shenolikar S, Nairn AC (1991) Protein phosphatases: recent progress. Adv Second Messenger Phosphoprotein Res 23:1–121

Shubeita HE, McDonough PM, Harris AN, Knowlton KU, Glembotski CC, Brown JH, Chien KR (1990) Endothelin induction of inositol phospholipid hydrolysis, sarcomere assembly, and cardiac gene expression in ventricular myocytes. A paracrine mechanism for myocardial cell hypertrophy. J Biol Chem 265:33, 20.555–20.562

Shubeita HE, Martinson EA, Van Bilsen M, Chien KR, Brown JH (1992) Transcriptional activation of the cardiac myosin light chain 2 and atrial natriuretic factor genes by protein kinase C in neonatal rat ventricular myocytes. Proc Natl Acad Sci USA 89:1.305–1.309

Siebels J, Cappato R, Ruppel R, Schneider MAE, Kuck KH (1993) Preliminary results of the cardiac arrest study Hamburg (CASH). Am J Cardiol 72:109F–113F

Sigmund M, Jakob H, Becker H, Hanrath P, Schumacher C, Eschenhagen T, Schmitz W, Scholz H, Steinfath M (1996) Effects of metoprolol on myocardial β-adrenoceptors and G$_{i\alpha}$-proteins in patients with congestive heart failure. Eur J Clin Pharmacol 51:127–132

Silverstein MJ, Gamagami P, Masetti R, Legmann MD, Craig PH, Gierson ED (1997) Results from a multidisciplinary breast center. Analysis of disease discovered. Surg Oncol Clin North Am 6:301–314

Simpson PC (1988) Proto-oncogenes and cardiac hypertrophy. Annu Rev Physiol 51:189–202

Simpson PC (1990) Regulation of hypertrophy and gene transcription in cultured heart muscle cells. In: Chien S (ed) Molecular biology of the cardiovascular system. Liss, New York, pp 125–133

Singh SH, Fletcher RD, Fisher SG, Singh BN, Lewis HD, Deedwania PC, Massie BM, Colling C, Lazzeri D (1995) Amiodarone in patients with congestive heart failure and asymptomatic ventricular arrhythmia. N Engl J Med 333:77–82

Smith SC (1996) Risk-reduction therapy: the challenge to change. Circulation 93:2.205–2.211

Smith TW, Braunwald E, Kelly RA (1991) The management of heart failure. In: Braunwald E (ed) Heart disease. Saunders, Philadelphia, p 507

Solaro RJ (1995) Troponin C-troponin I interactions and molecular signaling in cardiac myofilaments. Adv Exp Med Biol 382:109–115

SOLVD Investigators (1991) Effect of enalapril on survival of patients with reduced left ventricular ejection fraction and congestive heart failure. N Engl J Med 325:293–305

SOLVD Investigators (1992) Effect of enalapril on mortality and the development of heart failure in asymptomatic patients with reduced left ventricular ejection fraction. N Engl J Med 327:685–691

Soonpaa MH, Koh GJ, Klug MG, Field LJ (1994) Formation of nascent intercalated disks between grafted fetal cardiomyocytes and host myocardium. Science 264:98–101

4S Study (1994) Randomised trial of cholesterol lowering in 4,444 patients with coronary heart disease: the Scandinavian simvastatin survival study. Lancet 344:1.383–1.389

Starling EH (1918) Linacre lecture on the law of the heart. Longmans, London

Steinfath M, Danielsen W, Leyen H van der, Mende U, Meyer W, Neumann J, Nose M, Reich T, Schmitz W, Scholz H Z, Starbatty J, Stein B, Döring V, Kalmar P, Haverich A (1992) Reduced α_1- and β2-adrenoceptor-mediated positive inotropic effects in human end-stage heart failure. Br J Pharmacol 105:463–469

Sternweis PC, Northup JK, Smigel MD, Gilman AG (1981) The regulatory component of adenylate cyclase. J Biol Chem 256:11.517–11.526

Stevenson WG, Stevenson LW, Middlekauff HR, Fonarow GC, Hamilton MA, Woo MA, Saxon LA, Natterson PD, Steimle A, Walden JA (1995) Improving survival for patients with advanced heart failure: a study of 737 consecutive patients. Am Coll Cardiol 26:1.417–1.423

Stoll M, Stecklings UM, Paul M, Bottari SP, Metzger R, Unger T (1995) The angiotensin AT2-receptor mediates inhibition of cell proliferation in coronary endothelial cells. J Clin Invest 95:651–657

Strauer BE (1973) Der Mechanismus der Nitroglyzerinwirkung vom Aspekt der Myokardkontraktilität. Z Kardiol 62:97–113

Studer R, Reinecke H, Bilger J, Eschenhagen T, Böhm M, Just H, Holtz J, Drexler H (1994) Gene expression of the cardiac sodium-calcium exchanger in end-stage human heart failure. Circ Res 75:443–453

Sugrue DD, Rodeheffer RJ, Codd MB, Ballard DJ, Fuster V, Gersh BJ (1992) The clinical course of idiopathic dilated cardiomyopathy. A population-based study. Ann Intern Med 117:117–123

Sun U, Tonks NK (1994) The coordinated action of protein tyrosine phosphatases and kinases in cell signaling. Trends Biochem Sci 19:480–485

Sweadner KJ (1993) Multiple digitalis receptors. A molecular perspective. Trends Cardiovasc Med 3:2–6

Swedberg K, Viquerat C, Rouleau JL, Roizen M, Atherton B, Parmley WW, Chatterjee K (1984) Comparison of myocardial catecholamine balance in chronic congestive heart failure and in angina pectoris without failure. Am J Cardiol 54:783–786

Swynghedauw B (1990) The biological limits of cardiac adaptation to chronic overload. Eur Heart J [Suuppl G] 11:87–94

Takahashi T, Allen PD, Marks AR, Dennis AR, Schoen FJ, Grossman W, Marsh JD, Izumo S (1992) Expression of dihydropyridine receptor (Ca^{2+} channel) and calsequestrin genes in the myocardium of patients with end-stage heart failure. J Clin Invest 90:927–935

Takemura G, Fujiwara H, Horike K, Mukoyama M, Saito Y, Nakao K, Matsuda M, Kawamura A, Ishida M, Kida M, Uegaito T, Tanaka M, Matsumori A, Fujiwara Y, Fujiwara T, Imura H, Kawai C (1989) Ventricular expression of atrial natriuretic polypeptide and its relations with hemodynamics and histology in dilated human hearts. Circulation 80:1.137–1.147

Tam SK, Gu W, Nadal-Ginard B (1995) Molecular cardiomyoplasty: potential cardiac gene therapy for chronic heart failure. J Thorac Cardiovasc Surg 109:918–923

Tan LB, Murray RG, Littler WA (1987) Felodipine in patients with chronic heart failure: discrepant hemodynamic and clinical effects. Br Heart J 58:122–128

Tang WJ, Gilman AG (1992) Adenylyl cyclases. Cell 70:869–872

Taussig R, Iniguez-Lluhi JA, Gilman AG (1993) Inhibition of adenylyl cyclase by $G_{i\alpha}$. Science 261:218–221

Tercic A, Puceat M, Vassort G, Vogel SM (1993) Cardiac a_1-adrenoceptors: an overview. Pharmacol Rev 45:147–175

Terracio L, Borg TK (1988) Factors affecting cardiac cell shape. Heart Failure 4:114–124

Thomas JA, Marks BH (1978) Plasma norepinephrine in congestive heart failure. Am J Cardiol 41:233–243

Timsit J, Riou B, Bertherat J, Wisnewski C, Kato NS, Weisberg AS, Lubetzki J, Lecarpentier Y, Winegrad S, Mercadier JJ (1990) Effects of chronic growth hormone hypersecretion on intrinsic contractility, energetics, isomyosin pattern, and myosin adenosine triphosphatase activity of rat left ventricle. J Clin Invest 86:507–515

Tontis A, Zwahlen R, Lobsiger C, Luginbühl H (1990) Pathologie der bovinen Kardiomyopathie. Schweiz Arch Tierheilkd 132:105–116

Tontis A, Gutzweiler A, Zwahlen R (1992) Myokardiale Fibrose und Degeneration mit Herzinsuffizienz (Kardiomyopathie) bei zwei Ziegen. Tierarztl Prax 20:368–372

Tsuchimochi H, Sugi M, Kuroo M, Ueda S, Takaku F, Furuta S, Shirai T, Yazaki Y (1984) Isoenzymic changes in myosin of human atrial myocardium induced by overload. J Clin Invest 74:662–665

Tsutsui H, Ishihara K, Cooper G (1993) Cytoskeletal role in the contractile dysfunction of hypertrophied myocardium. Science 260:682–687

Ungerer M, Böhm M, Elce JS, Erdmann E, Lohse MJ (1993) Altered expression of β-adrenergic receptor kinase and β1-adrenergic receptors in the failing human heart. Circulation 87:454–463

Uretsky BF, Jessup M, Konstam MA, Dec GW, Leier CV, Benotti J, Murali S, Herrmann HC, Sandberg JA (1990) Multicenter trial of oral enoximone in patients with moderate to moderately severe congestive heart failure: lack of benefit compared with placebo. Circulation 82:774–780

Uretsky BF, Young JB, Shahidi FE, Yellen LG, Harrison MC, Jolly MK (1993) Randomized study assessing the effect of digoxin withdrawl in patients with mild to moderate chronic congestive heart failure: results of the PROVED trial. J Am Coll Cardiol 22:955–962

Valenzuela D, Han X, Mende U, Fankhauser C, Mashimo H, Huang P, Pfeffer J, Neer EJ, Fishman MC (1997) Gαo is necessary for muscarinic regulation of Ca^{2+} channels in mouse heart. Proc Natl Acad Sci USA 94: 1727–1732

VanFlett JF, Ferrans VJ (1986) Myocardial diseases of animals. Am J Pathol 124:98–178

Vetter R, Studer R, Reinicke H, Kolar F, Ostadalova I, Drexler H (1995) Reciprocal changes in the postnatal expression of the sarcolemmal Na$^+$-Ca^{2+}- exchanger and SERCA 2a in rat heart. J Mol Cell Cardiol 27:1.689–1.702

Waagstein F, Hjalmarson A, Varnauskas E, Wallentin I (1975) Effect of chronic beta-adrenergic receptor blockade in congestive cardiomyopathy. Br Heart J 137:1.022–1.036

Waagstein F, Bristow MR, Svedberg K, Camerini F, Fowler MB, Silver MA, Gilbert EM, Johnson MR, Goss FG, Hjalmarson A (1993) Beneficial effects of metoprolol in idiopathic cardiomyopathy. Lancet 342:1.441–1.446

Waldo AL, Camm J, deRyter H, Friedman PL, MacNeil DJ, Pitt B, Pratt CM, Rodda BE, Schwartz PJ (1995) Survival with oral d-sotalol in patients with left ventricular dysfunction after myocardial infarction: rational, design, and methods (the SWORD trial). Am J Cardiol 75:1.023–1.027

Walsh DA, Patten SM van (1994) Multiple pathway signal tranduction by the cAMP-dependent protein kinase. FASEB J 8:1.227–1.236

Wankerl M, Böhm M, Morano I, Rüegg JC, Eichhorn M, Erdmann E (1990) Calcium sensitivity and myosin light chain pattern of atrial and ventricular skinned fibers from patients with various kinds of cardiac disease. J Mol Cell Cardiol 22:1.425–1.438

Wearn JT (1939–1940) Morphological and functional alterations of the coronary circulation. Harvey Lect 35:243–270

Weber KT, Brilla GC (1993) Structural basis for pathological left ventricular hypertrophy. Clin Cardiol [Suppl 2] 16:II10–14

Weber KT, Katwa LC, Cleutjens JPM (1995) Connective tissue: a metabolic entity? J Mol Cell Cardiol 27:107–120

Wei JY (1992) Age and the cardiovascular system. N Engl J Med 327:1.735–1.739

Weil J, Eschenhagen T, Magnussen O, Mittmann C, Orthey E, Scholz H, Schäfer H, Scholtysik G (1997) Reduction of myocardial myoglobin in bovine dilated cardiomyopathy. J Mol Cell Cardiol 29:743–751

Weil J, Eschenhagen T, Hirt S, Magnussen O, Mittmann C, Remmers U, Scholz H (1998) Preserved Frank-Starling mechanism in human end stage heart failure. Cardiovasc Res 37:451–458

Wettwer E, Amos GJ, Posival H, Ravens U (1994) Transient outward current in human ventricular myocytes of subepicardial and subendocardial origin. Circ Res 75:473–482

WHO/ISFC Task Force (1980) Report of the WHO/ISFC Task Force on the definition and classification of cardiomyopathies. Br Heart J 44:672–673

WHO/ISFC Task Force (1996) Report of the WHO/ISFC Task Force on the definition and classification of cardiomyopathies. Circulation 93:841–842

Wilson JR, Reichek JR, Dunkman WB, Goldberg S (1981) Effects of diuresis on the performance of the failing left ventricle in men. Am J Med 70:234–239

Yang R, Bunting S, Gillet N, Clark R, Jin H (1995) Growth hormone improves cardiac performance in experimental heart failure. Circulation 92:262–267

Yang ZK, Boyett MR, Janvier NC, McMorn SO, Shui Z, Karim F (1996) Regional differences in the negative inotropic effect of acetylcholine within the canine ventricle. J Physiol (Lond) 492:789–806

Yasue H, Yoshimura M, Sumida H, Kikuta K, Kugiyama K, Jougasaki M, Ogawa H, Okumura K, Mukoyama M, Nakao K (1994) Localization and mechanism of secretion of B-type natriuretic peptide in comparison with those of A-type natriuretic peptide in normal subjects and patients with heart failure. Circulation 90:195–203

Yoshimura M, Yasue H, Okumura K, Ogawa H, Jougasaki M, Mukoyama M, Nakao K, Imura H (1993) Different secretion patterns of atrial natriuretic peptide and brain natriuretic peptide in patients with heart failure. Circulation 87:464–469

Yue DT (1997) Quenching the spark in the heart. Science 276:755–756

Yusuf S, Peto R, Lewis J, Collins R, Sleight P (1985) Beta blockade during and after myocardial infarction: an overview of the randomized trials. Prog Cardiovasc Dis 27:335–371

Zak R (1974) Development and proliferative capacity of cardiac muscle cells. Circ Res [Suppl 2] 34/35:17

2 Gefäß- und Gerinnungsmechanismen

2.1 Molekulargenetik hereditärer Hämostasedefekte

FALKO H. HERRMANN und GÜNTER VOGEL

Inhaltsverzeichnis

Handbuch der molekularen Medizin, Band 3
Herz-Kreislauf-Erkrankungen
D. Ganten/K. Ruckpaul (Hrsg.)
© Springer-Verlag Berlin Heidelberg 1998

2.1.1 Übersicht über die Blutgerinnungsprozesse
(Abb. 2.1.1)

Die Hämostase zählt zu den wichtigsten Abwehrmechanismen des Organismus. Ein komplexes Zusammenspiel von zellularen, vaskulären und humoralen Mechanismen gewährleistet einerseits, daß das Blut innerhalb des intakten Gefäßsystems flüssig bleibt, andererseits wird nach einer Gefäßverletzung der Blutverlust durch die Ausbildung spezifischer Strukturen (primärer hämostatischer Pfropf, definitives Gerinnsel, Narbe) minimiert. Im Mittelpunkt der Hämostaseprozesse steht die Blutgerinnung, d. h. die Umwandlung des im Plasma gelösten Fibrinogens in das unlösliche Fibrin. Es

handelt sich bei der Fibrinogen-Fibrin-Umwandlung um einen proteolytischen Prozeß. Das Gerinnungsenzym Thrombin spaltet vom Fibrinogenmolekül die Fibrinpeptide A und B ab. Die entstehenden Fibrinmonomere weisen eine elektrische Ladung auf, die zu einer zunächst reversiblen Polymerisation der Monomere [Fibrin$_s$ (s=solubilis)] führt. Später kommt es unter Mitwirkung einer Transglutaminase (Faktor XIII) zu einer irreversiblen Verknüpfung der Monomere [Fibrin$_i$ (i=insolubilis)]. In das entstehende Fibrinnetz werden die geformten Blutbestandteile eingeschlossen (definitives Gerinnsel). Entlang der Fibrinfasern kommt es später zur Einwanderung von Fibroblasten und damit zur Ausbildung einer Narbe. Das Schlüsselenzym der Gerinnung – Thrombin –

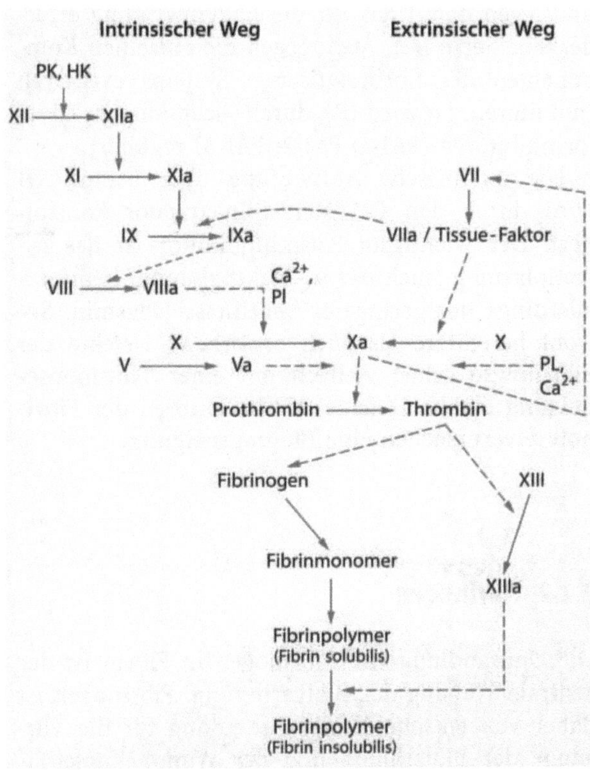

Abb. 2.1.1. Übersicht über die Blutgerinnungsprozesse, schematische Darstellung der prokoagulatorischen Reaktionen. Die Abbildung ist in Einzelheiten vereinfacht, *PK* Präkallikrein, *HK* Hochmolekulares Kininogen, *PL* Phospholipide, *durchgezogener Pfeil* wird zu, *unterbrochener Pfeil* wirkt auf

kommt im Blut in Form seines Zymogens Prothrombin vor. Die Umwandlung des Prothrombins in Thrombin kann nach der klassischen Auffassung auf 2 unterschiedlichen Wegen erfolgen, die als extrinsischer bzw. intrinsischer Aktivierungsweg bezeichnet werden. Diese beiden Wege werden nachfolgend beschrieben, obwohl in jüngerer Zeit erkannt wurde, daß es zahlreiche Wechselbeziehungen zwischen dem „extrinsic pathway" und dem „intrinsic pathway" der Gerinnungsaktivierung gibt. Der Start der Blutgerinnung über den extrinsischen Weg ist an ein integrales Membranprotein gebunden, das als Tissue-Faktor (älterer Ausdruck: Gewebethromboplastin) bezeichnet wird.

Der Tissue-Faktor (TF) ist in einer gewebespezifischen Weise im Organismus verteilt. Hohe Konzentrationen von TF werden in den Adventitiazellen und den Perizyten der Blutgefäße (Ausnahme: Kapillaren), in der Haut, der Schleimhaut des Magen-Darm-Trakts sowie in den Zellen der Kapseln der meisten inneren Organe gefunden. Das Verteilungsmuster des TF ist treffend als hämostatische Hülle (hemostatic envelope), die die Blutgefäße,

die inneren Organe und den gesamten Organismus einhüllt, beschrieben worden. TF findet sich unter physiologischen Bedingungen jedoch an keiner Stelle des Organismus, die im unmittelbaren Kontakt zum Plasma steht. Dies trifft besonders auch für die Endothelzellen zu. Eine TF-Bildung wird in diesen Zellen nur unter pathologischen Bedingungen durch Einwirkung bestimmter Substanzen wie Tumornekrosefaktor (TNF) oder Endotoxin stimuliert. Die Initialphase der Gerinnung besteht darin, daß nach Verletzung der Gefäßwand der außerhalb des Gefäßes liegende TF in Kontakt mit dem intravasal liegenden Gerinnungsfaktor VII kommt. Es entsteht ein Komplex aus TF und Faktor VII. In der Folge kommt es zur Aktivierung des Faktors VII zu Faktor VIIa. Die Einzelheiten des Aktivierungsprozesses sind noch nicht definitiv geklärt. Der TF-Faktor-VIIa-Komplex ist in der Lage, sowohl den Faktor X zu Xa als auch den Faktor IX zu IXa zu aktivieren. Der Faktor Xa aktiviert sodann eine kleine Prothrombinmenge, und es entstehen Spuren von Thrombin. Die Amplifikation der Thrombinbildung ist an die Mitwirkung von Thrombozyten gebunden. Sie lagern sich in der Nähe von Zellen, die den TF-Faktor-VII-Komplex herausbilden, an. Die in der Initialphase der Gerinnung entstehenden Thrombinspuren bewirken eine Aktivierung der Thrombozyten. Dabei werden auch die spezifischen Plättchenrezeptoren exprimiert, die für die Anlagerung der verschiedenen Enzyme und Kofaktoren (Faktor V, Faktor VIII, Faktor IX) an der Plättchenoberfläche verantwortlich sind.

Für die Amplifikation der durch Faktor IXa initiierten Gerinnungsprozesse spielt Faktor XIIa eine Rolle. Da jedoch auch in Abwesenheit von Faktors XII die Gerinnung eintritt, muß es noch weitere, bisher nicht bekannte Mechanismen der Faktor-XI-Aktivierung geben.

Die an der Thrombozytenoberfläche konzentrierten Komponenten lagern sich in einer charakteristischen Weise aneinander. Dabei kommt es zunächst zur Bildung eines Komplexes aus Faktor IXa und Faktor VIIIa (Tenasekomplex), der in einer rasch verlaufenden Reaktion Faktor X zu Xa aktiviert.

Unmittelbar darauf entsteht der aus Faktor Va und Faktor Xa zusammengesetzte Prothrombinasekomplex, der explosionsartig die Umwandlung von Prothrombin in Thrombin auslöst. Thrombin bewirkt sodann die bereits beschriebene Fibrinogen-Fibrin-Umwandlung.

Nach der klassischen Auffassung erfolgt die Aktivierung der Gerinnung über den intrinsischen

Weg durch den Kontakt des Faktors XII mit nicht blutneutralen („fremden") Oberflächen. Dabei kommt es infolge einer Konformationsänderung zur Aktivierung des Faktors XII zu XIIa. Letzterer aktiviert seinerseits Faktor XI zu XIa. Für diese Kontaktaktivierung spielen ferner Präkallikrein und das hochmolekulare Kininogen (HMWK) eine Rolle. Die weiteren Reaktionen verlaufen dann sinngemäß wie bei der extrinsischen Aktivierung. Der soeben beschriebene intrinsische Aktivierungsweg wird in Form der Bestimmung der aktivierten partiellen Thromboplastinzeit (aPTT) für diagnostische Zwecke genutzt. Welche Bedeutung er für die Blutstillung in vivo hat, ist nicht genau bekannt.

Den prokoagulatorischen Mechanismen stehen physiologische Inhibitoren gegenüber, die eine überschießende Gerinnung verhüten können. Die Initialphase der Gerinnung wird durch den Tissue-Faktor-pathway-Inhibitor (älterer Name: extrinsic pathway inhibitor) reguliert. Es handelt sich dabei um einen Kunitz-Typ-Inhibitor. Seine Wirkung entfaltet er durch Hemmung des Komplexes aus Tissue-Faktor, Faktor VIIa und Faktor Xa.

Die Amplifikation der Thrombinbildung wird durch das Protein-C-System reguliert. Protein C ist ein Vitamin-K-abhängiges, in der Leber synthetisiertes Protein. Es ist das Zymogen des Enzyms, „aktiviertes Protein C" (APC). APC inaktiviert durch Spaltung die Faktoren Va und VIIIa und reguliert dadurch die Amplifikation der Thrombinbildung. Für diese Reaktionen ist die Gegenwart eines Kofaktors, des ebenfalls Vitamin-K-abhängigen, in der Leber gebildeten Proteins S erforderlich. APC bindet ferner einen Plasminogenaktivatorinhibitor (PAI-1) und aktiviert auf diese Weise die Fibrinolyse. Die Aktivierung des Proteins C zu APC erfolgt durch einen Komplex aus dem endothelständigen Thrombomodulin und Thrombin. Nach Bindung an Thrombomodulin verliert das Thrombin die Fähigkeit zur Fibrinogen-Fibrin-Umwandlung, erlangt jedoch die Fähigkeit, Protein C zu aktivieren.

Zu den Regulationsmechanismen der Hämostase gehört ferner die Fibrinolyse. Das Enzym Plasmin spaltet Fibrin über die Intermediärprodukte X und Y in die Fragmente D und E. Plasmin zirkuliert im Blut in Form seines Zymogens Plasminogen. Für die Aktivierung des Plasminogens sind Aktivatoren erforderlich. Sie werden als Tissue-type-Plasminogenaktivator (tPA) und als Single-chain-Urokinase-Plasminogen-Aktivator (scuPA) bezeichnet. Die Plasminogenaktivatoren spalten eine Arg-Val-Bindung im Plasminogenmolekül und legen damit das für die Enzymwirkung erforderliche Serin frei. Auch gegen die einzelnen Komponenten des fibrinolytischen Systems existieren Inhibitoren. So wird tPA durch Plasminogenaktivatorinhibitoren (PAI-1; PAI-2; PAI-3) reguliert.

Die intrinsische Aktivierung über Faktor XII wird durch den C1-Esterase-Inaktivator kontrolliert. Der wichtigste Plasmininhibitor ist das α_2-Antiplasmin. Auch das α_2-Makroglobulin hemmt – allerdings mit geringerer Spezifität – Plasmin. Sowohl hereditäre als auch erworbene Defekte der Fibrinolyse gehen vielfach mit einer Thromboseneigung einher. Defekte der Inhibitoren der Fibrinolyse verursachen eine Blutungsneigung.

2.1.2 Fibrinogen

Die Umwandlung von Fibrinogen in Fibrin ist der zentrale Vorgang der Blutgerinnung. Fibrinogen ist daher von entscheidender Bedeutung für die Vorgänge der Blutstillung und der Wundheilung. Fibrin spielt jedoch auch für Tumorwachstum, Metastasierungen sowie für bestimmte Abwehrmechanismen eine bedeutungsvolle Rolle.

2.1.2.1 Biochemie und Physiologie

Menschliches Fibrinogen hat ein Molekulargewicht (MG) von 340.000. Das Fibrinogenmolekül besteht aus 3 Paaren von nicht identischen Peptidketten, die als Aα, Bβ und γ bezeichnet werden. Die 3 Ketten enthalten 610, 461 bzw. 411 Aminosäurereste. Die Blutgerinnung kommt dadurch zustande, daß das Gerinnungsenzym Thrombin von 2 Ketten (Aα und Bβ) kleinmolekulare Peptide (Fibrinopeptide A und B) abspaltet. Die zurückbleibenden Fibrinmonomere sind elektrisch geladen und haben die Fähigkeit zur Polymerisation. Die Polymerisation kommt durch die Wechselwirkung zwischen 2 komplementären Polymerisationsbereichen zustande.

Der in der karboxylterminalen Region der γ- und der Bβ-Kette vorhandene Bereich wird als D-Domäne bezeichnet und ist dem Fibrinogen und dem Fibrinmolekül gemeinsam. Im Bereich der aminoterminalen Region der Aα- und Bβ-Kette wird – jedoch erst nach Abspaltung der Fibrinopeptide – die E-Domäne gebildet. Zahlreiche Bereiche des Fibrinogenmoleküls werden während oder nach der Biosynthese modifiziert. Dabei ist es außerordentlich häufig, daß die Modifikationen unvollständig sind und in einzelnen Molekülen unterschiedliche Kombinationen aufweisen. Derartige Differenzen betreffen die Prozessierung bei der Synthese, die Phosphorylierung, die Sulfatierung, die Hydroxylierung, die Oxidierung, die Glykosylierung, den Amid-Ammoniak-Verlust und den proteolytischen Abbau. Man hat berechnet, daß das Fibrinogen aus diesen Gründen in mehr als 1 Mio. nicht identischer Formen im Blut jedes Menschen vorhanden ist. Bei einigen dieser Modifikation ist eine Beziehung zu Erkrankungen wahrscheinlich. Zusätzliche Modifikationen entstehen durch Mutationen und führen zu Dysfibrinogenämien, die schon in mehr als 80 Fällen aufgeklärt wurden.

2.1.2.2 Molekulargenetik

Den 3 Peptidketten entsprechen 3 verschiedene Gene, die jedoch alle auf Chromosom 4 dicht nebeneinander gelegen sind. Die Reihenfolge der Gene ist γ-Aα-Bβ. Die Transkription der Gene der γ- und Aα-Kette erfolgt in Richtung des Gens der Bβ-Kette, und das Gen der Bβ-Kette wird vom entgegengesetzten DNA-Strang aus in Richtung der 2 anderen Gene umgeschrieben. Die DNA-Sequenz der Fibrinogengene ist bekannt. In einigen Positionen der DNA-Sequenz können genetisch bedingt alternative Nukleotide vorhanden sein, die einen Polymorphismus auf DNA-Ebene erzeugen. Diese Unterschiede sind in der Regel durch Restriktionsanalysen nachweisbar. Ein häufig vorhandener Polymorphismus, der zu Aminosäuresequenzunterschieden führt, verursacht eine sog. Mikroheterogenität in gepoolten Plasmaproben. In der Mehrzahl der Fälle führen diese Modifikationen nicht zu klinischen Folgen.

Auf Proteinebene finden sich 2 Formen von Aminosäuresequenzunterschieden, die häufiger vorkommen und vermutlich von klinischer Relevanz sind. Es handelt sich einerseits um einen Austausch von Threonin durch Alanin in Position 312 der Aα-Kette und andererseits um einen Austausch von Arginin durch Lysin in Position 448 der Bβ-Kette. Dabei ist der Polymorphismus der Position 448 der Bβ-Kette von besonderer Bedeutung, da er eine Korrelation mit bereits seit längerer Zeit bekannten Polymorphismen in den nicht kodierenden Genabschnitten für die Bβ-Kette aufweist. Von letzterem ist bekannt, daß eine Korrelation mit dem Plasmaspiegel des Fibrinogens besteht.

2.1.2.3 Hereditäre Defekte des Fibrinogens

Genetisch bedingte Fibrinogenvarianten sind in mehr als 300 Familien entdeckt worden. In etwa 80 Familien wurde die zugrundeliegende Strukturabweichung aufgeklärt. Wegen der Seltenheit der entsprechenden Gene in der Population sind die meisten der betroffenen Individuen heterozygot. In der Mehrzahl der Fälle wurden Dysfibrinogene bei routinemäßigen Gerinnungsuntersuchungen aufgefunden. Als Indikator dient dabei eine drastische Verlängerung der Thrombinzeit oder der Reptilasezeit. In der Mehrzahl der Fälle sind Dysfibrinogene durch eine mangelhafte Gerinnungsfähigkeit ausgezeichnet. Es liegen diesen abnorme Fibrinogenstrukturveränderungen zugrunde, die besonders im Fibrinopeptid A oder B bzw. an den entsprechenden Thrombinspaltstellen lokalisiert sind.

Das klinische Bild der Dysfibrinogenämie kann unterschiedlich sein. In der größeren Zahl der Fälle geht eine Dysfibrinogenämie mit einer Blutungsneigung einher, jedoch existieren andererseits Patienten, bei denen ein Zusammenhang der Dysfibrinogenämie mit einer Thromboseneigung nachgewiesen wurde. In weiteren Fällen wurden eine Kombination beider Störungen oder keinerlei klinisches Korrelat gefunden.

Eine Übersicht über die verschiedenen Dysfibrinogenämien und die zugrundeliegenden Strukturdefekte und genetischen Veränderungen gibt Tabelle 2.1.1.

Neben den Dysfibrinogenämien existieren Fälle von kongenitaler Hypo- oder Afibrinogenämie. Die genetischen Hintergründe dieser Fälle sind noch nicht exakt bekannt.

Eine Gendiagnostik ist insbesondere hinsichtlich der Höhe des Fibrinogenspiegels sinnvoll. Dieser wird einerseits genetisch determiniert, andererseits jedoch ist Fibrinogen ein Protein, das den Akut-Phase-Reaktionen unterliegt. Da ein deutlicher Zusammenhang zwischen einer genetisch bedingten Steigerung des Fibrinogenspiegels und bestimmten Herz-Kreislauf-Erkrankungen nachgewiesen werden konnte, ist in diesen Fällen eine genetische Untersuchung sinnvoll. Allerdings ist der Aufwand für diese Untersuchung derzeit noch zu groß, um außerhalb von wissenschaftlichen Studien zur Anwendung kommen zu können. Die Differenzierung der verschiedenen Dysfibrinogenämien ist im Rahmen der Familienberatung sinnvoll. Die Analyse ist jedoch an die proteinchemische Analyse gebunden. Einfache Methoden zur Screening-Diagnostik sind bisher nicht verfügbar.

Tabelle 2.1.1. Varianten des Fibrinogens, nach Lord [1995]

Strukturdefekt	Fallzahl	Genetische Veränderung	Klinische Manifestation[a]	Allelzustand
Aα				
Asp7:Asn	1	GAC:AAC[b]	A	Heterozygot
Gly12:Val	1	GGA:GTA[b]	A	Heterozygot
Arg16:Cys	14	CGT:TGT	A/B/T	Beides[c]
Arg16:His	27	CGT:CAT	A/B	Beides[c]
Pro18:Leu	1	CCA:CTA[b]	B	Heterozygot
Arg19:Asn	1	AGG:AAT/C[b]	B	Unbekannt
Arg19:Gly	2	AGG:GGG[b]	B/T	Beides[c]
Arg19:Ser	1	AGG:AGT/C[b]	B	Homozygot
Arg141:Ser	1	AGA:AGT/C[b]	B	Homozygot
Ser434:Asn	1	AGC:AAC[b]	A	Heterozygot
Lys461:Stop	1	AAA:TAA	B/T	Homozygot
Arg554:Cys	1	CGT:TGT	T	Heterozygot
Bβ				
Arg14:Cys	3	CGT:TGT	A/B/T	Heterozygot
Gly15:Cys	1	GGT:TGT[b]	A	A
Arg44:Cys	1	CGT:TGT	T	Heterozygot
Ala68:Thr	1	GCT:ACT	T	Homozygot
Δ9-72	1	Deletes Exon 2[b]	T	Heterozygot
Ala335:Thr	1	GCC:ACC	NA	Heterozygot
γ				
Arg275:Cys	5	CGC:TGC	A	Heterozygot
Arg275:His	5	CGC:CAC[b]	A/B/T	Heterozygot
Gly292:Val	1	GGC:GTC	B/T	Heterozygot
Asn308:Ile	1	AAT:ATT[b]	A	Heterozygot
Asn308:Lys	1	AAT:AAG	A	Heterozygot
Met310:Thr	1	ATG:ACG	B	Heterozygot
Δ319-320	1	Deletes AAT GAT	T	Heterozygot
Gln329:Arg	1	CAG:CGG[b]	A	Heterozygot
Asp330:Tyr	1	GAT:TAT	A	Heterozygot
Asp330:Val	1	GAT:GTT[b]	A	Heterozygot
350/Insert 15aa/351[d]	1	Intron bp 6.588 A:G	A	Heterozygot
Arg375:Gly	1	CGG:GGG	A	Heterozygot

[a] *A* symptomfrei; *B* Blutungsneigung; *T* Thromboseneigung; *NA* keine Angaben. [b] Die genetische Veränderung ist aus der Aminosäureanalyse abgeleitet. [c] Einige Fälle sind homozygot, andere heterozygot.

2.1.3 Prothrombin

Prothrombin ist das Zymogen des zentralen Hämostaseenzyms Thrombin. Letzteres spielt nicht nur für die Fibrinogen-Fibrin-Umwandlung (Blutgerinnung im engeren Sinn), sondern für zahlreiche andere biologische Prozesse eine außerordentlich große Rolle. Thrombin wirkt prokoagulatorisch durch die Abspaltung der Fibrinopeptide A und B vom Fibrinogen, durch die Aktivierung von Gerinnungsfaktoren und durch die Unterstützung der Quervernetzung des Fibrins mit Hilfe des Faktors XIII. Thrombin ist erforderlich für die Aktivierung der Thrombozyten. Auf der anderen Seite wirkt es antikoagulatorisch bzw. antithrombotisch, indem es nach Kontakt mit Thrombomodulin das Protein-C-System aktiviert. Die Aktivierung von Thrombinrezeptoren hat eine Bedeutung für die Mitogenese der Fibroblasten, spielt eine Rolle für bestimmte Makrophagenreaktionen und ist ferner in die Regulation von Endothelzellreaktionen einbezogen.

2.1.3.1 Biochemie und Physiologie

Prothrombin wird in der Leber synthetisiert. Für die Biosynthese ist die Anwesenheit von Vitamin K erforderlich. Dieses bewirkt die posttranslationale Modifikation, durch die spezifische Glutaminsäurereste zu γ-Karboxyglutaminsäure (Gla) umgewandelt werden. Die γ-Karboxyglutaminsäure ist verantwortlich für die Kalziumbindung und darüber hinaus für die Bindung an oberflächennahe Zellen im Bereich von Verletzungen. In Abwesenheit von Vitamin K sowie in Gegenwart von Vitamin-K-Antagonisten schreitet die Synthese bis zur letzten Vorstufe des jeweiligen Proteins (Prothrombin, Faktor X, Faktor VII) fort. Auf dieser Synthesestufe kommt es zur Anhäufung von großen Mengen der Präkursormoleküle, die als PIVKA (von Protein induced by vitamin K absence) bezeichnet werden. Die Wiederzufuhr von Vitamin K führt dann zu einer überstürzten Synthese von reifen Proteinen, die u. U. im Sinn einer überschießenden Gerinnbarkeit bedeutsam werden kann. Die Aminosäuresequenz des Prothrombins ist in Abb. 2.1.2 dargestellt. Das im Blut zirkulierende Prothrombin enthält 579 Aminosäuren und etwa 8% Kohlenhydrate. Am aminoterminalen Ende des Proteins finden sich 10 Gla-Reste. Das Gesamtmolekül ist in verschiedene funktionelle Domänen gegliedert. Neben der Gla-Domäne finden sich 2 Kringelstrukturen und 1 Serin-Proteasen-Domäne. Der aminoterminale Rest besteht aus 40 Aminosäuren, davon 10 Gla-Resten. Diese Region ist homolog zu den anderen Vitamin-K-abhängigen Proteinen. Es folgen die sog. Kringelstrukturen, die jeweils aus 80 Aminosäuren, die mehrfach durch Disulfidbrücken verknüpft sind, bestehen. Die Kringelstrukturen haben spezifische Funktionen. So ist die Kringelstruktur 2 für die Bindung des Prothrombins an seinen Kofaktor Va verantwortlich. Am karboxyterminalen Ende findet sich eine katalytische Domäne, die Homologie zum Trypsin und anderen Serinproteasen aufweist. Die Aktivie-

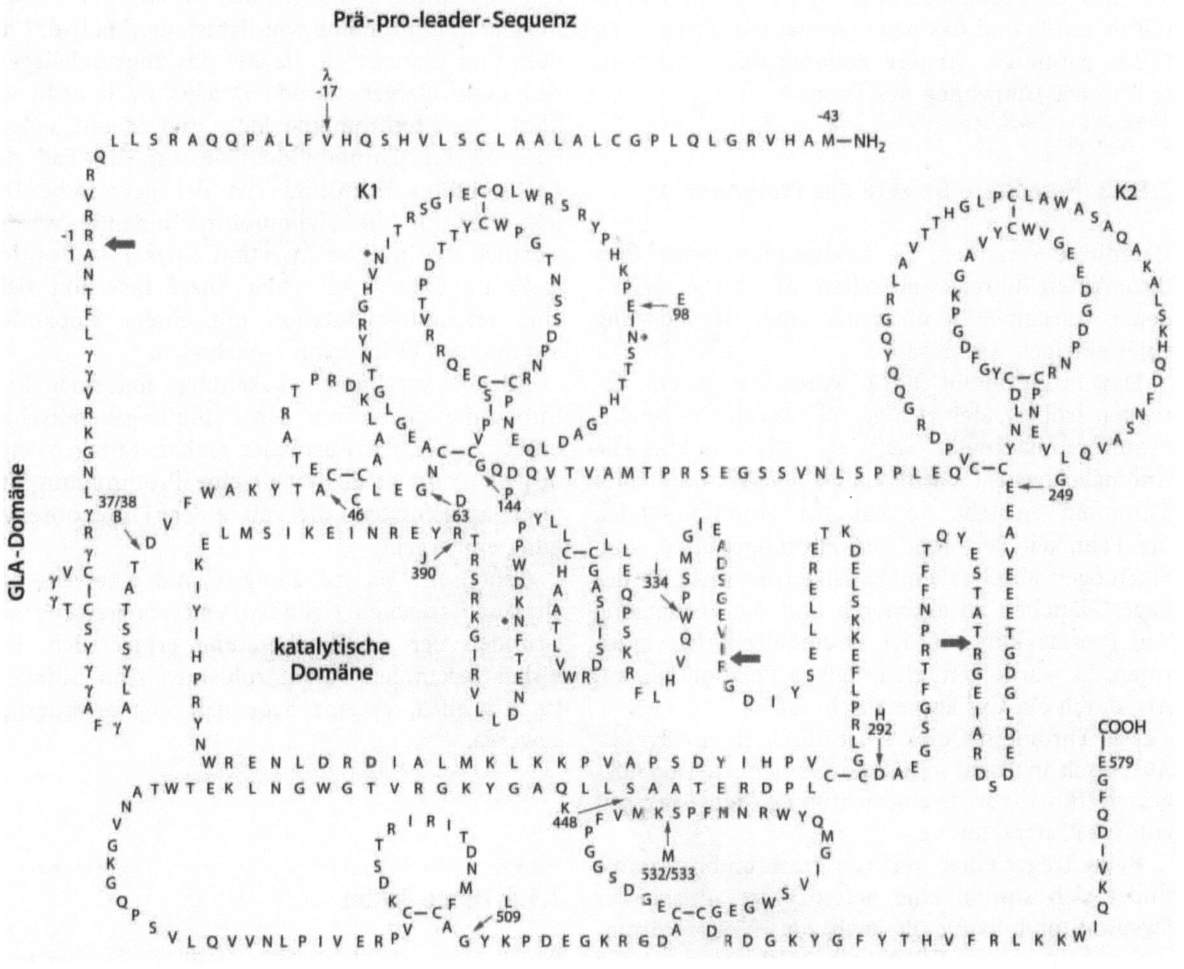

Abb. 2.1.2. Aminosäuresequenz des humanen Prä-pro-Prothrombins sowie die Lokalisation der entsprechenden Genregion, nach Degen [1995]

rung des Prothrombins erfolgt durch eine proteolytische Spaltung durch Faktor Xa. Es werden 2 Peptidbindungen im Prothrombin (Abb. 2.1.2) gespalten. Auf diese Weise entsteht das aktive Enzym Thrombin. Die Aktivierung führt auch dazu, daß die Gla-Domäne und die Kringelregionen abgelöst werden.

2.1.3.2 Molekulargenetik

Das Gen des menschlichen Prothrombins ist auf Chromosom 11 in der Nähe des Zentromers lokalisiert. Es besteht aus 26.929 bp. Das Gen ist aus 14 Exons aufgebaut, die durch 13 interponierende Sequenzen voneinander getrennt sind. Die Exons haben unterschiedliche Größenordnungen, die von 25–315 bp reichen (Abb. 2.1.3). Mit Hilfe der Restriktionsfragmentlängenpolymorphismusanalyse wurden zahlreiche Polymorphismen gefunden. Das

Restriktionsenzym PstI erfaßt einen Polymorphismus, der auf der Insertion oder Deletion einer 0,8 kb langen Region beruht, so daß 2 Fragmente von 9,2 bzw. 10 kb Länge resultieren. Bei einer Reihe von europäischen Probanden war das Allel für die 9,2 kb lange Variante mit 72% und das Allel für die 10 kb lange Variante mit 28% vertreten. Das Restriktionsenzym NcoI findet einen Polymorphismus im Exon 6. Dort ist ein T durch ein C in Position 4.203 ausgetauscht. Auf der Proteinebene führt dies zu einer Substitution von Met durch Thr in Position 122. Bei Untersuchungen an

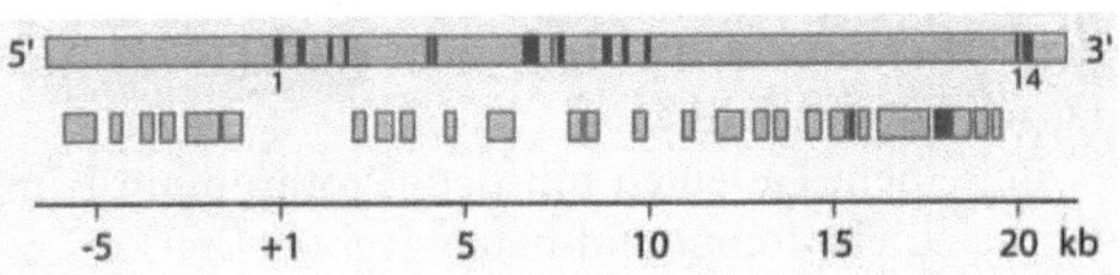

Abb. 2.1.3. Gen des menschlichen Prothrombins, nach Degen [1995]

japanischen Probanden wurden das primäre Allel (C) in 42,5% und das neue (Austausch durch T) in 57,5% gefunden. Weitere Polymorphismen finden sich in der Umgebung des Exons 6.

2.1.3.3 Hereditäre Defekte des Prothrombins

Hereditäre Varianten, die zu dysfunktionellen Prothrombinen führen, sind selten. Alle bisher gefundenen Varianten beruhen auf einer Veränderung einer einzigen Aminosäure.

Das Prothrombin-Quick wurde bei einem Patienten isoliert, der weniger als 2% der normalen Prothrombinaktivität aufwies. Die funktionelle Anomalie besteht darin, daß ein dysfunktionelles Thrombin entsteht. So hat das Thrombin-Quick die Fähigkeit verloren, das Fibrinopeptid A vom Fibrinogen abzuspalten. Es ist ferner nicht in der Lage, Plättchen zu aktivieren und die Freisetzung von Prostazyklin aus der Endothelzelle hervorzurufen. Es wurde gefunden, daß in Position 382 ein Arg durch ein Cys ausgetauscht ist.

Das Thrombin-Quick II ist durch einen Gly-Val-Austausch in Position 558 ausgezeichnet. Der Austausch führt zur Beeinträchtigung der Fähigkeit zur Substraterkennung.

Beim Träger einer weiteren Prothrombinvariante findet sich sowohl eine heterozygote Anlage zur Dysprothrombinämie als auch zur Hypoprothrombinämie. In diesem Fall besteht in Position 418 ein Arg-Trp-Austausch. Durch diesen Austausch wird die Interaktion des Prothrombins mit zahlreichen Substraten beeinträchtigt.

Das Prothrombin Tokushima führt bei den betroffenen Patienten zu einer erheblichen Blutungsneigung.

Die Prothrombinvarianten Barcelona und Madrid stammen von Patienten, die eine normale Prothrombinkonzentration bei mehr oder weniger reduzierter Gerinnungsaktivität aufweisen. Beide Varianten lassen sich auf einen Austausch von Cys durch Arg in Position 271 erklären. Da die Aktivierung des Prothrombins zu Thrombin durch Faktor Xa durch eine Spaltung in den Positionen 271 und 320 erfolgt, ist der Effekt erklärbar.

Beim Prothrombin Salakta wurde eine Anomalie im Bereich der substratbindenden Region gefunden. Hier ist in Position 466 ein Glu-Ala-Austausch zu verzeichnen.

Bei einem Patienten mit dem Prothrombin Himi fand sich ein compound-heterozygoter Defekt. Ihm liegt entweder ein Austausch von Thr durch Met in Position 337 oder ein Austausch von His durch

Arg in Position 388 zugrunde. Im Fall weiterer abnormer Prothrombine wie Barcelona, Madrid, Cardeza und Clamart ist die Art des zugrundeliegenden molekulargenetischen Defekts noch nicht geklärt. Die Prothrombine Metz und Moolis weisen eine defekte Thrombindomäne auf. Im Fall des Prothrombins Tokushima ist der genetische Defekt, der für die Hypoprothrombinämie verantwortlich ist, in einer Insertion eines T in Position 4.177 im Exon 6 zu sehen. Diese Insertion zieht eine Frameshift-Mutation mit einem Stopkodon am Kodon 173 im Exon 7 nach sich.

Alle bis vor kurzem bekannten abnormen Prothrombine gehen mit einer Blutungsbereitschaft unterschiedlichen Ausmaßes einher. Kürzlich wurde von Poort et al. (1996) eine Prothrombin-Mutante aufgefunden, die mit einer Thromboseneigung einhergeht.

Genetische Untersuchungen sind einerseits aus wissenschaftlichen Gründen und andererseits aus Gründen der Familienberatung erforderlich. Die bisher bekannten Polymorphismen sind hilfreich. Im Einzelfall ist eine Sequenzierung erforderlich gewesen.

2.1.4 Tissue-Faktor

Für die normale Hämostase spielt ein Oberflächenprotein eine Rolle, das in jüngerer Zeit Tissue-Faktor genannt wird. Ältere Bezeichnungen sind Gewebethromboplastin und Gewebethrombokinase. Der Tissue-Faktor ist ein kleines integrales Membranprotein, das im Organismus in einer sehr spezifischen Weise verteilt ist. Unter normalen Bedingungen findet sich Tissue-Faktor nie dort, wo Blutplasma vorhanden ist. Es bildet vielmehr eine „hämostatische Hülle" um die Gefäße sowie um alle lebenswichtigen Organe. Tissue-Faktor kann ferner von Zellen außerhalb des Gefäßsystems exprimiert werden. Innerhalb des Gefäßsystems können Blutzellen, insbesondere Monozyten, Tissue-Faktor unter pathologischen Bedingungen exprimieren. Durch Geweberletzung kann es zum Kontakt von Tissue-Faktor und dem Gerinnungsfaktor VII kommen. Dies führt zu einer raschen Aktivierung von Faktor VII und Faktor VIIa durch Spaltung einer spezifischen Arginin-Isoleucin-Bindung in Position 152. Tissue-Faktor und Faktor VIIa bilden einen Enzymkomplex (Abb. 2.1.4), der weitere Serinproteasen aktivieren kann. Dies gilt für den Gerinnungsfaktor IX und Faktor X. Auch

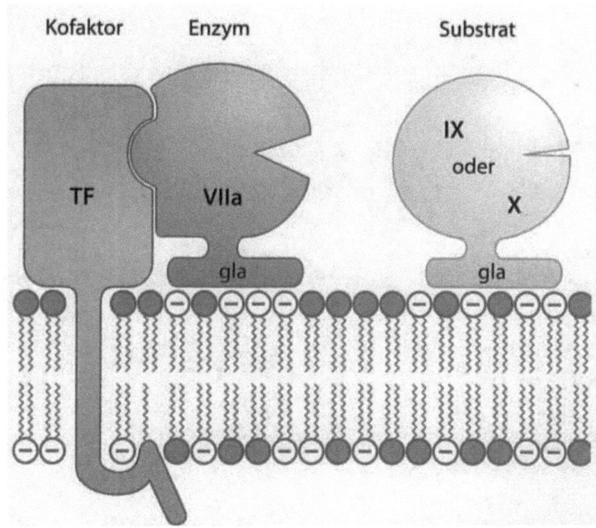

Abb. 2.1.4. Tissue-Faktor-Faktor-VIIa-Komplex. Der Komplex stellt ein aus 2 Subeinheiten aufgebautes, an der Zelloberfläche lokalisiertes Enzym dar. Dabei funktioniert der Tissue-Faktor als regulatorische, der Faktor VIIa als katalytische Subeinheit. Die Faktoren IX und X lagern sich an der negativ geladenen Oberfläche an, nach Morrissey [1995]

sie werden durch limitierte Proteolyse aktiviert. Nach älteren Auffassungen sind Tissue-Faktor und Faktor VII ausschließlich für die Aktivierung der Blutgerinnung im extrinsischen System zuständig. Neuere Erkenntnisse gehen dahin, daß Spuren von Faktor VIIa auch für die intrinsische Aktivierung Bedeutung haben. Unabhängig davon führt die Wirkung von Tissue-Faktor und Faktor VII schließlich zur Bildung von Faktor Xa, der dann die weiteren Gerinnungsvorgänge anstößt. Tissue-Faktor ist somit für den Start der Blutstillung von entscheidender Bedeutung. Da es sich um ein integrales Membranprotein handelt, bleibt die Aktivität des Tissue-Faktor-Faktor-VII-Komplexes lokalisiert. Andererseits kann unter pathologischen Bedingungen Tissue-Faktor auch von Blutzellen exprimiert werden (z. B. bei septischen Prozessen). Dadurch kann er auch zum Auslöser schwerwiegender intravasaler Gerinnungsprozesse werden.

2.1.4.1 Biochemie und Physiologie

Im Vergleich zu anderen Proteinkofaktoren der Gerinnungskaskade ist Tissue-Faktor ein verhältnismäßig kleines Protein. Er besteht aus einem Gemisch von Proteinen, die entweder 261 oder 263 Aminosäuren lang sind. Das Protein weist 3 Domänen auf. Am aminoterminalen Ende (extrazellular) findet sich eine Domäne, die 217 oder 219

Aminosäuren umfaßt, während eine transmembrane Domäne 23 Aminosäuren und ein kleiner zytoplasmatischer Anteil 21 Aminosäuren umfassen (Abb. 2.1.5). Die Bindung von Tissue-Faktor an Faktor VII/VIIa ist reversibel und kalziumabhängig. Die Bindung von Tissue-Faktor an Faktor VII verläuft in einer 5- bis 10mal geringeren Affinität als die Bindung zum Faktor VIIa. Faktor VIIa hat auch als Einzelmolekül enzymatische Eigenschaften. Die Bindung von Tissue-Faktor steigert jedoch die proteolytische Aktivität des Faktors VIIa dramatisch. Ein ähnlicher Effekt tritt auch hinsichtlich der Faktor-X-Umwandlung zu Faktor VIIa auf. Hier spielt die lokalisierte Konzentration des Faktors X an den Lipoproteinoberflächen eine entscheidende Rolle. Es ist von praktischer Relevanz, daß der Faktor VIIa seinerseits Faktor VII in Gegenwart von Tissue-Faktor an bestimmten negativ geladenen Oberflächen zu Faktor VIIa aktivieren kann.

2.1.4.2 Molekulargenetik

Das Gen des humanen Tissue-Faktors ist auf Chromosom 1 (1p21–22) lokalisiert. Die DNA-Sequenz des Tissue-Faktor-Gens ist bekannt. Das Gen umfaßt 6 Exons und 5 Introns, die 13 kb umspannen. Das 1. Exon kodiert für das Leaderpeptid, das 2. für die extrazellulare Domäne und das 6. für die transmembrane und die zytoplasmatische Domäne.

2.1.4.3 Hereditäre Defekte des Tissue-Faktors

Bislang ist kein Individuum gefunden worden, bei dem ein angeborener Defekt des Tissue-Faktors vorliegt. Dies hängt einerseits damit zusammen, daß es außerordentlich schwierig ist, quantitative Bestimmungen des Tissue-Faktors vorzunehmen, der – wie oben angeführt – unter physiologischen Bedingungen im strömenden Blut nicht vorkommt. Die Reaktionen auf die unterschiedlichen Reize, die zu einer Freisetzung des Faktors führen, lassen sich kaum standardisieren. Zudem dürfte ein kompletter Mangel an Tissue-Faktor mit dem Leben nicht vereinbar sein. Dennoch kann nicht ausgeschlossen werden, daß es Individuen gibt, die infolge einer gesteigerten Expression von Gewebefaktor eine Thromboseneigung aufweisen. Ein Zugang kann möglicherweise durch Untersuchungen auf genetischer Ebene gefunden werden. Jedoch ist aus den genannten Gründen die Korrelation zur Proteinebene außerordentlich schwierig.

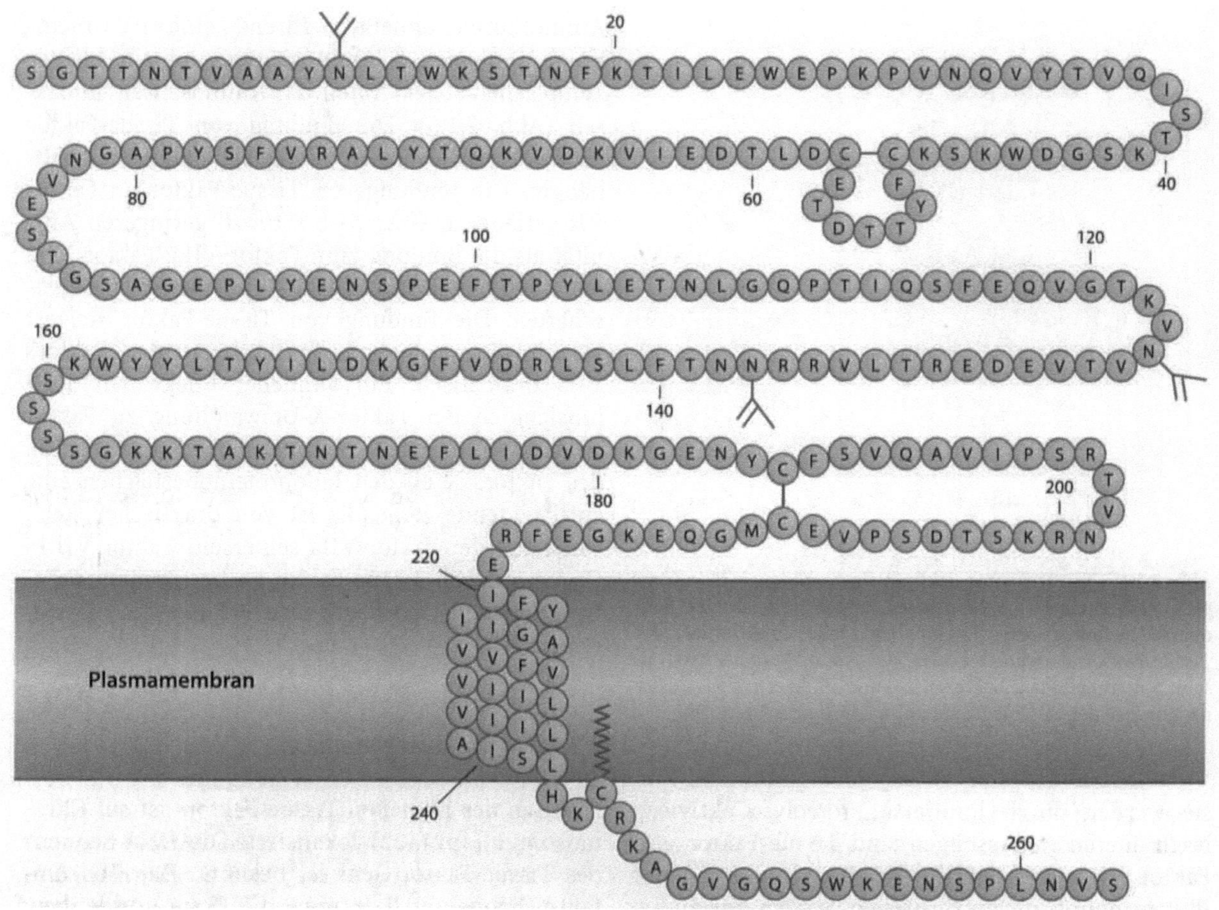

Abb. 2.1.5. Primäre Sequenz (Aminosäuresequenz) und Lage der Disulfidbrücken im humanen Tissue-Faktor, nach Morrissey [1995]

Es wurden einige Restriktionsfragmentlängenpolymorphismen des Tissue-Faktor-Gens beschrieben. Ferner wurden selektive funktionale Defekte der extrazellularen Domäne des Tissue-Faktors, der im Plasma gelöst vorkommt, gefunden. Es kommt zum Verlust der Fähigkeit, die Faktor-VII-Aktivierung zu unterstützen. Der Tissue-Faktor ist Gegenstand intensiver Forschungen mit rekombinanten Proteinen, die zu zahlreichen neuen Informationen führten, auf die an anderer Stelle dieses Buchs eingegangen wird.

2.1.5 Faktor V

Faktor V wurde 1947 als labiler Plasmafaktor bei einer Patientin mit Blutungsneigung entdeckt. Als aktivierter Faktor Va ist er an der Bildung des Prothrombinasekomplexes beteiligt und damit als nicht-enzymatischer Kofaktor in die Gerinnungskaskade eingebunden. Gleichzeitig ist membrangebundener aktivierter Faktor-Va Substrat für aktiviertes Protein C (APC) und damit über den Protein-C-Pathway an der antikoagulativen Regulation der Gerinnung beteiligt (s. Kapitel 2.1.1 „Übersicht über die Blutgerinnungsprozesse"). Durch die Mutation G:A im Nukleotid 1.691 des Faktor-V-Gens (Faktor-V-Leiden-Mutation) wird Arg506 durch Gln substituiert und damit die proteolytische Inaktivierung durch APC verhindert (APC-Resistenz). Diese APC-Resistenz stellt die häufigste Ursache von Thrombophilie dar.

Faktor V und Faktor VIII zeigen große Homologien in Struktur und Funktion; beide sind in ähnlicher Weise sowohl an der Koagulation als auch an deren Regulation über den Protein-C-Pathway beteiligt.

2.1.5.1 Struktur und Funktion

Faktor V wird in den Hepatozyten und Megakaryozyten synthetisiert. Das einkettige Polypeptid

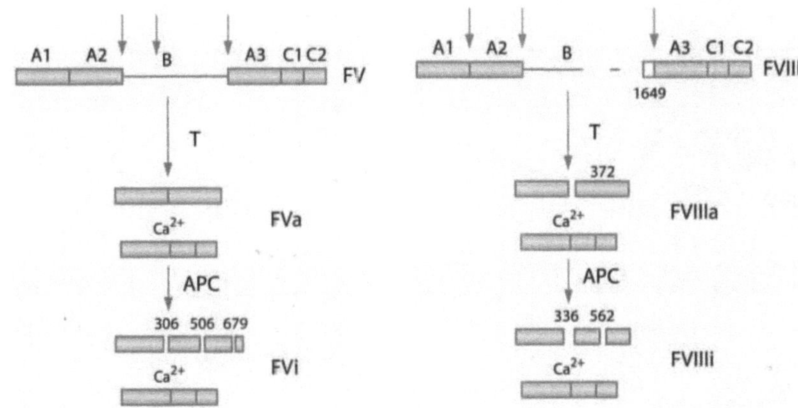

Abb. 2.1.6. Schema der Aktivierung und Inaktivierung von Faktor V und Faktor VIII, aus Dahlbäck [1995]

zirkuliert als Prokofaktor, etwa 20% des Faktors V im Blut sind in den a-Granula der Plättchen enthalten. Faktor V wird durch Thrombin zu Faktor Va aktiviert.

Das vom Faktor-V-Gen kodierte Polypeptid besteht aus 2.224 Aminosäuren. Die ersten 28 Aminosäuren bilden die hydrophobe Leader-Sequenz als Signalpeptid, die beim reifen Faktor-V-Protein (2.196 Aminosäuren) abgespalten ist.

Das reife Faktor-V-Protein ist, wie das Faktor-VIII-Protein, durch 3 verschiedene Typen von Domänen gekennzeichnet: die 3 fach vorhandene A-Domäne (etwa 350 Aminosäuren), die unikale B-Domäne (808 Aminosäuren) und die duplizierte C-Domäne (etwa 150 Aminosäuren). Diese Domänen sind in folgender Reihenfolge angeordnet: A1 – A2 – B – A3 – C1 – C2. Die B-Domäne zeigt keine Sequenzhomologien zur B-Domäne des Faktors VIII. Gemeinsam ist diesen beiden Domänen jedoch der hohe Glykosylierungsgrad. Beide Domänen werden bei der Aktivierung aus dem jeweiligen Polypeptid herausgeschnitten.

Im Faktor-V-Polypeptid fehlen die 2 sauren Sequenzbereiche, die für Faktor VIII in der Region zwischen A1 und A2 und zwischen B und A3 liegen. Faktor V hat jedoch eine saure Aminosäuresequenz zwischen A2 und B (Aminosäuren 653–698).

Die Exon-Intron-Organisationen von Faktor V und Faktor VIII sind identisch. Die 3 A-Domänen zeigen 30%ige Homologie untereinander und zum Kupfer-bindenden Plasmaprotein Zäruloplasmin. Die 2 C-Domänen sind einerseits zueinander homolog (etwa 40%), andererseits weisen die C-Domänen von Faktor V und Faktor VIII Homologien zum Discoidin I von Dictyostilium und zur C-Domäne des Milchfettmembranproteins (milk fat globule membrane protein) auf.

Faktor V wird von Thrombin durch Spaltung bei Arg709-Ser710, Arg1.018-Thr1.019 und Arg1.545-Ser1.546 aktiviert. Durch diese Aktivierung wird die glykosylierte B-Domäne entfernt. Die schwere Kette (MG etwa 110.000) besteht aus den beiden A-Domänen (Aminosäuren 1–709), die leichte Kette (MG etwa 73.000) enthält die A3-Domäne und die beiden C-Domänen (Aminosäuren 1.546–2.196). Beide Ketten liegen im Faktor Va über Ca²⁺ verbunden als Heterodimer vor. Die bei der Aktivierung freigesetzte B-Domäne (Aminosäuren 710–1.545) ist offenbar für die Funktion des Faktors Va nicht erforderlich.

Faktor Va wird durch aktiviertes Protein C inaktiviert, wobei die schwere Kette bei Arg506-Gly507 gespalten wird. Die volle Inaktivierung wird durch eine 2. Spaltung bei Arg306 erzielt. Die leichte Kette wird bei Arg1.765-Leu1.766 gespalten (Abb. 2.1.6). Der Bindungsort für aktiviertes Protein C ist in der A3-Domäne (Position 1.865–1.875) der leichten Kette von Faktor Va lokalisiert.

2.1.5.2 Molekulargenetik

Das humane Faktor-V-Gen besteht aus 25 Exons und 24 Introns (Abb. 2.1.7), ist etwa 80 kb groß und auf dem langen Arm des Chromosoms 1 in der Region 1q21–25 lokalisiert. Die Größe der Exons liegt zwischen 72 und 286 bp. Das Exon 13 ist 2.820 bp groß und kodiert die B-Domäne.

Die Exon-Intron-Organisation der Faktor-V- und -VIII-Gene ist fast identisch. Das Faktor-V-Gen besteht aus 25, das Faktor-VIII-Gen aus 26 Exons. Exon 5 vom Faktor-V-Gen korrespondiert zu Exon 5 und 6 vom Faktor-VIII-Gen. Die Größendifferenz zwischen beiden Genen ist v. a. durch die extreme Länge von 6 Introns im Faktor-VIII-Gen bedingt.

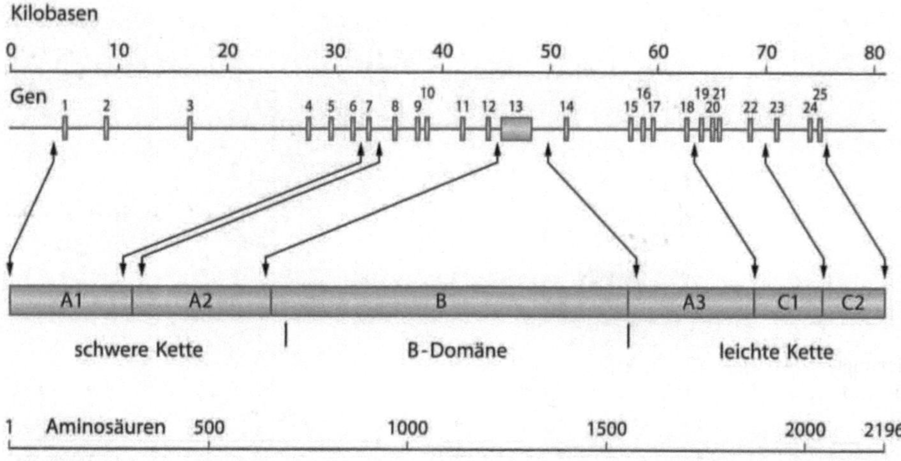

Abb. 2.1.7. Struktur des Faktor-V-Gens und des Faktor-V-Proteins, aus Tuddenham u. Cooper [1994]

2.1.5.3 Hereditäre Faktor-V-Defekte

2.1.5.3.1 Faktor-V-Mangel, Parahämophilie

Seit der Erstbeschreibung durch Owren [1947] sind etwa 150 Fälle dieses seltenen Blutungsleidens bekannt geworden. Der Defekt wird autosomal-rezessiv vererbt. Heterozygote sind symptomlos. In wenigen Fällen wurde ein autosomal-dominanter Erbgang beschrieben (Faktor V Quebec [Tracy et al. 1984]).

Der erbliche Faktor-V-Mangel läßt sich differentialdiagnostisch in 4 Kategorien einteilen [Tuddenham u. Cooper 1994]:

- Niedere Faktor-V-Antigen- und -Aktivitätsspiegel (CRM⁻-Patienten).
- Niedere Faktor-V-Aktivität bei normalem oder leicht reduziertem Antigenspiegel (CRM⁺-Varianten).
- Plättchenfaktor-V-Mangel bei relativ normalen Faktor-V-Konzentrationen im Blut. Die Bedeutung des Plättchenfaktors V wird deutlich bei dem von Tracy et al. [1984] beschriebenen Faktor V Quebec. Die Patienten mit schweren Blutungsdiathesen wiesen eine Aktivität von 40% bei einem Antigenspiegel von 65–75% auf, gleichzeitig aber eine drastisch erniedrigte Plättchenfaktor-V-Aktivität (2–4%).
- Plasmafaktor-V-Mangel bei gleichzeitiger Restaktivität von Plättchenfaktor V.

Die Blutungsdefekte sind in auffälliger Weise vielfach mit Thrombosen, Thrombembolien, Myokardinfarkt, Schlaganfall usw. kombiniert und weisen auf die duale Funktion von Faktor V bei der Gerinnung und Gerinnungsregulation (Koagulation und Antikoagulation) hin.

Die den Defekten zugrundeliegenden Mutationen wurden bisher noch nicht aufgeklärt.

2.1.5.3.2 Kombinierter Faktor-V- und Faktor-VIII-Mangel

Mehr als 30 Familien mit diesem kombinierten Faktor-V-Faktor-VIII-Mangel (Aktivitäten von 3–30%) wurden bisher beschrieben [Ortel et al. 1995]. Der Defekt wird offenbar autosomal-rezessiv vererbt, vielfach wurde Konsanguinität in den betroffenen Familien beschrieben. Klinisch manifestieren sich diese Defekte wie die Parahämophilie.

Die Molekulardefekte wurden bisher noch nicht aufgeklärt.

2.1.5.3.3 Faktor-V-Leiden-Mutation und APC-Resistenz

1993 wurde die Resistenz von Faktor V gegenüber aktiviertem Protein C (APC-Resistenz) als häufigste genetisch bedingte Ursache von Venenthrombosen entdeckt [Dahlbäck et al. 1993]. Dieser Defekt wird autosomal-dominant vererbt und ist mit familiärer Thrombophilie verbunden. Bertina et al. [1994] klärten die APC-Resistenz molekulargenetisch auf und wiesen nach, daß eine G:A-Mutation im Kodon 506 (CGA:CAA) eine Aminosäuresubstitution von Arginin durch Glutamin zur Folge hat (Faktor-V-Leiden-Mutation), die die inaktivierende Spaltung der leichten Kette von Faktor Va durch APC nicht ermöglicht und so die Resistenz bedingt.

APC spielt eine Schlüsselrolle im Prozeß der Antikoagulationsregulation der Gerinnung, indem es Faktor Va und Faktor VIIIa durch Spaltung inaktiviert. Bisher wurden als hauptsächliche genetische Risikofaktoren für Thrombophilie genetische Defekte von Antithrombin III, Protein C und Protein S, Faktor XII, Faktor VII usw. angenommen. Seit der Beschreibung der APC-Resistenz zeigt sich jedoch, daß auf diese Defekte nur 5–10% der Fälle zurückgehen, und 25–64% auf die APC-Resistenz [Dahlbäck 1995]. In verschiedenen Studien wird diese Mutation als Risikofaktor für Myokardinfarkt, pulmonale Embolien, Apoplexie und jugendlichen Schlaganfall sowie habituelle Aborte diskutiert.

Die durch die Faktor-V-Leiden-Mutation bedingte APC-Resistenz wird autosomal-dominant vererbt. Für Homozygote wird ein 50- bis 100fach erhöhtes Thromboserisiko, für Heterozygote ein 5- bis 10fach erhöhtes Risiko gegenüber Nicht-Anlageträgern geschätzt. Ganz offensichtlich erhöht sich das Risiko für thrombotische Erkrankungen zusätzlich bei Kombinationen der genetisch bedingten Faktor-V-Leiden-Mutation mit den bekannten Thromboserisikosituationen, wie Einnahme von Kontrazeptiva (30- bis 50fach erhöhtes Thromboserisiko für Heterozygote, bis zu 200fach erhöht bei Homozygoten) [Bloemenkamp et al. 1995], Hospitalisation, Immobilisation, Traumen, großen chirurgischen Eingriffen usw., sowie in Kombination mit den oben genannten weiteren genetisch bedingten Defekten (Defekte von Antithrombin III, Protein C, Protein S, Faktor XII u. a.).

Populationsgenetische Studien ergaben für die europäische Bevölkerung eine unerwartet hohe Prävalenz der Faktor-V-Leiden-Mutation. Für den Nordosten Deutschlands wurde im Neugeborenen-Screening (814 Probanden) eine Inzidenz von 7,0 bestimmt [Schröder et al. 1996 a,b]. Damit liegt die Prävalenz in dieser Region höher, als vergleichbare umfangreiche Studien aus Italien und Holland ergaben. Prävalenzangaben für die verschiedenen Regionen Europas schwanken zwischen 3 und 7%, die höchsten Werte wurden von Südschweden (15%) berichtet. Demgegenüber ist die Prävalenz der Faktor-V-Leiden-Mutation in den Populationen Ostasiens, Afrikas und Amerikas niedrig, wenn man die eingewanderten Europäer ausnimmt [Herrmann et al. 1997]. Das nahezu vollständige Fehlen dieser Mutation und der APC-Resistenz in Ostasien ist möglicherweise ein Grund für die signifikant niedere Prävalenz von Thrombophilie in diesen Ländern [Fujimura et al. 1995]. In den Populationen Afrikas, bei Afroamerikanern und Indianern wurde die Faktor-V-Leiden-Mutation ebenfalls selten bzw. nicht nachgewiesen.

In jüngsten Untersuchungen zur APC-Resistenz häufen sich Befunde mit eindeutig nachgewiesener APC-Resistenz, aber fehlender Faktor-V-Leiden-Mutation, so daß die Frage nach anderen Mechanismen der APC-Resistenz hoch aktuell ist [Griffin et al. 1995].

2.1.6 Faktor VII

Faktor VII spielt eine Schlüsselrolle in der exogenen Aktivierung der Blutgerinnung (extrinsic pathway). Durch Bindung von Faktor VII und Gewebethromboplastin (Tissue-Faktor) wird Faktor VII zu Faktor VIIa aktiviert. Der TF-Faktor-VIIa-Komplex aktiviert Faktor IX und Faktor X. In diesen Prozeß sind offenbar noch weitere Proteinasen mit einbezogen wie Faktor Xa, IXa, VIIa und Thrombin.

Faktor-VII-Mangel ist mit variablen Blutungen verbunden und paradoxerweise auch mit einem Thromboserisiko (Thrombophilie). Durch prospektive Studien konnte gezeigt werden, daß erhöhte Faktor-VII-Spiegel zu einem erhöhten Risiko für kardiovaskuläre Erkrankungen führen.

2.1.6.1 Biochemie und Physiologie

Faktor VII wird primär mit einer Prä-Pro-Leader-Sequenz von 18 Aminosäuren synthetisiert (Abb. 2.1.3). Die Prosequenz ist in 10 Positionen γ-karboxyliert und bildet die Gla-Domäne. An die Prosequenz schließen sich 2 Epidermal-growth-Faktor-Domänen, eine Aktivierungsregion mit dem Spaltort für Faktor Xa (Arg152-Ile153) und die katalytische Domäne mit der katalytischen Triade His193, Asp242 und Ser344 an.

Die Aminosäuresequenz von Faktor VII ist homolog zu der von Faktor IX, Faktor X und Protein C, die Gla-Domäne ist außerdem homolog zu der von Prothrombin, Protein S und Protein Z.

Das reife einkettige Faktor-VII-Protein wird durch Abspaltung der Prä-Pro-Leader-Sequenz in Position Arg–1/Ala+1 gebildet. Es besteht aus 406 Aminosäuren. Faktor VII wird aktiviert durch Spaltung in Position Arg152-Ile153 durch Faktor Xa oder IXa bei Gegenwart von Tissue-Faktor (Gewebethromboplastin). Der aktivierte Faktor VIIa besteht damit aus einer leichten Kette (Gla-Domäne, amphiphatic helix und epidermal growth factor domains) und der schweren Kette mit der

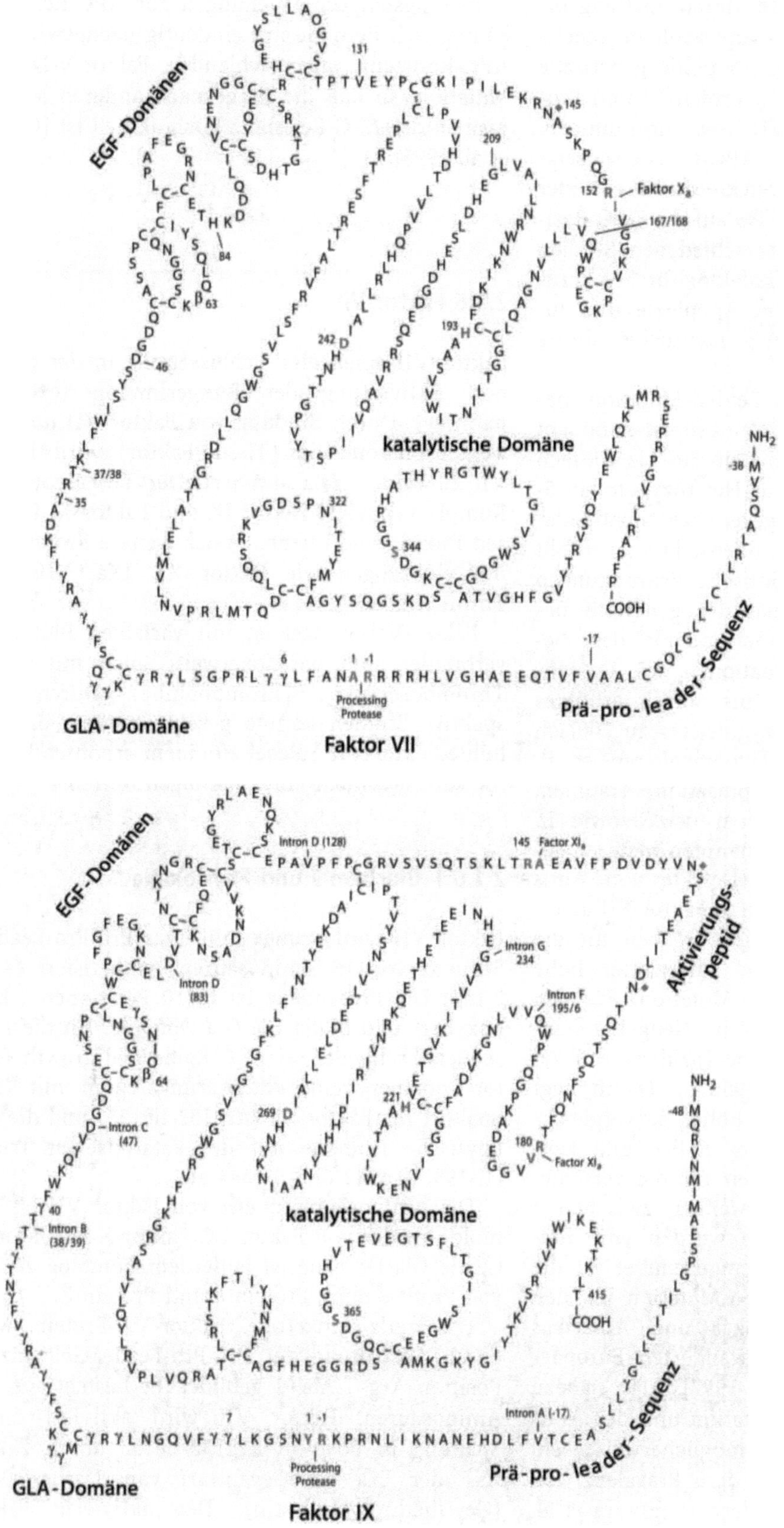

Abb. 2.1.8. Aminosäuresequenzen von Prä-pro-Faktor-VII und Prä-pro-Faktor-IX, nach Tuddenham u. Cooper [1994]

katalytischen Domäne, die über Disulfidbrücken zwischen Cys135 und Cys262 verbunden sind.

2.1.6.2 Molekulargenetik

Das humane Faktor-VII-Gen besteht aus 9 Exons, ist 12 kb groß und in Chromosom 13q34 lokalisiert, wo es etwa 2,8 kb upstream vom Faktor-X-Gen liegt. Die cDNA wurde isoliert und charakterisiert, die kodierende Region ist 1.398 bp groß. Exon 1b wurde in mehr als 90% der Faktor-VII-mRNA nicht nachgewiesen. Minisatelliten wurden in den Introns A1 (747 bp), A2 (871 bp), B (894 bp), G (222 bp) und in der 3′-nichttranslatierten Region von Exon 8 (364 bp) nachgewiesen.

Der Exonkode für die Strukturdomänen des Proteins scheint in den Vitamin-K-abhängigen Koagulationsfaktoren relativ konserviert zu sein, die Lage der Introns ist homolog, die Größe der Intronbereiche variiert jedoch sehr stark.

2.1.6.3 Hereditäre Faktor-VII-Defekte (Factor-VII-deficiency)

Der hereditäre Faktor-VII-Mangel ist ein seltener autosomal-rezessiv vererbter Hämostasedefekt (1:500.000). Die hämorrhagische Prädisposition der Betroffenen ist hochvariabel, und es gibt eine eher schlechte Korrelation zwischen Faktor-VII-Aktivität und Blutungsneigung. Patienten mit einer Faktor-VII-Aktivität <1% können jedoch schwere Blutungen zeigen.

Der Faktor-VII-Mangel wird auf der Basis der Faktor-VII-Aktivität (Faktor VII:C) und und dem Faktor-VII-Antigenspiegel (Faktor VII:Ag) klassifiziert. Gruppe I korrespondiert zu CRM⁻, Gruppe II zu CRM⁺ mit der weiteren Subklassifizierung in Ia, Ib, IIa, IIb, wobei die Untergruppe b diskordante Aktivitäten bei der Verwendung von nichthumanem und humanem Thromboplastin aufweist.

Paradoxerweise wurden bei eine Reihe von Patienten mit Faktor-VII-Mangel Thrombosen beschrieben. Eine Familie wurde mit erhöhter spezifischer Faktor-VII-Aktivität beschrieben, jedoch war sie hinsichtlich Blutungsneigung und Thrombose asymptomatisch. Andererseits wurden asymptomatische Personen beschrieben, bei denen keine Faktor-VII-Aktiväten (aber Faktor-VII-Antigen) nachweisbar waren.

2.1.6.4 Mutationsspektrum bei Faktor-VII-Defekten

Bisher wurden etwa 30 Mutationen bei Faktor-VII-Defekten aufgeklärt. Dabei wurden Punktmutationen (Missense-, Nonsense-, Spleißmutationen) und Deletionen (<30 kb) bestimmt [Bernardi et al. 1996, Tuddenham et al. 1995 (im Internet http:// europium.mpc.rpms.ac.uk.)].

Die meisten Mutationen sind nur einmal beschrieben worden, jedoch sind andere Mutationen in nicht-verwandten Personen mehrfach gefunden worden. Bei gleichem geographischen Ursprung und identischem Haplotyp konnte bei den meisten von ihnen der gleiche Ursprung (Foundereffekt) wahrscheinlich gemacht werden [Tamary et al. 1996]. Für die Arg304:Gln-Mutation wurde eine unabhängige Entstehung sehr wahrscheinlich gemacht und auf einen Hotspot für das vorhandene CpG-Dinukleotid geschlossen. In einer großen Studie wurden bei 30 Patienten mit Faktor-VII-Mangel 14 verschiedene Mutationen bestimmt, von denen 9 erstmals beschrieben worden sind (Wulff pers. Mitteilung)

Nahezu die Hälfte der charakterisierten Personen sind asymptomatisch, einschließlich 3 Patienten mit weniger als 1% Faktor VII:C. Generell läßt sich feststellen, daß Homozygote oder Doppel-Heterozygote bei Faktor-VII-Genmutationen schwerer betroffen sind, Heterozygote sind asymptomatisch.

2.1.6.4.1 Faktor-VII-Gen-Polymorphismen bei Faktor-VII-Varianten

Im Faktor-VII-Gen wurden bisher verschiedene Polymorphismen beschrieben (Tabelle 2.1.2). Green et al. [1991] beschrieben einen Polymorphismus im Exon 8b, der auf eine G:A-Transition im Kodon 353 zurückgeht und zu einer Aminosäuresubstitution Arg:Gln führt. Dieser Polymorphismus steht im Zusammenhang mit der Faktor-VII-Aktivität. Heterozygotie (Arg/Gln) ist mit einer 23%igen Reduktion der Faktor-VII-Aktivität, Homozygotie (Gln/Gln) mit einer 67%igen Reduktion verbunden. Die Gln-Variante kommt mit einer Häufigkeit von etwa 10% in verschiedenen Populationen vor [Green et al. 1991, Peake et al. 1993]. Durch diesen Polymorphismus lassen sich erniedrigte Faktor-VII-Aktivitäten in einigen Familien zwanglos erkären. Die große Häufigkeit dieser Variante ist bisher nicht schlüssig erklärbar und wurde zum Ausgangspunkt von Studien bezüglich der Assoziation von Arg353-Gln-Polymorphismus bzw. erniedrigtem Faktor-VII-Spiegel und einem mögli-

Tabelle 2.1.2. Polymorphismen im Faktor-VII-Gen

Genbereich	Polymorphismus	Genotyp	Bezeichnung	FVII:C	Literatur
5′-Promotorregion	Insertion 10 bp bei nt −323	0/0	A1/A1	Normal	Marchetti et al. [1993a]
		0/+	A1/A2	*	
		+/+	A2/A2	**	
Promotor	C−122:T	C/C	P1/P1		Wulff pers. Mitteilung
		C/T	P1/P2		
		T/T	P2/P2		
Intron 1a	G73:A	G/G	G1/G1		Wulff pers. Mitteilung
		G/A	G1/G2		
		A/A	G2/G2		
Exon 5	His115:His, C:T	C/C	H1/H1	n.d.	Marchetti et al. [1993b]
		C/T	H1/H2		
		T/T	H2/H2		
Intron 7	Variable Repeats (37 bp), a (7), b(6)	b/b	b/b	Normal	Mariani et al. [1994]
		b/a	b/a	*	
		a/a	a/a	**	
Exon 8	Arg353:Gln, G:A	G/G	M1/M1	Normal	Green et al. [1991]
		G/A	M1/M2	*	
		A/A	M2/M2	**	
Exon 8	Ser333:Ser, G:A	G/G	S1/S1	n.d.	Marchetti et al. [1993b]
		G/A	S1/S2		
		A/A	S2/S2		
Exon 8	Ala330:Ala, C:T	C/C	m3/m3	n.d.	Bernardi et al. [1996]
		C/T	m3/m4		
		T/T	m4/m4		

*Erniedrigte Faktor-VII-Aktivität. **Stark erniedrigte Faktor-VII-Aktivität.

chen Heterozygotenvorteil hinsichtlich eines verringerten Risikos für Myokardinfarkt bzw. Thrombosen.

Marchetti et al. [1993] beschrieben einen Polymorphismus in der 5′-Region des Faktor-VII-Gens, der charakterisiert ist durch eine 10-bp-Insertion der Sequenz CCTATATCCT in die Promotorregion in Position −322 upstream vom Translationsstartpunkt. Die Marker in der Promotorregion und der 353-Polymorphismus haben ähnliche Allelfrequenzen (Arg353 und 0-Allel bzw. Gln353 und 10-bp-Allel) und sind offenbar miteinander gekoppelt. In jüngsten Untersuchungen konnte gezeigt werden, daß das 10-bp-Allel dieses Insertionspolymorphismus (0/10) mit einer stärkeren Erniedrigung der Faktor-VII-Aktivität verbunden ist, als vom Gln353-Allel des Arg353-Gln-(R/Q)-Polymorphismus bekannt ist [Humphries et al. 1996].

Ein weiterer Polymorphismus liegt im Intron 7 und geht auf eine variable Anzahl von Repeat-Sequenzen zurück. Das Allel a ist durch 7, das Allel b durch 6 Repeats von je 37 bp charakterisiert. Dieser Polymorphismus ist hochinformativ (42%) und das *a*-Allel eng mit einer erniedrigten Faktor-VII-Aktivität assoziiert [Mariani et al. 1994].

Neben diesen Polymorphismen wurden 3 neutrale Dimorphismen (His115, Ala330 und Ser333) sowie neue Dimorphismen im Promotor und Intron 1a beschrieben.

Die Bedeutung von Polymorphismen und Mutationen im Faktor-VII-Gen für die Faktor-VII-Aktivität wird deutlich, wenn beide miteinander kombiniert als Compound-Heterozygote vorliegen. Es erklärt sich dann der extrem erniedrigte Faktor-VII-Spiegel (Abb. 2.1.9).

2.1.7 Faktor VIII

Faktor VIII ist einer der größten und stabilsten Gerinnungsfaktoren mit einer komplexen Polypeptidzusammensetzung. Er zirkuliert im Plasma in nicht-kovalenter Bindung mit dem Von-Willebrand-Faktor (vWF). Faktor VIII wird von einem X-chromosomalen Gen kodiert und spielt in der Kaskade der Blutgerinnung als aktivierter Faktor VIIIa im Tenasekomplex eine zentrale Rolle. Mangel an Faktor VIII führt zur Hämophilie A, einem

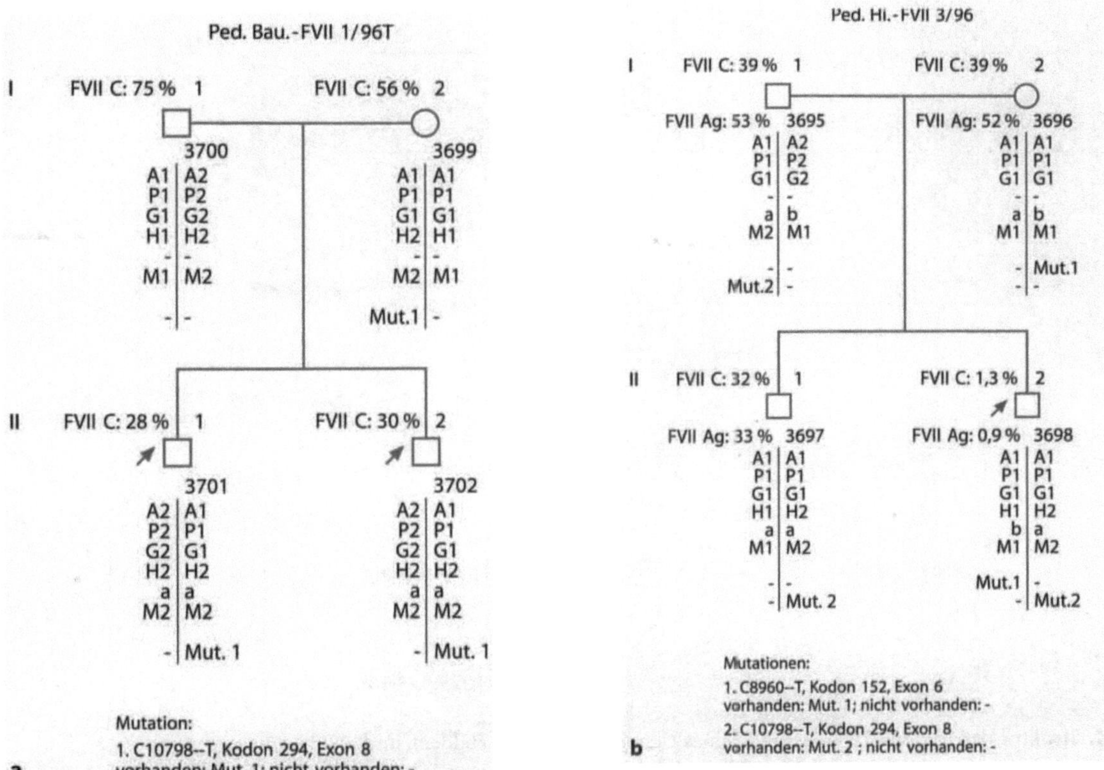

Abb. 2.1.9 a, b. Mutations- und Haplotypanalyse bei Familien mit Faktor-VII-Mangel, nach Wulff et al. [1997], *FVII:C* Faktor-VII-Aktivität, *FVII:Ag* Faktor-VII-Antigenspiegel, **a** Familie Bau.-FVII 1/96 T: Beim Vater *I,1* wurde keine Mutation im Faktor-VII-Gen nachgewiesen. Die erniedrigte Faktor-VII-Aktivität ist offensichtlich durch das Vorhandensein der die Faktor-VII-Aktivität beeinflussenden Allele des Insertionspolymorphismus (*A1, A2*), des Arg353-Gln-Polymorphismus und des Repeat-Polymorphismus (*a*) bedingt (vgl. Tabelle 2.1.2. Bei der Mutter erklärt sich die stärker erniedrigte Faktor-VII-Aktivität durch die zusätzliche Heterozygotie einer Faktor-VII-Gen-Mutation (Ala294 zu Val in Exon 8). Bei beiden Kindern (*II,1, II,2*) wurden die niedrigsten Aktivitäten bestimmt, die offensichtlich durch die Kombination von Homozygotie bzw. Heterozygotie der die Faktor-VII-Aktivität beeinflussenden Polymorphismen und Heterozygotie der Mutation bedingt sind, **b** Familie HI-FVII 3/96: Bei beiden Eltern liegen jeweils verschiedene Mutationen des Faktor-VII-Gens heterozygot vor, die in Kombination mit heterozygoten Polymorphismen die erniedrigte Faktor-VII-Aktivität bedingen. Beim Patienten *II,2* mit einer Faktor-VII-Aktivität von 1,3% und Antigenwerten <1% liegen beide Faktor-VII-Gen-Mutationen (doppelte Heterozygotie, Compound-Heterozygotie) in Kombination mit heterozygoten Polymorphismen vor

Krankheitsbild, das schon seit mehr als 2.000 Jahren bekannt ist.

2.1.7.1 Biochemie und Physiologie

Faktor VIII wird v. a. in den Hepatozyten der Leber synthetisiert. Das vom Faktor-VIII-Gen kodierte Polypeptid besteht aus 2.351 Aminosäuren. Die ersten 19 Aminosäuren bilden die hydrophobe Leader-Sequenz, die im reifen Faktor-VIII-Protein abgespalten wird. Dieses Polypeptid besteht damit aus 2.332 Aminosäuren und ist durch 3 Typen von Domänen gekennzeichnet: Die 3fach vorhandene A-Domäne (330–380 Aminosäuren), die unikale B-Domäne (909 Aminosären) und die duplizierte C-Domäne (etwa 160 Aminosäuren). Diese Domänen sind in folgender Reihenfolge angeordnet: A1 – A2 – B – A3 – C1 – C2. Die B-Domäne ist ungewöhnlich lang und wird vom Exon 14 kodiert (Abb. 2.1.10)

Die Exon-Intron-Organisation von Faktor VIII und V ist identisch. Die 3 A-Domänen zeigen 30%ige Homologie untereinander und zum Kupfer-bindenden Plasmaprotein Zäruloplasmin. Die 2 C-Domänen sind einerseits zueinander homolog (40%), andererseits weisen die C-Domänen von Faktor VIII und Faktor V Homologien zum Discoidin I von *Dictyostelium* und zur C-Domäne des Milchfettmembranproteins (milk fat globule membrane protein) auf. Die B-Domäne von Faktor VIII zeigt wenig Homologien zu anderen Proteinen, jedoch ist sie ähnlich hoch glykosyliert wie die entsprechende Domäne im Faktor V.

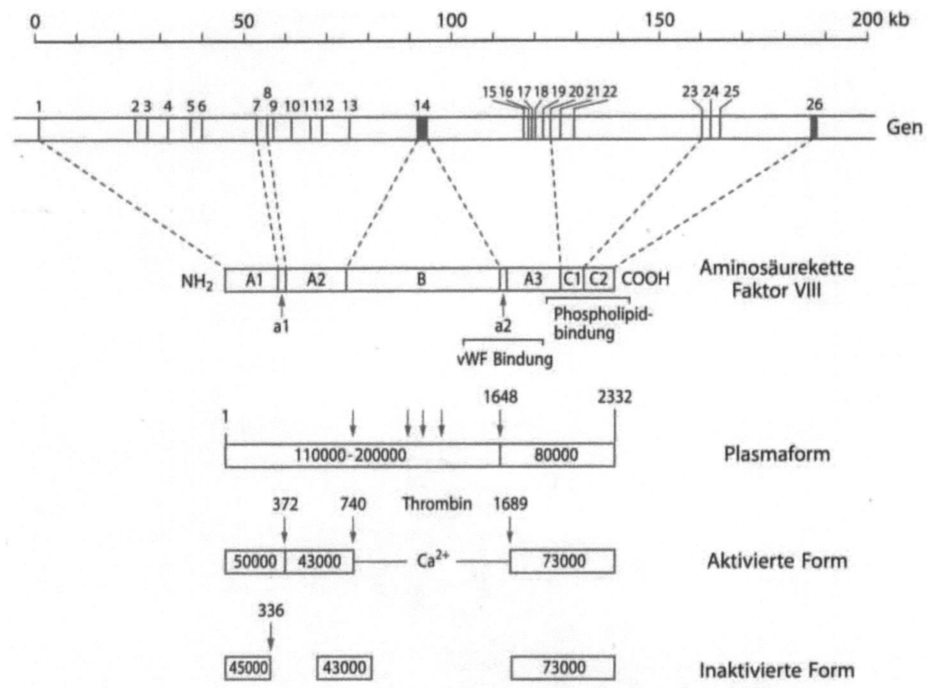

Abb. 2.1.10. Struktur des Faktor-VIII-Gens und seines Genprodukts, nach Tuddenham [1995]

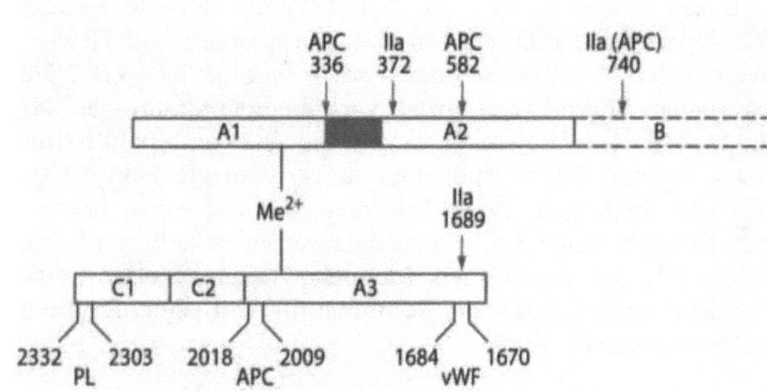

Abb. 2.1.11. Schematische Darstellung des Faktor-VIII-Heterodimers, aus Walker u. Fay. [1992]

Faktor VIII wird durch den vWF stabilisiert und vor der Inaktivierung durch aktiviertes Protein C und Faktor Xa geschützt. Der vWF bindet an die N-terminale Region der leichten Kette in Position 1.670–1.684 der A3-Domäne. Diese Region liegt in der sauren a2-Sektion der leichten Kette, die Tyr1.680 enthält. Mit der Thrombinspaltung bei Arg1.689-Ser1.640 wird damit gleichzeitig vWF abgespalten.

Faktor VIII wird durch Thrombinspaltung bei Arg372, 740 und 1.689 aktiviert. Von der primären Sequenz werden eine aminoterminale Kette mit einem MG von 92.000 (Aminosäuren 1–740) und eine karboxyterminale Kette mit einem MG von 80.000 (Aminosäuren 1.649–2.332) abgespalten,

wobei die A1- und A2-Domänen die schwere Kette und die A3-, C1- und C2-Domänen die leichte Kette bilden. Beide Ketten sind durch Ca^{2+} verbunden und stellen als Heterodimeres den aktiven Faktor VIIIa dar (Abb. 2.1.11). Die der zentral gelegenen B-Domäne entsprechende Sequenz von 909 Aminosäuren ist offensichtlich nicht für die Funktion eines aktiven Faktors VIIIa erforderlich, möglicherweise spielt sie eine Rolle bei der Sekretion des Faktors VIII.

Faktor VIIIa wird von APC durch Spaltung in Position Arg562 in der A2-Domäne und bei Arg336 inaktiviert. Der Bindungsort für APC liegt in der Region 2.009–2.018.

2.1.7.2 Molekulargenetik

Das humane Faktor-VIII-Gen besteht aus 26 Exons, ist 186 kb groß und auf dem langen Arm des X-Chromosoms in der Region Xq28 lokalisiert. Von den 25 Introns sind 6 länger als 14 kb. Das Intron 22 (IVS22) ist 32 kb lang und enthält die Intron-losen Gene F8A und F8B. F8B wird in der gleichen Richtung wie das Faktor-VIII-Gen transkribiert, F8A jedoch entgegengesetzt. 400 kb vom Faktor-VIII-Gen entfernt in telomerischer Richtung liegen noch 2 Kopien des F8A-Gens, die in

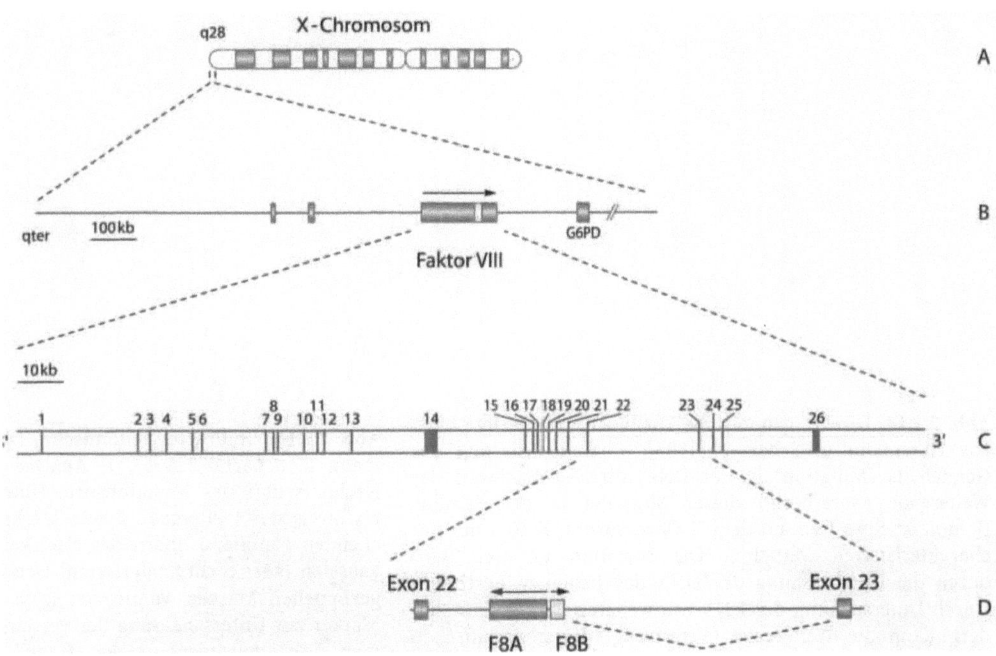

Abb. 2.1.12. Schema der chromosomalen Lokalisation und der Struktur des Faktor-VIII-Gens, aus Antonarakis et al. [1995]

der gleichen Transkriptionsrichtung wie Faktor VIII abgelesen werden (Abb. 2.1.12).

Irreguläres Cross-over zwischen den intra- und extragenen F8A-Genbereichen führt zu Intron-22-Inversionen, die kausal zu schweren Hämophilien führen (s. unten).

2.1.7.2.1 DNA-Polymorphismen

Im Faktor-VIII-Gen und flankierend dazu wurden zahlreiche Polymorphismen beschrieben (Tabelle 2.1.3), die für die indirekte genomische Diagnostik genutzt werden.

2.1.7.3 Hereditäre Faktor-VIII-Defekte – Hämophilie A

Hämophilie A (Bluterkrankheit) ist einer der am längsten bekannten genetischen Defekte. Die 1. Beschreibung stammt von jüdischen Geistlichen aus dem 2. Jh. n. Chr. (Talmud).

Die Häufigkeit von Hämophilie A liegt bei 1:7.000–10.000 im männlichen Geschlecht. Über die Hälfte der Patienten zeigt eine schwere Hämophilie mit einer Faktor-VIII:C-Aktivität <1%. Mittelschwere (moderate) Hämophilien A weisen eine Aktiviät von 1–4% und leichte Hämophilien eine solche von 5–24% auf.

Tabelle 2.1.3. Intragene und intergene DNA-Polymorphismen des Faktor-VIII-Gens, nach Peake [1995]

Restriktionsenzyme	Lokalisation des Spaltorts	Bestimmungsmethode		Heterozygotie bei Europäern
		PCR	Sonde	
TaqI	5'	–	+	0,40
BclI	Intron 18	+	+	0,39
HindIII	Intron 19	+	+	0,38
XbaI	Intron 22	+	+	0,49
BglI	3'	–	+	0,25
MspI	3'	–	+	0,43
MspI	Intron 22	–	+	0,01
(CA repeat)	Intron 13	+	–	(10 Allele etwa 0,80)
(CA repeat)	Intron 22	+	–	(6 Allele etwa 0,55)
(G/A)	Intron 7	+	–	0,33

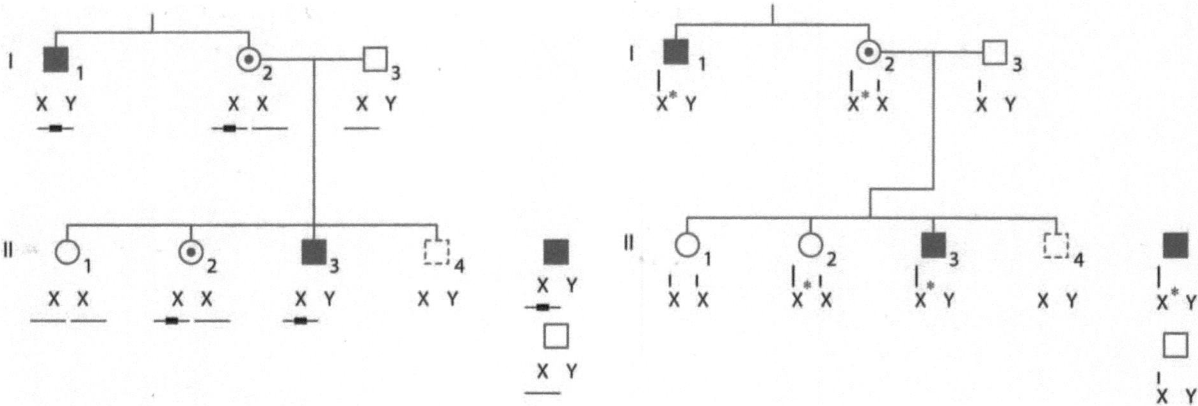

Abb. 2.1.13. Direkte genomische Diagnostik bei Hämophilie, aus Herrmann u. Scharrer [1995], Charakterisierung des Gendefekts (Mutation) in der DNA, direkter Nachweis der Weitergabe (Vererbung) dieser Mutation in der Familie, ⊙ untersuchtes Gen auf dem X-Chromosom, ■ Gen mit der charakterisierten Mutation. Die Mutation im Gen wird durch die Untersuchung der DNA des Patienten bestimmt. Durch Untersuchung der DNA von weiteren Familienmitgliedern kann die Weitergabe (Vererbung) dieser spezifischen Mutation in der Familie direkt verfolgt werden: Bei der Mutter des Patienten (*I,2*) wurden sowohl das mutierte als auch das normale Gen nachgewiesen, sie ist Überträgerin (Konduktorin) für den Gendefekt. Bei der Schwester (*II,2*) des Patienten ergab die genomische Diagnostik das gleiche Ergebnis wie bei der Mutter. Sie ist somit Konduktorin. Bei der anderen Schwester (*II,1*) wurde ausschließlich das normale Gen gefunden. Die beim Patienten identifizierte Mutation konnte nicht nachgewiesen werden. Die Schwester *II,1* ist damit eindeutig als Konduktorin ausgeschlossen. Auf der Grundlage der DNA-Diagnostik ist die vorgeburtliche (pränatale Diagnostik) bei einer Knabengeburt (*II,4*) möglich. Es kann eindeutig nachgewiesen werden, ob der männliche Fetus das mutierte Gen trägt oder nicht, d. h. ob er gesund ist oder an Hämophilie erkranken wird.

2.1.7.3.1 Genetik

Mit der Lage des Faktor-VIII-Gens auf dem X-Chromosom, einem der Geschlechtschromosomen des Menschen, ergibt sich ein X-chromosomaler Erbgang, der mit der Verteilung der Geschlechtschromosomen verbunden ist. Die Hämophilie wird X-chromosomal-rezessiv vererbt. Mädchen und Frauen mit der defekten Erbanlage auf einem ihrer X-Chromosomen haben in der Regel ein normales Gen für den Faktor VIII auf dem 2. X-Chromosom und erkranken deshalb nicht an Hämophilie. Sie sind Anlageträgerinnen und können die defekte Erbanlage an ihre Kinder weitervererben. Sie werden als Konduktorinnen (Überträgerinnen, Carrier) der Erbkrankheit bezeichnet. Die Hämophilie tritt nur bei Knaben und Männern auf, die die defekte Erbanlage, das mutierte Faktor-VIII-Gen, tragen.

Abb. 2.1.14. Indirekte genomische Diagnostik, aus Herrmann u. Scharrer [1995], 1. Analyse von Markern in der Nachbarschaft des Mutationsorts (intra- und intergen), 2. Nachweis der Weitergabe dieser Marker in der zu untersuchenden Familie, 3. indirekter Nachweis der Weitergabe der kausalen (aber nicht analysierten) Genmutation über die eng gekoppelten Marker. *Voraussetzungen:* 1. Informativität der Marker zur **Unterscheidung** der verschiedenen X-Chromosomen (Chromosomenbereiche, Gene), 2. Familienuntersuchung zur **Zuordnung** der sich unterscheidenden Marker. *Humangenetischer Befund:* 1. Patienten (*I,1* und *II,3*) tragen das X-Chromosom mit der Hämophilieerbanlage (*). Ihr X-Chromosom ist durch das lange Fragment identifiziert. Damit wird also die Hämophilieerbanlage (das defekte Gen) durch das lange Fragment markiert. 2. Die beiden X-Chromosomen der Tochter *II,1* sind durch die kurzen Fragmente charakterisiert. Das eine X-Chromosom mit dem kurzen Fragment kommt vom gesunden Vater. Das andere X-Chromosom mit dem kurzen Fragment kommt von der Mutter (*I,2*) und ist nicht mit der Hämophilie gekoppelt. Die Tochter *II,1* ist also keine Konduktorin. 3. Die Mutter (*I,2*) ist eine genetisch sichere Konduktorin, da sie einen erkrankten Bruder und einen erkrankten Sohn hat. Ihre beiden X-Chromosomen unterscheiden sich hinsichtlich der Marker, es werden 1 langes und 1 kurzes Fragment (RFLP) gefunden. Die Mutter ist also informativ. Aus der Untersuchung der Patienten ergibt sich, daß das lange Fragment beim X-Chromosom mit der Hämophilieerbanlage auftritt. Mit dieser Zuordnung kann die Vererbung der Hämophilie in der Familie verfolgt werden. 4. Die Tochter *II,2* ist informativ. Die beiden X-Chromosomen sind durch ein langes und ein kurzes Fragment unterscheidbar. Vom Vater erbte sie das X-Chromosom mit dem kurzen Fragment, von der Mutter demzufolge das X-Chromosom mit dem langen Fragment. Das lange Fragment markiert das X-Chromosom mit der Hämophilieerbanlage, demzufolge ist die Tochter *II,2* eine Konduktorin. 5. Da die Mutter *I,2* eine informative Konduktorin ist, ist eine vorgeburtliche Diagnostik möglich. Bei einem männlichen Fetus stammt das Y-Chromosom vom Vater. Von der Mutter erbt er ein X-Chromosom. Hat er das X-Chromsom mit dem langen Fragment bekommen, so hat er die Hämophilieerbanlage ererbt. Hat er das X-Chromosom mit dem kurzen Fragment ererbt, wird er gesund sein. 6. Auf der gleichen Gundlage ist eine vorgeburtliche Diagnostik bei der Tochter *II,2* möglich

Alle Töchter von Hämophilen sind Träger der Erbanlage für Hämophilie (Konduktorinnen). Alle

Söhne von Hämophilen sind gesund, vorausgesetzt, die Mutter ist keine Konduktorin.

In der Nachkommenschaft von Konduktorinnen besteht einerseits bei Knabengeburten ein Risiko von 1:1, daß ein Hämophiler geboren wird, und andererseits bei Mädchengeburten ein Risiko von 1:1 für die Geburt einer Konduktorin. Eine entscheidende Aufgabe der humangenetischen Diagnostik besteht darin, durch geeignete Tests und Untersuchungemethoden die Konduktorinnen sicher zu bestimmen und von Nicht-Konduktorinnen zu unterscheiden. Mit dem Einsatz der genomischen Diagnostik in der humangenetischen Beratung kann die Vererbung von Hämophilie innerhalb der betroffenen Familie präzise verfolgt werden.

Prinzipiell ergeben sich 2 Möglichkeiten der genomischen Diagnostik auf DNA-Ebene:
- Die direkte genomische Analyse basiert auf der Identifzierung der Mutationen in dem betroffenen Gen.
- Die indirekte genomische Analyse beruht auf der Charakterisierung von Markern (RFLPs, Short-tandem-repeats, VNTRs usw.), die eng mit dem mutierten Gen bzw. der im Gen lokalisierten Mutation gekoppelt sind.

Mit den beiden Methoden der genomischen Diagnostik werden die Weitergabe, die Segregation der Mutation oder der Marker in der Hämophiliefamilie analysiert und für die Konduktorinnendiagnostik oder Pränataldiagnostik genutzt (Abb. 2.1.13, 2.1.14).

2.1.7.3.2 Mutationsspektrum der Hämophilie A

Seit der Isolierung des Faktor-VIII-Gens ist der Molekulardefekt bei mehr als 2.500 Hämophilie-A-Patienten untersucht worden. Die Ergebnisse werden seit 1991 laufend aktualisiert und zusammengestellt [Tuddenham et al. 1994 (im Internet http://europium.mrc.rpms.ac.uk.)]. Dabei wurden folgende Mutationstypen bestimmt: 44 große Gendeletionen (im kb-Bereich) und -rearrangements, kleine Deletionen/Insertionen (<100 bp) und Punktmutationen [Antonarakis et al. 1995].

Große Gendeletionen wurden bei etwa 5% der Hämophilie-A-Patienten nachgewiesen und sind in der Regel mit schweren Hämophilien verbunden. 39% der Patienten mit Deletionen haben einen Antikörper gegen Faktor VIII entwickelt.

Unter den Genrearrangements spielt die Intron-22-Inversion als häufigster Molekulardefekt bei etwa 40% der schweren Hämophilien eine besondere

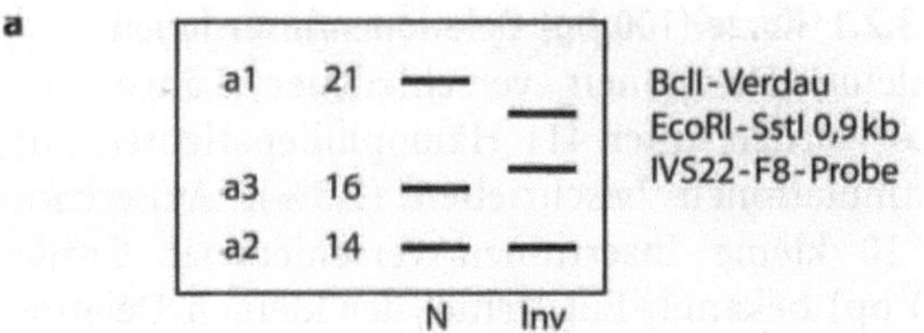

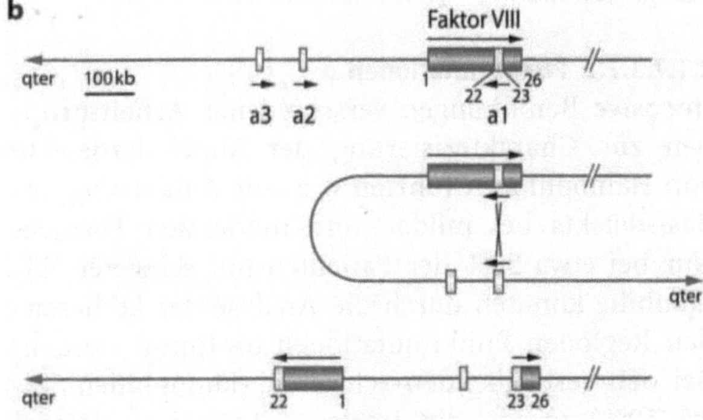

Abb. 2.1.15 a, b. Schematische Darstellung der Entstehung der Typ-I-Inversion durch intrachromosomales Cross-over, aus Antonarakis et al. [1995], *N* Kontrolle, Normaltyp, *Inv* Typ-I-Inversion

Rolle. Diese Inversionen wurden erst 1993 durch Lakich et al. [1993] und Naylor et al. [1993] aufgeklärt. Die Inversion geht auf eine Paarung zwischen dem im Intron 22 liegenden F8A-Gen und einem der extragenen Kopien dieses Gens zurück. Cross-over-Ereignisse zwischen der distalen extragenen Kopie und dem Intron-22-F8A-Gen führen zur Typ-I-Inversion. Die Typ-2-Inversion geht auf ein Cross-over-Ereignis zwischen der proximalen extragenen Kopie und dem intragenen F8A-Gen zurück. Die verschiedenen Inversionstypen lassen sich durch Southern-Blot-Analyse nachweisen (Abb. 2.1.15).

Neben den Typ-1- und Typ-2-Inversionen sind die Typen 3A und 3B beschrieben worden, die auf das Vorhandensein von 3 extragenen F8A-Kopien hinweisen [Antonarakis et al. 1995]. Die relativ häufige Einbeziehung von Intron 22 in Deletionen des Faktor-VIII-Gens läßt sich ebenfalls durch solche Cross-over-Ereignisse erklären und zeigt, daß illegetime Cross-over-Ereignisse zwischen intra- und extragenen F8A-Genen zu Inversionen und Deletionen führen. Offensichtlich stellt Intron 22 einen Hot spot für strukturelle Aberrationen dar [Schröder et al. 1996b].

Neben den Deletionen wurden auch 2 große Duplikationen beschrieben. Kazazian et al. [1988] beschrieben eine De-novo-Insertion eines hochrepetitiven LINE-Retrotransposons in Exon 14 bei 2 schweren Hämophilien.

2.1.7.3.2.1 Kurze (100 bp) Deletionen/Insertionen

38 kleine Deletionen verschiedener Länge (1–86 bp) wurden unter 411 Hämophiliepatienten mit Punktmutationen beschrieben (9,5%). Außerdem sind 10 kleine Insertionen verschiedener Größe (1–10 bp) bekannt. Ein Drittel der kleinen Deletionen und etwa die Hälfte der Insertionen betreffen das große Exon 14 [Antonarakis et al. 1995].

2.1.7.3.2.2 Punktmutationen

Intensive Bemühungen verschiedener Arbeitsgruppen zur Charakterisierung der Molekulardefekte von Hämophilie A führten v. a. zur Aufklärung des Basisdefekts bei milden und moderaten Formen. Nur bei etwa 50% der Patienten mit schwerer Hämophilie konnten durch die Analyse der kodierenden Regionen Punktmutationen bestimmt werden. Bei den verbleibenden schweren Hämophilien (etwa 50%) wurde die Intron-22-Inversion als der kausale Molekulardefekt identifiziert.

Hinsichtlich der Punktmutationen sind Missense-, Nonsense- und Spleißmutationen beschrieben worden. CpG-Dinukleotide wurden als Hot spots für Punktmutationen erkannt.

85 Nonsense-Mutationen wurden in 25 verschiedenen Exons nachgewiesen. Bei 268 Hämophilie-A-Patienten wurden 140 Missense-Mutationen beschrieben, die die verschiedenen Domänen des Faktors VIII betreffen [Tuddenham et al. 1994]. Unter den Spleißmutationen betrafen 4 Akzeptorspleißorte der Introns 4, 5, 6 und 14, 3 Donorspleißorte und 2 kryptische Spleißorte.

Bisher wurden keine Mutationen in der 5′-untranslatierten Region (Promotorregion) des Faktor-VIII-Gens beschrieben.

Identische Mutationen bewirken nicht in jedem Fall den gleichen Phänotyp. So wurde z. B. bei einem Patienten mit einer schweren Hämophilie eine C:T-Mutation im Kodon 1689 nachgewiesen; die identische Mutation führte bei 2 anderen Patienten zu einer moderaten Hämophilie A.

Jüngste Untersuchungen belegen, daß Punktmutationen eine 5- bis 10fach höhere und Inversionen eine mehr als 10fach höhere Mutationsrate in männlichen Keimzellen und Deletionen eine mehr als 5fach höhere Mutationsrate in weiblichen Keimzellen haben [Becker et al. 1996].

Etwa 5–30% der Hämophiliepatienten entwickeln unter Substitutionstherapie einen Anti-Faktor-VIII-Antikörper. Die Pathogenese der Hemmkörperbildung ist weitgehend unbekannt. Die Analyse der Molekulardefekte bei Hämophilie-A-Patienten ergab, daß etwa 1/3 der Patienten mit Nonsense-Mutationen, großen Deletionen und Intron-

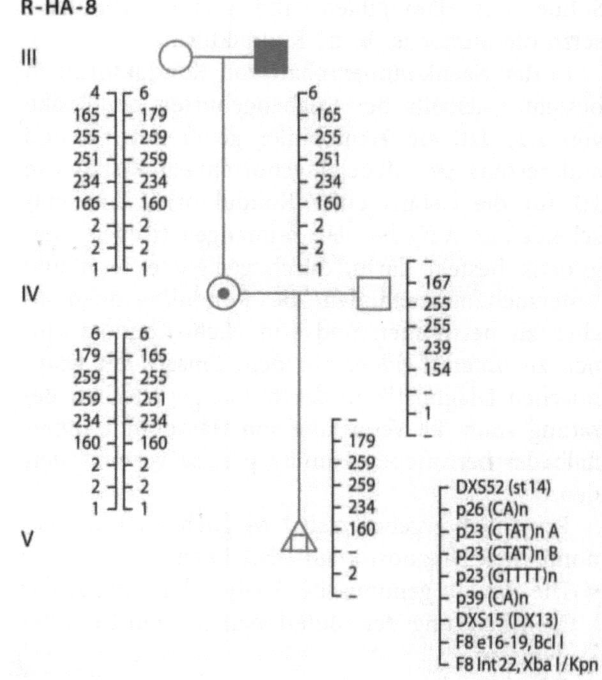

Abb. 2.1.16. Segregationsanalyse in einer Hämophilie-A-Familie mit RFLPs und STRs, aus Herrmann et al. [1994]

22-Inversionen einen Hemmkörper aufweisen, dagegen entwickeln nur etwa 5% der Patienten mit Missense-Mutationen oder kleinen Deletionen einen Hemmkörper [Antonarakis et al. 1995, Tuddenham et al. 1994].

2.1.7.3.3 Genomische Diagnostik bei Hämophilie A

Bei der Größe und der Komplexität des Faktor-VIII-Gens und unter Berücksichtigung der Tatsache, daß 1/3 aller Hämophiliepatienten auf Neumutationen zurückgehen, ist zu erwarten, daß jede Familie bzw. Sippe ihre eigene spezifische, private Mutation hat. Mit der Charakterisierung der Molekulardefekte bei Hämophilie-A-Patienten ist die direkte genomische Diagnostik möglich (Abb. 2.1.13). In mehr als 40% der Patienten mit schwerer Hämophilie läßt sich mittels Southern-Blot die Intron-22-Inversion problemlos nachweisen. Die Vererbung dieser Genaberration kann in den Familien weiterverfolgt werden und so zur Bestimmung des Konduktorinnenstatus bzw. zur pränatalen Diagnostik genutzt werden. Mit dem direkten Nachweis dieser Mutation sind 100%ig sichere Aussagen bei der genomischen Diagnostik möglich.

Für die routinemäßige indirekte genomische Diagnostik bei Hämophilie A stehen intra- und intergenische Marker (RFLPs, short tandem repeats, VNTR usw.) [Peake 1995] zur Verfügung (Tabelle 2.1.3, Abb. 2.1.14). Mit den genannten Markern ist für mehr als 95% der untersuchten Personen eine Aussage zum Konduktorinnenstatus möglich. Die Aussagesicherheit, die vom Abstand der Marker zum Mutationsort abhängt, liegt zwischen 95 und 97% bei intergenen Markern und etwa 99% bei intragenen Markern. Abb. 2.1.16 zeigt ein Beispiel der Segregationsanalyse in einer Hämophilie-A-Familie.

2.1.8 Von-Willebrand-Syndrom

Die Von-Willebrand-disease [übliche deutsche Bezeichnung: Von-Willebrand-Syndrom (vWS)] ist eine hereditäre Störung der primären Hämostase. Sie wurde erstmals 1926 durch Erik Adolf von Willebrand anhand einer Bluterfamilie auf den Alandsinseln beschrieben. Von Willebrand bezeichnete das Krankheitsbild als hereditäre Pseudohämophilie. Er wollte damit auf den im Gegensatz zur Hämophilie autosomalen Erbgang sowie auf die im Gegensatz zur Hämophilie verlängerte Blutungszeit hinweisen. Die Störung wurde zunächst als eine Kombination zwischen einer Vasopathie und einer Thrombopathie angesehen. Nahezu 50 Jahre später stellte sich heraus, daß dem

Krankheitsbild der Defekt eines Glykoproteins zugrundeliegt, das nun als Von-Willebrand-Faktor bezeichnet wird.

2.1.8.1 Biochemie und Physiologie

Der Von-Willebrand-Faktor wurde 1971 aufgefunden. Er wurde zunächst als Faktor-VIII-related Antigen bzw. Faktor-VIII-assoziiertes Antigen (F VIII R Ag) bezeichnet, da er mit dem Gerinnungsfaktor VIII identisch zu sein schien. Inzwischen wurde nachgewiesen, daß es sich bei dem prokoagulatorischen Faktor VIII und beim Von-Willebrand-Faktor um 2 verschiedene Proteine handelt, die auch durch unterschiedliche Gene kodiert werden. Daher wird zur Abgrenzung heute gewöhnlich für die prokoagulatorische Aktivität des Faktors VIII die Abkürzung Faktor VIII:C gebraucht. Der Von-Willebrand-Faktor spielt innerhalb der Hämostaseprozesse 2 unterschiedliche Rollen. Einerseits unterstützt er die Adhäsion und Aktivierung der Thrombozyten an verletzten Gefäßwandungen, andererseits wirkt er als Trägerprotein für den Faktor VIII:C.

Die beiden Komponenten zirkulieren in nonkovalenter Bindung. Für den prokoagulatorischen Faktor VIII:C hat dies eine Schutzfunktion. Ohne Bindung an den Von-Willebrand-Faktor wird Faktor VIII:C sehr rasch aus der Zirkulation entfernt.

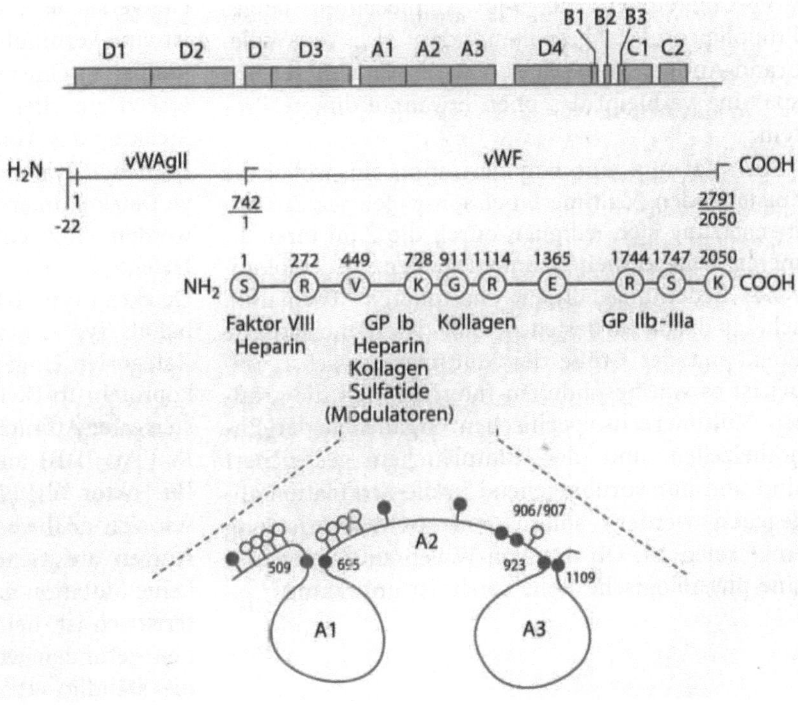

Abb. 2.1.17. Synthese des von-Willebrand-Faktors (Erläuterungen s. Text), nach Ruggeri u. Ware [1992]

Für die Plättchenreaktionen sind die in der Plättchenmembran enthaltenen Glykoproteine Ib-IX und IIb-IIIa verantwortlich. Die Interaktionen zwischen dem Von-Willebrand-Faktor und den Plättchen vollziehen sich insbesondere unter Fließbedingungen, die durch eine hohe Scherrate charakterisiert sind. Dabei wird in einer ersten Phase durch die Ib-Komponente eine Bindung an die verletzte Oberfläche herbeigeführt. Damit wird ein Signal ausgelöst, das die weitere Plättchenaktivierung unterstützt. Nachfolgend kommt es zu einer Interaktion zwischen den Glykoprotein-IIb- bis -IIIa-Rezeptoren, die zu einer Unterstützung der irreversiblen Adhäsion von Plättchen im verletzten Gebiet führt. Das in seiner Gesamtheit als Von-Willebrand-Faktor bezeichnete Glykoprotein besteht bei näherer Betrachtung aus einer Reihe von heterogenen Oligomeren unterschiedlichen Molekulargewichts (MG = 500–10.000). Diese Oligomere – häufiger wird der Begriff Multimere gebraucht – sind aus einer unterschiedlichen Anzahl von Von-Willebrand-Faktor-Subeinheiten aufgebaut, die ein Dimer von 2mal 2.050 Aminosäuren mit einem Molekulargewicht von etwa 500.000 darstellen. Die Biosynthese des Von-Willebrand-Faktors verläuft über zahlreiche Stufen (Abb. 2.1.17). Das als Prä-pro-vWF bezeichnete Translationsprodukt wird durch Abspaltung eines Signalpeptids von 22 Aminosäuren zum Pro-vWF umgewandelt. Dieser wird glykosyliert und dimerisiert an seinem karboxyterminalen Ende über Disulfidbrücken zum sog. Protomer des vWF. Im Anschluß wird von jeder Pro-vWF-Untereinheit ein 741 Aminosäuren langes Propolypeptid abgespalten, das als Von-Willebrand-Antigen II bezeichnet wird. Nach dieser Abspaltung verbleibt das oben erwähnte dimere Protein.

Es setzt nun eine Polymerisation ein, wobei die entstehenden Multimere bei sonst gleicher Zusammensetzung sich lediglich durch die Zahl ihrer dimeren Untereinheiten unterscheiden. Die biologische Bedeutung dieser multimeren Formation scheint darin zu bestehen, daß der hämostatische Effekt mit der Größe der Multimeren wächst. Dabei ist es von besonderem Interesse, daß die größten Multimere in spezifischen Organellen der Endothelzellen und der Blutplättchen gespeichert sind und nur vorübergehend in die Zirkulation abgegeben werden, sofern eine Gewebeverletzung eingetreten ist. Ob das Von-Willebrand-Antigen II eine physiologische Rolle spielt, ist unbekannt.

2.1.8.2 Molekulargenetik

Das Gen des Von-Willebrand-Faktors ist auf dem terminalen Ende des kurzen Arms des Chromosoms 12 (12pter-p) lokalisiert. Es umspannt 178.000 bp. Es besteht aus 52 Exons und Introns. Ein Teil der Gensequenz (3.048–5.764 bp) findet sich außerdem in Form eines Pseudogens auf Chromosom 22. Das Gen kodiert für das oben erwähnte Präproprotein aus 2.813 Aminosäuren.

Entsprechend der ungewöhnlichen Größe des Moleküls sind bisher 33 verschiedene Polymorphismen aufgefunden worden. Sie sind nahezu gleichmäßig auf kodierende und nicht kodierende Regionen verteilt. Obwohl nach allgemeinem Verständnis Polymorphismen auf der Aminosäureebene keine Bedeutung für die Funktion des betreffenden Proteins haben, wird im Fall des Von-Willebrand-Faktors angenommen, daß hier eine Ausnahme vorliegt. Es gibt zahlreiche Hinweise darauf, daß unterschiedliche Hämostasereaktionen zu einem gewissen Anteil durch diese Polymorphismen bedingt sind.

2.1.8.3 Kongenitale Defekte des Von-Willebrand-Faktors

Das Von-Willebrand-Syndrom ist sowohl hinsichtlich des klinischen Bilds als auch hinsichtlich der Ergebnisse der hämostaseologischen Untersuchungen heterogen. Es hat in der Vergangenheit zahlreiche Versuche einer Klassifikation gegeben. Seit 1993 ist eine verbindliche neue Definition im Gebrauch. [Sadler u. Ginsburg 1993]. Die neue Klassifikation ersetzt ein altes Schema, das dem der multimeren Struktur des Von-Willebrand-Faktors zugrundelag. Im neuen System werden quantitative und qualitative Defekte unterschieden. Die quantitativen Defekte werden eingeteilt in dominant vererbte, partielle Defekte (Typ I) und rezessiv übertragene schwere Defekte (Typ III). Qualitative Defekte werden global als Typ II bezeichnet und in 3 unterschiedliche Kategorien eingeteilt: solche mit verminderter Glykoprotein-Ib-IX-Bindung (Typ II A); solche mit gesteigerter Affinität für das Plättchenglykoprotein Ib-IX (Typ II B) und solche mit veränderter Affinität für Faktor VIII (Typ II N). Die einzelnen Typen lassen sich noch nicht in jeder Hinsicht mit Veränderungen auf Genebene korrelieren. Bislang wurde keine Mutation nachgewiesen, die für Typ I charakteristisch ist. Beim Typ III sind zahlreiche Mutationen gefunden worden. Es existiert eine Database, die ständig aktualisiert wird [Sadler u. Ginsburg

1993]. Im Zusammenhang mit dem Typ III des Von-Willebrand-Syndroms wurden Deletionen, Nonsense- und Leserastermutationen gefunden. Bezüglich der Einzelheiten wird auf die Database verwiesen. Unter den für den Subtyp II A verantwortlichen Mutationen sind am häufigsten die folgenden: Arg844:Asp; Gly742:Arg; Ser743:Leu; Arg543:Trp. Für den Subtyp II B sind am häufigsten die folgenden Mutationen verantwortlich gemacht worden: Arg543:Trp; Val1.553:Met; Arg578:Gla. Der Subtyp II N (auch Typ Normandie) wird durch Genveränderungen in den Exons 18–24 bestimmt, wobei eine Konzentration auf die Exons 18–20 auffällig ist. Die häufigsten Mutationen sind Arg91:Gla; Thr28:Met; Arg53:Trp.

Nur bei einem kleinen Teil der Patienten ist aus der Sicht der medizinischen Betreuung eine molekulare Diagnostik erforderlich. Dies trifft besonders für Angehörige des Typs II zu. Dabei ist in der Regel die Beschränkung auf eine kleine Genregion ausreichend. Beim häufigsten Typ des Von-Willebrand-Syndroms – dem Typ I – ist nur in seltenen Fällen und in erster Linie aus wissenschaftlichen Erwägungen eine Gendiagnostik erforderlich. Bei Patienten mit Typ III B ist eine genetische Beratung häufig von großer Bedeutung. Hier muß ggf. eine Analyse sämtlicher 52 Exons erfolgen.

2.1.9 Faktor IX (Christmas-Faktor)

Faktor IX wird von einem X-chromosomalen Gen kodiert und spielt in der Gerinnungskaskade als aktivierter Faktor IXa im Tenasekomplex eine zentrale Rolle. Ein Mangel oder eine Verminderung der Aktivität von Faktor IX führen zur Hämophilie B.

2.1.9.1 Biochemie und Physiologie

Faktor IX wird in den Hepatozyten der Leber als Multidomänenpolypeptid synthetisiert. Es besteht initial aus einer Prä-pro-Leadersequenz von 46 Aminosäuren, die durch das Signalpeptid und das Propeptid gebildet wird, einer γ-karboxyglutaminsäurereichen Gla-Domäne, 2 Domänen, die dem epidermalen Wachstumsfaktor ähnlich sind (EGF1- und EGF2-Domänen), der Aktivierungsdomäne und der katalytischen Domäne (Abb. 2.1.18). Posttranslational werden die 12 N-terminalen Glutaminsäuren in der Gla-Domäne γ-karboxyliert durch eine Vitamin-K-abhängige Karboxylase, der offenbar die Propeptidsequenz als Erkennungsregion dient. Dieses Propeptid ist hochkonserviert bei allen Vitamin-K-abhängigen Gerinnungsfaktoren. Durch die Aspartylhydroxylase wird Asp64

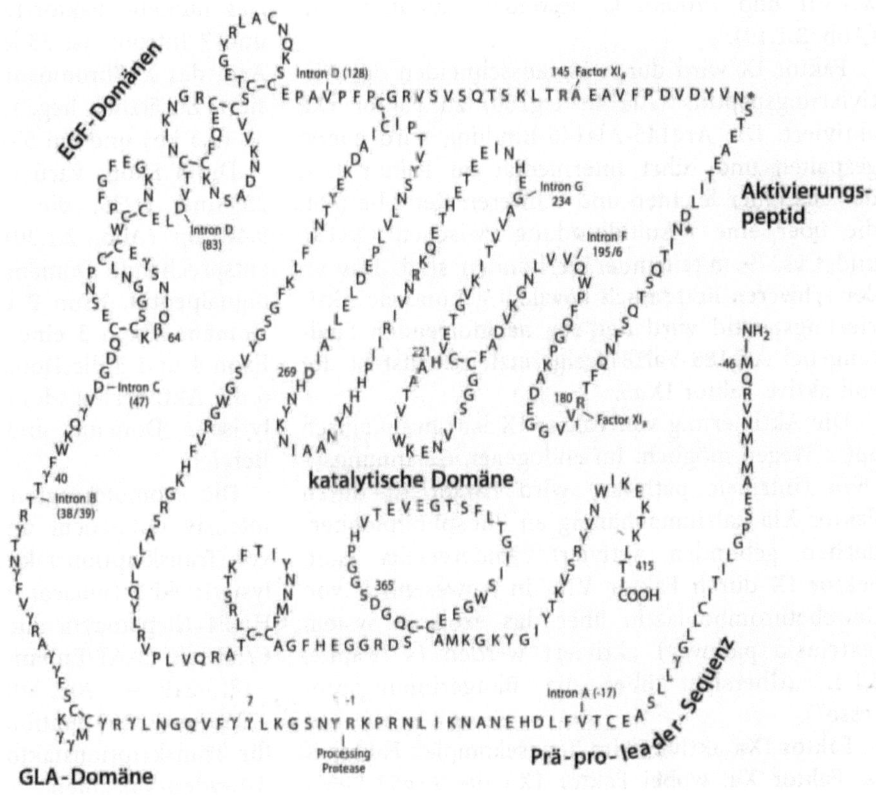

Abb. 2.1.18. Primärstruktur des Faktors IX

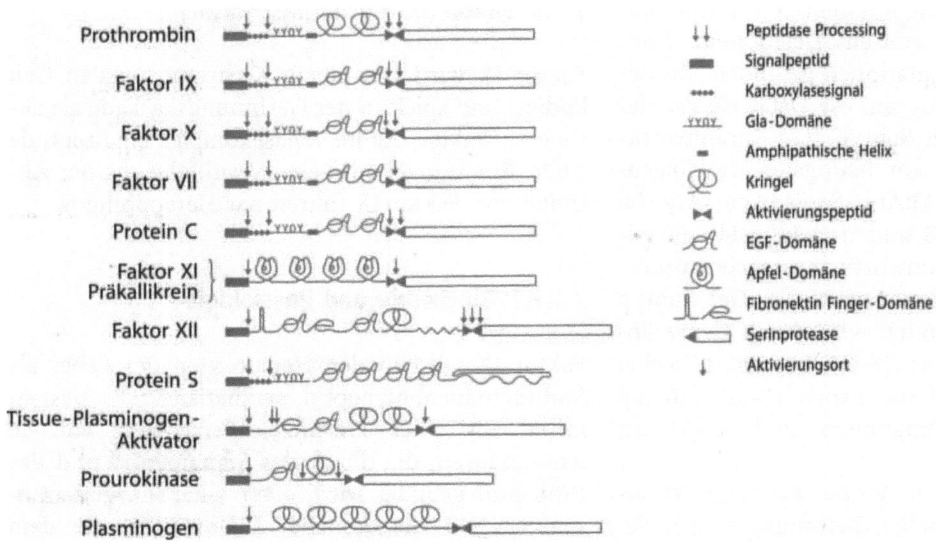

Abb. 2.1.19. Domänenstruktur von Gerinnungsfaktoren, aus Tuddenham u. Cooper [1994]

hydroxyliert. Von dem posttranslational modifizierten Präkursormolekül werden im endoplasmatischen Retikulum die hydrophobe Signalsequenz und das Propeptid abgespalten, so daß das reife Faktor-IX-Molekül aus 415 Aminosäuren besteht.

In der Domänenorganisation zeigt Faktor IX starke Homologien zu den anderen Vitamin-K-abhängigen Glykoproteinen der Gerinnungskaskade, wobei die Homologien zwischen den Faktoren IX, X, VII und Protein C besonders auffällig sind (Abb. 2.1.19).

Faktor IX wird durch Herausschneiden des Aktivierungspeptids (Ala146-Arg180) zu Faktor IXa aktiviert. Die Arg145-Ala146-Bindung wird zuerst gespalten und führt intermediär zu Faktor IXa, der aus einer leichten und schweren Kette besteht, die über eine Disulfidbindung zwischen Cys132 und Cys279 miteinander verbunden sind. Das an der schweren Kette noch kovalent gebundene Aktivierungspeptid wird bei der nachfolgenden Spaltung bei Arg180-Val181 freigesetzt; es entsteht der voll aktive Faktor IX$\alpha\beta$.

Die Aktivierung von Faktor IX ist physiologisch auf 2 Wegen möglich. Im endogenen Gerinnungssystem (intrinsic pathway) wird Faktor IX durch Faktor XIa kalziumabhängig an Phospholipidoberflächen gebunden aktiviert. Andererseits kann Faktor IX durch Faktor VIIa in Anwesenheit von Gewebethromboplastin über das exogene System (extrinsic pathway) aktiviert werden (s. Kapitel 2.1.1. „Übersicht über die Blutgerinnungsprozesse").

Faktor IXa aktiviert im Tenasekomplex Faktor X zu Faktor Xa, wobei Faktor IXa die Arg52-Ile53-Bindung in der schweren Kette von Faktor X spaltet. Diese Aktivierung erfordert Faktor VIIIa als Kofaktor, Phospholipide und Ca^{2+}. Die Ca^{2+}-Ionen treten spezifisch mit der Gla-Domäne in Wechselwirkung.

2.1.9.2 Molekulargenetik

Das humane Faktor-IX-Gen besteht aus 8 Exons und 7 Introns, ist 33 kb lang und auf dem langen Arm des X-Chromosoms in Region Xq27.1 lokalisiert. Zusätzlich liegen flankierende Sequenzen am 3'- (2,3 kb) und am 5'-Ende (2,8 kB) vor.

Die 8 Exons variieren in ihrer Größe zwischen 25 und 1.935, die Introns zwischen 188 und 9.473 bp (Abb. 2.1.20). Jedes Exon kodiert eine entsprechende Domäne (Abb. 2.1.18): Exon 1 das Signalpeptid, Exon 2 das Propeptid und die Gla-Domäne, Exon 3 eine kurze hydrophobe Sequenz, Exon 4 und 5 die Domänen EGF1 und EGF2, Exon 6 die Aktivierungsdomäne, Exon 7 und 8 die katalytische Domäne und den 3'-nichttranslatierten Bereich.

Die Promotorregion des Faktor-IX-Gens wurde intensiv untersucht und spezifische Bindungsorte von Transkriptionsfaktoren in diesem Bereich analysiert: NF1 (nuclear factor 1-liver): $-99 \rightarrow -77$, HNF4 (hepatocyte nuclear factor 4): $-31 \rightarrow -17$, C/EBP (CCAAT/Enhancer binding protein): $+1 \rightarrow +18$, $-219 \rightarrow -202$, DBP (D-site-Bindungsprotein): $-219 \rightarrow -202$. Mutationen in diesen Bindungsorten für Transkriptionsfaktoren führen zu Hämophilie-B-Leyden-Varianten.

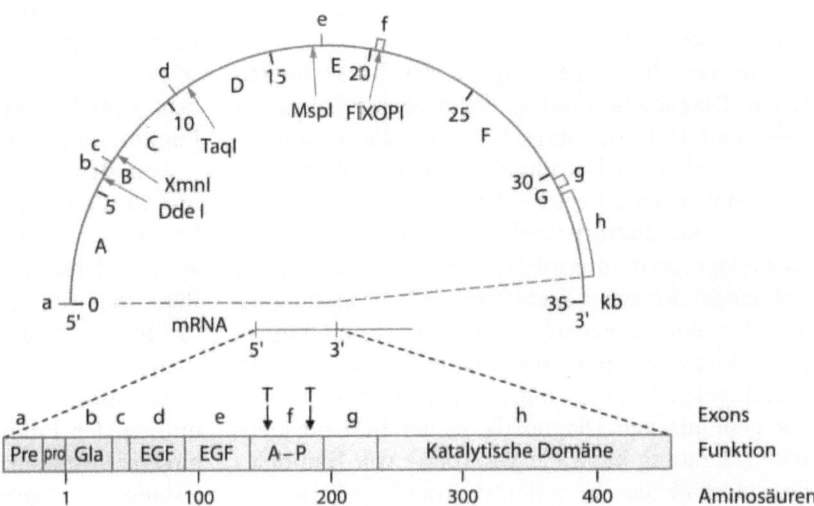

Abb. 2.1.20. Struktur des Faktor-IX-Gens

Tabelle 2.1.4. Intragene und intergene DNA-Polymorphismen des Faktor-IX-Gens, nach [Peake 1995]

Restriktionsenzyme	Lokalisation des Spaltorts	Bestimmungsmethode		Heterozygotie bei Europäern
		PCR	Sonde	
BamHI	5′	+	+	0,04
TaqI	Intron 4	+	+	0,45
XmnI	Intron 3	+	+	0,41
DdeI	Intron 1	+	+	0,36
MspI	Intron 4	+	+	0,32
BamHI	Intron 3	+	+	0,11
MnlI	Kodon 148	+	+	0,44
HhaI	3′	+	–	0,48
MseI	5′	+	–	0,44
(A/G)	Kodon 192	+	+	0,01

Die Exon-Intron-Organisation in den Vitamin-K-abhängigen Gerinnungsfaktoren VII, IX und X ist identisch und entspricht der korrespondierenden Domänenstruktur.

Im Faktor-IX-Gen und dieses flankierend wurden Polymorphismen beschrieben, die für die indirekte genomische Diagnostik zur Verfügung stehen (Tabelle 2.1.4).

2.1.9.3 Hereditäre Faktor-IX-Defekte – Hämophilie B

Die Häufigkeit der Hämophilie B liegt bei 1:25.000 im männlichen Geschlecht. Gerinnungsphysiologisch unterscheidet man bezüglich der Faktor-IX-Aktivität zwischen schwerer (<1%), mittelschwerer (1–5%) und milder (5–15% der normalen Aktivität) Hämophilie B.

2.1.9.3.1 Genetik

Die Hämophilie B wird X-chromosomal-rezessiv vererbt, d. h. in der Regel erkranken nur Knaben und Männer, die auf ihrem X-Chromosom die mutierte Erbanlage tragen.

Mädchen und Frauen mit der defekten Erbanlage auf einem ihrer X-Chromosomen haben in der Regel auf dem 2. X-Chromosom ein normales Gen für Faktor IX und erkranken deshalb nicht an Hämophilie, sie sind Anlageträgerinnen (Konduktorinnen, Überträgerinnen, Carrier) und können die defekte Erbanlage an ihre Kinder vererben.

Alle Söhne von Hämophilen sind gesund. Alle Töchter von Hämophilen sind Träger der Erbanlage für Hämophilie (Konduktorinnen). In der Nachkommenschaft von Konduktorinnen besteht – sofern der Vater kein Hämophiler ist – einerseits bei Knabengeburten ein Risiko von 1:1, daß ein Hämophiler geboren wird, und andererseits bei Mädchengeburten ein Risiko von 1:1 für die Geburt einer Konduktorin.

Eine entscheidende Aufgabe der humangenetischen Diagnostik besteht darin, durch geeignete Tests und Untersuchungsmethoden die Konduktorinnen sicher zu bestimmen und von Nicht-Konduktorinnen zu unterscheiden.

Die Konduktorinnenbestimmung auf der Grundlage gerinnungsphysiologischer Tests ist nur mit eingeschränkter Sicherheit (70–90%) möglich und für eine genetische Beratung (Konduktorinnenbestimmung, pränatale Diagnostik) in den entsprechenden Familien ungeeignet. Mit dem Einsatz der genomischen Diagnostik in der humangenetischen Beratung kann die Vererbung von Hämophilie innerhalb der betroffenen Familie präzise verfolgt werden. Die Prinzipien der genomischen Diagnostik von Hämophilien wurden bei der Hämophilie A ausführlich dargestellt (s. Kapitel 2.1.7.3 „Hereditäre Faktor-VIII-Defekte – Hämophilie A"). Da das Faktor-IX-Gen relativ klein ist, ist die Bestimmung der kausalen Mutation leichter realisierbar und die direkte genomische Diagnostik auf dieser Grundlage wird vorrangig angewandt [Herrmann u. Scharrer 1995].

2.1.9.3.2 Mutationsspektrum bei Hämophilie B

Seit der Isolierung des Faktor-IX-Gens ist der Molekulardefekt bei mehr als 1.400 Hämophilie-B-Patienten untersucht worden. Die Ergebnisse werden seit 1991 durch Giannelli et al. zusammengestellt und laufend aktualisiert [Giannelli et al. 1996 (im Internet ftp://ftp.ebi.ac.uk/pub/databases/haemb/.)]. Dabei wurden folgende Mutationstypen bestimmt: große Gendeletionen (im kb-Bereich) und -rearrangements, kleine Deletionen/Insertionen (bis zu 30 bp) und Punktmutationen. Die mutativen Veränderungen betreffen mit Ausnahme der Poly-A-Region alle Regionen des Faktor-IX-Gens.

2.1.9.3.2.1 Große Gendeletionen und -rearrangements
Große Gendeletionen (vollständige und partielle) wurden bei 29 Hämophilie-B-Patienten nachgewiesen und sind in der Regel mit schweren Hämophilien verbunden.

2.1.9.3.2.2 Kurze (30 bp) Deletionen/Insertionen
Unter den 1.380 Patienten wurden 86 Deletionen, 21 Additionen und 6 Patienten mit Additionen und Deletionen bestimmt, wobei die Deletionen und Insertionen ganz unterschiedliche Längen haben können.

2.1.9.3.2.3 Punktmutationen
Hinsichtlich der Punktmutationen wurden Missense-, Nonsense- und Spleißmutationen beschrieben. CpG-Dinukleotide wurden als Hot spots für Punktmutationen erkannt.

Von den untersuchten 1.400 Hämophiliepatienten wurden 552 unterschiedliche Mutationstypen beschrieben, die restlichen wurden mehrfach bei verschiedenen Patienten beschrieben. So wurde die Punktmutation C:T (Nukleotid 31.008) im Kodon 296 bisher 71mal bei Hämophilie-B-Patienten identifiziert.

Mutationen wurden praktisch in allen Exons und in der Promotorregion nachgewiesen. In der kurzen Promotorregion sind 17 verschiedene Mutationen nachgewiesen worden. Phänotypisch gehören die Patienten zur Gruppe der Hämophilien-B-Leyden, die dadurch charakterisiert ist, daß während der Kindheit die Faktor-IX-Konzentration <10% liegt, und nach der Pubertät subnormal bzw. normal (40–80%) wird. Von verschiedenen Autoren wurden unterschiedliche Punktmutationen in einer 40 bp umfassenden Region um den Haupttranskriptionsstartpunkt charakterisiert.

In Tabelle 2.1.5 sind die Ergebnisse einer großen Studie zur Analyse der Molekulardefekte bei Hämophilie-B-Patienten verschiedener ethnischer Herkunft als Beispiel für die Vielfalt der Mutationen zusammengestellt [Wulff et al. 1995]. Durch Sequenzierung der kodierenden Regionen, der angrenzenden Intronbereiche und der Promotorregion wurden mutative Veränderungen von 140 Patienten aufgeklärt, die sich auf folgende Mutationstypen verteilen: 95 Missense-, 25 Nonsense-, 2 Silent- und 3 Promotormutationen. Außerdem wurden 7 Spleißmutationen analysiert: 5 Donorspleiß- und 2 Akzeptorspleißmutationen. Bei 11 Patienten wurden kleine Deletionen (<30 bp) nachgewiesen, 6 von diesen waren In-Frame- und 5 Out-Frame-Mutationen (Frameshift-Mutationen). Alle Deletionen führten zu schweren oder moderaten Hämophilie-B-Phänotypen.

In der jüngsten Database [Giannelli et al. 1996] wurden 333 verschiedene Aminosäuresubstitutionen zusammengefaßt. Durch die Charakterisierung der Missense-Mutationen lassen sich Rückschlüsse auf die Funktion der einzelnen Aminosäuren im Faktor-IX-Polypeptid ziehen und die Struktur-Funktions-Beziehungen analysieren [Tuddenham u. Cooper 1994]. Die Bedeutung von Ser365 und Asp269 der katalytischen Domäne wurde z. B. durch deren Veränderung bei verschiedenen Hämophilie-B-Patienten unterstrichen. Bisher wurde jedoch noch keine Mutation bezüglich His221 be-

Tabelle 2.1.5. Punkmutationen und kleine Deletionen (<30 nt) bei Hämophilie-B-Patienten: Herkunft: Argentinien (*A*), Tschechien (*C*), Kuba (*Cu*), Estland (*E*), Deutschland (*G*), Ungarn (*H*), Indien (*I*), Polen (*P*), Rumänien (*R*), Singapur (*Si*), Schweiz (*S*), nach Wulff et al. [1996] und pers. Mitteilung, Greifswalder Hämophilie-B-Studie

Patient		Schweregrad	Aminosäure-substitution	Nukleotid		Kodon Nr.	Exon Nr.
				Mutation	Position		
52	(P)	Schwer	Promotor	G:A	(−26)	–	–
3.792	(G)	Mittelschwer	Promotor	T:A	(−20)	–	–
3.587	(G)		Promotor	A:C	(13)	–	–
43	(P)	Mittelschwer	Cys:Arg	T:C	(111)	−19	a
37	(Si)		Donorspleißort	ΔGTTT	D121−12 4	–	
8.205	(R)		Arg:Trp	C:T	(6.364)	−4	b
1.989	(G)		Arg:Trp	C:T	(6.364)	−4	b
1.784	(P)	Schwer	Arg:Gln	G:A	(6.365)	−4	b
31	(P)	Schwer	Arg:Gln	G:A	(6.365)	−4	b
3.571	(P)	Schwer	Arg:Gln	G:A	(6.365)	−4	b
2.252	(G)	Schwer	Arg:Leu	G:T	(6.365)	−4	b
2.270	(G)	Schwer	Arg:Leu	G:T	(6.365)	−4	b
2.269	(G)	Schwer	Frameshift	ΔAA	(6.370−6. 371)	−2	b
14	(P)	Mittelschwer	Arg:Ser	G:T	(6.375)	−1	b
3	(P)	Schwer	Glu:Val	A:T	(6.395)	7	b
8	(P)	Schwer	Glu:Asp	G:C	(6.399)	8	b
2.705	(G)	Schwer	ΔArg, ΔGlu	ΔGAGAGA	(6.420−6. 425)	16,17	b
3.282	(G)	Mittelschwer	Cys:Arg	T:C	(6.427)	18	b
2.232	(A)	Mittelschwer	Glu:Val	A:T	(6.434)	20	b
3.408	(G)	Schwer	Cys:Arg	T:C	(6.442)	23	b
3.149	(A)	Schwer	Phe:Ser	T:C	(6.449)	25	b
2.133	(H)		Arg:Stop	C:T	(6.460)	29	b
2.225	(A)	Schwer	Arg:Stop	C:T	(6.460)	29	b
2.230	(A)	Schwer	Arg:Stop	C:T	(6.460)	29	b
2.237	(A)	Mittelschwer	Arg:Stop	C:T	(6.460)	29	b
3.168	(G)	Schwer Inhibitor	Arg:Stop	C:T	(6.460)	29	b
2.254	(G)	Schwer	Glu:Stop	G:T	(6.463)	30	c
2.309	(Cu)		Akzeptorspleiß-ort	G:C	(6.677)	–	–
2.249	(G)	Mittelschwer	Tyr:Cys	A:G	(6.697)	45	c
1	(P)	Schwer	Asp:Asn Donorspleißort	G:A	(6.702)	47	d
1.759	(P)	Schwer	Donorspleißort	A:G	(6.706)	–	–
2.257	(G)	Schwer	Tyr:Cys	A:G	(10.458)	69	d
2.332	(S)	Schwer	Cys:Phe	G:T	(10.470)	73	d
8.135	(G)	Mittelschwer	Cys:Tyr	G:A	(10.497)	82	d
2.489	(G)	Schwer	Akzeptorspleiß ort	T:C	(17.665)	–	–
6	(P)	Schwer	Cys:Arg	T:C	(17.677)	88	d
2.265	(G)	Mild	Ile:Thr	T:C	(17.684)	90	e
2.067	(G)	Schwer	Gly:Asp	G:A	(17.693)	93	e
33	(P)	Schwer	Cys:Phe	G:T	(17.741)	109	e
1.760	(P)	Schwer	Ser:Pro	T:C	(17.743)	110	e
3.551	(G)	Schwer	Cys:Arg	T:C	(17.746)	111	e
2.243	(G)	Mild	Gly:Glu	G:A	(17.756)	114	e
2.268	(G)	Mild	Gly:Glu	G:A	(17.756)	114	e
2.059	(G)		Gly:Gln	G:A	(17.756)	114	e
2.228	(A)	Mild	Gln:His	G:T	(17.778)	121	e
2.235	(A)	Mild	Gln:His	G:T	(17.778)	121	e
2.367	(A)		Gln:His	G:T	(17.778)	121	e
8.070	(G)	Schwer	Ser:Ser	C:T	(17.734)	123	e
			Cys:Phe Doppelmutation	G:T	(17.736)	124	e
3.647	(I)		Donorspleißort	G:A	(17.798)	–	–
2.276	(G)	Schwer	Cys:Trp	T:G	(20.376)	132	e
856	(G)	Mittelschwer	Arg:Cys	C:T	(20.413)	145	e

Tabelle 2.1.5 (Fortsetzung)

Patient		Schweregrad	Aminosäure-substitution	Nukleotid		Kodon Nr.	Exon Nr.
				Mutation	Position		
8.260	(G)		Arg:Cys	C:T	(20.413)	145	e
2.253	(G)		Arg:His	G:A	(20.414)	145	f
3.997	(G)	Schwer	Arg:His	G:A	(20.414)	145	f
1.763	(P)	Schwer	Arg:Trp	C:T	(20.518)	180	f
34	(P)	Schwer	Arg:Trp	C:T	(20.518)	180	f
2.130	(H)		Arg:Gln	G:A	(20.519)	180	f
2.132	(H)		Arg:Gln	G:A	(20.519)	180	f
1.764	(P)	Schwer	Arg:Gln	G:A	(20.519)	180	f
8.469	(G)		Arg:Gln	G:A	(20.519)	180	f
2.280	(S)		Val:Asp	T:A	(20.522)	181	f
49	(P)	Mittelschwer	Pro:Ser	C:T	(20.557)	193	f
2.352	(G)	Schwer	Gln:Gln Donorspleißort	G:A	(20.565)	195	f
2.308	(Cu)		Gly:Glu	G:A	(30.073)	207	g
2.274	(G)	Mild	Ala:Thr	G:A	(30.107)	219	h
2.128	(C)		Asn:Asp	G:A	(30.830)	237	h
2.244	(G)	Schwer	ΔGlu	ΔGAG	(30.839–30.841)	240	h
2.259	(G)	Schwer	ΔGlu	ΔGAG	(30.839–30.841)	240	h
2.260	(G)	Schwer	ΔGlu	ΔGAG	(30.839–30.841)	240	h
2.267	(G)	Schwer	ΔGlu	ΔGAG	(30.839–30.841)	240	h
3.814	(G)		Glu:Lys	G:A	(30.854)	245	h
17	(P)	Schwer	Arg:Stop	C:T	(30.863)	248	h
952	(G)	Schwer	Arg:Gly	C:G	(30.863)	248	h
2.273	(G)	Mittelschwer	Arg:Gln	G:A	(30.864)	248	h
3.328	(G)	Mild	Arg:Gln	G:A	(30.864)	248	h
19	(P)	Schwer	Arg:Leu	G:T	(30.864)	248	h
3.146	(G)	Schwer	Arg:Stop	C:T	(30.875)	252	h
8.459	(G)		Arg:Stop	C:T	(30.875)	252	h
3.867	(E)	Mittelschwer	Arg:Stop	C:T	(30.875)	252	h
8.426	(G)		His:Tyr	C:T	(30.890)	257	h
2.131	(H)		Frameshift Stopkodon 279	ΔC	(30.892)	257	h
1.986	(P)	Schwer	Tyr:Stop	C:A	(30.919)	266	h
10	(P)	Schwer	Asp:Val	A:T	(30.927)	269	h
3.969	(G)	Schwer	Ala:Asp	C:A	(30.933)	271	h
3.147	(G)	Schwer	Leu:Gln	T:A	(30.945)	275	h
2.266	(G)	Schwer	Frameshift Stopkodon 308	ΔA	(30.968)	283	h
2.234	(A)	Mild	Pro:His	C:A	(30.981)	287	h
1.757	(P)	Schwer	Tyr:Stop	C:G	(31.006)	295	h
40	(P)	Schwer	Tyr:Stop	C:G	(31.006)	295	h
2.121	(C)	Mittelschwer	Frameshift Stopkodon 308	ΔA	(31.007)	296	h
1.758	(P)	Schwer	Thr:Met	C:T	(31.008)	296	h
2.256	(G)	Mittelschwer	Thr:Met	C:T	(31.008)	296	h
27	(P)	Mittelschwer	Thr:Met	C:T	(31.008)	296	h
2.722	(G)	Mild	Thr:Lys	C:A	(31.008)	296	h
1.765	(P)	Schwer	Trp:Arg	T:A	(31.049)	310	h
3.913	(G)	Mild	Trp:Leu	G:T	(31.050)	310	h
2.223	(A)	Schwer	Trp:Cys	G:T	(31.051)	310	h
41	(P)	Schwer	Gly:Ala	G:A	(31.052)	311	h
3.371	(G)	Schwer	Gly:Arg	G:A	(31.052)	311	h
830	(G)	Mittelschwer	Lys:Glu	A:G	(31.067)	316	h
1.761	(G)	Schwer	Frameshift Stopkodon 321	ΔA	(31.069)	317	h
4	(P)	Schwer	Gln:Stop	A:C:	(31.092)	324	h
26	(P)	Schwer	Tyr:Stop	C:A	(31.096)	325	h
8.095	(G)		Val:Phe	G:T	(31.103)	328	h
1.984	(P)	Schwer	ΔLeu	ΔTTG	(31.113–31.115)	331	h

Tabelle 2.1.5 (Fortsetzung)

Patient		Schweregrad	Aminosäure-substitution	Nukleotid Mutation	Nukleotid Position	Kodon Nr.	Exon Nr.
1.766	(P)	Schwer	Arg:Stop	C:T	(31.118)	333	h
41	(P)	Schwer	Arg:Stop	C:T	(31.118)	333	h
3.549	(P)	Schwer	Arg:Stop	C:T	(31.118)	333	h
3.294	(G)	Mittelschwer	Arg:Gln	G:A	(31.119)	333	h
1.756	(P)	Schwer	Arg:Gln	G:A	(31.119)	333	h
25	(P)	Schwer	Cys:Arg	T:C	(31.127)	336	h
1.990	(P)	Schwer	Arg:Stop	C:T	(31.133)	338	h
29	(P)	Schwer	Arg:Stop	C:T	(31.133)	338	h
16	(P)	Schwer	Arg:Stop	C:T	(31.133)	338	h
37	(P)	Schwer	Ser:Pro	C:T	(31.136)	339	h
2.245	(G)	Mittelschwer	Ile:Phe	A:T	(31.151)	344	h
2.261	(G)	Schwer	Ile:Phe	A:T	(31.151)	344	h
2.120	(G)		Tyr:Stop	T:A	(31.156)	345	h
8.433	(G)		Phe:Tyr	T:A	(31.167)	349	h
45	(P)	Schwer	Cys:Arg	T:C	(31.169)	350	h
965	(G)	Schwer	Cys:Ser	G:C	(31.170)	350	h
42	(P)	Schwer	Gly:Asp	G:A	(31.176)	352	h
2.248	(G)	Schwer	Cys:Ser	T:A	(31.202)	361	h
9	(P)	Schwer	Cys:Gly	T:G	(31.202)	361	h
1.780	(P)	Schwer	Ser:Asn	G:A	(31.215)	365	h
35	(P)	Schwer	Pro:His	C:A	(31.224)	368	h
1.762	(P)	Schwer	Pro:His	C:A	(31.224)	368	h
3.299	(G)	Schwer	Glu:Stop	G:T	(31.241)	374	h
3.591	(H)		Ser:Arg	C:G	(31.273)	384	h
2.227	(A)	Mittelschwer	Trp:Arg	T:A	(31.274)	385	h
2.251	(G)	Schwer	Gly:Ser	G:A	(31.277)	386	h
3.633	(G)		Gly:Ala	G:C	(31.278)	386	h
36	(P)	Mittelschwer	Glu:Lys	G:A	(31.280)	387	h
3.625	(G)		Glu:Ala	A:C	(31.281)	387	h
8.200	(R)	Mittelschwer	Glu:Ala	A:C	(31.281)	387	h
39	(P)	Schwer	Cys:Tyr	G:A	(31.287)	389	h
1.987	(P)	Schwer	Cys:Tyr	G:A	(31.287)	389	h
2.229	(G)	Mild	Arg:Trp	C:T	(31.328)	403	h
22	(P)	Schwer	Trp:Stop:	G:A	(31.342)	407	h
28	(P)	Schwer	Trp:Stop	G:A	(31.342)	407	h
8.027	(G)	Mild	Trp:Cys	G:C	(31.342)	407	h

schrieben. Auf die γ-Karboxyglutaminsäuren der Gla-Region bezogen sich 9 Mutationen und bestätigen deren besondere funktionelle Rolle.

Die meisten Patienten mit identischen Mutationen haben den gleichen Phänotyp. Jedoch gibt es auch eine Reihe von Ausnahmen, die auf die Komplexität bei der phänotypischen Ausprägung der Hämophilie hindeuten. So weist Patient 2.237 (Tabelle 2.1.5) mit der Transition C:T in Nukleotid 6.460 eine moderate Hämophilie B auf, während weitere 3 Patienten mit der identischen Mutation eine schwere Verlaufsform zeigen (Patienten 2.225, 2.230 und 3.168).

Eine Reihe von Hämophilie-B-Patienten entwikkeln unter Faktor-IX-Substitution Antifaktor-IX-Antikörper (Inhibitorpatienten). Wertet man die Zusammenstellung der Faktor-IX-Genmutationen bei Hämophilie-B-Patienten unter dem Gesichtspunkt der Antikörperbildung aus, so ergibt sich folgendes Bild: 52% der Hämophilie-B-Patienten mit großen Faktor-IX-Gen-Deletionen entwickeln Antikörper, dagegen nur 1,2% der Patienten mit Punktmutationen.

Von den 846 Hämophilie-B-Patienten mit Missense-Mutation sind nur bei 1 Patienten Anti-Faktor-IX-Antikörper beschrieben worden (1/846). Unter den Patienten mit Nonsense- (160) und Frameshift-Mutation (63) entwickeln offensichtlich nur relativ wenige Antikörper (6/160 Nonsense-Mutation, 5/63 Frameshift-Mutation).

In Tabelle 2.1.6 sind die Inhibitorpatienten mit Punktmutationen näher charakterisiert. Danach liegen bei dem überwiegenden Teil der Inhibitorpatienten Frameshift- und Nonsense-Mutationen

Tabelle 2.1.6. Mutationen bei Hämophilie-B-Inhibitor-Patienten, zusammengestellt nach Giannelli et al. [1994]

Aminosäureänderung	Nukleotidmutation	Nr.	Kodon	Inhibitorpatient/Patientenzahl
Frameshift	$\Delta 1$	6.392	6	1/1
Frameshift	$\Delta 10$	6.401–6.410	9	1/1
Frameshift	$\Delta 5$	6.402–6.406	9	1/1
Frameshift	$\Delta 2$	6.680–6.681	39	1/1
Frameshift	$\Delta 8$	30.950–30.957	277	1/1
Arg:Stop	C:T	6.460	29	3/28
Gln:Stop	C:T	20.551	191	1/2
	G:A	–793		
Tyr:Stop	G:A	20.561	194	1/6
Arg:Stop	C:T	30.863	248	2/27
Akzeptorspleißort (h)	G:A	30.821		1/4
Doppelmutation:				1/1
Ser:Gly	A:G	31.214	365	
Asp:Asp (silent)	T:C	31.213	364	
Missense-Mutation				
Gln:Lys	G:A	20.551	191	1/1

des Faktor-IX-Gens vor. Bei 1 Inhibitorpatienten wurde eine Akzeptorspleißmutation nachgewiesen. Bisher ist nur bei 1 Hämophilie-B-Patienten mit einer Missense-Mutation Antikörperbildung beschrieben worden. Bei 1 weiteren Hämophilie-B-Patienten wurde ein doppelter Basenpaaraustausch beschrieben, wobei der 1. Basenaustausch zu einer Aminosäuresubstitution (A:G 31.214, Ser365:Gly) führt, der benachbarte 2. Basenaustausch (T:C 31.213) stellt eine Silent-Mutation (GAT:GAC, Asp364) dar.

Aus diesen Befunden kann gefolgert werden, daß sich Anti-Faktor-IX-Antikörper offensichtlich nur dann entwickeln, wenn die zugrundeliegende Faktor-IX-Gen-Mutation einen großen strukturellen oder funktionellen Defekt der kodierten Information bedingt. Offensichtlich werden bei Missense-Mutationen in der Regel extrem selten oder keine Anti-Faktor-IX-Antikörper gebildet.

Interessant und unbeantwortet ist die Frage, warum bei identischen Mutationen einige Patienten einen Antikörper entwickeln und andere nicht (Tabelle 2.1.6: Nonsense-Mutationen: Nukleotid 6.460, 3/28; Nukleotid 20.561 1/6; Nukleotid 30.863 2/27).

2.1.9.3.3 Genomische Diagnostik bei Hämophilie B

Mit der Charakterisierung der Molekulardefekte bei Hämophilie-B-Patienten ist die direkte genomische Diagnostik möglich (Abb. 2.1.21). Die DNA-Sequenzierung des Gens ist jedoch relativ aufwendig und langwierig. Durch spezifische Mutations-Screening-Methoden wie Heteroduplexanalyse, SSCP (Single strand conformation polymorphism) u. a. (s. Handbuch der Molekularen Medizin, Bd 1, „Molekular- und Zellbiologische Grundlagen", Kapitel 1.2 „Genomanalysen und Gendiagnostik") lassen sich relativ schnell mutativ veränderte Sequenzen erkennen und dann der DNA-Sequenzanalyse zuführen. Da mit diesen Mutations-Screening-Methoden das Vorliegen einer DNA-Veränderung direkt nachgewiesen wird, können sie auch zur direkten genomischen Diagnostik eingesetzt werden, wobei die Weitergabe der auf der Mutation beruhenden Veränderung in der Familie direkt verfolgt werden kann. Abb. 2.1.22 zeigt ein entsprechendes Beispiel für die Anwendung der Heteroduplexanalyse in der genomischen Diagnostik. Auszuschließen ist bei der diagnostischen Anwendung dieser Methoden das Vorliegen von Polymorphismen, die auch zur Heteroduplexbildung führen.

Für die indirekte genomische Diagnostik bei Hämophilie B stehen intra- und intergene Marker zur Verfügung (Tabelle 2.1.4). Die intragenen Marker können mit einer diagnostischen Sicherheit von 99,9% eingesetzt werden, da das Faktor-IX-Gen relativ klein ist und Doppel-cross-over, die ein falsches Ergebnis vortäuschen, praktisch extrem selten sind. Die intergenen Marker weisen in Abhängigkeit vor ihrem Abstand zum Gen eine diagnostische Aussagesicherheit von 91–99% auf.

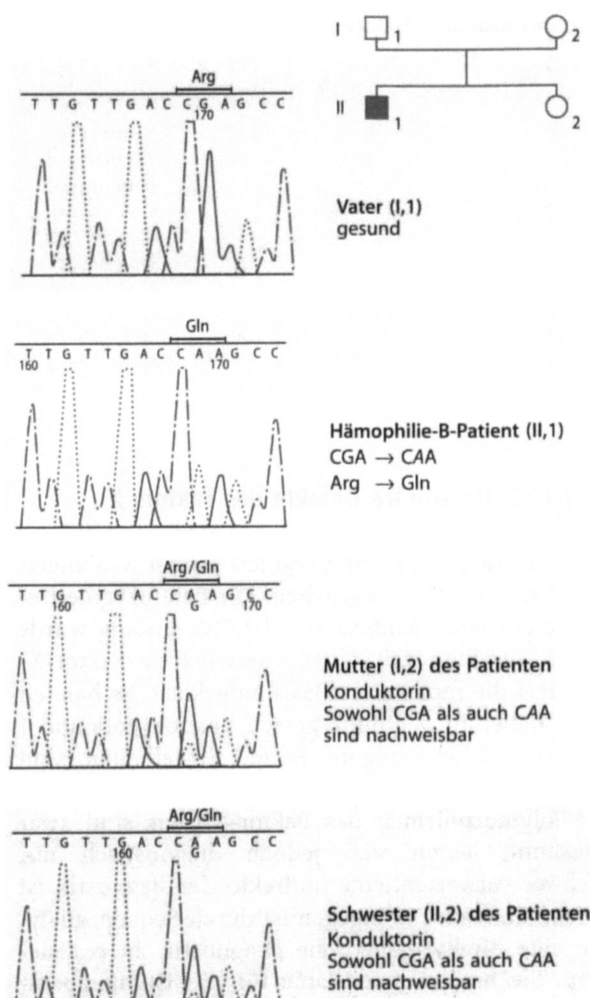

Abb. 2.1.21. Charakterisierung einer Mutation im Faktor-IX-Gen durch automatische Sequenzanalyse und direkte genomische Diagnostik, aus Herrmann u. Scharrer [1995], Sequenzausdruck eines 14 Nukleotide langen Abschnitts des Faktor-X-Gens von 4 Mitgliedern einer Hämophilie-B-Familie. In der Sequenz des Gens vom gesunden Vater (*I,1*) kodieren CGA für die Aminosäure Arg (Arginin). Beim hämophilen Sohn (*II,1*) wurde eine Mutation bestimmt, der Kode CGA ist zu CAA mutiert, wodurch statt Arginin (Arg) Glutamin (Gln) in das Faktor-IX-Protein eingebaut wird. Der dadurch defekte Faktor IX verursacht die Hämophilie. Mutter (*I,2*) und Schwester (*II,2*) des Patienten weisen an der betreffenden Stelle der DNA sowohl ein G als auch ein A auf, sie sind heterozygote Genträger, also Konduktorinnen

2.1.10 Faktor X

Faktor X ist ein Vitamin-K-abhängiges Plasmaprotein, das eine zentrale Rolle in der plasmatischen Gerinnung spielt. Der inaktive Faktor X kann sowohl auf dem extrinsischen als auch auf dem intrinsischen Weg zu Faktor Xa aktiviert werden. Dabei ist nach der klassischen Auffassung für die

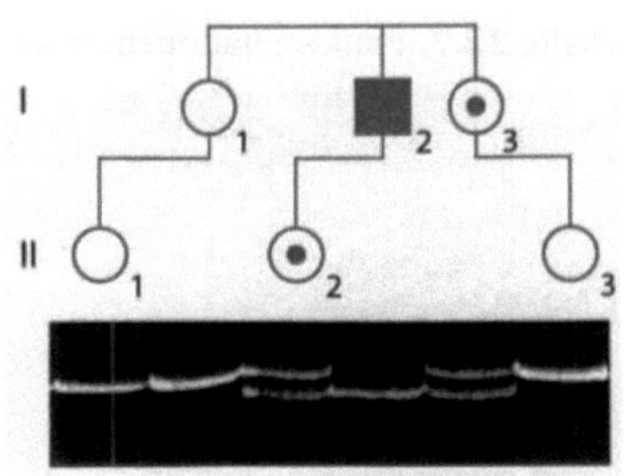

Abb. 2.1.22. Anwendung der Heteroduplexanalyse für die genomische Diagnostik. Die Heteroduplexbanden in PCR-Produkten des Exon 5 gehen auf eine Mutation in diesem Exon zurück. Mit dem Nachweis des Heteroduplexes bei den verschiedenen Familienmitgliedern kann die Weitergabe der Mutation innerhalb der Risikofamilien aufgezeigt werden

Aktivierung im extrinsischen Weg Faktor VIIa und für die Aktivierung im intrinsischen Faktor IXa verantwortlich. Aktivierter Faktor X (Xa) ist das wichtigste Enzym für die Umwandlung von Prothrombin zu Thrombin. Angeborene oder erworbene Defekte des Faktors X führen zu einer Blutungsneigung. Nach den Namen der beiden erstbeschriebenen Patienten wird Faktor X auch als Stuart-Prower-Faktor bezeichnet.

2.1.10.1 Biochemie und Physiologie

Der Gerinnungsfaktor X wird in der Leber synthetisiert. Hierzu ist die Gegenwart von Vitamin K erforderlich. Es wird zunächst ein Prä-pro-Faktor X gebildet, der 488 Aminosäuren umfaßt. Durch eine Signalpeptidase wird im Bereich Ser–18-Leu–17 die Präportion abgespalten. Nach einer weiteren Abspaltung im Bereich Arg–1-Ala1 wird der NH_2-Terminus gebildet. Faktor X kommt im Plasma als zweikettiges Molekül mit einem Molekulargewicht von 59.000.000 vor. Er besteht aus einer leichten Kette mit einem Molekulargewicht von 17.000.000 und einer schweren Kette mit einem Molekulargewicht von 40.000.000. Beide werden durch eine einzelne Disulfidbindung zusammengehalten. Es bestehen zahlreiche Gemeinsamkeiten der Struktur mit anderen Vitamin-K-abhängigen Gerinnungsfaktoren. Dies gilt besonders für den Gehalt an γ-Karboxyglutaminsäure.

2.1.10.2 Molekulargenetik

Das Gen des humanen Faktors X ist auf Chromosom 13 in Position 13q34-qter lokalisiert. Es umspannt 25 kb chromosomaler DNA. Das Gen liegt

Tabelle 2.1.7. Punktmutationen, die hereditäre Faktor-X-Defizite hervorrufen, nach Watzke u. High [1995]

Faktor X	PT	FX-C aPTT	RVV	FX Ag	Aminosäureaustausch	Genetik
Vorarlberg	7	25	15	30	Gla+14:Lys	Homozygot
Santo Domingo	1	1	1	5	Gly–20:Arg	Homozygot
Friuli	7	8	76	100	Pro344:Ser	Homozygot
San Antonio	14			36	Arg366:Cys	Compound
					del nt838	Heterozygot
Malmö	35	43			Gla+26:Asp	Homozygot
Vienna	1			5	Gly201:Glu	Homozygot
Marseille	21	21	26	100	Ser334:Pro	Homozygot
Stockton	43			100	Asp282:Asn	Heterozygot
Stuart	1	1	1	1	Val339:Met	Homozygot

in enger Nachbarschaft zum Gen des Faktors VII, daher kann bei Personen mit einer Deletion des Chromosoms 13 ein kombinierter Faktor-X-Faktor-VII-Mangel auftreten. Das Faktor-X-Gen weist 18 Exons und 7 Introns auf.

Die Reihung der Exons und Introns hat eine weitgehende Übereinstimmung mit Genen anderer Vitamin-K-abhängiger Gerinnungsfaktoren. Das Intron 1 ist zwischen den Aminosäuren Ser–18 und Leu–17 gelegen. Es trennt 2 funktionelle Domänen, nämlich das N-terminal liegende Signalpeptid und das weiter COOH-terminal liegende Propeptid. Die Gla-Domäne wird vom Exon 2 kodiert. Exon 3 kodiert einen kurzen Abschnitt hydrophober Aminosäuren. Die Intron-2-EGF-Domänen werden durch die Exons 4 und 5 kodiert. Exon 6 kodiert für das COOH-terminale Ende der leichten Kette des Gerinnungsfaktors X. Exons 7 und 8 kodieren die schwere Kette des Faktors X. Die Faktor-X-cDNA hat einen offenen Leserahmen von 1.764 Nukleotiden. Er beginnt mit der für das Signalpeptid kodierenden Sequenz. Auf das Signalpeptid folgt das Propeptid, das 17 Aminosäuren umfaßt. Es reicht bis zum N-Terminus des fertigen Proteins. Am N-terminalen Ende des Proteins folgt die Gla-Domäne. Sie ist durch 11 Glutaminsäurereste charaktisiert, die für die Kalziumbindung von entscheidender Bedeutung sind.

Es sind eine Reihe von genetischen Polymorphismen bekannt. Ein TaqI-Polymorphismus ergibt 4 gleichbleibende Banden (2,5; 2,6; 1,35; 0,42 kb). Ferner liegt ein 2alleliger Polymorphismus vor mit einer 1,62- oder 1,25-kb-Bande. Bei 77% der Probanden besteht die 1,62-kb-Bande, bei 23% die 1,2-kb-Bande. Polymorphismen ergeben sich auch bei der Spaltung durch die Restriktionsenzyme Pst I, Hind III, Pvu II sowie EcoRI.

2.1.10.3 Hereditäre Defekte des Faktors X

Die Inzidenz des homozygoten Faktor-X-Mangels wird mit 1:1 Mio. angegeben. Für heterozygote Defekte gilt eine Inzidenz von 1:1.000. Bislang wurde in 9 Familien mit einem hereditären Faktor-X-Mangel die molekulare Basis aufgeklärt. Es handelt sich dabei um 7 homozygote, 1 heterozygote und 1 compound-heterozygote Form. Einzelheiten sind Tabelle 2.1.7 zu entnehmen.

Polymorphismen des Faktor-X-Gens sind zwar bekannt, lassen sich jedoch diagnostisch nur schwer verwerten, eine indirekte Gendiagnostik ist nicht sinnvoll. Dahingegen ist durch Sequenzanalyse eine direkte genetische Diagnostik zu realisieren. Sie hat in erster Linie für die Familienberatung Bedeutung.

2.1.11 Faktor XI

Im Jahr 1953 beschrieben Rosenthal et al. einen weiteren Typ von Hämophilie, den sie als Hämophilie C bezeichneten und auf den Mangel eines neuen Gerinnungsfaktors – des Faktors XI – zurückführten. Mehrere Jahrzehnte später wurde der zunächst hypothetisch unterstellte Faktor aus Plasma isoliert und charakterisiert.

2.1.11.1 Biochemie und Physiologie

Faktor XI ist ein Protein, das in einer sehr geringen Konzentration (etwa 5 µM/ml) im Plasma zirkuliert. Faktor XI wird in der Leber synthetisiert und ist das Zymogen einer Serinprotease. Faktor XI zirkuliert im Blut in einer nicht kovalenten Bindung mit dem hochmolekularen Kininogen. Er hat eine wesentliche Bedeutung für die intrinsische Aktivierung der Blutgerinnung. Die Aktivierung kann einerseits durch die Faktoren der Oberflächenaktivierung zustande gebracht werden, andererseits sind auch Spuren von Thrombin in der Lage, Faktor XI zu Faktor XIa zu aktivieren. Nach neuerer Auffassung ist dies der wichtigste physiologische Weg der Faktor-XI-Wirkung.

2.1.11.2 Molekulargenetik

Das Gen des menschlichen Faktors XI ist auf Chromosom 4 in Position 4q32–35 lokalisiert. Es umspannt eine Länge von 23 kb und besteht aus 15 Exons. Nach Spaltung mit dem Restriktionsenzym HhaI findet sich ein Restriktionsfragmentlängenpolymorphismus in Intron E. Die entsprechende Fragmente haben entweder 0,15 kb (AI-Allel) bzw. 0,14 kb (AII-Allel) Länge. Es ist ferner ein Dinukleotid-Repente-Polymorphismus bekannt. Er findet sich im Intron B des Faktor-IX-Gens. Bisher wurden 3 Punktmutationen identifiziert, die als Typ-I-, Typ-II- bzw. Typ-III-Mutation bezeichnet werden. Beim Typ I findet sich ein einfacher G:A-Austausch. Beim Typ II ist ein GAA-Kodon für Glu117 zu einem Stopkodon TAA verändert. Beim Typ III handelt es sich um eine Missense-Mutation im Exon 9. Neben den 3 klassischen Mutationen wurden inzwischen weitere Punktmutationen gefunden (Nonsense-Mutation im Exon 5; Missense-Mutation im Exon 12).

2.1.11.3 Hereditäre Defekte des Faktors XI

Hereditäre Defekte des Faktors XI gehen mit einer Blutungsneigung einher, die hinsichtlich ihrer klinischen Manifestation außerordentlich unterschiedlich ist. In der Mehrzahl der Fälle ist die Blutungsneigung eher gering. In anderen Fällen erreicht sie das Ausmaß der schweren Hämophilie A oder B, ohne daß dies anhand der Plasmaspiegel vorhergesagt werden könnte.

In der Mehrzahl der Länder ist der hereditäre Faktor-XI-Mangel extrem selten. Dies trifft auch für Deutschland zu. Eine ungewöhnliche Verbreitung hat er indes bei Ashkenazi-Juden. Aus einer Reihenuntersuchung von 1.141 Ashkenazi-Juden in Israel wurde eine Frequenz des Faktor-XI-Mangels von 1:190 ermittelt. In einer weiteren Studie mit 544 Ashkenazi-Juden, die auch die molekulargenetische Untersuchung einbezog, ergaben sich folgende Zahlen: 20 Individuen waren heterozygot

für die Typ-III-Mutation, 15 Individuen waren heterozygot für die Typ-II-Mutation und 1 Individuum homozygot für die Typ-II-Mutation. Bei Patienten mit hereditärem Faktor-XI-Mangel sind spontane Blutungen ungewöhnlich. Blutungsereignisse treten überwiegend nach Verletzungen oder Operationen ein. Dabei kann die Blutung in manchen Fällen unmittelbar nach der Verletzung einsetzen und fortbestehen, während in anderen Fällen, in Analogie zur Hämophilie A oder B, eine nennenswerte Blutung mit einem zeitlichen Intervall nach scheinbarer Blutstillung einsetzt. Es besteht nur eine außerordentlich lose Beziehung zwischen der Blutungsintensität und dem Grad der Senkung des Faktor-XI-Spiegels. Eindeutige Ursachen für das unterschiedliche Verhalten können bisher nicht angegeben werden.

2.1.12 Faktor XII

Faktor XII gehört zu den Plasmaproteinen, die für die Oberflächen-vermittelten Aktivierungsreaktionen des Gerinnungs- und Fibrinolysesystems sowie für die Aktivierung des Kininsystems verantwortlich sind.

Der hereditäre Faktor-XII-Mangel ist mit verminderter bzw. fehlender Faktor-XII-Aktiviät (heterozygot bzw. homozygot) verbunden, die jedoch zu keinen Blutungskomplikationen führt. Umfangreiche Studien belegen einen engen Zusammenhang zwischen Faktor-XII-Mangel und Thrombophilie.

2.1.12.1 Biochemie und Physiologie

Faktor XII ist ein einkettiges Glykoprotein mit einer Molekularmasse von 80.000 und besteht aus einer Sequenz von 596 Aminosäuren [Fujikawa u. McMullen 1983] (Abb. 2.1.23). Das reife Faktor-XII-Protein wird durch Kallikrein zum α-Faktor XIIa und β-Faktor XIIb aktiviert. Der α-Faktor XIIa, entstanden durch eine einzige Kallikreinspaltung bei Arg353-Val354, besteht aus 2 Polypeptidketten, die über Disulfidbrücken verbunden sind. Die NH_2-terminale, schwere Kette (353 As) wird durch 5 Domänen (Typ-II-Fibronektindomäne – Growth-Faktor-Domäne – Typ-I-Fibronektin-Domäne – Growth-Faktor-Domäne – Kringeldomäne) charakterisiert. Die katalytische Domäne mit der katalytischen Triade His40, Asp89 und Ser191 cha-

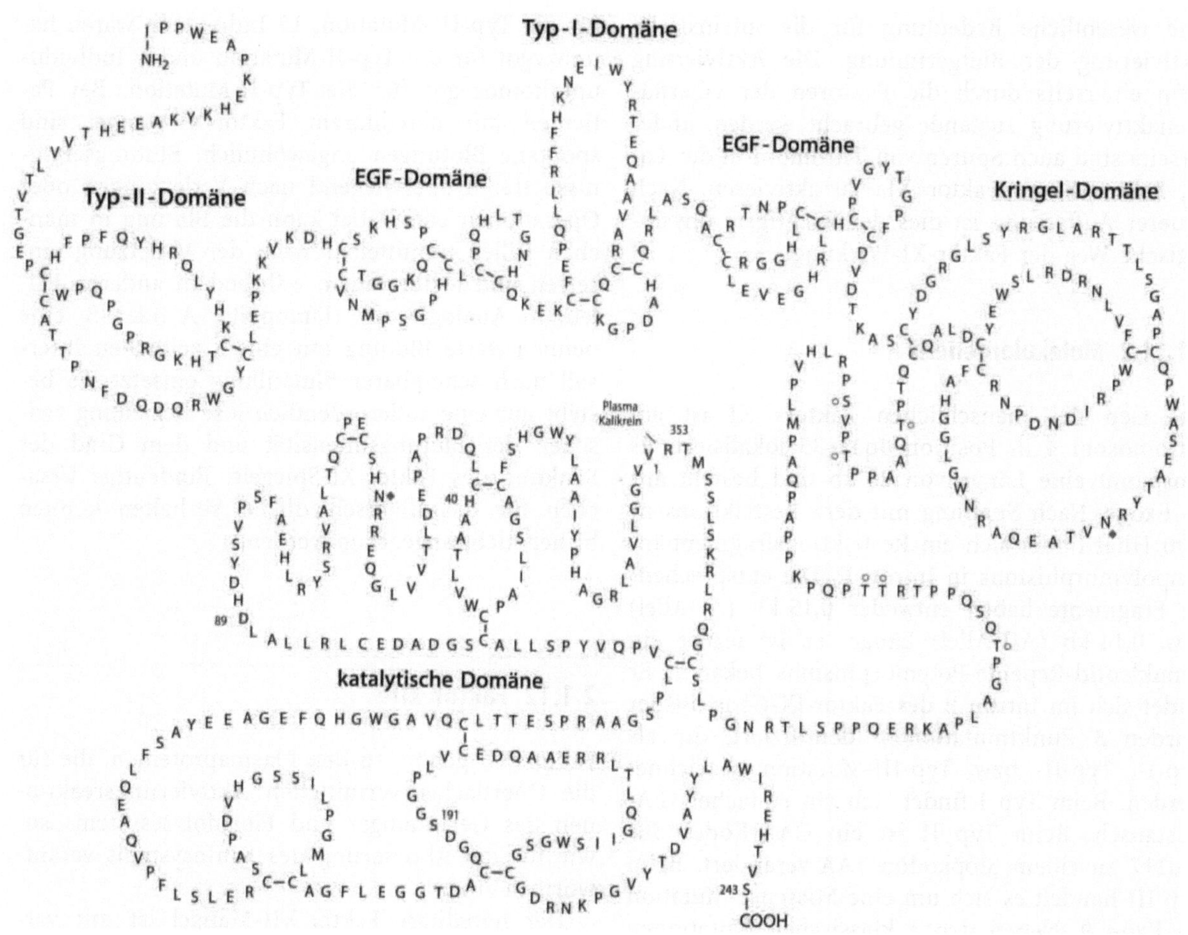

Abb. 2.1.23. Primärstruktur (Aminosäuresequenz) von Faktor XII, nach Fujikawa u. Saito [1987]

rakterisiert die leichte Kette, die aus 243 Aminosäuren besteht.

Die Domänenorganisation von Faktor XII zeigt Homologien zu der des Gewebeplasminogenaktivators und von Prourokinase. α-Faktor XIIa ist der Aktivator für Faktor XI und Präkallikrein.

Durch nachfolgene Spaltung von α-Faktor XIIa bei Arg334-Asn335 und bei Arg343-Leu344 entsteht β-Faktor XIIa. Dieser Faktor besteht damit aus der leichten Kette von α-Faktor XIIa und einem kleinen Nonapeptid, verbunden durch Disulfidbrücken [Gordon et al. 1990]. β-Faktor XIIa ist der Aktivator von Präkallikrein. β-Faktor XIIa fehlt der Oberflächenbindungsort, so daß der aktivierte Faktor XII im Plasma zirkulieren kann. Der aktivierte Faktor XIIa wird im Plasma durch Inhibitoren kontrolliert. Als wichtigster Inhibitor für β-Faktor XIIa im Plasma fungiert der C1-Inhibitor.

2.1.12.2 Molekulargenetik

Das Faktor-XII-Gen des Menschen ist auf Chromosom 5 in der Region 5q23-qter lokalisiert. Es ist etwa 12 kb lang und besteht aus 12 Introns und 14 Exons (Abb. 2.1.24). Die Größe der Exons liegt zwischen 57 und 328 bp, die der Introns zwischen 80 und 4.500 bp. Die Nukleotidsequenzen der cDNA und der Exon-Intron-Übergangsregionen sind aufgeklärt. Die Nukleotidsequenz der 5'-flankierenden Region des Faktor-XII-Gens läßt auf eine Signalsequenz für 19 Aminosäuren einschließlich eines Initiatormethionins schließen. Nach der Translation der mRNA wird diese Signalsequenz durch die Signalpeptidase abgespalten. Das reife Faktor-XII-Protein besteht damit aus 596 Aminosäuren. Die von der cDNA abgeleitete Aminosäuresequenz ist identisch mit der durch die proteinchemische Analyse ermittelten Sequenz des Faktor-XII-Proteins.

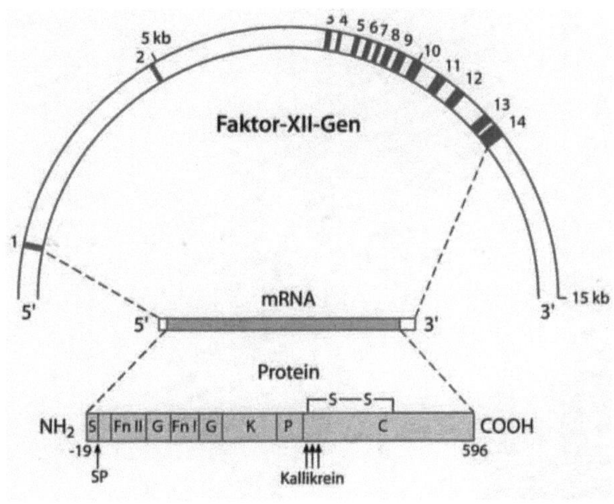

Abb. 2.1.24. Struktur des Faktor-XII-Gens, nach Saito u. Kojima [1995]

Die Intron-Exon-Organisation ist homolog der Serinproteasegenfamilie des Plasminogenaktivators und unterscheidet sich damit deutlich von anderen Gerinnungsfaktoren.

2.1.12.3 Hereditäre Faktor-XII-Defekte

Der Faktor-XII-Mangel (Hageman-Trait, Hageman-Syndrom) ist eine genetisch bedingte Anomalie der Blutgerinnung, die 1954 erstmals von Ratnoff [1954] beschrieben worden ist. Der Defekt wird autosomal-rezessiv vererbt, wobei Homozygote keine Faktor-XII-Aktivität und Heterozygote 40–60% der normalen Faktor-XII-Aktivität zeigen. Da die Patienten normalerweise keine Blutungsdefekte zeigen und klinisch unauffällig sind, ist die Erfassung sehr unvollständig und die Prävalenz um 1:800.000 eher als zu niedrig anzusehen.

Bennett et al. [1972] berichteten von einem autosomal-dominanten Erbgang in einer Familie.

In den meisten Faktor-XII-Mangel-Patienten läßt sich bei fehlender Faktor-XII-Aktivität immunologisch kein Faktor-XII-Antigen nachweisen (CRM⁻). Nur in wenigen seltenen Fällen ließ sich immunologisch identifizierbares Faktor-XII-Protein nachweisen (CRM⁺), das jedoch funktionell inaktiv war. Die Untersuchungen dieser CRM⁺-Varianten ließen weitere Einsichten zur Struktur-Funktions-Beziehung dieses Plasmaproteins zu: Die Analyse der Aminosäuresequenz der funktionell abnormen Faktor-XII-Variante Washington D. C. ergab, daß Cys571 durch Ser substituiert vorliegt. Damit wird die Disulfidbindung zwischen Cys540 und Cys571 unmöglich, die offensichtlich

eine Konformationsänderung in der aktiven Region oder sekundär am Substratbindungsort bedingt, die zur fehlenden Serinproteaseaktivität führt. Die Variante Faktor-XII-Locarno wies eine Arg353-Pro-Substitution auf. Die Variante Faktor-XII-Bari hat normale Bindungskapazität an negativ geladene Oberflächen, wird aber nur sehr langsam aktiviert. Bei der Variante Faktor-XII-Bern liegt offensichtlich ein Strukturdefekt in der leichten Kette des Proteins vor, der die enzymatisch aktive Region betrifft. Für Faktor-XII-Valencia und Faktor-XII-Toronto steht die Aufklärung des Defekts noch aus.

Die klinischen Daten zeigen, daß der Faktor-XII-Mangel offensichtlich nicht mit einer hämorrhagischen Diathese verbunden ist. Vielmehr zeigen jüngste Studien, daß der Faktor-XII-Mangel offensichtlich ein Risikofaktor für Thrombophilie und Myokardinfarkt darstellt.

2.1.12.4 Molekulardefekte bei Faktor-XII-Deficiency

Mit der Isolierung von cDNA-Sonden des Faktor-XII-Gens wurden Untersuchungen zum Molekulardefekt möglich. Bernardi et al. [1986] beschrieben einen abnormen TaqI-Polymorphismus bei 2 Brüdern mit Faktor-XII-Defekt. Dieser zusätzliche TaqI-Restriktionsort wurde im Intron B mindestens 50 bp vor der 3'-Spleißregion kartiert. Er trat nur bei Individuen mit totalem oder partiellem Faktor-XII-Defekt auf. Mit dem beschriebenen RFLP-Marker konnte das mutierte Faktor-XII-Gen bei 4 von 5 nicht verwandten Faktor-XII-Defekten aus der italienischen Population nachgewiesen werden [Bernardi et al. 1988]. Kürzlich haben Hofferbert et al. [1996] diesen Taq-Polymorphismus im Intron B bei Faktor-XII-Mangel-Patienten als T:C-Transition 224 bp upstream vom Exon 3 identifiziert [d. h. in Position Exon 3–224 (T:C)]. Bei allen Patienten konnten sie gleichzeitig eine 2. Mutation (G:C-Transition) in der Promotorregion des Faktor-XII-Gens nachweisen [Exon 1–8 (G:C)]. Beide Mutationen kosegregieren mit dem Faktor-XII-Mangel.

Bisher wurden keine Deletionen im Faktor-XII-Gen bei Faktor-XII-Mangel gefunden. Schlösser et al. [1995] beschrieben bei CRM⁻-Patienten eine G:A-Transition im Nukleotid 11.396, eine neue Akzeptorspleißmutation im Exon 14, die durch falsches Spleißen eine Rasterverschiebung verursacht.

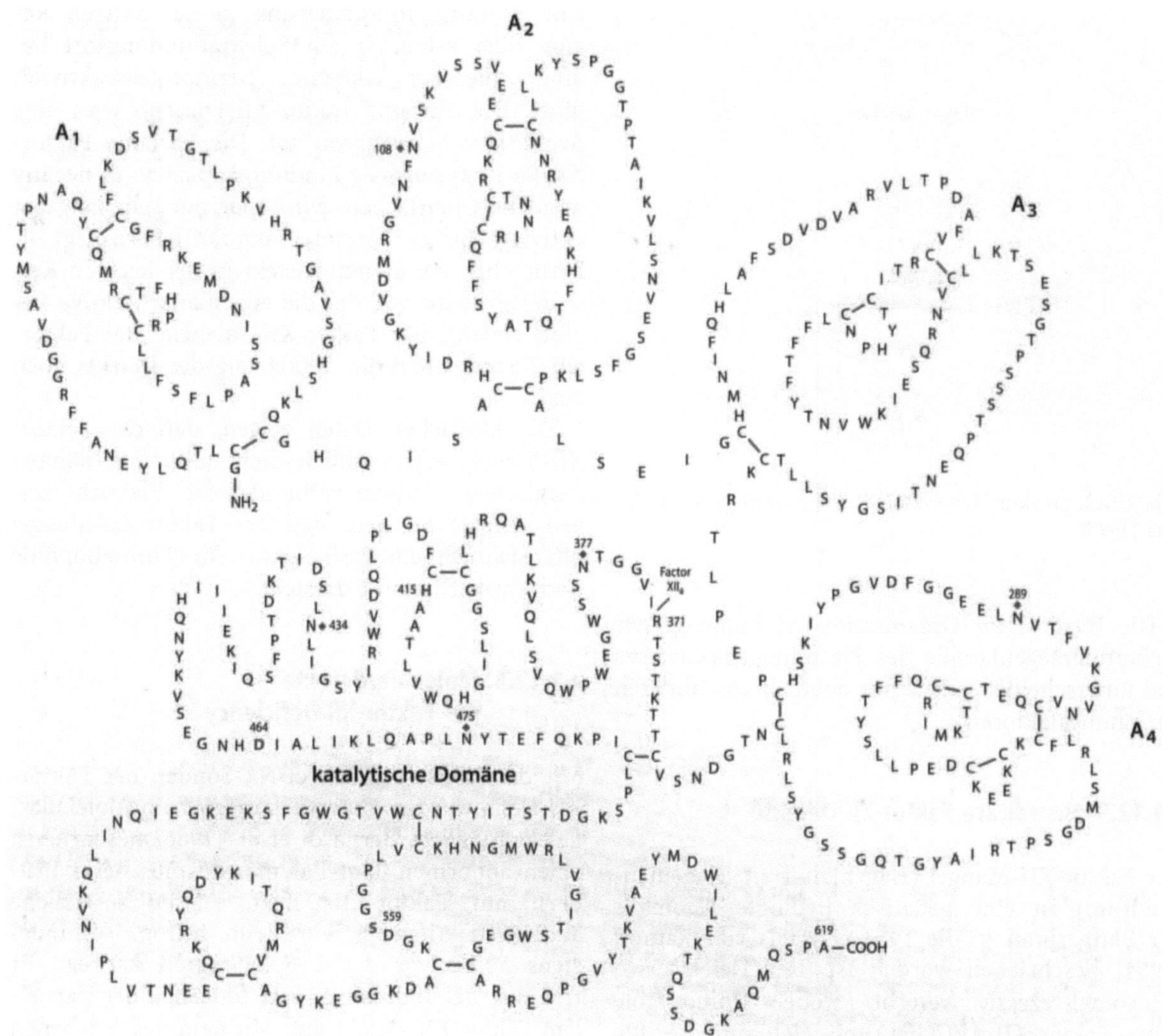

Abb. 2.1.25. Primärstruktur (Aminosäuresequenz) von Präkallikrein [McMullen et al. 1991]

2.1.13 Präkallikrein

Präkallikrein (Fletcher-Faktor) als Präkursor für Kallikrein spielt sowohl in der Initialphase des endogenen (intrinsischen) Gerinnungssystems als auch in der Fibrinolyse und dem Kininstoffwechsel eine Rolle.

Bei Patienten mit hereditärem homozygoten Präkallikreinmangel liegt die Präkallikreinaktivität im Plasma <1%, eine erhöhte Blutungsneigung tritt jedoch in der Regel nicht auf.

2.1.13.1 Biochemie und Physiologie

Präkallikrein (Molekularmasse 85.000) besteht aus einer einzelnen Polypeptidkette von 619 Amino-

säuren (Abb. 2.1.25), die einen sehr hohen Homologiegrad mit Faktor XI zeigt. Durch Faktor XIIa wird Präkallikrein in Position Arg371-Ile372 gespalten und zu Kallikrein aktiviert.

Die schwere Kette (371 Aminosäuren) ist durch die 4 sog. Apfel-Domänen (A1–A4) charakterisiert; die leichte Kette enthält die katalytische Domäne mit der charakteristischen Triade (His415, Asp464, Ser559). Beide Ketten des Kallikreins sind über eine Disulfidbrücke (Cys364-Cys113) verbunden. Kofaktoren bei der Aktivierung von Präkallikrein zu Kallikrein sind eine negative geladene Oberfläche und hochmolekulares Kininogen (HMWK).

Kallikrein seinerseits aktiviert gebundenen Faktor XII zu α-Faktor XIIa, so daß eine reziproke Aktivierung beider Enzymsysteme bei der endogenen Aktivierung der Gerinnung vorliegt.

Kallikrein spielt außerdem im Kininogen-Bradykinin-Stoffwechsel eine Rolle, indem es aus dem HMWK durch Spaltung bei Lys362-Arg363 und Arg371-Ser372 Bradykinin freisetzt. HMWK ist somit Kofaktor für die Aktivierung von Faktor XII durch Kallikrein und von Präkallikrein durch a-Faktor XIIa und schließlich auch selbst Substrat von Präkallikrein bei der Freisetzung von Kinin. Schließlich spielt Kallikrein als Aktivator von Prourokinase zu Urokinase eine Rolle im Fibrinolysesystem.

2.1.13.2 Molekulargenetik

Die genaue genomische Struktur des humanen Plasmapräkallikreins ist noch nicht bekannt. Das Gen ist offenbar im Chromosom 4q34–q35 lokalisiert [Kato et al. 1989]. In dieser Region liegt auch das Faktor-XI-Gen. Aus der 58%igen Homologie zwischen humaner Faktor-XI- und Präkallikrein-cDNA wird von Duplikationen eines gleichen evolutionären Vorgängers ausgegangen. Das Präkallikreingen der Ratte ist 22 kb groß und besteht aus 15 Exons und 14 Introns und ist dem humanen Faktor-XI-Gen sehr ähnlich [Beaubien et al. 1991].

2.1.13.3 Hereditäre Präkallikreindefekte

Der hereditäre Präkallikreinmangel (Fletcher-Faktor-Krankheit) ist eine seltene autosomal-rezessive Erkrankung. Homozygote haben weniger als 1% Präkallikreinaktivität, Heterozygote zwischen 20 und 60%. Klinische Symptome hinsichtlich einer Blutungstendenz wurden in der Regel bei Homozygoten nicht gefunden. Saito [1987] konnte bei 9 von 25 homozygoten Präkallikreindefekten CRM-Material (CRM$^+$) nachweisen, 16 waren CRM$^-$. In 2 Fällen wurde das abnorme Präkallikrein analysiert. Präkallikrein-Long-Beach unterscheidet sich von der Normalform dadurch, daß es sehr viel langsamer durch β-Faktor XIIa gespalten wird und keine enzymatische Aktivität hat. Präkallikrein-Zürich scheint einen ähnlichen funktionellen Defekt zu haben. Molekulare Genveränderungen wurden bisher noch nicht beschrieben. [Saito u. Kojima 1995].

2.1.14 Hochmolekulares Kininogen (HMWK)

Hochmolekulares Kininogen (high molecular weight kininogen) spielt ebenso wie Präkallikrein und Faktor XII in der Initialphase des endogenen (intrinsischen) Gerinnungssystems als auch im Kininstoffwechsel eine Rolle. HMWK wirkt dabei als Kofaktor bei der Aktivierung von Faktor XII durch Kallikrein und von Präkallikrein durch a-Faktor XIIa und schließlich auch selbst als Substrat von Präkallikrein bei der Freisetzung von Kinin. Außerdem ist es als Cysteinproteaseinhibitor wirksam.

In den wenigen Fällen von hereditären HMWK-Mangel wurden keine Blutungstendenzen oder erhöhte Thromboseneigungen beschrieben.

2.1.14.1 Biochemie und Physiologie

HMWK stellt eine Polypeptidkette von 626 Aminosäuren (MG 120.000) dar, die aus 6 Domänen besteht. Die Domänen 1–4 bilden die schwere Kette, D4 das Bradykinin, D5 und D6 die leichte Kette. Der NH$_2$-Terminus der Domäne 1 bindet offenbar Ca^{2+}. Die aktiven Orte für den Cysteinproteaseinhibitor liegen in den Domänen 2 und 3. Der Bindungsort für negativ geladene Oberflächen liegt in der Domäne 5 (Aminosäuren 420–510) und wird durch 2 Subdomänen gebildet (Lys420-Asp474 und His475-Lys502), die reich an basischen Aminosäuren sind. Die Bindungsorte für Faktor XI und Präkallikrein wurden in der Domäne 6 in den Positionen 556–613 bzw. 565–595 lokalisiert [Saito u. Kojima. 1995].

HMWK wird durch Kallikrein bei Lys362-Arg363 und Arg371-Ser372 geschnitten und setzt das Nonapeptid Bradykinin (Arg-Pro-Pro-Gly-Phe-Ser-Pro-Phe-Arg) frei. Das kininfreie HMWK besteht aus der schweren Kette (MG 65.000) und der leichten Kette (MG 45.000), die durch Disulfidbrücken verbunden sind, und hat erhöhte Aktivitäten als Kofaktor in der Gerinnung.

HMWK stellt einen Kofaktor bei der Kontaktaktivierung dar und bildet Komplexe mit Präkallikrein oder Faktor XI. Der Kininogen-Präkallikrein-Komplex wird durch gebundenen a-Faktor XIIa schnell aktiviert; dieses Kallikrein aktiviert wiederum oberflächengebundenen Faktor XII in Gegenwart von HMWK. Dieser Prozeß der reziproken Aktivierung stellt einen positiven Feedback-Kreislauf zur schnellen Aktivierung von Faktor XII und Präkallikrein dar.

Niedermolekulares Kininogen (LMWK) ist ebenfalls ein Präkursor für Bradykinin und ein Cy-

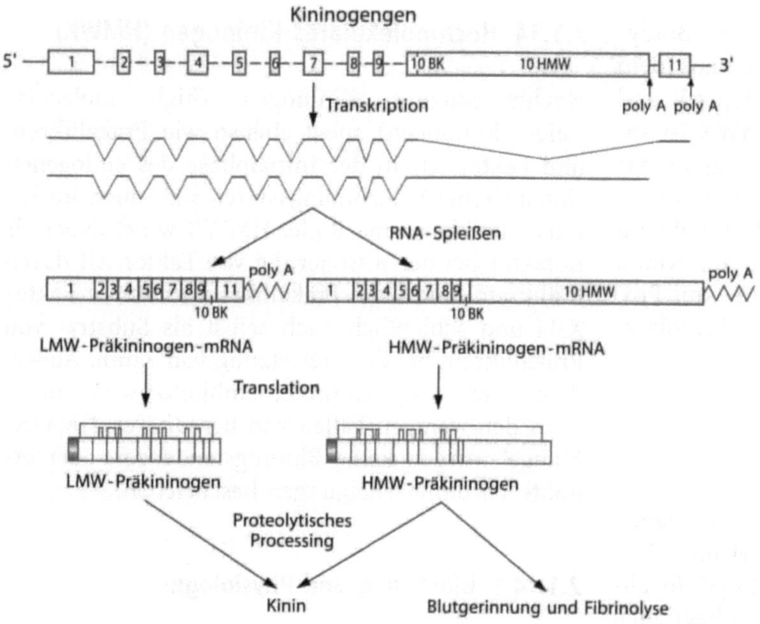

Abb. 2.1.26. Struktur des Kininogengens, alternatives Spleißen und Processing, nach Kitamura et al. [1985]

steinproteinaseinhibitor, es hat jedoch keine Funktion in der Gerinnung. Es entsteht durch alternatives Spleißen vom selben Gen wie HMWK.

2.1.14.2 Molekulargenetik

Das Gen des humane HMWK ist 27 kb lang, besteht aus 11 Exons und 10 Introns und ist im Chromosom 3q26-qter lokalisiert. Das größte Exon, Exon 10, besteht aus der Nukleotidsequenz, die für Bradykinin kodiert (Exon 10 Bradykinin) und einer Sequenz für HMW-Präkininogen (Exon 10 HMW). Exon 11 liegt dann 90 Nukleotide downstream von Exon 10.

Durch alternatives Spleißen des Präkininogenpräkursortranskripts können die Transkripte für HMWK und LMWK gebildet werden: Die HMW-Präkininogen-mRNA wird von den Exons 1–10 transkribiert. Die LMW-Präkininogen-mRNA geht von den Exons 1–11 aus, wobei die Exon-10-HMW-Sequenz und die sich anschließende 90-bp-Sequenz ausgespleißt worden sind (Abb. 2.1.26).

Sequenzhomologien zwischen den Exons 3–5 und 6–8 führten zur Hypothese, daß das humane Kininogengen aus einem Primordialgen durch aufeinanderfolgende Duplikationen entstanden sein kann.

2.1.14.3 Hereditäre HMWK-Defekte

Der hereditäre Mangel an HMWK ist ein seltener, autosomal-rezessiv vererbter Defekt, der 1975 als Fitzgerald-Faktor-Defekt beschrieben worden ist [Saito et al. 1975]. Die Aktivitäten bei Homozygoten lagen <1%, die von Heterozygoten zwischen 20 und 60%. Bisher wurden weniger als 10 Familien mit diesem Defekt beschrieben, keines der betroffenen Individuen hatte eine Blutungstendenz oder erhöhte Thromboseneigungen. Es sind bisher keine CRM$^+$-Varianten beschrieben worden.

2.1.14.4 Molekulardefekte bei hereditärem HMWK-Mangel

Bisher wurden nur wenige Patienten untersucht. Große Gendeletionen wurden in den untersuchten 4 Fällen mit totalem HMWK-Mangel nicht beobachtet, in einem Fall mit isoliertem HMWK-Mangel wurde eine partielle Deletion im Intron 7 bestimmt [Hayashi et al. 1990]. Cheung et al. [1993] konnten eine Punktmutation (C:T-Transition) im Exon 5 bei totalem Kininogenmangel nachweisen. Diese Mutation führt zu einen Stopkodon in Exon 5. Damit läßt sich der völlige Ausfall von HMWK und LMWK erklären.

2.1.15 Faktor XIII

Faktor XIII wurde als fibrinstabilisierender Faktor beschrieben. Unter der Einwirkung des Thrombins wird das Fibrinogen zunächst in Fibrinmonomere umgewandelt, die sich nur infolge elektrostatischer Kräfte aneinanderlagern. Erst unter dem Einfluß des Faktors XIII kommt es zu einer chemischen Verknüpfung, die ein stabiles Gerinnsel gewährleistet. Die Fibrinstabilisierung ist jedoch nur eine unter zahlreichen anderen Funktionen des Faktors XIII. Er sichert sehr wahrscheinlich auch die Verknüpfung des a_2-Plasmininhibitors mit Fibrin, durch die das Fibrin gegen Plasmin resistent wird. Dies gilt auch für das Plättchenfibrin. Faktor XIII spielt ferner eine Rolle für die Verknüpfung zwischen Fibronektin und Zelloberflächen, Fibrin und Kollagen, die Bindung des Thrombospondins mit Fibrin sowie die Bindung des Von-Willebrand-Faktors an Fibrin und Fibronektin.

2.1.15.1 Biochemie und Physiologie

Die im Plasma vorkommende Form des Faktors XIII ist ein Tetramer, das aus 2 A-Ketten von 25.000 und 2 B-Ketten von 80.000 zusammengesetzt ist. Während alle A-Ketten mit B-Ketten verknüpft sind, bleibt ein Teil der B-Ketten als unverknüpftes Protein im Plasma. Die A-Kette ist verantwortlich für die enzymatische Aktivität, während die B-Kette als Trägerprotein wirksam ist. Faktor XIII wird im Knochenmark in Monozyten und Megakaryozyten gebildet und kommt in der Zirkulation in einer Konzentration von 0,13–0,16 µmol (A-Kette) bzw. 0,26–0,28 µmol (B-Kette) vor. Ob auch in Leberzellen eine Bildung des Faktors XIII erfolgt, ist strittig. Faktor XIII ist ein Zymogen, das nach der Aktivierung durch Thrombinspuren zum aktiven Enzym wird. Die Stabilisierung des Fibrins bzw. der anderen Bindungen kommt durch eine Transglutaminasereaktion zustande.

2.1.15.2 Molekulargenetik

A- und B-Kette des Faktors XIII werden durch unterschiedliche Gene kodiert. Das Gen der A-Kette ist auf Chromosom 6 in der Region p24–p25 lokalisiert. Es ist aus 15 Exons aufgebaut, die durch 14 Introns unterbrochen werden, und umspannt 160 kb. Das Gen der B-Kette des Faktors XIII befindet sich auf Chromosom 1 in der Region q31–q32.1. Es besteht aus 12 Exons, die durch 11 Introns getrennt werden, und umfaßt eine Länge von 28 kb.

2.1.15.3 Hereditäre Defekte des Faktors XIII

Es sind mehr als 200 Fälle von hereditären Faktor-XIII-Defekten beschrieben worden. In der überwiegenden Mehrzahl der Fälle haben sie keine nachweisbare A-Kette und allenfalls 50% des normalen Spiegels der B-Kette. Das klinische Bild wird durch eine schwere Blutungsneigung geprägt, die sich insbesondere auch in intrakranialen Blutungen ausdrückt. Die Patienten leiden ferner unter einer gestörten Wundheilung. Bei schwangeren Frauen mit Faktor-XIII-Defekt kommt es regelhaft zum Abort, sofern nicht während der Schwangerschaft eine Substitution der A-Kette des Faktors XIII erfolgt. Der hereditäre Defekt der A-Kette wird autosomal-rezessiv vererbt. Die Häufigkeit wird mit 1–2 Fällen/Mio. Einwohner angenommen. Bindungen an bestimmte ethnische Gruppen sind bisher nicht erkennbar. Nur in 2 Fällen ist bislang eine Charakterisierung des Defekts auf molekularer Ebene möglich gewesen. Im 1. Fall war eine Deletion an 5′-Ende des Exons 3, die zu einer Frameshift-Mutation mit einem neuen Terminationskodon führte, die Ursache. Das auf diese Weise entstehende Protein enthält nicht das für die aktive Seite essentielle Cys314. Im 2. Fall fand sich eine Mutation im Exon 14, die auf der Aminosäureebene zu einer Substitution Arg681 gegen His681 führt. Bislang wurde nur ein einziger Fall eines isolierten Defekts der B-Kette des Faktors XIII beschrieben. Bei komplettem Fehlen der B-Kette war eine verkürzte Halbwertszeit der A-Kette nachweisbar. Die klinischen Symptome entsprachen denen des A-Ketten-Defekts. Auf molekularer Ebene wurden 2 Defekte nachgewiesen. Eine Deletion im Intron A und eine Punktmutation im Exon VIII.

2.1.16 Tissue-Faktor-pathway-Inhibitor

Nach allen bisher vorliegenden Erkenntnissen ist der Tissue-Faktor-pathway-Inhibitor (neuere Abkürzung: TPI früher EPI) der wichtigste, vermutlich sogar der einzige physiologische Inhibitor der Faktor-VIIa-Tissue-Faktor-Aktivität. Wie in den entsprechenden Kapiteln (Kapitel 2.1.1 „Übersicht über die Blutgerinnungsprozesse", 2.1.4 „Tissue-Faktor") dargelegt, sind die Initialreaktionen der Blutgerinnung an die Freisetzung von Tissue-Faktor aus verletzten Zellen gebunden. Auf dieser Stufe kann eine Hemmung der Reaktionsfolge durch TPI zustandekommen. Eine Zusammenfassung des Erkenntnisstands findet sich bei Rapaport [1991 a].

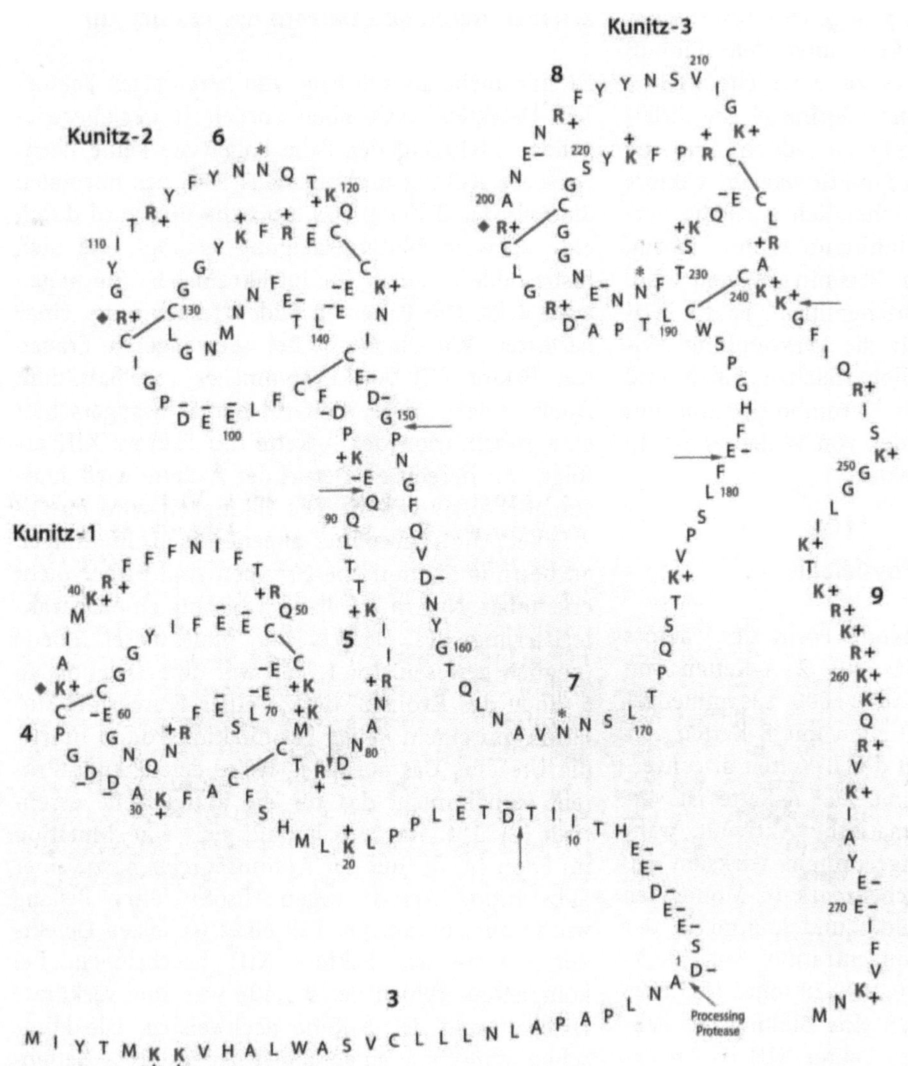

Abb. 2.1.27. Sekundäre Struktur des menschlichen TPI (Tissue-Faktor-pathway-Inhibitor), nach Wun [1995]

2.1.16.1 Biochemie und Physiologie

Die sekundäre Struktur des TPI ist in Abb. 2.1.27 dargestellt. Nach einem Signalpeptid enthält das reife Protein eine aminoterminale Region gefolgt von 3 Tandemdomänen, die eine Homologie zu den Proteaseinhibitoren vom Kunitz-Typ aufweisen. Die 3 Domänen sind durch spezifische Peptide untereinander verbunden, das Molekül endet in einer basenreichen karboxyterminalen Region. TPI ist in der Lage, sowohl den Gerinnungsfaktor Xa als auch den Komplex aus Faktor VIIa, Tissue-Faktor und Faktor Xa zu hemmen. Die zutreffenden Mechanismen sind in Kapitel 2.1.1 „Übersicht über die Blutgerinnungsprozesse" dargelegt. TPI kann durch Heparin und andere sulfatierte Polysaccharide aus dem Endothel der Gefäßwand freigesetzt

werden. Die Interaktion zwischen Heparin und TPI hat eine entscheidende Bedeutung für die Hemmung der Tissue-Faktor-abhängigen Gerinnungsvorgänge. TPI kommt in vivo in mindestens 3 Pools vor: in Plättchen, gebunden an Plasmalipoproteine und als freies TPI nach der Einwirkung von Heparin. Obwohl in Kulturen unterschiedliche Gewebe zur Bildung von TPI in der Lage sind, scheint der entscheidende Bildungsort das Gefäßendothel zu sein. Die basalen TPI-Spiegel zeigen eine Abhängigkeit zum Alter (geringe Abnahme mit dem Alter). Die normal verlaufende Schwangerschaft führt nicht zu einer Veränderung. Bei bestimmten Krankheitsbildern wie Myokardinfarkt, Angina pectoris und fortgeschrittenem Krebsleiden wird eine gesteigerte Freisetzung von TPI durch Heparin beobachtet. Während und nach

Operationen kommt es zu einem geringfügigen Abfall. Über das Verhalten des TPI bei der disseminierten intravasalen Koagulation gibt es widersprüchliche Untersuchungsbefunde.

2.1.16.2 Molekulargenetik

Das Gen des humanen TPI ist auf Chromosom 2 in der Region 2q31–2q32.1 lokalisiert. Es umspannt 70 kb und besteht aus 9 Exons, die durch 8 Introns getrennt sind. Es wurde bislang lediglich 1 Restriktionsfragmentlängenpolymorphismus beobachtet. Nach Verdauung durch das Restriktionsenzym PstI treten Banden von entweder 6,4 oder 6,9 kb Länge auf. In einer kleineren Population wurde eine Relation von 0,34:0,66 für diese beiden Banden gefunden. Über die funktionelle Bedeutung des Polymorphismus ist nichts bekannt.

2.1.16.3 Hereditäre Defekte des Tissue-Faktor-pathway-Inhibitors

Bislang sind keine hereditären Defekte gefunden worden. Es ist unbekannt, ob dies damit zusammenhängt, daß ein völliges Fehlen dieses Regulators möglicherweise mit dem Leben nicht vereinbar ist.

2.1.17 Antithrombin

Antithrombin ist der wichtigste physiologische Inhibitor der Blutgerinnungsprozesse. Nach kürzlich erfolgter internationaler Übereinkunft wird dieser Inhibitor künftig nur noch als Antithrombin und nicht wie bisher als Antithrombin III bezeichnet. Antithrombin hemmt neben dem Thrombin verschiedene weitere Serinproteasen. In der Mehrzahl der Fälle wird die Enzym-Inhibitorreaktion durch Heparin drastisch beschleunigt.

2.1.17.1 Biochemie und Physiologie

Antithrombin ist ein Glykoprotein mit einem Molekulargewicht von 60.000. Es kommt im Plasma in einer Konzentration von 150 µg/ml entsprechend 2–3 µM vor. Antithrombin findet sich ferner in geringen Mengen an der Endotheloberfläche sowie im subendothelialen Raum. Antithrombin

hemmt die Aktivität zahlreicher Serinproteasen des Gerinnungssystems wie Thrombin, Faktor IXa, Faktor Xa, Faktor XIa, Faktor XIIa, Kallikrein sowie Plasmin. Von praktischer Bedeutung ist in erster Linie die Hemmung des Thrombins und des Faktors Xa. Die Hemmung des jeweiligen Enzyms kommt durch Bildung eines Protease-Inhibitor-Komplexes zustande, der nicht wieder dissoziiert. In Abwesenheit von Heparin verläuft diese Reaktion ausgesprochen langsam. In Anwesenheit von Heparin, aber auch in Anwesenheit verschiedener anderer Mukopolysaccharide wird die Reaktion auf das Mehrtausendfache beschleunigt. Die physiologische Bedeutung des Antithrombins liegt offenbar nicht allein darin, daß das im Plasma zirkulierende Thrombin abgefangen wird. Vielmehr scheint den geringen an der Endotheloberfläche und im subendothelialen Raum gelegenen Antithrombinmengen eine besondere Bedeutung für die Abwehr lokaler Gerinnselbildungen zuzukommen. Ortsständige Glykosaminoglykane sind in diesem Fall für die Aktivierung des Antithrombins verantwortlich. Die Beschleunigung der Enzyminhibitorreaktion wird durch unterschiedliche Bereiche des Heparinmoleküls zustandegebracht. Für die Inaktivierung des Faktors Xa spielt ein spezifisches Pentasaccharid die entscheidende Rolle, insbesondere bei der Anwendung der sog. niedermolekularen Heparine.

2.1.17.2 Molekulargenetik

Das Gen des Antithrombins ist auf Chromosom 1q23–q25 lokalisiert. Es enthält 7 Exons und 6 Introns. Die Größe der Introns variiert von mehreren 100 bis zu mehreren 1.000 bp, während die Exons in den Größenordnungen von 65–391 bp lie-

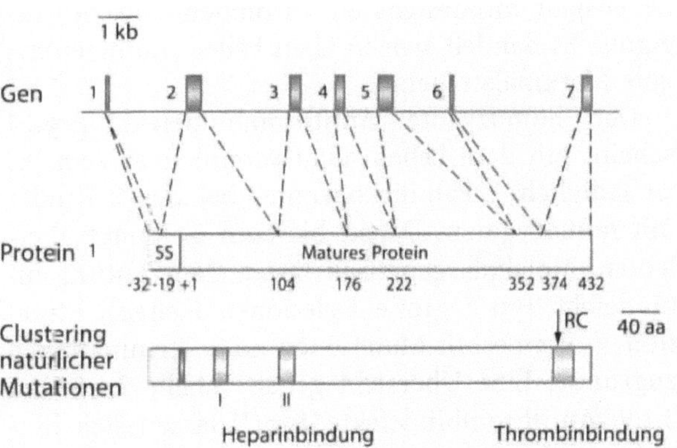

Abb. 2.1.28. Genstruktur des Antithrombin III, nach Sheffield et al. (1995)

Tabelle 2.1.8. Quantitative Antithrombin-III-Defekte. Die Zahlen verweisen auf die spezifischen Kodons, die in die jeweilige Mutation einbezogen sind, nach Sheffield u. Wu [1995]

Große Deletion	Frameshift	Kleine Deletion	Termination	Unbekannt
Gesamtes Gen	46	49–56	129	Tyr166:Cys
3'-Deletion (Exon 7)	48	55	140	Ser349:Pro
5'-Deletion (Exon 1,2)	81	76–77	197	Ala387:Val
Internal (Exon 6)	102	106–108	359	Ala427:Asp
	119	120–123		
	208	311–313		
	228	427–429		
	239–240			
	244			
	244–245			
	290–291			
	295			
	308–309			
	370			
	408			
	410–411			
	412–414			
	421			
	423–424			

gen. Eine Darstellung des Zusammenhangs zwischen der Genstruktur und der Proteinstruktur ist in Abb. 2.1.28 gegeben.

2.1.17.3 Hereditäre Defekte des Antithrombins

Der genetisch bedingte Antithrombindefekt war das erste Beispiel einer humoral verursachten Thrombophilie. Der Antithrombinmangel wird autosomal-dominant vererbt. Im typischen Fall haben die betroffenen Individuen eine Antigenkonzentration von 50% der Norm. Der Defekt ist auf ein dysfunktionelles Allel zurückzuführen. Neben dem rein quantitativen Defekt des Antithrombins (Typ-I-Defekt) existieren qualitative Defekte (Typ-II-Defekt), bei denen zwar eine normale Antigenkonzentration, aber eine gestörte Funktion gefunden werden. 50% der vom Antithrombindefekt Typ I betroffenen Personen erleiden vor dem 40. Lebensjahr mindestens ein thrombembolisches Ereignis. Es handelt sich in allen Fällen um heterozygote Merkmalsträger.

Der homozygote Antithrombindefekt Typ I scheint mit dem Leben nicht vereinbar zu sein. Es ist lediglich 1 Familie bekannt, bei der 2 Kinder mit homozygotem Defekt bis zum 2. Monat überlebten. Molekulargenetisch liegen dem Antithrombindefekt Typ I große Deletionen (selten), Mutationen, Frameshift-Mutationen oder Terminationen zugrunde. Eine Übersicht geben Tabelle 2.1.8 und 2.1.9. Antithrombindefekte Typ II lassen sich hinsichtlich der gestörten Funktion in 3 Gruppen unterteilen: Defekte mit gestörter Heparinbindung,

Tabelle 2.1.9. Qualitative Defekte des Antithrombin III, die mit einer gestörten Heparinbindung, Thrombinbindung oder mit multiplen Störungen einhergehen, nach Sheffield u. Wu [1995]

Heparinbindung	Thrombinbindung	Multiple Effekte
Ile7:Asn	Asn187:Lys, Asp	Phe402:Cys, Ser
Met20:Thr	Ile284:Asn	Ala404:Thr
Arg24:Cys	Ala382:Thr	Asn405:Lys
Pro41:Cys	Gly392:Asp	Arg406:Met
Arg47:Cys,	Arg393:Cys,	Pro407:Thr
Ser, His	His, Pro	
Cys99:Phe	Ser394:Leu	Pro429:Leu
Arg129:Gln		
Glu237:Lys		

Defekte mit gestörter Thrombinbindung und Defekte mit multiplen Störungen. Eine Übersicht über die zugrundeliegenden molekulargenetischen Veränderungen ist Tabelle 2.1.1 zu entnehmen. Defekte des Typs II gehen mit einer sehr unterschiedlich ausgeprägten Thromboseneigung einher.

Die Indikation zur Gendiagnostik Antithrombinmangel ergibt sich einerseits aus Gründen der Familienberatung. Darüber hinaus ist es jedoch von Bedeutung, zwischen den Mutationen, die nur die heparinbindende Domäne betreffen, und anderen Mutationen zu unterscheiden, da erstere mit einem minimalen oder sogar völlig fehlenden Risiko für thrombembolische Erkrankungen einhergehen. Die Gendiagnostik beim Antithrombingen erfolgt üblicherweise durch direkte Sequenzierung des gesamten Gens. Sofern ein bekannter Polymorphismus in der betreffenden Familie vorkommt, ist auch die Restriktionsanalyse anwendbar.

2.1.18 Heparinkofaktor II

Im Gegensatz zum Antithrombin hemmt Heparinkofaktor II [Synonyma: Heparinkofaktor A, Antithrombin BM (von bind moderately), Dermatansulfatkofaktor, humanes Leuserpin II)] nur Thrombin. Die Reaktion zwischen Heparinkofaktor II und Thrombin kann durch eine Anzahl verschiedener Glukosaminoglykane (Heparin, Dermatansulfat) und auch durch andere polyanionische Verbindungen beschleunigt werden.

2.1.18.1 Biochemie und Physiologie

Das Molekulargewicht des Heparinkofaktors II beträgt 65.600.000. Heparinkofaktor II unterscheidet sich immunologisch und elektrophoretisch in zahlreichen Einzelheiten vom Antithrombin. Das reife Protein enthält 480 Aminosäuren. An der aminoterminalen Domäne finden sich 2 sulfatisierte Tyrosinreste. Die reaktive Seite liegt beim Leu444 und Ser445.

2.1.18.2 Molekulargenetik

Das Gen des Heparinkofaktors II ist auf Chromosom 22 lokalisiert (22q11). Es umfaßt 1.749 bp und besteht aus 5 Exons und 4 Introns. Die Verhältnisse sind in Abb. 2.1.29 dargestellt. Es wurde ein Restriktionsfragmentlängenpolymorphismus mit den Restriktionsenzymen BamHi, HindIII und MspI gefunden.

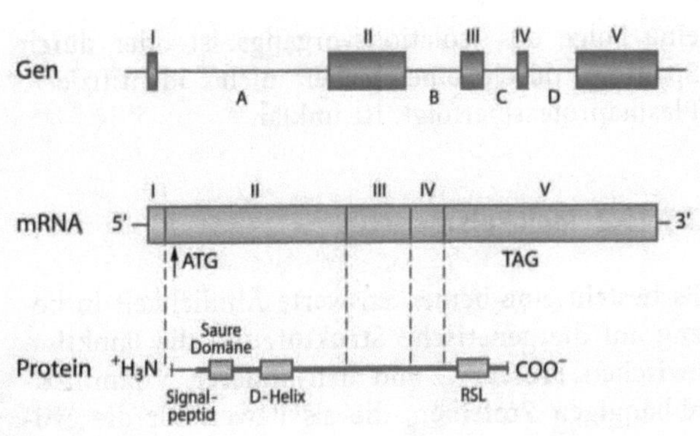

Abb. 2.1.29. Heparinkofaktor II, Gen, mRNA-Organisation und korrespondierende Proteindomänenstruktur, nach Church et al. (1995)

2.1.18.3 Hereditäre Defekte des Heparinkofaktors II

Ein angeborener Defekt des Heparinkofaktors II wurde wiederholt beschrieben. Es handelt sich offensichtlich bei den Betroffenen jeweils um heterozygote Merkmalsträger mit einer Verminderung der Aktivität auf 50%. Es gibt mehrere Beschreibungen über einen Zusammenhang zwischen einem Heparinkofaktor-II-Mangel und einer Thromboseneigung. Der Zusammenhang ist jedoch noch nicht definitiv bestätigt. Neben dem Heparinkofaktor-II-Defekt Typ I ist auch ein funktioneller Defekt (Heparinkofaktor-II-Oslo) bekannt geworden. Auf molekularer Ebene ist dieser Defekt durch eine G:A-Transition charakterisiert. Dies führt auf Proteinebene zum Austausch von Arginin durch Histidin in Position 189. Der Defekt geht mit einer drastischen Verminderung der Aktivierbarkeit durch Dermatansulfat einher.

2.1.19 Protein C

Protein C ist das Zymogen eines Enzyms, das als aktiviertes Protein C (APC) bezeichnet wird. APC ist der wichtigste Regulator der Amplifikation der Thrombinbildung. Es wirkt antithrombotisch durch Spaltung der Faktoren Va und VIIIa sowie durch Aktivierung der Fibrinolyse. Protein C ist identisch mit dem von Mammen et al. 1960 beschriebenen Autoprothrombin IIa.

2.1.19.1 Biochemie und Physiologie

Protein C ist ein zweikettiges Glykoprotein mit einem Molekulargewicht von 62.000 und besteht aus einer leichten Kette (MG 21.000) mit 155 Aminosäuren sowie einer schweren Kette (MG 41.000) mit 260 Aminosäuren, die durch eine einzelne Disulfidbrücke miteinander verbunden sind. Es enthält 77% Protein und 23% Kohlenhydrate.

Es besteht ein hoher Übereinstimmungsgrad der cDNA-Sequenz zwischen Human- und Rinderprotein C. Der Aufbau entspricht in weiten Teilen dem anderer Vitamin-K-abhängiger Gerinnungsfaktoren. Die Aminosäuresequenz des Proteins C ist zu zahlreichen funktionellen und strukturellen Domänen angeordnet (Abb. 2.1.30), deren Funktionen genau definiert sind: Die Präprosequenz enthält eine hydrophobe Präsequenz (−42 bis −25),

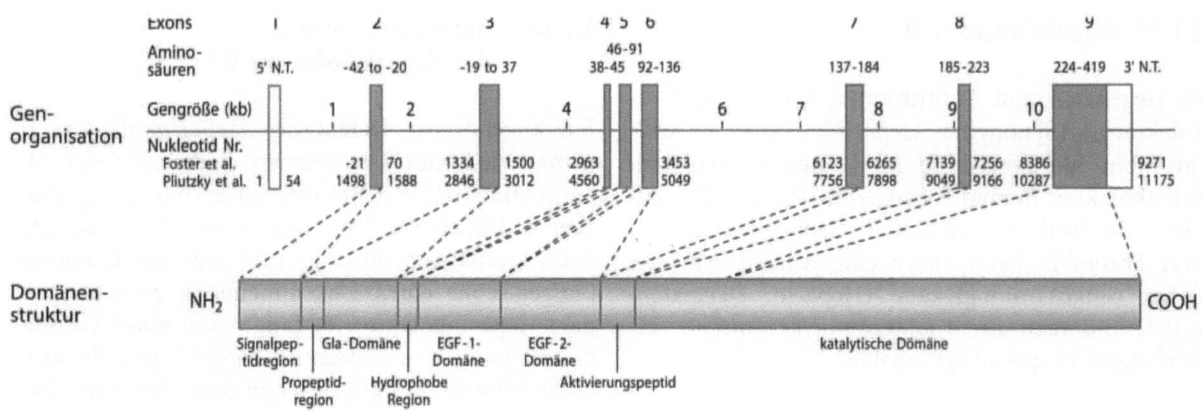

Abb. 2.1.30. Gen- und Domänenorganisation des menschlichen Protein C, nach Suzuki [1995a]

die das Protein für die Sekretion bestimmt und ein Signalstück (−24 bis −1) für die Erkennung durch die Vitamin-K-abhängige γ-Karboxylase. Das aminoterminale Ende der leichten Kette wird durch die γ-Karboxyglutaminsäure enthaltende (Gla)-Domäne (+1–+37) gebildet, die 9 hydroxylierte Glutaminsäurereste enthält. Diese Domäne ist das Hauptmerkmal aller Vitamin-K-abhängigen Gerinnungsproteine, sie ermöglicht über die Bindung von Kalziumionen die Interaktion mit negativ geladenen Phospholipidmembranen und ist essentiell für die Ausbildung der biologischen Aktivität dieser Proteine. Die Cysteinreste 17 und 22 sind durch eine Disulfidbrücke miteinander verbunden. Ein kurzes Zwischenstück (+38–+45) verbindet die Gla-Domäne mit 2 aufeinanderfolgenden Struktureinheiten (+46–+91 und +92–+136), die in ihrem Aufbau dem Epidermal-growth-Faktor entsprechen und deshalb als EGF-Domänen bezeichnet werden. Die genaue Funktion der EGF-Domänen ist immer noch unbekannt. Sie enthalten einen von γ-karboxylierten Glutaminsäureresten unabhängigen Kalziumbindungsplatz, der durch die Anbindung von Kalzium eine Strukturveränderung im Protein C verursacht, die dessen Aktivierung durch den Thrombin-Thrombomodulin-Komplex erlaubt. Die erste EGF-Domäne hat an Position 71 eine β-Hydroxyasparaginsäure. Diese Aminosäure entsteht durch die postribosomale Hydroxylierung eines Asparaginsäurerests und ist in die Kalziumbindung der EGF-Domänen eingebunden. Der Austausch der β-Hydroxyasparaginsäure durch Glutaminsäure führt zu einem fast vollständigen Verlust der antikoagulatorischen Wirkung von Protein C. Die schwere Kette von Protein C enthält den enzymatischen Teil des Proteins. Sie beginnt mit dem aus 12 Aminosäuren bestehenden Aktivierungspeptid (+1–+12), das

während der Umwandlung des Proteins in seine aktive Form abgespalten wird. Insgesamt enthält die schwere Kette 7 Cysteinreste, 6 bilden Disulfidbrücken in der Kette (Cys41 und Cys57, Cys172 und Cys186, Cys197 und Cys225), und Cys122 ist mit der leichten Kette verbunden. In diesem Teil des Proteins befinden sich 3 Kohlenhydratseitenketten an Asparaginsäureresten in den Positionen 79, 144 und 160.

In der enzymatischen Region (+13–+260) sind die 3 katalytischen Aminosäurereste lokalisiert, die kennzeichnend für alle Serinproteasen sind: His56, Asp102 und Ser201.

Die Synthese von Protein C findet, wie die der meisten Plasmaproteine, in der Leber statt. Anhand der Aminosäuresequenz der 1984 isolierten humanen cDNA ist zu erkennen, daß Protein C als einkettiges Molekül gebildet wird, wobei die leichte und schwere Kette durch ein Lys-Arg-Dipeptid verbunden sind. Etwa 10% des Proteins C im Plasma liegen als Einzelkettenmolekül vor, das die gleichen enzymatischen Eigenschaften aufweist wie das zweikettige Protein. Ob die Umwandlung des Proteins C von der einen in die andere Form eine Folge des Isolationsvorgangs ist oder durch Spaltung durch eine bisher nicht identifizierte Plasmaprotease erfolgt, ist unklar.

2.1.19.2 Molekulargenetik

Es besteht eine bemerkenswerte Ähnlichkeit in bezug auf die genetische Struktur und die Funktion zwischen Protein C und den anderen Vitamin-K-abhängigen Proteinen, die als Beweis für die evolutionäre Verbindung zwischen diesen Gerinnungsfaktoren angesehen wird. Das 11 kb große Gen ist auf Chromosom 2 lokalisiert und besteht aus 9

Exons und 8 Introns. Das 1. Exon enthält keine proteinkodierenden Informationen und bleibt untranslatiert. Exons 2 und 3 kodieren das Leaderpeptid sowie die Gla-Domäne, Exon 4 die Verbindungsregion, Exons 5 und 6 die EGF-Domäne, Exon 7 das Aktivierungspeptid und Exons 8 und 9 die schwere Kette von Protein C mit der katalytischen Domäne.

2.1.19.3 Hereditäre Defekte von Protein C

1993 wurde eine Datenbank von Protein-C-Mutationen veröffentlicht, die 1995 erheblich erweitert wurde [Reitsma et al. 1993, 1995].

Zu den Mutationen im Protein-C-Gen gehören:

1. **Nukleotidsubstitutionen:** Es wurden insgesamt 132 verschiedene Einzelbasensubstitutionen ermittelt, die meisten bestehen im Austausch von C:T oder G:A. Eine C:T-Basensubstitution führt z. B. zum Einbau von Trp anstelle von Arg an Position 169, der Spaltungsstelle durch Thrombin, was zu einem Defekt der Aktivierung von Protein C durch Thrombin führt. Eine andere verwandelt das Triplett für Arg306 in eine Stopmutation und führt über den Abbruch der Transkription an dieser Stelle ebenfalls zu einem Protein-C-Mangel.
2. **Mutationen in der Promotorregion:** Bis jetzt wurden 4 Basenpaarsubstitutionen in der Promotorregion von Protein C gefunden, die bei gesunden Probanden nicht vorkommen.
3. **Deletionen:** Es wurden bisher nur 1 größere Deletion bei einem japanischen Patienten mit kombiniertem heterozygotem Protein-C-Defekt sowie 12 kurze Deletionen mit einer Länge von 1–18 bp beschrieben.
4. **Insertionen:** Die Datenbank beinhaltet insgesamt 8 kurze Insertionen, bei denen jeweils 1 einzelnes Basenpaar in das Protein-C-Gen eingefügt wird. Diese Einfügung führt über eine Verschiebung des Ableserasters (Frameshift) zum Protein-C-Mangel. Alle Stopmutationen, Insertionen, Deletionen und alle Mutationen an der Promotorregion des Protein-C-Gens führen zu einem Typ-I-Mangel. Dabei sind vorwiegend die Ausbildung der räumlichen Proteinstruktur, der Proteinexport oder die Stabilität des synthetisierten Proteins C beeinträchtigt. Alle Genveränderungen, die mit einem Typ-II-Protein-C-Mangel einhergehen, beinhalten Mutationen in den funktionellen Anteilen des Proteins, wie Substitutionen am Arg1 der leichten Kette (Propeptidspaltungsstelle) sowie in der schweren Kette am Arg12 (Spaltungsstelle durch Thrombin) und am His56 (katalytische Domäne).

In der letzten Zeit richtet sich das Augenmerk in den großen Thromboseforschungszentren verstärkt auf die Identifikation weiterer Genveränderungen, die zu einem Protein-C-Mangel im Phänotyp führen, und es wurden zahlreiche neue Genmutationen beschrieben. So wird von über 6 verschiedenen Punktmutationen in 7 dänischen Familien mit einem symptomatischen Protein-C-Mangel berichtet sowie von 3 neuen Nukleotidsubstitutionen bei 4 Patienten mit Protein-C-Mangel. Der Nachweis einer Mutation im Protein-C-Gen, die zu einem Mangel des Protein-C-Antigens im Plasma oder zum Absinken der antikoagulatorischen Aktivität des Proteins führt, stellt den endgültigen Beweis für das Vorliegen einer Thrombophilie infolge eines Protein-C-Defekts dar. Außerdem kann die Kenntnis der speziellen Genläsion auch einen nützlichen Beitrag zur Einschätzung der Schwere des Defekts, der Prognose der Erkrankung und des notwendigen therapeutischen Regimes leisten. Der Nachweis ist auch dann durchführbar, wenn der Plasmaspiegel der Gerinnungsproteine infolge oraler Antikoagulation mit Vitamin-K-Antagonisten stark abgesunken ist oder wenn ein physiologisch verringerter Plasmaspiegel bei Neugeborenen (rund 30% des Erwachsenenwerts, bedingt durch die Leberunreife) vorliegt, und er liefert die zuverlässigsten Angaben über die Vererbung des Mangels auch bei klinisch noch nicht betroffenen Verwandten und in Fällen mit einem grenzwertigen Protein-C-Spiegel.

Die Diagnostik des Protein-C-Mangels auf Proteinebene ist häufig problematisch. Einerseits besteht eine große methodische Fehlerbreite der üblichen diagnostischen Tests. Darüber hinaus wird die Protein-C-Aktivität auch durch das Vorliegen einer Resistenz gegen aktiviertes Protein C (Faktor-V-Leyden) verändert. Ein hoher Faktor-VIII-Spiegel kann die gerinnungsanalytischen Protein-C-Tests verfälschen, andererseits erfassen Tests auf der Basis chromogener Substrate nicht alle Fälle des Protein-C-Mangels vom Typ II. Ferner besteht eine Überlappung der Protein-C-Werte von gesunden Personen und von heterozygoten Merkmalsträgern. Dies führt in der Konsequenz dazu, daß die allein durch gerinnungsphysiologische Methoden gestellte Diagnose Protein-C-Mangel häufig falsch ist. Kürzlich wurde gezeigt, daß bei alleiniger Zuordnung nach der Plasmaaktivität 15% der durch die DNA-Analyse erfaßten heterozygoten Merkmalsträger nicht erkannt werden, während 5% der gesunden Personen fehlerhaft als krank eingeordnet werden. Besonders problematisch sind die Verhältnisse unter der oralen Antikoagulationsbehandlung. Die Notwendigkeit zur Gendiagnostik ergibt sich ferner bei Neugeborenen aus Familien mit bekanntem hereditärem Protein-C-Mangel. Neugeborene haben nur etwa 10% der Protein-C-Aktivität und können daher in diesem frühen Lebensalter nicht ordnungsgemäß diagnostiziert werden. Die Gendiagnostik kann mit Hilfe der denaturierenden Gradientengelelektrophorese (DGGE) erfolgen. Sie läßt eine Zuordnung zu einem Exon zu, in dem vermutlich eine Mutation zu finden ist. Der Beweis für die Mutation kann durch direkte Sequenzierung erfolgen.

2.1.20 Thrombomodulin

Thrombomodulin ist ein an der Oberfläche von Endothelzellen lokalisiertes Glykoprotein. Es hat eine entscheidende Bedeutung für die Aktivierung des Protein-C-Systems. Thrombin, das an Thrombomodulin gebunden wird, verliert seine prokoagulatorischen Aktivitäten und ist daher nicht mehr zur Fibrinogen-Fibrin-Umwandlung zur Aktivierung des Faktors V, des Faktors XIII sowie zur Plättchenaktivierung in der Lage. Stattdessen erlangt es die Fähigkeit, die unter physiologischen Bedingungen extrem langsam ablaufende Aktivierung von Protein C auf das Mehrtausendfache zu steigern.

2.1.20.1 Biochemie und Physiologie

Thrombomodulin hat ein Molekulargewicht von 75.000.000. Nach Spaltung von Disulfidbrücken steigt es auf 105.000.000 an. Eine Übersicht über die Struktur des Thrombomodulins gibt Abb. 2.1.31. An den Aminoterminus schließt sich eine von 18 Aminosäuren gebildete hydrophobe Leadersequenz an. Im reifen Protein folgt eine lektinähnliche Region. Es folgen 6 EGF-like-Domänen. An

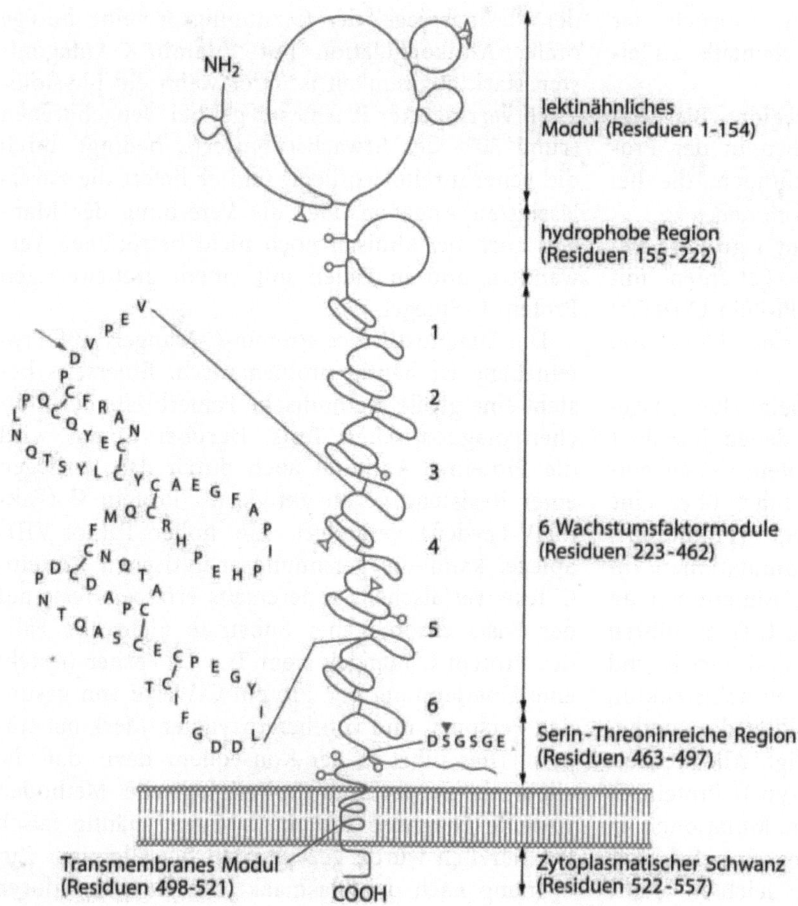

Abb. 2.1.31. Struktur des Thrombomodulins, nach Dahlbäck et al. 1994

diese schließt sich eine Serin-Threonin-reiche Region an. Sie bildet die transmembrane Domäne.

2.1.20.2 Molekulargenetik

Das Gen des Thrombomodulins ist auf Chromosom 20, und zwar in der Nähe des Zentromers in der B12-Region lokalisiert. Es existiert ein C:T-Dimorphismus. Er kodiert einen Ala455-Val-Austausch in der 6. EGF-Domäne. Der Dimorphismus findet sich sowohl in unausgelesenen Populationen als auch in Populationen von Protein-C-Mangel-Patienten sowie in Gruppen von Patienten mit Thrombophilie unbekannter Ursache in gleicher Weise (82% Ala, 18% Val), so daß er offensichtlich keine Bedeutung als denkbare Ursache einer Thrombophilie hat. Das Gen des Thrombomodulins enthält keine Introns.

2.1.21 Protein-C-Inhibitor

Der Protein-C-Inhibitor (auch Plasminogenaktivatorinhibitor 3; PAI-3) gehört zu den Serinproteinaseinhibitoren (Serpine). Er ist der primäre Regulator des Protein-C-Systems. Aktiviertes Protein C kann jedoch auch durch a_1-Proteinase-Inhibitor (früher a_1-Antitrypsin) und a_2-Makroglobulin gehemmt werden. Die zuletzt genannten Inhibitoren treten jedoch erst in Aktion, wenn ungewöhnlich hohe Mengen von aktiviertem Protein C in der Zirkulation vorhanden sind, wie das z. B. bei der disseminierten intravasalen Gerinnung der Fall ist.

2.1.21.1 Biochemie und Physiologie

Der Protein-C-Inhibitor ist ein einkettiges Glykoprotein mit einem MG von 57.000.000. Nach Abspaltung eines 19 Aminosäuren enthaltenden Signalpeptids besteht das reife Protein aus 387 Aminosäuren. Es besitzt keine Disulfidbrücken. Durch isoelektrische Fokussierung konnte eine Mikroheterogenität nachgewiesen werden, die auf eine unterschiedliche Kohlenhydratkomposition zurückzuführen ist.

2.1.21.2 Molekulargenetik

Das Gen des Protein-C-Inhibitors ist auf Chromosom 14 (14q32.1) lokalisiert. Es umspannt 11,5 kb.

Es finden sich 5 Exons und 4 Introns. Ein Vergleich zwischen dem Protein-C-Inhibitor, dem a_1-Proteinase-Inhibitor und dem a_1-Antichymotrypsin zeigt, daß die letzten 3 Introns im Gegensatz zum 1. Intron konserviert werden. Über die cDNA-Sequenz des Protein-C-Inhibitors existieren noch unterschiedliche Auffassungen. Bisher wurden keine genetischen Varianten des Protein-C-Inhibitors beobachtet.

2.1.22 Protein S

Protein S ist ein wichtiger Kofaktor des Protein-C-Systems. Es gehört zu der Gruppe der Vitamin-K-abhängigen Gerinnungsfaktoren.

2.1.22.1 Biochemie und Physiologie

Humanes Protein S ist ein einkettiges Glykoprotein, das aus 635 Aminosäuren besteht. Es hat einen Proteinanteil von 93% und einen Kohlenhydratanteil von 7%. Es ist aus einer Anzahl definierter funktioneller und struktureller Einheiten aufgebaut, die im ersten Proteinanteil eine große Übereinstimmung mit den anderen Vitamin-K-abhängigen Gerinnungsfaktoren zeigen.

Der aminoterminale Teil von Protein S beginnt mit der sog. Gla-Domäne, welche 44 Aminosäuren umfaßt und 11 γ-karboxylierte Glutaminsäurereste enthält, die das Protein zur Bindung von Kalziumionen befähigen. Die Cysteinreste 17 und 22 sind durch eine Disulfidbrücke verbunden und bilden dadurch in der Gla-Domäne eine Schleife von 6 Aminosäuren. Daran schließt sich die thrombinsensitive Region an, die unter Vitamin-K-abhängigen Gerinnungsfaktoren nur im Protein S zu finden ist und den Bereich der Aminosäurereste 45–75 einnimmt. Dieser Teil bildet ebenfalls durch eine Disulfidbrücke zwischen Cys47 und Cys71 eine Schleife. Thrombin ist in der Lage, 2 Peptidbindungen, Arg70-Ser71 und Arg52-Ala53, in dieser Schleife zu spalten, wodurch ein Peptid mit einem MG von 8.000 aus Protein S herausgetrennt wird. Das aus den Resten 1–52 bestehende aminoterminale Fragment bleibt dabei über die Disulfidbrücke mit Protein S verbunden. Danach schließt sich ein aus 160 Aminosäuren bestehender Abschnitt an, der aus 4 kleineren, sich wiederholenden Bausteinen aufgebaut ist, welche der Struktur des Epidermal-growth-Faktors entsprechen. Des-

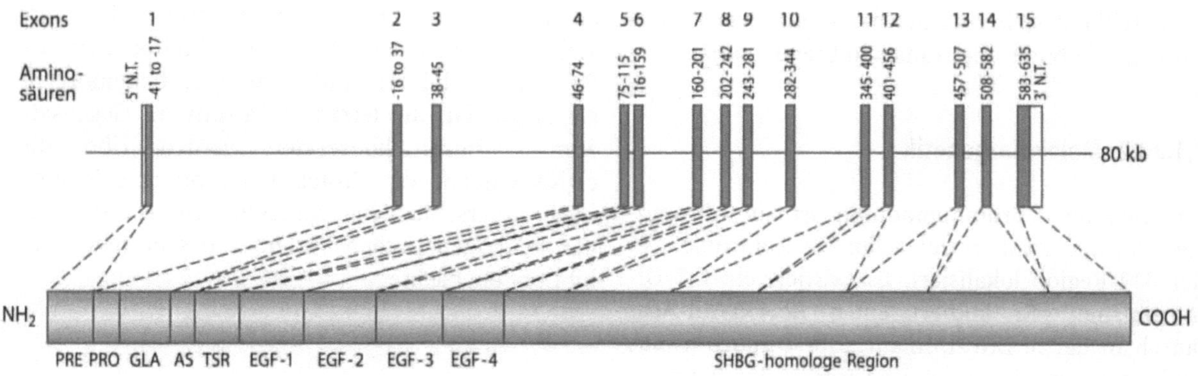

Abb. 2.1.32. Gen und Domänenstruktur des menschlichen Proteins S, nach Suzuki [1995b]

halb wird dieser Teil des Proteins S auch als Epidermal-growth-Faktor-Domäne (EGF-Domäne) bezeichnet. Diese EGF-Module finden sich auch in einer Reihe weiterer Proteine, darunter in den Gerinnungsfaktoren VII, IX, X sowie im Protein C. Jeder dieser EGF-Bausteine ist rund 40 Aminosäuren lang und enthält 6 Cysteinreste, welche 3 Disulfidbrücken bilden, wodurch die EGF-Bausteine eine typische Doppelschleifenstruktur erhalten. Die EGF-Domänen von Protein S enthalten 2 ungewöhnliche hydroxylierte Aminosäuren: im 1. EGF-Baustein befindet sich an Position 95 β-Hydroxyasparaginsäure, eine Aminosäure, die sich noch in anderen Vitamin-K-abhängigen Gerinnungsfaktoren (Faktor VII, IX, X, Protein C), aber in keinem weiteren Protein finden läßt. Die folgenden 3 EGF-Module enthalten an Position 136, 178 und 217 jeweils einen β-Hydroxyasparaginrest. Diese Aminosäure wird in keinem anderen Gerinnungsprotein außer Protein S gefunden, aber in einigen anderen Proteinen, so im LDL-Rezeptor und im Komplementfaktor C1. Die Bildung dieser beiden Aminosäuren erfolgt durch posttranslationale Hydroxylierung der entsprechenden Asparagin- und Asparaginsäurereste. Die EGF-Domäne besitzt darüber hinaus 4 Kalziumbindungsplätze, die eine wesentlich höhere Affinität zum Kalzium aufweisen als die Gla-Domäne und unabhängig vom Vorhandensein von Hydroxyglutaminsäureresten sind. Diese Kalziumbindungsplätze dienen wahrscheinlich zur Stabilisierung der inneren Struktur der EGF-Module. Die genaue Funktion der EGF-Domänen ist letztlich noch unbekannt, es gibt aber Hinweise darauf, daß sie der Interaktion von Proteinen mit Rezeptoren oder von Proteinen mit anderen Proteinen, im Fall von Protein S der Reaktion mit dem aktivierten Protein C auf der Lipidoberfläche, dienen.

Im Protein S schließt sich an die EGF-Domäne nicht wie bei den anderen Gerinnungsproteinen der Abschnitt mit der Proteasenfunktion an. Der karboxyterminale Teil des Proteins S von Position 250–634 wird durch ein Segment gebildet, das eine hohe strukturelle Übereinstimmung mit dem androgenbindenden Protein der Ratte und dem sexualhormonbindenden Globulin des menschlichen Plasmas besitzt. Diese sog. sexualhormonbindende Globulindomäne (SHGB-Domäne) enthält ebenso wie das sexualhormonbindende Globulin selbst 6 Cysteinreste, die insgesamt 3 Disulfidbrücken ausbilden: Cys526-Cys247, Cys434-Cys468 und Cys597-Cys615. Die SHBG-Domäne des humanen Proteins S enthält 3 Glykosylierungsplätze an den Aminosäuren Asn458, Asn468 und Asn490 (Abb. 2.1.32).

Protein S besitzt jedoch keine Steroidbindungsfähigkeit, da ihm die mit 8 Leucinresten versehene hydrophobe Steroidbindungsstelle des sexualhormonbindenden Globulins, die dem Abschnitt der Aminosäurereste 509–526 des Proteins S entsprechen würde, fehlt [Schmidel et al. 1990]. Walter [1989] sowie Fernandez [1993] fanden heraus, daß die SHGB-Domäne oder einige ihrer Abschnitte der Bindung von Protein S an das C4b-bindende Protein dienen. Dieses Regulatorprotein des Komplementsystems bildet mit einem Teil von Protein S im Plasma einen Komplex und hebt damit dessen antikoagulatorische Wirkung auf. Protein S ist ein Beispiel für den Aufbau komplexer Proteine aus Modulen unterschiedlicher Funktion, um den vielfältigen biologischen Bedarf an Funktionseiweißen zu decken.

2.1.22.2 Molekulargenetik

Das menschliche Genom enthält 2 Gene für Protein S pro haploidem Chromosomensatz, welche als $\alpha\alpha$- und $\beta\beta$-Gen bezeichnet werden und die beide im Chromosom 3 in unmittelbarer Nachbarschaft des Zentromers lokalisiert sind. Das *aa*-Gen enthält 14 Introns und 15 Exons und kodiert das im Plasma gefundene Protein S. Im Gegensatz dazu stellt das *ββ*-Gen, bedingt durch Nukleotidsubstitutionen und Nukleotiddeletionen mit der Ausbildung multipler Stopkodons, ein biologisch inaktives Pseudogen dar.

2.1.22.3 Hereditäre Defekte des Proteins S

In den letzten Jahren wurde über eine Reihe von Mutationen in den Protein-S-Genen sowohl mit als auch ohne Auswirkungen auf die gerinnungshemmende Funktion von Protein S berichtet. Bei einer Familie mit Thrombophilie infolge eines angeborenen heterozygoten Protein-S-Mangels fand sich eine Deletion des mittleren Teils des Protein-S-*a*-Gens. In einem anderen Fall lag eine nicht näher bezeichnete Mutation im Protein-S-*β*-Gen vor. Obwohl das Protein-S-*β*-Gen das inaktive Gen ist und damit nicht der unmittelbare Grund für einen reduzierten Plasmaspiegel an Protein S sein kann, zeigten alle von Thrombosen betroffenen Mitglieder der betreffenden Familie diese Veränderung, während die Familienmitglieder mit normalen Protein-S-Werten ein unverändertes Protein-S-*β*-Gen aufwiesen. Daraus wurde geschlußfolgert, daß der Defekt im inaktiven Gen mit einem im aktiven Protein-S-*a*-Gen verbunden sein muß, welcher selbst unentdeckt blieb. Bei einer japanischen Familie mit erheblicher Thromboseneigung wurde eine Kombination eines normalen freien und totalen Protein-S-Antigens im Plasma bei verringerter Aktivität des Proteins gefunden. Diese Variante des Protein-S-Moleküls hat ein etwas höheres Molekulargewicht als das normale. Die Ursache für den Verlust der antikoagulatorischen Wirkung von Protein S (Protein-S-Tokushima) ist eine Basensubstitution von A zu G im Exon 6 des Protein-S-*a*-Gens, die zu einem Austausch von Glutamat gegen Lys155 in der 2. EGF-ähnlichen Domäne führt. Wie beim Protein-C-Mangel ist die wichtigste Indikation zur Gendiagnostik der Zustand unter Antikoagulanzienbehandlung, durch den ein Protein-S-Mangel vorgetäuscht wird. Bislang kann eine Gendiagnostik des Protein-S-Gens nur durch direkte Sequenzierung erfolgen. Es existieren zwar Restriktionsfragmentlängenpolymorphismen, die jedoch noch keine zuverlässige Diagnostik ermöglichen.

2.1.23 Tissue-type-Plasminogenaktivator

Die Aktivierung des fibrinolytischen Systems erfolgt durch spezifische Proteinasen, die als Plasminogenaktivatoren bezeichnet werden. Sie lösen eine Spaltung der Arg560-Val561-Bindung des Plasminogens aus, die zur Bildung der zweikettigen Serinproteinase Plasmin führt. Über die Aktivierung der Fibrinolyse hinaus sind Plasmin- und Plasminogenaktivatoren für eine ganze Anzahl physiologischer und pathologischer Prozesse verantwortlich (Embryogenese, Entzündung, Ovulation, Gewebswiederherstellung und Tumorzellausbreitung). Im Hinblick auf ihre molekulare Struktur und ihre Gewebeverteilung werden 2 immunologisch verschiedene physiologische Plasminogenaktivatoren unterschieden. Der Plasminogenaktivator vom Urokinasetyp (uPA, auch Urokinase) ist primär in fibroblastenähnlichen Zellen lokalisiert. Der Plasminogenaktivator vom Gewebetyp (Tissue-type-Plasminogenaktivator, tPA) findet sich im Endothel der Gefäße. tPA bindet spezifisch an Fibrin und führt in geringeren Konzentrationen als uPA zur Fibrinolyse. Er wird in den Endothelien der Gefäße synthetisiert. Aus beiden Gründen wird angenommen, daß tPA der primäre physiologische Plasminogenaktivator ist.

2.1.23.1 Biochemie und Physiologie

Die Aktivität von tPA wird entscheidend durch seine Interaktionen mit Fibrin reguliert. Die Michaeliskonstante K_M für die Aktivierungsreaktion ist in Gegenwart von Fibrin drastisch erhöht. Das in der Endothelzelle der Gefäße synthetisierte tPA ist dort gespeichert und wird auf zahlreiche physiologische und unphysiologische Reize (z. B. Adrenalin, Anoxie) freigesetzt. Eine überschießende Aktivierung der Fibrinolyse wird durch spezifische Inhibitoren des tPA verhindert. Der wichtigste Inhibitor des tPA ist der Plasminogenaktivatorinhibitor 1.

Der Präkursor des reifen tPA besteht aus 563 Aminosäuren. Es wird als ein einkettiges Glykoprotein von etwa 66.000–70.000 synthetisiert und sezerniert. Das sezernierte tPA umfaßt 527 Aminosäuren, die durch 16 Disulfidbrücken in strukturellen Domänen organisiert sind. Ferner enthält tPA 2 sog. Kringelstrukturen, die aus den Aminosäuren 88–175 bzw. 176–263 gebildet werden. An diese Kringelstrukturen schließt sich die katalytische Domäne (Serinproteinase) an, die aus den Aminosäuren 276–527 besteht.

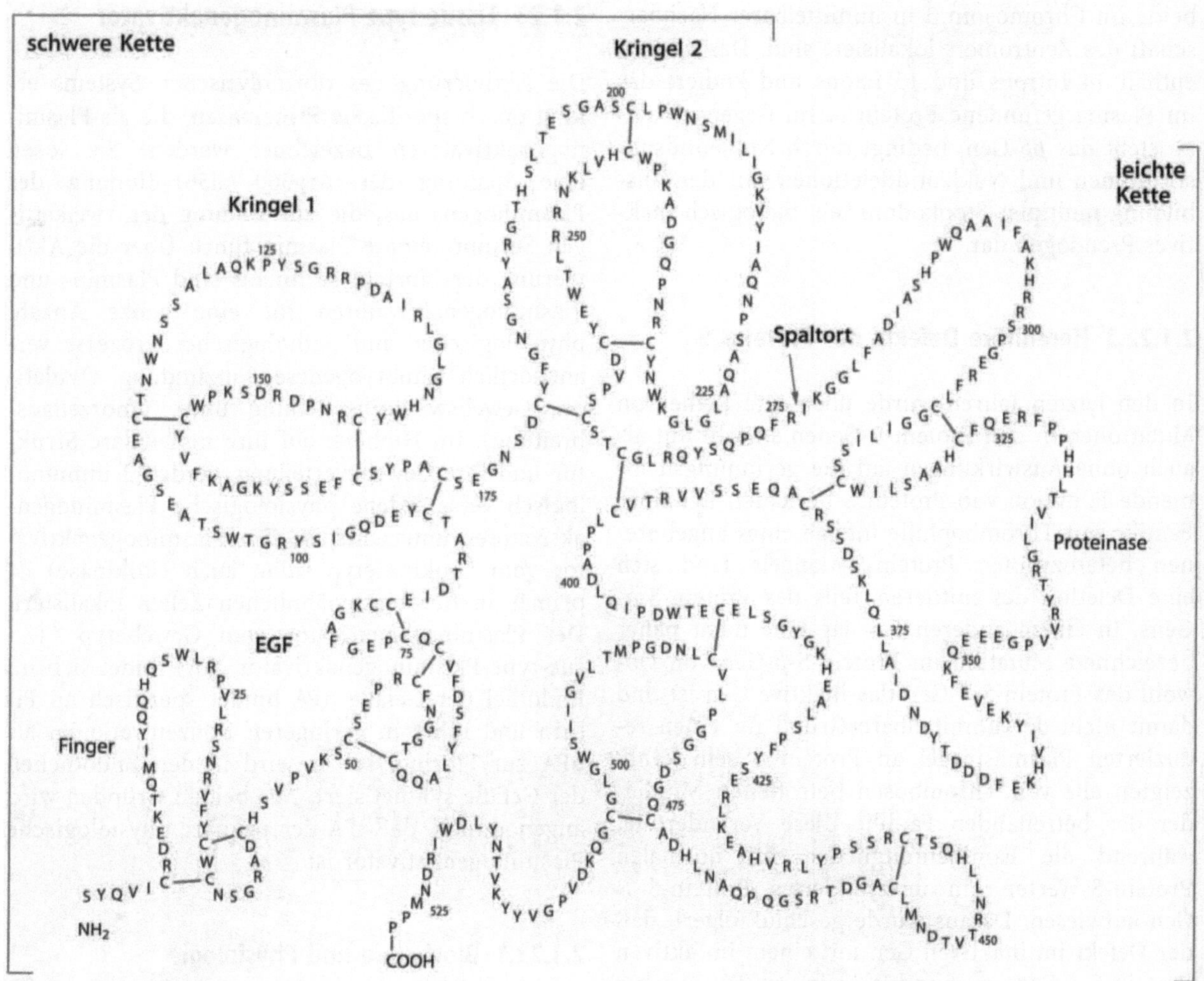

Abb. 2.1.33. Primärstruktur des Tissue-type-Plasminogenaktivator (tPA), nach Stack et al. [1995]

2.1.23.2 Molekulargenetik

Das tPA-Gen ist auf Chromosom 8 (8.p.12–q.11.2) lokalisiert. Es besteht aus 13 Introns, die das Gen in 14 kodierende Regionen aufteilen. Die Exons haben unterschiedliche Größenordnungen (43–914 bp). Gentechnologisch hergestellter tPA ist ein gegenwärtig in der Klinik besonders häufig eingesetztes Thrombolytikum. Im Rahmen der industriellen Produktion sind zahlreiche Mutanten hergestellt worden, die Aufschluß über die funktionelle Bedeutung einzelner Regionen geben (Abb. 2.1.33). Eine umfassende Darstellung dieses Problemkreises findet sich an anderer Stelle in diesem Buch.

2.1.24 Plasminogen

Plasminogen (PLG) ist das Zymogen des fibrinolytischen Enzyms Plasmin, einer Serinprotease. Sie spaltet unter entsprechenden Bedingungen Fibrin zu Fibrinspaltprodukten und gewährleistet dadurch die Durchgängigkeit der Gefäße nach abgelaufener Gerinnung. Plasminogen kann durch verschiedene physiologische Aktivatoren, aber auch durch Inhaltsstoffe bestimmter Bakterien (Streptokinase, Staphylokinase) in Plasmin umgewandelt werden.

2.1.24.1 Biochemie und Physiologie

Die primäre Struktur des Plasminogens ist in Abb. 2.1.34 dargestellt. Die reife Form des Plasminogens enthält 791 Aminosäuren. Die Aktivierung des Plasminogens zu Plasmin erfolgt durch die Spal-

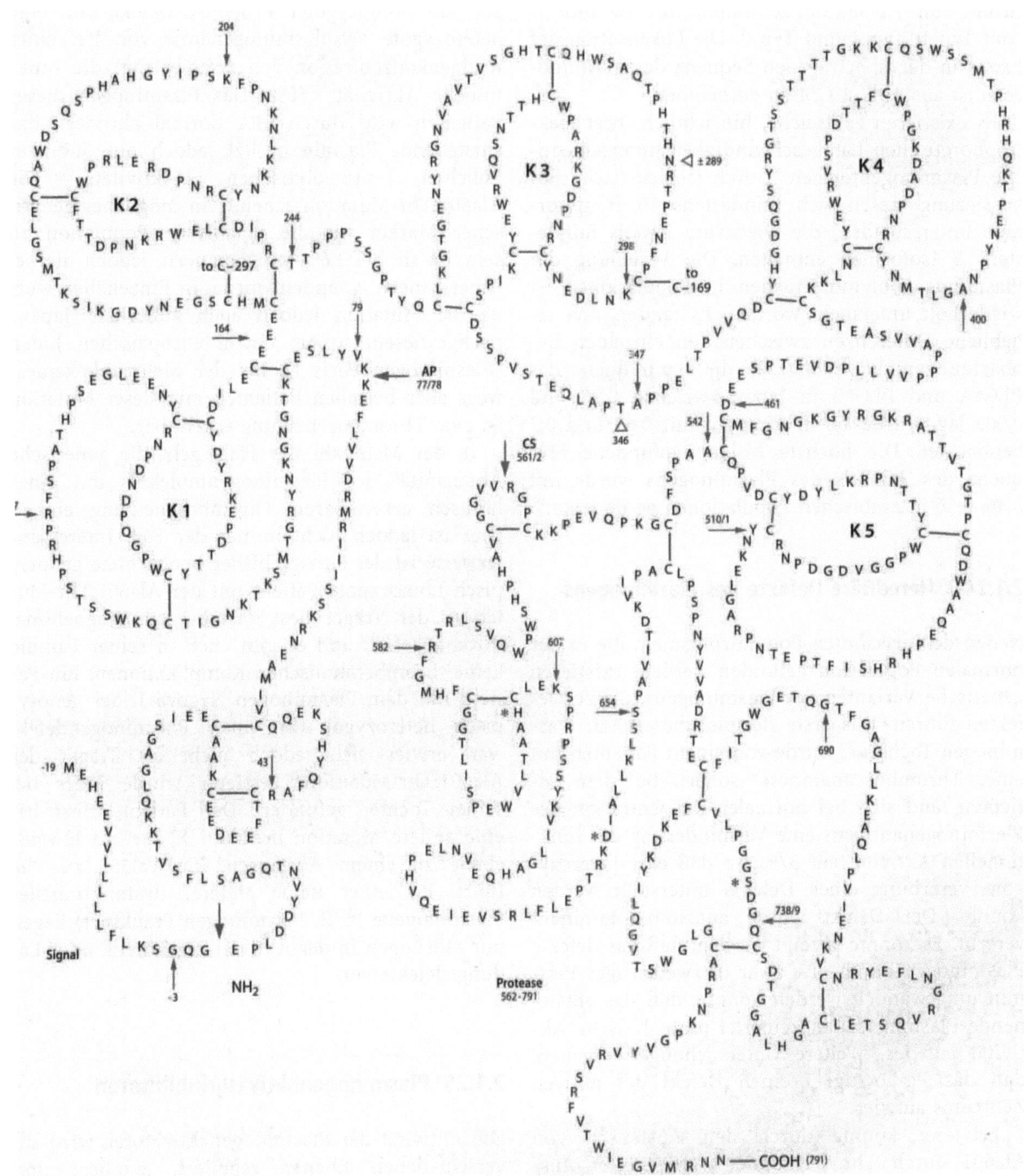

Abb. 2.1.34. Primäre Struktur des menschlichen Plasminogen, nach Castellino (1995)

tung der Peptidbindung zwischen Arg561 und Val562. Das gebildete Plasmin besteht aus einer schweren Kette mit 561 Aminosäuren und einer leichten Kette mit 230 Aminosäuren. Die leichte Kette ist homolog zu Serinproteasen, wie z. B. Trypsin oder Elastase.

2.1.24.2 Molekulargenetik

Das Gen für Plasminogen umfaßt 52,5 kb und befindet sich auf dem Chromosomenabschnitt 6q26–6q27. Die Kodierung der Sequenz besteht aus einer 57-bp-Signalsequenz und insgesamt aus 2.373 Nukleotiden. Das Gen besteht aus 19 Exons, deren

Größe von 75–387 bp schwankt, mit 18 Introns vom Typ 1, Typ 2 und Typ 0. Die Lokalisation der Exons in der übertragenen Sequenz des Plasminogens ist aus Abb. 2.1.34 zu entnehmen.

Es existieren zahlreiche, hinsichtlich ihrer elektrophoretischen Laufgeschwindigkeit unterschiedliche Plasminogenformen. Durch isoelektrische Fokussierung lassen sich mindestens 10 Hauptformen unterscheiden, die wiederum jeweils mindestens 5 Isoformen enthalten. Die Verteilung der Plasminogenpolymorphismen in Populationen ist wiederholt untersucht worden. Es fanden sich erhebliche Differenzen zwischen den einzelnen Beobachtungen. Während z. B. die Genfrequenz des PLG*A und PLG*B in Japan zwischen 0,98 und 0,003 lag, wurde sie in Amerika mit 0,69 und 0,3 beobachtet. Die höchste bislang gefundene Frequenz des A-Allels des Plasminogens wurde mit 0,46–0,56 in arabischen Populationen gefunden.

2.1.24.3 Hereditäre Defekte des Plasminogens

Neben den erwähnten Polymorphismen, die in der normalen Population gefunden werden, existieren genetische Varianten des Plasminogens, die zu Defekten führen. Das erste Beispiel dieser Art, Plasminogen Tochigi I, wurde von einem Patienten mit einer Thromboseanamnese isoliert. Bei dem Patienten fand sich bei normaler Konzentration des Plasminogenantigens eine Verminderung der funktionellen Aktivität auf 37%, so daß eine heterozygote Vererbung eines Defekts unterstellt werden konnte. Der Defekt wurde autosomal-dominant vererbt. Es konnte gezeigt werden, daß das defekte Plasminogen durch uPA zwar in zweikettiges Plasmin umgewandelt werden konnte, daß das entstehende Plasmin jedoch keinerlei proteolytische Aktivität aufwies. Weitere Untersuchungen ergaben, daß das Pg-Tochigi I einen Defekt des aktiven Zentrums aufwies.

Letzterer konnte durch den Austausch von Ala601 durch Thr begründet werden. Der Austausch auf Eiweißebene resultierte in einem G:A-Austausch im Exon XV des Plasminogengens. Eine gleichartige Mutation wurde auch bei anderen, nicht mit dem ursprünglichen Patienten verwandten Individuen nachgewiesen. Dabei zeigte sich, daß Plasminogen Kagochima genotypisch homozygot für die Ala601:Thr-Mutation und Plasminogen Nagoya genotypisch heterozygot für die gleiche Mutation ist.

Dasselbe gilt für eine weitere Form – Plasminogen Tochigi II. Im Fall des Plasminogens Jichi liegen ein homozygoter Protein-C-Defekt und eine heterozygote Dysplasminogenämie vor. Bei einer Antigenkonzentration von 86% beträgt die funktionelle Aktivität <50%. Das Plasminogen dieses Patienten wird durch uPA normal aktiviert, das entstehende Plasmin besitzt jedoch nur 50% der üblichen proteolytischen Aktivität. Die Ala601:Thr-Mutation scheint ein möglicher genetischer Marker für die japanische Population zu sein, da sie bei 3,6% von Japanern, jedoch nie bei Amerikanern gefunden wurde. In Einzelfällen wurde die Mutation jedoch auch außerhalb Japans nachgewiesen, so bei einem europäischen Juden (Plasminogen Paris I). Bei der Mehrzahl, keineswegs aber bei allen Patienten mit dieser Mutation ist eine Thromboseneigung erkennbar.

In der Mehrzahl der Fälle geht die genetische Abnormität des Plasminogenmoleküls mit einer klinisch erkennbaren Thromboseneigung einher. Dies ist jedoch nicht immer der Fall. Interessanterweise ist der einzige bisher beobachtete genotypisch homozygote Patient mit der Ala601:Thr-Mutation, der Träger des Plasminogens Kagochima, thrombosefrei, und es gibt auch in seiner Familie keine thrombembolischen Komplikationen. Ein Patient mit dem Plasminogen Nagoya I, der genotypisch heterozygot für einen Plasminogendefekt war, erwies sich jedoch nicht als Träger der Ala601:Thr-Mutation. Letzterer wurde indes bei seiner Tochter gefunden. Der Patient selbst hat eine andere Mutation im Exon X, die auf Eiweißebene zu einem Austausch von Val355 zu Phe führt. Bei einer Reihe anderer dysfunktioneller Plasminogene (z. B. Plasminogen Frankfurt) liegen nur Störungen in der Aktivierungskinetik oder Ladungsdefekte vor.

2.1.25 Plasminogenaktivatorinhibitoren

Die Aktivität der Plasminogenaktivatoren wird auf verschiedenen Ebenen reguliert. Synthese und Freisetzung aus der Endothelzelle stehen unter der Regulation verschiedener Hormone, des Wachstumsfaktors und bestimmter Zytokine. Der sezernierte Plasminogenaktivator kann durch verschiedene Proteininteraktionen in seiner Wirkung gesteigert oder abgeschwächt werden. Die wichtigste zur Aktivitätssteigerung führende Interaktion ist die Bindung an Fibrin, die auch therapeutisch genutzt wird. Über diese eher unspezifische Regulationsmechanismen hinaus existieren mehrere spezifische Plasminogenaktivatorinhibitoren.

2.1.25.1 Plasminogenaktivatorinhibitor 1 (PAI-1)

2.1.25.1.1 Biochemie und Physiologie

Der am längsten bekannte Plasminogenaktivatorinhibitor wird heute Plasminogenaktivatorinhibitor 1 (PAI-1) genannt. Er wurde früher auch als endothelialer PAI, plättchenständiger PAI, fast-acting PAI oder $\beta\beta$-migrading-PAI bezeichnet. PAI-1 wird in der Endothelzelle, in glatten Muskeln sowie in Plättchen gefunden. Er ist ein einkettiges Glykoprotein mit einem MG von 50.000. PAI-1 ist der wichtigste und effektivste Inhibitor sowohl des tPA als auch des uPA. PAI-1 kommt im Plasma nur in sehr niedrigen Konzentrationen vor. Seine Halbwertszeit im Plasma liegt zwischen 6 und 26 min. PAI-1 ist ein Protein, das aus insgesamt 402 Aminosäuren aufgebaut ist. In der Aminosäurekette ist eine typische Sekretionssignalsequenz enthalten. Das reife Protein kommt in 2 Varianten vor. Eine aktive Form wird in den Zellen gebildet und in die Umgebung abgegeben. Innerhalt einer verhältnismäßig kurzen Zeit (etwa 1 h) wandelt sich die aktive Form spontan in eine latente Form um. Eine Rückverwandlung der inaktiven in die aktive Form ist in vitro möglich. Es gibt auch Hinweise auf eine physiologische Reaktivierung, deren Mechanismus jedoch unbekannt ist.

Erhöhte PAI-1-Spiegel in der Zirkulation sind mit thrombembolischen Erkrankungen vergesellschaftet.

2.1.25.1.2 Molekulargenetik

Das Gen des humanen PAI-1 ist auf Chromosom 7 im Bereich q21.3–22 lokalisiert. Es umspannt 12,3 kb und ist aus 9 Exons aufgebaut, die durch 8 Introns unterbrochen sind.

2.1.25.1.3 Hereditäre Defekte des PAI-1

Bislang sind lediglich 3 Fälle von hereditären partiellen oder kompletten PAI-1-Defekten bekannt geworden. In allen 3 Fällen besteht eine schwere Blutungsneigung. Im 1. Fall findet sich ein normaler Spiegel des PAI-1-Antigens bei drastisch reduzierter Funktion. Im 2. Fall sind PAI-1-Antigen und PAI-1-Aktivität gleichsinnig vermindert, wobei die Verminderung nur im Plasma vorkommt, während die Aktivität und Konzentration in den Plättchen normal ist. Im 3. bekanntgewordenen Fall besteht ein kompletter Mangel des PAI-1 sowohl im Plasma als auch in den Plättchen. Die betreffende Patientin ist homozygot für eine 2-bp-Insertion am Ende des Exons 4 des PAI-1-Gens. Dieser Defekt resultiert in einem Frameshift, das zur Produktion eines abnormalen PAI-1-Proteins führt. Der Defekt wird autosomal-rezessiv vererbt. Es handelt sich in allen beschriebenen Fällen um jugendliche Personen, so daß eine etwaige Bedeutung des Defekts für andere physiologische Funktionen, wie Ovulation oder Tumormetastasierung, bisher nicht beurteilt werden kann.

2.1.25.2 Plasminogenaktivatorinhibitor 2 (PAI-2)

2.1.25.2.1 Biochemie und Physiologie

PAI-2 wird auch als Plazenta-PAI bezeichnet. Es ist ein einkettiges Protein, das in einer extrazellularen glykosylierten und einer intrazellularen nichtglykosylierten Form vorkommt. Das Molekulargewicht der glykosylierten Form beträgt etwa 60.000, das der nichtglykosylierten Form 46.000. PAI-2 ist ein effizienter Hemminhibitor des uPA und des zweikettigen tPA. Im Vergleich zu PAI-1 ist die Inhibitorwirkung jedoch sehr gering. Mit dem einkettigen tPA reagiert PAI-2 ausgesprochen langsam. Unter normalen Bedingungen ist PAI-2 im Plasma nicht nachweisbar. Während der Schwangerschaft steigt der PAI-2-Spiegel drastisch an und erreicht eine Konzentration von 100–300 ng/ml. Unmittelbar nach der Geburt fällt der PAI-2-Spiegel wieder ab und erreicht innerhalb 1 Woche nicht nachweisbare Werte.

2.1.25.2.2 Molekulargenetik

Das Gen des PAI-2 ist auf Chromosom 18 im Bereich q21–23 lokalisiert und überspannt eine Länge von 16,5 kb. Es besteht aus 8 Exons.

2.1.25.2.3 Hereditäre Defekte des PAI-2

Hereditäre Defekte des PAI-2 sind bisher nicht beschrieben worden. Erworbene Veränderungen treten in der Schwangerschaft auf. Sie sind nicht spezifisch mit der Entstehung von Thrombosen korreliert.

2.1.25.3 Plasminogenaktivatorinhibitor 3 (PAI-3)

2.1.25.3.1 Biochemie und Physiologie

Der Plasminogenaktivatorinhibitor 3 (PAI-3) wird auch als C-Inhibitor bezeichnet. Es handelt sich um ein Glykoprotein mit einem MG von etwa 57.000. PAI-3 wird in der Leber produziert und kommt im Plasma in einer Konzentration von 2–5 µg/ml vor. PAI-3 hemmt das aktivierte Protein C sowie uPA, Thrombin, Faktor Xa, Faktor Xia, Plasmakallikrein, Trypsin und Chymotrypsin. Die Hemmwirkung wird durch die Gegenwart von Heparin verstärkt. Obwohl die physiologische Funktion des PAI-3 noch nicht sicher geklärt ist, kann angenommen werden, daß es der wichtigste Inhibitor des aktivierten Proteins C im Plasma ist. Es ist nicht vollständig geklärt, welche Bedeutung PAI-3 für die Hemmung der Plasminogenaktivatoren hat, obwohl sich der Name auf diese bezieht. Eine vielfach vertretene Auffassung geht dahin, daß aktiviertes Protein C durch Bindung des PAI-3 zu einer gewissen indirekten Aktivierung der Fibrinolyse führen kann, da in diesem Fall PAI-3 nicht mehr zur Hemmung des tPA zur Verfügung steht.

2.1.25.3.2 Molekulargenetik

Das Gen für PAI-3 ist auf Chromosom 14 lokalisiert. Es besteht aus 5 Exons und hat in mancherlei Hinsicht eine Übereinstimmung mit dem a_1-Antitrypsin. Auch das Gen dieses Inhibitors ist auf Chromosom 14 lokalisiert.

2.1.25.3.3 Hereditäre Defekte des PAI-3

Die klinische Bedeutung des PAI-3 ist weitgehend unbekannt. In der älteren Literatur wird ein angeborener Defekt des PAI-3 als Ursache für einen kombinierten Mangel an Faktor V und VIII angenommen. Diese Hypothese hat sich nicht aufrechterhalten lassen.

2.1.26 a_2-Plasmin-Inhibitor

Die Aktivität des fibrinolytischen Systems wird auf 2 Ebenen kontrolliert. Dabei unterliegt tPA der Regulation durch die Plasminogenaktivatorinhibitoren (PAI). Die proteolytische Aktivität des Plasmins wird durch den spezifischen a_2-Plasmin-Inhibitor (a_2-PI) reguliert. Die Plasminogenaktivatorinhibitoren werden ebenso wie tPA im Endothel der Gefäße synthetisiert und aus den Endothelzellen in die Zirkulation abgegeben. Der a_2-Plasmin-Inhibitor wird in der Leber gebildet. Kongenitale Defekte des a_2-Plasmin-Inhibitors führen zu einer lebenslangen schweren Blutungsneigung, da physiologische Fibrinverschlüsse vorzeitig abgebaut werden.

2.1.26.1 Biochemie und Physiologie

a_2-Plasmin-Inhibitor (auch a_2-Antiplasmin) ist ein Glykoprotein, das zur a_2-Globulin-Fraktion gehört. Seine Konzentration im Plasma beträgt 6,9±0,6 mg/100 ml. a_2-Antiplasmin wird in der Leber in Form eines Präkursors (Prä-pro-a_2) mit einem Präpeptid (Signalpeptid) von 27 Aminosäuren und einem Propeptid von 12 Aminosäuren synthetisiert. Das reife Plasmaprotein besteht aus 452 Aminosäuren. Das MG beträgt etwa 58.000. Die Molekülstruktur weist in weiten Teilen Homologien zu anderen Serinproteaseinhibitoren auf. a_2-Antiplasmin hemmt verschiedene Serinproteasen wie Trypsin und Chymotrypsin. Eine besonders hohe Affinität besteht jedoch zum Plasmin. a_2-Plasmin ist daher der wichtigste Inhibitor der Plasmin-vermittelten Fibrinolyse.

2.1.26.2 Molekulargenetik

Das Gen des a_2-Antiplasmins ist auf Chromosom 10.p.13 lokalisiert. Es enthält 10 Exons und 9 Introns. Das Gen überspannt 16 kb DNA. Schematische Darstellungen des Gens und des Genprodukts sind Abb. 2.1.35 zu entnehmen. Die Leadersequenz besteht aus 39 Aminosäuren und wird durch Teile der Exons 2–4 kodiert. Sie unterteilt sich in ein Signalpeptid von 27 Aminosäuren und ein Propeptid von 12 Aminosäuren. Das Gen des a_2-Plasmin-Inhibitors weist einen Restriktionsfragmentlängenpolymorphismus auf. Er ist auf die Gegenwart 2er

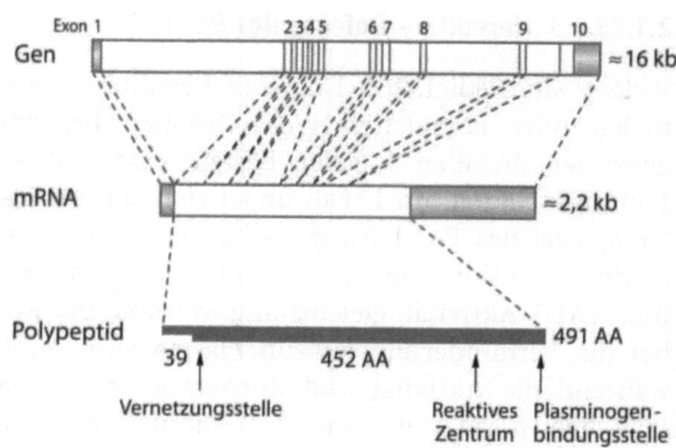

Abb. 2.1.35. Gen, mRNA und Präkursorprotein des a_2-Plasmin-Inhibitors, nach Aoki (1995)

Allele, A und B, zurückzuführen. Das kleinere B-Allel ist das Ergebnis einer Deletion von etwa 720 bp im Intron 8 des Gens. Die Allele A und B sind bei Kaukasiern in einer Sequenz von 73,5 bzw. 26,5%, bei Japanern jedoch in einer Sequenz von 51,0 bzw. 49,0% zu finden.

2.1.26.3 Hereditäre Defekte des α_2-Plasmin-Inhibitors

In mehreren Familien wurden Mutationen des α_2-Antiplasmins gefunden, die entweder mit einer Dysfunktion oder mit einer drastisch verminderten Konzentration des Proteins im Plasma einhergingen. Im Fall des α_2-Antiplasmins Enschede betrug die funktionelle Aktivität 3% bei einer völlig normalen Antigenkonzentration. Hierfür wurde eine GCG-in-frame-Insertion verantwortlich gemacht. Die Mutation führt auf Proteinniveau zur Einfügung eines zusätzlichen Alanins. Kongenitale Verminderungen der Konzentration des α_2-Antiplasmins wurden in mindestens 10 Sippen beobachtet.

2.1.27 Literatur[1]

2.1.27.1 Allgemeine Übersichten

High KA, Roberts HR (1995) Molecular basis of thrombosis and hemostasis. Dekker, New York Basel
Tuddenham EGD, Cooper DN (1994) The molecular genetics of haemostasis and is inherited disorders. Oxford University Press, Oxford

2.1.27.2 Übersicht über die Gerinnungsprozesse

Broze GJ Jr, Girard TJ, Novotny WF (1990) Regulation of coagulation by a multivalent Kunitz-type inhibitor. Biochemistry 29: 7.539
Colman R, Marder V, Salzman E, Hirsh J (1994) Overview of hemostasis. In: Colman R et al. (eds) Hemostasis and thrombosis. Basic principles and clinical practice. Lippincott, Philadelphia, pp 3–18
Esmon CT (1993) Molecular events that control the protein C anticoagulant pathway. Thromb Haemost 70: 29
Rapaport SI (1991a) The extrinsic pathway inhibitor: a regulator of tissue factor-dependent blood coagulation. Thromb Haemost 66: 6–15
Rapaport SI, Rao LVM (1992) Initiation and regulation of tissue-factor dependent blood coagulation. Arterioscler Thromb Vasc Biol 12: 111

---

[1] Es werden v. a. Übersichtsarbeiten angegeben

2.1.27.3 Fibrinogen

Berg K, Kierulf P (1989) DNA polymorphisms at fibrinogen loci and plasma fibrinogen concentration. Clin Genet 36: 229–235
Chung DW, Harris JE, Davie EW (1990) Nucleotide sequences of the three genes coding for human fibrinogen. In: Liu CY, Chien S (eds) Fibrinogen, thrombosis, coagulation and fibrinolysis. Plenum Press, New York, pp 39–43
Davie EW, Fujikawa K, Kisiel W (1991) The coagulation cascade: initiation, maintenance and regulation. Biochemistry 30: 10.363–10.370
Doolittle RF (1987) Fibrinogen and fibrin. In: Bloom AL, Thomas DP (eds) Haemostasis and thrombosis, 2nd edn. Churchill Livinstone, Edinburgh London New York, pp 192–215
Galanakis DK (1992) Fibrinogen anomalies and disease: a clinical update. Hematol Oncol Clin North Am 6: 1.171–1.187
Griffin JH, Evatt B, Zimmerman TS et al. (1981) Deficiency of protein C in congenital thrombotic disease. J Clin Invest 68: 1.370–1.373
Henschen A, Southan C, Kehl M, Lottspeich F (1981) The structural error and its relation to the malfunction in some abnormal fibrinogens. Thromb Haemost 46: 181
Humphries SE, Imam AMA, Robbins TP et al. (1984) The identification of a DNA polymorphism of the a fibrinogen gene and the regional assignment of the human S fibrinogen gene to 4q26-qter. Hum Genet 68: 148–153
Lord ST (1995) Fibrinogen. In: High KA, Roberts HR (eds) Molecular basis of thrombosis and hemostasis. Dekker, New York Basel
Medved LV (1990) Relationship between exons and domains in the fibrinogen molecule. Blood Coagul Fibrinolysis 1: 439–442
Mosesson MW (1992) The role of fibrinogen and fibrin in hemostasis and thrombosis. Semin Hematol 29: 177–188
Stubbs MT, Oschkinat H, Mayr I et al. (1991) The interaction of thrombin with fibrinogen. Eur J Biochem 206: 187–195
Wilhelmsen L, Svardsudd K, Korsan-Bengtsson K, Larsson B, Welin L, Tibblin G (1984) Fibrinogen as a risk factor for strike and myocardial infarction. N Engl J Med 311: 501–505

2.1.27.4 Prothrombin

Bancroft JD, McDowell SA, Degen SJF (1992) The human prothrombin gene: transcriptional regulation in HepG2 cells. Biochemistry 31: 12.469–12.476
Degen SJF (1995) Prothrombin. In: High KA, Roberts HR (eds) Molecular basis of thrombosis and hemostasis. Dekker, New York Basel, pp 75–99
Furie B, Furie BC (1990) Molecular basis of vitamin K-dependent gamma-carboxylation. Blood 75: 1.753–1.762
Iwahane H, Yoshimoto K, Itakura M (1992) Highly polymorphic region of the human prothrombin (F2) gene. Hum Genet 89: 123–124
Poort SR, Rosendaal FR, Reitsma PH, Bertina RM (1996) A common genetic variation in the 3'-untranslated region of the prothrombin gene is associated with elevated plasma prothrombin levels and an increase in venous thrombosis. Blood 88: 3.698–3.703

Soute BAM, Vermeer C, DeMetz M, Hemker HC, Lijnen HR (1981) In vitro prothrombin synthesis from a purified precursor protein. Biochim Biophys Acta 67: 101–107

Tamary H, Surrey S, Augustine JG, Schwartz E, Rappaport EF (1991) Molecular characterization of hypoprothrombinemia. Blood 78: 65a

2.1.27.5 Tissue-Faktor

Bach R, Rifkin DB (1990) Expression of tissue factor procoagulant activity: regulation by cytosolic calcium. Proc Natl Acad Sci USA 87: 6.995–6.999

Broze GJ Jr, Girard TJ, Novotny WF (1991) The lipoprotein-associated coagulation inhibitor: why do hemophiliacs bleed? Prog Hemost Thromb 10: 243–268

Fair DS, MacDonald MJ (1987) Cooperative interaction between factor VII and cell surface-expressed tissue factor. J Biol Chem 262: 11.692–11.698

Morrissey JH (1995) Tissue factor: In: High KA, Roberts HR (eds) Molecular basis of thrombosis and hemostasis. Dekker, New York Basel, pp 101–118

Rapaport SI (1991b) Regulation of the tissue factor pathway. Ann N Y Acad Sci 614: 51–62

Waxman E, Ross JBA, Laue TM et al. (1992) Tissue factor and its extracellular soluble domain: the relationship between intermolecular association with factor VIIa and enzymatic activity of the complex. Biochemistry 31: 3.998–4.003

2.1.27.6 Faktor V

Bertina RM, Koeleman BPC, Koster T, Rosendaal FR, Dirven RJ, Ronde H de, Velden PA van der, Reitsma PH (1994) Mutation in blood coagulation factor V associated with resistance to activated protein C. Nature 369: 64–67

Bloemenkamp KWM, Rosendaal FR, Helmerhorst FM, Büller H, Vandenbroucke JP (1995) Enhancement by factor V Leiden mutation of risk of deep-vein thrombosis associated with oral contraceptives containing a third-generation progestagen. Lancet 346: 1.593–1.596

Dahlbäck B (1995) New molecular insights into the genetics of thrombophilia. Resistance to activated protein C caused by Arg506 to Gln mutation in factor V as a pathogenic risk factor for venous thrombosis. Thromb Haemost 74: 139–148

Dahlbäck B, Carlsson M, Svensson PJ (1993) Familial thrombophilia due to a previously unrecognized mechanism characterized by poor anticoagulant response to activated protein C-prediction of a cofactor to activated protein C. Proc Natl Acad Sci USA 90: 1.004–1.008

Fujimura H, Kambayashi J, Monden M, Kato H, Miyata T (1995) Coagulation factor V Leiden mutation may have a racial background. Thromb Haemost 74: 1.381

Griffin JH, Heeb MJ, Kojima Y, Fernández JA, Kojima K, Hackeng TM, Greengard JS (1995) Activated protein C resistance: molecular mechanisms. Thromb Haemost 74: 444–448

Herrmann FH (Hrsg) (1997) Molekulargenetik hereditärer Hämostasedefekte. Pabst, Lengrich, S 1–173

Herrmann FH, Koesling M, Schröder W, Altman R, Jiménez Bonilla R, Lopaciuk S, Perez-Requejo JL, Sing JR (1997) Prevalence of factor V Leiden mutation in various populations. Genet Epidemiol 14: 403–411

Ortel TL, Kane WH, Keller FG (1995) Faktor V. In: High KA, Roberts HR (eds) Molecular basis of thrombosis and hemostasis. Dekker, New York Basel, pp 119–146

Owren PA (1947) The coagulation of blood: investigations on a new clotting factor. Acta Med Scand [Suppl] 194: 1–327

Schröder W, Koesling M, Wulff K, Wehnert M, Herrmann FH (1996a) World distribution of factor V Leiden Mutation. Lancet 347: 58–59

Schröder W, Koesling M, Wulff K, Wehnert M, Herrmann FH (1996b) Large scale screening for factor V Leiden mutation in a north-eastern German population. Haemostasis 26: 233–236

Tracy PB, Mann KG (1987) Abnormal formation of the prothrombinase complex: factor V deficiencies and related disorders. Hum Pathol 18: 162–169

Tracy PB, Giles AR, Mann KG, Eide LL, Hoogendoorn H, Rivard GE (1984) Factor V (Quebec): a bleeding diathesis associated with a qualitative platelet factor V deficiency. J Clin Invest 74: 1.221–1.228

Tuddenham EGD, Cooper DN (1994) The molecular genetics of haemostasis and is inherited disorders. Oxford University Press, Oxford

2.1.27.7 Faktor VII

Bernardi F, Castaman G, Pinotti M, Ferraresi P, Di Iasio MG, Lunghi B, Rodeghiero F, Marchetti G (1996) Mutation pattern in clinically asymptomatic coagulation factor VII deficiency. Hum Mutat 8: 108–115

Green F, Kelleher C, Wilkes H, Temple A, Meade T, Humphries S (1991) A common genetic polymorphism associated with lower coagulation factor VII levels in healthy individuals. Arterioscler Thromb Vasc Biol 11: 540–546

Herrmann FH (Hrsg) (1997) Molekulargenetik hereditärer Hämostasedefekte. Pabst, Lengrich, S 1–173

Humphries SE, Temple A, Lane A, Green F, Cooper J, Miller G (1996) Low plasma levels of factor VIIc and antigen are more strongly associated with the 10 base pair promoter (-232) insertion than the glutamine 353 variant. Thromb Haemost 75: 567–572

Marchetti G, Patracchini P, Papacchini M, Ferrati M, Bernardi F (1993a) A polymorphism in the 5' region of coagulation factor VII gene (F7) caused by an inserted decanucleotide. Hum Genet 90: 575–576

Marchetti G, Ferrati M, Papacchini P, Redaelli R, Bernardi F (1993b) A missense mutation (178Cys→Tyr) and two neutral dimorphisms (115His and 333Ser in the human coagulation factor VII gene. Hum Mol Genet 2: 1.055–1.056

Mariani G, Marchetti G, Arcieri P, Bernardi F (1994) The role of factor VII gene polymorphism in determining FVII activity and antigen plasma level. Blood 84: 86a

Peake I, Thomson J, Poller I, Crowe W, Goodeve A (1993) The factor VII Arg 353 Gln polymorphism as a predictor of high plasma factor VII levels in a normal population. Thromb Haemost 69: 624

Tamary H, Fromovich Y, Shalmon L, Reich Z, Dym O, Lanir N, Brenner B, Paz M, Luder AS, Blau O, Korostishevsky M, Zaizov R, Seligsohn U (1996) Ala244Val is a common, probably ancient mutation causing factor VII deficiency in Maroccan in Iranian jews. Thromb Haemost 76: 283–291

Tuddenham EGD, Pemberton S, Cooper DN (1995) Inherited factor VII deficiency: genetics and molecular pathology. Thromb Haemost 74: 313–321

Wulff K, Schröder W, Herrmann FH (1997) Molekulare Defekte bei 116 Hämophilie B (Faktor IX-Mangel) Patienten und bei Patienten mit Faktro VII-Mangel. In: Herrmann FH (Hrsg) Molekulargenetik hereditärer Hämostasedefekte. Pabst, Lengrich, S 35–56

Wulff K, Glenschek C, Bergmann F, Herrmann FH (1996) Molekulargenetische Diagnostik bei einer Familie mit Faktor VII-Mangel. In: Scharrer I, Schramm W (Hrsg) Hämophilie-Symposion Hamburg 1996. Springer, Berlin Heidelberg New York, S 323–329

2.1.27.8 Faktor VIII

Antonarakis SE, Kazazian HH, Tuddenham EGD (1995) Molecular etiology of factor VIII deficiency in hemophilia A. Hum Mutat 5: 1–22

Becker J, Schwaab R, Möller-Taube A, Schwaab U, Schmidt W, Brackmann HH, Grimm T, Olek K, Oldenburg J (1996) Characterization of the factor VIII defect in 147 patients with sporadic hemophilia A: family studies indicate a mutation type-dependent sex ratio of mutation frequencies. Am J Hum Genet 58: 657–670

Herrmann FH (Hrsg) (1997) Molekulargenetik hereditärer Hämostasedefekte. Pabst, Lengrich, S 1–173

Herrmann FH, Scharrer I (1995) Humangenetische Beratung bei Hämophilie A und B. Mitteilungen der Deutschen Hämophiliegesellschaft zur Bekämpfung von Blutungskrankheiten e. V. Sonderdruck 2/1995

Herrmann FH, Schröder W, Wehnert M, Wulff K (1994) Zur genomischen Diagnostik von Hämophilie A und B in den 5 neuen Bundesländern. In: Kurme A, Klose HJ, Beer H-J (Hrsg) Psychosoziale Aspekte bei Hämophilie und HIV. Thieme, Stuttgart New York, S 222–231

Kazazian HH Jr, Wong C, Youssoufian HG, Scott AF, Phillips D, Antonarakis SE (1988) A novel mechanism of mutation in man: hemophilia A due to de novo insertion of L1 sequences. Nature 332: 164–166

Lakich D, Kazazian HH, Antonarakis SE, Gitschier J (1993) Inversions disrupting the factor VIII gene as a common cause of severe haemophilia A. Nat Genet 5: 236–241

Naylor J, Brinke A, Hassock S, Green PM, Giannelli F (1993) Characteristic mRNA abnomality found in half the patients with severe haemophilia A is due to large DNA inversions. Hum Mol Genet 2: 1.773–1.778

Peake I (1995) Molecular genetics and counselling in haemophilia. Thromb Haemost 74: 40–44

Schröder W, Wehnert M, Herrmann FH (1996b) Intron 22 of factor VIII gene – a hot spot for structural aberrations causing severe hemophilia A. Blood 87: 3.067–3.068

Tuddenham EGD (1995) Factor VIII. In: High KA, Roberts HR (eds) Molecular basis of thrombosis and hemostasis. Dekker, New York Basel, pp 167–195

Tuddenham EGD, Schwaab R, Seehafer J, Millar DS, Gitschier J, Higuchi M, Bidichandani S, Connor JM, Hoyer LW, Yoshioka A, Peake IR, Olek K, Kazazian HH, Lavergne JM, Giannelli F, Antonarakis SE, Cooper DN (1994) Haemophilia A: database of nucleotide substitutions, deletions, insertions and rearrangements of the factor VIII gene, 2nd edn. Nucleic Acids Res 22: 3.511–3.533

Walker FJ, Fay PJ (1992) Regulation of blood coagulation by the protein C system. FASEB J 6: 2.561–2.567

2.1.27.9 Von-Willebrand-Syndrom

Kroll MH, Harris TS, Moake JL, Handin RI, Schafer AI (1991) Von Willebrand factor binding to platelet FPIb initiates signals for platelet activation. J Clin Invest 88: 1.568–1.573

Mackman N, Fowler BJ, Edgington TS, Morrissey JH (1990) Functional analysis of the human tissue factor promoter and induction by serum. Proc Natl Acad Sci USA 87: 2.254–2.258

Mancuso DJ, Tuley EA, Westfield LA et al. (1991) Human von Willebrand factor gene and pseudogene: structural analysis and differentiation by polymerase chain reaction. Biochemistry 30: 253–269

Marder VJ, Mannucci PM, Firkin BG, Hoyer LW, Meyer D (1985) Standard nomenclature for factor VIII and von Willebrand factor: a recommendation by the International committee on thrombosis and haemostasis. Thromb Haemost 54: 871–872

Ruggeri ZM, Ware J (1992) The structure and function of von Willebrand factor. Thromb Haemost 67: 594–599

Ruggeri ZM, Ware J (1993) Von Willebrand factor. FASEB J 7: 308–316

Sadler JE (1994) A revised classification of von Willebrand disease. Thromb Haemost 71: 520–525

Sadler JE, Ginsburg D (1993) A database of polymorphisms in the von Willebrand factor gene and pseudogene. Thromb Haemost 69: 185–191

Sadler JE, Shelton-Inloes BB, Sorace JM, Harlan JM, Titani K, Davie EW (1985) Cloning and characterization of two cDNAs coding for human von Willebrand factor. Proc Natl Acad Sci USA 82: 6.394–6.398

Tuley EA, Gaucher C, Jorieux S, Worall NK, Sadler JE, Mazurier C (1991) Expression of von Willebrand factor „Normandy": an autosomal mutation that mimics hemophilia A. Proc Natl Acad Sci USA 88: 6.377–6.381

2.1.27.10 Faktor IX

Giannelli F, Green PM, Sommer SS, Lillierap DP, Ludwig M, Schwaab R, Reitsma PH, Goossens M, Yoshioka A, Brownlee GG (1994) Haemophilia B: database of point mutations and short additions and deletions, fifth edition, 1994. Nucleic Acids Res 22: 3.434–3.546

Giannelli F, Green PM, Sommer SS, Poon M-C, Ludwig M, Schwaab R, Reitsma PH, Goossens M, Yoshioka A, Brownlee GG (1996) Haemophilia B (sixth edition): a database of point mutations and short additions and deletions. Nucleic Acids Res 24: 103–118

Herrmann FH (Hrsg) (1997) Molekulargenetik hereditärer Hämostasedefekte. Pabst, Lengrich, S 1–173

Herrmann FH, Scharrer I (1995) Humangenetische Beratung bei Hämophilie A und B. Mitteilungen der Deutschen Hämophiliegesellschaft zur Bekämpfung von Blutungskrankheiten e. V. Sonderdruck 2/1995

High KA, Roberts HR (1995a) Factor IX. In: High KA, Roberts HR (eds) Molecular basis of thrombosis and hemostasis. Dekker, New York Basel, pp 215–237

Ludwig BM, Sabharwal AK, Brackmann HH, Olek K, Smith KJ, Birktoft JJ, Bajaj SP (1992) Hemophilia B caused by five different nondeletion mutations in the protease domain of factor IX. Blood 29: 1.225–1.232

Peake I (1995) Molecular genetics and counselling in haemophilia. Thromb Haemost 74: 40–44

Tuddenham EGD, Cooper DN (1994) The molecular genetics of haemostasis and is inherited disorders. Oxford University Press, Oxford

Wulff K, Schröder W, Wehnert M, Herrmann FH (1995) Twenty-five novel mutations of the factor IX gene in haemophilia B. Hum Mutat 6: 346–348

Wulff K, Schröder W, Herrmann FH (1997) Molekulare Defekte bei 116 Hämophilie B (Faktor IX-Mangel) Patienten und bei Patienten mit Faktro VII-Mangel. In: Herrmann FH (Hrsg) Molekulargenetik hereditärer Hämostasedefekte. Pabst, Lengrich, S 35–56

Yoshitake S, Schack BG, Foster DC, Davie EW, Kurachi K (1985) Nucleotide sequence of the gene for human factor IX (antihemophilic factor B). Biochemistry 24: 3.776–3.750

2.1.27.11 Faktor X

Fung MR, Hay CW, MacGillivray RTA (1985) Characterization of an almost full-length cDNA coding für human blood coagulation factor X. Proc Natl Acad Sci USA 82: 3.591

Girolami A (1986) Tentative and update classification of factor X variants. Acta Haematol 75: 58

Jaey R, Ricca G, Kaplan R et al. (1985) Polymorphisms associated with the human factor X (F10) gene. Nucleic Acids Res 22: 8.268

Jagadeeswaran P, Reddy SV, Rao KJ, Hamsabhushanam K, Lyman G (1989) Cloning and characterization of the 5' end (exon 1) of the gene encoding human factor X. Gene 84: 517

Watzke HH, High KA (1995) Factor X. In: High KA, Roberts HR (eds) Molecular basis of thrombosis and hemostasis. Dekker, New York Basel

2.1.27.12 Faktor XI

Rosenthal RL, Dreskin OH, Rosenthal N (1953) New hemophilia-like disease caused by deficiency of a third plasma thromboplastin factor. Proc Soc Exp Biol Med 82: 171–174

Saito H, Ratnoff OD, Bouma BN, Seligsohn U (1985) Failure to detect variable (CRM+) plasma thromboplastin antecedent (PTA, factor XI) molecule in hereditary PTA deficiency: a study of 125 patients of several ethnic backgrounds. J Lab Clin Med 106: 718–722

Seligsohn U (1979) Factor XI (PTA) deficiency in Ashkenazi Jews. In: Goodman RM, Motulsky AG (eds) Genetic diseases among Ashkenazi Jews. Raven Press, New York, pp 141–148

Walsh PN (1992) Faktor XI: a renaissance. Semin Hematol 29: 189–201

2.1.27.13 Faktor XII

Bennett B, Ratnoff OD, Hold JB, Roberts HR (1972) Hageman trait (factor XII deficiency) a probable second genotype inherited as on autosomal dominant characteristics. Blood 40: 412–415

Bernardi F, Marchetti G, Paniucucci F, Tripodi M (1986) Taq I polymorphism at the human coagulation factor XII locus (F12). Nucleic Acids Res 14: 5.119

Bernardi F, Marchetti G, Volinia S, Patracchini P, Casonato A, Girolami A, Conconi F (1988) A frequent factor XII gene mutation in Hageman trait. Hum Genet 80: 149–151

Cool DE, MacGillivray RTA (1987) Characterization of the human blood coagulation factor XII gene. Intron/exon gene organization and analysis of the 5'-flanking region. J Biol Chem 262: 13.662–13.673

Fujikawa K, McMullen BA (1983) Amino acid sequence of human β-factor XIIa. J Biol Chem 258: 10.924–10.933

Fujikawa K, Saito H (1987) Contact activation. In: Scriver CR, Beaudet Al, Sly WS, Valle D (eds) The metabolic basis of inherited disease, 6th edn. McGraw-Hill, New York, pp 2.189–2.206

Gordon EM, Gallagher CA, Johnson TR, Blossey BK, Ilan J (1990) Hepatocytes express blood coagulation factor XII (Hageman factor). J Lab Clin Med 115: 463–469

Hofferbert S, Müller J, Köstering H, Ohlen W-D von, Schlösser M (1996) A novel 5'-upstream mutation in the factor XII gene is associated with a Taq I restriction site in an Alu repeat in factor XII-deficient patients. Hum Genet 97: 838–841

Ratnoff OD (1954) A familial trait characterized by deficiency of clot-promoting fraction of plasma. J Lab Clin Med 44: 915–916

Schlösser M, Hofferbert S, Bartz U, Lutze G, Lämmle B, Engel W (1995) The novel acceptor splice site mutation 11,396 (G→A) in the factor XII gene causes a truncated in cross-reacting material negative patients. Hum Mol Genet 4: 1.235–1.237

2.1.27.14 Präkallikrein

Beaubien G, Rosinski-Chupin I, Mattei MG, Mbikay M, Chretien M, Seidah NG (1991) Gene structure and chromosomal localization of plasma kallikrein. Biochemistry 30: 1.628–1.635

Kato A, Asakai R, Davie EW, Aoki N (1989) Factor XI gene (F11) is located on the distal end of the long arm of chromosome 4. Cytogenet Cell Genet 52: 77–78

McMullen BA, Fujikawa K, Davie EW (1991) Location of the disulfide bonds in human plasma prekallikrein: the presence of four novel apple domains in the amino-terminal portion of the molecule. Biochemistry 30: 2.050–2.056

Saito H (1987) Contact factors in health and disease. Semin Thromb Hemost 13: 36–49

Saito H, Kojima T (1995) Faktor XII, prekallikrein, and high-molecular-weight kininogen. In: High KA, Roberts HR (eds) Molecular basis of thrombosis and hemostasis. Dekker, New York Basel, pp 269–285

2.1.27.15 Hochmolekulares Kininogen (HMWK)

Cheung PP, Kunapuli SP, Scott CF, Wachtfogel YT, Colman RW (1993) Genetic basis of total kininogen deficiency in Williams' trait. J Biol Chem 268: 23.361–23.365

Hayashi H, Ishimaru F, Fujita T, Tsurumi N, Tsuda T, Kimura I (1990) Molecular genetic survey of five Japanese families with high-molecular-weight kininogen deficiency. Blood 75: 1.296–1.304

Kitamura N, Kitagawa H, Fukushima D, Takagaki Y, Miyata T, Nakanishi S (1985) Structural organization of the human kininogen gene and a model for its evolution. J Biol Chem 260: 8.610–8.617

Saito H, Kojima T (1995) Faktor XII, prekallikrein, and high-molecular-weight kininogen. In: High KA, Roberts HR (eds) Molecular basis of thrombosis and hemostasis. Dekker, New York Basel, pp 269–285

Saito H, Ratnoff OD, Waldmann R, Abraham JB (1975) Fitzgerald trait. Deficiency of a hitherto unrecognized agent, Fitzgerald factor, participating in surface-mediated reactions of clotting, fibrinolysis, generation of kinins, and the property of diluted plasma enhancing vascular permeability (PF/Dil). J Clin Invest 55: 1.082–1.089

2.1.27.16 Faktor XIII

Duckert F, Jung E, Sherling DH (1960) A undescribed congenital haemorrhagic diathesis probable due to fibrin stabilizing factor deficiency. Thromb Diath Haemorrh 5: 179–186

Kamura T, Okamura T, Murakawa M et al. (1992) Deficiency of coagulation factor XIII A subunit caused by the dinucleotide at the 5′-end of exon III. J Clin Invest 90: 315–319

Lorand L (1986) Activation of blood coagulation factor XIII. Ann N Y Acad Sci 485: 144–158

McDonagh JA (1987) Structure and function of factor XIII. In: Colman RW, Hirsh J, Marter VJ, Salznan EW (eds) Hemostasis and thrombosis. Lippincott, Philadelphia, pp 289–300

Saito M, Asakura H, Yoshida T et al. (1990) A familial factor XIII subunit B deficiency. Br J Haematol 74: 290–294

2.1.27.17 Tissue-Faktor-pathway-Inhibitor

Lindahl AK, Jacobsen PB, Sandset PM, Abildgaard U (1991) Tissue factor pathway inhibitor with high anticoagulant activity is increased in post-heparin plasma and in plasma from cancer patients. Blood Coagul Fibrinolysis 2: 713–721

Nordfang O, Bjorn SE, Valentin S et al. (1991) The C-terminus of tissue factor pathway inhibitor is essential for its anticoagulant activity. Biochemistry 30: 10.371–10.376

Palmier MO, Hall LJ, Reisch CM, Baldwin MK, Wilson AGE, Wun T-C (1992) Clearance of recombinant tissue factor pathway inhibitor (TFPI) in rabbits. Thromb Haemost 68: 33–36

Rapaport SI (1991 a) The extrinsic pathway inhibitor: a regulator of tissue factor-dependent blood coagulation. Thromb Haemost 66: 6–15

Wun T-C (1995) Tissue factor pathway inhibitor. In: High KA, Roberts HR (eds) Molecular basis of thrombosis and hemostasis. Dekker, New York Basel, pp 331–424

2.1.27.18 Antithrombin

Agostini de AI, Watkins SC, Slayter HS, Youssoufian H, Rosenberg RD (1990) Localization of anticoagulantly active heparin sulfate proteoglycans in vascular endothelium: antithrombin binding on cultured endothelial cells and perfused rat aorta. J Cell Biol 111: 1.293–1.304

Blajchman MA, Austin RC, Fernandez-Rachubinski F, Sheffield WP (1992) Molecular basis of inherited human antithrombin deficiency. Blood 80: 2.159–2.171

Demers C, Ginsberg JS, Hirsh J, Henderson P, Blajchman MA (1992) Thrombosis in antithrombin-III-deficient persons: report of a large kindred and literature review. Ann Intern Med 116: 754–761

Egeberg O (1965) Inherited antihrombin deficiency causing thrombophilia. Thromb Diath Haemorrh 13: 516–530

Nemerson Y (1992) The tissue factor pathway of blood coagulation. Semin Hematol 29: 170–176

Olds RJ, Lane DA, Finazzi G, Barbui T, Thein S-L (1990) A frameshift mutation leading to type 1 antithrombin deficiency and thrombosis. Blood 76: 2.182–2.186

Olds RJ, Chowdury V, Lane DA et al. (1993) Gene rearrangement within the antithrombin locus as the basis for an inherited thrombophilic tendency. Thromb Haemost 69: 576a

Sheffield WP, Wu Yei (1995) Antithrombin: structure and function. In: High KA, Roberts HR (eds) Molecular basis of thrombosis and hemostasis. Dekker, New York Basel

Winter JH, Bennett B, Watt JL et al. (1982) Confirmation of linkage between antithrombin III and Duffy blood group antigen and assignment of AT3 to 1q22–25. Ann Hum Genet 26: 29–34

2.1.27.19 Heparinkofaktor II

Blinder MA, Marasa JC, Reynolds CH, Deaven LL, Tollefsen DM (1988) Heparin cofactor II: cDNA sequence, chromosome localization, restriction fragment length polymorphism, and expression in Escherichia coli. Biochemistry 27: 752–759

Conrad HE (1989) Structure of heparin sulfate and dermatan sulfate. Ann N Y Acad Sci 556: 18–28

Roberts HR, Lozier JN (1992) New perspectives on the coagulation. Hosp Pract (Off Ed) 1992: 97–111

Simoni P, Lazzaro AR, Coser E, Salmistraro G, Girolami A (1990) Heredity heparin cofactor II deficiency and thrombosis: report of six patients belonging to two separate kindreds. Blood Coagul Fibrinolysis 1: 351–356

Wunderwald P, Schrenk WJ, Port H (1982) Antithrombin BM from human plasma: an antithrombin binding moderately to heparin. Thromb Res 25: 177–191

2.1.27.20 Protein C

Aiach M, Gandrille S, Emmerich J (1995) A review of mutations causing deficiencies of protein C and protein S. Thromb Haemost 74: 81–89

Gandrille S, Alach M (1991) Polymorphism in the protein C gene detected by denaturing gradient gel electrophoresis. Nucleic Acids Res 19: 6.982

Griffin JH, Evatt B, Wideman C, Fernandez JA (1993) Anticoagulant protein C pathway defective in majority of thrombophilia patients. Blood 82: 1.989–1.993

Herrmann FH (Hrsg) (1997) Molekulargenetik hereditärer Hämostasedefekte. Pabst, Lengrich, S 1–173

Hogg PJ, Ohlin A-K, Stenflo J (1992) Identification of structural domains in protein C involved in its interaction with thrombin-thrombomodulin on the survace of endothelial cells. J Biol Chem 267: 703–706

Mammen E, Thomas WR, Seegers WH (1960) Activation of purified prothrombin to antiprothrombin II-A. Thromb Diath Haemorrh 5: 218–250

Marlar RA, Mastovich S (1990) Hereditary protein C deficiency: a review of the genetics, clinical presentation, diagnosis and treatment. Blood Coagul Fibrinolysis 1: 319–330

Reitsma PH, Lintel Hekkert W te, Koenhen E et al. (1990) Application of two neutral MspI DNA polymorphisms in the analysis of hereditary protein C deficiency. Thromb Haemost 64: 239–244

Reitsma PH, Poort SR, Bernardi F et al. (1993) Protein C deficiency: a database of mutations. Thromb Haemost 69: 77–84

Reitsma PH, Bernardi F, Doig G, Gandrille S, Greenhard S, Ireland H, Krawczak M, Lind B, Long GL, Poort SR, Saito H, Sala N, Witt I, Cooper DN (1995) Protein C deficiency: a database of mutations. Thromb Haemost 73: 876–889

Stenflo J (1988) The biochemistry of protein C. In: Bertina RM (ed) Protein C and related proteins. Churchill Livingstone, New York, pp 21–54

Stenflo J (1991) Structure-function relationships of epidermal growth factor modules in vitamin K-dependent clotting factors. Blood 78: 1.637–1.651

Suzuki K (1988) Protein C inhibitor. In: Bertina RM (ed) Protein C and related proteins. Churchill Livingstone, New York, pp 106–116

Suzuki K (1995a) Protein C. In: High KA, Roberts HR (eds) Molecular basis of thrombosis and hemostasis. Dekker, New York Basel, pp 393–424

2.1.27.21 Thrombomodulin

Dahlbäck B, Stenflo J (1994) In: Bloom AL, Forbes ChD, Thomas DP, Tuddenham EGP (ed) Haemostasis and Thrombosis. Churchill Livingsten, Edingburgh, London, Madrid, Melbourne, New York, Tokio

Esmon CT (1989) The roles of protein C and thrombomodulin in the regulation of blood coagulation. J Biol Chem 264: 4.743

Espinosa R, Sadler JE, LeBeau M (1989) Regional localization of the human thrombomodulin gene to 20p12-cen. Genomics 5: 649–650

Parkinson J, Vlahos C, Yan S, Bang N (1992) Recombinant human thrombomodulin: regulation of cofactor activity and anticoagulant function by a glycosaminoglycan side-chain. Biochem J 283: 151–157

Suzuki K, Kusumoto H, Deyashiki Y et al. (1987b) Structure and expression of human thrombomodulin, a thrombin receptor on endothelium acting as a cofactor for protein C activation. EMBO J 6: 1.891

Takaya M, Ichikawa Y, Kobayashi N et al. (1991) Serum thrombomodulin and anticardiolipin antibodies in patients with systemic lupus erythematosus. Clin Exp Rheumatol 9: 495–499

Thompson EA, Salem HH (1988) Modification of human thrombin: effect on thrombomodulin binding. Thromb Haemost 59: 415

Wen D, Dittmann WA, Ye RD, Deaven LL, Majerus PW, Sadler JE (1987) Human thrombomodulin: complete cDNA sequence and chromosome localization of the gene. Biochemistry 26: 4.350

2.1.27.22 Protein-C-Inhibitor

Esmon CT (1992) The protein C anticoagulant pathway. Arterioscler Thromb Vasc Biol 12: 135–146

Suzuki K, Nishioka J, Hashimoto S (1983) Protein C inhibitor: purification from human plasma and characterization. J Biol Chem 258: 163–168

Suzuki K, Deayshiki Y, Nishioka J et al. (1987a) Characterization of a cDNA for human protein C inhibitor. A new member of the plasma serine protease inhibitor superfamily. J Biol Chem 262: 611–616

2.1.27.23 Protein S

Aiach M, Gandrille S, Emmerich J (1995) A review of mutations causing deficiencies of protein C and protein S. Thromb Haemost 74: 81–89

Dahlbäck B (1991) Protein S and C4b-binding protein: components involved in the regulation of the protein C anticoagulant system. Thromb Haemost 66: 49–61

Dahlbäck B, Hildebrand B, Malm J (1990) Characterization of functionally important domains in vitamin K-dependent protein S using monoclonal antibodies. J Biol Chem 265: 8.127–8.135

Edenbrandt C-M, Lundvall A, Wydro R, Stenflo J (1990) Molecular analysis of the gene for vitamin K-dependent protein S and its pseudogene: cloning and partial characterization. Biochemistry 29: 7.861–7.868

Fernandez JA (1993) Identification of residues 413–433 of plasma protein S as essential for binding to C4b-binding protein. J Biol Chem 268: 16.788–16.794

Griffin JH (1992) Report in subcommittee on protein C and S. The 38th scientific and standardization committee (SSC) of International society on thrombosis and haemostasis (ISTH), Munich, Juli 7

Harris TJR, Patel T, Martson RAO, Little S, Emtage JS (1986) Cloning of cDNA coding for human tissue-type plasminogen activator and its expression in E. coli. Mol Biol Med 3: 279–292

Schmidel DK, Tatro AV, Phelbs LG et al. (1990) Organization of the human protein S gen. Biochemistry 29: 7.845–7.852

Suzuki K (1995b) Protein S. In: High KA, Roberts HR (eds) Molecular basis of thrombosis and hemostasis. Dekker, New York Basel, pp 459–478

Vehar GA, Spellmann MW, Keyt BA et al. (1986) Characterization studies of human tissue-type plasminogen activator produced by recombinant DNA technology. Cold Spring Harb Symp Quant Biol LI: 551–562

Walter FJ (1989) Characterization of a synthetic peptide that inhibits the interaction between protein S and C4b-binding protein. J Biol Chem 264: 17.645–17.648

2.1.27.24 Tissue-type-Plasminogenaktivator

Edlund T, Ny T, Ranby M et al. (1983) Isolation of cDNA sequences coding for a part of human tissue plasminogen activator. Proc Natl Acad Sci USA 80: 349–352

Kluft C, Wijngaards G, Jie AFH (1981) The factor XII-independent plasminogen proactivator system includes urokinase-related activators. Thromb Haemost 46: 343–350

Rijken DC, Groenveld E (1986) Isolation and functional characterization of the heavy and light chains of human tissue-type plasminogen activator. J Biol Chem 261: 3.098–3.102

Schwalbe R, Dahlbäck B, Hillarp A, Nelsestuen G (1990) Assembly of protein S and C4b-binding protein on membranes. J Biol Chem 265: 16.074–16.081

Stack MS, Madison EL, Pizzo SV (1995) Tissue-type plasminogen activator. In: High KA, Roberts HR (eds) Molecular basis of thrombosis and hemostasis. Dekker, New York Basel, pp 479–494

2.1.27.25 Plasminogen

Bissbort S, Bender K, Mayerova A, Wienker TF, Mauff G, Raum D, Marcus A, Alper CA (1983) Genetic linkage relations of the human plasminogen gene. Hum Genet 63: 126–131

Dykes D (1983) Distribution of plasminogen allotypes in eight populations of the Western hemisphere. Electrophoresis 4: 417–440

Loskutoff DJ, Linders M, Keijer J, Veerman H, Heerikhuizen H van, Pannekoek H (1987) Structure of the human plasminogen activator inhibitor 1 gene: nonrandom distribution of introns. Biochemistry 26: 3.763–3.768

Malinowski DP, Sadler JE, Davie EW (1984) Characterization of a complementary DNA coding for human and bovine plasminogen. Biochemistry 23: 4.243–4.250

Plow EF, Felez J, Miles LA (1991) Cellular regulation of fibrinolysis. Thromb Haemost 66: 32–36

Raum D, Marcus A, Alper CA (1980) Genetic polymorphism of human plasminogen. Am J Hum Genet 32: 681–689

Robbins KC (1992) Dysplasminogenemias. Prog Cardiovasc Dis 34: 295–308

2.1.27.26 Plasminogenaktivatorinhibitor

Aoki N (1984) Genetic abnormalities of the fibrinolytic system. Semin Thromb Hemost 10: 42–50

Kruithof EKO (1988) Plasminogen activator inhibitors – a review. Enzyme 40: 113–121

2.1.27.27 α_2-Plasmin-Inhibitor

Brantly M, Nukiwa T, Crystal RG (1988) Molecular basis of a 2-antitrypsin deficiency. Am J Med 84: 13–31

Kato A, Hirosawa S, Toyota S et al. (1993) Localization of the human α2-plasmin inhibitor gene (PLI) to 17p13. Cytogenet Cell Genet 62: 190–191

2.2 Rekombinante Proteine in der Behandlung der Koagulopathien

Peter Donner und Wolf-Dieter Schleuning

Inhaltsverzeichnis

2.2.1 Blutgerinnung und Fibrinolyse – eine Übersicht

Die umgehende Blutstillung nach einer Verletzung gehört zu den fundamentalsten Schutz- und Verteidigungsmechanismen, über die unser Körper verfügt. Ohne eine normal funktionierende Blutgerinnung würden wir schon an alltäglichen kleineren Wunden verbluten. Auf der anderen Seite kann die Bildung von größeren Blutgerinnseln im Gefäßsystem die Blutversorgung von lebenswichtigen Organen – mit häufig fatalen Folgen – ernsthaft gefährden. Glücklicherweise verfügt unser Körper über ein gut entwickeltes und integriertes System mit gerinnungshemmenden und -fördernden Komponenten, das unter normalen Umständen sowohl den ungestörten Blutfluß in unserem Gefäßsystem als auch die prompte Blutstillung gewährleistet. Die Blutplättchen, die in großer Zahl im Blut zirkulieren, spielen dabei die Rolle der Vorhut des hämostatischen Mechanismus (primäre Hämostase) und gewährleisten zusammen mit den plasmatischen Gerinnungsfaktoren (sekundäre Hämostase) und den Gefäßen selbst (Vasokonstriktion) einen einzigartigen, hochwirksamen und jederzeit abrufbereiten Mechanismus zur Verhinderung von Blutverlusten nach Verletzungen. Die Gerinnung verhindert nicht nur größere Blutverluste, sondern erschwert überdies das Eindringen von Mikroorganismen und Parasiten in die Blutbahn. Ein fein austariertes Gleichgewicht zwischen der Bildung und dem Abbau von Fibrin, dem Endprodukt der Blutgerinnung, fördert die Fibrinbildung, solange sie für den Heilungsprozeß notwendig ist. Erst mit dem Verschwinden der gerinnungsfördernden Elemente des verletzten Gewebes im Rahmen der Wundheilung überwiegt die Fibrinolyse und sorgt für den Abbau des nicht mehr benötigten Fibrins. Die Verschiebung des Gleichgewichts in die eine oder andere Richtung ist häufig das Ziel einer therapeutischen Maßnahme.

2.2.1.1 Blutgerinnung

Das Multienzymsystem der Blutgerinnung ist ein typisches Beispiel für ein entropiegetriebenes, sich selbst organisierendes biologisches System, wie es

Handbuch der molekularen Medizin, Band 3
Herz-Kreislauf-Erkrankungen
D. Ganten/K. Ruckpaul (Hrsg.)
© Springer-Verlag Berlin Heidelberg 1998

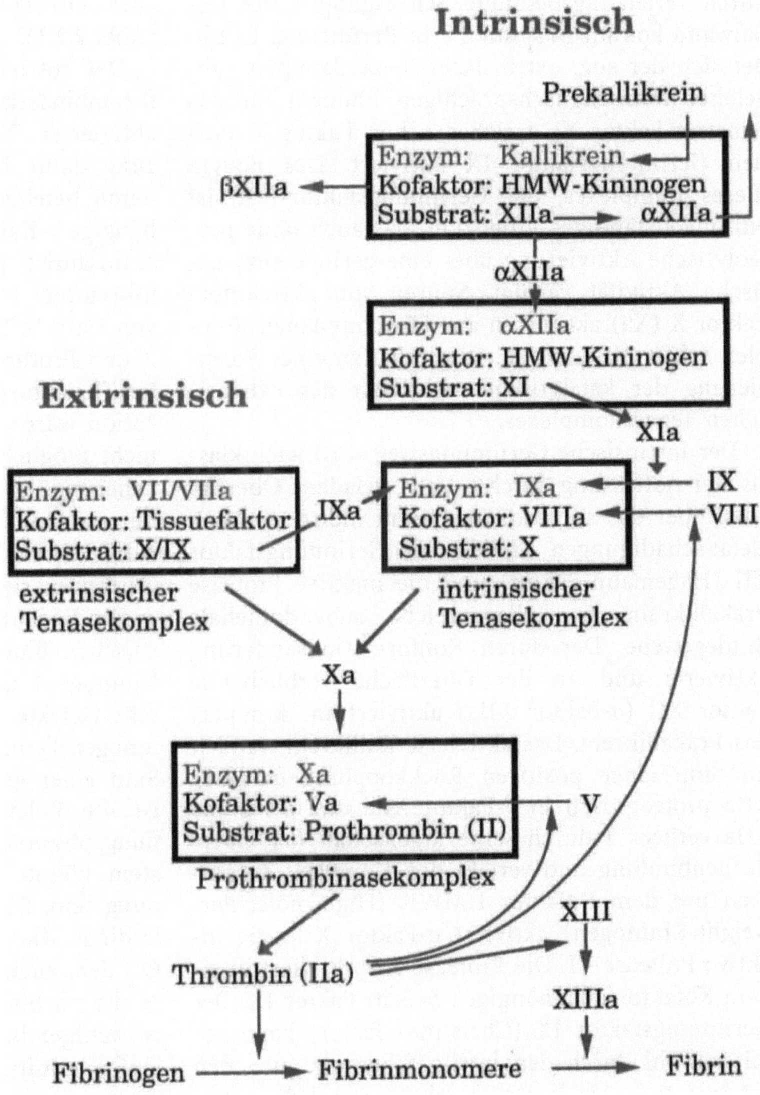

Abb. 2.2.1. Schematische Darstellung des Blutgerinnungssystems

in vergleichbarer Weise auch bei der Komplementaktivierung oder der Virusreifung zu beobachten ist. Nach der bereits erwähnten Aggregation der Blutplättchen sorgt eine Gruppe enzymatischer Faktoren und nicht-enzymatischer Kofaktoren, die sowohl durch zellulare Elemente (extrinsisch) als auch durch Plasmaproteine (intrinsisch) aktiviert werden können, für den in Raum und Zeit präzis organisierten Ablauf der Reaktion. Das kaskadenartig angeordnete System von sukzessiv aktivierten Multienzymkomplexen (Abb. 2.2.1) kulminiert im finalen, ebenfalls durch begrenzte Proteolyse gesteuerten Prozeß der Umwandlung des löslichen Plasmaproteins Fibrinogen in das unlösliche Polymer Fibrin. Die in vielen subtilen biochemischen Details gesteuerte Interaktion der Komplexe, die aus einem Kofaktor, einem Enzym und einem Sub-

strat zusammengesetzt sind, begrenzt die Gerinnung auf biologische Kompartimente mit thrombogenen Oberflächen. Dabei werden in der Regel die Substrate (inaktive Vorstufen von Proteasen, Zymogene) eines Multienzymkomplexes zu den aktiven Enzymen (Proteasen) des nachfolgenden Komplexes (Abb. 2.2.1).

Der extrinsische Weg der Blutgerinnung wird durch den als Tissue-Faktor (TF) bezeichneten Kofaktor, einem integralen Membranprotein, der als Kofaktor für Faktor VII dient, eingeleitet. Im Gegensatz zu den meisten anderen Körperzellen exprimieren Blut- und Endothelzellen dieses in der Membran verankerte Protein nicht konstitutiv. Erst bei Stimulation des Endothels oder der Monozyten durch proinflammatorische Zytokine wie Tumornekrosefaktor (TNF) oder Interleukin 1 (Il-1) oder durch verletzungsbedingte Schädigungen der Gefäßwand kommt Blut mit TF in Berührung. Es bildet sich der sog. extrinsische Tenasekomplex (abgeleitet vom englischsprachigen Phonem für das Substrat Faktor X), welcher neben Faktor X auch den Gerinnungsfaktor IX aktiviert. Das Enzym dieses Komplexes, der Gerinnungsfaktor VII, ist ein unvollständiges Proenzym, das auch ohne proteolytische Aktivierung über eine geringe enzymatische Aktivität verfügt. Spuren von aktiviertem Faktor X (Xa) aktivieren am TF-gebundenen Komplex Faktor VII zu VIIa. Dies führt zu einer Potenzierung der katalytischen Aktivität des extrinsischen Tenasekomplexes.

Der intrinsische Gerinnungsweg wird nach klassischer Auffassung durch negativ geladene Oberflächen über das sog. Kontaktsystem induziert. Nach Gefäßschädigungen binden der Gerinnungsfaktor XII (Hagemann-Faktor) und die inaktive Protease Präkallikrein an kollagenreiche subendotheliale Bindegewebe. Der durch Konformationsänderung aktivierte und an der Oberfläche verbleibende Faktor XII (a-Faktor XIIa) aktiviert im Komplex das Präkallikrein. Das aktivierte Kallikrein wandelt im Sinn einer positiven Rückkopplung a-Faktor XIIa proteolytisch in β-Faktor XIIa um. β-Faktor-XIIa verliert dadurch seine Eigenschaft der Oberflächenbindung und verläßt den Komplex. Zusammen mit dem Kofaktor HMWK (High-molecular-weight-Kininogen) aktiviert a-Faktor XIIa die inaktive Protease XI. Die Protease XIa aktiviert in einem Kofaktor-unabhängigen Schritt Faktor IX. Der Gerinnungsfaktor IX (Christmas factor) kann somit sowohl durch den intrinsischen als auch den extrinsischen Mechanismus aktiviert werden. Protease IXa aktiviert im intrinsischen Tenasekomplex zusammen mit Kofaktor VIII Gerinnungsfaktor X. An dieser Stelle treffen sich beide Gerinnungswege: Sowohl der intrinsische als auch der extrinsische Tenasekomplex bilden die aktivierte Protease Xa, welche im Prothrombinasekomplex das Zymogen Prothrombin in Thrombin (Faktor IIa) umwandelt. Beide Kofaktoren, Faktor VIII im intrinsischen Tenasekomplex sowie Faktor V, der Kofaktor des Prothrombinasekomplexes, besitzen geringe Kofaktoraktivität. In einem Feedback-Mechanismus aktiviert das gebildete Thrombin beide Kofaktoren. Dadurch potenziert sich die katalytische Aktivität der beiden Multienzymkomplexe. Durch Abspaltung der Fibrinopeptide A und B entstehen aus Fibrinogen Fibrinmonomere, die spontan polymerisieren. Ein stabiles Fibringerüst ensteht anschließend durch kovalente Quervernetzung der Monomere durch den Gerinnungsfaktor XIIIa, welcher ebenfalls durch Thrombin aktiviert wird (Abb. 2.2.1).

Der intrinsische Tenasekomplex und der Prothrombinasekomplex werden auf der Oberfläche aktivierter Thrombozyten aufgebaut. Voraussetzung dafür ist eine spezifische Modifikation der daran beteiligten Proteasen. Durch Vitamin-K-abhängige γ-Karboxylierung werden spezifische Glutaminsäuren posttranslational in γ-Karboxyglutaminsäuren umgewandelt. Durch die Ausbildung von Ca^{2+}-Brücken binden die Proenzyme VII, IX, X und Prothrombin an die Phospholipide aktivierter Thrombozytenmembranen. Ohne diese Modifikation wäre die Bildung der Multienzymkomplexe nicht möglich. Die Vitamin-K-abhängige γ-Karboxylierung ist demnach essentiell für den Gerinnungsablauf. Durch Hemmung der γ-Karboxylierung mit oral verabreichten Cumarinen kann die Gerinnung nahezu vollständig blockiert werden.

Die Bedeutung der sog. Kontaktphase der intrinsischen Blutgerinnung (Präkallikrein, Faktor XII, Kininogen) ist inzwischen umstritten. Da genetische Defekte von Faktor XII, Präkallikrein und Kininogen keine negativen Folgen für ihre Träger im Sinn einer gestörten Gerinnung zur Folge haben, ist die Relevanz dieses Systems für die Gerinnungsphysiologie in vivo unklar. Das Kontaktsystem könnte ein Artefakt der Ex-vivo-Blutgerinnung sein. Die meisten Autoren vertreten heute allerdings die Auffassung, das intrinsische System (zu dem auch das Kontaktsystem gehört) dominiere die nachhaltige Phase der Gerinnung, während es weniger bedeutend für die explosionsartig verlaufende Initialphase sei.

2.2.1.1.1 Inhibitoren der Blutgerinnung

Das Blutplasma enthält mehrere Serinproteaseinhibitoren (Serpine), denen eine maßgebende Rolle bei der Modulation der Gerinnungs- und Fibrinolysevorgänge zukommt. Diese Serpine sind Pseudosubstrate ihrer Zielenzyme. Die Aminosäure im aktiven Zentrum des Inhibitors bildet mit ihrer Karboxylfunktion einen Ester mit dem aktiven Serinrest im aktiven Zentrum des Enzyms. Dieses tetraedrische Zwischenprodukt wird im Gegensatz zum Standardmechanismus nicht wieder hydrolysiert, sondern durch sekundäre Bindungen stabilisiert. Dadurch entstehen stabile 1:1-Komplexe, die von phagozytären Zellen abgebaut werden. Von zentraler Bedeutung ist Antithrombin mit seiner Selektivität für Thrombin, Faktor Xa und IXa (nicht aber VIIa). Heparin erhöht die Affinität von Antithrombin für Thrombin 10 000fach durch Bin-

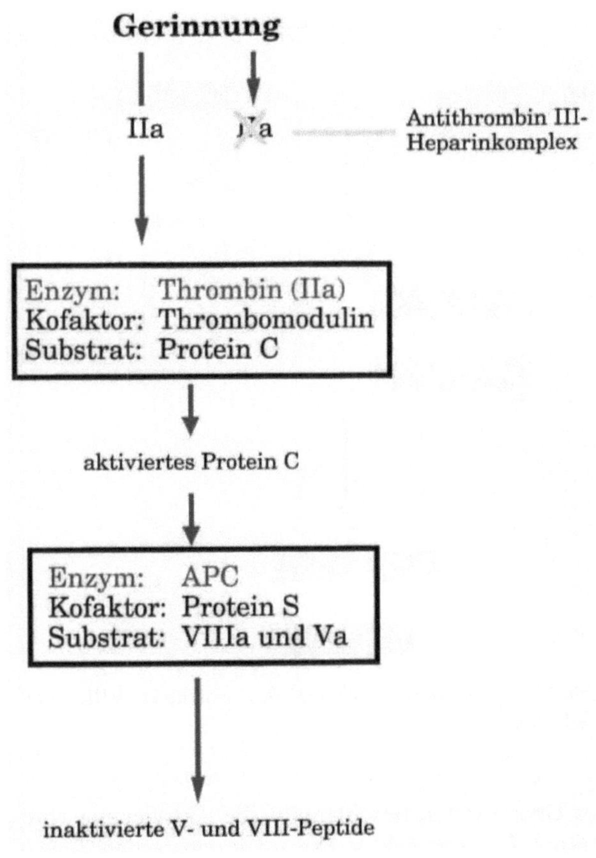

Abb. 2.2.2. Regulation der Blutgerinnung durch den Heparin-Antithrombin-Komplex und aktiviertes Protein C

dung an spezifische Bindungsstellen an beiden Proteinen. Heparinkofaktor II mit einer Bindungsstelle für Dermatansulfat ist der sekundäre Thrombininhibitor im Blut. Im Gegensatz zu Antithrombin inhibiert Heparinkofaktor II Faktor Xa nicht. Thrombomodulin ist ein integrales Membranprotein von Endothelzellen mit antikoagulatorischer Wirkung. Die extrazellulare Domäne auf der Oberfläche von Endothelzellen bindet Thrombin und Protein C, dadurch wird Thrombin zu einem Protein-C-Aktivator. Aktiviertes Protein C (APC) katalysiert im Komplex mit Protein S den proteolytischen Abbau der aktivierten Gerinnungsfaktoren Va und VIIIa (Abb. 2.2.2). Die nicht aktivierten Faktoren V und VIII werden dabei nur sehr langsam inaktiviert. In einem weiteren Regelkreis wird das aktivierte Protein C durch mehrere Serpine inhibiert. Tissue-Faktor-pathway-Inhibitor (TFPI) ist ein Proteaseinhibitor, der nicht zur Familie der Serpine, sondern zur Familie der sog. Kunitz-Inhibitoren gehört. TFPI formt einen Komplex mit den TF-gebundenen Faktoren Xa und VIIa und blockiert damit die Thrombinbildung durch den extrin-

sischen Tenasekomplex. TFPI steht als rekombinantes Produkt zur Verfügung und wurde in einer kleineren Studie an einem Hundefemoralarterienstenosemodell evaluiert. In diesem Modell verhinderte TFPI die Restenose nach Thrombolyse mit tPA.

2.2.1.2 Fibrinolyse

Im Verlauf des Heilungsprozesses werden proinflammatorische Zytokine durch antiinflammatorische Zytokine und Wachstumsfaktoren abgelöst. Durch den Aufbau der extrazellularen Matrix und einer neuen Endothelzellschicht wird freies Kollagen abgeschirmt, und TF ist für das Gerinnungssystem nicht mehr zugänglich. Die Wachstumsfaktoren stimulieren die Biosynthese von Plasminogenaktivatoren. Die Plasminogenaktivatoren aktivieren die in hoher Konzentration im Blut (200 mg/l: 2 mM) zirkulierende Vorstufe der Protease Plasmin, das Plasminogen. Diese Enzymkaskade (Abb. 2.2.3) bewirkt den proteolytischen Abbau des unlöslichen Fibrins in lösliche Fragmente, die anschließend in der Leber endgültig verdaut werden. Plasmin, eine trypsinähnliche Protease, bindet spezifisch an Fibrin. Zwei strukturell verwandte, aber genetisch und immunologisch klar unterscheidbare Plasminogenaktivatoren sind bekannt: Plasminogenaktivator vom Gewebetyp (tPA) und vom Urokinasetyp (uPA). Untersuchungen an Mäusen,

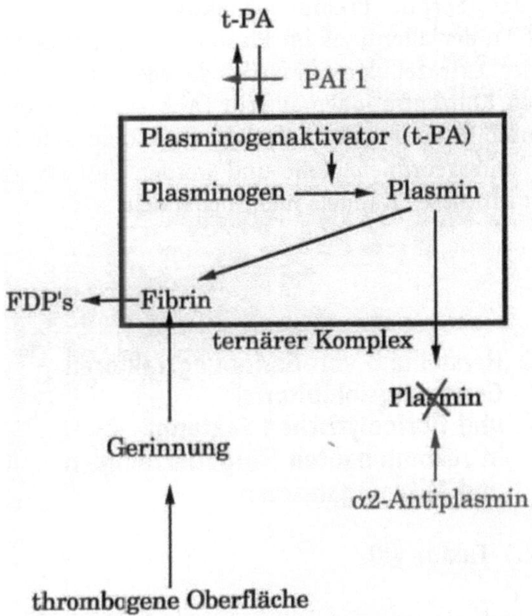

Abb. 2.2.3. Schematische Darstellung des fibrinolytischen Systems und seiner Regulation durch α_2-Antiplasmin und den Plasminogenaktivatorinhibitor 1 (PAI-1)

in denen das uPA- bzw. tPA-Gen durch homologe Rekombination gezielt inaktiviert worden ist [Carmeliet et al. 1994], haben ergeben, daß die Rolle von uPA vorwiegend die Beseitigung von extravaskulären Fibrinablagerungen während der Wundheilung zu sein scheint. tPA -/- Mäuse weisen dagegen eindeutige Defekte in der Beseitigung intravaskulärer Fibrinablagerungen auf. Während uPA gelöstes und an Fibrin gebundenes Plasminogen gleichermaßen aktiviert, wird Plasminogen durch tPA vorzugsweise an der Oberfläche des Fibrins aktiviert, offenbar unter Ausbildung eines ternären Komplexes. In diesem hypothetischen ternären Komplex setzt tPA Plasminogen durch die Spaltung einer einzigen Peptidbindung in Plasmin um. Das an Fibrin gebundene Plasmin verdaut Fibrin zu den bereits erwähnten löslichen Fibrinabbauprodukten (FDP).

Blutplasma ist reich an antifibrinolytischen Faktoren. Nicht im Komplex mit Fibrin befindliches Plasmin wird sofort durch α_2-Antiplasmin, ein weiteres Serpin, inaktiviert, da sonst Plasmin die Gerinnungsfaktoren V, VIII und Fibrinogen zerstören und damit Blutungen begünstigen könnte. Fibringebundenes Plasmin ist vor der Hemmung durch α_2-Antiplasmin geschützt. Die Biosynthese von tPA wird durch cAMP und Proteinkinase-C-abhängige Signaltransduktionketten reguliert [Medcalf et al. 1990]. tPA wird aus den vaskulären Endothelzellen durch körperliche Belastung oder durch Kinine (vasoaktive Peptide) und anoxische Reize freigesetzt. Der wichtigste Inhibitor von tPA ist das Serpin Plasminogenaktivatorinhibitor 1 (PAI-1), der allerdings im Plasma nur in geringen, in der extrazellularen Matrix dagegen in relativ hohen Konzentrationen auftritt (Abb. 2.2.3). Andere Inhibitoren des fibrinolytischen Systems spielen eine untergeordnete Rolle und werden deshalb im Rahmen dieses Kapitels nicht behandelt.

2.2.2 Herstellung von Gerinnungsfaktoren, Gerinnungsinhibitoren und fibrinolytischen Faktoren in rekombinanten Säugetierzellinien und Mikroorganismen

2.2.2.1 Faktor VIII

Der auch als antihämophiles Protein bekannte Kofaktor VIII spielt eine zentrale Rolle in der Gerinnungskaskade [O'Brian u. Tuddenham 1994]. Die-

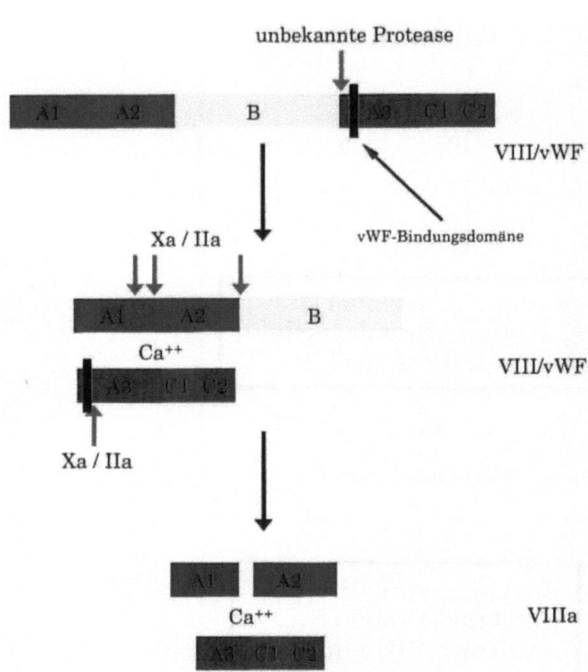

Abb. 2.2.4. Aktivierungsschema des Kofaktors VIII, *rote Pfeile*: Spaltstellen

ses Glykoprotein beschleunigt die Aktivierung von Faktor X durch Faktor IXa im intrinsischen Tenasekomplex um das 200 000fache [Mann et al. 1990]. Faktor VIII zirkuliert im Plasma als nichtkovalenter Komplex mit Von-Willebrand-Faktor (vWF) und wird dadurch stabilisiert. Dieser Effekt und das hohe Molekulargewicht erschwerten die Aufreinigung, Klonierung und Expression [Gitschier et al. 1984, Toole et al. 1984, Vehar et al. 1984], die als eine herausragende Leistung der Gentechnikindustrie zu betrachten ist. Unser heutiges Verständnis der Wirkungsweise von Faktor VIII beruht weitgehend auf Struktur-Funktions-Studien des in rekombinanten Säugetierzellen hergestellten Proteins.

Das aus 2.332 Aminosäuren bestehende Protein wird als einkettiges Molekül mit der Domänenstruktur A1-A2-B-A3-C1-C2 synthetisiert, wobei diese Form im Plasma nur in Spuren vorkommt. Die B-Domäne enthält 19 der 25 potentiellen Glykosylierungsstellen. Der einkettige Faktor VIII wird von einer noch unbekannten Protease in eine durch Kalziumionen verbundene zweikettige Form (A1-A2-B)-Ca^{2+}-(A3-C1-C2) überführt. Bei anlaufender Gerinnung aktiviert Faktor Xa aus dem extrinsischen Tenasekomplex erste Faktor-VIII-Moleküle. Danach übernimmt das gebildete Thrombin diese Funktion. Aktivierter Faktor VIII bildet ein durch Kalziumionen verbundenes Heterotrimer

(Abb. 2.2.4), welches an die Membran aktivierter Thrombozyten bindet und einen funktionsfähigen Tenasekomplex ausbildet. Die Bindungsstelle für den Von-Willebrand-Faktor liegt im N-terminalen Bereich der A3-Domäne. Diese Domäne wird durch die Aktivierung proteolytisch entfernt (Abb. 2.2.4). Aktivierter Faktor VIII ist daher nicht mehr vWF-assoziiert. Studien mit rekombinantem Faktor VIII erbrachten den Nachweis sulfatierter Tyrosine im Bereich der vWF-Bindungsdomäne. Eine Blockade dieser Tyrosinphosphorylierung führt zu einer verminderten vWF-Affinität von Faktor VIII [Leyte et al. 1991]. Rekombinanter, funktionell aktiver Faktor VIII ist zuerst in Baby-hamster-kidney-Zellen (BHK-Zellen) exprimiert worden [Wood et al. 1984]. Die Prozessierung und Aktivierung durch Thrombin oder Faktor Xa sowie der proteolytische Abbau durch aktiviertes Protein C des gereinigten Produkts waren identisch mit den Befunden des aus Plasma gereinigten Faktors VIII [Eaton et al. 1987]. Der B-Domäne von Faktor VIII konnten bisher noch keine funktionellen Eigenschaften zugeschrieben werden. Rekombinanter Faktor VIII, dem ein großer Teil der B-Domäne fehlt, zeigt im Vergleich zum Wildtyp keinerlei Unterschiede in der Wirkung, kann aber mit einer wesentlich höheren Expressionsrate in Ovarzellen des chinesischen Hamsters (CHO) hergestellt werden [Pittman et al. 1993]. Eine erste Prozessierung erfolgt bereits im Golgi-Apparat. Eine stabile Anreicherung von aktivem Faktor VIII im Kulturüberstand ist daher nur in Anwesenheit von vWF zu erreichen [Kaufman et al. 1988]. Faktor VIII zur Behandlung der Hämophilie A wird daher in Zellen, welche die Faktoren VIII und vWF koexprimieren, in serumfreiem Medium in 2.000-l-Bioreaktoren hergestellt [Kaufman 1991].

2.2.2.2 Faktor IX

Faktor IX ist das Enzym des intrinsischen Tenasekomplexes [Reiner u. Davie 1994] und kann durch den extrinsischen Tenasekomplex sowie durch den intrinsischen Weg der Gerinnung aktiviert werden (Abb. 2.2.1). Die Umwandlung des Zymogens IX in seine aktive Form durch die Protease XIa ist der einzige Kofaktor-unabhängige Schritt der Gerinnungskaskade. Da TFPI die Aktivierung des Faktors X zeitlich begrenzt (Abb. 2.2.2), ist die Bereitstellung von Faktor Xa durch den intrinsischen Tenasekomplex essentiell für den weiteren Ablauf der Gerinnungsreaktion. Faktor-IX-Mangel (Hämophilie B) ist daher mit einer schweren hämor

rhagischen Diathese assoziiert. Faktor IX enthält eine γ-karboxyglutaminsäurereiche Domäne welche die Bindung an die Membran aktivierter Thrombozyten (intrinsisch) oder an den membranständigen TF-Faktor-VIIa-Komplex (extrinsisch) vermittelt und damit die Bildung des multifaktoriellen Komplexes begünstigt. Faktor IX enthält β-Hydroxyasparaginsäure in Position 64. Diese Modifikation scheint funktionell nicht relevant zu sein. So zeigte ein in Anwesenheit eines Inhibitors der β-Hydroxylierung rekombinant hergestellter Faktor IX eine dem Wildtyp vergleichbare Aktivität [Derian et al. 1989]. Nach erfolgreicher Klonierung des Faktor-IX-Gens [Choo et al. 1982, Kurachi u. Davie 1982] wurde die Herstellung in verschiedenen rekombinanten Zellsystemen versucht [Anson et al. 1985, Busby et al. 1985, Salle de la et al. 1985]. Die erzielten Expressionsraten waren unbefriedigend, und nur etwa 50% der Faktor-IX-Moleküle waren biologisch aktiv. Durch Methotrexatamplifikation des transfizierten Faktor-IX-cDNA-Gens in Dehydrofolatreduktase-negativen CHO-Zellen konnte zwar die Expression von Faktor IX erheblich gesteigert werden, allerdings waren auch hier nur 1,5% des exprimierten Faktors aktiv [Kaufman et al. 1986]. Obwohl die Zellen in Anwesenheit von Vitamin K kultiviert wurden, ist die niedrige Faktor-IX-Aktivität mit einer unzureichenden zellularen γ-Karboxylierung zu erklären. Die aus Kulturüberständen mit Hilfe konformationsspezifischer Antikörper gereinigte aktive Form wies einen niedrigeren Gehalt an γ-Karboxylglutaminsäure als Faktor IX aus Plasma auf. Selbst die durch Kalziumionen stabilisierte Konformation von Faktor IX besitzt nur 50% der Aktivität verglichen mit nativem Faktor IX aus Plasma [Kaufman et al. 1986]. Aus einer stabil transfizierten humanen embryonalen 293-Nierenzellinie konnte biologisch aktiver Faktor IX mit einer Ausbeute von 1 mg/l gewonnen werden [Hamaguchi et al. 1991].

Limitierende Faktoren aller bisher benutzten Expressionssysteme sind wahrscheinlich die Sättigung der zellulären γ-Karboxylase und die für die biologische Aktivität notwendige Propeptidspaltung durch eine bislang unbekannte zelluläre Protease. Durch die erfolgreiche Klonierung der Vitamin-K-abhängigen humanen γ-Glutamylkarboxylase [Wu et al. 1991] können nun stabile Zellinien mit überexprimierter γ-Glutamylkarboxylase zur Produktion Vitamin-K-abhängiger Gerinnungsfaktoren eingesetzt werden. Mit Ausnahme des Faktors IX ist die Propeptidspaltstelle der Vitamin-K-abhängigen Gerinnungsfaktoren II, VII, X, Protein C und Protein S in der Position +1 mit Alanin besetzt. Interessanterweise erhöht sich die Prozessierungsrate in stabil mit Faktor-IX-cDNA transfizierten BHK-21-Zellen, wenn das Tyrosin des Faktors IX in Position +1 durch Alanin ersetzt wird [Meulien et al. 1990]. In diesem Expressionssystem war kein Unterschied im Gehalt an γ-Karboxylglutaminsäure zwischen der Mutante, dem Wildtyp und Plasmafaktor IX festzustellen. Bei der Produktion von Gerinnungsfaktoren, die eine komplexe posttranslationale Prozessierung für ihre biologische Aktivität benötigen, treten beim heutigen Stand der Technik immer noch große Schwierigkeiten auf. Zur Zeit wird untersucht, ob transgene Haustiere, die unter Verwendung spezieller Promotoren das rekombinante Protein mit ihrer Milch ausscheiden, für die Herstellung von Faktor IX geeignet sind.

2.2.2.3 Protein C

Das Zymogen Protein C wird auf der Oberfläche von Endothelzellen im Komplex mit dem Kofaktor Thrombomodulin durch Thrombin aktiviert. Die daraus entstehende Serinprotease, das aktivierte Protein C (APC), inaktiviert in einer Folgereaktion zusammen mit dem Kofaktor Protein S die membrangebundenen Faktoren Va und VIIIa (Abb. 2.2.2) [Dahlbäck u. Stenflo 1994]. Das in der Endothelzellmembran lokalisierte Thrombomodulin bindet Thrombin mit hoher Affinität und verhindert durch seine antikoagulatorische Aktivität ein Überschießen der Gerinnungsreaktion.

Protein C wird in der Leber als einkettiges Molekül synthetisiert. Vor der Sekretion werden die Signal- und Prosequenz proteolytisch prozessiert. Die Domänenstruktur von Protein C besteht (vom N-terminalen Ende her) aus einer Gla-Domäne (γ-Karboxyglutaminsäure-Domäne), 2 Epidermalgrowth-Faktor-ähnlichen Domänen und einer Proteasedomäne. Die Prosequenzen aller Vitamin-K-abhängigen Gerinnungsfaktoren sind sich sehr ähnlich. Nach Deletion der Prosequenz war in heterologen Expressionssystemen im Gegensatz zur Wildtypform zwar eine Expression, jedoch keine γ-Karboxylierung zu beobachten. Die Prosequenz enthält offenbar ein Erkennungssignal für die γ-Karboxylase [Kotkow et al. 1993]. Während der posttranskriptionalen Prozessierung wird ein Teil der Protein-C-Moleküle im Golgi-Apparat in eine zweikettige Form überführt. Diese Modifikation hat aber keinen Einfluß auf die Aktivierbarkeit durch Thrombin. Im Komplex mit Thrombomodulin entfernt Thrombin ein 12 Aminosäuren langes Aktivierungspeptid aus der Proteasedomäne. Die dabei entstehenden 2 Aminosäureketten von APC werden durch eine Disulfidbrücke zusammengehalten.

In der ersten EGF-ähnlichen Domäne ist die Asparaginsäure in Position 71 hydroxyliert. Diese β-Hydroxyasparaginsäure ist essentiell, da ein Aminosäureaustausch in dieser Position (Asp71: Glu71) zu einem Molekül mit reduzierter biologischer Aktivität führt [Öhlin et al. 1988].

Aufgrund der komplexen posttranslationalen Modifikationen und Prozessierungen war es schwer, eine Zellinie herzustellen, welche funktionell aktives Protein C exprimiert [Yan et al. 1989]. Erst die Expression von Protein-C-cDNA [Beckmann et al. 1985] in der humanen Nierenzellinie 293 führte zu vollständig γ-karboxyliertem und korrekt prozessiertem Protein C [Grinnell et al. 1987]. Interessanterweise besaß dieses Protein im Vergleich zu Protein C aus Plasma eine bis zu 40% höhere funktionelle Aktivität. Als mögliche Erklärung für dieses Phänomen werden veränderte neuartige Oligosaccharidstrukturen im rekombinanten Protein diskutiert [Yan et al. 1993]. In einer anderen Studie konnten Yan et al. [1990] zeigen, daß nur die vollständige γ-Karboxylierung aller 9 Gla-Reste zu einem Protein C mit voller funktioneller Aktivität führt.

2.2.2.4 tPA und tPA-Mutanten

Tissue-type-Plasminogenaktivator ist einer der beiden physiologischen Aktivatoren der Fibrinolyse. tPA wandelt das inaktive einkettige Zymogen Plasminogen in das zweikettige Enzym Plasmin um. Da Enzym (tPA) und Substrat (Plasminogen) offenbar auf der Fibrinoberfläche einen ternären Komplex bilden (Abb. 2.2.3), erhöht sich die Aktivierungsgeschwindigkeit von Plasminogen um 2–3 Zehnerpotenzen. Fibrin ist daher ein Kofaktor dieser Reaktion [Hoylaerts et al. 1982]. Man spricht auch von einem fibrinselektiven Plasminogenaktivator, da tPA wesentlich stärker von Fibrin als von Fibrinogen stimuliert wird. tPA und Plasmin werden in Abwesenheit von Fibrin durch die Serpine PAI-1 und α_2-Antiplasmin (s. oben) inhibiert. Deshalb ist die Wirkung von tPA und Plasmin weitgehend auf das Fibringerinnsel beschränkt. Die initiale Halbwertszeit von parenteral verabreichtem tPA beträgt beim Menschen 4–6 min [Garabedian et al. 1987]. Sowohl freies als auch mit PAI-1 komplexiertes tPA wird von verschiedenen hepatischen Rezeptoren aus dem Plasma entfernt [Bu et al.

1994]. Da die Fibrinselektivität ein verbessertes therapeutisches Profil erhoffen ließ, wurde in rekombinanten Zellen hergestellter tPA in den 80er Jahren als Thrombolytikum für die Behandlung des akuten Myokardinfarkts entwickelt. Die aus 527 Aminosäuren bestehende Serinprotease [Pennica et al. 1983] ist aus Domänen zusammengesetzt, die von anderen Gerinnungs- und Fibrinolysefaktoren bekannt sind [Furie u. Furie 1988], nämlich einer Finger- (F), einer EGF-ähnlichen, 2 Kringel- (K1, K2) und einer Serinproteasedomäne. Einkettiges tPA ist enzymatisch aktiv, also kein echtes Zymogen. Plasmin prozessiert tPA in eine zweikettige Form mit etwa 100fach höherer Wirksamkeit, wobei die Proteasedomäne durch eine Disulfidbrücke mit dem Restmolekül verbunden bleibt.

Rekombinantes tPA (Actilyse) wurde 1987 durch die Food and drug administration der Vereinigten Staaten von Amerika zur Behandlung des akuten Herzinfarkts, 1990 zur Behandlung von Lungenembolien und 1996 zur Behandlung von Schlaganfällen zugelassen. Obwohl umfangreiche klinische Studien die Überlegenheit von rekombinantem tPA gegenüber Thrombolytika der 1. Generation, wie Streptokinase, zeigten, wurden die hohen Erwartungen an Wirksamkeit und Sicherheit nicht vollständig erfüllt (s. Kapitel 2.2.3.3 „Akuter Myokardinfarkt, Lungenembolie, tiefe Beinvenenthrombose und ischämischer Schlaganfall"). Unter Einsatz von Protein engineering wurde deshalb eine Reihe von tPA-Mutanten hergestellt und geprüft, um die folgenden Verbesserungen zu erreichen:

- Verlängerung der Plasmahalbwertszeit mit dem Ziel der Reduktion der hohen therapeutischen Dosen (Infusionen bis zu 100 mg/Patient). Eine tPA-Variante mit verlängerter Halbwertszeit würde eine 1malige (Bolus) Applikation ermöglichen.
- Erhöhung der Fibrinselektivität zur Verminderung systemischer Plasminogenaktivierung und des damit einhergehenden Blutungsrisikos (s. Kapitel 2.2.3.3 „Akuter Myokardinfarkt, Lungenembolie, tiefe Beinvenenthrombose und ischämischer Schlaganfall").
- Reduzierung der Inhibierbarkeit durch Plasmaproteaseinhibitoren (PAI-1).
- Verbesserung der Zymogeneigenschaften von einkettigem tPA. Eine völlig inaktive tPA-Vorstufe würde erst am Thrombus durch Plasmin in das aktive Enzym umgewandelt. Dadurch wäre die systemische Plasminogenaktivierung reduziert.
- Erhöhung der intrinsischen fibrinolytischen Aktivität. Dieses Ziel konnte bisher nicht erreicht

werden, da viele der Mutationen, die zu Verbesserungen in den oben angeführten Punkten führten, die enzymatische Aktivität verringern.

Diese tPA-Varianten sind in einem Übersichtsartikel [Keyt et al. 1996] zusammenfassend beschrieben und beurteilt worden. Die interessanteste neue tPA-Variante wurde durch die Kombination von verschiedenen Mutationen an unterschiedlichen Strukturen des tPA-Moleküls erzeugt. Diese als TNK bezeichnete tPA-Variante zeichnet sich durch eine 3- bis 5fach reduzierte Ausscheidungsrate, eine dem tPA vergleichbare enzymatische Aktivität, eine 80fach verminderte Reaktivität mit PAI-1 und eine 10fache Erhöhung der Fibrinspezifität aus [Keyt et al. 1994]. Erste pharmakologische Studien an Kaninchen belegen diese Daten. Im Vergleich mit tPA konnte nach Bolusapplikation eine 3- bis 8fach höhere Wirksamkeit nachgewiesen werden [Keyt et al. 1994]. TNK-tPA befindet sich z. Z. in der Phase II der klinischen Prüfung.

BM 06.022 ist eine Mutante von tPA, in der die Kringel-1- und die EGF-Domäne deletiert wurden. Dieses Produkt wird in *E. coli* hergestellt, befindet sich zu 100% in der einkettigen Form, ist nicht glykosyliert und befindet sich in Phase III der klinischen Prüfung.

2.2.2.5 Prourokinase (scuPA) und Urokinase (uPA)

uPA aus menschlichem Urin und aus Zellkulturüberständen von menschlichen embryonalen Nierenzellen [Nolan et al. 1977] ist seit Jahrzehnten in der Klinik eingeführt und wird u. a. zur Behandlung von venösen Thrombosen eingesetzt. Der aus 2 durch Disulfidbrücken verbundenen Peptidketten bestehende uPA katalysiert in gleicher Weise wie tPA die Umwandlung von Plasminogen in Plasmin, besitzt aber keine Präferenz für fibringebundenes Plasminogen. Eine Fibrinpräferenz der Vorstufe Pro-uPA oder Single-chain-uPA (scuPA) wurde beschrieben, ist aber umstritten [Corti et al. 1986, Husain et al. 1983, Kasai et al. 1985, Kohno et al. 1984, Nielsen et al. 1982, Petersen et al. 1988, Skriver et al. 1982, Stump et al. 1986a,b, Sumi et al. 1982a,b, Wijngaards et al. 1986, Wojta et al. 1986, Wun et al. 1982a,b]. scuPA wird von renalen, endothelialen und vielen Tumorzellen synthetisiert und findet sich in zahlreichen Körperflüssigkeiten und Geweben. Viele Zellen exprimieren einen Rezeptor für scuPA und begünstigen so die Aktivierung von Plasminogen an der Zelloberfläche. Dieses proteolytische Potential an der Zelloberfläche trägt bei invasiven Prozessen (embryonale Entwicklung, Entzündungen, Tumormetastasierung, Angiogenese) zur Auflösung der extrazellularen Matrix bei. Diese biologische Rolle von uPA wird in einem Übersichtsartikel [Blasi 1993] ausführlich behandelt. Obwohl uPA im Plasma nachgewiesen wurde [Wun et al. 1982a,b], bezweifeln manche Autoren, daß uPA bei intravaskulären fibrinolytischen Prozessen eine maßgebliche Rolle spielt.

Der aus 411 Aminosäuren bestehende und glykosylierte scuPA ist ein stabiles Proenzym und wird durch Plasmin in eine zweikettige aktive Form umgewandelt. Weitere Plasminspaltung führt zu einer niedermolekularen, aber nach wie vor aktiven Form von uPA. scuPA besteht aus einer EGF-ähnlichen-, einer Kringel- und der Serinproteasedomäne und kann rekombinant in CHO-Zellen [Nelles et al. 1987], in Cos-1-Zellen [Cheng et al. 1988] und in deglykosylierter Form in *E. coli* in biologisch aktiver Form hergestellt werden [Holmes et al. 1985]. Im Gegensatz zu uPA wird scuPA nicht durch Diisopropylfluorophoshat (DFP) irreversibel gehemmt und bildet mit den Plasmaserpinen PAI-1 oder PAI-2 keine SDS-stabilen Komplexe. scuPA besitzt daher in Plasma eine relativ gute Stabilität. Eine mögliche Fibrinselektivität von scuPA wird in der Literatur kontrovers diskutiert, obwohl im Vergleich zu uPA in Plasma-clot-lysis-Assays und in verschiedenen Tiermodellen geringere systemische Effekte, wie Fibrinogenolyse oder α_2-Antiplasmin-Verbrauch, zu beobachten waren [Gurevich 1984]. Ob für eine effiziente und schnelle Lyse die Plasmin-vermittelte Umwandlung in die zweikettige Form am Gerinnsel verantwortlich und notwendig ist, ist ebenfalls umstritten. Die verschiedenen Daten zur Fibrinselektivität von Prourokinase sind in einem Review von Munk u. Rijken [1990] zusammengefaßt. In *E. coli* rekombinant produziertes scuPA (Saruplase) befindet sich für die Indikation akuter Myokardinfarkt in der klinischen Entwicklung.

2.2.2.6 DSPAa_1

Christine Hawkey entdeckte 1966 im Speichel der Vampirfledermaus *Desmodus rotundus* eine Plasminogen-aktivierende Aktivität [Hawkey 1966]. Aus dem Speichel dieser sich ausschließlich von Blut ernährenden Tiere wurden 4 strukturell verwandte Plasminogenaktivatoren isoliert [Gardell et al. 1989, Schleuning et al. 1992], kloniert [Gardell et al. 1989, Krätzschmar et al. 1991] und in rekombinanten Säugetierzellen exprimiert [Krätzschmar

et al. 1992]. Diese als DSPA (*Desmodus-salivary*-Plasminogenaktivator) bezeichneten Plasminogenaktivatoren zeichnen sich durch eine ausgeprägte Fibrinselektivität aus [Bringmann et al. 1996, Gardell et al. 1990, Petri et al. 1992], wobei v. a. das Isoenzym DSPAa_1 gegenüber tPA deutlich verbesserte pharmakologische Eigenschaften aufweist.

DSPAa_1 besitzt eine ähnliche Struktur wie tPA und ist aus einer Finger-, EGF-ähnlichen, einer Kringel- und der Serinproteasedomäne aufgebaut. Im tPA-Molekül enthält eine der beiden Kringeldomänen eine Lysinbindungsstelle, die zur Fibrinaffinität beiträgt. DSPAa_1 besitzt in seiner Kringeldomäne keine Lysinbindungsstelle, bindet aber mit Hilfe seiner Fingerdomäne mit ähnlicher Affinität wie tPA an Fibrin [Bringmann et al. 1996].

Während Fibrin keinen Einfluß auf die katalytische Effizienz der Urokinase oder den bakteriellen Plasminogenaktivator Streptokinase hat, wird tPA signifikant durch die Anwesenheit von Fibrin stimuliert. Während die katalytische Wirksamkeit von tPA und DSPAa_1 in Anwesenheit von Fibrin nahezu identisch ist, ist DSPAa_1 im Gegensatz zu tPA in Abwesenheit von Fibrin praktisch inaktiv. Daher erhöht sich die katalytische Wirksamkeit von DSPAa_1 in Anwesenheit von Fibrin 105 000fach, während der entsprechende Faktor für tPA nur bei 550 liegt [Bringmann et al. 1996]. Idealerweise sollte ein fibrinspezifischer Plasminogenaktivator nur gerinnselgebundenes, jedoch kein im Plasma zirkulierendes Plasminogen aktivieren. An dieses Wunschprofil nähern sich tPA und DSPA teilweise durch ihre Fibrinaffinität an. Allerdings wird die enzymatische Aktivität von tPA im Gegensatz zu DSPAa_1 auch durch zirkulierendes Fibrinogen stimuliert. Diese Eigenschaft könnte die systemische Plasminogenaktivierung, die bei der Therapie mit tPA zu beobachten ist, verursachen. Unter dem Begriff Fibrinselektivität versteht man daher den Quotienten des stimulatorischen Effekts von Fibrin gegenüber Fibrinogen. Mit diesem Begriff wird die Präferenz eines Plasminogenaktivators für fibringebundenes Plasminogen gegenüber zirkulierendem Plasminogen beschrieben. Der Quotient von DSPAa_1 (13.000) zeigt klar die Überlegenheit gegenüber tPA mit einem Quotienten von 72 [Bringmann et al. 1996]. Die Ursache für die Fibrinogenstimulierbarkeit von tPA ist wahrscheinlich die im Kringel 2 vorhandene Lysinbindungsstelle, welche die Bindung an Fibrinogen vermittelt. Im Gegensatz zu tPA besitzt DSPAa_1 keine plasminsensitive Spaltstelle. Wird diese durch gezielte Mutagenese eingeführt, verringert sich die Fibrinselektivität um den Faktor 10.

Die in vitro erhobenen Befunde einer extrem hohen Fibrinselektivität konnten in verschiedenen Tiermodellen bestätigt werden. Aufgrund der gegenüber tPA 5- bis 9fach verlängerten Halbwertszeit im Plasma kann DSPA als 1maliger Bolus appliziert werden. In einem Myokardinfarktmodell am Hund konnte die Überlegenheit von $DSPA\alpha_1$ gegenüber tPA experimentell belegt werden [Witt et al. 1994]. Bei einer Bolusapplikation von äquimolaren Dosen nach Heparingabe wurde eine effizientere und schnellere Lyse mit einer reduzierten Reinfarktrate für $DSPA\alpha_1$ erreicht. Weitere pharmakologische Studien mit einem Emboliemodell an der Ratte [Witt et al. 1992] und einem arteriellen Thrombosemodell am Kaninchen [Muschik et al. 1993] bestätigten die am Hundeinfarktmodell erhobenen Befunde.

$DSPA\alpha_1$ wird vom Immunsystem als fremd erkannt. Aufgrund der strukturellen Ähnlichkeit und einer Aminosäureidentität von 72% zwischen tPA und $DSPA\alpha_1$ muß ausgeschlossen werden, daß möglicherweise kreuzreagierende $DSPA\alpha_1$-Antikörper die Funktion von endogenem tPA beeinträchtigen. Bei wiederholt mit hohen Dosen von $DSPA\alpha_1$ behandelten Ratten konnte kein Einfluß auf das endogene fibrinolytische System dieser Tiere beobachtet werden. Auch mit gegen $DSPA\alpha_1$ gerichteten Kaninchenantikörpern konnte keine Kreuzreaktion mit humanem tPA beobachtet werden. In einer ausführlichen toxikologischen Studie in Ratten und Affen konnten keine Effekte nachgewiesen werden, die eine Anwendung am Menschen ausschließen (Bhargava, pers. Mitteilung).

2.2.2.7 Hirudin

Die bei der Ablösung von arteriosklerotischen Plaques freigesetzte subendotheliale Oberfläche induziert die Thrombozytenadhäsion, -aggregation und -aktivierung und anschließend die Gerinnungskaskade. Die Schlüsselrolle bei diesen Ereignissen spielt dabei Thrombin, das in seiner Rolle als prinzipielles Gerinnungsenzym nicht nur die Umwandlung von Fibrinogen in Fibrin (s. oben) katalysiert, sondern auch der potenteste und physiologisch bedeutendste Plättchenaktivator ist. Aufgrund der starken Thrombinbildung durch den subendothelialen Stimulus werden Thrombozyten über membranständige Thrombinrezeptoren aktiviert, wodurch andere Mechanismen der Thrombozytenaktivierung in den Hintergrund treten. Zudem entzieht sich das Thrombin durch Bindung an den sich bildenden Thrombus der Inaktivierung durch den Heparin-Antithrombin-III-Komplex. Zusätzlich wird Heparin durch den Plättchenfaktor 4 neutralisiert, der von aktivierten Thrombozyten freigesetzt wird. Aus diesen Gründen wird angenommen, daß direkt wirkende Thrombininhibitoren v. a. in solchen klinischen Situationen Vorteile bringen könnten, in denen Heparin und Aspirin nicht wirksam sind. Die sog. Anion-binding-exosite des Thrombins vermittelt den initialen Kontakt mit biologischen Substraten wie Fibrinogen, Thrombomodulin und dem Thrombinrezeptor. Diese Exosite ist auch an der Bindung von Thrombininhibitoren wie Hirudin beteiligt. Eine Übersicht über die physiologischen Effekte von Thrombin und die klinische Bedeutung seiner Inhibition wurde kürzlich von Harker [1994] publiziert.

Bereits im Jahr 1884 wurde eine antikoagulatorische Aktivität im Blutegel *Hirudo medicinalis* nachgewiesen [Haycraft 1884]. Aktive Blutegelextrakte wurden als Hirudin bezeichnet und waren bis zur Entdeckung des Heparins das einzige verfügbare Mittel zur Gerinnungshemmung. Markwardt [1957] gelang in den 50er Jahren die Isolation eines hochaffinen Thrombininhibitors aus den Speicheldrüsen der Egel. Nach Aufklärung der Primär- und Sekundärstruktur des 65 Aminosäuren langen Proteins und seiner Produktion in rekombinanten Hefen gelang 1990 die Kristallisation eines Komplexes aus Thrombin und rekombinantem Hirudin [Rydel et al. 1990]. Hirudin bindet Thrombin in einem stöchiometrischen Komplex reversibel mit einer Dissoziationskonstante von 20 fmol. 27 von 65 Aminosäuren des Hirudinmoleküls sind direkt an der Interaktion mit Thrombin beteiligt, wobei das C-terminale Ende elektrostatisch und hydrostatisch an die Anionenbindungsstelle des Thrombins bindet und 3 Aminosäuren des aminoterminalen Endes mit dem Serin 195 des aktiven Zentrums eine Wasserstoffbrückenbindung eingehen. Hierdurch erklären sich die hohe Affinität und Spezifität des Hirudins.

Eine Reihe von Isoformen sind aus dem Blutegel *Hirudo medicinalis* isoliert worden. Sie unterscheiden sich sowohl in den beiden ersten N-terminalen Aminosäuren als auch in ihrer Sequenz und werden in einer Übersicht von Markwardt [1989] beschrieben. Ob diese Hirudinvarianten (HV) unterschiedliche Aktivitäten besitzen, ist nicht eindeutig geklärt. Die biologisch aktiven Isoformen HV1 und HV2 [Wallis 1996] werden z. Z. rekombinant in Hefe oder in *E. coli* [Courtney et al. 1989, Harvey et al. 1986, Loison et al. 1988, Märki et al. 1991] hergestellt und z. T. in klinischen Studien geprüft.

Das natürliche Hirudin besitzt ein sulfatiertes Tyrosin in Position 63. Allen bisher hergestellten rekombinanten Hirudinen fehlt diese Sulfatgruppe, sie zeigen aber in Gerinnungsassays die gleich hohe antikoagulatorische Aktivität. Allerdings ist die Dissoziationskonstante dieser rekombinanten, desulfatierten Hirudine um den Faktor 10 erhöht.

Hirudin hemmt im Gegensatz zum Heparin-Antithrombin-III-Komplex fibringebundenes Thrombin und verhindert auch die Anlagerung von freiem Thrombin an das Gerinnsel [Weitz et al. 1990].

Obwohl Hirudin ein körperfremdes Protein ist, konnte nach Anwendung an mehreren 100 Probanden keine oder nur eine sehr schwache Immunreaktion nachgewiesen werden [Close et al. 1994].

Auf der Grundlage der Kenntnis der Struktur des Hirudin-Thrombin-Komplexes wurde ein synthetisches Dodekapeptid entsprechend den Aminosäuren 53–64 der C-terminalen Hirudinsequenz synthetisiert. Dieses als Hirugen bezeichnete Peptid bindet an die Anion-binding-exosite im Thrombinmolekül und blockiert daher die Bindung des Substrats Fibrinogen. Das Peptid war in arteriellen Thrombosemodellen am Tier unwirksam. Durch Verknüpfung des Peptids mit dem Serinproteaseninhibitor D-Phe-Pro-Arg über eine Tetraglyzinbrücke wurde ein bifunktionelles Molekül geschaffen, das sowohl das aktive Zentrum als auch die Anion-binding-exosite blockiert. Dieses als Hirulog bezeichnete Molekül war in klinischen Prüfungen wirksam.

Pharmakologische Daten zu Hirudin und zur Thrombinhemmung mit niedermolekularen Substanzen finden sich in den Übersichten von Markwardt [1994] und Harker [1994].

2.2.2.8 Triabin

Parasiten, die sich von Blut ernähren, haben neben der Thrombinhemmung viele weitere Mechanismen ausgebildet, mit denen sie die Blutgerinnung beeinträchtigen. Aus dem Speichel der blutsaugenden Raubwanze *Triatoma pallidipennis* wurden ein Protein, welches spezifisch die Kollagen-induzierte Plättchenaggregation hemmt [Noeske-Jungblut et al. 1994], und ein völlig neuartiger Thrombininhibitor isoliert und charakterisiert [Noeske-Jungblut et al. 1995]. Dieses als Triabin bezeichnete, 142 Aminosäuren lange Protein formt einen nicht-kovalenten 1:1-Komplex mit Thrombin. Triabin hemmt die Thrombin-induzierte Thrombozytenaggregation und verlängert die Thrombingerinnungszeit. Im Gegensatz zu Hirudin wird die amidolyti-

sche Aktivität des Thrombins aber nicht blockiert. Da dadurch das aktive Zentrum des Thrombins für niedermolekulare Peptidsubstrate im Komplex mit Triabin weiterhin zugänglich ist, ist Triabin kein Active-site-Inhibitor. Durch limitierten Trypsinverdau kann die Anionenbindungsstelle des Thrombins zerstört werden. Im Komplex mit Triabin ist diese Domäne gegenüber proteolytischer Spaltung geschützt; ein Beweis dafür, daß Triabin an die Anionenbindungsstelle des Thrombins bindet. Dieser Befund erklärt auch die Hemmung der Protein-C-Aktivierung (Abb. 2.2.2), da der Kofaktor dieser Reaktion, das Thrombomodulin, auch über diese Domäne an Thrombin bindet. Die Thrombin-katalysierte Hydrolyse von Fibrinogen, welches ebenfalls über die Anionenbindungsstelle an die Protease bindet, wird mit einer Inhibitorkonstante (K_i) von 3 pM gehemmt. Triabin besitzt eine hohe Spezifität für Thrombin, da andere Serinproteasen, wie z. B der Gerinnungsfaktor Xa, nicht inhibiert werden. Triabin wird rekombinant und biologisch aktiv aus dem Periplasma von *E. coli* gewonnen oder in Baculovirus-infizierten High-five-Zellen mit hoher Ausbeute exprimiert [Petri et al. 1996]. Pharmakologische Daten, die Hinweise auf mögliche therapeutische Anwendungen geben könnten, stehen noch nicht zur Verfügung.

2.2.2.9 Tick-anticoagulant-Protein (TAP)

Aus dem Speichel der Zecke *Ornithodoros moubata* wurde 1990 ein 60 Aminosäuren langer Proteaseinhibitor isoliert [Waxman et al. 1990], der als Tick anticoagulant peptide (TAP) bezeichnet wurde und der spezifisch Faktor Xa, den Prothrombinaktivator im Prothrombinasekomplex (Abb. 2.2.1), hemmt. Dabei führt die Interaktion des Faktors Xa mit dem Kofaktor Va auf der Membranoberfläche aktivierter Thrombozyten zu einer Konformationsänderung, die zu einer 30fachen Erhöhung der Affinität für TAP führt und damit für die bevorzugte Inhibition von komplexgebundenem Xa durch TAP verantwortlich ist [Krishnaswamy et al. 1994]. Im Prothrombinasekomplex bilden TAP und Xa einen nicht-kovalenten 1:1-Komplex mit einer Affinität von 5 pM. Die hohe Substratspezifität von TAP läßt vermuten, daß, wie im Fall von Hirudin oder Triabin, eine Interaktion mit der entsprechenden Protease unabhängig vom aktiven Zentrum stattfindet. Es konnte auch gezeigt werden, daß das N-terminale Ende von TAP an der Inhibition des aktiven Zentrums von Faktor

Xa beteiligt ist. So inhibiert ein Peptid, bestehend aus den 9 N-terminalen Aminosäuren von TAP, die Faktor-Xa-katalysierte Umsetzung eines niedermolekularen Substrats. Diese Beobachtungen lassen vermuten, daß TAP sowohl an das aktive Zentrum als auch an eine Oberflächenstruktur außerhalb des aktiven Zentrums bindet [Mao et al. 1995]. Das durch 3 Disulfidbrücken stabilisierte Protein kann in rekombinanten *S.-cerevisiae*-Stämmen [Neeper et al. 1990] und mit hohen Ausbeuten in *Pichia pastoris* hergestellt werden [Laroche et al. 1994]. Rekombinantes TAP ist zu einem wichtigen Reagenz für die Aufklärung der pathophysiologischen Rolle von Faktor Xa bei der Entstehung der arteriellen Thrombosen geworden. Dadurch konnte gezeigt werden, daß Faktor Xa ein potentiell wichtiges Zielmolekül für ein antithrombotisches Medikament sein könnte, da zum ersten Mal ein wirklich spezifischer Faktor-Xa-Inhibitor für In-vivo-Studien zur Verfügung stand. So konnte die Überlegenheit des Faktor-Xa-Inhibitors TAP gegenüber den Thrombininhibitoren Heparin und Hirudin in einem plättchenreichen Thrombosemodell im Hamster nachgewiesen werden [Stassen et al. 1995]. Weitere In-vivo-Charakterisierungen von TAP sind in einem Übersichtsartikel von Vlasuk [1993] zusammengefaßt.

2.2.3 Einsatz von rekombinanten Proteinen in der Therapie der Koagulopathien

Die in rekombinanten Bakterien oder Säugetierzellen hergestellten Gerinnungs- bzw. fibrinolytischen Proteine haben einen tiefgreifenden Wandel in der Therapie der Koagulopathien in der Klinik herbeigeführt. In der Vergangenheit war man bei der Behandlung der Koagulopathien grundsätzlich auf Präparationen aus Spenderblut angewiesen. Abgesehen von der mangelnden Stabilität und schwierigen Standardisierung dieser Präparationen sah sich jeder Patient dem Damoklesschwert einer viralen Infektion mit evtl. tödlichem Ausgang ausgesetzt. Darüber hinaus hat die heterologe Genexpression viele körpereigene Faktoren für die Klinik überhaupt erst verfügbar gemacht. Das bekannteste Beispiel hierfür ist tPA, der zumindest in den USA zum Thrombolytikum der Wahl bei der Therapie des akuten Myokardinfarkts geworden ist. Außerdem sind eine Reihe neuer Wirkstoffe hergestellt worden, die entweder aus mutierten oder rekombinierten Faktoren bestehen oder aus

dem Speichel blutsaugender Anneliden, Insekten, Spinnen oder Säugetiere stammen und die derzeit vorklinisch oder klinisch erprobt werden.

2.2.3.1 Hämophilie A und B

Hämophilie A ist die Folge eines Defekts im Gen des Kofaktors VIII. Das Faktor-VIII-Gen liegt auf dem X-Chromosom in der Position q28. Wegen des Auftretens der Hämophilie A bei den Nachkommen der Königin Viktoria steht diese Variante der Bluterkrankheit im Brennpunkt des Interesses von Historikern und interessierten Laien. Die Häufigkeit der Erkrankung liegt schätzungsweise bei 1:10.000 männlichen Geburten. Weit über 100 defekte Gene sind inzwischen bekannt. Dabei handelt es sich um Punktmutationen, Deletionen, Sequenzpolymorphismen und Insertionen. Besonders problematisch für die Behandlung sind größere Deletionen, weil das Immunsystem für die entsprechenden Epitope nicht auf Toleranz trainiert ist und deshalb neutralisierende Antikörper gegen sie bildet. Die Beobachtung, daß aktivierter Faktor VII für die Behandlung dieser Patienten geeignet sein könnte, hat zur großtechnischen Produktion von Faktor VIIa zur Behandlung dieser Patienten ermutigt. Verwoben mit der Hämophilie A ist die Geschichte einer autosomal-dominant vererbten Koagulopathie, die zum erstenmal durch von Willebrand bei Familien auf den Inseln des Åland-Archipels beschrieben wurde. Wie bereits erwähnt, stabilisiert Von-Willebrand-Faktor Faktor VIII im Blutplasma. Die Symptome der vWF-Mangelerkrankung ähneln denen der Hämophilie A. In der ersten Hälfte der 80er Jahre wurden die cDNAs für viele Gerinnungsproteine kloniert. Die Klonierung und Expression von Faktor VIII war wegen der Größe des Proteins seinerzeit eine besonders herausragende Leistung. Mit dem Ausbruch der Aids-Epidemie und dem seit langem bestehenden Problem der Kontamination mit Hepatitisviren gab es einen klaren Bedarf für nichtinfektiöse Zubereitungen für die Behandlung der Hämophilien. Mehrere klinische Studien haben inzwischen gezeigt, daß gentechnisch hergestellter Faktor VIII sicher und wirksam ist. Die Halbwertszeit liegt mit 16 h in derselben Größenordnung wie die der Präparationen aus Blutplasma. Die unerwünschten Wirkungen, wie ein ungewöhnlicher metallischer Geschmack im Mund, ein leichtes Brennen und ein Erythem an der Injektionsstelle, waren milde und gaben in keinem Fall Anlaß zum Abbruch der Therapie. Anlaß zur Sorge ist, daß die Tendenz zur Bildung von neutralisierenden Antikörpern bei der Verabreichung von rekombinantem Faktor VIII offenbar größer ist als bei der Verwendung von Plasmapräparationen.

Hämophilie B ist eine X-chromosomal vererbte Erkrankung, deren Merkmal der Mangel an biologisch aktivem Faktor IX im Blutplasma ist. Die molekularen Grundlagen der Hämophilie B sind Defekte im Faktor-IX-Gen, einschließlich Deletionen, Missense- und Nonsense-Mutationen. Die Therapie beschränkt sich z. Z. auf die Verabreichung von partiell aufgereinigtem Faktor IX aus Blutplasma. Der menschliche Faktor IX wurde bereits 1982 kloniert und in verschiedenen Säugetierzellsystemen exprimiert, allerdings bereiten sowohl die Propeptidabspaltung als auch die notwendigen posttranslationalen Modifikationen (γ-Karboxylierung der N-terminalen Glutaminsäuren) nach wie vor große Schwierigkeiten. Eine rekombinant hergestellte Form steht deshalb für Routineanwendungen noch nicht zur Verfügung. Ermutigende Resultate wurden mit der Expression in der Milch transgener Haustiere erzielt. Trotz der guten Prognose der Hämophilien, die auf rekombinanten Faktor VIII und verbesserte Präparationen von Faktor IX aus Blutplasma zurückzuführen ist, gibt es nach wie vor Probleme für Patienten mit Inhibitoren (neutralisierenden Antikörpern) gegen die besagten Faktoren. Wie bereits beschrieben, kann Faktor VII durch aktivierten Faktor Xa zu Faktor VIIa aktiviert werden, welcher wiederum im Komplex mit TF sowohl Faktor IX als auch Faktor X aktiviert. Mit gereinigten Faktoren konnte auch gezeigt werden, daß Faktor VIIa in Gegenwart von Kalzium und Phospholipid Faktor IX auch unabhängig von TF aktivieren kann. Dieser Reaktionsweg eröffnet Möglichkeiten zur Therapie von Patienten mit Inhibitoren. Rekombinanter Faktor VIIa wird gegenwärtig in mehreren Studien für die Anwendung an Patienten mit Inhibitoren geprüft. Bisherige Ergebnisse zeigen, daß die Anwendung sicher ist und in mehreren klinischen Situationen Blutungen verhindern konnte. Die Berichte über die Wirksamkeit von rekombinantem Faktor VIIa geben Anlaß zur Hoffnung, daß künftig auch Patienten mit Inhibitoren mit einem biotechnologisch hergestellten Produkt geholfen werden kann. Einsatzmöglichkeiten dieses Produkts in weiteren klinischen Situationen werden derzeit geprüft.

2.2.3.2 Protein-C-Mangel

Thrombin im Komplex mit Thrombomodulin verliert die Fähigkeit zur Plättchenaktivierung und Fibrinbildung und wird stattdessen zu einem Protein-C-Aktivator. Aktiviertes Protein C inaktiviert im Komplex mit seinem Kofaktor Protein S die Kofaktoren V und VIII. Dieser wichtige Reaktionsweg schützt das periphere Gefäßsystem vor einer überschießenden Gerinnungsreaktion durch überschüssiges Thrombin. Angeborener Protein-C-Mangel wird autosomal-dominant vererbt. Heterozygote Individuen verfügen über Protein-C-Spiegel, die 30–60% der Normalwerte betragen. Die klinischen Symptome imponieren als rezidivierende tiefe Beinvenenthrombose, pulmonaler Embolismus und rezidivierende oberflächliche Thrombophlebitis. Homozygoter Protein-C-Mangel führt bereits in den ersten Lebenstagen zu den dramatischen Symptomen einer Purpura fulminans in Verbindung mit einer zerebralen Thrombose. Erworbener Protein-C-Mangel wird häufig in Patienten mit einer akuten disseminierten intravaskulären Koagulopathie, ausgedehnter tiefer Beinvenenthrombose, schwerer Leberfunktionsstörung, Infektionen oder im Spätstadium maligner Erkrankungen beobachtet. Tests für die biologische und immunologische Aktivität stehen zur Verfügung, werden aber leider immer noch zu selten angewendet. Natürliche und rekombinante Formen von aktiviertem Protein C sind entwickelt und in experimentellen Modellen von Thrombose und Hämostase untersucht worden [Gruber et al. 1989, 1990, 1991]. APC inhibiert die Plättchenablagerung im Affenmodell der akuten arteriellen Thrombose, verhindert die experimentelle venöse Thrombose und die Rethrombose nach experimenteller Thrombolyse. Die relative antithrombotische Wirksamkeit einer Kombination von APC und uPA ist ebenfalls untersucht worden. APC und uPA wirkten additiv in der Verhinderung der Plättchenadhäsion an ein Dacronxenoimplantat. Im Gegensatz zu Inhibitoren der Plättchenaggregation und direkten Antithrombinen führt die Gabe von APC nicht zu einer meßbaren Verlängerung der Blutungszeit. Eine lösliche Form des Thrombomodulins zur intravaskulären Generierung von APC ist ebenfalls entwickelt worden [Solis et al. 1991].

2.2.3.3 Akuter Myokardinfarkt, Lungenembolie, tiefe Beinvenenthrombose und ischämischer Schlaganfall

Die Bildung eines Blutgerinnsels im Gefäßsystem auf der Grundlage einer degenerativen Schädigung der Gefäßwand (Thrombose) und die Verschleppung eines Gerinnsels in die Peripherie (Embolie) mit der Konsequenz der Unterbrechung der Blutzufuhr zu lebenswichtigen Organen gehören zu den häufigsten akuten Todesursachen überhaupt. Schon früh wurden Versuche unternommen, den akuten Myokardinfarkt durch thrombolytische Therapie zu behandeln [Fletcher et al. 1958]. Es dauerte aber länger als ein Vierteljahrhundert, bevor sich dieses therapeutische Konzept allgemein durchsetzen konnte [Altschulte 1985, Laffel u. Braunwald 1984]. Ein Grund für diese ungewöhnlich langsame Entwicklung sind die Risiken und Nebenwirkungen, die mit dem Gebrauch von thrombolytischen Reagenzien verbunden sind. Die aus Streptokokken gewonnene Streptokinase, das erste in der fibrinolytischen Therapie eingesetzte Medikament, ist ein starkes Antigen. Deshalb kann es bei der Anwendung zu unangenehmen allergischen Nebenwirkungen kommen. Außerdem sind bei vielen Patienten neutralisierende Antikörper vorhanden, was die Dosierung erschwert.

Streptokinase aktiviert in Lösung befindliches und an Fibrin gebundenes Plasminogen gleichermaßen und führt deshalb zu einer systemischen Plasminogenaktivierung mit der Konsequenz des Fibrinogen-, Plasminogen-, und a_2-Antiplasmin-Verbrauchs sowie des Abbaus der Gerinnungsfaktoren VIII und V [Collen 1980]. uPA, das ursprünglich aus Urin gewonnene 2. Fibrinolytikum der 1. Generation, ist zwar nicht antigen, aber nach Ansicht der meisten Autoren ebenfalls nicht spezifisch für gerinnselgebundenes Plasminogen. Mit dem Beginn der gentechnischen Ära wurde es möglich, tPA (das Thrombolytikum der 2. Generation) in großen Mengen herzustellen, was umfangreiche klinische Studien und schließlich die Registrierung als eines der ersten gentechnisch hergestellten Medikamente erlaubte. Von tPA war bekannt, daß seine Aktivität von Fibrin als Kofaktor stark stimuliert wurde. Diese Eigenschaft gab Anlaß zur Hoffnung, daß die negativen Effekte der systemischen Plasminogenaktivierung vermeidbar seien [Camiolo et al. 1971, Hoylaerts et al. 1982]. tPA erfüllte einige, aber bei weitem nicht alle Hoffnungen der Kliniker. Während die Fibrinselektivität in vitro klar und eindeutig nachgewiesen werden kann, ist es schwer, zu zeigen, daß dieser Effekt mit einer besseren Verträglichkeit des Wirkstoffs in vivo einhergeht. Die Resultate von GUSTO (global utilization of streptokinase and tPA for occluded coronary arteries), einer umfangreichen klinischen Studie [GUSTO investigators 1993], haben aber letztendlich eindeutige Vorteile einer beschleunigten tPA-Verabreichung gegenüber Streptokinase nachgewiesen. Dieses Therapieschema führte zu einer signifikant verringerten Mortalität. GUSTO [1993] zeigte auch, daß die verringerte Mortalität unmittelbar auf die frühe Rekanalisierung des betroffenen Herzkranzgefäßes zurückzuführen war. tPA, ein Thrombolytikum mit einem gewissen Grad von Fibrinselektivität, hat sich demnach der Streptokinase gegenüber als überlegen erwiesen.

Um diesen Effekt nachzuweisen, war jedoch eine große Patientenzahl erforderlich, und selbst mit dem besten Verabreichungsprotokoll konnte eine voll befriedigende Öffnung der Gefäße (sog. TIMI-Grad III nach 90 min) nur in 53% der Patienten erreicht werden. Nichtsdestoweniger hat GUSTO klar gezeigt, daß durch eine noch raschere Applikation und durch ein mehr fibrinselektives Thrombolytikum eine noch frühere Rekanalisation und damit eine noch weiter verringerte Mortalität erreicht werden kann. Aufgrund der unzureichenden Fibrinselektivität und kurzen Halbwertszeit von tPA erscheint es jedoch unwahrscheinlich, daß mit dieser Substanz durch weitere Modifikation des Verabreichungsschemas eine weitere Verbesserung des klinischen Ergebnisses erreicht werden kann. Aus diesem Grund wurden, wie oben beschrieben, durch gezielte Mutagenese und molekulare Chimärisierung zahlreiche Varianten von tPA hergestellt. Eine Deletionsmutante von tPA (sog. KPtPA, BM 06.022) befindet sich in der klinischen Prüfung. Eine Dosenfindungsstudie mit 10 und 15 MU BM 06.022 wurde in 143 Patienten mit akutem Myokardinfarkt durchgeführt [Neuhaus et al. 1991, Seifried et al. 1992]. Eine deutliche Überlegenheit gegenüber tPA konnte nicht gezeigt werden. Von den übrigen tPA-Mutanten hat sich nur die sog. TNK-Mutante in der vorklinischen Prüfung dem tPA gegenüber als so deutlich überlegen erwiesen, daß die klinische Prüfung begonnen wurde (Keyt, pers. Mitteilung). DSPAa_1, das in vitro auch dem verbesserten TNK-tPA in der Fibrinselektivität immer noch überlegen (Bringmann, pers. Mitteilung) ist, befindet sich ebenfalls in einer frühen Phase der klinischen Prüfung (Gulba, pers. Mitteilung). Auf der Grundlage einer detaillierten klinischen Studie ist tPA von der zuständigen US-amerikanischen Behörde kürzlich auch für die Behandlung des Schlaganfalls zugelassen worden. Trotz der hohen Zahl der iatrogenen zerebralen Blutungen (6,4% der behandelten Patienten) hat sich die Behörde zur Zulassung entschieden, weil sich die Überlebensrate nach 3 Monaten um 30% verbesserte. Es ist zu erwarten, daß ein Wirkstoff wie DSPA mit seiner extremen Fibrinselektivität und damit die Gerinnungsfaktoren erhaltenden Wirkungsweise hier zu einer erheblichen Verbesserung des klinischen Ergebnisses führen wird. Weitere wichtige Einsatzgebiete für die fibrinolytische Therapie sind die tiefe Beinvenenthrombose und die Lungenembolie. Die tiefe Beinvenenthrombose wird heute noch vorzugsweise mit Streptokinase bzw. mit uPA behandelt, welches aus Urin- oder Zellkulturüberständen hergestellt wurde. Zur Behandlung der Lungenembolie werden sowohl tPA als auch Streptokinase eingesetzt. Welche Rolle BM 06.022 und Saruplase in den 4 Anwendungsgebieten der fibrinolytischen Therapie spielen werden, muß die Zukunft zeigen.

Ein weiterhin ungelöstes klinisches Problem ist die Restenose nach der perkutanen transluminalen koronaren Angioplastie. Davon sind 50% der Patienten betroffen, an denen die Prozedur vorgenommen wurde. Möglicherweise erweisen sich hier rekombinant hergestellte Proteaseinhibitoren wie Hirudin, TAP oder Triabin als nützlich. Diese Proteine dürften auch einen Platz in der adjuvanten fibrinolytischen Therapie finden. Die Vielzahl der antikoagulatorischen und fibrinolytischen Wirkstoffe, die heute dank der rekombinanten DNA-Technologie zur Verfügung stehen, wird die Kliniker, die sich mit der Optimierung entsprechender Therapien befassen, noch jahrelang beschäftigen.

2.2.4 Gentherapie der Koagulopathien: Stand der Technik und Zukunftsperspektiven

Ziel der molekularen Medizin ist der Ersatz defekter Gene bzw. die Unterdrückung einer pathologischen Genexpression. Hämophilie A und B als klassische monogenetische Erkrankungen wären deshalb ein primäres Indikationsgebiet für die Gentherapie und sind ein hervorragendes Beispiel, um die Strategien, aber auch die Schwierigkeiten zu erläutern, die mit der Gentherapie verbunden sind. Grundsätzlich ist zu unterscheiden zwischen In-vivo- und Ex-vivo-Gentransfer und zwischen viralen und nichtviralen Transfermethoden. Beim Ex-vivo-Gentranfer werden die Zellen dem Körper entnommen, im Labor transfiziert und anschließend wieder in den Körper zurück transferiert. Diese Methode ist nur bei Zellen durchführbar, die sich kultivieren lassen, also Blutzellen, Hautfibroblasten und, in einem gewissen Ausmaß, Hepatozyten. Beim Ex-vivo-Gentransfer sind sowohl virale als auch nichtvirale Gentransfermethoden anwendbar. Mit retroviralen Vektoren kann ein sehr effizienter Gentransfer erreicht werden, allerdings ist die Größe des Gens, das transfiziert werden kann, begrenzt und die Herstellung von Virusstammsuspensionen mit ausreichendem Titer schwierig, da retrovirale Partikel äußerst empfindlich sind und nur schwer konzentriert werden können. Ein weiterer Unsicherheitsfaktor ist der nicht voraussagbare Ort der Integration in das Genom des Patienten, eine Inaktivierung wichtiger Gene kann dabei nicht ausgeschlossen werden. Mit Adeno- oder Herpesviren läßt sich ebenfalls ein effizienter Gentransfer erzielen, aber leider führen die viralen Proteine, die an der Zelloberfläche exprimiert werden, zu einer akuten Entzündungsreaktion und im Verlauf von Wochen zu einer T-Zell-vermittelten Immunantwort, die eine Abtötung der Virusprotein-exprimierenden Zellen durch zytotoxische T-Zellen zur Folge hat. Nichtviraler Gentransfer mit kationischen Lipiden ist nicht mit diesen Nachteilen belastet, nur kommt es in den seltensten Fällen zu einer Integration des Gens und damit zur Ausbildung eines stabilen Genotyps. Die Genexpression nach nichtviralem Gentransfer ist deshalb so gut wie immer zeitlich begrenzt. Beim In-vivo-Gentransfer muß, was die Vektoren betrifft, mit denselben Schwierigkeiten gerechnet werden. Am effizientesten für den In-vivo-Gentransfer sind derzeit Adenovirusderivate. Das Problem der Immunreaktion bleibt jedoch weiterhin ungelöst. Da an eine systematische Anwendung wegen der akuten Entzündungsreaktion nicht zu denken ist, muß das therapeutische Virus lokal appliziert werden. Nach der Injektion des Virus kommt es aber nur im Umkreis von 2–3 mm der Injektionsstelle tatsächlich zu einer Transduktion. Nichtsdestoweniger wurden mit dem Versuch einer Korrektur von Faktor-IX-Mangel in der Maus ermutigende Resultate erzielt [Alexander et al. 1995]. Das menschliche Faktor-IX-Gen wurde unter der Kontrolle der bovinen Keratin-BKIII- und -BKVI-Promotoren in die Keimbahn von Mäusen transferiert. Trotz der minimalen Expression des Gens verbesserten sich die hämostatischen Parameter in den transgenen Nachkommen. Damit wurde gezeigt, daß sich Keratinozyten als Vehikel für die Biosynthese von Gerinnungsfaktoren eignen, und daß sie diese Faktoren durch die Basalmembran in den Blutstrom sezernieren können. Zur Korrektur des Defekts in Faktor-IX- -/- Mäusen wurde auch Adenovirus-vermittelter Gentransfer eingesetzt. Nach Injektion des mit dem menschlichen Faktor-IX-Gen rekombinierten Virus in die Schwanzvene wurde eine effiziente Transduktion von Leberzellen beobachtet. Die Leberzellen exprimierten Faktor IX. Die erreichten Plasmaspiegel hätten zu einem therapeutischen Effekt beim Menschen ausgereicht [Smith et al. 1993]. Menschliche Keratinozyten wurden ebenfalls mit dem Faktor-IX-Gen transfiziert. Nach Transplantation dieser Zellen in Nacktmäuse konnte ebenfalls Faktor IX im Blut dieser Tiere nachgewiesen werden [Gerrard et al. 1993]. Der Versuch, das Faktor-VIII-Gen mittels retroviraler Vektoren in murine hämatopoetische Progenitorzellen einzuschleusen, gelang, allerdings konnte nach Retransplantation der Zellen ins Knochenmark keine Expression nachgewiesen werden [Hoeben et al. 1992]

Bei Herz-Kreislauf-Erkrankungen wurde 1994 erstmals einer Patientin mit Familiärer Hypercholesterinämie das Gen für den LDL-Rezeptor zugeführt [Grossman et al. 1994, Kozarsky et al. 1994]. Dabei kam es zu einer eindrucksvollen und anhaltenden Senkung der Cholesterinspiegel.

Die meisten Erfahrungen mit Gentherapie sind anhand von lokalem Gentransfer in isolierten Gefäßabschnitten gemacht worden, die mit Hilfe von Doppelballonkathetern vom Rest des Gefäßbetts isoliert worden waren. Die Arteriosklerose und die Restenose sind ausgesprochen lokale Krankheitsprozesse. Die Transfektion mittels Local-delivery-Doppelballonkathetern ist zu einem wichtigen experimentellen Verfahren geworden [Chang et al. 1995, Muller et al. 1994, Nabel 1995, Ohno et al. 1994, Plautz et al. 1994]. In verschiedenen Tiermodellen konnte gezeigt werden, daß durch Transfektion mit PDGF (Platelet-derived-growth-Faktor) eine Intimahyperplasie induziert werden kann [Nabel et al. 1993a], während bFGF (Basic-fibroblast-growth-Faktor) v. a. zur Gefäßneubildung in der Gefäßwand führt [Nabel et al. 1993b]. Beide Prozesse sind charakteristisch für die Arteriosklerose. Die Ballondilatation erlaubt darüber hinaus, experimentell den Effekt einer Gefäßverletzung auf das Programm der Genexpression zu untersuchen. In der Karotis von Nagern wurde dabei die Induktion zahlreicher Wachstumsfaktorgene nachgewiesen [Lüscher et al. 1995]. Die Transfektion des Nitric-oxide-synthase-Gens in durch Ballonkatheter begrenzte Gefäßsegmente reduziert das Auftreten einer Intimahyperplasie nach experimenteller Ballondilatation [Leyen et al. 1995]. Bei allem Enthusiasmus, den diese neuen Methoden ausgelöst haben, muß konzediert werden, daß die Gentherapie der Koagulopathien noch in den Kinderschuhen steckt. Der weitere Fortschritt ist u. a. abhängig von der Entwicklung zusätzlicher, wirksamer, sicherer und wirtschaftlich vertretbarer Gentransfermethoden.

2.2.5 Literatur

Alexander MY, Bidichandani SI, Cousins FM, Robinson CJ, Diffie E, Akhurst RJ (1995) Circulating human factor IX produced in keratin-promoter transgenic mice: a feasibility study for gene therapy of haemophilia B. Hum Mol Genet 4: 993–999

Altschule MD (1985) The coronary occlusion story. Prolonged neglect of early clinicopathologic findings and of the experimental animal physiology they stimulated. Chest 87: 81–84

Anson DS, Austan DE, Brownlee GG (1985) Expression of active human clotting factor IX from recombinant DNA clones in mammalian cells. Nature 315: 683–685

Beckmann RJ, Schmidt RJ, Santerre RF, Plutzky J, Crabtree GR, Long GL (1985) The structure and evolution of a 461 amino acid human protein C precursor and its messenger RNA, based upon the DNA sequence of cloned human liver cDNAs. Nucleic Acids Res 13: 5.233–5.247

Blasi F (1993) Urokinase and urokinase receptor: a paracrine/autocrine system regulating cell migration and invasiveness. Bioessays 15: 105–111

Bringmann P, Gruber D, Liese A, Toschi L, Krätzschmar J, Schleuning W-D, Donner P (1996) Structural features mediating fibrin selectivity of vampire bat plasminogen activators. J Biol Chem 270: 25.596–25.603

Bu G, Warshawsky I, Schwartz AL (1994) Cellular receptors for the plasminogen activators. Blood 83: 3.427–3.436

Busby S, Kumar A, Joseph M, Halfpap L, Insley M, Berkner K, Kurachi K, Woodbury R (1985) Expression of active human factor IX in transfected cells. Nature 316: 271–273

Camiolo SM, Thorsen S, Astrup T (1971) Fibrinogenolysis and fibrinolysis with tissue plasminogen activator, urokinae, streptokinase-activated human globulin, and plasmin. Proc Soc Exp Biol Med 138: 277–280

Carmeliet P, Schoonhans L, Kieckens L, Ream B, Degen J, Bronsor R, De Vos R, Oord JJ van den, Collen D, Mulligan RC (1995) Physiological consequenses of loss of plasminogen activator gene function in mice. Nature 368: 419–424

Chang MW, Barr E, Seltzer J, Jiang YQ, Nabel GJ et al. (1995) Cytostatic gene therapy for vascular proliferative disorders with a constitutively active form of the retinoblastoma gene product. Science 267: 518–522

Cheng SM, Lee SG, Kalyan NK, Hum WT, Blume M, Vogel F, Hung PP (1988) Isolation of a human cDNA of urokinase and its expression in COS-1 cells. Gene 69: 357–363

Choo KH, Gould KG, Rees DJG, Brownlee GG (1982) Molecular cloning of the gene for human anti-haemophilic factor IX. Nature 299: 178–180

Close P, Bichler J, Kerry R, Ekman S, Bueller HR, Kienast J, Marbet GA, Schramm W, Verstraete MD (1994) Weak allergenicity of recombinant hirudin (CGP 39393) in human volunteers. J Am Coll Cardiol 22: 1.080–1.088

Collen D (1980) On the regulation and control of fibrinolysis. Thromb Haemost 43: 77–89

Corti A, Nolli ML, Soffientini A, Cassani G (1986) Purification and characterization of single-chain urokinase-type plasminogen activator (pro-urokinase) from human A431 cells. Thromb Haemost 56: 219–224

Courtney M, Loison G, Lemoine Y, Riehl-Bellon N, Degryse E, Brown SW, Cazenave J-P, Defreyn G, Delebassee D, Bernat A, Maffrand J-P, Roitsch C (1989) Production and evaluation of recombinant hirudin. Semin Thromb Hemost 15: 288–292

Dahlbäck B, Stenflo J (1994) A natural anticoagulant pathway: protein C, S, C4b-binding protein and thrombomodulin. In: Bloom AL, Forbes CD, Thomas DP, Tuddenham EGD (eds) Haemostasis and thrombosis, 3rd edn. Churchill Livingstone, Edinburgh London New York, pp 671–698

Derian CK, Dusen W van, Przysiecki CT, Walsh PN, Berkner KL, Kaufman RJ, Friedman PA (1989) Inhibitors of 2-ketoglutarate-dependent dioxygenase block aspartyl betahydroxylation of recombinant human factor IX in several mammalian expression systems. J Biol Chem 264: 6.615–6.618

Eaton DL, Hass PE, Riddle L, Mather J, Wiebe M, Gregory T, Vehar GA (1987) Characterization of recombinant human factor VIII. J Biol Chem 262: 3.285–3.290

Fletcher AP, Alkjaersig N, Sherry S (1958) The clearance of heterologous protein from the circulation of normal and immunized man. J Clin Invest 37: 1.306–1.315

Furie B, Furie BC (1988) The molecular basis of blood coagulation. Cell 53: 505–518

Garabedian HD, Gold HK, Leinbach RC, Johns JA, Yasuda T, Kanuke M, Collen D (1987) Comparative properties of two clinical preparations of recombinant human tissuetype plasminogen activator in patients with acute myocardial infarction. J Am Coll Cardiol 9: 599–607

Gardell SL, Duong LT, Diehl RE, York JD, Hare TR, Register RB, Jacobs JW, Dixon RAF, Friedman PA (1989) Isolation, characterization and cDNA cloning of a vampire bat salivary plasminogen activator. J Biol Chem 264: 17.947–17.952

Gardell SJ, Hare TR, Bergum PW, Cuca GC, O'Neill-Palatino L, Zavodny SM (1990) Vampire bat plasminogen activator is quiescent in human plasma in the absence of fibrin unlike human tissue plasminogen activator. Blood 76: 2.560–2.564

Gerrard AJ, Hudson DL, Brownlee GG, Watt FM (1993) Towards gene therapy for haemophilia B using primary human keratinocytes. Nat Genet 3: 180–183

Gitschier J, Wood WI, Goralka GM, Wion KL, Chen EY, Eaton DH, Vehar GA, Capon DJ, Lawn RM (1984) Characterization of the human factor VIII gene. Nature 312: 326–330

Grinnell BW, Berg DT, Walls J, Yan SB (1987) Trans-activated expression of fully gamma-carboxylated recombinant human protein C, an antithrombotic factor. Biotechnology 5: 1.189–1.192

Grossman M, Raper SE, Kozaarsky K, Stein EA, Engelhardt JF et al. (1994) Successful ex vivo gene therapy directed to liver in a patient with familial hypercholesterolemia. Nat Genet 6: 335–341

Gruber A, Griffin JH, Harker LA, Hanson SR (1989) Inhibition of platelet-dependent thrombus formation by human activated protein C in a primate model. Blood 73: 639–642

Gruber A, Hanson SR, Kelly AB, Yan BS, Bang H, Griffin JH, Harker LA (1990) Inhibition of thrombus formation by activated protein C in a primate model of arterial thrombosis. Circulation 82: 578–585

Gruber A, Harker LA, Hanson SR, Kelly AB, Griffin JH (1991) Antithrombotic effects of combining activated protein C and urokinase in nonhuman primates. Circulation 84: 2.454–2.462

Gurewich V, Pannell R, Louie S, Kelley P, Suddith L, Greenlee R (1984) Effective and fibrin-specific clot lysis by a zymogen precursor form of urokinase (pro-urokinase). A study in vitro and in two animal species. J Clin Invest 73: 1.731–1.739

GUSTO investigators (1993) An international randomized trial comparing four thrombolytic strategies for acute myocardial infarction. N Engl J Med 329: 40G–45G

Hamaguchi N, Charfson PS, Petersen LG, Brayer GD, Smith KJ, Stafford DW (1991) Expression and characterization of human factor IX. J Biol Chem 266: 15.213–15.220

Harker LA (1994) Strategies for inhibiting the effects of thrombin. Blood Coagul Fibrinolysis 5: 47–58

Harvey RP, Degryse E, Stefani L, Schamber F, Cazenave J-P, Courtney M, Tolstoshev P, Lecocq JP (1986) Cloning and expression of a cDNA coding for the anticoagulant hirudin from the bloodsucking leech, *Hirudo medicinalis*. Proc Natl Acad Sci USA 83: 1.084–1.088

Hawkey C (1966) Plasminogen activator in the saliva of the vampire bat *Desmodus rotundus*. Nature 211: 434–435

Haycraft FB (1884) Über die Einwirkung eines Sekretes des officinellen Blutegels auf die Gerinnbarkeit des Blutes. Naunyn Schmiedebergs Arch Exp Pathol Pharmakol 18: 209–217

Hoeben RC, Einerhand MP, Briet E, Ormondt H van, Valerio D, Eb AJ van der (1992) Toward gene therapy in haemophilia A: retrovirus-mediated transfer of a factor VIII gene into murine haematopoietic progenitor cells. Thromb Haemost 67: 341–345

Holmes WE, Pennica D, Blaber M et al. (1985) Cloning and expression of the gene for pro-urokinase in *Escherichia coli*. Biotechnology 3: 923–929

Hoylaerts M, Rijken DC, Lijnen HR, Collen D (1982) Kinetics of the activation of plasminogen by human tissue plasminogen activator. J Biol Chem 257: 2.912–2.919

Husain SS, Gurewich V, Lipinski B (1983) Purification and partial characterization of a single-chain high-molecular-weight form of urokinase from human urine. Arch Biochem Biophys 220: 31–38

Kasai S, Arimura H, Nishida M, Suyama T (1985) Proteolytic cleavage of single-chain pro-urokinase induces conformational change which follows activation of the zymogen and reduction of its high affinity for fibrin. J Biol Chem 260: 12.377–12.381

Kaufman RJ (1991) Developing rDNA products for treatment of haemophilia A. Trends Biotechnol 9: 353–359

Kaufman RJ, Wasley LC, Furie BC, Furie B, Shoemaker CB (1986) Expression, purification, and characterization of recombinant γ-carboxylated factor IX synthesized in chinese hamster ovary cells. J Biol Chem 261: 9.622–9.628

Kaufman RJ, Wasley LC, Dorner AJ (1988) Synthesis, processing, and secretion of recombinant human factor VIII expressed in mammalian cells. J Biol Chem 263: 6.352–6.362

Keyt BA, Paoni NF, Refino CJ, Berleau L, Nguyen H, Chow A, Lai J, Pena L, Pater C, Ogez J, Etcheverry T, Botstein D, Bennett WF (1994) A faster-acting and more potent form of tissue plasminogen activator. Proc Natl Acad Sci USA 91: 3.670–3.674

Keyt BA, Paoni NF, Bennett WF (1996) Site-directed mutagenesis of tissue-type plasminogen activator In: Cleland JL, Craik CS (eds) Protein engineering: principles and practice. Wiley-Liss, New York, pp 435–466

Kohno T, Hopper P, Lillquist JS et al. (1984) Kidney plasminogen activator: a precursor form of human urokinase with high fibrin affinity. Biotechnology 2: 628–634

Kotkow KJ, Roth DA, Porter TJ, Furie BC, Furie B (1993) Role of propeptide in vitamin K-dependent gamma-carboxylation. Methods Enzymol 222: 435–449

Kozarsky KG, McKinley DR, Austin LL, Raper SE, Stratford-Perricaudet LD, Wilson JM (1994) In vivo correction of low density lipoprotein receptor deficiency in the Watanabe heritable hyperlipidemic rabbit with recombinant adenoviruses. J Biol Chem 269: 13.695–13.702

Krätzschmar J, Haendler B, Langer G, Boidol W, Bringmann P, Alagon A, Donner P, Schleuning W-D (1991) The plasminogen activator family from the salivary gland of the vampire bat Desmodus rotundus: cloning and expression. Gene 105: 229–237

Krätzschmar J, Haendler B, Bringmann P, Dinter H, Hess H, Donner P, Schleuning W-D (1992) High-level secretion of the four salivary plasminogen activators from the vampire bat Desmodus rotundus by stably transfected baby hamster kidney cells. Gene 116: 281–284

Krishnaswamy S, Vlasuk GP, Bergum PW (1994) Assembly of the prothrombinase complex enhances the inhibition of bovine factor Xa by tick anticoagulant peptide. Biochemistry 33: 7.897–7.907

Kurachi K, Davie EW (1982) Isolation and characterization of a cDNA coding for factor IX. Proc Natl Acad Sci USA 79: 6.461–6.464

Laffel GL, Braunwald E (1984) A new strategy for the treatment of acute myocardial infarction. N Engl J Med 311: 710–717

Laroche Y, Storme V, De Meutter J, Messens J, Lauwereys M (1994) High-level secretion and very efficient isotopic labeling of tick anticoagulant peptide (TAP) expressed in the methylotrophic yeast, Pichia pastoris. Biotechnology 12: 1.119–1.124

Leyen HE von der, Gibbons GH, Morishita R, Lewis NE, Zhang L et al. (1995) Gene therapy inhibiting neointimal vascular lesion: in vivo transfer of endothelial cell nitric oxid synthase gene. Proc Natl Acad Sci USA 92: 1.137–1.141

Leyte A, Schijndel HB van, Niehrs C, Huttner WB, Verbeet M, Mertens K, Mourik JA van (1991) Sulfatation of Tyr1.680 of human blood coagulation factor VIII is essential for the interaction of factor VIII with von Willebrand factor. J Biol Chem 266: 740–746

Loison G, Findeli A, Bernard S, Nguyen-Juilleret M, Marquet M, Riehl-Bellon N, Carvallo D, Guerra-Santos L, Brown SW, Courtney M, Roitsch C, Lemoine Y (1988) Expression and secretion in S. cerevisiae of biologically active leech hirudin. Biotechnology 6: 72–77

Lüscher TF, Oemar BS, Yang Z, Noll G (1995) Molekulare Medizin und Gentherapie am Beispiel von Arteriosklerose und Restenose. Schweiz Med Wochenschr 125: 2.107–2.121

Mann K, Nesheim M, Church W, Haley P, Krishnaswamy S (1990) Surface dependent reactions of the vitamin K-dependent enzyme complexes. Blood 76: 1–16

Mao S-S, Huang J, Welebob C, Neeper MP, Garsky VM, Shafer JA (1995) Identification and characterization of variants of tick anticoagulant peptide with increased inhibitory potency toward human factor Xa. Biochemistry 34: 5.098–5.103

Märki WE, Grossenbacher H, Grüttner MG, Liersch MH, Meyhack B, Heim J (1991) Recombinant hirudin: genetic engineering and structure analysis. Semin Thromb Hemost 17: 83–93

Markwardt F (1957) Die Isolierung und chemische Charakterisierung des Hirudins. Hoppe Seylers Z Physiol Chem 308: 147–156

Markwardt F (1989) Development of hirudin as an antithrombotic agent. Semin Thromb Hemost 15: 269–282

Markwardt F (1994) The development of hirudin as an antithrombotic drug. Thromb Res 74: 1–23

Medcalf RL, Rüegg M, Schleuning WD (1990) A DNA motif related to the cAMP-responsive element and an exon-located activator protein-2 binding site in the human tissue-type plasminogen activator gene promoter cooperate in basal expression and convey activation by phorbol ester and cAMP. J Biol Chem 24: 14.618–14.626

Meulien P, Balland A, Lepage P, Mischler F, Dott K, Hauss C, Grandgeorge M, Lecocq J-P (1990) Increased biological activity of a recombinant factor IX variant carrying alanine at position + 1. Protein Eng 3: 629–633

Muller DW, Gordon D, San H, Yang Z, Pompili VJ et al. (1994) Catheter-mediated pulmonary vascular gene transfer and expression. Circ Res 75: 1.039–1.049

Munk GA de, Rijken DC (1990) Fibrinolytic properties of single chain urokinase-type plasminogen activator (pro-urokinase). Fibrinolysis 4: 1–9

Muschick P, Zeggert D, Donner P, Witt W (1993) Thrombolytic properties of desmodus (vampire bat) salivary plasminogen activator DSPAα₁, alteplase and streptokinase following intravenous bolus injection in a rabbit model of carotid artery. Fibrinolysis 7: 284–290

Nabel EG (1995) Gene therapy for cardiovascular disease. Circulation 91: 541–548

Nabel EG, Yang Z, Liptay S, San H, Gordon D et al. (1993a) Recombinant platelet-derived growth factor B gene expression in porcine arteries induce intimal hyperplasia in vivo. J Clin Invest 91: 1.822–1.829

Nabel EG, Yang ZY, Plautz G, Forough R, Zhan X et al. (1993b) Recombinant fibroblast growth factor-1 promotes intima hyperplasia and angiogenesis in arteries in vivo. Nature 362: 844–846

Neeper MP, Waxman L, Smith DE, Schulman CA, Sardana M, Ellis RW, Schaffer LW, Siegl PKS, Vlasuk GP (1990) Characterization of recombinant tick anticoagulant peptide. J Biol Chem 265: 17.746–17.752

Nelles L, Lijnen HR, Collen D, Holmes WE (1987) Characterization of recombinant human single chain urokinase-type plasminogen activator mutants by site-specific mutagenesis of lysine 158. J Biol Chem 262: 5.682–5.689

Neuhaus KL, Essen R von, Vogt A et al. (1991) Dose-ranging study of a novel recombinant plasminogen activator in patients with acute myocardial infarction: results of the GRECO-study (abstract). Circulation 84: II 573

Nielsen LS, Hansen JG, Skriver L et al. (1982) Purification of zymogen to plasminogen activator from human glioblastoma cells by affinity chromatography with monoclonal antibody. Biochemistry 21: 6.410–6.415

Noeske-Jungblut C, Krätzschmar J, Haendler B, Alagon A, Possani L, Verhallen P, Donner P, Schleuning W-D (1994) An inhibitor of collagen-induced platelet aggregation from the saliva of *Triatoma pallidipennis*. J Biol Chem 269: 5.050–5.053

Noeske-Jungblut C, Haendler B, Donner P, Alagon A, Possani L, Schleuning W-D (1995) Triabin, a highly potent exosite inhibitor of thrombin. J Biol Chem 270: 28.629–28.634

Nolan C, Hall LS, Barlow GH, Tribby IIE (1977) Plasminogen activator from human embryonic kidney cell cultures. Evidence for a proactivator. Biochim Biophys Acta 496: 384–400

O'Brian DP, Tuddenham EGD (1994) The structure and function of factor VIII. In: Bloom AL, Forbes CD, Thomas DP, Tuddenham EGD (eds) Haemostasis and thrombosis, 3rd edn. Churchill Livingstone, Edinburgh London New York, pp 333–348

Öhlin AK, Ludes G, Bourdon P, Oppenheimer C, Wydro R, Stenflo J (1988) β-hydroxyaspartic acid in the first epidermal growth factor-like domain of protein C. J Biol Chem 263: 19.240–19.248

Ohno T, Gordon D, San H, Pompili VJ, Imperiale MJ et al. (1994) Gene therapy for vascular smooth muscle cell proliferation after arterial injury. Science 265: 781–784

Pennica D, Holmes WE, Kohr WJ, Harkins RN, Vehar GA, Ward CA, Bennett WF, Yelverton E, Seeburg PH, Heyneker HL, Goeddel DV, Collen D (1983) Cloning and expression of human tissue-type plasminogen activator cDNA in *E. coli*. Nature 301: 214–221

Petersen LC, Lund LR, Nielsen LS, Dano K, Skriver L (1988) One-chain urokinase-type plasminogen activator from human sarcoma cells is a proenzyme with little or no intrinsic activity. J Biol Chem 263: 11.189–11.195

Petri T, Baldus B, Boidol W, Bringmann P, Cashion L, Donner P, Haendler B, Krätzschmar J, Langer G, Siewert G, Witt W, Schleuning W-D (1992) Novel plasminogen activators from the vampire bat *Desmodus rotundus*. In: Spier RE, Griffiths JB, MacDonald C (eds) Animal technology: developments, processes and products. Butterworth-Heinemann, Oxford, pp 599–604

Petri T, Neukamm B, Isernhagen M, Ockert B, Noeske-Jungblut C (1996) Expression of triabin, a novel and highly potent inhibitor of thrombin, in Sf9 and high five insect cells using a recombinant baculo virus. In: Carrondo MJ (ed) Animal cell technology: from vaccines to genetic medicines. Cluver Academic Puplishers, Dordrecht Boston London

Pittman DD, Alderman EM, Tomkinson KN, Wang JH, Giles AR, Kaufman RJ (1993) Biochemical, immunological, and in vivo functional characterization of B-domain-deleted factor VIII. Blood 81: 2.925–2.935

Plautz GE, Nabel EG, Fox B, Yang ZY, Jaffe M et al. (1994) Direct gene transfer for the understanding and treatment of human disease. Ann N Y Acad Sci 716: 144–153

Reiner AP, Davie EW (1994) The physiology and biochemistry of factor IX. In: Bloom AL, Forbes CD, Thomas DP, Tuddenham EGD (eds) Haemostasis and thrombosis, 3rd edn. Churchill Livingstone, Edinburgh London New York, pp 309–332

Rydel TJ, Ravichandran KG, Tulinsky A, Bode W, Huber R, Roitsch C, Fenton II JW (1990) The structure of a complex of recombinant hirudin and human thrombin. Science 249: 277–280

Salle H de la, Altenburger W, Elkaim R, Dott K, Dieterle A, Drillen R, Cazenave JP, Tolstoshev P, Lecocq JP (1985) Active gamma-carboxylated human factor IX expressed using recombinant DNA techniques. Nature 316: 268–270

Schleuning W-D, Alagon A, Boidol W, Bringmann P, Petri T, Krätzschmar J, Haendler B, Langer G, Baldus B, Witt W, Donner P (1992) Plasminogen activators from the saliva of *Desmodus rotundus* (common vampire bat): unique fibrin specificity. Ann N Y Acad Sci 667: 395–403

Seifried E, Müller M, Ziesche S et al. (1992) Influence of a novel recombinant plasminogen activator on the hemostatic system: dose-ranging multicenter study (GRECO) (abstract). Fibrinolysis 6: 146

Skriver L, Nielsen LS, Stephens R, Dano K (1982) Plasminogen activator released as inactive proenzyme from murine cells transformed by sarcoma virus. Eur J Biochem 124: 409–414

Smith TA, Mehaffey MG, Kayda DB, Saunders JM, Yei S, Trapnell BC, McClelland A, Kaleko M (1993) Adenovirus mediated expression of therapeutic plasma levels of human factor IX in mice. Nat Genet 5: 397–402

Solis MM, Cook C, Cook J, Glaser C, Light D, Morser J, Yu SC, Fink L, Eidt JF (1991) Intravenous recombinant soluble human thrombomodulin prevents venous thrombosis in a rat model. J Vasc Surg 14: 599–604

Stassen JM, Lambeir A-M, Vreys I, Deckmyn H, Matthyssens G, Nyström A, Vermylen J (1995) Characterization of a series of aprotinin-derived anticoagulants. Thromb Haemost 74: 655–659

Stump DC, Lijnen HR, Collen D (1986a) Purification and characterization of single-chain urokinase-type plasminogen activator from human cell cultures. J Biol Chem 261: 1.274–1.278

Stump DC, Thiepont M, Collen D (1986b) Urokinase-related proteins in human urine. Isolation and characterization of single-chain urokinase (pro-urokinase) and urokinase-inhibitor complex. J Biol Chem 261: 1.267–1.273

Sumi H, Kosugi T, Matsuo O, Mihara H (1982a) Physicochemical properties of highly purified kidney cultured plasminogen activator (single chain urokinase). Acta Haematol Jpn 45: 119–128

Sumi H, Maruyama M, Matsuo O, Mihara H, Toki N (1982b) Higher fibrin-binding and thrombolytic properties of single polypetide chain – high molecular weight urokinase. Thromb Haemost 47: 297

Toole JJ, Knopf JL, Wozney JM, Sultman LA, Buecker JL, Pittman DD, Kaufman RJ, Brown E, Shoemaker C, Orr EC, Amphlett GW, Foster WB, Coe ML, Knutson GJ, Fass DN, Hewick RM (1984) Molecular cloning of a cDNA encoding human antihaemophilic factor. Nature 312: 342–347

Vehar G, Keyt B, Eaton D, Rodriguez H, O'Brian DP, Rotblat F, Opperman H, Keck R, Wood W, Harkins R, Tuddenham EGD, Lawn R, Capon D (1984) Structure of human factor VIII. Nature 312: 337–342

Vlasuk GP (1993) Structural and functional characterization of tick anticoagulant peptide (TAP): a potent and selective inhibitor of blood coagulation factor Xa. Thromb Haemost 70: 212–216

Wallis RB (1996) Hirudins: from leeches to man. Semin Thromb Hemost 22: 185–196

Waxman L, Smith DE, Arcuri KE, Vlasuk GP (1990) Tick anticoagulant peptide (TAP) is a novel inhibitor of blood coagulation factor Xa. Science 248: 593–596

Weitz JI, Hudoba M, Massel D, Maraganore J, Hirsh J (1990) Clot-bound thrombin is protected from inhibition by heparin-antithrombin III but is susceptible to inactivation by antithrombin III-independent inhibitors. J Clin Invest 86: 385–391

Wijngaards G, Rijken DC, Van Wezel AL, Groenveld E, Van der Velden CAM (1986) Characterization and fibrin-binding properties of different molecular forms of pro-urokinase from a monkey kidney cell culture. Thromb Res 42: 749–760

Witt W, Baldus B, Bringmann P, Cashion L, Donner P, Schleuning W-D (1992) Thrombolytic properties of *Desmodus rotundus* (vampire bat) salivary plasminogen activator in experimental pulmonary embolism in rats. Blood 79: 1.213–1.217

Witt W, Maass B, Baldus B, Hildebrand M, Donner P, Schleuning W-D (1994) Coronary thrombolysis with desmodus salivary plasminogen activator in dogs. Circulation 90: 421–426

Wojta J, Kirchheimer JC, Turcu L, Christ G, Binder BR (1986) Monoclonal antibodies against human high molecular weight urinary urokinase: application for affinity purification of urinary prourokinase. Thromb Haemost 55: 347–351

Wood WI, Capon DJ, Simonsen CC, Eaton DL, Gitschier J, Keyt B, Seeburg PH, Smith DH, Hollingshead P, Wion KL, Delwart E, Tuddenham EGD, Vehar GA, Lawn RM (1984) Expression of active human factor VIII from recombinant DNA clones. Nature 312: 330–337

Wu S-M, Cheung W-F, Frazier D, Stafford DW (1991) Cloning and expression of the cDNA for human γ-glutamyl carboxylase. Science 254: 1634–1636

Wun TC, Ossowski L, Reich E (1982a) A proenzyme form of human urokinase. J Biol Chem 257: 7.262–7.268

Wun TC, Schleuning W-D, Reich E (1982b) Isolation and characterization of urokinase from human plasma. J Biol Chem 257: 3.276–3.283

Yan SCB, Grinnell BW, Wold F (1989) Post-translational modifications of protein: some problems left to solve. Trends Biochem Sci 14: 264–268

Yan SCB, Razzano P, Chao YB, Walls JD, Berg DT, McClure DE, Grinnell BW (1990) Characterization and novel purification of recombinant human protein C from three mammalian cell lines. Biotechnology 8: 655–661

Yan SB, Chao YB, Halbeek H van (1993) Novel Asn-linked oligosaccharides terminating in GalNAc beta (1→4) [Fuc alpha (1→3)] GlcNAc beta (1→) are present in recombinant human protein C expressed in human kidney 293 cells. Glycobiology 3: 597–608

2.3 Mechanismen der Angiogenese

Hermann Haller, Elke Gensch, Tomas Lenz und Friedrich C. Luft

Inhaltsverzeichnis

2.3.1 Einleitung

Die Entstehung und Bildung neuer Blutgefäße wird als Angio- bzw. Vaskulogenese bezeichnet. Die Vaskulogenese ist die Entwicklung von Blutgefäßen aus Stammzellen, den sog. Blutinseln, in der frühen Embryogenese. Im Unterschied dazu ist Angiogenese als die Bildung neuer Kapillargefäße aus bereits existierenden Mikrogefäßen definiert. Bei letzterem Prozeß kommt es zum Herauswachsen der Endothelzellen aus den Blutgefäßen in das umgebende Bindegewebe. Angiogenese und Vaskulogenese unterscheiden sich in vielfältiger Hinsicht, wenngleich die Migration und Proliferation von Endothelzellen in beiden Prozessen eine wichtige Rolle spielen. Es scheint jedoch festzustehen, daß die Vaskulogenese nur in der Embryonalphase von Bedeutung und bei der Neubildung von Gefäßen im Erwachsenenorganismus nicht beteiligt ist. Bei der Angiogenese handelt es sich um einen morphogenetischen Prozeß, der für die Blutversorgung im Erwachsenengewebe, bei der Gewebeneubildung sowie bei Erkrankungen eine wichtige Rolle spielt. Beispiele für die physiologische Bedeutung der Angiogenese sind die Bildung der Plazenta, Veränderungen des Uterus sowie die Bildung des Corpus luteum; die Angiogenese ist außerdem bei der Wundheilung und dem Knochenwachstum von Bedeutung. Zudem hat die Angiogenese, neben der Vaskulogenese, eine wichtige Funktion bei der Organentwicklung des Embryos. Die Neubildung von Blutgefäßen ist wesentlich an der Pathogenese verschiedener Erkrankungen, wie rheumatischer Arthritis, ischämischer Herzerkrankung sowie ischämischer Erkrankung der Peripherie, der diabetischen Retinopathie, dem Tumorwachstum und der Tumormetastasierung, beteiligt [Folkman 1995a, Folkman u. Shing 1992, Klagsbrun u. Folkman 1990, Liotta et al. 1991, Montesano 1992, Risau 1990, Weinstat-Saslow u. Steeg 1994]. Bei einigen dieser Erkrankungen kommt der Angiogenese eine wichtige Bedeutung bei der Heilung und Neubildung von Gewebe zu. Bei anderen Erkrankungen trägt die Angiogenese zur Zerstörung des Gewebes und zur Progression der Erkrankung bei.

2.3.2 Faktoren der Angiogenese

Die Bildung von neuen Kapillaren wird durch die Migration und Proliferation von Endothelzellen verursacht. An diesem Prozeß sind verschiedene andere Zellarten, wie Monozyten, Makrophagen, Mastzellen, Lymphozyten, Zellen des Bindegewebes, Perizyten und Tumorzellen beteiligt. Diese Zellen beeinflussen die Bildung neuer Blutgefäße durch die Sekretion von angiogenetischen und antiangiogenetischen Molekülen. Neben diesen spezi-

Handbuch der molekularen Medizin, Band 3
Herz-Kreislauf-Erkrankungen
D. Ganten/K. Ruckpaul (Hrsg.)
© Springer-Verlag Berlin Heidelberg 1998

Tabelle 2.3.1. Angiogenesefaktoren, *ECGF* Endothelial-cell-growth-Faktor

Faktor	Molekulargewicht	Funktion
bFGF	18.000	Sowohl bFGF als auch FGF sind für ein weites Spektrum von Zelltypen mitogen, sie binden an Heparinsulfatproteoglykane, regen Endothelzellen zur Migration an und induzieren Röhrenbildung in vitro, die Produktion von Proteasen und Plasminogenaktivator und induzieren die Vaskulogenese im Embryo
aFGF	16.400	s. oben
VEGF	45.000	Die Proliferationsaktivität für vaskuläre Endothelzellen ist äußerst spezifisch, VEGF erhöht die vaskuläre Permeabilität, induziert den Plasminogenaktivator und den Plasminogenaktivatorinhibitor in Endothelzellen. Ist strukturell mit PDGF verwandt
ECGF	45.000	Stimuliert die DNA-Synthese der Endothelzellen und die Chemotaxis, es ist keine Proliferationsfähigkeit bekannt, ECGF verstärkt die Aktivität der DNA-Synthese von FGF in Endothelzellen
TGF-α	6.000	Wandelt normale Zellen in transformierte Phänotypen um, bindet an EGF-Rezeptor
Angiogenin	14.000	Führt zur Bildung von Diaglyzerol und Prostazyklin in Endothelzellen, ist für die Neovaskularisation von entscheidender Bedeutung
TGF-β	25.000	Erhöht die Produktion der extrazellularen Matrix, ist für Monozyten chemotaktisch
TNF-α	55.000	Induziert die Produktion von bFGF in Endothelzellen und verstärkt dessen Expression, ist für Monozyten chemotaktisch, aktiviert Makrophagen
Angiopoetin	70.000	Ligand für den Rezeptor tie-2, wirkt nicht mitogen, möglicherweise für die Rekrutierung mesenchymaler Zellen in die Gefäßwand verantwortlich

fischen Angiogenesesubstanzen spielen die Bildung der extrazellularen Matrix und die Expression proteolytischer Enzyme eine wichtige Rolle [Folkman 1995 a, Folkman u. Shing 1992, Klagsbrun u. Folkman 1990, Montesano 1992, Risau 1990, Weinstat-Saslow u. Steeg 1994].

Zu den mitogenen Faktoren, welche für das Wachstum von kapillaren Blutgefäßen und Endothelzellen verantwortlich sind, zählen die Fibroblastenwachstumsfaktorfamilie und der Vascular-endothelial-growth-Faktor (VEGF). Tabelle 2.3.1 gibt eine Übersicht über die z. Z. bekannten Angiogenesefaktoren. Die bFGF-Familie spielt eine wesentliche Rolle bei der Bildung der Angioblasten aus dem Mesoderm. Diese Angioblasten differenzieren anschließend in Endothelzellen, welche de novo neue Blutgefäße, wie die dorsale Aorta, bilden. VEGF scheint vor allen Dingen für diesen Prozeß des Vaskulogenese von Bedeutung zu sein. Es werden von den Angioblasten 2 unterschiedliche Rezeptoren für VEGF exprimiert. Der VEGF-Rezeptor-2 (FLK-1) ist für die Differenzierung der Endothelzellen in der frühen Phase verantwortlich. Eine Zerstörung des Gens für diesen Rezeptor führt zum Tod der Embryos am Tag 8,5–9,5 [Shalabyet al. 1995]. Die Ausschaltung des Gens für den 2. VEGF-Rezeptor VFGR-1 (FLT-1) erlaubt zwar noch die Differenzierung der Endothelzellen, aber verhindert die Bildung größerer Blutgefäße. Diese Embryonen sterben am Tag 9 ihrer Entstehung

[Fong et al. 1995]. Wird VEGF selbst mittels homologer Rekombination zerstört, werden sowohl die Differenzierung von Endothelzellen als auch die Vaskulogenese und die Angiogenese verhindert [Carmeliet et al. 1996]. Außer den bisher beschriebenen Tyrosinkinaserezeptoren, wie FLK-1 und FLT-1 sind 2 weitere, TIE-1 und TIE-2 kloniert worden [Dumont et al. 1995]. Auch hier haben Versuche mit Knock-out-Mäusen gezeigt, daß die Rezeptoren für die Angiogenese und die Differenzierung von Endothelzellen von Bedeutung sind. Kürzlich ist der erste Ligant für den TIE-2-Rezeptor beschrieben worden. Es handelt sich dabei um Angiopoetin-1, ein Glykoprotein mit einem MG von 70.000 [Davis et al. 1996]. Angiopoetin induziert, im Unterschied zu VEGF, keine Angiogenese in vitro und ist auch kein Mitogen für Endothelzellen. Seine Rolle bei der Gefäßentstehung scheint in der Rekrutierung der die Endothelzellen umgebenden Perizyten und glatten Muskelzellen zu liegen [Suri et al. 1996]. Für diese Hypothese sprechen auch Befunde in Patienten, bei denen venöse Gefäßmißbildungen mit einer Mutation des TIE-2-Rezeptors verbunden sind [Vikkula et al. 1996].

Die meisten der beteiligten Zellen sezernieren angiogenetisch wirksame Moleküle. Es ist jedoch häufig noch ungeklärt, wie diese Zellen jeweils aktiviert werden. Ein wichtiger Stimulus ist vermutlich die Hypoxie, welche durch unzureichende Gefäßversorgung auftritt. Hypoxie kann in schweren

Entzündungen, rasch expandierenden Tumoren und ischämischem Gewebe auftreten. In der Regel wird die Hypoxie durch eine ungenügende Perfusion des Gewebes ausgelöst. Für einige der angiogenetisch wirksamen Substanzen ist Hypoxie als induzierender Faktor nachgewiesen worden. Die Expression des Vascular-endothelial-growth-Faktor ist bei der Hypoxie am Augenhintergrund, verschiedenen Tumoren sowie Tumorzellinien, in Fibroblasten und glatten Gefäßmuskelzellen beobachtet worden [Brogi et al. 1994, Miller et al. 1994, Minchenko et al. 1994, Shweiki et al. 1993]. Hypoxie führt jedoch nicht nur zur Expression von VEGF, sondern induziert auch die Expression von anderen Wachstumsfaktoren wie der β-Kette des Platelet-derived-growth-Faktor (PDGF) sowie der aktiven Form des Transforming-growth-Faktor-β (TGF-β) [Minchenko et al. 1994, Sakuda et al. 1992]. Außer der Hypoxie sind mögliche andere Faktoren, welche bei niedrigem Sauerstoffgehalt oder bei Entzündungen auftreten, Veränderungen des pH und eine hohe Laktatkonzentration. Die beiden letztgenannten Mechanismen können ebenfalls die Freisetzung von angiogenetisch wirksamen Molekülen aus Monozyten, Makrophagen und Tumorzellen induzieren [Folkman u. Shing 1992]. Der Mechanismus, wodurch Hypoxie in verschiedenen Zelltypen die Expression von angiogenetisch wirksamen Molekülen reguliert, ist noch nicht eindeutig geklärt. Vermutlich ist der Mechanismus ähnlich dem der Sauerstoff-empfindlichen Gene wie Erythropoetin [Fisher u. Nakashima 1992, Goldberg u. Schneider 1994, Minchenko et al. 1994], Endothelin I, Interleukin I, Ornitihindekarboxylase [Goldberg u. Schneider 1994] und Glukosetransporter [Loikeet al. 1994]. Wie im Fall von Erythropoetin ist die durch Hypoxie induzierte Expression von VEGF von einem regulierenden Protein abhängig, welches eine Hämgruppe enthält [Fisher u. Nakashima 1992, Goldberg u. Schneider 1994, Miller et al. 1994]. Die einzelnen angiogenetisch wirksamen Moleküle scheinen jedoch durch unterschiedliche Mechanismen reguliert zu sein. Die Induktion von VEGF [Minchenko et al. 1994, Shweiki et al. 1993] und PDGF [Kourembanas et al. 1990] nach Hypoxie wird durch transkriptionelle Aktivierung reguliert. Im Gegensatz dazu wird die Freisetzung des aktiven TGF-β aus glatten Muskelzellen nach Hypoxie durch posttranslationale Modifikation des Moleküls verursacht [Sakuda et al. 1992].

Hypoxie und die damit verbundenen Stoffwechselveränderungen sind jedoch nicht die einzigen Faktoren, welche die Freisetzung von angiogenetisch wirksamen Molekülen bestimmen. Eine andere Möglichkeit der Freisetzung von angiogenetischer Aktivität ist am Beispiel des Fibroblastenwachstumsfaktors untersucht worden. Mehrere Untersuchungen haben gezeigt, daß FGF bei angiogenetischen Prozessen in vivo eine Rolle spielt [Battler et al. 1993, Ensoli et al. 1994a, Folkman u. Shing 1992, Frank 1994, Klagsbrun u. Folkman 1990, Nguyen et al. 1994]. Da FGF kein Signalpeptid zur Sekretion aufweist, ist die Hypothese formuliert worden, daß FGF von extrazellularen Matrixproteinen bei deren proteolytischer Degradation freigesetzt wird. Alternativ könnte die Wirkung von Heparin oder anderen Proteoglykanen bei dieser Freisetzung eine Rolle spielen [Folkman u. Shing 1992]. Der Wachstumsfaktor FGF könnte auch von Zellen nach mechanischer Verletzung und von sterbenden Zellen freigesetzt werden [Folkman u. Shing 1992, McNeil PL et al. 1989]. Auch andere angiogenetisch wirksame Moleküle wie PDGF und TGF-I [Soyombo et al. 1994, Taipaleet al. 1994] können an extrazellulare Matrixproteine binden. Im Fall des PDGF kann die Freisetzung aus dieser Bindung durch Thrombin erfolgen [Soyombo et al. 1994]. Die latente Form des TGF-I kann durch Heparin, Plasmin, Thrombin und Thrombospendin freigesetzt und aktiviert werden [Lyons et al. 1990, McCaffrey et al. 1989, Sato u. Rifkin 1989, Schultz-Cherry et al. 1994a,b, Taipale et al. 1992]. Die zellularen Veränderungen, welche der gesteigerten Expression von angiogenetisch wirksamen Molekülen zugrundeliegen, sind als sog. angiogenetisches Umschalten bezeichnet worden [Folkman u. Shing 1992]. Die Mechanismen, welche diese phänotypische Veränderung induzieren, sind noch nicht geklärt. In Tumoren ist gezeigt worden, daß der Anfang der Tumorvaskularisation unabhängig von der malignen Transformation der Zellen ist [Folkman u. Shing 1992]. Es ist jedoch bislang unzureichend untersucht, ob die Entstehung der Angiogenese mit der Expression von Onkogenen oder Tumorsuppressorgenen assoziiert ist [Weinstat-Saslow u. Steeg 1994].

Im erwachsenen Gewebe bestimmt die Balance von angiogenetisch bzw. angiostatisch wirkenden Substanzen, ob sich die Gefäßwand in einem Zustand relativer Ruhe, d. h. in einer ausgewogenen Homöostase, befindet oder sich in Richtung Neovaskularisation entwickelt. Ein gutes Beispiel ist die Entwicklung von Tumoren, bei der das Tumorwachstum zu einer vermehrten Bildung und Sekretion von angiogenetisch wirksamen Molekülen, wie FGF, VEGF u. a. führt. Es kommt jedoch in diesen Tumoren zu einer verminderten Expression von Inhibitoren der Angiogenese, z. B. von Thrombospondin. Dieses Proteoglykan verhindert unter normalen Umständen die Angiogenese und fördert die Homöostase des gesunden Blutgefäßes [Dameron et al. 1994, Rastinejad et al. 1989]. Es stellt sich hier die Frage, wie eine angiogenetisch bzw. antiangiogenetisch wirksame Substanz charakterisiert ist [Folkman u. Shing 1992, Klagsbrun u. Folkman 1990, Montesano 1992, Risau 1990, 1991, Schott u. Morrow 1993].

2.3.3 Experimentelle Modelle der Angiogenese

Die angiogenetische Wirksamkeit wird hauptsächlich in sog. Angiogenese-Assays in vivo charakterisiert. Dazu zählen in erster Linie die Bildung von neuen Blutgefäßen auf der Allantoismembran des Hühnchens (CAM-Assay) oder verschiedene Assay-Systeme im Bereich der Hornhaut des Auges [Klagsbrun u. Folkman 1990]. Die jeweilige Substanz wird auf das Allantoishäutchen aufgebracht oder in die Kornea implantiert, und die Bildung neuer Blutgefäße kann dort direkt quantifiziert werden. Mit Hilfe dieser In-vivo-Assays ist es jedoch nicht möglich, direkte Wirkungen dieser Substanzen auf die Endothelzellen von der indirekten Stimulation des Angiogeneseprozesses durch Aktivierung von Perizyten bzw. glatten Muskelzellen und/oder Rekrutierung von inflammatorischen bzw. Bindegewebszellen zu trennen [Klagsbrun u. Folkman 1990, Montesano 1992]. Dies bedeutet, daß mit Hilfe der In-vivo-Assays die angiogenetische Wirksamkeit einer Substanz definiert werden kann, ohne jedoch eine genaue Beschreibung des spezifischen molekularen Mechanismus zu liefern. Um den molekularen Mechanismus von angiogenetisch wirksamen Substanzen auf die Gefäßwand direkt zu untersuchen, sind verschiedene In-vitro-Assay-Systeme entwickelt worden. Mit Hilfe dieser Assay-Systeme können auch die verschiedenen Funktionen der Endothelzellen, welche für die Bildung neuer Blutgefäße von Bedeutung sind, analysiert werden. Dazu zählen die Proliferation von Endothelzellen, die Migration dieser Zellen auf verschiedenen Matrix-Assays, die Expression von proteolytischen Enzymen und die Bildung von kapillarartigen Strukturen [Vukicevic et al. 1992]. Bei diesen In-vitro-Assay-Systemen stellt sich jedoch ein anderes Problem. Die meisten dieser Assay-Systeme verwenden extrazellulare Matrixproteine, welche möglicherweise in gelöster oder gebundener Form bereits Wachstumsfaktoren enthalten. Außerdem ist für die Induktion der endothelialen Zellproliferation häufig die zusätzliche Gabe von Forbolestern oder angiogenetisch wirksamen Molekülen notwendig. Dies bedeutet, daß für den spezifischen Nachweis der angiogenetischen Wirksamkeit einer Substanz auf Endothelzellen die entsprechenden experimentellen Bedingungen von besonderer Bedeutung sind.

2.3.4 Phänotypische Veränderungen von Endothelzellen

Die Neubildung von Blutgefäßen erfolgt in der Mikrozirkulation [Ausprunk u. Folkman 1977] durch Aussprossen aus Kapillaren und kleinen Venolen [Folkman u. Shing 1992]. Es entsteht ein komplexes kapillares Netzwerk. Die kleinen Blutgefäße der Mikrozirkulation, aus denen diese Blutgefäße aussprossen, bestehen aus Endothelzellen und Perizyten (auf der Seite der Kapillaren) und Endothelzellen und glatten Gefäßmuskelzellen (im Fall der Arteriolen und Venolen). Diese 3 Zelltypen sind an der Bildung neuer Blutgefäße wesentlich beteiligt und enthalten das gesamte Repertoire der lokalen Zytokine und Botenstoffe, welche für die Neubildung von Blutgefäßen verantwortlich sind [Folkman 1995 a]. Die Endothelzellen in den kleinen Blutgefäßen der Mikrozirkulation unterscheiden sich phänotypisch deutlich von Endothelzellen in großen Blutgefäßen [Bar et al. 1989, Beekhuizen et al. 1990, Beitz et al. 1991, Dupuy et al. 1989, Ferrara et al. 1992, Lüscher et al. 1990, Page et al. 1992, Plate et al. 1992, Rupnik et al. 1988, Smits et al. 1989, Zhang et al. 1993]. Es handelt sich dabei um eine spezifische Ausdifferenzierung, welche durch geeignete Stimuli auch aus den Endothelzellen größerer Blutgefäße erfolgen kann. Spezifische Stimuli, wie die Behandlung von makrovaskulären Endothelzellen mit Phorbolestern [Montesano 1992], das Auswachsen von Endothelzellen aus der Rattenaorta in Kultur [Nicosia et al. 1994] und das Klonieren von Endothelzellen in vitro [Battegay et al. 1994, Iruela-Arispe et al. 1991 a, b, Jaervelaeinen et al. 1992, Lane et al. 1994, Raines et al. 1992], können die phänotypische Veränderung von einem ruhenden Endothelzelltyp zu einem angiogenetischen Phänotyp induzieren. Diese phänotypische Umwandlung von Endothelzellen deutet auf die morphogenetischen Aspekte von Angiogenese und Vaskulogenese hin. Das genetische Programm, welches für die jeweilige Differenzierung von Endothelzellen verantwortlich ist, ist bislang noch wenig verstanden. Auch die transkriptionelle Kontrolle der phänotypischen Veränderungen ist nicht definiert.

Die phänotypischen Veränderungen der Endothelzellen während der Neovaskularisation führen zu einer veränderten Reaktion dieser Zellen auf externe Stimulation. Diese Endothelzellen exprimieren unterschiedliche Rezeptoren und möglicherweise intrazellulare Signaltransduktionsmoleküle. Es ist gezeigt worden, daß Endothelzellen während der Bildung von Kapillaren in vitro den PDGF-Rezeptor vermehrt exprimieren [Battegay et al. 1994]. Es ist außerdem nachgewiesen worden, daß TGF-β eine proliferative Wirkung auf den "angiogenetischen Phänotyp der Endothelzellen ausübt, jedoch in ruhenden Endothelzellen keine Wirkung zeigt [Iruela-Arispe u. Sage 1993]. Die Wirkung dieser Wachstumsfaktoren auf die Endothelzellen wird durch die umgebende Matrix bestimmt. Dies ist für die proliferative Wirkung von FGF durch Modulation der extrazellularen Matrix und Veränderungen der Zellform nachgewiesen worden [Ingber 1991a]. Während der Neubildung von Gefäßen exprimieren Endothelzellen vermehrt Kollagen Typ I sowie Proteoglykane, wie SPARC, und Decorin [Iruela-Arispe et al. 1991a,b, Iruela-Arispe u. Sage 1993, Jaervelaeinen et al. 1992, Lane et al. 1994, Raines et al. 1992]. Diese Substanzen werden in vitro von konfluenten Endothelzellen in der Regel nicht hergestellt. Die in vitro

gewonnenen Befunde deuten darauf hin, daß Substanzen wie PDGF-BB, FGF und andere wachstumsregulierende Moleküle auf die Proliferation der Endothelzellen und damit die Angiogenese eine wesentliche Wirkung ausüben [Battegay et al. 1994, Marx et al. 1994].

2.3.5 Endothelzellfunktion und die Initiation der Angiogenese

Die Bildung neuer Blutgefäße beinhaltet eine Vielfalt von Mechanismen, welche in einer zeitlichen und räumlichen Reihenfolge koordiniert eingeleitet werden müssen (Abb. 2.3.1). Ruhende Endothelzellen in einem stabilen Gefäß sind auf der Außenseite des Gefäßes von Perizyten umkleidet. Diese Perizyten ähneln glatten Gefäßmuskelzellen in größeren Gefäßen. Es scheint, daß sie die Aktivität der Endothelzellen beeinflussen. In aussprossenden bzw. aktivierten Gefäßen vermindert sich die Anzahl der Perizyten oder sie verschwinden gänzlich. Im Verlauf der Bildung von Blutgefäßen tauchen sie nach der Enstehung von endothelialen Kanälen wieder auf [Folkman u. Shing 1992]. In vitro ist in Kokulturen von Endothelzellen zusammen mit Perizyten bzw. glatten Muskelzellen gezeigt worden, daß aktives TGF-β synthetisiert wird, welches die Endothelzellproliferation verhindern kann [Antonelli-Orlidge et al. 1989, Heimark et al. 1986, Sato

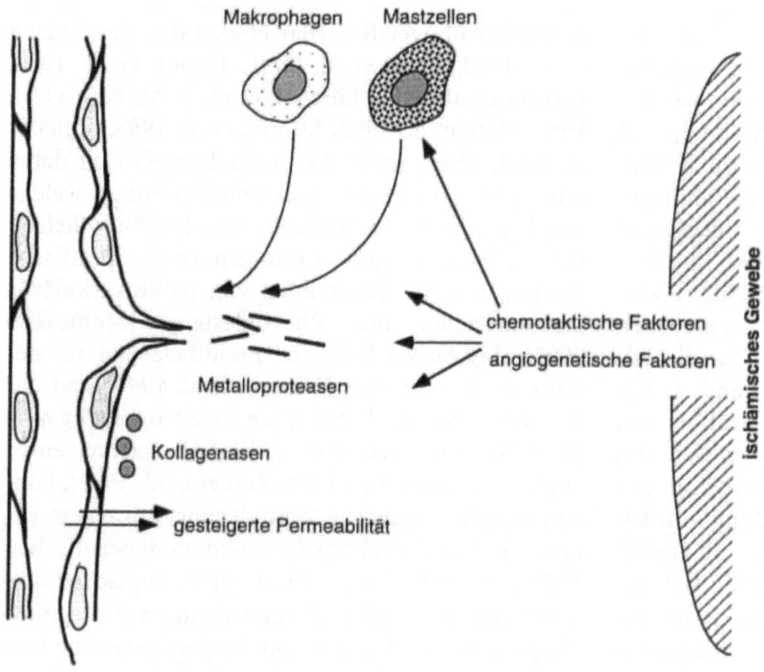

Abb. 2.3.1. Zellulare Mechanismen der Angiogenese (Erläuterung s. Text)

u. Rifkin 1989]. Perizyten und glatte Gefäßmuskelzellen scheinen daher, neben ihrer strukturellen Funktion, die Blutgefäße in einem ruhenden, nicht proliferierenden Zustand zu halten.

Eine der frühesten Veränderungen in den Blutgefäßen bei der Einleitung der Angiogenese ist die Vasodilatation. Danach beginnen die Endothelzellen die Basalmembran zu durchwandern. Die unterhalb der Endothelzellen liegende Basalmembran trennt diese vom umliegenden Gewebe. Bevor die Endothelzellen auswandern können, muß die Basalmembran an bestimmten Punkten abgebaut und zerstört werden. Dazu sind proteolytische Enzyme, wie der Tissue-Plasminogen-Aktivator und andere Proteasen, notwendig [Montesano 1992, Carmeliet et al. 1994]. Die Expression dieser Proteasen in Endothelzellen kann einerseits durch Wachstumsfaktoren und andererseits durch die umgebende Matrix selbst stimuliert werden. Die proteolytische Aktivität wird nicht nur für den Abbau der Basalmembran, sondern auch für die weitere Invasion der Endothelzellen in die umgebende Matrix benötigt. Möglicherweise spielen Proteasen auch bei der Formation des neuen Lumens aussprossender Kapillargefäße eine Rolle. Die gesteigerte proteolytische Aktivität scheint v. a. in der Frontalzone der wandernden Endothelzellen gesteigert zu sein und ermöglicht diesen, entlang eines Gradienten in das Gewebe einzuwandern. Gleichzeitig mit dem Auftreten proteolytischer Aktivität steigt die Proliferation der Endothelzellen rapide an [Folkman u. Shing 1992]. Im ruhenden Gefäß teilen sich Endothelzellen in der Regel nicht. Neben Proteolysemigration und Proliferation sind die Endothelzellen an der Modellierung des Gewebes und der Morphogenese beteiligt. Sie exprimieren extrazellulare Matrixproteine [Ingber 1991 a] und gestalten durch die röhrenartigen Netzwerke das Gewebe mit [Montesano 1992]. Dabei spielt die Adhäsion von Endothelzellen an die extrazellulare Matrix eine große Rolle. Adhäsionsmoleküle, welche in der Morphogenese von Kapillaren beteiligt sind, sind v. a. die Integrine, wie a-V, β-3 [Brooks et al. 1994 a, b] oder glykosylierte Strukturen, wie Sialyl-Lewis-X bzw. deren Liganden, die Selektine [Nguyen et al. 1993]. Die beschriebenen Veränderungen in der Endothelzellfunktion implizieren, daß die Endothelzellen während des Prozesses der Angiogenese eine massive Veränderung ihres Phänotyps und damit verbunden eine Verschiebung des Expressionsmusters einer Vielzahl von Genen aufweisen.

2.3.6 Angiogenese und extrazellulare Matrix

Interaktionen zwischen den Endothelzellen und der extrazellularen Matrix spielen bei verschiedenen Schritten der Angiogenese eine Rolle. Im ruhenden Blutgefäß sind die Endothelzellen, wie bereits erwähnt, von der Basalmembran umgeben. Diese enthält Kollagen Typ IV, Laminin, Heparansulfatproteoglykane, Entaktin, Von-Willebrand-Faktor sowie Vitronektin und Fibronektin. Vor allem Laminin spielt in der Bildung von kapillaren Röhren eine kritische Rolle [Iruela-Arispe et al. 1991 a, Nguyen et al. 1993, Risau 1990, 1994, Risau u. Lemmon 1988]. Dies ist v. a. in vitro gezeigt worden. In vivo konnte nachgewiesen werden, daß Kollagene in einer frühen Phase der Angiogenese exprimiert und sezerniert werden. Die Inhibition der Kollagenablagerungen und der Trippelhelixbildung verhindert die Bildung von neuen Blutgefäßen [Ingber 1991 b, Risau 1990, Risau u. Lemmon 1988]. Ein Knock-out des Gens für Kollagen Typ Ia führt zur Ruptur von Blutgefäßen in der frühen Phase der Entwicklung [Lohler et al. 1984].

Die Expression von Metalloproteasen wird durch verschiedene Stimulatoren der Angiogenese, wie Basic-fibroblast-growth-Faktor, Forbolester und TNF-α, stimuliert [Brooks et al. 1996, Takigawa et al. 1990]. Der Abbau von Matrixmolekülen einerseits und die Neuexpression und Bildung von neuer Matrix andererseits müssen im Rahmen der Angiogenese in einem genau kontrollierten zeitlichen und räumlichen Kontext erfolgen. In der invasiven Phase der Gefäßbildung mit Migration der Endothelzellen in die Matrix dominieren die Degradation der Basalmembran und des umgebenden Bindegewebes. Möglicherweise werden durch den Abbau der die Endothelzellen umgebenden Matrixsubstanzen neue Bindungsstellen frei und damit die Möglichkeit zur Migration der Endothelzellen verbessert. Es ist gezeigt worden, daß versteckte RGD-Sequenzen (RGD: Arginin-Glycin-Aspartat) von Kollagen I und VI nur nach Proteolyse des intakten Kollagens durch Integrinrezeptoren auf den Endothelzellen erkannt werden [Davis et al. 1996, Montgomery et al. 1994]. Das RGD-bindende Integrin-a-V/-β-3 wird v. a. auf proliferierenden Endothelzellen exprimiert [Brooks et al. 1994 a, b]. Damit erscheint es möglich, daß die degradierte Matrix in der frühen Phase der Angiogenese den Endothelzellen als Gerüst dient. In der späten Phase werden durch Synthese und Ablagerungen einer neuen Basalmembran, v. a. durch Kollagen Typ IV und Laminin, die Differenzierung der Endothelzellen und die Bildung des Gefäßlumens begünstigt [Ingber 1991 b].

2.3.7 Pathophysiologische Bedeutung der Angiogenese bei Wundheilung, Entzündung und Tumorentstehung

Die initiale Anlage von neuen Blutgefäßen im Embryo wird als Vaskulogenese bezeichnet. Die Vaskulogenese beginnt mit der Aggregation von mesodermalen Zellen und ihrer Differenzierung in Hämoblasten und Angioblasten. Letztere entwickeln sich zu Endothelzellen und formen die ersten Blutgefäße. Aus diesen ersten Blutgefäßen sprossen dann weitere Gefäße in die umgebenden Organe, wie Niere und Gehirn, aus. Dieser Vorgang wird Angiogenese genannt [Aiello et al. 1994, Gately et al. 1996, Reynolds et al. 1992]. Störungen in der Angiogenese können zu schweren Mißbildungen führen, wie am Beispiel des Thalidomids gezeigt worden ist [Taipale et al. 1992]. Die zahlreichen Mißbildungen nach der Einnahme von Thalidomid während der Schwangerschaft sind mit großer Wahrscheinlichkeit auf die antiangiogenetischen Eigenschaften dieser Substanz zurückzuführen.

Die Neubildung von Blutgefäßen findet sowohl unter physiologischen als auch pathophysiologischen Bedingungen statt. Die Neubildung von Blutgefäßen ist in der Regel bei der Geburt abgeschlossen. Es kommt jedoch auch im erwachsenen Organismus zur Bildung und zum Absterben von Blutgefäßen.

Die Bildung von neuem Gewebe, wie z. B. der Plazenta, ist mit Angiogenese verbunden. Die Zirkulation der Plazenta entwickelt sich aus anastomosierten Kapillaren aus dem mütterlichen Uterus einerseits und den trophoblastischen Lakunen andererseits [Larsen 1993, O'Rahilly u. Müller 1992]. Das plazentare Gewebe weist somit eine erhebliche angiogenetische Aktivität auf, und es sind verschiedene angiogenetische und antiangiogenetische Faktoren aus diesem Gewebe kloniert worden [Jackson et al. 1994, Park et al. 1994]. Im Uterus und den Ovarien kommt es während der Geschlechtsreife in regelmäßigen Abläufen zur Neubildung von Gefäßen [Klagsbrun u. Folkman 1990, Koos 1989, Reynolds et al. 1992]. Die ovarialen Follikel und das Corpus luteum bilden, zusammen mit der Größenzunahme, ein kapillares Netzwerk aus [Klagsbrun u. Folkman 1990, Shweiki et al. 1993]. Diese Vaskularisation ist mit einer gesteigerten Expression von VEGF verbunden [Dissen et al. 1994, Ravindranath et al. 1992, Shweiki et al. 1993]. Wird diese Neovaskularisation verhindert, findet kein Wachstum in diesen Organen statt [Koos 1989]. Bislang ist noch unklar, ob Erkrankungen im weiblichen Reproduktionstrakt auf Störungen der Angiogenese zurückzuführen sind.

Während der Wundheilung kommt es zur Einwanderung von Makrophagen in den Wundbereich. Diese Makrophagen spielen eine wichtige Rolle in der Induktion der Angiogenese (Abb. 2.3.1). Sie können einerseits angiogenetisch wirksame Substanzen sezernieren. Andererseits sind Makrophagen für den Umbau und die Neubildung von Matrixsubstanz von Bedeutung [Kovacs u. DiPietro 1994]. Die Neubildung von Gefäßen spielt bei der Wundheilung eine wichtige Rolle. Die Kapillaren im Wundbereich transportieren Nährstoffe in das Gewebe und unterstützen den Transport von abgebauten Substanzen. Verschiedene Studien haben eine vielversprechende Wirkung von angiogenetisch wirksamen Substanzen auf den Wundheilungsprozeß gezeigt. PDGF, TGF-β und bFGF beschleunigen den Wundheilungsprozeß im Tiermodell durch die Neubildung von Gefäßen und die Bildung von extrazellulärer Matrix [Pierce et al. 1992]. Ähnliche Befunde sind auch am Meerschweinchen und in diabetischen Tiermodellen erhoben worden [Broadley et al. 1989, Brown et al. 1994, LeGrand et al. 1993]. Auch beim Menschen beschleunigt die Applikation von hohen Dosen von rekombinantem PDGF die Heilung von Oberflächenulzera [Robson et al. 1992]. Ähnliche Befunde sind für die Abheilung von Duodenalulzera im Tiermodell [Folkman 1995a, Folkman u. Shing 1992] und beim Menschen gefunden worden [Hull et al. 1994, Wolfe et al. 1994].

Chronisch entzündliche Prozesse sind in der Regel vom Auftreten neuer Blutgefäße begleitet. Die Bildung von hypoplastischem Synovialgewebe (Pannus) bei der rheumatoiden Artritis ist mit einer starken Neovaskularisation verbunden. Diese neugebildeten Gefäße können in den Knorpel einwachsen und zerstören diesen durch eine hohe proteolytische Aktivität [Koch et al. 1994, Oliver et al. 1994]. Die Angiogenese kann somit zum Gewebeabbau durch proteolytische Enzyme beitragen. In Übereinstimmung mit dieser Hypothese zeigte ein Angiogeneseinhibitor im Tiermodell der Immunarthritis eine hervorragende therapeutische Wirkung [Oliver et al. 1994].

Während in den bisherigen pathophysiologischen Beispielen die Neovaskularisation unerwünscht war, ist bei der ischämischen Herzerkrankung sowie ischämischen Zuständen in anderen Organen eine Neubildung von Gefäßen erwünscht. Bei diesen ischämischen Erkrankungen kommt es, v. a. bei aeroben Organen, wie dem Herzen, mit wenig Kapazität für anaeroben Metabolismus, zu einer Mangelversorgung des Gewebes mit Sauerstoff. Diese Ischämie macht eine Verbesserung der Gefäßversorgung durch Kollateralen notwendig [Sabri et al. 1991, Sasayama u. Fujita 1992, Schaper et al. 1988, 1990, Tomoike et al. 1983]. Eine Neubildung von Kollateralen im Herzen kommt durch Aussprossen der Gefäße aus präexistierenden Kapillaren und kleinen Venen zustande. Es ist jedoch auch möglich, daß sich bereits vorbestehende Anastomosen durch eine Proliferation von Endothel- und glatten Gefäßmuskelzellen vergrößern [Sabri et al. 1991, Schaper et al. 1988, 1990]. Aus tierexperimentellen Untersuchungen ist bekannt, daß beide Prozesse innerhalb von 24 h induziert werden können und nach 3–4 Tagen funktionell wirksame Kollateralen vorliegen können [Schaper et al. 1990]. Die Neubildung von Blutgefäßen kann bei chronischer Ischämie und akuter Nekrose zum Erhalt der Gewebeperfusion und, im Fall des Herzens, zur Restaurierung der myokardialen Pumpfunktion beitragen [Harada et al. 1994, Yanagisawa-Miwa et al. 1992]. Im Tierversuch konnte mittels FGF-induzierter Angiogenese und Kollateralenbildung ein rascher therapeutischer Erfolg erzielt werden [Harada et al. 1994, Yanagisawa-Miwa et al. 1992]. Erste Versuche am Menschen zeigen eine therapeutische Wirkung von VEGF. Möglicherweise sind auch Faktoren wie Heparin und Ausdauertraining für die Ausbildung neuer Kollateralen und der Induktion der Angiogenese bedeutsam [Quyyumi et al. 1993].

Auch bei der Ischämie in der Peripherie konnte gezeigt werden, daß durch die Gabe von FGF [Pu et al. 1993] und VEGF [Takeshita et al. 1994] die Neovaskularisation induziert und damit eine bessere Versorgung des Gewebes mit Sauerstoff erzielt werden konnten.

In den letzten Jahren hat sich gezeigt, daß die Neubildung von Blutgefäßen auch in der Gefäßwand selbst und dort v. a. im Bereich von arteriosklerotischen Plaques erfolgen kann. Die Tatsache, daß Mikrogefäße ein Teil der arteriosklerotischen Läsion sind, hat zu neuen Hypothesen über die mögliche Rolle von Angiogenese und Arteriosklerose geführt [Galis et al. 1994, O'Brien et al. 1993, Sueishi et al. 1993, Zhang et al. 1993]. Wie im bereits geschilderten Fall der verstärkten proteolytischen Aktivität im Knorpelgewebe könnte auch die Neovaskularisation im arteriosklerotischen Plaque zu einer vermehrten Proteolyse und damit Instabilität des Plaques beitragen. Außerdem scheinen neugebildete Gefäße zur Instabilität zu neigen und vermehrt zu rupturieren und zu bluten. Auch dies könnte zur Destabilisierung des Plaques bei-

tragen [Galis et al. 1994]. Andererseits ist es auch möglich, daß die bessere Sauerstoffversorgung des Plaques und der Abtransport von schädigenden Substanzen zu einer Regression und Stabilisierung des Plaques führen. Die tatsächliche Rolle von Blutgefäßneubildungen im arteriosklerotischen Plaque ist somit noch nicht eindeutig geklärt.

2.3.8 Angiogenese und diabetische Retinopathie

Die Neubildung von Blutgefäßen ist die häufigste Ursache für Erblindung. Eine intraokulare Neovaskularisation tritt bei der diabetischen Retinopathie, bei der Ischämie der Netzhaut durch Venenverschluß und bei der Retinopathie der Frühgeborenen auf. Auch nach ophthalmologischen Eingriffen, wie Korneatransplantation, Behandlung eines Trachoms u. a. Augenerkrankungen, wird eine Neovaskularisation mit Blindheit beobachtet. Bei Patienten mit Diabetes mellitus ist vermutlich die lokale Ischämie, hervorgerufen durch einen Verschluß von Mikrogefäßen, in unterschiedlichen Bereichen der Retina für die Stimulation der Angiogenese verantwortlich. Diese Blutgefäße können dann in den Glaskörper eindringen. Sie sind anfällig für Rupturen und zeigen eine gestörte Permeabilität, die mit einem Verlust von Blutzellen an die Umgebung und besteht einer erhöhten Blutungsneigung verbunden ist. Eng damit verbunden ist eine gesteigerte Expression von Matrixmolekülen, welche die Neovaskularisation begleitet und eine Fibrosierung zur Folge hat. Dieses Narbengewebe führt dann durch Zug an der Retina zur Ablösung derselben und den damit verbundenen Sehstörungen [Frank 1994]. Es gibt Hinweise dafür, daß endotheliale Wachstumsfaktoren, wie VEGF [Adamis et al. 1994, Aiello et al. 1994, Brogi et al. 1994] sowie FGF [Frank 1994] und Insulin-like-growth-Faktor (IGF) [Meyer-Schwickerath et al. 1994] an der Pathogenese der diabetischen Retinopathie beteiligt sind. Bislang sind noch keine therapeutischen Studien zur Wirkung der Antiangiogenese bei der diabetischen Retinopathie durchgeführt worden.

2.3.9 Angiogenese und Tumorentstehung

Die Neubildung von Blutgefäßen ist eine Bedingung für das rasche Wachstum von Tumoren und Metastasen. Tumoröses Gewebe benötigt ab einem Durchmesser von einigen Millimetern den Anschluß an die Blutversorgung [Folkman 1985, Folkman u. Shing 1992]. Mit Hilfe dieses Anschlusses an das Gefäßsystem wird einerseits der Tumor mit Nahrungsstoffen versorgt, andererseits das Wachstum durch zirkulierende Wachstumsfaktoren reguliert. Häufig erfolgt auch die Metastasierung eines Tumors durch den Anschluß an die Blutzirkulation.

Die Angiogenese in der Tumorentstehung scheint nicht direkt mit der Transformation von Tumorzellen verknüpft zu sein. Die Neubildung von Blutgefäßen kann in verschiedenen Stadien der Tumorentstehung auftreten, diskutiert werden phänotypische und genetische Veränderungen im Tumor [Folkman 1985, Liotta et al. 1991, Weinstat-Saslow u. Steeg 1994]. Insbesondere ist bislang ungeklärt, ob die Angiogenese des Tumors durch Veränderungen innerhalb des Tumorgewebes – z. B. durch Gewebehypoxie – hervorgerufen oder ob die Verbindung des Tumors mit der Zirkulation reguliert wird. In den letzten Jahren hat sich gezeigt, daß vermutlich Angiogenesefaktoren des Tumors selbst für die Neubildung von Blutgefäßen verantwortlich sind.

In klinischen Studien hat sich gezeigt, daß das Ausmaß der Angiogenese eng mit der Progression des Tumors verknüpft ist und Aussagen über die Prognose zuläßt. Die Metastasierung von Tumoren in lokale Lymphknoten sowie die Ausbildung von Fernmetastasen sind beim Mammakarzinom eng mit der Menge an Mikrogefäßen korreliert [Gasparini et al. 1994, Horak et al. 1992, Weidner et al. 1991]. Auch die Prognose dieser Tumoren hängt vom Ausmaß der Gefäßneubildung ab. Ähnliche Beziehungen sind für kleinzellige Lungenkarzinome, Prostatakarzinome sowie Hals- und Kopftumoren nachgewiesen worden [Craft u. Harris 1994, Wakui et al. 1992, Weidner 1993]. In verschiedenen Untersuchungen ist auch für das Melanom der Haut eine enge Beziehung zwischen Prognose und Neovaskularisation gezeigt worden [Barnhill u. Levy 1993, Denijn u. Ruiter 1993, Strieter et al. 1992, Srivastava et al. 1988]. Möglicherweise sind auch Erhöhungen des angiogenetisch wirksamen Wachstumsfaktors FGF im Urin von Patienten mit Karzinomerkrankungen mit der Vaskularisation verknüpft [Nguyen et al. 1994].

Die Bedeutung der Neovaskularisation für die Bildung und das Wachstum von Tumoren hat in den letzten Jahren dazu geführt, daß verschiedene experimentelle Ansätze einer antiangiogenetischen Krebstherapie entwickelt worden sind. Es konnte dabei gezeigt werden, daß die Wirkung von zytotoxischen Substanzen, welche die Tumormasse verringern, durch die Gabe von antiangiogenetischen Substanzen verbessert werden konnte [Teicher et al. 1993]. Im Tierversuch konnte nachgewiesen werden, daß Glioblastome sowie Rhabdo- und Leiomyosarkome in vivo durch Antikörper gegen VEGF inhibiert werden können [Kim et al. 1993]. Auch dominant-negative Mutanten eines VEGF-Rezeptors, FLK-1, verhindern das Wachstum von Glioblastomen [Millauer et al. 1994]. Die Gabe von antiangiogenetisch wirkenden endogenen strogenmetaboliten, wie 2-Methoxy-stradiol konnte im Tierversuch das Wachstum von soliden Tumoren hemmen [Fotsis et al. 1994]. Auch die Hemmung von anderen Wachstumsfaktoren der Angiogenese kann therapeutisch ausgenutzt werden. FGF scheint in der Pathogenese von Kaposi-Sarkomen eine große Rolle zu spielen [Ensoli et al. 1994a,b]. Antisense-Oligonukleotide gegen FGF konnten das Wachstum von Kaposi-Sarkom in Mäusen reduzieren. Diese Mäuse wiesen eine niedrigere FGF-Expression, eine reduzierte Angiogenese und geringes Tumorwachstum auf [Ensoli et al. 1994b]. Der komplexe Prozeß der Angiogenese macht auch andere therapeutische Ansätze möglich. So können Substanzen gegen die proteolytische Aktivität sowie die Migration von Endothelzellen gerichtet werden. Es ist gezeigt worden, daß Antikörper gegen das Integrin a-V-β-3 die Angiogenese verhindern und damit das Tumorwachstum reduzieren können [Brooks et al. 1994b]. Die ersten gentherapeutischen Therapiestudien am Menschen sind bei lebensbedrohlichen Hämangiomen und anderen vaskulären Tumoren ausgeführt worden. Interferon-β führt zu einer Regression von Hämangiomatosen der Lunge, Angiosarkomen und Hämangiomen [Ezekowitz et al. 1992, White et al. 1991].

In den letzten Jahren hat sich gezeigt, daß viele maligne Tumoren auch Inhibitoren der Angiogenese produzieren. Dazu zählen das kürzlich verschriebene Angiostatin [Gately et al. 1996, O'Reilly et al. 1994], Thrombospondin [Good et al. 1990] sowie Endostatin [O'Reilly et al. 1997]. Angiostatin ist ein Protein mit einem MG von 38.000, welches spezifisch die Proliferation von Endothelzellen hemmt. Es handelt sich dabei um ein Fragment des Plasminogens, welches mindestens 3 der sog. Kringelstrukturen enthält. Angiostatin wurde ur-

sprünglich aus einem Lewis-Lungenkarzinom isoliert. Die systemische Therapie mit Angiostatin
führte zu einem Wachstumsstop von Metastasen.
Es konnte weiterhin gezeigt werden, daß auch das
Wachstum von verschiedenen Primärtumoren
durch Angiostatin gehemmt werden kann. Endostatin, der 2. intrinsische Angioneseinhibitor ist
ein Protein mit einem MG von 20.000, welches aus
einem Hämangioendotheliom isoliert worden ist.
Auch diese Substanz kann, systemisch angewendet,
eine komplette Suppression der Tumor-induzierten
Angiogenese bewirken.

Für beide Substanzen ist gezeigt worden, daß
sie die Metastasen verschiedener Tumoren in einem sog. „schlafenden" Zustand halten. Es kommt
dabei zu einer Balance von Apoptose und Proliferation [O'Reilly et al. 1996]. Diese durch endogene
Inhibitoren ausgelöste Balance ist vermutlich für
die Ausbreitung eines Tumors von entscheidender
Bedeutung [Folkman 1995b].

Zusammenfassend kann gesagt werden, daß die
therapeutischen Möglichkeiten zur Neubildung
von Blutgefäßen einerseits und zur Verhinderung
von Angiogenese andererseits ein weites Spektrum
von therapeutischen Möglichkeiten eröffnen.

2.3.10 Literatur

Adamis AP, Miller JW, Bernal MT, D'Amico DJ, Folkman J,
Yeo TK, Yeo KT (1994) Elevated vascular permeability
factor/vascular endothelial growth factor levels in the
vitreous of eyes with proliferative diabetic retinopathy.
Am J Ophthalmol 118: 445–450

Aiello LP, Avery RL, Arrigg PG, Keyt BA, Jampel HD, Shah
ST, Pasquale LR, Thieme H, Iwamoto MA, Park JE,
Nguyen H V, Aiello LM, Ferrara N, King GL (1994) Vas-
cular endothelial growth factor in ocular fluid of patients
with diabetic retinopathy and other retinal diseases. N
Engl J Med 331: 1.480–1.487

Antonelli-Orlidge A, Saunders KB, Smith SR, D'Amore PA
(1989) An activated form of transforming growth factor
_ is produced by cocultures of endothelial cells and pericytes. Proc Natl Acad Sci USA 86: 4.544–4.548

Ausprunk DH, Folkman J (1977) Migration and proliferation
of endothelial cells in preformed and newly formed
blood vessels during angiogenesis. Microvasc Res 14: 53–
65

Bar RS, Boes M, Booth BA, Dake BL, Henley S, Hart MN
(1989) The effects of platelet-derived growth factor in
cultured microvessel endothelial cells. Endocrinology
124: 1.841–1.848

Barnhill RL, Levy MA (1993) Regressing thin cutaneous malignant melanomas (< or =1.0 mm) are associated with
angiogenesis. Am J Pathol 143: 99–104

Battegay EJ, Rupp J, Iruela Arispe L, Sage EH, Pech M
(1994) PDGF-BB modulates endothelial proliferation and

angiogenesis in vitro via PDGF β-receptors. J Cell Biol
125: 917–928

Battler A, Scheinowitz M, Bor A, Hasdai D, Vered Z, Di-Seg-
ni E, Varda-Bloom N, Nass D, Engelberg S, Eldar M et al.
(1993) Intracoronary injection of basic fibroblast growth
factor enhances angiogenesis in infarcted swine myocardium. J Am Coll Cardiol 22: 2.001–2.006

Beekhuizen H, Corsel-van Tilburg A, Furth R van (1990)
Characterization of monocyte adherence to human
macrovascular and microvascular endothelial cells. J Immunol 145: 510–518

Beitz JG, Kim IS, Calabresi P, Frackelton ARJ (1991) Human
microvascular endothelial cells express receptors for platelet-derived growth factor. Proc Natl Acad Sci USA 88:
2.021–2.025

Broadley KN, Aquino AM, Hicks B, Ditesheim JA, McGee
GS, Demetriou AA, Woodward SC, Davidson JM (1989)
The diabetic rat as an impaired wound healing model:
stimulatory effects of transforming growth factor-beta
and basic fibroblast growth factor. Biotechnol Ther 1:
55–68

Brogi E, Wu T, Namiki A, Isner JM (1994) Indirect angiogenic
cytokines upregulate VEGF and bFGF gene expression in
vascular smooth muscle cells, whereas hypoxia upregu-
lates VEGF expression only. Circulation 90: 649–652

Brooks PC, Clark RA, Cheresh DA (1994a) Requirement of
vascular integrin alpha v beta 3 for angiogenesis. Science
264: 569–571

Brooks PC, Montgomery AM, Rosenfeld M, Reisfeld RA, Hu
T, Klier G, Cheresh DA (1994b) Integrin alpha v beta 3
antagonists promote tumor regression by inducing apoptosis of angiogenic blood vessels. Cell 79: 1.157–1.164

Brooks PC, Stromblad S, Sanders LC, Schalscha TL von,
Aimes RT, Stetler-Stevenson WG, Quigley JP, Cheresh DA
(1996) Localization of matrix metalloproteinase MMP-2
to the surface of invasive cells by interaction with integrin alpha v beta 3. Cell 85: 683–693

Brown RL, Breeden MP, Greenhalgh DG (1994) PDGF and
TGF-a act synergistically to improve wound healing in
the genetically diabetic mouse. J Surg Res 56: 562–570

Carmeliet P, Mackman N, Moons L, Luther T, Gressens P,
Van Vlaenderen I, Demunck H, Kasper M, Breier G, Ev-
rard P, Muller M, Risau W, Edgington T, Collen D (1996)
Role of tissue factor in embryonic blood vessel development. Nature 383: 73–75

Carmeliet P, Schoonjans L, Kieckens L, Ream B, Degen J,
Bronson R, De Vos R, Oord JJ van den, Collen D, Mulligan RC (1994) Physiological consequences of loss of plasminogen activator gene function in mice. Nature 368:
419–424

Craft PS, Harris AL (1994) Clinical prognostic significance
of tumour angiogenesis. Ann Oncol 5: 305–311

Dameron KM, Volpert OV, Tainsky MA, Bouck N (1994)
Control of angiogenesis in fibroblasts by p53 regulation
of thrombospondin-1. Science 265: 1.582–1.584

Davis GE, Camarillo CW (1996) An alpha 2 beta 1 integrin-
dependent pinocytic mechanism involving intracellular
vacuole formation and coalescence regulates capillary lu-
men and tube formation in three-dimensional collagen
matrix. Exp Cell Res 224: 39–51

Davis S, Aldrich TH, Jones PF, Acheson A, Compton DL,
Jain V, Ryan TE, Bruno J, Radziejewski C, Maisonpieree
PC, Yancopoulos GD (1996) Isolation of angiopeptin-1, a
ligand for the tie-2 receptor, by secretion-trap expression
cloning. Cell 87: 1.161–1.169

Denijn M, Ruiter DJ (1993) The possible role of angiogenesis in the metastatic potential of human melanoma. Clinicopathological aspects. Melanoma Res 3: 5–14

Dissen GA, Lara HE, Fahrenbach WH, Costa ME, Ojeda SR (1994) Immature rat ovaries become revascularized rapidly after autotransplantation and show a gonadotropin-dependent increase in angiogenic factor gene expression. Endocrinology 134: 1.146–1.154

Dumont DJ, Fong GH, Puri MC, Gradwohl G, Alitalo K, Breitman ML (1995) Vascularization of the mouse embryo: a study of flk-1, tek, tie, and vascular endothelial growth factor expression during development. Dev Dyn 203: 80–92

Dupuy E, Bikfalvi A, Rendu F, Levy-Toledano S, Tobelem G (1989) Thrombin mitogenic responses and protein phosphorylation are different in cultured human endothelial cells derived from large and microvessels. Exp Cell Res 185: 363–372

Ensoli B, Gendelman R, Markham P, Fiorelli V, Colombini S, Raffeld M, Cafaro A, Chang HK, Brady JN, Gallo RC (1994a) Synergy between basic fibroblast growth factor and HIV-1 tat protein in induction of Kaposi's sarcoma. Nature 371: 674–680

Ensoli B, Markham P, Kao V, Barillari G, Fiorelli V, Gendelman R, Raffeld M, Zon G, Gallo R (1994b) Block of aids-Kaposi's sarcoma (KS) cell growth, angiogenesis, and lesion formation in nude mice by antisense oligonucleotide targeting basic fibroblast growth factor. A novel strategy for the therapy of KS. J Clin Invest 94: 1.736–1.746

Ezekowitz RA, Mulliken JB, Folkman J (1992) Interferon-2α therapy for life-threatening hemangiomas of infancy. N Engl J Med 326: 1.456–1.463

Ferrara N, Winer J, Henzel WJ (1992) Pituitary follicular cells secrete an inhibitor of aortic endothelial cell growth: identification as leukemia inhibitory factor. Proc Natl Acad Sci USA 89: 698–702

Fisher JW, Nakashima J (1992) Kidney regulation of erythropoietin production. In: Fisher JW (ed) Biochemical pharmacology of blood and bloodforming organs. Springer, Berlin Heidelberg New York, pp 33–48

Folkman J (1985) Toward an understanding of angiogenesis: search and discovery. Persp Biol Med 29: 10–36

Folkman J (1995a) Angiogenesis in cancer, vascular, rheumatoid and other disease. Nat Med 1: 27–31

Folkman J (1995b) Clinical applications of angiogenesis research. N Engl J Med 333: 1.757–1.763

Folkman J, Shing Y (1992) Angiogenesis. J Biol Chem 267: 10.931–10.934

Fong GH, Rossant J, Gertsenstein M, Breitman ML (1995) Role of the Flt-1 receptor tyrosine kinase in regulating the assembly of vascular endothelium. Nature 376: 66–70

Fotsis T, Zhang Y, Pepper MS, Adlercreutz H, Montesano R, Nawroth PP, Schweigerer L (1994) The endogenous oestrogen metabolite 2-methoxyoestradiol inhibits angiogenesis and suppresses tumour growth. Nature 368: 237–239

Frank RM (1994) Vascular endothelial growth factor – its role in retinal vascular proliferation. N Engl J Med 331: 1.519–1.520

Galis ZS, Sukhova GK, Lark MW, Libby P (1994) Increased expression of matrix metalloproteinases and matrix degrading activity in vulnerable regions of human atherosclerotic plaques. J Clin Invest 94: 2.493–2.503

Gasparini G, Weidner N, Bevilacqua P, Maluta S, Dalla Palma P, Caffo O, Barbareschi M, Boracchi P, Marubini E, Pozza F (1994) Tumor microvessel density, p53 expression, tumor size, and peritumoral lymphatic vessel invasion are relevant prognostic markers in node-negative breast carcinoma. J Clin Oncol 12: 454–466

Gately S, Twardowski P, Stack MS, Patrick M, Boggio L, Cundiff DL, Schnaper HW, Madison L, Volpert O, Bouck N, Enghild J, Kwaan HC, Soff GA (1996) Human prostate carcinoma cells express enzymatic activity that converts human plasminogen to the angiogenesis inhibitor, angiostatin. Cancer Res 56: 4.887–4.990

Goldberg MA, Schneider TJ (1994) Similarities between the oxygen-sensing mechanisms regulating the expression of vascular endothelial growth factor and erythropoietin. J Biol Chem 269: 4.355–4.359

Good DJ, Polverini PJ, Rastinejad F, Le Beau MM, Lemons RS, Frazier WA, Bouck NP (1990) A tumour suppressor-dependent inhibitor of angiongenesis is immunologically and functionally indistinguishable from a fragment of thrombospondin. Proc Natl Acad Sci USA 87: 6.624–6.628

Harada K, Grossman W, Friedman M, Edelman ER, Prasad P V, Keighley CS, Manning WJ, Sellke FW, Simons M (1994) Basic fibroblast growth factor improves myocardial function in chronically ischemic porcine hearts. J Clin Invest 94: 623–630

Heimark RL, Twardzik DR, Schwartz SM (1986) Inhibition of endothelial regeneration by type-beta transforming growth factor from platelets. Science 233: 1.078–1.080

Horak ER, Leek R, Klenk N, LeJeune S, Smith K, Stuart N, Greenall K, Stepniewska K, Harris AL (1992) Angiogenesis, assessed by platelet/endothelial cell adhesion molecule antibodies, as indicator of node metastases and survival in breast cancer. Lancet 340: 1.120–1.124

Hull MA, Cullen DJE, Hawkey CJ (1994) Basic fibroblast growth factor in gastric ulceration: mucosal levels and therapeutic potential. Gastroenterology 106: A97

Ingber D (1991a) Extracellular matrix and cell shape: potential control points for inhibition of angiogenesis. J Cell Biochem 47: 236–241

Ingber D (1991b) Integrins as mechanochemical transducers. Curr Opin Cell Biol 3: 841–848

Iruela-Arispe ML, Sage EH (1993) Endothelial cells exhibiting angiogenesis in vitro proliferate in response to TGF-β 1. J Cell Biochem 52: 414–430

Iruela-Arispe ML, Diglio CA, Sage EH (1991a) Modulation of extracellular matrix proteins by endothelial cells undergoing angiogenesis in vitro. Arterioscler Thromb Vasc Biol 11: 805–815

Iruela-Arispe ML, Hasselaar P, Sage H (1991b) Differential expression of extracellular proteins is correlated with angiogenesis in vitro. Lab Invest 64: 174–186

Jackson D, Volpert OV, Bouck N, Linzer DIH (1994) Stimulation and inhibition of angiogenesis by placental proliferin and proliferin-related protein. Science 266: 1.581–1.584

Jaervelaeinen HT, Iruela-Arispe ML, Kinsella MG, Sandell LJ, Sage EH (1992) Expression of decorin by sprouting bovine endothelial cells exhibiting angiogenesis in vitro. Exp Cell Res 203: 395–401

Kim KJ, Li B, Winer J, Armanini M, Gillett N, Phillips HS, Ferrara N (1993) Inhibition of vascular endothelial growth factor-induced angiogenesis suppresses tumour growth in vivo. Nature 362: 841–844

Klagsbrun M, Folkman J (1990) Angiogenesis. In: Sporn MB, Roberts AB (eds) Peptide growth factors and their receptors II. Springer, Berlin Heidelberg New York, pp 549–574

Koch AE, Harlow LA, Haines GK, Amento EP, Unemori EN, Wong W, Pope RM, Ferrara N (1994) Vascular endothelial growth factor. A cytokine modulating endothelial function in rheumatoid arthritis. J Immunol 152: 4.149–4.156

Koos RD (1989) Potential relevance of angiogenic factors to ovarian physiology. Semin Reprod Endocrinol 7: 29–40

Kourembanas S, Hannan RL, Faller DV (1990) Oxygen tension regulates the expression of platelet-derived growth factor-B chain gene in human endothelial cells. J Clin Invest 86: 670–674

Kovacs EJ, DiPietro LA (1994) Fibrogenic cytokines and connective tissue production. FASEB J 8: 854–861

Lane TF, Iruela-Arispe ML, Johnson RS, Sage EH (1994) SPARC is a source of copper-binding peptides that stimulate angiogenesis. J Cell Biol 125: 929–943

Larsen WJ (1993) Human embryology. Churchill Livingstone, New York, pp 435–452

LeGrand EK, Burke JF, Costa DE, Kiorpes TC (1993) Dose responsive effects of PDGF-BB, PDGF-AA, EGF, and bFGF on granulation tissue in a guinea pig partial thickness skin excision model. Growth Factors 8: 307–314

Liotta LA, Steeg PS, Stetler-Stevenson WG (1991) Cancer metastasis and angiogenesis: an imbalance of positive and negative regulation. Cell 64: 327–336

Lohler J, Timpl R, Jaenisch R (1984) Embryonic lethal mutation in mouse collagen I gene causes rupture of blood vessels and is associated with erythropoietic and mesenchymal cell death. Cell 38: 597–607

Loike JD, Brett L, Cao J, Ogawa S, Silverstein SC, Stern D (1994) Hypoxia induces glucose transporter expression in endothelial cells. Am J Physiol 263: C326–C233

Lüscher TF, Richard V, Tschudi M, Yang Z, Boulanger C (1990) Endothelial control of vascular tome in large and small coronary arteries. J Am Coll Cardiol 15: 519–527

Lyons RM, Gentry LE, Purchio AF, Moses HL (1990) Mechanism of activation of latent recombinant transforming growth factor β 1 by plasmin. J Cell Biol 110: 1.361–1.367

Marx M, Perlmutter RA, Madri JA (1994) Modulation of platelet-derived growth factor receptor expression in microvascular endothelial cells during in vitro angiogenesis. J Clin Invest 93: 131–139

McCaffrey TA, Falcone DJ, Brayton CF, Agarwal LA, Welt FGP, Weksler BB (1989) Transforming growth factor-activity is potentiated by heparin via dissection of the transforming growth factor-β 2-macroglobulin inactive complex. J Cell Biol 109: 441–448

McNeil PL, Muthukrishnan L, Warder E, D'Amore PA (1989) Growth factors are released by mechanically wounded endothelial cells. J Cell Biol 109: 811–822

Meyer-Schwickerath R, Pfeiffer A, Blum WF, Freyberger H, Klein M, Lüsche C, Rüllmann R, Schatz H (1994) Vitreous levels of the insulin-like growth factors I and II, and the insulin-like growth factor binding proteins 2 and 3, increase in neovascular eye disease. Studies in nondiabetic and diabetic subjects. J Clin Invest 92: 2.620–2.625

Millauer B, Shawver LK, Plate KH, Risau W, Ullrich A (1994) Glioblastoma growth inhibited in vivo by a dominant-negative Flk-1 mutant. Nature 367: 576–579

Miller JW, Adamis AP, Shima DT, D'Amore PA, Moulton RS, Folkman OJ, Dvorak HF, Brown LF, Berse B et al. (1994) Vascular endothelial growth factor/vascular permeability factor is temporally and spatially correlated with ocular angiogenesis in a primate model. Am J Pathol 145: 574–584

Minchenko A, Bauer T, Salceda S, Caro J (1994) Hypoxic stimulation of vascular endothelial growth factor expression in vitro and in vivo. Lab Invest 71: 374–379

Montesano R (1992) Mack Forster award lecture. Review. Regulation of angiogenesis in vitro. Eur J Clin Invest 22: 504–515

Montgomery AM, Reisfeld RA, Cheresh DA (1994) Integrin alpha v beta 3 rescues melanoma cells from apoptosis in three-dimensional dermal collagen. Proc Natl Acad Sci USA 91: 8.856–8.860

Nguyen M, Strubel NA, Bischoff J (1993) A role for sialyl Lewis-X/A glycoconjugates in capillary morphogenesis. Nature 365: 267–269

Nguyen M, Watanabe H, Budson AE, Richie JP, Hayes DF, Folkman J (1994) Elevated levels of an angiogenic peptide, basic fibroblast growth factor, in the urine of patients with a wide spectrum of cancers. J Natl Cancer Inst 86: 356–361

Nicosia RF, Villaschi S, Smith M (1994) Isolation and characterization of vasoformative endothelial cells from the rat aorta. In Vitro Cell Dev Biol Anim 30A: 394–399

O'Brien KD, Allen MD, McDonald T O, Chait A, Harlan JM, Fishbein D, McCarty J, Ferguson M, Hudkins K, Benjamin CD et al. (1993) Vascular cell adhesion molecule-1 is expressed in human coronary atherosclerotic plaques. Implications for the mode of progression of advanced coronary atherosclerosis. J Clin Invest 92: 945–951

O'Rahilly R, Müller F (1992) The cardiovascular and lymphatic systems. In: O'Rahilly R, Müller F (eds) Human embryology and teratology. Wiley-Liss, New York, pp 107–138

O'Reilly MS, Holmgren L, Shing Y, Chen C, Rosenthal RA, Moses M, Lane WS, Cao Y, Sage EH, Folkman J (1994) Angiostatin. A novel angiogenesis inhibitor that mediates the supression of metastases by a Lewis lung carcinoma. Cell 79: 315–328

O'Reilly MS, Holmgren L, Chen C, Folkman J (1996) Angiostatin induces and sustains dormancy of human primary tumors in mice. Nat Med 2: 689–692

O'Reilly MS, Boehm T, Shing Y, Fukai N, Vasios G, Lane WS, Flynn E, Birkhead JR, Olsen BR, Folkman J (1997) Endostatin: an endogenous inhibitor of angiogenesis and tumour growth. Cell 88: 277–285

Oliver SJ, Banquerigo ML, Brahn E (1994) Supression of collagen-induced arthritis using an angiogenesis inhibitor, AGM-1470, and microtubule stabilizer taxol. Cell Immunol 157: 291–299

Page C, Rose M, Yacoub M, Pigott R (1992) Antigenic heterogeneity of vascular endothelium. Am J Pathol 141: 673–683

Park JE, Chen HH, Winer J, Houck KA, Ferrara N (1994) Placenta growth factor. Potentiation of vascular endothelial growth factor bioactivity, in vitro and in vivo, and high affinity binding to Flt-1 but not to Flk-1/KDR. J Biol Chem 41: 25.646–25.654

Pierce GF, Tarpley JE, Yanagihara D, Mustoe TA, Fox GM, Thomason A (1992) Platelet-derived growth factor (BB homodimer), transforming growth factor-beta 1, and basic fibroblast growth factor in dermal wound healing. Neovessel and matrix formation and cessation of repair. Am J Pathol 140: 1.375–1.388

Plate KH, Breier G, Farrell CL, Risau W (1992) Platelet-derived growth factor receptor-β is induced during tumor development and upregulated during tumor progression in endothelial cells in human gliomas. Lab Invest 67: 529–534

Pu LQ, Sniderman AD, Brassard R, Lachapelle KJ, Graham AM, Lisbona R, Symes JF (1993) Enhanced revascularization of the ischemic limb by angiogenic therapy. Circulation 88: 208–215

Quyyumi AA, Diodati JG, Lakatos E, Bonow RO, Epstein SE (1993) Angiogenic effects of low molecular weight heparin in patients with stable coronary artery disease: a pilot study. J Am Coll Cardiol 22: 635–641

Raines EW, Lane TF, Iruela-Arispe ML, Ross R, Sage EH (1992) The extracellular glycoprotein SPARC interacts with platelet-derived growth factor (PDGF)-AB and -BB and inhibits the binding of PDGF to its receptors. Proc Natl Acad Sci USA 89: 1.281–1.285

Rastinejad F, Polverini PJ, Bouck NP (1989) Regulation of the activity of a novel inhibitor of angiogenesis by a cancer suppressor gene. Cell 56: 345–355

Ravindranath N, Little-Ihrig L, Philips HS, Ferrara N, Zeleznik A (1992) Vascular endothelial factor messenger ribonucleic acid expression in the primate ovary. Endocrinology 131: 254–260

Reynolds LP, Killilea SD, Redmer DA (1992) Angiogenesis in the female reproductive system. FASEB J 6: 886–892

Risau W (1990) Angiogenic growth factors. Prog Growth Factor Res 2: 71–79

Risau W (1991) Embryonic angiogenesis factors. Pharmacol Ther 51: 371–376

Risau W (1994) Angiogenesis and endothelial cell function. Arzneimittelforschung 44: 416–417

Risau W, Lemmon V (1988) Changes in the vascular extracellular matrix during embryonic vasculogenesis and angiogenesis. Dev Biol 125: 441–450

Robson MC, Phillips LG, Thomason A, Robson LE, Pierce GF (1992) Platelet-derived growth factor BB for the treatment of chronic pressure ulcers. Lancet 339: 23–25

Rupnik MA, Carey A, Williams SK (1988) Phenotypic diversity in cultured cerebral microvascular endothelial cells. Cell Dev Biol 24: 435–444

Sabri MN, DiSciascio G, Cowley MJ, Alpert D, Vetrovec GW (1991) Coronary collateral recruitment: functional significance and relation to rate of vessel closure. Am Heart J 121: 876–880

Sakuda, H, Nakashima Y, Kuriyama S, Sueishi K (1992) Media conditioned by smooth muscle cells cultured in a variety of hypoxic environments stimulates in vitro angiogenesis. A relationship to transforming growth factor-β 1. Am J Pathol 141: 1.507–1.516

Sasayama S, Fujita M (1992) Recent insights into coronary collateral circulation. Circulation 85: 1.197–1.204

Sato Y, Rifkin DB (1989) Inhibition of endothelial cell movement by pericytes and smooth muscle cells: activation of a latent transforming growth factor-_ 1-like molecule by plasmin during co-culture. J Cell Biol 109: 309–315

Schaper W, Gorge G, Winkler B, Schaper J (1988) The collateral circulation of the heart. Prog Cardiovasc Dis 31: 57–77

Schaper W, Sharma HS, Quinkler W, Markert T, Wünsch M, Scharper J (1990) Molecular biologic concepts of coronary anastomoses. J Am Coll Cardiol 15: 513–518

Schott RJ, Morrow LA (1993) Growth factors and angiogenesis. Cardiovasc Res 27: 1.155–1.161

Schultz-Cherry S, Lawler J, Murphy-Ullrich JE (1994a) The type 1 repeats of thrombospondin 1 activate latent transforming growth factor-· J Biol Chem 269: 26.783–26.788

Schultz-Cherry S, Ribeiro S, Gentry L, Murphy-Ullrich JE (1994b) Thrombospondin binds and activates the small and large forms of latent transforming growth factor-β in a chemically defined system. J Biol Chem 269: 26.775–26.782

Shalaby F, Rossant J, Yamaguchi TP, Gertsenstein M, Wu XF, Breitman ML, Schuh AC (1995) Failure of blood-island formation and vasculogenesis in Flk-1-deficient mice. Nature 376: 62–66

Shweiki D, Itin A, Neufeld G, Gitay-Goren H, Keshet E (1993) Patterns of expression of vascular endothelial growth factor (VEGF) and VEGF receptors in mice suggest a role in hormonally regulated angiogenesis. J Clin Invest 91: 2.235–2.243

Smits A, Hermansson M, Nister M, Karnushina I, Heldin CH, Westermark B, Funa K (1989) Rat brain capillary endothelial cells express functional PDGF B-type receptors. Growth Factors 2: 1–8

Soyombo AA, DiCorleto PE (1994) Stable expression of human platelet-derived growth factor B chain by bovine aortic endothelial cells. Matrix association and selective proteolytic cleavage by thrombin. J Biol Chem 269: 17.734–17.740

Srivastava A, Laidler P, Davies RP, Horgan K, Hughes LE (1988) The prognostic significance of tumor vascularity in intermediate-thickness (0.76–4.0mm thick) skin melanoma. Am J Pathol 133: 419–423

Strieter RM, Kunkel SL, Elner VM, Martonyi CL, Koch AE, Polverini PJ, Elner S (1992) Interleukin-8. A corneal factor that induces neovascularization. Am J Pathol 141: 1.279–1.284

Sueishi K, Kumamoto M, Sakuda H, Tanaka K (1993) Angiogenic processes in the pathogenesis of human coronary atherosclerosis. Curr Top Pathol 87: 47–58

Suri C, Jones PF, Patan S, Bartunkova S, Maisonpierre PC, Davis S, Sato TN, Yancopoulos GD (1996) Requisite role of angiopeptin-1, a ligand for the tie-2 receptor, during embryonic angiogenesis. Cell 87: 1.171–1.180

Taipale J, Koli K, Keski-Oja J (1992) Release of transforming growth factor-beta 1 from the pericellular matrix of cultured fibroblasts and fibrosarcoma cells by plasmin and thrombin. J Biol Chem 267: 25.378–25.384

Taipale J, Miyazono K, Heldin CH, Keski-Oja J (1994) Latent transforming growth factor-β 1 associates to fibroblast extracellular matrix via latent TGF-β binding protein. J Cell Biol 124: 171–181

Takeshita S, Zheng LP, Brogi E, Kearney M, Pu LQ, Bunting S, Ferrara N, Symes JF, Isner JM (1994) Therapeutic angiogenesis. A single intraarterial bolus of vascular endothelial growth factor augments revascularization in a rabbit ischemic hind limb model. J Clin Invest 93: 662–670

Takigawa M, NishidaY, Suzuki F, Kishi J, Yamashita K, Hayakawa T (1990) Induction of angiogenesis in chick yolk-sac membrane by polyamines and its inhibition by tissue inhibitors of metalloproteinases (TIMP and TIMP-2). Biochem Biophys Res Commun 171: 1.264–1.271

Teicher BA, Holden SA, Ara G, Northey D (1993) Response of the FSaII fibrosarcoma to antiangiogenic modulators plus cytotoxic agents. Anticancer Res 13: 2.101–2.106

Tomoike H, Inou T, Watanabe K, Mizukami M, Kikuchi Y, Nakamura M (1983) Functional significance of collaterals during ameroid-induced coronary stenosis in conscious dogs. Circulation 67: 1.001–1.008

Vikkula M, Boon LM, Carraway KL, Calvert JT, Diamonti AJ, Goumnerov B, Pasyk KA, Marchuk DA, Warman ML, Cantley LC, Mulliken JB, Olsen BR (1996) Vascular dysmorphogenesis caused by an activating mutation in the receptor tyrosine kinase tie-2. Cell 87: 1.181–1.190

Vukicevic S, Kleinman HK, Luyten FP, Roberts AB, Roche NS, Reddi AH (1992) Identification of multiple active growth factors in basement membrane matrigel suggests caution in interpretation of cellular activity related to extracellular matrix components. Exp Cell Res 202: 1–8

Wakui S, Furusato M, Itoh T, Sasaki H, Akiyama A, Kinoshita I, Asano K, TokudaT, Aizawa S, Ushigome S (1992) Tumor angiogenesis in prostatic carcinoma with and without bone metastasis; a morphometric study. Am J Pathol 168: 257–262

Weidner N (1993) Tumor angiogenesis: review of current applications in tumor prognostication. Semin Diagn Pathol 10: 302–313

Weidner N, Semple JP, Welch WR, Folkman J (1991) Tumor angiogenesis and metastasis – correlation in invasive breast carcinoma. N Engl J Med 324: 1–8

Weinstat-Saslow D, Steeg PS (1994) Angiogenesis and colonization in the tumor metastatic process: basic and applied advances. FASEB J 8: 401–407

White CW, Wolf SJ, Korones DN, Sondheimer HM, Tosi MF, Yu A (1991) Treatment of childhood angiomatous diseases with recombinant interferon-2a. J Pediatr 118: 59–66

Wolfe MM, Bynum TE, Parsons WG, Malone KM, Szabo S, Folkman J (1994) Safety and efficacy of an angiogenic peptide, basic fibroblast growth factor (bFGF) in the treatment of gastroduodenal ulcers: a preliminary report. Gastroenterology 106: A212

Yanagisawa-Miwa A, Uchida Y, Nakamura F, Tomaru T, Kido H, Kamijo T, Sugimoto T, Kaji K, Utsuyama M, Kurashima C et al. (1992) Salvage of infarcted myocardium by angiogenic action of basic fibroblast growth factor. Science 257: 1.401–1.403

Zhang Y, Cliff WJ, Schoefl GI, Higgins G (1993) Immunohistochemical study of intimal microvessels in coronary atherosclerosis. Am J Pathol 143: 164–172

3 Stoffwechselmechanismen

3.1 Genetische Ursachen der Hypercholesterinämie und ihre Verknüpfung mit Gefäßerkrankungen

Herbert Schuster

Inhaltsverzeichnis

3.1.1 Einführung und historischer Abriß

Leonardo da Vinci hat im 15. Jahrhundert als erster makroskopische Veränderungen der Gefäßwand beschrieben, die wir heute als Arteriosklerose bezeichnen. Anhand autoptischer Untersuchungen stellte er die These auf, daß die Läsionen der Gefäßwand durch übermäßige Ernährung aus dem Blut entstehen. Der Begriff Arteriosklerose wurde erst im 19. Jahrhundert geprägt, um die pathologisch-anatomischen Befunde eines weichen Atheroms und harter Sklerose in der innersten Schicht der Aorta und anderer größerer Arterien zu beschreiben.

Die Erforschung der kardiovaskulären Erkrankungen konzentrierte sich zum damaligen Zeitpunkt ganz auf die Morphologie der arteriosklerotischen Läsion. Virchow [1856] stellte die Verletzungshypothese auf und gab die erste histologisch begründete Erklärung der Entstehung von Arteriosklerose. Nach seiner Meinung entstanden die ersten Veränderungen durch einen vermehrten Einstrom *„flüssiger Elemente aus dem Blutstrom in die bindegewebige Substanz unterhalb der Intima und verursachen eine Schwellung dieser Substanz“*. Die anschwellenden bindegewebigen Zellen teilen sich und verursachen eine lokalisierte Auftreibung der Intima, die sich in eine arteriosklerotische Läsion umwandelt.

Virchows Theorie von der *„Schwellung der Arterienwand“* setzte von Rokitansky [1852] eine *„thrombogenetische Theorie“* über die Entstehung der Arteriosklerose entgegen. Gemeinsam war beiden die Vorstellung von der Ansammlung von Blutbestandteilen, Zellen und flüssigen Bestandteilen in der Arterienwand. Cholesterin wurde bereits im 18. Jahrhundert aus Gallensteinen gewonnen und 1816 erstmals als Cholesterin bezeichnet. Obwohl Cholesterin bereits 1847 in arterioskleroti-

Handbuch der molekularen Medizin, Band 3
Herz-Kreislauf-Erkrankungen
D. Ganten/K. Ruckpaul (Hrsg.)
© Springer-Verlag Berlin Heidelberg 1998

schen Läsionen der Gefäßwand nachgewiesen wurde, wurde ein Zusammenhang zwischen erhöhten Serumcholesterinwerten und Atheromen erst zu Beginn des 20. Jahrhunderts vermutet. 1913 beschrieben Bacmeister u. Henes erhöhte Serumcholesterinwerte bei verschiedenen Erkrankungen, z. B. bei Patienten mit chronischem Nierenversagen oder Diabetes mellitus. Bei der post mortem diagnostizierten Arteriosklerose waren sie aber nicht sicher, ob es sich um ein primäres oder sekundäres Phänomen handelte.

Anitschkow [1913], der Ernährungsversuche mit Cholesterin bei Kaninchen unternahm, wies die beschleunigte Infiltration von Cholesterin in die Wand größerer Arterien bei erhöhten Serumcholesterinwerten nach. Er schloß daraus, daß die experimentelle Arteriosklerose der Arterienwand ein primärer, infiltrativer Vorgang mit nachfolgenden sekundären Veränderungen der Gefäßwand sei. Die Bedeutung seines Tiermodells lag in der Ähnlichkeit der arteriosklerotischen Veränderungen in Morphologie und Histochemie im Modell mit denen beim Menschen. Indem Anitschkow [1913] eine Erhöhung von Cholesterinwerten als Ursache der Arteriosklerose postulierte, entwickelte er die „Lipid-Hypothese". Eines der stärksten Argumente für die Lipidhypothese entstand aber aus klinischen Beobachtungen bei Patienten mit erblichen Störungen des Cholesterinstoffwechsels, insbesondere der Familiären Hypercholesterinämie.

3.1.2 Familiäre Hypercholesterinämie

Als eigenständiges Krankheitsbild wurde die Familiäre Hypercholesterinämie erstmals 1938 beschrieben. Thannhauser u. Magendantz [1938] erkannten anhand von Untersuchungen an 22 Patienten mit Xanthomen die Assoziation von Xanthomen, Hypercholesterinämie und vorzeitiger koronarer Herzerkrankung sowie die familiäre Häufung durch dominante Vererbung und definierten das klinische Erscheinungsbild als eine Erkrankung des intrazellularen Cholesterinstoffwechsels. Müller [1939] beschrieb zur selben Zeit Sehnenxanthome, Angina pectoris und Hypercholesterinämie bei 6 Patienten, davon 3 mit familiärer Belastung. Er hob hervor, daß einige Patienten in relativ jugendlichem Alter plötzlich verstarben und die Mehrheit in späterem Lebensalter Angina pectoris entwickelte. Später stellte er fest, daß die vorzeitige koronare Herzerkrankung mit der Hypercholesterin-

ämie assoziiert ist. In den 40er und 50er Jahren untermauerten Familienuntersuchungen die Hypothese von der genetischen Grundlage der Hypercholesterinämie. Untersuchungen von Khachadurian [1964] an großen libanesischen Familien in den 60er Jahren zeigten erstmals eindeutig, daß die Familiäre Hypercholesterinämie durch ein Gen nach den Mendel-Gesetzen autosomal-dominant vererbt wird. Bei allen an der Hypercholesterinämie erkrankten Familienangehörigen war auch ein Elternteil betroffen, und ein Kranker hatte sowohl gesunde als auch erkrankte Kinder, während gesunde Kinder eines Betroffenen immer gesunde Kinder bekamen und Frauen wie Männer gleich häufig betroffen waren. Mit einer Wahrscheinlichkeit von 50% waren Kinder eines Erkrankten ebenfalls betroffen. Anhand von sehr hohen Serumcholesterinwerten, ausgeprägten Xanthomen und fortgeschrittener koronarer Herzerkrankung bereits im Kindesalter konnten homozygote Patienten mit 2 defekten Genen von heterozygoten Patienten mit nur 1 defekten Gen unterschieden werden. Die Wahrscheinlichkeit, homozygoter Träger der Familiären Hypercholesterinämie zu sein, beträgt 25% und setzt voraus, daß beide Elternteile heterozygote Träger der Erkrankung sind.

Als die klinische Bedeutung der Hyperlipidämien offensichtlich wurde, wurde es notwendig, eine Klassifikation zu entwickeln, die im wesentlichen auf Frederickson et al. [1967] zurückgeht. Grundlage dieser Klassifikation waren Untersuchungen, die zeigen konnten, daß Cholesterin und Triglyzeride in Form von wasserlöslichen Komplexen mit Proteinen, den Lipoproteinen, im Plasma transportiert werden. Mit Hilfe neu entwickelter biochemischer Methoden, Elektrophorese und Ultrazentrifugation, konnte dann gezeigt werden, daß bei Patienten mit Familiärer Hypercholesterinämie die Erhöhung der Serumcholesterinwerte von einem selektiven Anstieg von Lipoproteinen niedriger Dichte (Low-density-Lipoprotein, LDL) herrührt und sowohl der Cholesterin- als auch der Proteinanteil dieses Lipoproteins erhöht sind.

Angeregt durch die offensichtliche Assoziation von Hypercholesterinämie und koronarer Herzerkrankung sowie deren Vererblichkeit begannen Goldstein et al. [1973] in Seattle, USA, eine detaillierte genetische Analyse von Familien mit Hyperlipidämien ausgehend von Patienten, die einen Herzinfarkt überlebt hatten. Es wurden Familienangehörige 1. und 2. Grads untersucht und der Erbgang der Hyperlipidämie analysiert. Die weitere biochemische Forschung von Brown u. Goldstein [1976] führte zur Entdeckung des LDL-Rezeptors und der Charakterisierung des molekularen Defekts der Familiären Hypercholesterinämie. Das Studium der Aufnahme von LDL-Cholesterin in die Zelle führte 1973 zu der Erkenntnis, „*daß ein in der Zellwand befindliches Protein, der LDL-Rezeptor, den Übertritt von Cholesterin aus der Blutbahn in die Zelle ermöglicht.*"

3.1.3 Ätiologie und Pathogenese

Anhand zellbiochemischer und molekulargenetischer Untersuchungen existieren heute eine genaue ätiologische und pathogenetische Vorstellung von der Entstehung der Familiären Hypercholesterinämie. LDL-Rezeptoren lassen sich auf allen kultivierbaren humanen Zellinien nachweisen, in denen sie die Aufnahme von LDL-Cholesterin aus dem Plasma vermitteln und die Zellen mit Cholesterin versorgen, das für das Zellwachstum und die Funktion der Zellen notwendig ist. Im Organismus bilden Leberzellen die meisten LDL-Rezeptoren an ihrer Zelloberfläche. In diesen Zellen ist der Cholesterinbedarf besonders hoch, weil in der Leber Cholesterin als Ausgangsstoff der Gallensäurebildung und Synthese von Lipoproteinen benötigt wird. LDL-Rezeptoren finden sich weiterhin in hoher Konzentration in der Nebennierenrinde und im Ovar. In diesen Organen dient Cholesterin der Synthese von Steroidhormonen.

LDL-Rezeptoren werden im endoplasmatischen Retikulum synthetisiert und bereits während der Translation an Kohlenhydratketten gebunden (Abb. 3.1.1). Innerhalb der ersten 30 min nach Synthesebeginn erhöht sich dadurch das Molekulargewicht um 30%. Nach 45 min erscheint der LDL-Rezeptor an der Zelloberfläche, wo er sich in kleinen Gruppen ansammelt. Diese sog. Coated pits, Stachelsaumgrübchen, sind für die Rezeptor-vermittelte Endozytose von LDL-Partikeln verantwortlich. Der LDL-Rezeptor bindet 2 verschiedene Proteine:

1. Apolipoprotein B-100 (Apo B), das in einfacher Kopie in jedem LDL-Partikel vorhanden ist, als Ligand dient und die Bindung von LDL-Partikeln am LDL-Rezeptor vermittelt;
2. Apolipoprotein E (Apo E), das in mehrfacher Kopie in Lipoproteinen niedriger Dichte (Very-low-density-Lipoprotein, VLDL), in Lipoproteinen mittlerer Dichte (Intermediate-density-Lipoprotein, IDL) und in einer Untergruppe von Lipoproteinen hoher Dichte (High-density-Lipoprotein, HDL) vorliegt. Lipoproteine, die mehrere Kopien des Apo E enthalten, binden im Vergleich zu LDL, das nur eine Kopie des Apo B enthält, mit 20facher Affinität an den LDL-Rezeptor. Für die Gesamtbilanz der zellularen Aufnahme von Cholesterin spielen Apo-E-haltige Lipoproteine jedoch nur eine untergeordnete Rolle, da diese im Plasma in LDL umgewandelt werden und deshalb nur in wesentlich geringerer Konzentration vorhanden sind.

Abb. 3.1.1 illustriert den weiteren Weg von Apo-B- und Apo-E-haltigen Lipoproteinen, nachdem sie an den LDL-Rezeptor gebunden wurden. Innerhalb von 3–5 min nach ihrer Formation in Coated pits

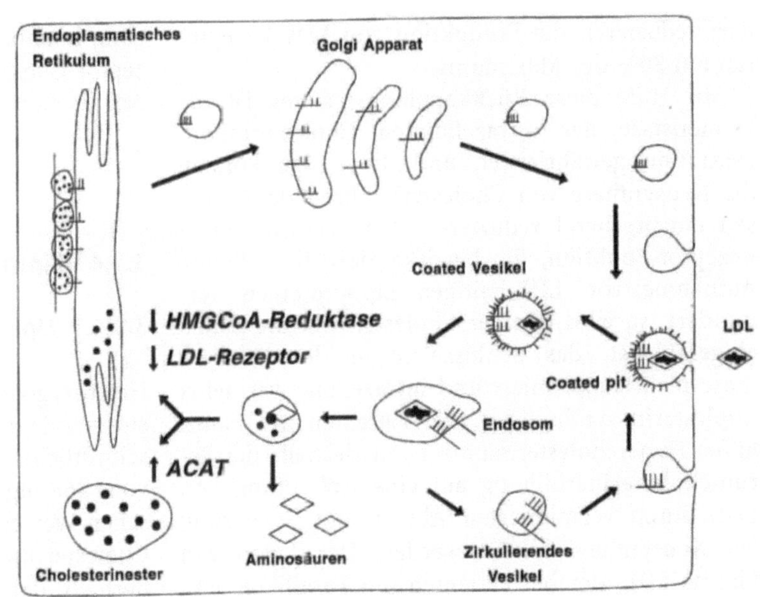

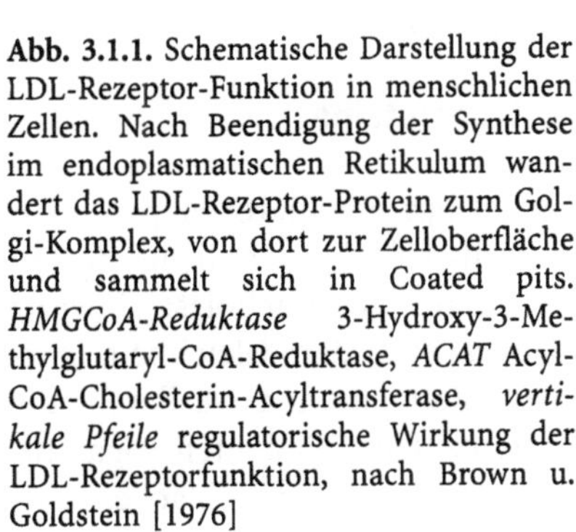

Abb. 3.1.1. Schematische Darstellung der LDL-Rezeptor-Funktion in menschlichen Zellen. Nach Beendigung der Synthese im endoplasmatischen Retikulum wandert das LDL-Rezeptor-Protein zum Golgi-Komplex, von dort zur Zelloberfläche und sammelt sich in Coated pits. *HMGCoA-Reduktase* 3-Hydroxy-3-Methylglutaryl-CoA-Reduktase, *ACAT* Acyl-CoA-Cholesterin-Acyltransferase, *vertikale Pfeile* regulatorische Wirkung der LDL-Rezeptorfunktion, nach Brown u. Goldstein [1976]

lösen sich die gruppierten Rezeptoren in Form kleiner Vesikel von der Zellmembran ab und bewegen sich in das Zytosol der Zellen. Mehrere solcher Vesikel formieren sich anschließend zu Endosomen, in denen die LDL-Partikel vom LDL-Rezeptor-Protein freigesetzt werden. Die LDL-Rezeptoren kehren an die Zelloberfläche zurück und bilden erneut kleine Vesikel, die gebundenes LDL in das Zytosol der Zellen transportieren. Alle 10 min durchlaufen LDL-Rezeptoren diesen Zyklus, unabhängig von der Menge an gebundenem LDL.

LDL-Partikel werden, vom Rezeptor losgelöst, durch Hydrolasen gespalten, nachdem sich die Endosomen mit Lysosomen verbunden haben. Der Apoproteinanteil wird durch Proteasen in Aminosäuren und Cholesterinester, durch Lipasen in unverestertes Cholesterin hydrolysiert, das in das Zytosol übertritt und an der Regulation des zellularen Cholesterinstoffwechsels mitwirkt. Die wichtigste regulatorische Wirkung kommt dadurch zustande, daß die Erhöhung von intrazellularem freiem Cholesterin die Aktivität des Schlüsselenzyms der zellularen Cholesterinsynthese, die 3-Hydroxy-3-Methylglutaryl-Coenzym-A-Reduktase, hemmt und gleichzeitig die Synthese von LDL-Rezeptoren unterdrückt. Zusätzlich aktiviert freies Cholesterin ein Cholesterin veresterndes Enzym, die Acyl-Cholesterin-Acyl-Transferase (ACAT), wodurch Cholesterin als Ester in den Zellen gespeichert werden kann. Durch diesen Rückkopplungsmechanismus kontrollieren die Zellen ihren Gehalt an freiem Cholesterin entsprechend dem Bedarf und vermeiden eine Überladung mit Cholesterin. Im Wachstum befindliche Zellen synthetisieren eine maximale Anzahl von LDL-Rezeptoren. Zellen im Wachstumsstillstand mit niedrigem Cholesterinbedarf reduzieren die Produktion von LDL-Rezeptoren um 90% des Maximums.

Mit Hilfe diese Rückkopplungssystems ist die Homöostase der intrazellularen Cholesterinkonzentration gewährleistet, und die Zellen können die Neusynthese von Cholesterin ihren Bedürfnissen entsprechend reduzieren. Bei gestörter LDL-Rezeptor-Funktion, die bewirkt, daß die zellulare Aufnahme von LDL-haltigen Lipoproteinen vermindert ist, wird weniger Cholesterin in die Zellen eingeschleust, das Schlüsselenzym der Neusynthese nicht supprimiert und intrazellular vermehrt Cholesterin synthetisiert. Bei Patienten mit Familiärer Hypercholesterinämie kann deshalb die Serumcholesterinerhöhung auf eine Anhäufung von LDL durch verminderten Abbau und Steigerung der Neusynthese erklärt werden. Der Anteil von Plasma-LDL, der bei Patienten mit Familiärer Hy-

percholesterinämie nicht via LDL-Rezeptor, sondern durch LDL-Rezeptor-unabhängige Wege aus dem Plasma entfernt wird, ist dabei umgekehrt proportional der Anzahl funktionierender LDL-Rezeptoren. Bei Homozygoten ohne nachweisbare LDL-Rezeptoren wird das gesamte LDL durch Rezeptor-unabhängige Wege aus dem Plasma entfernt. Bei Heterozygoten mit einem defekten LDL-Rezeptor-Gen und 50% normalen LDL-Rezeptoren wird etwa die Hälfte von LDL über LDL-Rezeptor-unabhängige Wege entfernt. Demgegenüber wird bei Gesunden nur 1/3 über andere Wege entfernt, weil der LDL-Rezeptor-unabhängige Abbau weniger effektiv ist als der Rezeptor-vermittelte. Bei homozygoten Patienten verweilt LDL durchschnittlich 6 Tage im Plasma, verglichen mit 2,5 Tagen bei Gesunden. Leider ist bislang nur wenig über den LDL-Rezeptor-unabhängigen Abbau von LDL bekannt. Ein Teil des LDL wird über Makrophagen und Histiozyten des retikuloendothelialen Systems vermittelt, die zusammengefaßt als „scavenger cells" bezeichnet werden.

In kultivierten Fibroblasten von Patienten mit Familiärer Hypercholesterinämie ist zusätzlich zum LDL-Rezeptor-Defekt mit verminderter zellularer Aufnahme von LDL-Cholesterin eine gesteigerte Cholesterinsynthese nachweisbar. In-vivo-Untersuchungen der Syntheserate von Cholesterin haben jedoch zu unterschiedlichen Ergebnissen geführt: Patienten im Kleinkindesalter scheinen generell eine gesteigerte Cholesterinsyntheserate aufzuweisen, die 3- bis 4mal über der gesunder Individuen liegt. Bei Patienten >10 Jahren liegt die Syntheserate jedoch an der oberen Grenze der Norm. Nach der derzeitigen Lehrmeinung sind etwa 1 von 500 Personen der allgemeinen Bevölkerung heterozygoter Träger eines defekten LDL-Rezeptor-Gens, 1 von 1.000.000 homozygoter Träger 2er defekter LDL-Rezeptor-Gene.

3.1.4 Klinische Symptome

3.1.4.1 Lipide und Lipoproteine

Heterozygote Patienten mit Familiärer Hypercholesterinämie zeigen weltweit eine ähnliche durchschnittliche Erhöhung der Serumcholesterinwerte von 358 mg/dl. Ungeachtet der Gleichheit zwischen verschiedenen Populationen variieren die Cholesterinwerte heterozygoter Patienten sogar innerhalb derselben Familie um das 2fache, zwischen 350 und 550 mg/dl. Homozygote Patienten zeigen generell höhere Cholesterinwerte, die sich zwischen 650 und 1.000 mg/dl bewegen. In 90% der Fälle von heterozygoter Familiärer Hypercholesterinämie sind ausschließlich die Cholesterinwerte erhöht und die Triglyzeride im Normbereich. Nur in 10% der Fälle kommt es zu einer leichten Erhöhung letzterer. Homozygote Patienten zeigen demgegenüber eine auffällige Erhöhung der Triglyzeride im Vergleich zu Gesunden, die aber nur selten 250 mg/dl überschreitet. Die Ursache dieser Erhöhung ist bislang unbekannt, könnte aber mit der LDL-Rezeptor-Funktion, Apo-E-haltige Lipoproteine aus dem Plasma zu entfernen, in Zusammenhang stehen.

Die Hypercholesterinämie sowohl bei heterozygoten als auch homozygoten Patienten kommt durch eine Erhöhung der Lipoproteinfraktion niedriger Dichte (LDL) zustande. Die mittlere LDL-Cholesterinkonzentration beträgt bei Heterozygoten das 2- bis 3fache der Norm, bei Homozygoten das 2- bis 3fache von Heterozygoten und das 6fache der Norm. Die Erhöhung der Cholesterinwerte kommt dabei durch die Vermehrung von LDL-Partikeln zustande, die in ihrer Zusammensetzung von Lipid- und Proteingehalt, Dichte und immunologischen Eigenschaften nicht verändert sind. Geringfügige Änderungen der chemischen Eigenschaften von LDL-Partikeln homozygoter Patienten resultieren vermutlich aus der längeren Verweildauer im Plasma, führen aber zu keiner Störung der Interaktion mit normalen LDL-Rezeptoren gesunder Individuen. Cholesterin in Lipoproteinen hoher Dichte (HDL-Cholesterin) ist bei Patienten mit Familiärer Hypercholesterinämie gering erniedrigt, verglichen mit Durchschnittswerten gesunder Individuen. Diese Beobachtung betrifft sowohl heterozygote als auch homozygote Patienten. Eine Erklärung hierfür ist derzeit nicht bekannt.

3.1.4.2 Arcus lipoides und Xanthelasmen

Bei der Hypercholesterinämie wird Cholesterin in die Hornhaut des Auges eingelagert und bildet dort einen sichtbaren Kornealring, der auch Arcus lipoides genannt wird. Bei Homozygoten tritt der Arcus lipoides gewöhnlich auf, bevor diese 10 Jahre alt sind. Bei Heterozygoten ist ein Arcus lipoides nur in 50% der Fälle zu finden. Cholesterinansammlungen kommen auch in Form kleiner, nasal im oberen und unteren Lidbereich gelegener, scharf begrenzter beetartiger erhabener Plaques

vor, die mit der Haut verschieblich sind und Xanthelasmen genannt werden. Xanthelasmen finden sich häufig bei Heterozygoten, aber nur selten bei Homozygoten. Sowohl der Arcus lipoides als auch Xanthelasmen kommen auch bei gesunden normocholesterinämischen Individuen vor. Der Arcus lipoides wird bei diesen Personen als Arcus senilis bezeichnet.

3.1.4.3 Xanthome

Cholesterinablagerungen in Haut und Sehnen heißen Xanthome. Die Menge an abgelagertem Cholesterin ist dabei proportional zum Ausmaß der Hypercholesterinämie, aber auch von unbekannten Faktoren abhängig. Nach der anatomischen Lage lassen sich die Xanthome einteilen in Sehnenxanthome, subkutane tuberöse Xanthome, subperiostale Xanthome sowie plane Hautxanthome. Sehnenxanthome finden sich bei homozygoten und heterozygoten Patienten mit Familiärer Hypercholesterinämie und treten häufig entlang der Achilles-, Patellar- und Trizepssehnen sowie an den Strecksehnen und Sehnenscheiden der Finger auf. Sie sind derbe, unregelmäßige und langsam wachsende Knoten, die mit den Sehnen verwoben und mit diesen verschieblich sind. Subkutane tuberöse Xanthome finden sich bevorzugt an den Streckseiten der Gelenke, besonders an den Ellenbogen und Fersen. Subperiostale Xanthome betreffen am häufigsten die Sehnenansätze der Tuberositas tibiae sowie das Olekranon. Leicht erhabene, flache, gelblich-orange gefärbte plane Xanthome sind häufig flächenhaft an den Extremitäten, am Gesäß und an den Händen speziell interdigital lokalisiert. Im Gegensatz zu Xanthelasmen und Arcus lipoides sind Xanthome spezifisch für die Familiäre Hypercholesterinämie. Die Häufigkeit von Xanthomen bei Heterozygoten zeigt eine deutliche Altersabhängigkeit. Bei 30jährigen Heterozygoten sind sie in 50%, bei deren Tod in 80% der Fälle vorhanden. Bei Homozygoten sind Xanthome von Kindheit an obligatorisch.

3.1.4.4 Vorzeitige Arteriosklerose

Patienten mit Familiärer Hypercholesterinämie leiden an vorzeitiger koronarer Herzerkrankung. Bei homozygoten Patienten tritt die Koronarsklerose als Angina pectoris, Herzinfarkt oder plötzlicher Herztod im Alter zwischen 5 und 30 Jahren in Erscheinung. In Einzelfällen ist ein akuter Myokardinfarkt bereits im Alter von 18 Monaten, ein letaler Herzinfarkt im Alter von 3 Jahren aufgetreten. Nur wenige Homozygote überleben das 30. Lebensjahr. Cholesterin wird auch in der Aortenklappe eingelagert, was sich symptomatisch als Aortenstenose oder Aortenklappeninsuffizienz äußert. Eine schwere Arteriosklerose entwickelt sich aber auch in der thorakalen und abdominalen Aorta und in den größeren Pulmonalgefäßen. An der Mitralklappe werden solche Einlagerungen seltener beobachtet. Die Prävalenz der koronaren Herzerkrankung unter Homozygoten verhält sich umgekehrt proportional zur Anzahl der LDL-Rezeptoren in kultivierten Fibroblasten dieser Patienten. Es können 2 Gruppen gebildet werden: Patienten mit und ohne Rest-LDL-Rezeptor-Aktivität. Die koronare Herzerkrankung tritt bei Homozygoten mit einer LDL-Rezeptor-Aktivität von weniger als 2% der normalen Aktivität deutlich eher in Erscheinung als bei Homozygoten mit einer Restaktivität des LDL-Rezeptors von 2–30% der normalen Aktivität. Auch die LDL-Cholesterin-Konzentration im Serum ist bei den Patienten höher, deren kultivierte Fibroblasten keine LDL-Rezeptoren ausbilden. Bei Heterozygoten ist die Ausbildung der koronaren Herzerkrankung wesentlich variabler als bei Homozygoten. Frauen entwickeln Symptome später als Männer. Bei Heterozygoten beginnt die koronare Herzkrankheit bei Männern mit durchschnittlich 43 und bei Frauen mit 53 Jahren. Bei unter 30jährigen heterozygoten Männern beträgt das Infarktrisiko 5%, bei unter 50jährigen 51% und bei unter 60jährigen 85%, bei Frauen 0, 12 und 58%.

Stone et al. [1974] ermittelten in den USA die kumulative Prävalenz der koronaren Herzerkrankung unter männlichen Heterozygoten auf 16% im Alter von 40 und 52% im Alter von 60 Jahren. Unter weiblichen Heterozygoten betrug die kumulative Prävalenz bis zum Alter von 60 Jahren 32,8% verglichen mit 9,1% unter gesunden Frauen. Heterozygote Patienten mit Familiärer Hypercholesterinämie leiden 25mal häufiger an koronarer Herzkrankheit als deren Verwandte ohne LDL-Rezeptor-Defekt. Interessanterweise findet sich der geschlechtsspezifische Unterschied im Manifestationsalter der koronaren Herzerkrankung nicht bei Homozygoten.

Zerebrovaskuläre Erkrankungen treten bei Patienten mit Familiärer Hypercholesterinämie im Gegensatz zur koronaren Herzerkrankung nicht häufiger auf als in der Normalbevölkerung. Mit Hilfe der Duplexsonographie lassen sich jedoch arteriosklerotische Veränderungen an den Karotiden nachweisen. Bei Heterozygoten sind dabei die Ausprägung und die Progredienz arteriosklerotischer Veränderungen weniger ausgeprägt als bei Homozygoten. Die Arterielle Verschlußkrankheit peripherer Gefäße ist bei Patienten mit Familiärer Hypercholesterinämie häufiger als bei gesunden Kontrollpersonen, aber im Verleich mit der koronaren Herzerkrankung nur von untergeordneter klinischer Bedeutung.

3.1.5 Genetik

Die Familiäre Hypercholesterinämie wird autosomal-dominant vererbt und zählt mit einer Häufigkeit von 1:500 in der allgemeinen Bevölkerung zu den häufigsten angeborenen Stoffwechselkrankheiten. Ihr Vorkommen ist in den meisten Ländern der Erde bereits gesichert [Frederickson et al. 1983]. Die Prävalenz der Erkrankung wurde zuerst durch Familienanalysen an Patienten mit koronarer Herzerkrankung nach Herzinfarkt bestimmt. Berechnungen nach der Hardy-Weinberg-Formel konnten diese Angaben über das Gengleichgewicht an Homozygoten bestätigen. Eine wesentlich höhere Prävalenz wurde bislang in 2 Populationen beobachtet. Im Libanon beträgt die Prävalenz für Heterozygote 1:171, für Homozygote 1:10.000 und wird auf einen Gründereffekt sowie einen hohen Anteil von Blutsverwandtschaft zurückgeführt [Davis et al. 1986]. Unter weißen Südafrikanern holländischen Ursprungs beträgt die Prävalenz für Heterozygote 1:100, für Homozygote 1:30.000 und wird ebenfalls auf einen Gründereffekt zurückgeführt [Leitersdorf et al. 1989].

Verwendet man die Hypercholesterinämie als genetischen Marker der Erkrankung, zeigt die Familiäre Hypercholesterinämie eine fast vollständige Penetranz in allen Altersgruppen. Heterozygote Patienten mit 1 defekten und 1 normalen LDL-Rezeptor-Gen zeigen dementsprechend eine weniger ausgeprägte klinische Symptomatik als homozygote Patienten, bei denen beide Gene defekt sind und die mit einer Häufigkeit von 1:1.000.000 auftreten [Khachadurian 1964]. In einigen Populationen mit einem hohen Anteil an Blutsverwandtschaft sind homozygote Patienten deutlich häufiger. Diese Patienten sind in der Regel „echte" homozygote Patienten, weil sich dasselbe defekte Gen von beiden Elternteilen auf die homozygoten Kinder weitervererbt. Da die Symptome der heterozygoten Form der Familiären Hypercholesterinämie in der Regel erst nach Beginn des reproduktionsfähigen Alters klinische Relevanz erhalten, beeinträchtig ein defektes LDL-Rezeptor-Gen die Fortpflanzungsfähigkeit nicht. Im Gegensatz dazu vermehren sich homozygote Patienten nur selten. Der älteste derzeit bekannte homozygote Patient ist ein 56 Jahre alter Japaner.

3.1.6 Molekularbiologische Grundlagen

3.1.6.1 LDL-Rezeptor-Protein

Der humane LDL-Rezeptor ist ein Glykoprotein mit einem Molekulargewicht von 514.000 und besteht aus 839 Aminosäuren [Yamamoto et al. 1984]. Die Vorstufe des reifen LDL-Rezeptors besitzt eine Signalregion mit 21 meist hydrophoben Aminosäuren, die abgespalten werden, bevor das Molekül die Zelloberfläche erreicht. Nach Abspaltung der Signalregion lassen sich, beginnend am aminoterminalen Ende, 5 Regionen unterscheiden:
1. die Bindungsregion des Liganden,
2. eine der Vorstufe des epidermalen Wachstumsfaktors ähnliche Region,
3. eine an Kohlenhydratketten gebundene Region,
4. eine Membranbindungsregion und
5. eine kurze zytoplasmatische Region.

Eine Zusammenfassung des bekannten strukturellen Aufbaus des LDL-Rezeptors zeigt Abb. 3.1.2.

3.1.6.1.1 Bindungsregion des LDL-Rezeptor-Proteins

Die Bindungsregion vermittelt die Interaktion zwischen Rezeptor und Apolipoprotein-B- und -E-haltigen Lipoproteinen. Dieser Bereich ist im aminoterminalen Ende des Rezeptormoleküls lokalisiert und besteht aus 292 Aminosäuren, die ihrerseits aus 7 Gruppen von etwa 40 Aminosäuren aufgebaut sind. Der hohe Anteil der Aminosäure Cystein führt vermutlich zu einer besonders stabilen Faltung des Moleküls in diesem Bereich und zur Entstehung einer negativ geladenen Oberfläche. Die negativ geladenen Aminosäuren finden sich dabei jeweils am karboxyterminalen Ende der 6 Gruppen und vermitteln die Rezeptor-Liganden-Bindung mit positiv geladenen Bereichen im Apolipoprotein B und E.

3.1.6.1.2 Dem epidermalen Wachstumsfaktor ähnliche Region des LDL-Rezeptors

Die dem epidermalen Wachstumsfaktor ähnliche Region besteht aus 400 Aminosäuren. Die Se-

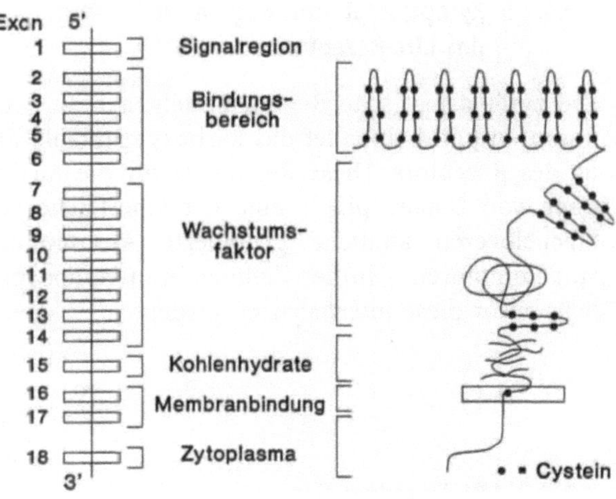

Abb. 3.1.2. Schematische Darstellung der Struktur des LDL-Rezeptor-Proteins mit 5 Domänen sowie Korrelation der Exon-Intron-Struktur des LDL-Rezeptorgens mit den Domänen des Proteins, nach Südhof et al. [1985a,b]

quenzhomologie mit diesem Protein, das seinerseits ein Membranprotein darstellt, beträgt 35%. Dieser Bereich ist für die pH-abhängige Dissoziation des Liganden vom Rezeptor verantwortlich.

3.1.6.1.3 An Kohlenhydrate gebundene Region des LDL-Rezeptors

Die an Kohlenhydrate gebundene Region besteht aus 58 Aminosäuren, ist besonders reich an Serin und Threonin und ragt aus der Zelloberfläche heraus. Die Funktion der O-ständigen Kohlenhydratketten ist derzeit nicht bekannt. Dieser Bereich des Proteins kann auch fehlen, ohne daß die LDL-Rezeptor-Funktion wesentlich gestört wird. Möglicherweise dient dieser Bereich als Stiel für die Bindungsregion des Rezeptors, um mit den großen Lipoproteinpartikeln in sterische Beziehung zu kommen.

3.1.6.1.4 Membranregion des LDL-Rezeptors

Die Membranregion schließt sich karboxyterminal der an Kohlenhydrate gebundenen Region an und besteht aus 22 hydrophoben Aminosäuren, die das Rezeptormolekül in der Zellmembran verankern. Das Fehlen dieser Region verursacht ebenfalls keine wesentliche Funktionseinschränkung des Rezeptors, führt aber dazu, daß LDL-Rezeptor-Protein in das Kulturmedium sezerniert wird. Ein Teil der Rezeptoren verbleibt jedoch an der Zelloberfläche und kann LDL regelrecht binden.

3.1.6.1.5 Zytoplasmatische Region des LDL-Rezeptors

Die zytoplasmatische Region besteht aus 50 Aminosäuren und beinhaltet das karboxyterminale Ende des Rezeptors. Diese Region ist für die Ausbildung von Coated pits – eine der Oberfläche von Stachelbeeren ähnliche gruppierte Ansammlung von Rezeptoren – in der Zellmembran verantwortlich, bevor diese internalisiert werden.

3.1.6.2 LDL-Rezeptor-Gen

Das LDL-Rezeptor-Gen umspannt einen 45 kb langen Bereich der DNA und konnte mit Hilfe der In-situ-Hybridisierung am distalen kurzen Arm des Chromosoms 19 zwischen der Bande 13.1 und 13.3 lokalisiert werden [Lindgren et al. 1985]. Das Gen besteht aus 18 Exons, die durch 17 Introns getrennt werden [Südhof et al. 1985a]. In Abb. 3.1.2 ist der schematische Aufbau des LDL-Rezeptor-Gens dargestellt. Die Organisation der Exons des Gens korreliert mit der strukturellen Organisation des LDL-Rezeptor-Proteins [Südhof et al. 1985b].

Exon 1 kodiert für die Signalsequenz, die nach der Translation entfernt wird. Exon 2 kodiert die erste der 7 sich wiederholenden cysteinreichen Gruppen der Bindungsregion, Exon 3 die Gruppe 2, Exon 4 die Gruppen 3–5, Exon 5 die Gruppe 6 und Exon 6 die Gruppe 7. Exons 7–14 kodieren für die dem Wachstumshormon ähnliche Region. Exon 15 kodiert für die O-ständige an Kohlenhydratketten gebundene Region. Exons 16 und 17 kodieren für 2 Regionen, die Membranbindungsregion und die zytoplasmatische Region. Exon 18 enthält die Information des karboxyterminalen Endes des Rezeptors, bestehend aus 12 Aminosäuren, sowie einen 2,5 kb langen Bereich der mRNA, der repetitive Sequenzen enthält und nicht in die Proteinstruktur übersetzt wird.

Der LDL-Rezeptor ist eine Mischung aus Sequenzen, die in mehreren Proteinen enthalten sind. Teile der dem epidermalen Wachstumsfaktor ähnlichen Region finden sich ebenso in den Gerinnungsfaktoren IX und X sowie im Protein C. Der 40 Aminosäuren umfassende cysteinreiche Bereich ist auch im Komplement C9 nachweisbar. Alle diese Proteine teilen die Übereinstimmung von Exon-Protein-Bereich. Aus diesen Beobachtungen entstand die Vermutung, daß der LDL-Rezeptor Mitglied einer Genfamilie ist.

3.1.6.3 Struktur-Funktions-Beziehung

Die Beobachtung, daß die phänotypische Ausprägung der Familiären Hypercholesterinämie stark von einer Familie zur anderen variiert, weist auf die genetische Heterogenität dieser Erkrankung hin. Wie bei den meisten erblichen Stoffwechselanomalien können bei der Familiären Hypercholesterinämie ähnliche klinische Erscheinungsbilder von verschiedenen Mutationen an einem Genort herrühren. Durch Untersuchungen an Fibroblastenkulturen von Patienten mit homozygoter Familiärer Hypercholesterinämie konnten Goldstein u. Brown [1984] verschiedene Mutationen des LDL-Rezeptors beschreiben und diese in 4 Mutationsklassen einteilen, welche die Synthese des Rezeptors, seinen Transport vom endoplasmatischen Retikulum zum Golgi-Apparat, seine Fähigkeit, LDL zu binden, und die Einschleusung von gebundenem LDL betreffen [Goldstein u. Brown 1984, Tolleshaug et al. 1983] (Abb. 3.1.3).

3.1.6.3.1 Synthesestörung

Bei der häufigsten dieser Mutationsklassen ist mit immunologischen Methoden kein LDL-Rezeptor-Protein nachweisbar. In diese Rezeptor-negativen Zellen wird kein LDL via LDL-Rezeptor aufgenommen, und der Cholesterinbedarf der Zellen wird durch intrazellulare Cholesterinsynthese gedeckt. Diese Gruppe mit defekten LDL-Rezeptoren repräsentiert die häufigste Mutationsart.

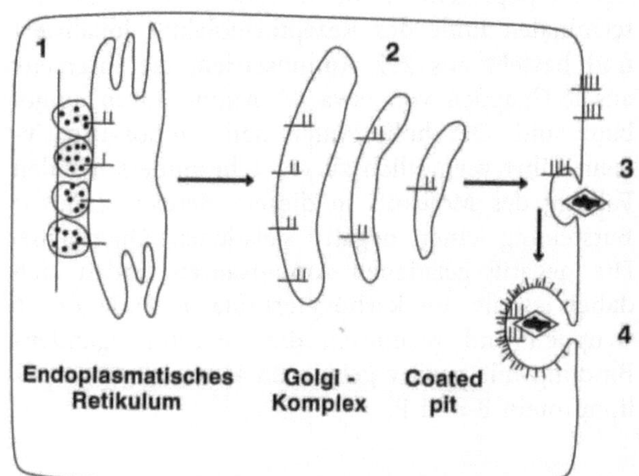

Abb. 3.1.3. Schematische Darstellung von 4 Mutationsklassen des LDL-Rezeptors. Mutationen betreffen *1* Synthese, *2* Transport, *3* LDL-Bindung und *4* Anordnung in Coated pits, nach Goldstein u. Brown [1984]

3.1.6.3.2 Transportstörung

Bei der 2. Klasse von Mutationen wird zwar ein Rezeptor im rauhen endoplasmatischen Retikulum synthetisiert, aber der Transport vom endoplasmatischen Retikulum zum Golgi-Apparat ist gestört. Daher erreichen diese Rezeptoren die Zelloberfläche nicht und können ihre Funktion nicht erfüllen. Im Funktionstest ist bei beiden Mutationsklassen – Synthese- und Transportstörung – keine Bindung von LDL an der Zelloberfläche nachweisbar. Die Unterscheidung ist demnach nur immunologisch möglich. Die beiden Klassen werden unter dem Begriff Nullallel zusammengefaßt.

3.1.6.3.3 Bindungsstörung

Die 3. Klasse von Mutationen ist ähnlich häufig wie die Nullallelklasse. In ihr ist die Anzahl der funktionsfähigen LDL-Rezeptoren pro Zelle um 75% oder mehr verringert. LDL-Rezeptor-Protein wird zwar synthetisiert und an die Zelloberfläche transportiert, die Bindungsfähigkeit für LDL ist jedoch gestört. Diese Klasse von Mutationen besteht aus einer besonders heterogenen Gruppe defekter LDL-Rezeptoren. Die Bindungsaktivität schwankt dabei zwischen 2 und 30% zwischen verschiedenen Allelen.

3.1.6.3.4 Internalisierungsstörung

Bei dieser Klasse von Mutationen kann LDL zwar normal an LDL-Rezeptoren gebunden werden, dieser Komplex aber nicht in die Zellen eingeschleust werden. Im Gegensatz zu normalen Zellen, bei denen sich die Rezeptoren in den Coated pits sammeln, sind die Rezeptoren wahllos über die Zelloberfläche verteilt. Die „Stachelsaumgrübchen" sind zwar in normaler Anzahl vorhanden, da aber die Rezeptoren darin nicht gesammelt werden können, kann kein LDL eingeschleust werden. Vermutlich besitzt der LDL-Rezeptor neben der LDL-Bindungsstelle an der zytoplasmatischen Seite der Membran einen Einschleusungsbereich, durch den der Rezeptor als Teil des „Stachelsaumgrübchens" erkannt wird. Eine Mutation in diesem Bereich verhindert, daß der LDL-Rezeptor mit den Proteinen der „Stachelsaumgrübchen" in Verbindung treten kann. Da gebundenes LDL nicht internalisiert wird, hat diese Gruppe von Mutationen dieselben Auswirkungen auf die Regulation des Cholesterinstoffwechsels wie die Rezeptor-negative Klasse. Klinische Untersuchungen zeigen, daß homozygote Patienten mit Familiärer Hypercholeste-

rinämie und LDL-Rezeptoren mit verminderter Bindungsaktivität erst später koronare Herzerkrankung entwickeln und seltener tödliche Herzinfarkte erleiden als Homozygote mit LDL-Rezeptoren ohne nachweisbare Bindungsaktivität, wie Nullallel oder Einschleusungsdefekt.

3.1.6.3.5 Häufigkeitsverteilung der verschiedenen Mutationstypen

Ein Vergleich von homozygoten Patienten mit Familiärer Hypercholesterinämie aus Amerika, Europa und Japan ergab unterschiedliche Häufigkeitsverteilungen für die einzelnen Mutationsklassen [Frederickson et al. 1983]. Die Häufigkeit der Nullallele ist bei Amerikanern, Italienern, Japanern und Arabern annähernd gleich. Bei Franzosen, Frankokanadiern französischer Abstammung sowie bei Belgiern treten Allele der Nullallelklasse häufiger auf, bei Engländern Allele der Klasse mit verminderter Bindungsaktivität. Allele mit gestörter Einschleusung von gebundenem LDL wurden im Vergleich zu den anderen Mutationsklassen selten nachgewiesen.

3.1.7 Diagnostik

Die klinische Diagnose der Familiären Hypercholesterinämie bereitet in homozygoten Fällen kein Problem. Die klinischen Bilder von planen und Hautxanthomen, ausgeprägter Hypercholesterinämie mit Gesamtcholesterinwerten zwischen 650 und 1.000 mg/dl und Symptomen der koronaren Herzerkrankung im Kindesalter sind nahezu pathognomonisch. Differentialdiagnostisch abzugrenzen sind lediglich seltene Fälle von Pseudohomozygotie [Keller et al. 1981]. Diese Patienten fallen aber bei der Familienuntersuchung auf, weil nur ein Elternteil an Hypercholesterinämie erkrankt ist.

In der heterozygoten Form der Familiären Hypercholesterinämie führt die Erkrankung zu einer Erhöhung der Serumcholesterinwerte zwischen 285 und 450 mg/dl, die ausschließlich durch die Erhöhung der LDL-Fraktion der Lipoproteine verursacht wird und in der Einteilung nach Fredrickson et al. [1967] als Typ-IIa-Hyperlipoproteinämie bezeichnet wird. In 10% der Fälle sind zusätzlich die Triglyzeride erhöht, entsprechend einer Hyperlipoproteinämie Typ IIb. Die Bestimmung der Cholesterinwerte reicht nicht immer aus, um die

Diagnose der Hypercholesterinämie zu bestätigen oder auszuschließen, da sich sowohl Gesamtcholesterinwerte als auch LDL-Cholesterinwerte von Angehörigen mit und ohne LDL-Rezeptor-Defekt überlappen. Bei manchen Kindern mit LDL-Rezeptor-Defekt steigen die Cholesterinwerte erst nach der Pubertät an, so daß der Phänotyp der Erkrankung erst dann voll zur Ausprägung kommt. Systematische Nachuntersuchungen von Neugeborenen haben dies bestätigt.

Bei Patienten mit deutlich ausgebildeten Xanthomen kann die Diagnose der Hypercholesterinämie bei entsprechender Anamnese vermutet werden. Die Erhebung der Familienanamnese erweckt die Verdachtsdiagnose, wenn bei mehreren Verwandten 1. Grads eine Hypercholesterinämie bereits bekannt ist oder eine vorzeitige Arteriosklerose zu einer auffälligen Häufung von koronarer Herzerkrankung innerhalb der Familie führt. Gelegentlich berichten Patienten über das familiäre Auftreten von Xanthomen, ohne daß die Hypercholesterinämie bekannt ist.

Die Verdachtsdiagnose der Familiären Hypercholesterinämie, wie sie sich in vielen Fällen anhand körperlicher Untersuchungsbefunde oder durch ausgeprägte Hypercholesterinämie mit vorzeitiger Arteriosklerose sowie bei der Familienuntersuchung stellen läßt, muß durch weitere Untersuchungen bestätigt und von anderen Erkrankungen differentialdiagnostisch abgegrenzt werden. Die Hypercholesterinämie allein reicht zur Diagnosestellung nicht aus. Außer dem LDL-Rezeptor-Defekt gibt es mindestens 2 weitere monogene Erkrankungen, die zur Hypercholesterinämie führen: die gemischte Familiäre Hyperlipidämie und der familiäre Apolipoprotein-B-100-Defekt. Die gemischte Familiäre Hyperlipidämie manifestiert sich innerhalb der Familie sowohl als reine Hypercholesterinämie, reine Hypertriglyzeridämie und gemischte Hyperlipidämie und kann deshalb durch die Familienuntersuchung abgegrenzt werden. Das klinische Erscheinungsbild des familiären Apolipoprotein-B-100-Defekts ist dem der Familiären Hypercholesterinämie mit LDL-Rezeptor-Defekt gleich [Schuster et al. 1990]. Bei normalen LDL-Rezeptoren entsteht die Hypercholesterinämie durch ein defektes Apolipoprotein B-100, dem Liganden von LDL am LDL-Rezeptor, so daß der normale Rezeptor seinen Liganden nicht mehr erkennen, binden und internalisieren kann [Innerarity et al. 1987]. Bei der Mehrzahl der Patienten mit milder Hypercholesterinämie sind jedoch mehrere Faktoren an der Entstehung beteiligt, und die Ursache liegt in einem derzeit wenig erforsch-

ten Zusammenspiel verschiedener Gene und Umweltfaktoren. Diese Form der Hypercholesterinämie ohne monogenen Erbgang wird deshalb auch polygene Hypercholesterinämie genannt.

Anhand klinischer Zeichen kann die Verdachtsdiagnose der Familiären Hypercholesterinämie gestellt werden, wenn ein hypercholesterinämischer Patient Xanthome aufweist oder wenn in der Familie ein Elternteil hypercholesterinämisch ist und etwa die Hälfte der Nachkommenschaft 1. Grads an einer Hypercholesterinämie leidet, die mit Xanthomen einhergeht. Ohne Familienuntersuchung kann die Diagnose nur mit unzureichender Sicherheit gestellt werden. Eine Reihe von nicht genetischen Erkrankungen kann ebenfalls zur Hypercholesterinämie führen. Zu den wichtigsten Ursachen dieser sekundären Formen zählen Hypothyreose, nephrotisches Syndrom, Hepatom, Morbus Cushing-Syndrom, akute intermittierende Porphyrie, Anorexia nervosa und Werner-Syndrom.

3.1.7.1 Molekulare Diagnostik

3.1.7.1.1 Funktionelle molekulare Diagnostik

Die definitive Diagnose der Familiären Hypercholesterinämie setzt den zellbiochemischen Nachweis der verminderten LDL-Rezeptor-Aktivität voraus. Hierzu werden an kultivierten Hautfibroblasten von Patienten die Bindung und intrazellulare Aufnahme von ^{125}I-markiertem LDL oder der proteolytische Abbau von ^{125}I-markiertem LDL gemessen [Brown u. Goldstein 1976]. Eine indirekte Messung der LDL-Rezeptor-Aktivität kann auch über die LDL-vermittelte Hemmung der Cholesterinsynthese aus ^{14}C-markiertem Azetat oder der LDL-vermittelten Steigerung des Einbaus von ^{14}C-markiertem Oleat in Cholesterinester gemessen werden [Spengel et al. 1982]. An der Zelloberfläche kann die Zahl der LDL-Rezeptoren mit Hilfe von Antikörpern immunologisch nachgewiesen werden [Beisiegel et al. 1981].

Neuerdings ist die Messung der LDL-Rezeptor-Aktivität auch an kultivierten Lymphozyten und Makrophagen des Bluts durchführbar [Cuthbert et al. 1989]. Dabei nutzt man die Notwendigkeit proliferierender Zellen aus, entweder Cholesterin durch LDL-Rezeptor-vermittelte Endozytose aus dem Nährmedium aufzunehmen oder Cholesterin neu zu synthetisieren. Werden Lymphozyten aus der Blutbahn isoliert und in einem cholesterinarmen Nährmedium kultiviert und zugleich die Cholesterinsynthese mit einem HMG-CoA-Reduktase-

Inhibitor gehemmt, ist die Mitogen-stimulierte Proliferation der Zellen auf die Aufnahme von Cholesterin mittels LDL-Rezeptor angewiesen und von der LDL-Konzentration im Nährmedium abhängig. In der Regel ist mit Hilfe zellbiochemischer Methoden eine Unterscheidung von heterozygoten und homozygoten Patienten möglich. Gelegentlich treten aber auch hier diagnostische Probleme auf, wenn in seltenen Fällen diskrepante klinische und zellbiochemische Befunde vorliegen [Keller et al. 1981].

Seit der Identifizierung und Klonierung des LDL-Rezeptor-Gens [Südhoff et al. 1985a] ist es möglich, mit Hilfe rekombinierender DNA-Technologien die dem LDL-Rezeptor-Defekt zugrundeliegende Mutation im LDL-Rezeptor-Gen nachzuweisen [Hobbs et al. 1987, 1992, Humphries et al. 1985, 1989, Schuster et al. 1989]. Mit diesen Methoden kann in vielen Fällen das Vorliegen eines LDL-Rezeptor-Defekts bereits pränatal an fetalen Zellen oder bei der Geburt aus Nabelschnurblut nachgewiesen oder ausgeschlossen werden. Ein Träger eines LDL-Rezeptor-Defekts kann damit vor dem Auftreten klinischer Symptome erkannt und einer präventiven Therapie zugeführt werden.

3.1.7.1.2 Molekulargenetische Diagnostik

Die molekulargenetische Diagnostik der Familiären Hypercholesterinämie ruht auf 3 Säulen:
* Nachweis größerer struktureller Änderungen wie Deletionen und Insertionen,
* Nachweis von Punktmutationen sowie in Fällen, in denen der genetische Defekt nicht bekannt ist, auf
* Kopplungsanalysen in Familienuntersuchungen.

3.1.7.1.2.1 Nachweis von Insertionen und Deletionen

Größere strukturelle Änderungen im Gen als Ursache des LDL-Rezeptor-Defekts können durch Southern-Blot direkt nachgewiesen werden [Horsthemke et al. 1987]. Dazu wird genomische DNA von Patienten mit Restriktionsenzymen verdaut, und die Fragmentlängen werden mit der Genkarte verglichen (Abb. 3.1.4). Die Auswahl der Enzyme wird dabei auf solche beschränkt, die keine bekannten variablen Enzymschnittstellen aufweisen. Insertionen und Deletionen fallen dann auf dem Autoradiogramm durch abnorme Bandenmuster im Vergleich zur Genkarte oder Normalpersonen auf. Abb. 3.1.5 zeigt in einer Familie mit Familiärer Hypercholesterinämie bei Patient Nr. 4 in der Restriktionsanalyse mit BglII eine zusätzliche Bande. Bei der Familienuntersuchung ergab

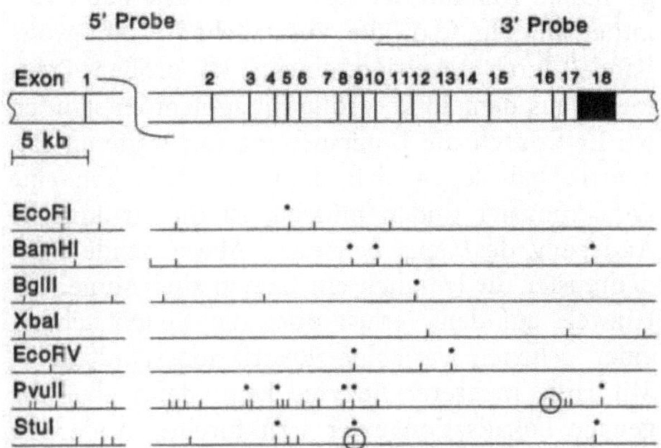

Abb. 3.1.4. Restriktionsenzymkarte des LDL-Rezeptor-Gens für Restriktionsenzyme, die zur Deletionssuche verwendet wurden. Die mit Stern (*) gekennzeichneten Restriktionsschnittstellen sind in Exons lokalisiert, die Kreise bezeichnen variable Schnittstellen, nach Südhof et al. [1985a]

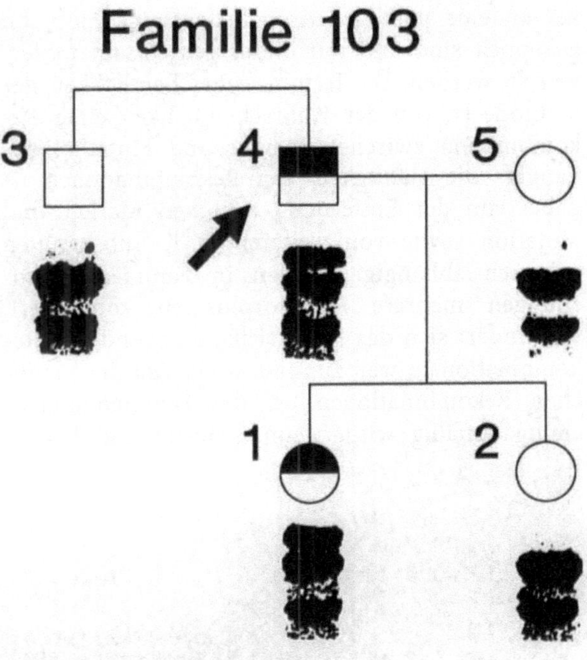

Abb. 3.1.5. Stammbaum einer Familie mit struktureller Änderung im LDL-Rezeptor-Gen als Ursache der Familiärem Hypercholesterinämie. Die Hypercholesterinämie ist an das abnorme Bandenmuster der BglII-Verdauung gekoppelt

sich, daß auch die ältere Tochter (Nr. 1), die ebenfalls an einer Hypercholesterinämie leidet, das gleiche, von der Norm abweichende Bandenmuster des Vaters aufweist, während die jüngere Tochter (Nr. 2) mit normalen Lipidwerten ein unauffälliges Bandenmuster zeigte. Für die gesunde Ehefrau (Nr. 5) sowie den gesunden Bruder (Nr. 3) des Patienten wurden ebenfalls normale Bandenmuster gefunden. Anhand der Restriktionskarte kann vermutet werden, daß die zusätzliche, 17 kb große Bande durch Insertion eines 4 kb großen Fragments aus dem 13 kb großen Fragment entstanden ist. Erst durch die Untersuchung mit weiteren Enzymen, bei denen sich dann ebenfalls abnorme Bandenmuster finden müssen, ist die strukturelle Änderung des Gens bewiesen. Abweichende Bandenmuster für lediglich ein Enzym sind immer ein Hinweis auf den Verlust oder die Neuentstehung einer seltenen variablen Restriktionsschnittstelle. Mit Hilfe mehrerer Enzyme kann dann aber die genaue Lokalisation einer strukturellen Änderung festgelegt werden.

3.1.7.1.2.2 Indirekte Diagnostik anhand von Kosegregationsanalysen

Die Diagnostik der Familiären Hypercholesterinämie mit Hilfe von Kosegregationsanalysen beruht auf dem Prinzip, daß polymorphe genetische Marker an eine pathogenetisch bedeutsame Mutation gekoppelt sind und mit dieser gemeinsam weitervererbt werden. Die Irrtumswahrscheinlichkeit der Methode ist von der Wahrscheinlichkeit einer Rekombination zwischen Marker und Mutation abhängig. Die Häufigkeit von Rekombinationen ist dabei von der Entfernung zwischen Marker und Mutation sowie von weiteren, z. T. unbekannten Faktoren abhängig. Werden in Familienuntersuchungen mehrere Polymorphismen kombiniert, vermindert sich das Fehlerrisiko aufgrund von Rekombinationen, weil zumindest ein Teil der möglichen Rekombinationen bei der Familienuntersuchung auffällig wird, wenn Erbgang und Eltern-

schaft nicht übereinstimmen. Im LDL-Rezeptor-Gen sind derzeit mindestens 15 verschiedene RFLP bekannt. Rekombinationen innerhalb eines Gens sind jedoch prinzipiell seltene Ereignisse und im LDL-Rezeptor-Gen bislang nicht beschrieben. Vier RFLP im LDL-Rezeptor-Gen, die Lage der variablen Schnittstellen, die Größe der Restriktionsfragmente im Autoradiogramm sowie die verwendete 3'-cDNA-Probe sind in Abb. 3.1.6 dargestellt.

Da der menschliche Chromosomensatz diploid angelegt ist, je ein Allel eines Gens ist väterlichen, eines mütterlichen Ursprungs, und für die 4 verschiedenen Enzyme je 2 Allele des LDL-Rezeptor-Gens unterschieden werden können, finden sich auf dem Autoradiogramm für jeden dieser Polymorphismen 3 verschiedene Bandenmuster. Zwei Allele mit variabler Restriktionsschnittstelle führen zu einem Bandenmuster aus konstanten Banden sowie einer großen Bande, 2 Allele ohne variable Restriktionsschnittstelle führen zu einem Bandenmuster aus konstanten Banden sowie einer kleinen Bande. Analog dazu führt die Kombination eines Allels mit und eines Alleles ohne variable Restriktionsschnittstelle zu einem Bandenmuster aus konstanten Banden sowie beiden variablen Banden. Abb. 3.1.7 erläutert anhand des StuI-Polymorphismus das Zustandekommen der verschiedenen Bandenmuster, die sich nach der Restriktionsanalyse der genomischen DNA und Southern-Blot mit der LDL-Rezeptor-Genprobe darstellen lassen. Individuen können für jeden dieser Polymorphismen wie folgt genotypisiert werden: Individuen mit 2 Allelen ohne variable Restriktionsschnittstelle und einer großen Bande im Autoradiogramm werden

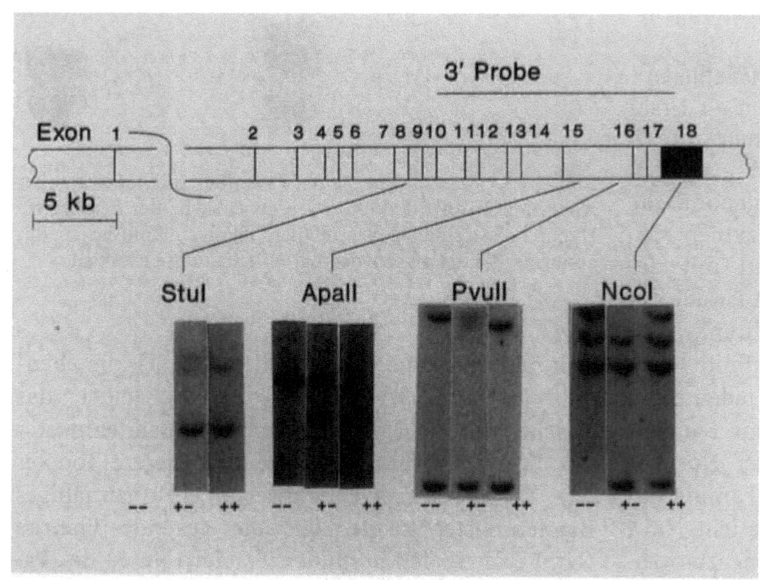

Abb. 3.1.6. Lage und Bandenmuster von 4 verwendeten RPFLs im LDL-Rezeptor-Gen. Das Pluszeichen (+) bezeichnet die Anwesenheit, das Minuszeichen (−) die Abwesenheit der variablen Restriktionsenzymschnittstellen

als „−−", Personen mit 2 Allelen mit variabler Restriktionsschnittstelle und einer kleinen Bande im Autoradiogramm als „++" und Individuen mit je einem Allele als „+−" genotypisiert. Individuen mit 2 gleichen Allelen, mit oder ohne variable Restriktionsschnittstelle, werden ebenfalls als homozygot oder, wenn sie je eines der beiden Allele besitzen, als heterozygot bezüglich eines Polymorphismus bezeichnet.

Abb. 3.1.8 erläutert das Prinzip der Kopplungsanalyse in der Familienuntersuchung. Die Genotypen für den StuI-Polymorphismus sind bei allen Familienangehörigen, die untersucht werden konnten, angegeben. In der Elterngeneration wird die Kopplung des StuI-Polymorphismus an den Phänotyp der Hypercholesterinämie ermittelt. Ist in dieser Familie ein LDL-Rezeptor-Defekt Ursache der Hypercholesterinämie, muß dieser an ein „+" genotypisiertes Allel gekoppelt sein, weil nur dieses Allel allen Geschwistern der Elterngeneration gemeinsam ist. Damit läßt sich in der Kindergeneration der Nachweis eines defekten LDL-Rezeptor-Gens erbringen. Die Mutter hat ihr defektes „+" Allel an den älteren Sohn (Nr. 1) weitervererbt, der damit von der Familiären Hypercholesterinämie betroffen ist. An den jüngeren Sohn (Nr. 2) wurde das normale „−" Allel weitervererbt, der damit von der Erkrankung nicht betroffen ist. Analog läßt sich bei der Kusine (Nr. 3) das normale „−" Allel der Mutter (Nr. 7) nachweisen. Am Beispiel dieser Familie lassen sich die Bedingungen aufzeigen, die für die Anwendbarkeit von Kopplungsanalysen gegeben sein müssen: Es müssen genügend Familienangehörige zur Untersuchung zur Verfügung stehen, erkrankte Angehörige müssen für den genetischen Marker heterozygot, der gesunde Ehepartner homozygot sein. Nur unter diesen Voraussetzungen ist bei allen Kindern der Erbgang der Allele eindeutig festzulegen. In der angeführten Familie sind diese Voraussetzungen für 2 Geschwister der Elterngeneration (Nr. 5, 7) gegeben. Beim Bruder der Geschwister (Nr. 6) wäre eine Aussage bei dessen Kindern jedoch nicht möglich, weil das normale „+" genotypisierte Allel vom defekten „+" genotypisierten Allel nicht zu unterscheiden ist.

Durch die Kombination mehrerer solcher Marker läßt sich jedoch die Anzahl der heterozygoten Personen erhöhen und damit in weiteren Fällen eine Aussage treffen [Botstein et al. 1980]. Mehrere Polymorphismen können aber nicht nur unabhängig voneinander verwendet werden. Durch Kombination der Kopplungsanalysen können die Lage der einzelnen Marker jeweils den beiden Allelen

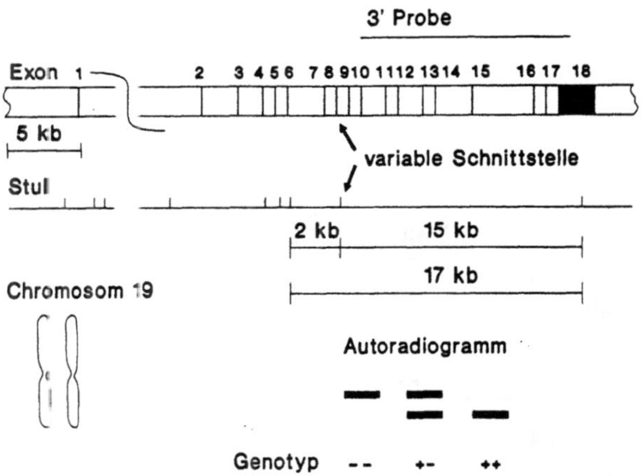

Abb. 3.1.7. Zusammenhang zwischen Fragmentgrößen variabler Restriktionsschnittstellen und Bandenmuster im Autoradiogramm, erläutert am Beispiel des StuI-RFLP. Die Diploidie des menschlichen Genoms führt zur Überlagerung 2er Restriktionsfragmente. Dadurch kommen 3 verschiedene Bandenmuster zustande

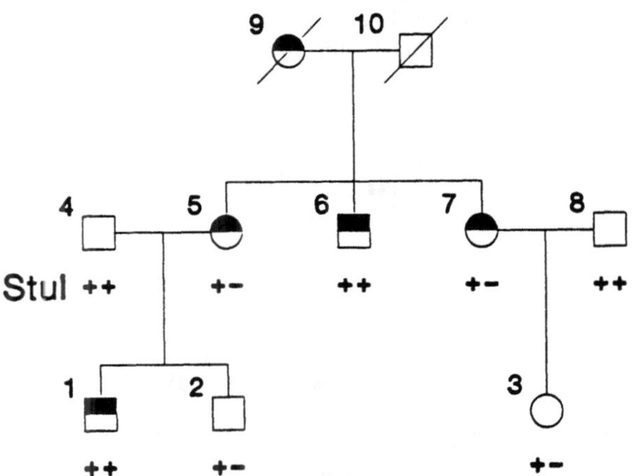

Abb. 3.1.8. Stammbaum einer Familie mit Familiärer Hypercholesterinämie zur Erläuterung der Kopplungsanalyse. Die Hypercholesterinämie ist in dieser Familie an ein „+"Allel gekoppelt. Alle Familienangehörigen, bei denen das „+"Allel nachweisbar ist, leiden an der Hypercholesterinämie

zugeordnet und der sog. Haplotyp bestimmt werden. Ist eine Person für alle Polymorphismen homozygot, kann der Haplotyp ohne Kopplungsanalyse ermittelt werden, da eine Permutation einzelner Marker zwischen beiden Allelen immer zum selben Ergebnis führt. In der Beispielfamilie aus Abb. 3.1.9 trifft dies für die Person mit der Stammbaumnummer 4 zu: Die Lage der einzelnen Marker kann für beide Allele mit „+−−−" festgelegt werden (gelesen von oben nach unten). Bei beiden Söhnen muß demnach ein „+−−−" Allel nachweisbar sein. Daraus läßt sich der Haplotyp des jeweils anderen Allels mit „+−++" beim älte-

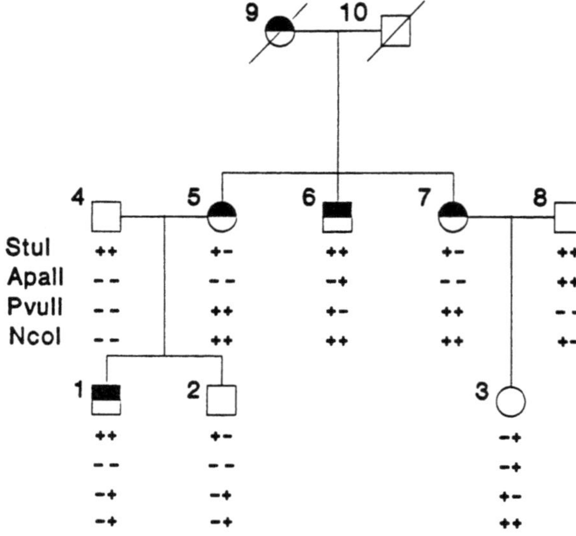

Abb. 3.1.9. Stammbaum einer Familie mit Familiärer Hypercholesterinämie zur Erläuterung der Haplotypisierung von Allelen. Links ist jeweils die Lage der PFLP des einen, rechts des andern Allels dargestellt. Der Haplotyp der Allele kann durch Segregationsanalyse konstruiert werden, indem man von Personen ausgeht, die für alle Polymorphismen homozygot sind

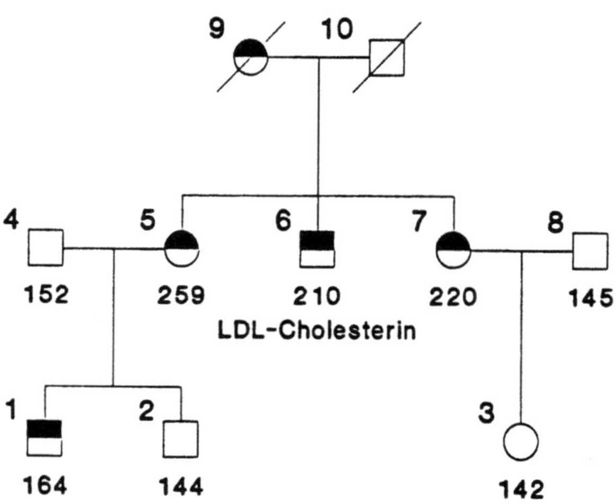

Abb. 3.1.10. Assoziation von Lipidwerten mit Genotypen des StuI-RFLP im Stammbaum einer Familie mit Familiärer Hypercholesterinämie. Die Diagnose läßt sich nicht immer eindeutig anhand der LDL-Cholesterin-Werte stellen, weil besonders bei jungen Individuen die Werte häufig grenzwertig sind

ren Sohn (Nr. 1) und „+-++" beim jüngeren Sohn (Nr. 2) festlegen. Daraus kann wiederum geschlossen werden, daß die Mutter (Nr. 5) ein „+-++" Allel an den älteren Sohn und ein „--++" an den jüngeren Sohn vererbt haben muß. Das defekte Allel der Mutter besitzt damit den Haplotyp „+-++".

Durch die Kombination von 4 Polymorphismen mit je 2 Ausprägungen (variable Schnittstelle nachweisbar +, nicht nachweisbar –) lassen sich $2^4=16$ Kombinationen erstellen. Die Kopplungsanalyse der Beispielsfamilie mit 4 RFLP-Haplotypen (Abb. 3.1.10) des LDL-Rezeptor-Gens zeigt, daß nun auch bei Kindern der Person mit der Stammbaumnummer 6 sowie der Person mit der Stammbaumnummer 1 eine Aussage möglich wäre, weil beide Allele unterschieden werden können. Die Kopplungsanalyse in dieser Familie verdeutlicht auch den diagnostischen Wert der Methode: Während in der Elterngeneration die Cholesterinwerte eindeutig pathologisch erhöht sind und sich von den Werten der nicht betroffenen Familienangehörigen eindeutig unterscheiden, ist in der Kindergeneration der Unterschied zwischen betroffenen und gesunden Kindern wesentlich geringer ausgeprägt.

3.1.7.1.2.3 Nachweis von Punktmutationen

Neuerdings haben die Weiterentwicklung von DNA-Polymerasen zur Sequenzierung und die Anwendung modifizierter PCR-Reaktionen die direkte Sequenzanalyse genomischer DNA ermöglicht. Komplizierte Klonierungsverfahren sind damit nicht mehr Voraussetzung, weil hochgereinigte Einzelstrang-DNA, wie sie für die Sequenzierreaktion notwendig ist, mit Hilfe einer asymmetrischen PCR-Reaktion gewonnen werden kann. Damit ist die Sequenzierreaktion an die Grenze der klinischen Diagnostik gerückt [Schuster et al. 1991]. In Abb. 3.1.11 ist ein Ausschnitt eines Sequenziergels von Exon 9 des LDL-Rezeptor-Gens dargestellt. Die Sequenzanalyse hat in diesem Fall bewiesen, daß der Sohn der Familie an der homozygoten Form der Familiären Hypercholesterinämie leidet. Während bei beiden Eltern sowohl das Adenin des mutierten Allels als auch das Guanin des normalen Allels nachweisbar sind, ist beim Sohn nur Adenin für beide Allele gefunden worden.

Auch wenn die Sequenzanalyse wegen des methodischen Aufwands für die Routinediagnostik nicht eingesetzt werden kann, können damit durch die systematische Analyse ausgewählter Patienten in Kollektiven, in denen Punktmutationen bislang nicht bekannt sind, diese identifiziert und dann mit einfacheren diagnostischen Methoden, wie allelspezifischer Hybridisierung, allelspezifischer PCR oder Restriktionsanalyse, nachgewiesen werden.

Die Familiäre Hypercholesterinämie ist eine heterogene Erkrankung, die differentialdiagnostisch von anderen Erkrankungen, die zu identischen klinischen Erscheinungsbildern führen, abgegrenzt werden muß. Die nosologische Einheit stellen De-

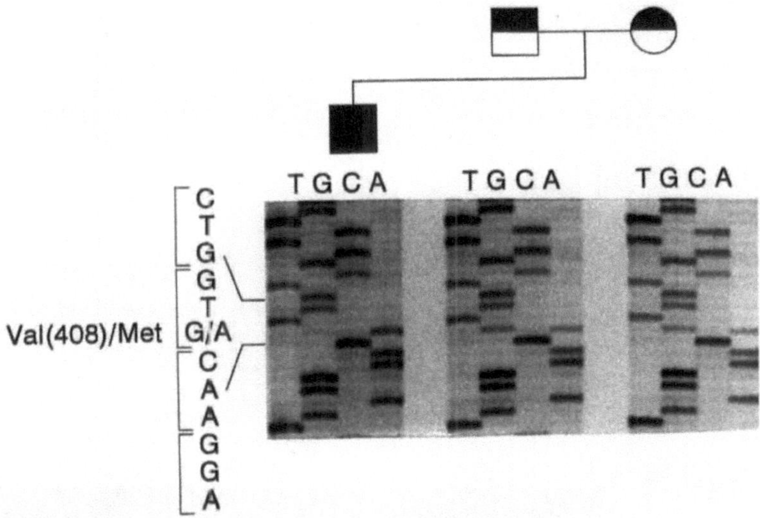

Abb. 3.1.11. Ausschnitt eines Sequenziergels von Exon 9 des LDL-Rezeptor-Gens von 3 Angehörigen einer Familie mit Familiärer Hypercholesterinämie. Bei beiden Eltern ist an einer Position sowohl die Base Guanin des normalen Allels als auch die Base Adenin des mutierten Allels nachweisbar. Beim Sohn ist ausschließlich die Mutation des defekten Allels nachweisbar. Damit ist die echte Homozygotie des Patienten bewiesen

fekte im LDL-Rezeptor dar. Bislang sind jedoch mindestens 150 verschiedene genetische Defekte bekannt, die darüber hinaus nur mit unterschiedlichen molekulargenetischen Methoden identifiziert werden können. Eine diagnostische Methode setzt jedoch für die klinische Anwendung methodische Einfachheit sowie hohe Sensitivität voraus. In den meisten Fällen kann die Diagnose durch Kopplungsanalysen gestellt werden. Dies setzt jedoch voraus, daß eine genügend große Anzahl von Familienangehörigen zur Untersuchung zur Verfügung steht. Kopplungsanalysen identifizieren jedoch nicht den genetischen Defekt an sich und sind deshalb mit einer, wenn auch sehr geringen Fehlerquote behaftet. Die definitive molekulargenetische Diagnose des LDL-Rezeptor-Defekts kann durch den Nachweis größerer struktureller Veränderungen im LDL-Rezeptor-Gen wie Deletionen und Insertionen oder durch den Nachweis von Punktmutationen gestellt werden. Im Gegensatz zu Kopplungsuntersuchungen mit DNA-Polymorphismen können diese direkt durch Restriktionsenzymanalysen oder allelspezifische Nachweisverfahren identifiziert werden, ohne daß auf Familienuntersuchungen zurückgegriffen werden muß. Darauf gründet sich die prinzipielle Eignung dieser Methoden für die klinische Diagnostik.

Größere strukturelle Änderungen im LDL-Rezeptor-Gen sind jedoch eher selten Ursache der Familiären Hypercholesterinämie. In England treten sie mit einer Häufigkeit von ca. 6% [Humphries et al. 1989], in Italien mit 10% [Lelli et al. 1991], in Holland mit 17% [Top et al. 1990], in Finnland mit 50% [Aalto-Setälä et al. 1989] sowie bei Frankokanadiern mit 63% [Hobbs et al. 1987] auf. Im eigenen Patientengut an deutschen Patienten wurden größere strukturelle Änderungen nur in 1% der Fälle gefunden. Häufigkeiten von Punktmutationen sind bislang nur an wenigen Kollektiven untersucht. Bei Südafrikanern holländischer Abstammung konnten 2 Punktmutationen in 95% der Fälle nachgewiesen werden [Leitersdorf et al. 1989]. Eine weitere Punkmutation scheint in England mehrfach aufzutreten [Soutar et al. 1989]. Von einigen Subpopulationen abgesehen, bei denen das gehäufte Auftreten einzelner Mutationen auf Gründer- und Einwanderereffekte zurückzuführen ist, sind direkte Verfahren der DNA-Diagnostik bislang nur in wenigen Fällen einsetzbar und damit für die routinemäßige Diagnostik, z. B. in einer Lipidambulanz, nicht geeignet.

In jüngster Zeit hat die Entwicklung neuer automatisierbarer und multiplexfähiger Methoden die Entwicklung von Gentests erleichtert. Mit dem Oligonukleotid-Ligations-Assay (OLA) [Barany 1981, Grossman et al. 1994] steht eine Methode zur Verfügung, die es prinzipiell erlaubt, in kurzer Zeit simultan nach bis zu 200 bekannten Punktmutationen zu suchen. Die Anwendung dieser Methode für die molekulargenetische Diagnostik der Familiären Hypercholesterinämie [Baron et al. 1996] trägt der genetischen Heterogenität dieser Erkrankung, wie sie wahrscheinlich in den meisten Bevölkerungen zu finden ist, Rechnung.

Der Oligonukleotidligationsassay (Abb. 3.1.12) beruht auf einer allelspezifischen Hybridisierung mit anschließender Ligationsreaktion. Für jede zu untersuchende Mutation werden 2 kurze einzelsträngige DNA-Moleküle eingesetzt (im folgenden als Sonden bezeichnet), von denen sich eines an

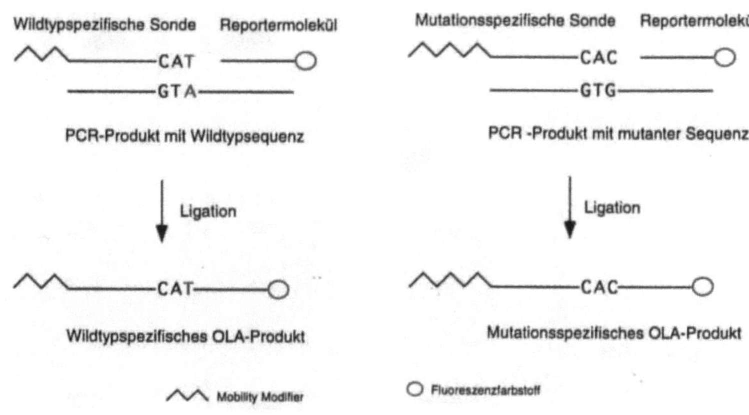

Abb. 3.1.12. Funktionsweise des Oligonukleotid-Ligation-Assays. Um das Vorhandensein einer bestimmten Mutation zu testen, werden 2 verschiedene DNA-Sonden benötigt, die sich an die Wildtypsequenz bzw. an die mutierte Sequenz anlagern. Bei spezifischer Anlagerung wird die jeweilige Sonde mit einem fluoreszenzmarkierten Reportermolekül verknüpft und kann mit Hilfe eines Lasers detektiert werden

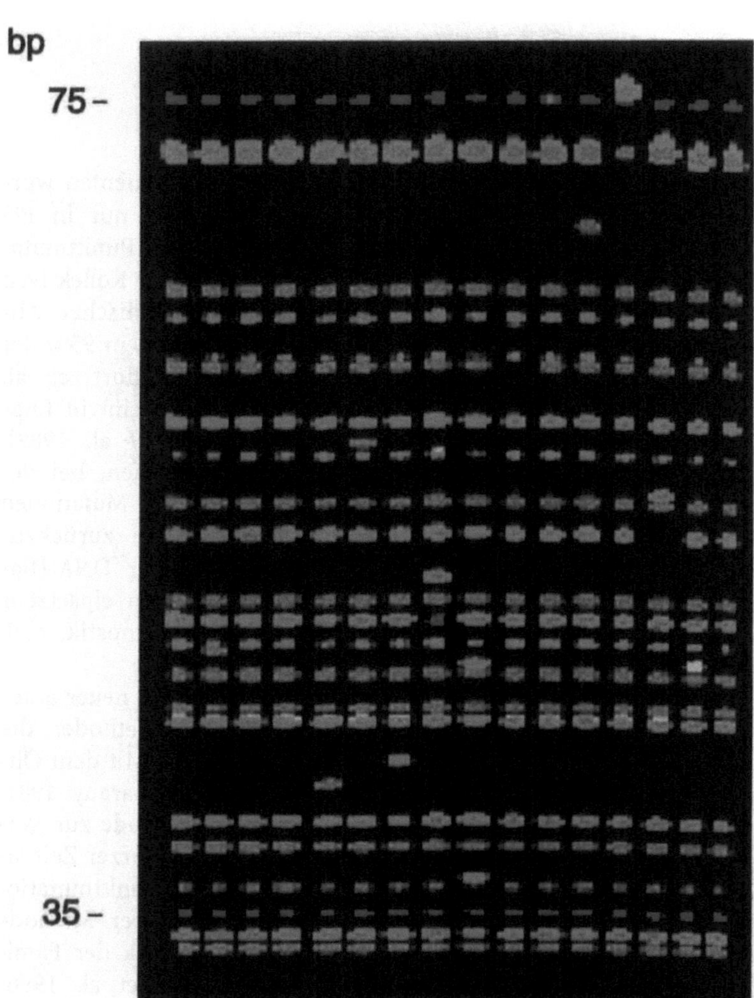

Abb. 3.1.13. Maximale Ausnutzung der Kapazität eines Polyacrylamidgels durch den kombinierten Einsatz von Mobility modifiers und verschiedenen Fluoreszenzfarbstoffen. Extrabanden, die nur in einzelnen Gelspuren zu finden sind, zeigen an, daß bei den betreffenden Patienten Mutationen identifiziert wurden. Ein OLA-Test, mit dem man simultan nach 25 Mutationen suchen kann, benötigt nur den Auflösungsbereich zwischen 30 und 80 bp. Bei hochauflösenden Polyacrylamidgelen steht jedoch ein Auflösungsbereich bis zu 400 bp zur Verfügung, was bei entsprechender Ausnutzung theoretisch die gleichzeitige Untersuchung von 200 Mutationen ermöglicht

die Wildtypsequenz anlagern kann und das andere an die mutierte Sequenz. Ein 3. Oligonukleotid, das als Reportermolekül fungiert, lagert sich direkt neben der variablen Position an. Eine DNA-Ligase, die der Reaktion ebenfalls zugesetzt wird, verknüpft die jeweilige Sonde mit dem Reportermolekül. Durch die hohe Spezifität der Ligase sind Kreuzreaktionen ausgeschlossen, und man erhält ausschließlich allelspezifische Ligationsprodukte. OLA-Reaktionen für eine Vielzahl verschiedener Mutationen können parallel in einem einzigen Reaktionsgefäß durchgeführt werden.

Homozygot 408 Valin

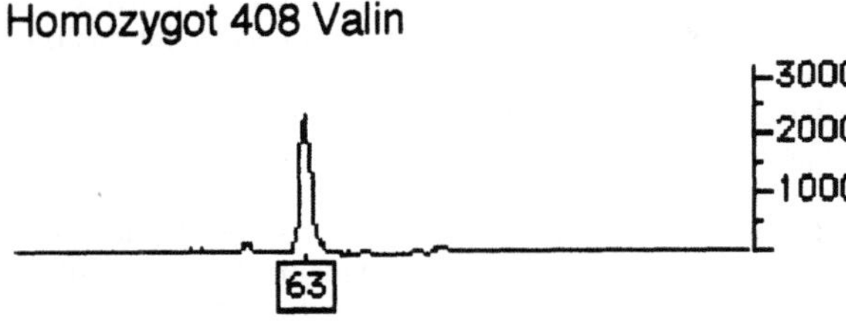

Heterozygot

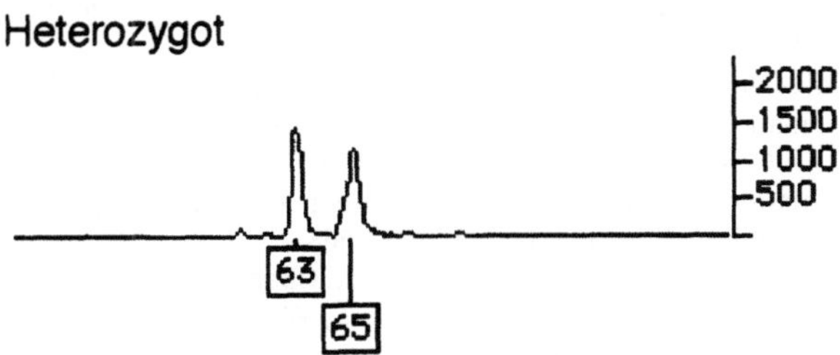

Homozygot 408 Methionin

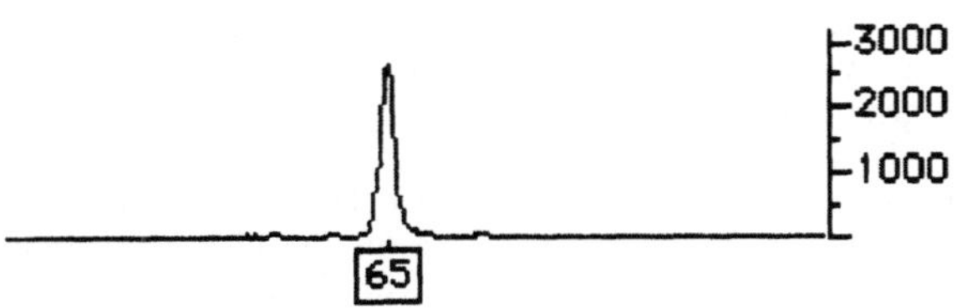

Abb. 3.1.14. Ausschnitt der ausgewerteten OLA-Elektrophoresedaten von 3 Patienten. Das mit einem blauen Farbstoff markierte Ligationsprodukt mit der Wanderungsgeschwindigkeit 65 bp zeigt an, daß bei den betreffenden Patienten die Mutation Val408:Met in Exon 9 des LDL-Rezeptor-Gens vorliegt. Das korrespondierende Ligationsprodukt, das das Vorliegen der Wildtypsequenz an dieser Position anzeigt, wandert mit der Geschwindigkeit 63 bp

Es gibt unterschiedliche Möglichkeiten, die Ligationsprodukte zu detektieren und voneinander zu unterscheiden [Hansen et al. 1995, Kwok et al. 1992]. Die simultane Analyse von 200 verschiedenen Positionen im Gen und damit 400 Ligationsprodukten wird aber nur durch den kombinierten Einsatz von verschiedenen Fluoreszenzfarbstoffen und sog. Mobility modifiers in einer Gelelektrophorese ermöglicht [Baron et al. 1996, Grossman et al. 1994]. Abb. 3.1.13 zeigt ein solches Elektrophoresegel. Bei den Mobility modifiers handelt es sich um organische Moleküle, welche an die allelspezifischen Sonden gekoppelt werden. Indem man verschiedene Sonden mit einer unterschiedlichen Anzahl von Mobility modifiers koppelt, erreicht man, daß jedes Ligationsprodukt auf dem Elektrophoresegel mit einer anderen Geschwindigkeit wandert und dadurch von den übrigen Ligationsprodukten unterschieden werden kann. Die De-

tektion erfolgt mit Hilfe eines Lasers über einen Fluoreszenzfarbstoff, der an das Reportermolekül gekoppelt ist. Der Einsatz von 3 verschiedenen Fluoreszenzfarbstoffen verdreifacht die Anzahl der Produkte, die simultan analysiert werden können.

Abb. 3.1.14 zeigt einen Ausschnitt der ausgewerteten Elektrophoresedaten von 3 Patienten, bei denen mit einem OLA-Test nach verschiedenen Mutationen im LDL-Rezeptor-Gen gesucht wurde. Der ausgewählte Ausschnitt zeigt die Ligationsprodukte, mit denen auf das Vorhandensein der Mutation Val408 zu Met in Exon 9 getestet wurde. Alle 3 möglichen Zustände – homozygotes und heterozygotes Auftreten der gesuchten Mutation sowie homozygotes Vorliegen der Wildtypsequenz an der untersuchten Position – werden eindeutig erfaßt.

Für die routinemäßige klinische Anwendung ist der OLA als Verfahren zur Diagnostik der Familiären Hypercholesterinämie sehr geeignet, da er bei methodischer Einfachheit und gleichzeitig hoher Spezifität und Sensitivität eine große Zahl genetischer Defekte zu identifizieren vermag. Die Automatisierbarkeit dieser Methode ermöglicht eine schnelle Ausschlußdiagnose. Es ist vorstellbar, daß in Zukunft auch Defekte in anderen Genen, die an kardiovaskulären Erkrankungen beteiligt sind, mit Hilfe des Oligonukleotidligationsassays diagnostiziert werden können.

3.1.7.2 Klinische Bedeutung der DNA-Diagnostik

Molekulargenetische Untersuchungen der Familiären Hypercholesterinämie haben zu klinischen Konsequenzen geführt. Das pathogenetische und pathophysiologische Verständnis dieser Erkrankung hat zu einem neuen Therapieansatz geführt. Die Entwicklung und Einführung der Cholesterinsynthesehemmer, einer neuen cholesterinsenkenden Substanzgruppe, wäre ohne das molekulare Wissen nicht oder nur verzögert möglich gewesen. Cholesterinsynthesehemmer wirken durch ihre Strukturähnlichkeit mit dem Substrat kompetitiv auf das Schlüsselenzym der intrazellularen Cholesterinneusynthese, der HMG-CoA-Reduktase (Abb. 3.1.1). Dadurch wird die Expression von normalen LDL-Rezeptoren stimuliert, was zu einer vermehrten zellularen Aufnahme von LDL und einer Senkung der Serumcholesterinkonzentration führt. Damit wird auch verständlich, warum Cholesterinsynthesehemmer bei homozygoten Patienten, die ausschließlich defekte LDL-Rezeptoren besitzen, keine Wirkung entfalten können.

Bisherige Untersuchungsergebnisse lassen auch vermuten, daß unterschiedliche klinische Verläufe der Familiären Hypercholesterinämie zumindest teilweise auf die genetische Heterogenität im LDL-Rezeptor-Gen zurückzuführen sind. Analog dazu zeigen verschiedene Defekte möglicherweise auch ein unterschiedliches Ansprechen auf differente Cholesterin-senkende Pharmaka mit unterschiedlichen Wirkmechanismen. Sind die häufigsten genetischen Defekte im LDL-Rezeptor-Gen molekulargenetisch charakterisiert, ist es möglich, durch die Anwendung einfacher genetischer Methoden, wie der enzymatischen Genamplifikation, die Diagnose der Familiären Hypercholesterinämie auch außerhalb spezialisierter Laboratorien ohne Familienuntersuchung an einfach zu gewinnendem Untersuchungsmaterial zu bestätigen. In einigen Populationen ist dies bereits erreicht.

3.1.8 Literatur

Aalto-Setälä K, Helve E, Kovanen P, Kontula K (1989) Finnish type of low density lipoprotein receptor gene mutation (FH-Helsinki) deletes exons encoding the carboxy-terminal part of the receptor and creates an internalization-defective phenotype. J Clin Invest 84: 499–505

Anitschkow N (1913) Über die Veränderungen der Kaninchenaorta bei experimenteller Cholesterinsteatose. Beitr Pathol Anat Allg Pathol 56: 379–404

Bacmeister, Henes (1913) Untersuchungen über den Cholesteringehalt des menschlichen Blutes bei verschiedenen inneren Erkrankungen. Dtsch Med Wochenschr 39: 544–546

Barany F (1991) Genetic disease detection and DNA amplification using cloned thermostable ligase. Proc Natl Acad Sci USA 88: 189–193

Baron H, Fung S, Aydin A, Bähring S, Luft FC, Schuster H (1996) Oligonucleotide ligation assay (OLA) for the diagnosis of familial hypercholesterolemia. Nat Biotechnol 14: 1.279–1.282

Beisiegel U, Schneider WJ, Goldstein JL, Anderson RG, Brown MS (1981) Monoclonal antibodies to the low density lipoprotein receptor as probes for study of receptor-mediated endocytosis and the genetics of familial hypercholesterolemia. J Biol Chem 256: 11.923–11.931

Botstein D, White RL, Skolnick M, Davis RW (1980) Construction of a genetic linkage map in man using restriction fragment length polymorphisms. Am J Hum Genet 32: 314–331

Brown MS, Goldstein JL (1976) Analysis of mutation strain of human fibroblasts with a defect in the internalization of receptor-bound low density lipoprotein. Cell 9: 663–674

Cuthbert JA, Russell DW, Lipsky PE (1989) Regulation of low density lipoprotein receptor gene expression in human lymphocytes. J Biol Chem 264: 1.298–1.304

Davis CG, Lehrman MA, Russell LDW, Anderson RGW, Brown MS, Goldstein JL (1986) The J. D. mutation in familial hypercholesterolemia: substitution of cysteine for tyrosine in cytoplasmatic domain impedes internalization of LDL receptor. Cell 45: 15

Frederickson DS, Levy RI, Lees RS (1967) Fat transport in lipoproteins – An integrated approach to mechanisms and disorders. N Engl J Med 276: 32, 94, 148, 215, 273

Frederickson DS, Goldstein JL, Brown MS (1983) The familial hyperlipoproteinaemias. In: Stanbury JB, Wynngarden JB, Frederickson DS (eds) The metabolic basis of inherited disease, 5th edn. McGraw-Hill, New York, pp 672–712

Goldstein JL, Brown MS (1984) Progress in understanding the LDL receptor and HMG-CoA reductase. J Lipid Res 25: 1.450–1.461

Goldstein JL, Hazzard WR, Schrott HC, Motulsky AG, Bierman EL (1973) Hyperlipidemia in coronary heart disease 2. Genetic analysis of lipid levels in 176 families and delineation of a new inherited disorder, combined hyperlipidemia. J Clin Invest 52: 1.544–1.568

Grossman PD, Bloch W, Brinson E, Chang CC, Eggerding FA, Fung S, Iovannisci DA, Woo S, Winn-Deen ES (1994) High-density multiplex detection of nucleic acid sequences: oligonucleotide ligation assay and sequence-coded separation. Nucleic Acids Res 22: 4.527–4.534

Hansen TS, Petersen NE, Iitiä A, Hyltoft-Petersen P, Horder M (1995) Robust nonradioactive oligonucleotide ligation assay to detect a common point mutation in the cyp2d6 gene causing abnormal drug metabolism. Clin Chem 41: 413–418

Hobbs HH, Brown MS, Russell DW, Davignon J, Goldstein JL (1987) Deletion in the gene for the LDL receptor in majority of French Canadians with familial hypercholesterolemia. N Engl J Med 317: 734–737

Hobbs HH, Brown MS, Goldstein JL (1992) Molecular genetics of the LDL receptor gene in familial hypercholesterolemia. Hum Mutat 1: 445–466

Horsthemke B, Dunning A, Humphries S (1987) Identification of deletions in the human LDL-receptor gene. J Med Genet 24: 144–147

Humphries SE, Kessling AM, Horsthemke B et al. (1985) A common DNA polymorphism of the low-density lipoprotein (LDL) receptor gene and its use in diagnosis. Lancet 4: 1.003–1.005

Humphries S, Taylor R, Jeenah M, Dunning A, Horsthemke B, Seed M, Schuster H, Wolfram G (1989) Gene probes in diagnosis of familial hypercholesterolemia. Arteriosclerosis [Suppl I] 9: 59–65

Innerarity T, Weisgraber K, Arnold K, Mahley R, Krauss R, Vega G, Grundy S (1987) Familial defective apolipoprotein b-100: low density lipoprotein with abnormal receptor binding. Proc Natl Acad Sci USA 84: 6.919

Keller C, Spengel F, Wieczorek A, Wolfram G, Zöllner N (1981) A family with divergence of clinical phenotype and biochemical genotype based on fibroblast studies. Ann Nutr Metab 25: 79–84

Khachadurian AK (1964) The inheritance of essential familial hypercholesterolemia. Am J Med 37: 402

Kwok PY, Gremaud MF, Nickerson DA, Hood L, Olson MV (1992) Automatable screening of yeast artificial-chromosome libraries based on the oligonucleotide ligation assay. Genomics 13: 935–941

Leitersdorf E, Westhuysen DR van der, Coetzee GA, Hobbs HH (1989) Two common low density lipoprotein receptor gene mutations cause familial hypercholesterolemia in Afrikaners. J Clin Invest 84: 954–961

Lelli N, Ghisellini M, Gualdi R, Tiozzo R, Calandra S, Gaddi A, Ciarrochi IA, Arca M, Fazio S, Coviello DA, Bertolini S (1991) Characterization of three mutations of the low density lipoprotein receptor gene in Italian patients with familial hypercholesterolemia. Arterioscler Thromb 11(2): 234–243

Lindgren V, Luskey KL, Russell LDW, Francke U (1985) Human genes involved in cholesterol metabolism: chromosomal mapping of the loci for the low density lipoprotein receptor and 3-hydroxy-3-methylglutharyl coenzyme A reductase with cDNA probes. Proc Natl Acad Sci USA 82: 8.567–8.571

Müller C (1939) Angina pectoris in hereditary xanthomatosis. Arch Intern Med 64: 675–700

Rokitansky C von (1852) Über einige der wichtigsten Krankheiten der Arterien. Denkschrift der Kaiserlichen Akademie der Wissenschaften Wien 4: 1–72

Schuster HM, Stiefenhofer B, Wolfram G, Keller C, Humphries S, Huber A, Zöllner N (1989) 4 DNA polymorphisms in the LDL-receptor gene and their use in diagnosis of FH. Hum Genet 82: 69–72

Schuster H, Rauh G, Kormann B, Hepp T, Humphries S, Keller C, Wolfram G, Zöllner N (1990) Familial defective apolipoprotein B-100: comparison with familial hypercholesterolemia in 18 cases detected in Munich. Atherosclerosis 10(4): 577–581

Schuster H, Richter S, Stratmann G, Keller C, Wolfram G, Zöllner N (1991) Identification of a silent point mutation in the LDL-receptor gene by direct DNA-sequencing. Klin Wochschr 69: 517–521

Soutar A, Knight B, Patel D (1989) Identification of a point mutation in growth factor repeat C of the low density lipoprotein receptor gene in a patient with homozygous familial hypercholesterolemia that affects ligand binding and intracellular movement of receptors. Proc Natl Acad Sci USA 86: 4.166–4.170

Spengel F, Harders-Spengel K, Keller C, Wiecorek A, Wolfram G, Zöllner N (1982) Use of fibroblast culture to diagnose and genotype FH. Ann Nutr Metab 26: 240–247

Stone NJ, Levy RI, Frederickson DS, Verter J (1974) Coronary artery disease in 116 kindred with familial hyperlipoproteinemia. Circulation 49: 476

Südhof TC, Goldstein JL, Brown MS, Russell DW (1985a) The LDL receptor gene: a mosaic of exons shared with different proteins. Science 228: 815–822

Südhof TC, Russell DW, Goldstein JL, Brown MS, Sanchez-Pescar R, Bell GI (1985b) Cassette of eight exons shared by genes for LDL receptor and EGF precursor. Science 228: 893

Thannhauser SJ, Magendantz H (1938) The different clinical groups of xanthomatous diseases: a clinical physiological study of 22 cases. Ann Intern Med 11: 1.662

Tolleshaug H, Hobgood KK, Brown MS, Goldstein JL (1983) The LDL receptor locus in familial hypercholesterolemia – multiple mutations disrupting transport and processing of a membrane receptor. Cell 32: 941–951

Top B, Koeleman B, Leuven J, Havekes L, Frants R (1990) Rearrangement in the LDL receptor gene in Dutch familial hypercholesterolemic patients and the presence of a common 4 kb deletion. Atherosclerosis 83: 127–136

Virchow R (1856) Phlogose und Thrombose im Gefäßsystem. Gesammelte Abhandlungen zur Wissenschaftlichen Medizin. Meidinger Sohn, Frankfurt, S 458

Yamamoto T, Davies CG, Brown MS, Schneider WE, Casey ML, Goldstein JL, Russell DW (1984) The human LDL receptor: a cystein-rich protein with multiple alu sequences in its mRNA. Cell 39: 27–38

4 Hormonelle Blutdruck-regulation

4.1 Kandidatengene der arteriellen Hypertonie und ihre klinische Bedeutung

Heribert Schunkert

Inhaltsverzeichnis

4.1.1 Einführung

Die individuelle genetische Disposition – im Kontext mit Umweltfaktoren – beeinflußt die Manifestation und den Verlauf der essentiellen arteriellen Hypertonie. Grundlage für diese Erkenntnis waren in den 50er und 60er Jahren durchgeführte Familien-, Adoptions-, Geschwister- und Zwillingsstudien, die zeigen konnten, daß genetische und äußere Einflüsse zu etwa gleichen Teilen zur Genese der Erkrankung beitragen [Ward 1990]. Die anfänglich geäußerte Vermutung, daß in der Regel nur ein einzelner Gendefekt jeweils zur Entwicklung einer Hypertonie führt [Platt 1947], mußte jedoch verlassen werden. Pickering [1968] machte die Beobachtung, daß Patienten mit arterieller Hypertonie vielmehr das obere Ende einer Verteilungskurve repräsentieren (Abb. 4.1.1). Die quantitative Erfassung des Merkmals (Phänotyps) erlaubte rasch die Erkenntnis, daß die Regulation des arteriellen Blutdrucks multifaktoriell, d. h. durch die kombinierte Wirkung einer Vielzahl von Genen und äußeren Faktoren, kontrolliert wird [Mongeau et al. 1986].

Handbuch der molekularen Medizin, Band 3
Herz-Kreislauf-Erkrankungen
D. Ganten/K. Ruckpaul (Hrsg.)
© Springer-Verlag Berlin Heidelberg 1998

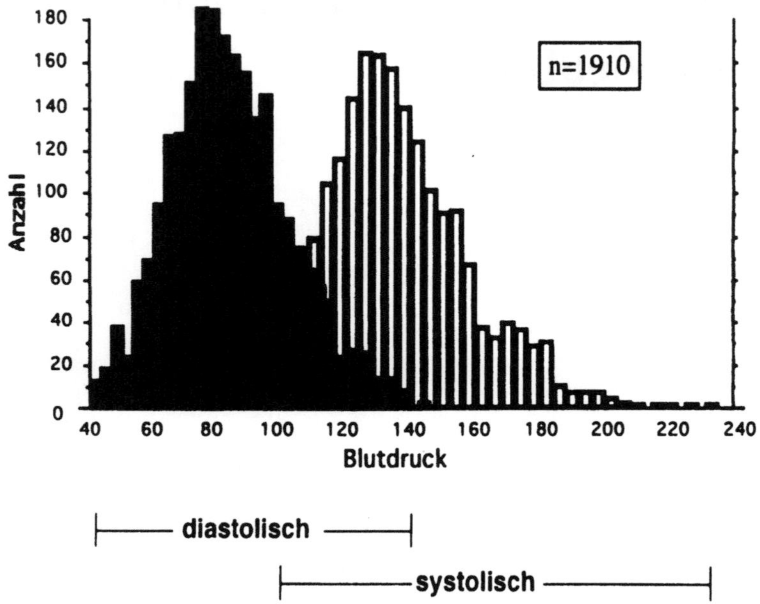

Abb. 4.1.1. Verteilungskurven der diastolischen und systolischen Blutdruckwerte in einer Bevölkerungsstichprobe von annähernd 2.000 Personen (MONICA-Survey Augsburg, 1994–1995). Jeder Balken steht für einen Bereich von 4 mmHg (z. B. 160–164 mmHg, x-Achse). Auf der y-Achse ist die Anzahl der Probanden im jeweiligen Blutdruckbereich zu sehen. Sowohl der diastolische als auch der systolische Blutdruck bilden eine Gauß-Glocke mit einer diskreten Schulter zu erhöhten Blutdruckwerten hin

4.1.2 Phänotyp

Der rasche Erkenntnisgewinn zu den Ursachen der arteriellen Hypertonie hat auch zu einer differenzierteren Betrachtung des Phänotyps Bluthochdruck selbst beigetragen. So gibt es deutliche Hinweise, daß der systolische Blutdruck z. T. durch andere Faktoren reguliert wird als der diastolische. Wiederum andere Faktoren werden mit der Blutdruckamplitude assoziiert [Dubay et al. 1993]. Weiterhin können Endorganschäden, die typischerweise als Folge der arteriellen Hypertonie angesehen werden, unabhängigen genetischen Faktoren zugeordnet werden [Avolio 1995, Brown et al. 1996, Jacob et al. 1991]. Auch ist anzunehmen, daß die erheblichen Unterschiede im Manifestationsalter oder dem Schweregrad der Hypertonie unterschiedlichen pathogenetischen Ursachen zuzuordnen sind. Im folgenden sind unterschiedliche – wenn auch z. T. eng miteinander verknüpfte – Phänotypen des Bluthochdrucks dargestellt.

* Systolische vs. diastolische Hypertonie
* Milde vs. schwere Hypertonie
* Frühes (juveniles) vs. mittleres oder spätes Manifestationsalter der Hypertonie
* Erhöhte Blutdruckamplitude
* Erhöhter mittlerer Blutdruck
* Fehlender nächtlicher Blutdruckabfall (mittlerer 24-h-Blutdruck)
* Ruhe- vs. belastungsinduzierte Hypertonie (Fahrradergometrie)
* Situative (White coat-Praxis-) Hypertonie
* Erhöhtes Herzminutenvolumen
* Erhöhter peripherer Widerstand
* Verminderte vaskuläre Compliance, Windkesselhypertonie

Die Aufzählung zeigt, daß der Bluthochdruck kein einheitliches „Gesicht" hat. Vielmehr kann die arterielle Hypertonie unterschiedlich ausgeprägt sein oder unterschiedliche Formen annehmen. Diese Vielfalt macht auch wahrscheinlich, daß unterschiedliche Ursachen – und in letzter Konsequenz wohl auch eine Vielzahl von genetischen Alterationen – dem Phänotyp Hypertonie zugrundeliegen.

Zudem ist zu bedenken, daß der Blutdruck in einem Individuum keine konstante Größe ist. Vielmehr bestehen ausgeprägte zirkadiane oder situative Schwankungen, die eine präzise Klassifikation des Phänotyps erschweren. Hunt et al. [1989] haben anhand von Geschwister- und Zwillingsstudien versucht, zu errechnen, inwieweit sich der genetische Einfluß bei der Regulation verschiedener Phänotypen des Blutdrucks unterscheidet. Dabei fanden sich zunächst deutliche Unterschiede hinsichtlich der Vererbbarkeit von systolischen bzw. diastolischen Blutdruckwerten. Darüber hinaus fanden die Autoren einen unterschiedlichen genetischen Einfluß in Abhängigkeit von der Situation, in der die Blutdruckmessung stattfand. So war die Variabilität des Blutdrucks zwischen Zwillingen unter isometrischer Belastung oder Fahrradergometrie geringer als unter mentalem Streß; weiterhin zeigten im Stehen oder im Sitzen gemessene Blutdruckwerte bei Zwillingen die höchste Übereinstimmung [Hunt et al. 1989].

Eine mangelnde Präzision bei der Festlegung des Phänotyps bringt zwangsweise auch Probleme bei der Assoziation oder der Kopplung des Merkmals an ein Kandidatengen oder einen genetischen Locus mit sich. Diese Einschränkung ist insbesondere bei der Beurteilung der teilweise kontroversen Befunde zu berücksichtigen.

So fordern die komplexe Pathogenese der Hypertonie und der dynamische Phänotyp „Blutdruck" eine differenzierte Betrachtung der Forschungsergebnisse. Eine fehlende Kopplung des Angiotensinkonversionsenzymgenlocus mit der familiären arteriellen Hypertonie wurde als Widerlegung zuvor publizierter Daten aus Kreuzungsexperimenten und Linkage-Analysen bei der Ratte angesehen [Harrap et al. 1993, Jacob et al. 1991, Jeunemaitre et al. 1992a, Schmidt et al. 1993]. Dabei stellte die tierexperimentelle Studie lediglich eine Beziehung mit dem Locus des Angiotensinkonversionsenzyms und nicht mit dem Gen selbst auf. Weiterhin war in den tierexperimentellen Studien der Blutdruck insbesondere dann positiv mit dem Angiotensinkonversionsenzymgenlocus assoziiert, wenn die Tiere zuvor mit kochsalzreicher Diät gefüttert wurden, währenddessen die Studien an den menschlichen Populationen diese Unterscheidung nicht vorsahen. Wie dem auch sei, neuere Daten deuten darauf hin, daß der initial gefundene Hypertonielocus (BP1) der SHR nicht mit dem des Angiotensinkonversionsenzymgens identisch ist [Kreutz et al. 1995]. Somit sind die humanen Daten nicht direkt diskrepant zu den tierexperimentell erhobenen. Deutlich wird vielmehr, daß das Studium der pathogenetischen Faktoren der Hypertonie eine so weit als mögliche Differenzierung der Ergebnisse verlangt.

4.1.3 Ätiologie

4.1.3.1 Umweltfaktoren

Migrationsstudien, die den Einfluß einer veränderten Umwelt vor einem konstanten genetischen Hintergrund reflektieren, belegen eindeutig die Bedeutung äußerer Faktoren in der Regulation des Blutdrucks. So stieg bei Emigranten der Tokelau-Inseln nach dem Wechsel der angestammten Lebensräume (Migration nach Neuseeland) der systolische Blutdruck um 1 mmHg pro Jahr rascher an als bei Nichtemigranten [Salmond et al. 1989]. Ähnliche Beobachtungen wurden in verschiedenen Regionen Afrikas gemacht, wo der Blutdruck in starkem Ausmaß mit der Einführung westlicher Lebensgewohnheiten anstieg [Vaughan u. Miall 1979]. Insbesondere der Wechsel vom ländlichen zum urbanen Lebensstil scheint dabei großen Einfluß auf den Blutdruck zu nehmen [Scotch 1963]. Als wesentliche Faktoren bei diesem Wandel können eine Zunahme der Adipositas, ein Mangel an körperlicher Aktivität und eine Zunahme von psychosozialem Streß identifiziert werden [Ward 1990].

Einen ausgeprägten Einfluß auf den Blutdruck im kindlichen oder erwachsenen Alter scheint auch das intrauterine Milieu zu haben. So stimmen mehrere Untersucher darin überein, daß das Geburtsgewicht invers mit dem später gemessenen Blutdruck korreliert [Gennser et al. 1988, Whincup et al. 1989]. Sogar die mittleren jährlichen Außentemperaturen scheinen einen Einfluß auf den Blutdruck zu haben, insofern als in verschiedenen Regionen Englands gemessene mittlere Außentemperaturen invers mit Blutdruckwerten korrelierten [Bruce et al. 1991]. Auch die in den letzten Jahrzehnten zunehmende Prävalenz der arteriellen Hypertonie ist, in einer vom genetischen Standpunkt unveränderten Population, exogenen Ursachen zuzuordnen. Differenziertere Betrachtungen konnten u. a. geänderte Ernährungsgewohnheiten sowie eine geänderte demographische Struktur der Gesellschaft mit einer Zunahme von älteren Menschen identifizieren [Maill u. Lovell 1967]. Komplizierend tritt hinzu, daß die Auswirkung der einzelnen Faktoren auf die Blutdruckregulation zwischen den Geschlechtern zu varieren scheint [Maill u. Lovell 1967, Maill u. Oldham 1958, Pickering 1968]. Im folgenden sind die Umweltfaktoren, die zur Entwicklung einer Hypertonie beitragen können, aufgelistet.

- Ernährungsgewohnheiten, Salzzufuhr etc.
- Alkoholabusus
- Nikotinabusus
- Bewegungsmangel
- Mentaler oder psychischer Streß
- Intrauterine Faktoren
- Adipositas

Die Auflistung zeigt, daß eine Vielzahl von exogenen Faktoren Einfluß auf den Blutdruck nehmen kann. Die so entstehende Variabilität kompliziert unweigerlich die (molekular-) genetische Analyse des Phänotyps arterielle Hypertonie.

Allerdings ist derzeit unklar, ob nicht ein Teil dieser Umweltfaktoren durch genetisch determinierte Verhaltensweisen beeinflußt wird und damit wiederum zumindest partiell unter hereditärem Einfluß steht. So gibt es eine Vielzahl von Hinweisen, die zeigen, daß das Körpergewicht und insbesondere die Adipositas zu großen Teilen genetisch determiniert sind [Hebebrand u. Remschmidt 1995, Hegele et al. 1995]. Auch die Persönlichkeitsstruktur ist nicht ausschließlich durch die Erziehung oder Umwelteinflüsse bestimmt. Vielmehr fanden Meininger et al. [1988] bei einer Untersuchung an Kindern, daß die Typ-A-Persönlichkeit, die das kardiovaskuläre Risiko erhöhen kann, fast ausschließlich genetisch determiniert ist. Ähnlich ist die Situation beim Schlaf-Apnoe-Syndrom. Zwar sind kausal eine nächtliche Obstruktion der oberen Atemwege oder ein verminderter Atemantrieb als Ursache einer Sympathikusstimulation und damit erhöhter Blutdruckwerte anzusehen, doch scheinen familiäre Faktoren das Eintreten einer solchen Situation zu begünstigen [Mathur u. Douglas 1995].

Die Wirksamkeit von Umweltfaktoren in der Entstehung der Hypertonie muß weiterhin vor dem respektiven genetischen Hintergrund der jeweiligen Population oder des jeweiligen Individuums gesehen werden. Als einfaches Beispiel kann die Natriumsensitivität angesehen werden. Während 50% der hypertensiven Kaukasier nach Restriktion der Kochsalzzufuhr einen Blutdruckabfall zeigen, reagieren bei Afroamerikanern 73% [Watt et al. 1985]; d. h. vor einem anderen genetischen Hintergrund liegt der Anteil der natriumsensitiven Hypertoniker um 23% höher.

4.1.3.2 Genetische Faktoren

Auf der Suche nach den genetischen Ursachen der arteriellen Hypertonie fiel bei der überwiegenden Zahl der Hypertoniker das Fehlen eines klaren Mendel-Erbgangs auf. Folglich ließen erst Untersuchungen an großen Stichproben eine familiäre Komponente dieser Erkrankungen erkennen. Tabelle 4.1.1 zeigt, daß eine Reihe von Studien übereinstimmend bessere Korrelationskoeffizienten bei eineiigen als zweieiigen Zwillingspaaren gefunden hat. Bei vergleichbaren Umwelteinflüssen kann dies als Hinweis für die genetische Komponente bei der Determination des Blutdrucks gewertet werden, da eineiige Zwillinge - im Gegensatz zu zweieiigen Zwillingen - die gleiche genetische Ausstattung tragen. In einer Reihe von Zwillingsstudien konnte dokumentiert werden, daß die Variabilität des Blutdrucks zu etwa 40–60% durch genetische Faktoren determiniert wird. Dabei sind

Tabelle 4.1.1. Pearson-Korrelationskoeffizienten (r) für den systolischen Blutdruck, eineiige Zwillingspaare (EZ), zweieiige Zwillingspaare bzw. Geschwister (ZZ); errechnete Vererbbarkeit des Merkmals (heritability; h^2), modifiziert nach Hunt u. Williams [1992]

r (EZ)	r (ZZ)	h^2	Literatur
0,81	0,39		Stocks [1930]
0,54	0,40		Havlik et al. [1979]
0,85	0,50	0,70	McIlhany et al. [1975]
0,55	0,25	0,60	Feinleib et al. [1977]
–	–	0,40	Austin et al. [1987]
0,87	0,59	0,56	Miller et al. [1987]
0,43	0,11	0,62	Hunt u. Williams [1992]

Tabelle 4.1.2. Korrelationskoeffizienten (r) für den systolischen und diastolischen Blutdruck, RR steht für Blutdruck nach Riva Rocci, modifiziert nach Biron et al. [1976]

Korrelation	Systolischer RR	Diastolischer RR
Mutter – Kind	0,27	0,26
Vater – Kind	0,24	0,21
Mutter – adoptiertes Kind	0,08	0,10
Vater – adoptiertes Kind	0,09	0,13

die Konsistenz dieser Beobachtung und die Replikation in verschiedenen ethnischen Gruppen als wichtige Indizien hervorzuheben.

Allerdings muß kritisch eingewendet werden, daß auch für viele Umweltfaktoren eine bessere Korrelation zwischen eineiigen als zweieiigen Zwillingen besteht [Hunt u. Williams 1994]. So fanden Hunt u. Williams [1992] bei monozygoten Zwillingen eine erhebliche Übereinstimmung hinsichtlich des Alkohol-, Kaffee- und Nikotinkonsums, der sportlichen Aktivität und des familiären Einkommens. Das heißt, es ist nicht gänzlich auszuschließen, daß die enge Korrelation des Blutdrucks bei eineiigen Zwillingen teilweise auch durch die größere Gemeinsamkeit einiger exogener Faktoren beeinflußt sein kann [Hunt u. Williams 1994].

Der reziproke Ansatz zu Zwillingsstudien ist in Adaptionsstudien zu sehen. Dabei soll der Effekt einer gemeinsamen Umwelt vor dem Hintergrund unterschiedlicher Erbfaktoren dokumentiert werden. Insbesondere Biron et al. [1976] konnten durch Blutdruckmessungen bei 756 adoptierten Kindern, 445 natürlichen Kindern und 1.176 Eltern zeigen, daß die Korrelation der Blutdruckwerte zwischen Eltern und ihren natürlichen Kindern erheblich besser ist als die zwischen Eltern und adoptierten Kindern (Tabelle 4.1.2). Auch dies kann als Hinweis für die genetische Komponente bei der Determination des Blutdrucks gewertet werden, da sich in der in Tabelle 4.1.2 dargestellten Studie die adoptierten bzw. natürlichen Kinder hinsichtlich der genetischen Anlagen, aber nicht hinsichtlich der Umwelteinflüsse unterschieden. Zusammenfassend kann also gesagt werden, daß die enge Korrelation der Blutdruckwerte innerhalb von Familien stark von genetischen Faktoren abhängig ist [Biron et al. 1976].

Die ausgeprägte und konsistent nachweisbare genetische Komponente in der Regulation des Blutdrucks ist um so eindrucksvoller, als daß der Blutdruck auch bei einem einzelnen Individuum eine relativ variable Größe ist. So tritt bei der Abschätzung der Heritabilität des Blutdrucks die Schwierigkeit hinzu, daß die Messung des aktuellen Blutdrucks durch eine Vielzahl situationsbedingter Faktoren beeinflußt wird, denen sich der Mensch z. B. während der Durchführung entsprechender Studien aussetzt. Dies unterscheidet sich grundsätzlich von der Situation bei experimentellen Tieren, die unter standardisierten Verhältnissen gepflegt und untersucht werden können.

Die Charakterisierung von hypertensiven Inzuchttierstämmen kann als weiteres Argument für die genetische Komponente bei der Entstehung der arteriellen Hypertonie angesehen werden. Rückkreuzungsexperimente erlauben zudem die Anzahl der Genloci abzuschätzen, die im jeweiligen Tierstamm zur Erhöhung des Blutdrucks beitragen. Jedoch sollte in diesem Fall kritisch bedacht werden, daß bei hypertensiven Tieren meist eine bewußte Züchtung hin zu hypertonen Blutdruckwerten erfolgte und Umweltbedingungen bewußt uniform gestaltet werden. So können genetische Faktoren im Tierexperiment wesentlich stärker als beim Menschen betont werden [Mullins et al. 1990, Okamoto u. Aoki 1963].

4.1.4 Molekulare Genetik der arteriellen Hypertonie

Unter Berücksichtigung der komplexen Interaktion von endogenen und exogenen Faktoren sind Modelle entwickelt worden, die eine Selektion von Hypertonikern erlauben, bei denen genetische Faktoren eine zentrale Rolle bei der Entwicklung des Bluthochdrucks spielen sollen. So wurden in molekular-genetischen Studien gezielt Hypertoniker mit positiver Familienanamnese oder besonders stark ausgeprägtem oder früh auftretendem

Phänotyp eingeschlossen. Da Familien, in denen der Blutdruck über mehrere Generationen verfolgt wurde, selten sind, wurden als Ersatz auch Geschwisterpaare untersucht, bei denen beide Geschwister an einer Hypertonie leiden (affected sib pairs) [Jeunemaitre et al. 1992 b].

4.1.4.1 Kandidatengene vs. anonyme Genmarker

Da eine große Anzahl von Genen mit den unterschiedlichsten Funktionen bei der Entstehung der arteriellen Hypertonie beteiligt sein kann [Grim u. Robinson 1994], kommt theoretisch jeder Abschnitt der Chromosomen als Träger eines Hypertoniegens in Betracht. Um das gesamte Genom untersuchen zu können, bedient man sich idealerweise genetischer Marker, deren Lokalisation im Genom bekannt ist und die in einer Vielzahl von Allelen vorkommen. Die Größe des menschlichen Genoms (3×10^9 bp) und die Notwendigkeit, eine Vielzahl von Markern bei Kopplungsanalysen einsetzen zu müssen, bringen jedoch einen immensen methodischen Aufwand mit sich. Für eine Studie an betroffenen Geschwisterpaaren [Sharma et al. 1994] müssen je nach Anzahl der vermuteten exogenen und genetischen Faktoren etwa 500–1.000 Probanden mit etwa 300 über das Genom verteilten Markern untersucht werden, was 150.000–300.000 Ansätzen der PCR entspricht. Eine Vereinfachung verspricht die gezielte Analyse von Kandidatengenen, die aufgrund pathophysiologischer Erkenntnisse das zu untersuchende Krankheitsbild erklären könnten. Auch wenn hierin ein gewisser Bias liegt, hat dieser Ansatz bei der Erforschung polygener kardiovaskulärer Erkrankungen erste Erfolge erzielt.

4.1.4.2 Kopplungsanalysen in betroffenen Familien (klassische Kopplungsanalyse)

Zur chromosomalen Lokalisation eines Gens eignet sich die traditionelle Kopplungsanalyse am besten. Dabei wird die Kosegregation eines Merkmals (z. B. arterielle Hypertonie) mit einem chromosomalen Locus (z. B. einem Mikrosatelliten, dessen Lage bekannt ist,) über mehrere Generationen verfolgt. Inzwischen sind über 2.000 dieser Marker im menschlichen Genom kartographiert [Gyapay et al. 1994]. Je weiter ein solcher Marker vom krankheitsverursachenden Gen entfernt liegt, desto größer ist die Chance während einer Meiose durch Rekombination bzw. Cross-over vom Phäno-

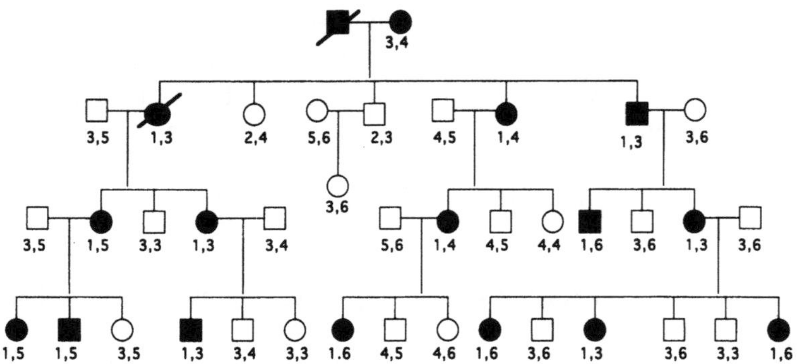

Abb. 4.1.2. Der Stammbaum über 4 Generationen steht exemplarisch für eine Familie mit einer autosomal-dominanten Erkrankung. *Kreise* Frauen, *Quadrate* Männer, *offene (weiße) Symbole* nicht betroffene, *schwarze* betroffene Personen, *grau* Personen, die nicht untersucht werden konnten, *diagonal durchkreuzte Symbole* verstorbene Personen. Unter den Symbolen finden sich die Haplotypen für einen genomischen Locus. Es zeigt sich, daß die Erkrankung fast immer bei Personen auftritt, die das Allel 1 tragen. Der Phänotyp, z. B. eine arterielle Hypertonie, ist also in dieser Familie an diesen genomischen Locus gekoppelt, der durch dieses Allel repräsentiert wird

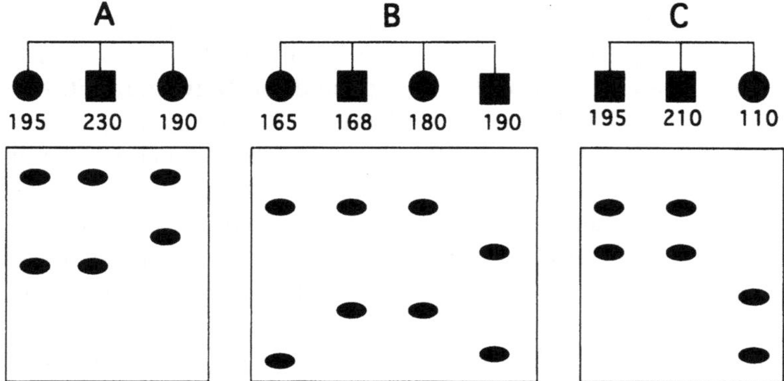

Abb. 4.1.3. Geschwister aus 3 fiktiven Familien. Unter den Symbolen für die Geschwister stehen die systolischen Blutdruckwerte in mmHg. Alle Geschwister haben eine arterielle Hypertonie, mit Ausnahme der Frau ganz rechts in Familie C. Die Genotypen der Geschwister sind durch symbolische Gelelektrophoresen dargestellt. Auffallend bei diesen hypothetischen Gelelektrophoresen ist, daß die hypertensiven Genotyp getrennt zu werden. Wandert jedoch einer dieser Marker in der Generationenfolge mit dem Phänotyp, sollte das krankheitsverursachende Gen in der Nähe dieses Markers liegen [Katsuya et al. 1995]. Auch im Fall der arteriellen Hypertonie wurde so die Lage einzelner betroffener Gene im Genom spezifiziert [Lifton et al. 1992, Shimkets et al. 1994]. Hilfreich waren – neben der schon bekannten Lage dieser Gene – pathophysiologische Kenntnisse, die z. B. in manchen betroffenen Familien auf Mutationen der Aldosteronsynthase bzw. des epithelialen Natriumkanals im distalen Nephron hingewiesen haben [Lifton et al. 1992, Shimkets et al. 1994]. Der große Nachteil dieser Methode ist, daß nur wenige große Familien bekannt sind, in denen hinsichtlich des Blutdrucks schwister gehäuft die gleichen Allele des gezeigten Markers tragen. Die normotensive Frau in Familie C weist dagegen andere Allele auf (diskordantes Geschwister). Statistische Verfahren erlauben nun, zu berechnen, ob die Häufung des Allel-sharings zwischen betroffenen Geschwisterpaaren überzufällig ist und damit auf eine Kopplung mit einem Hypertonielocus hinweist

ein klarer Mendel-Erbgang nachzuweisen ist (Abb. 4.1.2) und die über mindestens 3, besser 4–5 Generationen phänotypisch und genotypisch faßbar sind.

4.1.4.3 Kopplungsanalysen in betroffenen Geschwisterpaaren (affected sib-pair analysis)

Das Geschwisterpaardesign nutzt die Tatsache, daß bei Geschwistern die Verteilung von Allelen oder Haplotypen in definierten Mustern zu erwarten ist. In Abwesenheit von genetischer Kopplung ist die erwartete Verteilung der Allele eines Markergens, die identical by descent von Geschwistern geteilt werden 25%, 50% und 25% (z. B. für AA, Aa, aa). Statistische Tests auf Abweichungen von diesen Erwartungswerten können daher für epidemiologische Studien, ähnlich einem Fall-Kontroll-Design, an Geschwistern herangezogen werden [Khoury et al. 1993]. Die Affected-sib-pair-Methode wird erfolgreich in Situationen eingesetzt, wo der Markerlocus hochpolymorph ist und wo es möglich ist, die Anzahl der identical by descent geteilten Allele direkt mittels DNA-Polymorphismen zu bestimmen. Wenn der Markerlocus in der Nähe eines krankheitsverursachenden Gens liegt, ist in einem betroffenen (affected) Geschwisterpaar eine über die oben angegebenen Werte hinausgehende Häufigkeit („excess") von gemeinsamen („shared") Allelen zu erwarten (Abb. 4.1.3). In den vergangenen Jahren wurden verschiedene statistische Testverfahren entwickelt, die solche Abweichungen erfassen [Blackwelder u. Elston 1985, Thomson 1986]. Ein Vergleich verschiedener Verfahren führte Blackwelder u. Elston [1985] zu dem Schluß, daß der Test mit der höchsten statistischen Aussagekraft auf der mittleren Anzahl von Identical-by-descent-Allelen bei 2 Geschwistern eines Paars beruht. Zudem erlaubt die Kopplungsanalyse in betroffenen Geschwisterpaaren (Affected-sib-pair- vs. uneingeschränktem Sib-pair-Vergleich), mehrere Paare aus der gleichen Geschwisterschaft so zu behandeln als kämen sie aus unterschiedlichen Familien. Weitere Faktoren, die die statistische Aussagekraft beeinflussen, sind der Vererbungsmodus (autosomal-dominant oder -rezessiv), das Ausmaß der Kopplung, die Prävalenz der Erkrankung und das relative Risiko (Penetranz und Gen-Umwelt-Interaktionen), den Phänotyp zu entwickeln. Um die Annahme zu bestätigen, daß bestimmte Markerallele unter betroffenen Geschwistern geteilt werden, sollten stets auch nicht betroffene Geschwister und, wenn möglich, Eltern mit typisiert werden, wenngleich diese Informationen für die technische Durchführung der statistischen Tests nicht erforderlich sind [Khoury et al. 1993].

4.1.4.4 Four corner approach

Auch der Four corner approach stellt einen Versuch dar, Probanden mit starker genetischer Komponente der arteriellen Hypertonie zu selektionieren. Hierzu werden Kinder mit erhöhtem Blutdruck aus Familien, bei denen auch die Eltern Hypertoniker sind, ausgewählt. Diese Kinder oder jungen Erwachsenen werden dann mit solchen verglichen, bei denen weder eine Hypertonie noch eine diesbezügliche Familenanamnese bestehen [Watt et al. 1992]. Weitere Vergleichsgruppen bestehen aus Probanden mit Hypertonie, aber ohne Familenanamnese bzw. Probanden ohne Hypertonie, aber mit Familenanamnese [Watt et al. 1992].

4.1.4.5 Assoziationsstudien in Gesamtpopulationen oder Fall-Kontroll-Paaren

Assoziationsstudien stellen den Versuch dar, Allele eines Kandidatengens, welche mittelbar oder unmittelbar den Phänotyp beeinflussen könnten, mit einem gehäuften Auftreten der Erkrankung in Verbindung zu bringen [Sharma et al. 1994]. Hierzu wird meist in Form von Fall-Kontroll-Studien die Frequenz eines Allels bei Betroffenen mit der Frequenz in einem Normalkollektiv verglichen. Ein großer Vorteil der Assoziationsstudien liegt darin, daß vielerorts bereits Kollektive mit arterieller Hypertonie, z. B. nach Durchführung von Therapiestudien, bestehen, die ohne großen Aufwand mit geeigneten Kontrollpersonen verglichen werden können. Voraussetzung ist jedoch, daß es sich bei den Kontrollen tatsächlich um eine nach ethnischen, anthropometrischen, geographischen und sozialen Aspekten identische Population handelt, die sich außer in dem zu untersuchenden Phänotyp durch nichts von der Fallgruppe unterscheidet. Wird dieser Aspekt nicht kritisch verfolgt, können leicht falsch-positive Assoziationen entstehen. Eine weitere wesentliche Einschränkung von Assoziationsstudien liegt darin, daß ein zu untersuchendes Allel den Phänotyp direkt beeinflussen muß oder zumindest mit dem kausalen Gen im Linkage-Disäquilibrium liegen muß, um zwischen Fällen und Kontrollen eine unterschiedliche Verteilung zu zeigen. So kann es sein, daß ein Kandidatengen in Assoziationsstudien falsch-negativ eingestuft wird, weil andere Allele des gleichen Gens, aber nicht das untersuchte Allel an der Pathogenese der Erkrankung beteiligt sind. Assoziationsstudien eignen sich somit wegen der einfachen Durchführbarkeit zur Formulierung von Hypothesen, die jedoch mit einem stringenteren Studiendesign überprüft werden müssen.

4.1.5 Genetik der Hypertonie beim Menschen

Grundsätzlich können monogene und polygene Defekte an der Pathogenese der arteriellen Hypertonie beteiligt sein. Während polygene Faktoren – in Interaktion mit äußeren Einflüssen – bei der Mehrzahl der multiätiologischen „Volkskrankheiten", wie koronarer Herzkrankheit und arterieller Hypertonie zu suchen sind, lassen sich diese Erkrankungen in seltenen Fällen auch durch Mutationen einzelner Gene (monogen) erklären. In der Folge werden die molekular-genetischen Grundlagen der seltenen Fälle von arterieller Hypertonie mit Mendel-Erbgang (monogenetischem Erbgang) sowie der häufigen essentiellen (multiätiologischen) Hypertonie mit komplexer (multifaktorieller) Übertragung abgehandelt.

4.1.5.1 Arterielle Hypertonie mit Mendel-Erbgang

4.1.5.1.1 Glukokortikoid-empfindliche Hypertonie

Der klinischen Beobachtung ist es zu verdanken, daß in seltenen Fällen ein autosomal-dominanter Übertragungsmodus bei Patienten mit arterieller Hypertonie zu identifizieren war. In einer Familie, die über 5 Generationen verfolgt wurde, fand sich eine besonders schwere, früh manifestierende Hypertonie mit gehäuft auftretenden Schlaganfällen vor dem 45. Lebensjahr [Lifton et al. 1992]. Weiterhin fanden sich in dieser Familie in wechselnder Ausprägung ein Hyperaldosteronismus oder hohe Spiegel von 18-Oxokortisol oder 18-Hydroxykortisol, welche durch die Gabe von Glukokortikoiden zu supprimieren waren. Lifton et al. [1992]

gelang es, den Locus dieser Erkrankung an den Locus der Aldosteronsynthase auf Chromosom 8q zu koppeln. Weiterhin zeigte die genaue Analyse des Aldosteronsynthasegens in dieser Familie eine Fusion des Promotors der 11β-Hydroxylase mit der kodierenden Sequenz der Aldosteronsynthase (Abb. 4.1.4). Das heißt, in dieser Familie wurde die Aldosteronsynthese unter die Kontrolle von ACTH gestellt. Wird nun die ACTH-Ausschüttung durch die Gabe von Glukokortikoiden gebremst, sinken die Aldosteronsynthese und damit der Blutdruck. Allerdings ist diese Form der Glukokortikoid-empfindlichen Hypertonie (glucocorticoid-remediable aldosteronism) eine seltene Erkrankung, die kaum eine Rolle in der Klärung der vielen Fälle mit essentieller Hypertonie spielen dürfte [Lifton et al. 1992].

4.1.5.1.2 Liddle-Syndrom (Abb. 4.1.5)

Beim Liddle-Syndrom oder Pseudoaldosteronismus handelt es sich ebenfalls um eine autosomal-dominant vererbte Form der Hypertonie. In Jahr 1963 beschrieben Liddle et al. [1963] eine Familie mit Hypokalämie und früh auftretender, besonders schwerer Hypertonie. Die Patienten waren durch niedrige Renin- und Aldosteronspiegel charakterisiert. Während eine salzarme Diät kaum einen therapeutischen Erfolg zeigte, sprachen die Patienten hervorragend auf die Gabe von Amilorid, einem Inhibitor des Natriumkanals im distalen Nephron, an. Auch ließ sich die Störung durch eine Nierentransplantation, die bei einem der Patienten erforderlich wurde, komplett beheben [Botero-Velez et al. 1994], was auf eine kausale Störung einer renalen Funktion hinweist. Nach Wiederentdeckung

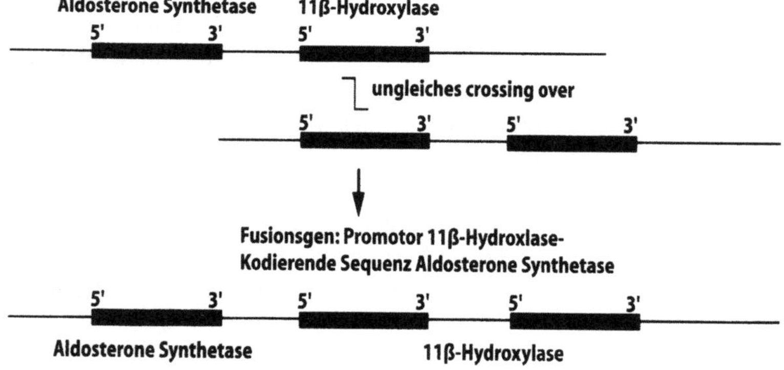

Abb. 4.1.4. Mechanismus für das Zustandekommen des Glukokortikoid-empfindlichen Hyperaldosteronismus. Die Nukleotidsequenzen der Aldosteronsynthase und der 11β-Hydroxylase weisen eine hohe Homologie auf. Durch ungleiches Cross-over zwischen den beiden Genen ist ein Fusionsgen entstanden, welches das Produkt der Aldosteronsynthase unter die Kontrolle des 11β-Hydroxylase-Promotors stellt. Somit wird die Aldosteronsynthese unter die Kontrollachse der Glukokortikoidsynthese gestellt und empfindlich für ACTH, adaptiert nach Lifton [1996]

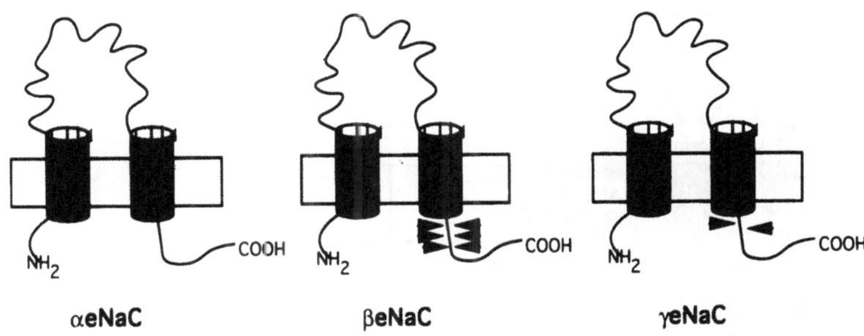

Abb. 4.1.5. Mutationen der Untereinheiten des epithelialen Natriumkanals (*eNaC*) wurden als Ursache für das Liddle-Syndrom identifiziert. Dabei handelt es sich um eine seltene, autosomal-dominant (Chromosom 16) vererbte, schwere arterielle Hypertonie, die mit einer Hypokaliämie sowie supprimierten Renin- und Aldosteronspiegeln einhergeht und weitgehend durch Amiloridgabe, d. h. Blockade des Kanals, korrigiert werden kann. *Pfeile* Mutationen in den intrazellulären Domänen der 3 Untereinheiten des epithelialen Natriumkanals, die allesamt mit einer Hypertonie einhergehen, adaptiert nach Lifton [1996]

und Erweiterung der ursprünglich von Liddle untersuchten Familie [Botero-Velez et al. 1994] untersuchten Shimkets et al. [1994] mittels Kopplungsanalyse die Loci der Untereinheiten der epithelialen Natriumkanäle. Es fand sich eine komplette Kopplung des Phänotyps (Hypertonie) an den Locus der β-Untereinheit des epithelialen Natriumkanals. Nachdem dieser Locus auf Chromosom 16 ohne Rekombination an die Hypertonie gekoppelt war, gelang es im nächsten Schritt durch Sequenzierung des Gens der β-Untereinheit des epithelialen Natriumkanals ein Stopkodon zu identifizieren, welches zu einer Verkürzung des Proteins am zytoplasmatischen Karboxylende führte (Abb. 4.1.5). In weiteren Familien wurden außerdem an der gleichen Stelle Frameshift-Mutationen festgestellt [Shimkets et al. 1994]. Der genaue molekulare Mechanismus, der zur fehlerhaften Regulation des epithelialen Natriumkanals im distalen Nephron führt, ist noch nicht sicher identifiziert, obwohl eine gestörte Interaktion mit dem Zytoskelett oder der Verlust von Phosphorylierungsdomänen diskutiert werden [Shimkets et al. 1994].

4.1.5.2 Multifaktorielle arterielle Hypertonie

Die essentielle arterielle Hypertonie ist in der Regel eine multiätiologische Erkrankung mit starker genetischer Komponente. Dabei gilt derzeit die Vorstellung, daß genetische Faktoren meist permissiv das Auftreten der Erkrankung begünstigen.

4.1.5.3 Kandidatengene

Eine kaum zu überschauende Vielzahl von Genen, z. Z. sind etwa 500 bekannt, kann Einfluß auf den kardiovaskulären Phänotyp nehmen [McKusick 1992]. Durch eine komplexe Interaktion zwischen den unterschiedlichsten Organen (Gehirn, Herz, Gefäße, Niere, Nebenniere, Schilddrüse, Nebenschilddrüse etc.) wird die Erforschung der Blutdruckregulation noch weiter kompliziert. Grim u. Robinson [1994] haben, um eine gewisse Übersichtlichkeit zu bewahren, eine (ausbaufähige) Liste erstellt, die derzeit 271 (!) Kandidatengene umfaßt, deren Einfluß auf die Blutdruckregulation möglich oder wahrscheinlich ist. Im folgenden sollen einige dieser Kandidaten vorgestellt werden.

4.1.5.3.1 Renin-Angiotensin-Aldosteron-System

Bei dem Renin-Angiotensin-Aldosteron-System handelt es sich um eine komplexe Reaktionskaskade (Abb. 4.1.6), in der multiple Gene bei der Synthese und Regulation des vasokonstriktorischen Peptids Angiotensin II und des natriumregulierenden Hormons Aldosteron interagieren. Viele dieser Gene weisen beim Menschen Polymorphismen auf, die hinsichtlich der Kopplung an den Blutdruck untersucht worden sind.

4.1.5.3.1.1 Renin

In der Zirkulation gilt Renin als das limitierende Enzym bei der Synthese des potenten Vasokonstriktors Angiotensin II. Zudem war bekannt, daß die zirkulierende Plasmareninaktivität relativ stark interindividuell variiert. Damit wurde das Reningen schon früh als Kandidatengen für die Hypertonie erkannt und untersucht. Allerdings fielen 5 molekulargenetische Kopplungs- oder Assoziationsstudien negativ aus [Jeunemaitre et al. 1992 a, Morris u. Griffiths 1988, Naftilan et al. 1989, Soubrier et al. 1990, Zee et al. 1991]. Damit existiert derzeit beim Menschen, im Gegensatz zur Ratte [Kurtz et

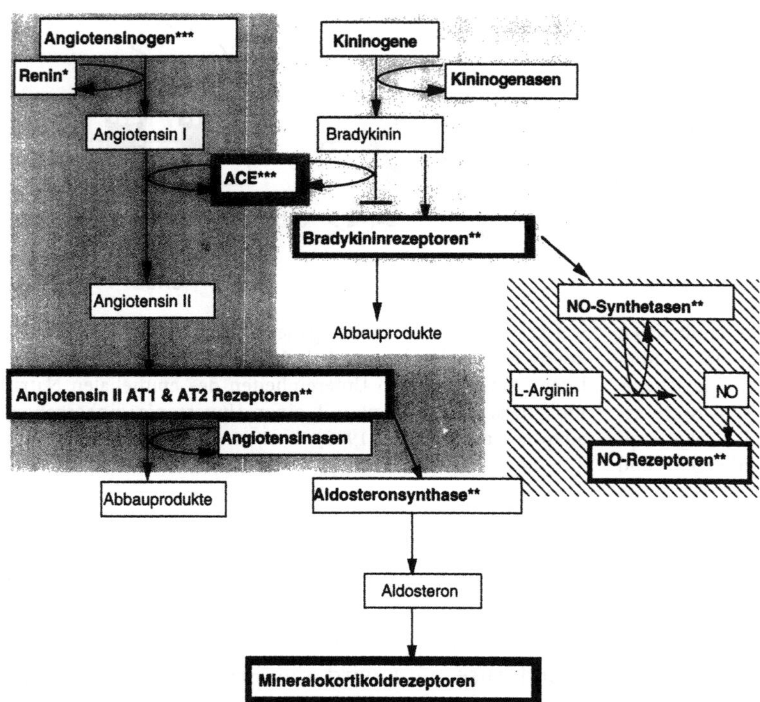

Abb. 4.1.6.   Renin-Angiotensin-Aldosteron-Bradykinin-System mit Betonung der z. Z. bekannten, human-genomischen Polymorphismen. Alle diese Gene kommen zumindest theoretisch als Kandidatengene der arteriellen Hypertonie in Betracht. Besondere Beachtung fanden Polymorphismen des Angiotensinogens und des Angiotensinkonversionsenzyms (*ACE*), von denen gezeigt werden konnte, daß sie mit einer Erhöhung der Angiotensinogenkonzentration im Plasma bzw. der ACE-Aktivität im Serum und Gewebe einhergehen (s. auch Abb. 4.1.7 und 4.1.9). *Fettdruck* Gene (Genpro-dukte), die an der Pathogenese der Hypertonie beteiligt sein könnten. Die Sterne signalisieren zudem: * genomische Polymorphismen sind bekannt, ** genomische Polymorphismen, die im Verdacht stehen, mit kardiovaskulären Erkrankungen assoziiert zu sein, sind bekannt, *** genomische Polymorphismen, die mit veränderten intermediären Phänotypen (Enzymaktivität oder Substratkonzentration) einhergehen und die zudem im Verdacht stehen, mit kardiovaskulären Erkrankungen assoziiert zu sein, sind bekannt

al. 1990, Pravenec et al. 1991, Rapp et al. 1989], kein Hinweis für für eine Beteiligung des Reningens an der Heredität der essentiellen Hypertonie. Hinzukommt, daß vergleichende Reninmessungen in Personen, die im gleichen Haushalt leben, gezeigt haben, daß die Plasmareninaktivität stark durch Umwelteinflüsse, die unmittelbar vor der Messung einwirken, determiniert ist [Williams et al. 1991].

4.1.5.3.1.2 Angiotensinogen

Das Angiotensinogen ist eines der am besten untersuchten Hypertoniekandidatengene. Erste Hinweise für eine modulierende Rolle des Angiotensinogengens gehen von einer duch Walker et al. [1979] durchgeführten Regressionsanalyse aus, die eine hochsignifikante Korrelation zwischen der Angiotensinogenserumkonzentration und dem Blutdruck zeigte. Jeunemaitre et al. [1992b] griffen diese Beobachtung auf und demonstrierten in Geschwisterpaaren mit arterieller Hypertonie eine Kopplung des Phänotyps an den Angiotensinogenlocus. Weiterhin entdeckte die Gruppe einen Polymorphismus im Angiotensinogengen, der zu einem Austausch von Methionin und Threonin an Position 235 des Proteins führt (M235T, Abb. 4.1.7a). Dieser Polymorphismus war bei Männern mit einer höheren Angiotensinogenserumkonzentration vergesellschaftet [Jeunemaitre et al. 1992b] (Abb. 4.1.7b). Weiterhin zeigten die Autoren, daß sowohl Männer als auch Frauen mit dem M235T-Polymorphismus höhere Blutdruckwerte als Kontrollen aufweisen [Jeunemaitre et al. 1992b]. Dieser Effekt war bei schwerer arterieller Hypertonie besonders ausgeprägt. Eine Reihe von molekulargenetischen Kopplungs- und Assoziationsstudien hat die Bedeutung des Angiotensinogengens bei der Modulation des Blutdrucks bestätigt [Bloem et al. 1995, Caulfield et al. 1994, 1995, Fasola et al. 1968, Hata et al. 1994, Hegele et al. 1994, Iwai et al. 1995, Jeunemaitre et al. 1992 b, Schmidt et al. 1995, Tiret et al. 1995, Walker et al. 1979, Watt et

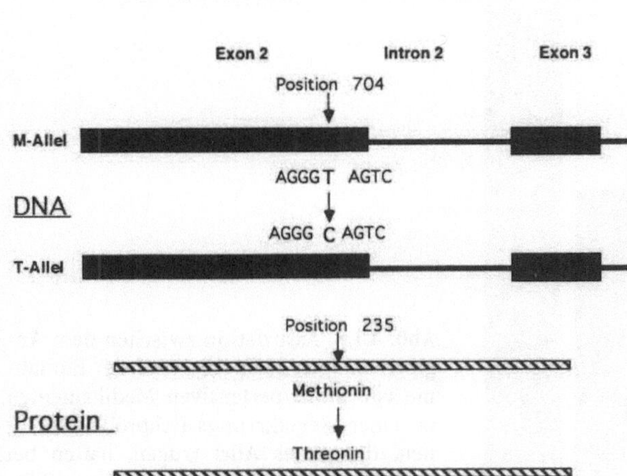

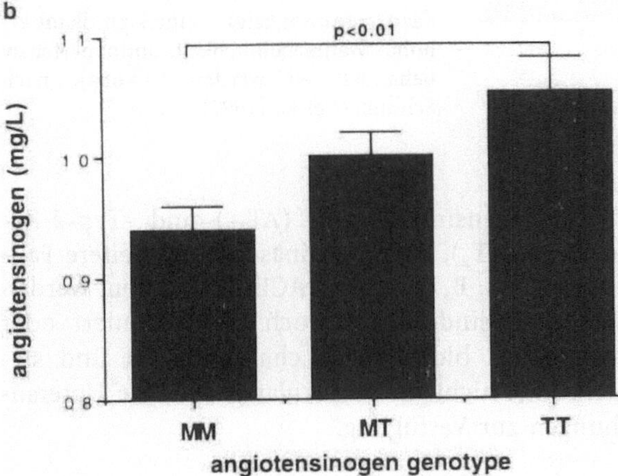

Abb. 4.1.7. a Mutation im Angiotensinogengen, die zum Austausch eines Methionins gegen ein Threonin an Position 235 im Protein führt (M235T). Allerdings ist die Sequenz, die für das Endprodukt Angiotensin II kodiert, nicht betroffen (Aminosäuren 1–8), **b** Angiotensinogenserumkonzentrationen in Abhängigkeit vom Angiotensinogen-M235T-Polymorphismus. Mit der Anzahl der 235T-Allele steigt die Angiotensinogenkonzentration im Serum an ($n = 540$), nach Schunkert et al. [1997]

al. 1992]. Dabei besteht allerdings noch Uneinigkeit, ob der M235T-Polymorphismus eine wesentliche Rolle spielt. Interessanterweise konnten wir die Beobachtung machen, daß in einer Population von über 600 Personen mittleren Alters die Einnahme von Antihypertensiva oder insbesondere die Einnahme von antihypertensiven Kombinationspräparaten mit dem Vorliegen des 235T-Allels des Angiotensinogengens verknüpft ist [Schunkert et al. 1997] (Abb. 4.1.8). Den umfangreichen positiven Daten beim Menschen stehen tierexperimentelle Daten entgegen, die durch Kopplungsanalyse eine Rolle des Angiotensinogengens bei der spontan-

hypertensiven, Schlaganfall-gefährdeten Ratte ausschließen konnten [Hübner et al. 1994, 1995].

4.1.5.3.1.3 Angiotensinkonversionsenzym (ACE)

Auch die ACE-Aktivität im Serum wurde mit dem Blutdruck assoziiert. Alhenc-Gelas et al. [1991] zeigten an 434 gesunden Männern eine signifikante Korrelation zwischen ACE und systolischem Blutdruck (Abb. 4.1.9). Andere Untersucher konnten diese Beobachtung reproduzieren [Niarchos et al. 1985, Schunkert et al. 1994, 1996]. So fanden Watt et al. [1992] bei jungen Erwachsenen mit hohen Blutdruckwerten, deren Eltern ebenso relativ hohe Blutdruckwerte hatten (und bei denen damit eine familiäre Komponente wahrscheinlich ist), höhere ACE-Serumkonzentrationen als bei Personen ohne familiäre Komponente. Hinzukommt, daß die ACE-Aktivität im Serum intraindividuell kaum variiert und im wesentlichen genetisch determiniert ist [Cambien et al. 1994]. Auch für das ACE-Gen wurde ein Polymorphismus entdeckt, der die ACE-Aktivität im Serum wesentlich beeinflußt [Rigat et al. 1990]. Im Intron 16 des ACE-Gens findet sich eine Deletion von 193 bp, die mit einer etwa 20% höheren ACE-Aktivität im Serum und im Herzen einhergeht [Danser et al. 1995]. Dieser Deletionspolymorphismus wurde mit einem erhöhtem Risiko, einen Myokardinfarkt oder eine linksventrikuläre Hypertrophie zu entwickeln, assoziiert [Cambien et al. 1994, Schunkert et al. 1994], wobei diese Zusammenhänge noch unzureichend reproduziert worden sind [Lindpainter et al. 1996]. Bezüglich der arteriellen Hypertonie fand die überwiegende Anzahl von molekulargenetischen Kopplungs- und Assoziationsstudien jedoch keine signifikante Beziehung zum ACE-Genlocus bzw. ACE-I/D-Polymorphismus. Eine Ausnahme bietet eine Studie von Morris et al. [1994], die in Familien mit arterieller Hypertonie seltener ältere Probanden mit dem ACE-Deletionspolymorphismus fanden und damit auf ein erhöhtes kardiovaskuläres Risiko dieser Patienten schlossen.

4.1.5.3.1.4 Reninbindendes Protein, Chymase, Angiotensin-II-Typ-1-Rezeptor, Angiotensin-II-Typ-2-Rezeptor, Angiotensinasen

Neben den diskutierten Kandidatengenen aus dem Renin-Angiotensin-System sind noch weitere wichtige Komponenten zu erwähnen. Allerdings ist für diese Faktoren noch nicht bekannt, inwieweit ihre Funktion und Konzentration hereditär determiniert sind. Hierzu zählen das reninbindende Protein, die Angiotensin I konvertierende Chymase,

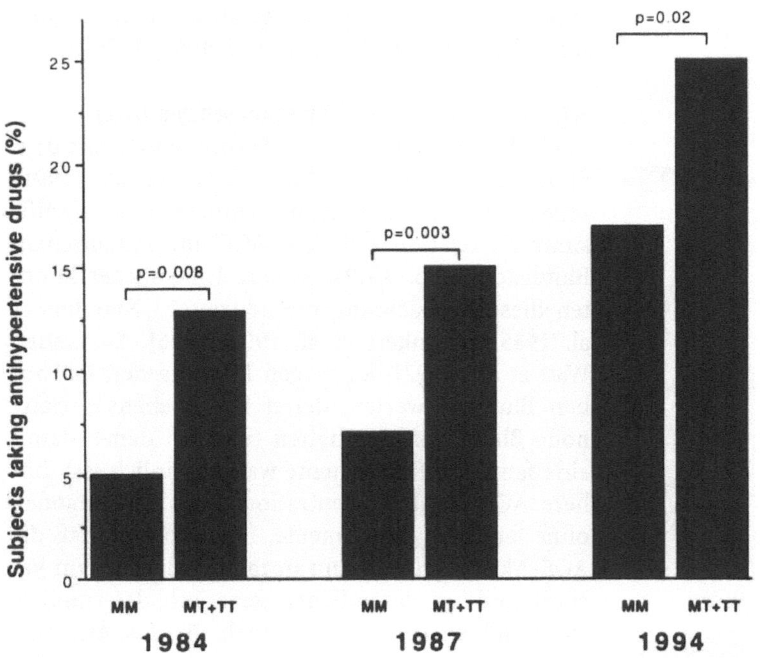

Abb. 4.1.8. Assoziation zwischen dem Angiotensinogen-235T-Allel und der Einnahme von antihypertensiven Medikamenten in einer Bevölkerungsstichprobe. Personen, die dieses Allel trugen, hatten bei den Erhebungen, die über einen Zeitraum von 10 Jahren durchgeführt wurden, höhere Blutdruckwerte und – wie das Diagramm zeigt – eine signifikant erhöhte Wahrscheinlichkeit, antihypertensiv behandelt zu werden ($n=634$), nach Schunkert et al. [1997]

die Angiotensin-II-Typ-1- (AT$_1$-) und -Typ-2-Rezeptoren (AT$_2$), Angiotensinasen u. a. Weitere Faktoren, wie z. B. endogene ACE-Inhibitoren, werden postuliert, sind jedoch noch nicht kloniert oder ausreichend biochemisch charakterisiert und stehen somit nicht für molekular-genetische Untersuchungen zur Verfügung.

4.1.5.3.1.5 Non-Modulatoren

Ein interessanter intermediärer Phänotyp ist in der Modulationsfähigkeit des Renin-Angiotensin-Aldosteron-Systems zu sehen. Bei Personen, die eine salzreiche Kost einnehmen, wird normalerweise nach der Infusion von Angiotensin II ein Abfall des renalen Blutflusses gemessen. Ebenso findet sich normalerweise ein Anstieg der Aldosteronspiegel nach Angiotensin-II-Infusion bei salzarmer Diät. Fehlen diese normalen Reaktionen wird nach Hollenberg u. Williams [1990] von Non-Modulation gesprochen [Lifton et al. 1989, Williams et al. 1992]. Dieser Phänotyp verändert sich im einzelnen Individuum kaum, wie durch Längsschnittmessungen gezeigt werden konnte. Auch

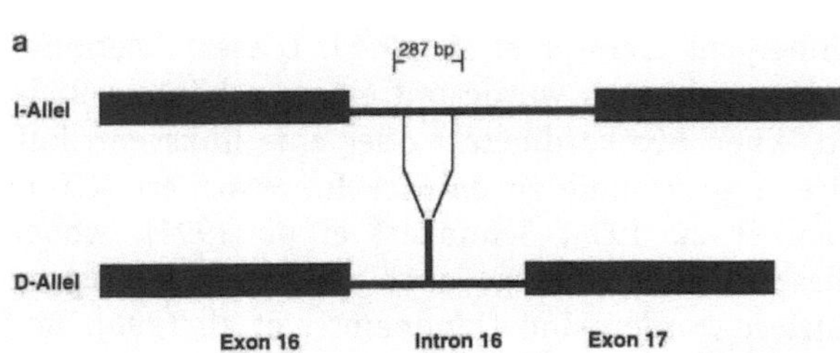

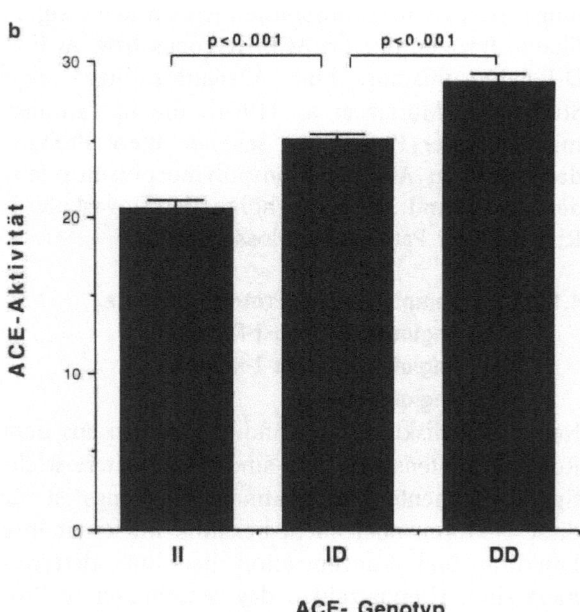

Abb. 4.1.9. a Polymorphismus im Angiotensinkonversionsenzymgen. Allerdings ist die Deletion (D)/Insertion (I) in einem Intron gelegen, hat also keine Auswirkung auf das Genprodukt. **b** Aktivität des Angiotensinkonversionsenzyms (*ACE*) im Serum in Abbhängigkeit vom ACE-I/D-Polymorphismus. Mit der Anzahl der D-Allele steigt die ACE-Aktivität im Serum an ($n=610$)

findet sich bei Geschwisterpaaren häufiger als erwartet eine Konkordanz hinsichtlich der Non-Modulation. Schließlich sind Hypertoniker häufiger Non-Modulatoren als Kontrollen aus der Normalbevölkerung [Lifton et al. 1989]. Damit bietet sich dieser intermediäre Phänotyp für weitergehende molekular-genetische Untersuchungen an. Tatsächlich deuten erste Ergebnisse an noch kleinen Patientengruppen darauf hin, daß der Angiotensinogen-235T-Polymorphismus mit der renalen Non-Modulation assoziiert ist [Hopkins et al. 1996]. Jedoch stellt die aufwendige Testung ein erhebliches Hindernis für ausgedehntere Untersuchungen dar.

4.1.5.3.1.6 Aldosteron

Die Aldosteronsynthese wird von verschiedenen exogenen Faktoren, wie der Kaliumzufuhr, ACTH sowie der Aktivität des Renin-Angiotensin-Systems reguliert. Zwillingsstudien deuten jedoch darüber hinaus auf eine hereditäre Komponente bei der Regulation der Aldosteronserumkonzentration hin [Manatunga et al. 1992, Pratt et al. 1989]. Dabei scheinen Unterschiede zwischen Männern und Frauen (Frauen>>Männer) bzw. Weißen und Afroamerikanern (Afroamerikaner>>Weiße) zu bestehen. In einer unveröffentlichten Studie fanden wir bei 688 Probanden eine schwache Korrelation zwischen der Aldosteronserumkonzentration und dem systolischen Blutdruck ($r=0,103$, $p=0,0067$). Interessanterweise war auch hier die Assoziation bei Frauen stärker ausgeprägt ($n=356$; $r=0,156$, $p=0,0031$). Ob dieser Korrelation jedoch eine hereditäre Ursache zugrundeliegt ist derzeit noch unklar.

4.1.5.3.2 Kortikosteroidbiosynthese (Aldosteronsynthase, 11β-Hydoxylase, 11β-Hydroxysteroid-Dehydrogenase, Glukokortikoidrezeptor)

Eine Fehlregulation der Aldosteronsynthese durch ein Gen-Rearrangement zwischen der Aldosteronsynthase und der 11β-Hydoxylase wurde als Ursache der extrem seltenen Glukokortikoid-empfindlichen Hypertonie bereits unter den monogenetischen Formen der Hypertonie beschrieben. Darüber hinaus wurde von DeSimone et al. [1985] durch biochemische Studien in manchen Individuen auf eine Defizienz der 11β-Hydroxylase geschlossen, die mit einer adrenalen Hypoplasie und einer arteriellen Hypertonie einhergehen kann. Curnow et al. [1993] berichteten über andere Mutationen des humanen CYP-11B1-Gens (11β-Hydoxylase-Gens), welche zu einer adrenalen Hyperpla-

sie und arteriellen Hypertonie führen. Ein weiteres zentrales Enzym der Glukokortikoidsynthese ist die 11β-Hydoxysteroid-Dehydrogenase. Eine Rolle bei der Entstehung der essentiellen Hypertonie ist aber derzeit nicht gesichert [Jamieson u. Fraser 1994]. Schließlich stellt der Glukokortikoidrezeptor ein Kandidatengen für die arterielle Hypertonie dar. Watt et al. [1992] fanden durch den oben erwähnten Four corner approach, daß ein Polymorphismus des Glukokortikoidrezeptors (AA) am häufigsten in der Gruppe mit hohen Blutdruckwerten und positiver Familienanamnese zu finden war. Insgesamt hatten die Probanden, die beide den AA-Genotyp trugen, die höchsten Blutdruckwerte, Heterozygote lagen intermediär, wohingegen die Probanden mit dem aa-Genotyp die niedrigsten Werte aufwiesen, was auf einen kodominanten Effekt schließen läßt [Watt et al. 1992]. Der zugrundeliegende Mechanismus und die Relevanz dieser Mutation für die essentielle Hypertonie sind in weiteren molekulargenetischen Studien zu klären.

4.1.5.3.3 Kallikrein-Kinin-System

Kallikrein konvertiert inaktive Kininogene in aktive Kinine, welche ausgeprägte vasodilatatorische Eigenschaften haben. Es besteht sowohl funktionell als auch biochemisch eine enge Interaktion mit dem Renin-Angiotensin-System, da das Angiotensinkonversionsenzym bei der Inaktivierung der Kinine beteiligt ist (Abb. 4.1.6). Niedrige Kallikreinwerte im Urin werden gehäuft bei einer essentiellen arteriellen Hypertonie gefunden [Nakahashi et al. 1994]. Umgekehr scheinen hohe Werte einen Schutz vor der Entwicklung einer Hypertonie zu bieten [Berry et al. 1989].

Durch Längsschnittmessungen konnte gezeigt werden, daß sich Kallikrein im einzelnen Individuum kaum verändert. Auch findet sich bei Geschwisterpaaren eine enge Korrelation der Kallikreinwerte. Allerdings beeinflussen auch exogene Faktoren, wie die Kaliumausscheidung im Urin, die Kallikreinspiegel [Hunt et al. 1993]. Unter Einbeziehung einer Reihe mitbestimmter Umweltfaktoren errechneten Berry et al. [1989] und Hunt et al. [1993], daß ein singulärer Gendefekt für einen wesentlichen Abfall der Kallikreinspiegel im Urin verantwortlich ist. Der Locus des humanen Kallikreingens wurde auf Chromosom 19 identifiziert [Evans et al. 1988]. Damit sollten molekulargenetische Untersuchungen möglich sein, die jedoch zum jetzigen Zeitpunkt noch nicht publiziert sind. Auch wurden im humanen Bradykinin-B$_2$-Rezep-

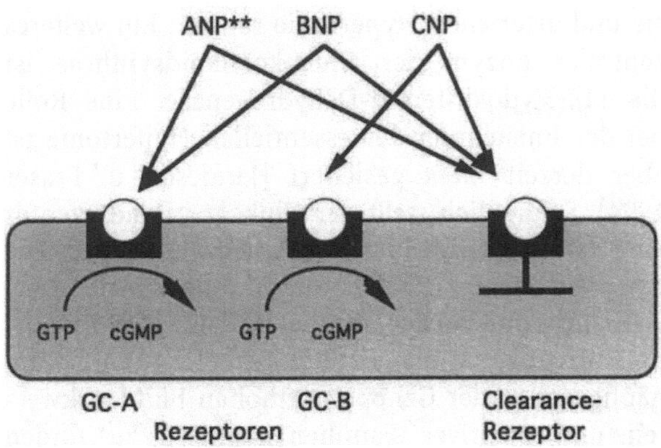

Abb. 4.1.10. Wesentliche Komponenten des ANP-Systems. Zu sehen ist, daß sowohl auf seiten der Effektorpeptide *ANP* (atriales natriuretisches Peptid), *BNP* (Brain-natriuretic-Peptid) und *CNP* (C-Typ atriales natriuretisches Peptid, ZNS) als auch auf seiten der Rezeptoren, die entweder als Guanylylzyklooxigenasen (*GC-A*, *GC-B*) oder als Clearance-Rezeptoren funktionieren, Heterogenität besteht. Aufgrund der vasodilatierenden und natriuretischen Wirkung der Peptide stellt das System eine Reihe von Kandidatengenen für die Hypertonie. ** genomische Polymorphismen, die im Verdacht stehen, mit kardiovaskulären Erkrankungen assoziiert zu sein, sind bekannt

tor-Gen Polymorphismen entdeckt, die sich für weitere molekulargenetische Untersuchungen anbieten [Braun et al. 1995].

4.1.5.3.4 Atriales natriuretisches Peptid

Das atriale natriuretische Peptid (ANP) ist wie das Kininsystem einer der Gegenspieler des Renin-Angiotensin-Systems (Abb. 4.1.10). Sollte sich eine hereditäre Störung in der ANP-Expression finden, könnten eine fehlende Antagonisierung der Vasokonstriktoren und damit eine Hypertonie die Folge sein. Ramasawmy et al. [1994] haben eine Reihe von Polymorphismen im humanen ANP-Gen entdeckt, die von Rutledge et al. [1995] hinsichtlich ihrer Assoziation zur Hypertonie getestet wurden. Es fand sich in einer ersten Analyse bei Hypertonikern eine erheblich erhöhte Frequenz einer Hpa-II-Schnittstelle (*p*<0,0001) im Promotor, wodurch das ANP-Gen zu einem attraktiven Kandidatengen in der Hypertonieforschung wird [Rutledge et al. 1995].

4.1.5.3.5 Endotheliale NO-Synthase

Stickoxid (NO, Endothelium-derived-relaxant-Faktor, EDRF) wurde in den vergangenen Jahren als der wohl wichtigste endotheliale Vasodilatator identifiziert. Auch hier besteht eine Interaktion mit dem Renin-Angiotensin- und Endothelinsystem, da die Synthese von NO z. T. über Bradykinin und Endothelin gesteuert wird. Angriffspunkt für alle regulatorischen Prozesse sind verschiedene Enzyme, die die Synthese des kurzlebigen Moleküls regulieren. Beim Menschen sind 3 Isoformen bekannt, die als Kandidatengene für die arterielle Hypertonie in Frage kommen. Eine pharmakologische Blockade dieser Enzyme führt zur Steigerung des Blutdrucks und zur Abnahme der regionalen Durchblutung. Interessanterweise deuten neuere Befunde darauf hin, daß die Vasodilatation nach Gabe von L-Arginin, dem Substrat der NO-Synthasen, bei Kindern von Hypertonikern gestört ist [Taddai et al. 1996]. Zunächst war die endotheliale NO-Synthase (Chromosom 7q35–36) nach Identifizierung bi- bzw. multiallelischer Marker Gegenstand einer Affected-sib-pair-Analyse [Bonnardeaux et al. 1995]. Allerdings konnte in 269 Geschwisterpaaren keine Kopplung zwischen der arteriellen Hypertonie und dem endothelialen NO-Synthase-Genlocus gefunden werden [Bonnardeaux et al. 1995]. Im Gegensatz hierzu stehen positive Ergebnisse, die auf eine Rolle der endothelialen NO-Synthase bei der Enstehung von Herzinfarkten bei Rauchern hindeuten [Wang et al. 1996]. Molekulargenetische Untersuchungen zur induzierbaren NO-Synthase (Chromosom 17 cen–q11.2) oder zur konstitutiven NO-Synthase (Chromosom 12q24.2) stehen z. Z. noch aus.

4.1.5.3.6 Endothelinsystem

Das Endothelinsystem vermittelt eine ausgeprägte Vasokonstriktion und dies schon bei einer extrem niedrigen Konzentration der Agonisten Endothelin 1, 2 oder 3. Außerdem sind die Endothelinrezepto-

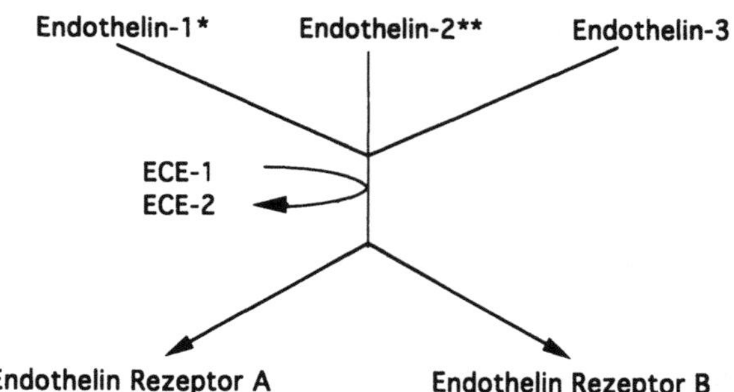

Abb. 4.1.11. Gene (Genprodukte) des Endothelinsystems. Alle diese Gene kommen zumindest theoretisch als Kandidatengene der Hypertonie in Betracht. Der konkrete Nachweis einer Beteiligung dieser Gene an der essentiellen arteriellen Hypertonie steht allerdings z. Z. noch aus. * genomische Polymorphismen sind bekannt, *ECE* Endothelinkonversionsenzym

ren A und B sowie verschiedene Endothelinkonversionsenzyme (ECE) kloniert (Abb. 4.1.11). Alle Komponenten des Endothelinsystems kommen als Kandidatengene der arteriellen Hypertonie in Frage, sind aber bisher noch nicht ausreichend molekulargenetisch untersucht worden. Berg u. Berg [1992] berichteten von einem Restriktionsenzym-DNA-Fragment-Längenpolymorphismus (RFLP) aus dem Endothelin-1-Gen-Locus, der keine Assoziation mit dem Blutdruck erkennen ließ. Dagegen sprechen präliminare Daten für eine solche Assoziation zum Endothelin-2-Gen-Locus [Sharma et al. 1996]. Zudem gibt es auch positive Hinweise aus Studien an experimentellen Ratten [Rapp et al. 1989]. Damit steht die Molekulargenetik des Endothelinsystems erst am Anfang, denn kleine negative oder positive Assoziationsstudien erlauben allenfalls eine Aussage über den jeweils getesteten Polymorphismus, andererseits muß eine positive Kopplungsanalyse im Tiermodell erst auf die Signifikanz beim Menschen überprüft werden. Zur Zeit kann daher noch nicht über die entsprechenden Gene oder gar das gesamt System geurteilt werden.

4.1.5.3.7 Sympathisches Nervensystem

Das sympathische Nervensystem spielt eine zentrale Rolle bei der Regulation des Blutdrucks. Auch kann eine chronische Hypertonie durch eine erhöhte Sekretion von Katecholaminen induziert werden, wie sich leicht anhand des Phäochromozytoms erklären läßt. Komplizierter wird die Situation, wenn man die Komplexität von Synthese und Regulation der mannigfaltigen Agonisten und Rezeptoren bedenkt. So läßt sich eine Vielzahl von Kandidatengenen der Hypertonie im sympathischen Nervensystem identifizieren. Erste molekulargenetische Studien anhand des α_2- und β_1-Adrenozeptors waren jedoch negativ. Zee et al. [1992b] untersuchten in einer Assoziationsstudie 76 Patienten mit essentieller Hypertonie und 88 normotensive Kontrollen mit negativer Familienanamnese, wobei die getesteten RFLP sich in beiden Gruppen nicht unterschieden. In einer umfangreichen tierexperimentellen Studie konnten Ginn et al. [1994] ebensowenig eine Kopplung zwischen den α_2-adrenergen Rezeptoren der Klassen I und III (Chromosom 14 und 3) oder dem Dopamin-1B-Rezeptor und der Hypertonie bei kochsalzempfindlichen Dahl-Ratten herstellen. Trotzdem steht die Molekulargenetik hier erst am Anfang, und Ergebnisse größerer Kollektive und insbesondere das Studium von betroffenen Familien oder Geschwisterpaaren sind notwendig.

Tabelle 4.1.3. Korrelationskoeffizienten (r) für einen Blutdruckabfall durch Na-Cl-Restriktion (Kochsalzsensitivität). Je größer die genetische Übereinstimmung desto besser ist die Korrelation der Blutdruckänderung nach Modifikation der Kochsalzzufuhr. Die Studie zeigt, daß auch die Reaktion auf Umwelteinflüsse z. T. genetisch determiniert sein kann, nach Miller et al. [1987]

Korrelation	Kochsalzsensitivität
Mutter – Kind	0,26
Vater – Kind	0,17
Geschwister	0,36
Monozygote Zwillinge	0,68

4.1.5.3.8 Salzhaushalt

4.1.5.3.8.1 Salzsensitivität

Wie bereits erwähnt, kommt es bei 55–73% der Hypertoniker durch Umstellen auf eine kochsalzreiche Diät zu einem leichten Anstieg des Blutdrucks. Diese Zahlen sind deutlich höher als bei Normotensiven, bei denen etwa 30% auf Kochsalzgaben mit einem Blutdruckanstieg reagieren [Watt et al. 1985]. Aufgrund der weiten Verbreitung des intermediären Phänotyps „Salzsensitivität" liegt hier eine erhebliche sozialmedizinische Bedeutung, die sich in einer lebhaften Diskussion zu den Empfehlungen über den Salzkonsum niederschlägt. Dabei wird auch gelegentlich eingeworfen, daß eine drastische Einschränkung der Kochsalzeinnahme auch zu einer Stimulation des Renin-Angiotensin-Systems führen kann.

Um gezieltere Empfehlungen geben zu können, ist es somit von großem Interesse, ob dieser Phänotyp hereditär determiniert ist. Falls eine erbliche Komponente zu identifizieren ist, schließt sich die Frage an, durch welche Alteration welcher Gene die Salzsensitivität des Blutdrucks vermittelt wird. Sicher ist, daß die Salzsensitivität des Blutdrucks eine starke familiäre Komponente besitzt (Tabelle 4.1.3).

Allerdings wurden auch zwischen Eheleuten hohe Korrelationen gemessen, so daß eine signifikante Umweltkomponente nicht auszuschließen ist [Miller et al. 1987]. Weitergehende molekulargenetische Untersuchungen sind derzeit nicht publiziert.

4.1.5.3.8.2 Plasma- und zellulare Elektrolytkonzentrationen

Die intraerythrozytäre Natriumkonzentration steht unter starker Kontrolle hereditärer Faktoren [Williams et al. 1991]. Deshalb ist es auch von großem Interesse, daß Hasstedt et al. [1989] zeigen konnten, daß ein singuläres Gen etwa 30% der interindividuellen Variabilität der intraerythrozytären Natriumkonzentration determiniert. Allerdings ist dieses Gen derzeit nicht bekannt, genauso wenig wie der mögliche Mechanismus, durch den dieses Gen auf den Blutdruck einwirken könnte.

Faktoren, die die intraerythrozytäre Natriumkonzentration mit beeinflussen könnten, sind die Bindungsstellen für Ouabain und die Aktivität der Natrium-Kalium-ATPase. Beide Gene scheinen unter polygenetischer Kontrolle zu stehen [Hasstedt et al. 1989, Williams et al. 1991]. Zudem fand sich insbesondere bei Frauen mit hoher Aktivität der Natrium-Kalium-ATPase eine Erniedrigung der intraerythrozytären Natriumkonzentration, die mit einer erhöhten Prävalenz von Diabetes mellitus und arterieller Hypertonie einherging [Hasstedt et al. 1989]. Eine Kopplung von Allelen der Natrium-Kalium-ATPase an die essentielle Hypertonie ist in einer Segregationsanalyse jedoch nicht gelungen [Shull et al. 1982].

Die Natriumkonzentration im Plasma und noch mehr die Kochsalzausscheidung im Urin sind dagegen eher von der unmittelbar zuvor eingenommenen Kochsalzmenge abhängig [Williams et al. 1991]. Auch die Konzentrationen der Serumelektrolyte Kalzium, Kalium und Phosphat sind stark exogen determiniert. Lediglich die Magnesiumkonzentration im Serum scheint auch unter stärkerer hereditärer Kontrolle zu stehen [Williams et al. 1991]. Ob dies jedoch Auswirkungen auf die Blutdruckregulation hat, ist nicht geklärt.

4.1.5.3.8.3 Natrium-Lithium-Countertransporter

Bereits 1980 wurde die Beobachtung gemacht, daß der erythrozytäre Natrium-Lithium-Countertransporter bei Patienten mit arterieller Hypertonie erhöht ist [Canessa et al. 1980]. Inzwischen konnten diese Daten an weiteren Populationen bestätigt werden [Hunt u. Williams 1994]. Auch kann es als gesichert gelten, daß die Aktivität des Natrium-Lithium-Countertransporters im wesentlichen hereditär determiniert ist [Dadone et al. 1984]. Allerdings ist der genaue Mechnismus des alterierten Natrium-Lithium-Countertransports in der Pathophysiologie der arteriellen Hypertonie nicht geklärt. Außerdem fand sich in einer Kopplungsanalyse in den Utah-Familien keine Beziehung zwischen einem Polymorphismus des Natrium-Lithium-Countertransporter-Gens und dem Blutdruck [Lifton et al. 1991]. Ebenso fand sich für das Gen des Natrium-Protonen-Austauschers, der funktionell mit dem Natrium-Lithium-Countertransporter in Verbindung gebracht wird, keine Beziehung zur arteriellen Hypertonie [Dudley et al. 1991]. So erlauben die derzeit vorliegenden Daten am ehesten den Schluß, daß die Aktivität des Natrium-Lithium-Countertransporters von einem Gen mit kontrolliert wird, welches im Linkage-Dysäquilibrium mit einem anderen Gen liegt, welches für die Hypertonie verantwortlich ist.

4.1.5.3.9 Adipositas

Eine Reihe epidemiologischer Studien hat zweifelsfrei eine Beziehung zwischen der Adipositas und der arteriellen Hypertonie dokumentiert [Garrison et al. 1987, Hunt et al. 1991]. Die Entwicklung einer Adipositas wiederum wird erheblich durch genetische Faktoren mitbestimmt [Hebebrand u. Remschmidt 1995]. Zwillingsstudien lassen abschätzen, daß der Body-mass-Index zu 40–80% hereditär determiniert ist [Hebebrand u. Remschmidt 1995]. Dabei werden etwa 20% der Variation im Body-mass-Index einem wesentlichen rezessiven Gen zugeschrieben, 34% einer unbestimmten Zahl weiterer Gene [Price et al. 1990]. Weitergehende molekulargenetische Studien konnten bereits eine Reihe von chromosomalen Loci an den Phänotyp Adipositas knüpfen, teilweise auch gezielt in Hypertonikern [Zee et al. 1992 a]. Interessanterweise wurde auf Chromosom 1 der Angiotensinogenlocus mit dem Brust-zu-Hüft-Quotienten assoziiert, wobei jedoch das 235T-Allel mit einem höheren Blutdruck, jedoch niedrigerem Brust-zu-Hüft-Quotienten einherging [Hegele et al. 1995]. In einer weiteren Studie fanden sich positive Assoziationen zwischen der Angiotensinogenserumkonzentration und dem Body-mass-Index ($r=0{,}37$; $p<0{,}0001$) einerseits und dem diastolischen Blutdruck ($r=0{,}24$; $p<0{,}0034$) andererseits [Bloem et al. 1995]. Inwieweit dem Angiotensinogengen in der Beziehung zwischen Adipositas und Blutdruck eine vermittelnde Rolle zukommt, ist derzeit jedoch unklar. Sicher ist dagegen, daß Adipositas und Hypertonie eine starke genetische Komponente teilen, die mit großer Wahrscheinlichkeit auch eine Ursache für das häufig gemeinsame Auftreten der beiden Risikofaktoren darstellt.

4.1.5.3.10 Diabetes mellitus

Adipositas ist zudem ein Risikofaktor für die Entwicklung eines Diabetes mellitus Typ II. So bilden arterielle Hypertonie, Adipositas und Diabetes mellitus, oft bei zusätzlichen Fettstoffwechselstörungen, eine häufig gefundene Allianz, die als metabolisches Syndrom zusammengefaßt wird. Zwillingsstudien haben gezeigt, daß der Diabetes mellitus II eine hereditäre Komponente aufweist [Rotter u. Rimoin 1983]. Inzwischen ist ein erster Locus, und zwar der des Glykogensynthasegens, mit dem Auftreten eines Diabetes mellitus Typ II assoziiert worden [Groop et al. 1993]. Träger des Diabetes-assoziierten Gens hatten auch doppelt so häufig eine arterielle Hypertonie [Groop et al. 1993]. Ein Polymorphismus im Glykogensynthasegen (Xba I) wies zudem auf eine positive Familienanamnese bezüglich Diabetes mellitus Typ II hin und zeigte auch bei Nicht-Diabetikern eine starke Assoziation zum Blutdruck [Schälin-Jäntti et al. 1996]. Damit bietet sich ein genomischer Locus an, welcher für die Kosegregation der Symptomatologie in Betracht kommt. Häufig findet sich bei Typ-II-Diabetikern mit Adipositas auch eine Insulinresistenz. Die Insulinresistenz ist wiederum oft mit einer essentiellen Hypertonie vergesellschaftet [Ferrannini et al. 1987]. Auch für diesen Phänotyp fand sich ein genomischer Locus, der ein rezessives Allel zu tragen scheint, welches etwa 33% in der Variabilität der Insulinnüchternkonzentration im Serum erklärt [Schumacher et al. 1992]. Träger, die für dieses Allel homozygot waren, hatten doppelt so häufig eine arterielle Hypertonie als der Rest des untersuchten Kollektivs [Schumacher et al. 1992]. Weiteren Untersuchungen bleibt es überlassen, die genaue Funktion dieses Gens zu charakterisieren.

Eine besondere Form des Diabetes ist der des maturity-onset diabetes of the young (MODY). Der MODY-Diabetes scheint an das Glukokinasegen gekoppelt, welches somit auch zum Kandidatengen der Hypertonie wird [Hattersley et al. 1992]. Schließlich fanden sich auch für Diabetes mellitus Typ I genomische Loci, die in Geschwisterpaaren mit dem Auftreten der Erkrankung verbunden waren [Davies et al. 1994, Hashimoto et al. 1994]. Ob sich an gleicher Stelle auch Hypertoniekandidatengene verbergen, bleibt abzuwarten.

4.1.5.3.11 Fettstoffwechselstörungen

Neben dem Diabetes können auch Fettstoffwechselstörungen, die ebenfalls gehäuft familiär beobachtet werden, mit einer arteriellen Hypertonie einhergehen [Reaven u. Hoffman 1987]. So fanden sich bei hypertensiven Geschwisterpaaren häufig auch erniedrigte HDL-Cholesterin-Spiegel und erhöhte Triglyzeride. Williams et al. [1988] fanden diese Konstellation in 12% der von ihnen untersuchten Familien, wogegen in der Allgemeinbevölkerung die Trias aus erniedrigten HDL-Cholesterin-Spiegeln, Diabetes und arterieller Hypertonie nur in 1–2% der Probanden beobachtet wurde. In

Zwillingsstudien ließen sich die Befunde zwischenzeitlich bestätigen [Selby et al. 1991]. Besondere Bedeutung bezieht die Kombination von Fettstoffwechselstörungen und arterieller Hypertonie dadurch, daß betroffene Individuen ein deutlich gesteigertes Risiko tragen, eine koronare Herzerkrankung zu entwickeln [Selby et al. 1991].

4.1.5.3.12 HLA-Gene, Haptoglobin

Verschiedene Studien fanden Assoziationen zwischen **human leucocyte antigens** (HLA) und dem Blutdruck [Gerbase-DeLima et al. 1989, Patel u. Johnson 1981]. Welche Gene durch diesen Locus repäsentiert werden, ist derzeit noch unklar. Es ist möglich, daß es ethnische Unterschiede hinsichtlich des Einflusses der verschiedenen HLA-Allele oder der durch sie repräsentierten Loci auf die Blutdruckregulation gibt, da Hunt u. Williams [1994], die initial in Brasilien gemachten Beobachtungen in Utah nicht reproduzieren konnten. Ähnlich kontrovese Studien existieren zu Haptoglobinallelen [Williams et al. 1988], die auch mit wechselndem Erfolg an die Blutdruckregulation geknüpft worden sind.

4.1.5.3.13 Harnsäure

Daten verschiedener Studien haben ergeben, daß auch die Harnsäurekonzentration im Serum neben alimentären Faktoren z. T. familiär determiniert ist [Feinleib et al. 1977]. Weiterhin ist bekannt, daß erhöhte Harnsäurespiegel die Gefahr eine Hypertonieentstehung begünstigen [Selby et al. 1990]. Ob es sich dabei um eine kausale Verknüpfung handelt oder ob die Erhöhung der Harnsäure nur ein Marker für eine entsprechende exogene Belastung darstellt, bleibt abzuwarten.

4.1.5.4 Genetik der tierexperimentellen Hypertonie

Der tierexperimentelle Ansatz in der Erforschung der Molekulargenetik der arteriellen Hypertonie bietet verschiedene Vorteile. Wie bereits erwähnt, sind die hypertensiven Rattenstämme durch gezielte Kreuzungen (genetische Selektion) zwischen Tieren, die am oberen Ende der Blutdrucknormalverteilung lagen, entstanden [Okamoto u. Aoki 1963]. Weiterhin lassen sich Umweltfaktoren bei Zuchttieren – im Gegensatz zum Menschen – gut kontrollieren. Schließlich läßt sich durch gezielte Kreuzungen zwischen hypertensiven und nicht-hy-

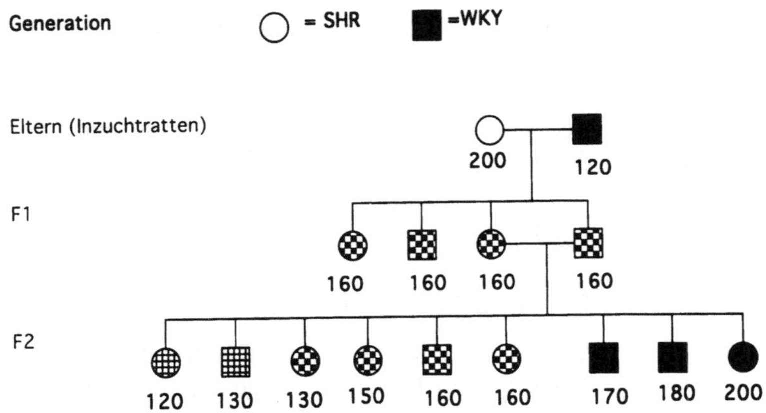

Abb. 4.1.12. Fiktive Kreuzung zwischen 2 Inzuchtrattenstämmen. Ein Rattenstamm (*WKY*) ist normotensiv. Der andere (*SHR*) ist hypertensiv, wobei eine Reihe von Genen additiv an der Entstehung der Hypertonie beteiligt ist. Die F_1-Generation ist heterozygot für die Allele dieser Gene (*kleine schwarz-weiße Quadrate*). Entsprechend ist der Blutdruck intermediär. In der F_2-Generation verteilen sich die Allele nach dem Zufallsprinzip, wodurch die Palette der Blutdruckwerte auseinandergezogen wird. Genetische Marker, d. h. beliebige DNA-Sequenzen, welche sich zwischen WKY und SHR unterscheiden müssen, um informativ zu sein, erlauben nun, zu untersuchen, ob der entsprechende Abschnitt des Chromosoms mit erhöhten Blutdruckwerten durch die Generationen wandert. Wenn ein solcher genetischer Marker mit erhöhten Blutdruckwerten verknüpft ist, steht er symbolisch für eine Region im Genom, die dann QTL oder Quantitative-trait-Locus genannt wird. Statistische Verfahren der Kopplungs- oder Linkage-Analyse erlauben schließlich, die Wahrscheinlichkeit zu berechnen, mit der ein solcher genomischer Locus ein Hypertoniegen trägt

pertensiven Rattenstämmen in der F_2-Generation eine Kopplung des Phänotyps an genomische Marker durchführen, die eine Vorhersage über genomische Regionen erlaubt, die in diesen Stämmen mit dem Auftreten einer arteriellen Hypertonie gekoppelt sind [Jacob et al. 1991] (Abb. 4.1.12).

Allerdings ist es auch wichtig, sich der Limitationen dieser Kreuzungsstudien bewußt zu sein. Zum einen können die murinen Hypertoniegene völlig verschieden von den Genen sein, die für die Hypertonie beim Menschen verantwortlich sind. Allerdings ist zu erwarten, daß die große Breite der tierexperimentellen Forschung erlaubt, auch entscheidende Hinweise für die Pathogenese der Hypertonie beim Menschen zu finden. So gibt es eine Reihe durch gezielte Züchtung entstandene, hypertone Ratten- und Mausstämme, die die Identifizierung einer großen Anzahl muriner Hypertoniegene erwarten läßt. Die am häufigsten verwendeten hypertensiven Rattenstämme sind spontan-hypertensive Ratten [Okamoto u. Aoki 1963], genetisch-hypertensive Ratten [Smirk u. Hall 1958], Dahl-Kochsalz-empfindliche und -resistente Ratten [Dahl et al. 1962], Sabra-hypertensive Ratten [Ben-Ishay et al. 1972], Lyon-hypertensive Ratten [Dupont et al. 1973], Milan-hypertensive Ratten [Bianchi et al. 1974] und Fawn-hooded-Ratten [Schork et al. 1995].

Eine **Conditio sine qua non** für die Identifizierung eines Hypertonielocus ist, einen Marker zu haben, der mit dem Phänotyp kosegregiert. Voraussetzung dafür ist wiederum, daß sich eines oder mehrere Allele dieses Markers des nicht-hypertensiven Stamms von denen des hypertensiven Stamms unterscheiden [Rapp u. Deng 1995]. So ist es nicht verwunderlich, daß manche Hypertonieloci in einer Kreuzung zwischen den Rattenstämmen A und B eine Kopplung zum Phänotyp zeigen, in der Kreuzung zwischen den Rattenstämmen A und C aber nicht. Deng u. Rapp [1995] fanden eine Kopplung des ACE-Genlocus an den Phänotyp Hypertonie in einer Kreuzung zwischen Milan-normotensiven Ratten und Dahl-Kochsalz-empfindlichen Ratten, in einer Kreuzung zwischen Wistar-Kyoto-Ratten und Dahl-Kochsalz-empfindlichen Ratten bestand die Kopplung jedoch nicht [Deng u. Rapp 1992]. Durch unterschiedliche Kreuzungen zwischen den diversen Hypertoniestämmen und den respektiven normotensiven Stämmen besteht ein enormes Potential, Hypertoniegene zu identifizieren.

4.1.5.4.1 Kongene Rattenstämme und positionelles Klonieren

Ein weiterer, neuer tierexperimenteller Ansatz besteht darin, zu versuchen, eine genomische Region, die ein Hypertoniegen trägt, durch gezielte Rückkreuzung mit dem nicht-hypertensiven Rattenstamm soweit wie möglich vom restlichen genomischen Material des hypertensiven Rattenstamms zu befreien. So entsteht schließlich ein Tier, welches nur eine definierte, möglichst kleine

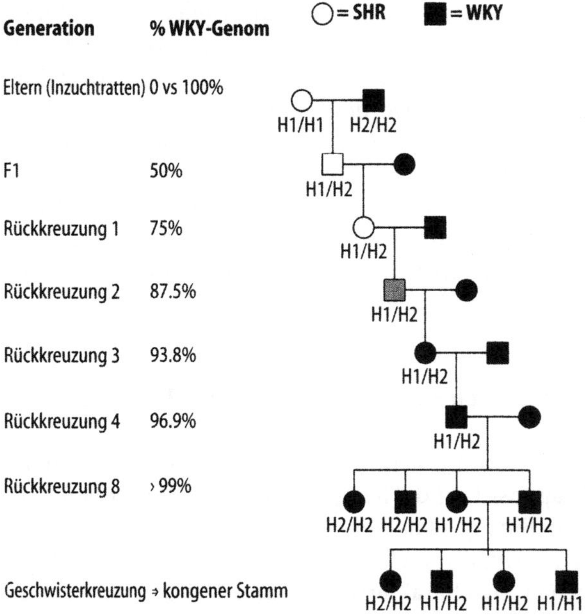

Abb. 4.1.13. Serie von Rückkreuzungen zur Erzeugung eines kongenen Rattenstamms. *Weiße und schwarze Symbole in der Elterngeneration* jeweils ein Inzuchttier, in diesem Fall eine spontan-hypertensive Ratte (*SHR, weiß*) und eine Wistar-Kyoto-Ratte (*WKY, schwarz*). *H1* Markerallel der SHR, von dem mittels Linkage-Analyse gezeigt werden konnte, daß es mit erhöhten Blutdruckwerten kosegregiert. *H2* entsprechendes Allel der WKY, die einen normalen Blutdruck hat. Die Nachkommen werden hinsichtlich Genotyp (*H1* oder *H2*) und Phänotyp (Bluthochdruck) untersucht. Tiere der F$_1$-Generation, die das Markerallel (*H1*) tragen und einen erhöhten Blutdruck aufweisen, werden wiederum mit einer WKY-Ratte gekreuzt. Dieser Prozeß wird über 8 und mehr Generationen wiederholt. Die jeweilige Folgegeneration wird genetisch der WKY-Ratte immer ähnlicher (*dunklerwerdendes Symbol*), mit der Ausnahme, daß der erhöhte Blutdruck und das Markerallel erhalten bleiben. Auch das das Markergen tragende Chromosom wird aufgrund des Cross-over von diesem Vorgang nicht verschont. Das noch unbekannte Hypertonieallel wandert, da es sich im Linkage-Dysäquilibrium befindet, mit dem Markerallel durch die Generationen. Ziel ist es also, das normale Allel des WKY-Stamms durch das Hypertonieallel des SHR-Stamms (und eine möglichst kleine Region 3′ und 5′ dieses Gens) zu ersetzen. Homozygotie für dieses Allel kann durch Kreuzen von Geschwistern erreicht werden, modifiziert nach Klein [1975]

genomische Region des hypertensiven Rattenstamms, aber auch den Phänotyp Hypertonie trägt (Abb. 4.1.13). Dies geschieht folgendermaßen: Nach der Identifizierung eines Hypertonielocus mittels Linkage-Analyse wird ein Tier in der F$_2$-Generation, welches 1. das Markerallel und 2. den Phänotyp Hypertonie trägt, mit dem normotensiven Wildtyp rückgekreutzt. Im der nächsten Generation werden viele Tiere dann normotensiv sein, manche aber wiederum das Markerallel und den Phänotyp Hypertonie tragen. Diese Tiere haben allerdings auch, das restliche Genom betreffend, viele Gene vom Wildtyp übernommen. Setzt man diese gezielte Rückkreuzung über 8–10 Generationen fort, erhält man ein Tier, welches sich nurmehr durch eine kleine definierte Region des Genoms und den Phänotyp unterscheidet. Wichtig ist nun, auf diesem Abschnitt des Genoms möglichst viele DNA-Marker zu identifizieren, die sich zwischen den beiden Stämmen unterscheiden. Bei Rückkreuzung mit dem normotensiven Wildtyp werden durch **Cross-over** manche dieser Marker des hypertensiven Stamms vom Phänotyp Hypertonie getrennt, was gleichzeitig bedeutet, daß diese Marker (oder Gene in unmittelbarer Nähe) nicht die Hypertonie verursacht haben können. Andere werden aber unabdingbar mit dem Phänotyp verhaftet bleiben, d. h. sie sind unmittelbar neben dem kausalen Gen lokalisiert. So läßt sich die genomische Region, die das Hypertoniegen trägt, immer weiter eingrenzen, bis zuletzt die Klonierung der verbleibenden Region vom Aufwand her vertretbar wird. Schließlich wird so die Möglichkeit eröffnet, durch positionelle Klonierung auf die kausalen Gene und deren Mutationen zu stoßen [Rapp u. Deng 1995]. Zur Zeit ist dieser Weg noch nicht erfolgreich bis zum Ende beschritten worden. Allerdings wurden bereits Gene, die zunächst als aussichtsreiche Kandidaten galten (wie das ACE-Gen bei der spontan-hypertensiven Ratte), nach diesem Prinzip als Ursache für die Hypertonie ausgeschlossen [Kreutz et al. 1995].

4.1.5.4.2 Identifizierung von genomischen Hypertonieloci im Tiermodell

In den letzten Jahren ist durch Kopplungsanalysen von Kreuzungen der verschiedenen hypertensiven Rattenstämme eine Vielzahl von Kandidatengenen oder genomischen Loci untersucht oder identifiziert worden. Der Beweis, daß diese Kandidatengene auch in der Tat den Phänotyp verursachen und nicht nur die Lokalisation des kausalen Gens reflektieren, steht in den meisten Fällen noch aus. Eine Übersicht findet sich in Tabelle 4.1.4.

4.1.6 Diagnostik und Therapie

4.1.6.1 Klassische Diagnostik und Therapie

Die klassische Diagnostik der Hypertonie ist einfach und genau reglementiert [Deutsche Liga zur Bekämpfung des hohen Blutdruckes e.V. 1996, Na-

Tabelle 4.1.4. Loci im Genom der Ratte, welche Hypertoniegene tragen. Zugrunde liegen molekulargenetische Analysen von Tieren, die aus Kreuzungen zwischen hypertensiven und normotensiven Stämmen hervorgegangen sind

Chromosom	Marker-; Kandidatengen	Literatur
Chromosom 1	SA-Locus	Harris et al. [1993]
Chromosom 1	LSN und MYL2	Nara et al. [1993]
Chromosom 1	Bpfh-1	Brown et al. [1996]
Chromosom 2	Na-K-ATPase α	Deng et al. [1994b]
Chromosom 2	R5129	Schork et al. [1995]
Chromosom 2	R51459	Schork et al. [1995]
Chromosom 2	D2N35	Pravenec et al. [1995]
Chromosom 3	Endothelin-3	Cicila et al. [1994]
Chromosom 4	Il-6	Pravenec et al. [1995]
Chromosom 4	R514	Schork et al. [1995]
Chromosom 4	Neuropeptid Y	Katsuya et al. [1993]
Chromosom 5	Endothelin-2	Deng et al. [1994a]
Chromosom 7	11β-Hydroxylase	Cicila et al. [1993]
Chromosom 8	R19	Schork et al. [1995]
Chromosom 10	ACE	Jacob et al. [1991]
Chromosom 10	ANP-Rezeptor	Deng u. Rapp [1992]
Chromosom 13	Renin	Rapp et al. [1989, 1994]
Chromosom 16	R762	Schork et al. [1995]
Chromosom 19	D19Mit7	Pravenec et al. [1995]
Chromosom 20	Heat-shock-Protein 70	Hamet et al. [1992]
Y-Chromosom		Ely u. Turner [1990] Ely et al. [1993]
X-Chromosom	BP3	Jacob et al. [1991]
Chromosom	Phospholipase Cd1	Katsuya et al. [1992]
Chromosom	1/mct96.1	Nabika et al. [1993]
Chromosom	HLA-Komplex	Kunes u. Zicha [1994]
Chromosom		Dubay et al. [1993]

Tabelle 4.1.5. Einteilung der arteriellen Hypertonie nach der Ausprägung der Blutdruckerhöhung. Hervorzuheben ist, daß die Schwere der Hypertonie Implikationen für die individuelle Prognose, die Aggressivität in der Behandlung, aber auch für die Analyse der zugrundeliegenden Ursachen hat. Nach den Empfehlungen des National Institutes of Health; National Heart, Lung, and Blood Institute [1993]

Definition Hypertonie	Systolisch [mmHg]	Diastolisch [mmHg]
Normal	<130	<85
Hoch-normal	–139	–89
Milde Hypertonie	–159	–99
Moderate Hypertonie	–179	–109
Schwere Hypertonie	–209	–119
Sehr schwere Hypertonie	>209	>119

tional Institutes of Health; National Heart, Lung, and Blood Institute 1993]. So sind für die Diagnose einer arteriellen Hypertonie 3 ordnungsgemäße Blutdruckmessungen mit Werten über 140/90 mmHg notwendig (Tabelle 4.1.5).

Von einer essentiellen arteriellen Hypertonie kann zudem erst dann gesprochen werden, wenn sekundäre Ursachen für die Hypertonie sorgfältig ausgeschlossen worden sind. Die Therapie richtet sich nach den Empfehlungen der Guidelines der WHO/International society of hypertension bzw. der Deutschen Liga zur Bekämpfung der arteriellen Hypertonie, wobei für die Differentialtherapie die Begleiterkrankungen des Patienten von entscheidender Bedeutung sind.

4.1.6.2 Molekulare Diagnostik und Therapie

In der klinischen Routine haben die molekulare Diagnostik und Therapie der Hypertonie noch keinen Einzug gehalten. Allerdings ist es erstrebenswert, Hypertoniefamilien bezüglich des Phänotyps genau zu charakterisieren und Vollblut zur DNA-Extraktion zu gewinnen. Besteht ein außergewöhnlicher Phänotyp, wie der des **glucocorticoid-remediable aldosteronism** oder der des Liddle Syndroms, kann eine molekulargenetische Klärung erzielt und damit eine bessere Therapie ermöglicht werden. Allerdings sind diese Formen der Hypertonie eine Rarität. Für die kaukasische Population könnte die Beobachtung, daß das häufig vorkommende 235T-Allel des Angiotensinogengens mit einer medikamentös schwer kontrollierbaren Hypertonie einhergehen kann, von Bedeutung sein. Immerhin ließ sich errechnen, daß die Einnahme von 22% aller verordneten Antihypertensiva auf das mit diesem Allel verknüpfte Exzeßrisiko zurückzuführen war [Schunkert et al. 1997]. Da diese Daten noch einer weiteren Absicherung bedürfen, sind Hypertoniefamilien derzeit von großem wissenschaftlichem Interesse, da durch Kopplungsanalysen oder **affected sib pair analyses** bald weitere Erkenntnisse hinsichtlich der Ursachen des hohen Blutdrucks zu erwarten sind. Voraussetzung für diese Arbeiten ist natürlich, daß große, gut charakterisierte Familien zur molekulargenetischen Analyse zur Verfügung stehen.

4.1.7 Ausblick

Die Erforschung der molekularen Basis polygener Erkrankungen des Menschen stellt eine immense soziale und wissenschaftliche Herausvorderung dar. Die gesellschaftliche Bedeutung ergibt sich daraus, daß genetisch beeinflußte Erkrankungen wie arterielle Hypertonie, Arteriosklerose und koronare Herzkrankheit zu den häufigsten Todesursachen in Industrienationen zählen.

Die Steuerung von vielen prophylaktischen und therapeutischen Maßnahmen in der Medizin erfordert eine möglichst genaue Abschätzung des individuellen kardiovaskulären Risikos. Trotz umfangreicher Arbeiten zu den klassischen (phänotypischen) Risikofaktoren wie Bluthochdruck, Hypercholesterinämie, Diabetes mellitus oder Nikotinabusus bleibt die individuelle Vorhersagbarkeit schlecht. Die rasch wachsende Kenntnis um genetische Kofaktoren läßt viel Raum für Spekulationen, die eine grundlegende Änderung dieser Situation vorhersagen. Realität ist heute schon in manchen Familien mit hypertropher obstruktiver Kardiomyopathie oder Marfan-Syndrom die Möglichkeit zur präsymptomatischen und sogar pränatalen Diagnostik. Dagegen läßt sich heute die individuelle Wahrscheinlichkeit, einen Myokardinfarkt zu erleiden oder eine arterielle Hypertonie zu entwickkeln, noch nicht vorhersagen. Auch erlaubt der derzeitige Kenntnisstand leider noch keine Empfehlungen zur individualisierten (und damit besseren und kosteneffizienteren) Therapie der arteriellen Hypertonie [Dudley et al. 1996]. Nichtsdestotrotz erlauben die Fortschritte auf dem Gebiet der Molekulargenetik schon heute eine wesentlich differenziertere Betrachtung der Pathogenese der arteriellen Hypertonie. So ist zu erwarten, daß schon in absehbarer Zukunft die Diagnose einer **essentiellen Hypertonie**, die heute noch 92–95% aller Fälle darstellt, einer präziseren Klassifikation weicht. Dies wäre die entscheidende Voraussetzung für differenziertere klinische Therapiestudien und damit für eine bessere Behandlung der arteriellen Hypertonie. Ob dabei auch ein gentherapeutischer Ansatz möglich und vertretbar ist, bleibt abzuwarten.

4.1.8 Literatur

Alhenc-Gelas F, Richard J, Courbon D, Warnet JM, Corvol P (1991) Distribution of plasma angiotensin I-converting enzyme levels in healthy men: relationship to environmental and hormonal parameters. J Lab Clin Med 117: 33–39

Austin MA, King M-C, Bawol RD, Hulley SB, Friedman GD (1987) Risk factors for coronary heart disease in adult female twins: genetic heritability and shared environment influences. Am J Epidemiol 125: 308–318

Avolio A (1995) Genetic and environmental factors in the function and structure of the arterial wall. Hypertension 26: 34–37

Ben-Ishay D, Saliternik R, Welner A (1972) Separation of two strains of rats with inbred dissimilar sensitivity to DOCA-salt hypertension. Experientia 28: 1.321–1.322

Berg KE, Berg K (1992) No effect of a Taq 1 polymorphism in DNA at the endothelin 1 (END1) locus on normal blood pressure level or variability. Clin Genet 41: 90–95

Berry TD, Hasstedt SJ, Hunt SC, Wu LL, Smith JB, Ash O, Kuida H, Williams RR (1989) A gene for high urinary kallikrein may protect against hypertension in utah kindreds. Hypertension 13: 3–8

Bianchi G, Fox U, Impasciati E (1974) The development of a new strain of spontaneously hypertensive rats. Life Sci 14: 339–347

Biron P, Mongeau JG, Bertrand D (1976) Familial aggregation of blood pressure in 558 adopted children. Can Med Assoc J 115: 773–774

Blackwelder WC, Elston RC (1985) A comparison of sib-pair linkage tests for disease susceptibility loci. Genet Epidemiol 2: 85–97

Bloem LJ, Manatung AK, Tewksbury DA, Pratt JH (1995) The serum angiotensinogen concentration and variants of the angiotensinogen gene in white and black children. J Clin Invest 95: 948–953

Bonnardeaux A, Nadaud S, Charru A, Jeunemaitre X, Corvol P, Soubrier F (1995) Lack of evidence for linkage of the endothelial cell nitric oxide synthase gene to essential hypertension. Circulation 91: 96–102

Botero-Velez M, Curtis JJ, Warnock DG (1994) Brief report: Liddle's syndrome revised. N Engl J Med 330: 178–181

Braun A, Kammerer S, Böhme E, Müller B, Roscher AA (1995) Identification of polymorphic sites of the human bradykinin B2 receptor gene. Biochem Biophys Res Commun 211: 234–240

Brown DM, Porvoost AP, Daly MJ, Lander ES, Jacob HJ (1996) Renal disease susceptibility and hypertension are under independent genetic control in the fawn-hooded rat. Nat Genet 12: 44–51

Bruce N, Elford J, Wannamethee G, Shaper AG (1991) The contribution of environmental temperature and humidity to geographic variations in blood pressure. J Hypertens 9: 851–858

Cambien F, Costerousse O, Tiret L, Poirier O, Lecerf L, Gonzales MF, Evans A, Arveiler D, Cambou JP, Luc G, Rakotovao R, Ducimetiere P, Soubrier F, Alhenc-Gelas F (1994) Plasma level and gene polymorphism of angiotensin converting enzyme in relation to myocardial infarction. Circulation 90: 669–676

Canessa M, Adragna N, Solomon HS, Connolly TM, Tosteson DC (1980) Increased sodium-lithium countertransport in red cells of patients with essential hypertension. N Engl J Med 302: 772–776

Caulfield M, Lavender P, Farall M, Munroe P, Lawson M, Turner P, Clark AJL (1994) Linkage of the angiotensinogen gene to human essential hypertension. N Engl J Med 330: 1.629–1.633

Caulfield M, Lavender P, Newell-Price J, Farall M, Kamdar S, Daniel H, Lawson M, DeFreitas P, Fogarty P, Clark AJL (1995) Linkage of the angiotensinogen gene locus to human essential hypertension in african caribbeans. J Clin Invest 96: 687–692

Cicila GT, Rapp JP, Wang JM, S-Lezin E, Ng SC, Kurtz TW (1993) Linkage of 11β-hydroxylase mutations with altered steroid biosynthesis and blood pressure in the Dahl rat. Nat Genet 3: 346–353

Cicila GT, Rapp JP, Bloch KD, Kurtz TW, Pravenec M, Kren V, Hong CC, Quertermous T, Ng SC (1994) Cosegregation of the endothelin-3 locus with blood pressure and relative heart weight in inbred Dahl rats. J Hypertens 12: 643–651

Curnow KM, Slutsker L, Vitek J, Cole T, Speiser PW, New MI (1993) Mutation in the CYP 11B1 gene causing congenital adrenal hyperplasia and hypertension cluster in exons 6,7 and 8. Proc Natl Acad Sci USA 90: 4.552–4.556

Dadone MM, Hasstedt SJ, Hunt SC, Smith JB, Ash KO, Williams RR (1984) Genetic analysis of sodium-lithium countertransport in 10 hypertension-prone kindreds. Am J Med Genet 17: 565–577

Dahl LK, Heine M, Tassinari L (1962) Role of genetic factors in susceptibility to experimental hypertension due to chronic excess salt ingestion. Nature 194: 480–482

Danser AHJ, Schalekamp MADH, Bax WA, Brink AM van der, Saxena PR, Riegger GAJ, Schunkert H (1995) Angiotensin converting enzyme in the human heart: effects of the deletion/insertion polymorphism. Circulation 92: 1.388–1.389

Davies JL, Kawaguchi Y, Bennett ST, Copeman JB, Cordell HJ, Pritchard LE, Reed PW, Gough SC, Jenkins SC, Palmer SM et al. (1994) A genome-wide search for human type 1 diabetes susceptibility genes. Nature 371: 130–136

Deng Y, Rapp JP (1992) Cosegregation of blood pressure with angiotensin converting enzyme and atrial natriuretic peptide receptor genes using Dahl salt sensitive rats. Nat Genet 1: 267–272

Deng AY, Dene H, Pravenec M, Rapp JP (1994a) Genetic mapping of two new blood pressure quantitative trait loci in the rat by genotyping endothelin system genes. J Clin Invest 93: 2.701–2.709

Deng AY, Dene H, Rapp JP (1994b) Mapping of a quantitative trait locus for blood pressure on rat chromosome 2. J Clin Invest 94: 431–436

DeSimone G, Tommaselli AP, Rossi R, Valentino R, Lauria R, Scopacasa F (1985) Partial deficiency of adrenal 11-hydroxylase. A possible cause of primary hypertension. Hypertension 7: 204–210

Deutsche Liga zur Bekämpfung des hohen Blutdruckes e.V. (1996) Empfehlungen zur Hochdruckbehandlung in der Praxis und zur Behandlung hypertensiver Notfälle, 12. Aufl. Eigenverlag, Heidelberg, S 1–16

Dubay C, Vincent M, Samani NJ, Hilbert P, Kaiser MA, Beressi JP, Kotelevtsev Y, Beckmann JS, Soubrier F, Sassard J et al. (1993) Genetic determinants of diastolic and pulse pressure map to different loci in Lyon hypertensive rats. Nat Genet 3: 354–357

Dudley CR, Guiffra LA, Raine AE, Reeders ST (1991) Assessing the role of APNH, a gene encoding for a human amiloride-sensitive Na$^+$/H$^+$ antiporter, on the interindividual variation in red cell Na$^+$/Li$^+$ countertransporter. J Am Soc Nephrol 2: 937–943

Dudley C, Keavney B, Casadai B, Conway J, Bird R, Ratcliffe P (1996) Prediction of patient responses to antihypertensive drug therapy using genetic polymorphisms: investigation of renin angiotensin system genes. J Hypertens 14: 259–262

Dupont J, Dupont JC, Froment A, Milon H, Vincent M (1973) Selection of three strains with spontaneously different levels of blood pressure. Biomedicine 19: 36–41

Ely DL, Turner ME (1990) Hypertension in the spontaneously hypertensive rat is linked to the Y chromosome. Hypertension 16: 277–281

Ely DL, Daneshvar H, Turner ME, Johnson ML, Salisbury RL (1993) The hypertensive Y chromosome elevates blood pressure in F11 normotensive rats. Hypertension 21: 1.071–1.075

Evans BA, Zhang XY, Close JA, Tregear GW, Kitamura N, Nakanishi S (1988) Structure and chromosomal localization of the human renal kallikrein gene. Biochemistry 27: 3.124–3.129

Fasola AF, Martz BL, Helmer OM (1968) Plasma renin activity during supine exercise in offspring of hypertensive parents. J Appl Physiol 25: 410–415

Feinleib M, Garrison RJ, Fabsitz R, Christian JC, Hrubec Z, Borhani NO et al. (1977) The NHLBI twin study of cardiovascular disease risk factor: methodology and summary of results. Am J Epidemiol 106: 284–295

Ferrannini E, Buzzigoli G, Bonadonna R, Giorico MA, Oleggini M, Grazadei L et al. (1987) Insulin resistance in essential hypertension. N Engl J Med 317: 350–356

Garrison RJ, Kannel WB, III JS, Castelli WP (1987) Incidence and precursors of hypertension in young adults: the Framingham offspring study. Prev Med 16: 235–251

Gennser G, Rymark P, Isberg PE (1988) Low birthweight and risk of high blood pressure in adulthood. BMJ 296: 1.498–1.500

Gerbase-DeLima M, DeLima JJG, Persoli LB, Silva HB, Marcondes M, Bellotti G (1989) Essential hypertension and histocompatibility antigens: a linkage study. Hypertension 14: 604–609

Ginn DI, Baptista CA, Alam KY, Deng AY, Dene H, Le H, Kurtz TW, Rapp JH (1994) Genetic analysis of alpha 2-adrenergic receptors and blood pressure using Dahl salt-sensitive rats. J Hypertens 12: 357–365

Grim CE, Robinson M (1994) Blood pressure variation. In: Goldbourt U, Faire U, Berg K (eds) Genetic factors in coronary heart disease Kluwer, London New York, pp 153–177

Groop LC, Kankuri M, Schalin-Jäntti C, Ekstrand A, Nikula-Ihäs P, Widen E (1993) Association between polymorphism of the glycogen synthase gene and non-insulin-dependent diabetes mellitus. N Engl J Med 328: 10–14

Gyapay G, Morissette J, Vignal A, Dib C, Fizames C, Millasseau P, Marc S, Bernadi G, Lathrop M, Weissenbach J (1994) The 1993–94 Genethon human genetic linkage map. Nat Genet 7: 246–339

Hamet P, Kong D, Pravenec M, Kunes J, Kren V, Klir P, Sun YL, Tremblay J (1992) Restriction fragment length polymorphism of hsp70 gene, localized in the RT1 complex, is associated with hypertension in spontaneously hypertensive rat. Hypertension 19: 611–614

Harrap SB, Davidson HR, Connor JM, Soubrier F, Corvol P, Fraser R, Foy CJW, Watt GCM (1993) The angiotensin I converting enzyme gene and predisposition to high blood pressure. Hypertension 21: 455–460

Harris EL, Dene H, Rapp JP (1993) SA gene and blood pressure cosegregation using Dahl salt-sensitive rats. Am J Hypertens 6: 330–334

Hashimoto L, Habita C, Beressi JP, Delepine M, Besse C, Cambon-Thomsen A, Deschamps I, Rotter JI, Djoulah S, James MR et al. (1994) Genetic mapping of a susceptibility locus for insulin-dependent diabetes mellitus on chromosome 11q. Nature 371: 161–164

Hasstedt SJ, Wu LL, Kuida H, Williams RR (1989) Recessive inheritance of a high number of sodium pump sites. Am J Med Gen 34: 332–337

Hata A, Namikawa C, Sasaki M, Sato K, Nakamura T, Tamura K, Lalouel JM (1994) Angiotensinogen as a risk factor for essential hypertension in Japan. J Clin Invest 93: 1.285–1.287

Hattersley AT, Turner RC, Permutt MA, Patel P, Tanizawa Y, Chiu KC et al. (1992) Linkage of type 2 diabetes to the glucokinase gene. Lancet 339: 1.307–1.310

Havlik RJ, Garrison RJ, Katz SH, Ellison RC, Feinlieb M, Myrianthopoulos NC (1979) Detection of genetic variance in blood pressure of seven-year-old twins. Am J Epidemiol 109: 512–516

Hebebrand J, Remschmidt H (1995) Das Körpergewicht unter genetischen Aspekten. Med Klin 90: 403–410

Hegele RA, Brunt JH, Connelly PW (1994) A polymorphism of the angiotensin gene associated with variation in blood pressure in a genetic isolate. Circulation 90: 2.207–2.212

Hegele RA, Brunt JH, Connelly PW (1995) Genetic variation on chromosome 1 associated with variation in body fat distribution in men. Circulation 92: 1.089–1.093

Hollenberg NK, Williams GH (1990) Abnormal renal function, sodium volume homeostasis, and renin system behavior in normal-renin essential hypertension. In: Laragh JH, Brenner BM (eds) Hypertension: pathophysiology, diagnostis and management. Raven Press, New York, pp 1.349–1.370

Hopkins PN, Lifton RP, Hollenberg NK, Jeunemaitre X, Hallouin MC, Williams CS, Dluhy RG, Lalouel JM, Williams RR, Williams GH (1996) Blunted renal vascular response to angiotensin II is associated with a common variant of the angiotensinogen gene and obesity. J Hypertens 14: 199–209

Hübner N, Kreutz R, Takahashi S, Ganten D, Lindpaintner K (1994) Unlike human hypertension, blood pressure in a hereditary hypertensive rat strain shows no linkage to the angiotensinogen locus. Hypertension 23: 797–801

Hübner N, Kreutz R, Takahashi S, Ganten D, Lindpaintner K (1995) Altered angiotensinogen amino acid sequence and plasma angiotensin II levels in genetically hypertensive rats. Hypertension 26: 279–284

Hunt SC, Williams RR (1994) Genetic factors in human hypertension. In: Swales JD (ed) Textbook of hypertension. Blackwell, Oxford London, pp 519–538

Hunt SC, Hasstedt SJ, Kuida H, Stults BM, Hopkins PH, Williams RR (1989) Genetic heritability and common environmental components of resting and stressed blood pressures, lipids and body mass index in Utha pedigrees and twins. Am J Epidemiol 129: 625–638

Hunt SC, Stephenson SH, Hopkins PN, Williams RR (1991) Predictors of an increased risk of future hypertension in Utah pedigrees: a screening analysis. Hypertension 17: 969–976

Hunt SC, Wu LL, Slattery ML, Meikle AW, Williams RR (1993) Environmental determinants of urinary kallikrein excretion. Am J Hypertens 6: 226–233

Iwai N, Shimoike H, Ohmichi N, Kinoshita M (1995) Angiotensinogen gene and blood pressure in the japanese population. Hypertension 25: 688–693

Jacob HJ, Lindpaintner K, Lincoln SE, Kusumi K, Bunkerm RK, Mao YP, Ganten D, Dzau VJ, Lander ES (1991) Genetic mapping of a gene causing hypertension in stroke prone spontaneously rat. Cell 67: 213

Jamieson A, Fraser R (1994) Developments in the molecular biology of corticoid synthesis and action: implications for an understanding of essential hypertension. J Hypertens 12: 503–509

Jeunemaitre X, Rigat B, Charru A, Houot AM, Soubrier F, Corvol P (1992 a) Sib pair linkage analysis of renin gene haplotypes in human essential hypertension. Hum Genet 88: 301–306

Jeunemaitre X, Soubrier F, Kotelevtsev Y V, Lifton RP, Williams CS, Charru A, Hunt SC, Hopkins PN, Williams RR, Lalouel JM, Corvol P (1992 b) Molecular basis of human hypertension: role of angiotensinogen. Cell 71: 169–180

Katsuya T, Higaki J, Miki T, Kohara K, Yagisawa H, Tanase H, Mikami H, Serikawa T, Nojima H, Ogihara T (1992) Hypertensive effect associated with phospholipase C-d1 gene mutation in the spontaneously hypertensive rat. Biochem Biophys Res Commun 187: 1.359–1.366

Katsuya T, Higaki J, Zhao Y, Miki T, Mikami H, Serikawa T, Ogihara T (1993) A neuropeptide Y locus on chromosome 4 cosegregates with blood pressure in the spontaneously hypertensive rat. Biochem Biophys Res Commun 192: 261–267

Katsuya T, Koike G, Yee TW, Sharpe N, Jackson R, Norton R, Horiuchi M, Pratt RE, Dzau VJ, MacMahon S (1995) Association of angiotensinogen gene T235 variant with increased risk of coronary heart disease. Lancet 345: 1.600–1.603

Khoury MJ, Beaty TH, Cohen BH (1993) Fundamental of genetic epidemiology. Oxford University Press, Oxford

Klein J (1975) Histocompatibility-2 complex. In: Biology of the mouse. Springer, Berlin Heidelberg New York, pp 31–37

Kreutz R, Hübner N, Ganten D, Lindpaintner K (1995) Genetic linkage of the ACE gene to plasma angiotensin converting enzyme activity but not to blood pressure. Circulation 92: 2.381–2.384

Kunes J, Zicha J (1994) Association of salt sensitivity in rats with genes of the major histocompatibility complex. Hypertension 24: 645–647

Kurtz TW, Simonet L, Kabra PM, Wolfe S, Chan L, Hjelle BL (1990) Cosegregation of the renin allele of the spontaneously hypertensive rat with an increase in blood pressure. J Clin Invest 85: 1.328–1.332

Liddle GW, Bledsoe T, Coppage WS (1963) A familial renal disorder simulating primary aldosteronism but with negligible aldosterone secretion. Trans Assoc Am Physicians 76: 199–213

Lifton RP (1996) Molecular genetics of human blood pressure variation. Science 272: 676–680

Lifton RP, Hopkins PN, Williams RR, Hollenberg NK, Williams GH, Dluhy RG (1989) Evidence for heritability of non-modulation essential hypertension. Hypertension 13: 884–889

Lifton RP, Hunt SC, Williams RR, Lalouel JM (1991) Exclusion of the Na$^+$/H$^+$ antiporter as a candidate gene in human essential hypertension by genetic linkage analysis. Hypertension 17: 8–14

Lifton RP, Dluhy RG, Powers M, Rich GM, Cook S, Ulick S, Lalouel JM (1992) A chimaeric 11β-hydroxylase/aldosterone synthase gene causes glucocorticoid-remediable aldosteronism and human hypertension. Nature 355: 262–265

Lindpaintner K, Lee MA, Larson MG, Rao VS, Pfeffer MA, Ordovas JM, Schaeffer EJ, Wilson AF, Wilson PWF, Vasan RS, Myers RH, Levy D (1996) Absense of association or genetic linkage between the angiotensin-converting enzyme gene and left ventricular mass. N Engl J Med 334: 1.023–1.028

Maill WE, Lovell HG (1967) Relation between change of blood pressure and age. BMJ II: 602–660

Maill WE, Oldham PD (1958) Factors influencing arterial blood pressure in the general population. Clin Sci 17: 409–444

Manatunga AK, Reister TK, Miller JZ, Pratt JH (1992) Genetic influences of the urinary excretion of aldosterone in children. Hypertension 19: 262–265

Mathur R, Douglas NJ (1995) Family studies in patients with sleep apnea hypopnea syndrome. Ann Intern Med 122: 174–178

McIlhany ML, Shaffer JW, Hines EA Jr (1975) The heritability of blood pressure: an investigation of 200 pairs of twins using the cold pressor test. Johns Hopkins Med J 136: 57–64

McKusick VA (1992) Mendelian inheritance in man. Johns Hopkins University Press, Baltimore

Meininger JC, Hayman LL, Coates PM, Gallagher P (1988) Genetics or environment? Type A behaviour and cardiovascular risk factors in children. Nurs Res 37: 341–346

Miller JZ, Weinberger MH, Christian JC, Daugherty SA (1987) Familial resemblance in the blood pressure response to sodium restriction. Am J Epidemiol 126: 822–830

Mongeau JG, Biron P, Sing CF (1986) The influence of genetics and household environment upon the variability of blood pressure: the Montreal adoption study. Clin Exp Hypertens 8: 653–660

Morris BJ, Griffiths LR (1988) Frequency in hypertension of alleles for a RFLP associated with the renin gene. Biochem Biophys Res Commun 150: 219–224

Morris BJ, Zee RY, Schrader AP (1994) Different frequencies of the angiotensin converting enzyme genotypes in older hypertensive individuals. J Clin Invest 94: 1.085–1.989

Mullins JJ, Peters J, Ganten D (1990) Fulminant hypertension in transgenic rats harbouring the mouse ren-2 gene. Nature 344: 541–544

Nabika T, Nara Y, Ikeda K, Endo J, Yamori Y (1993) A new genetic locus cosegregating with blood pressure in F2 progeny obtained from stroke-prone spontaneously hypertensive rats and Wistar-Kyoto rats. J Hypertens 11: 13–18

Naftilan AJ, Williams RR, Burt D, Paul M, Pratt RE, Hobart P et al. (1989) A lack of genetic linkage of renin gene restriction fragment length polymorphisms with human hypertension. Hypertension 14: 614–618

Nakahashi Y, Shimamoto K, Ura N, Tanaka S, Nishitani T, Ishida H, Yokoyama T, Ando T, Imura O (1984) Comprehensive sudies in the renal kallikrein-kinin system in essential hypertension. Adv Exp Med Biol 198B: 351–357

Nara Y, Nabika T, Ikeda K, Sawamura M, Mono M, Endo J, Yamori Y (1993) Basal high blood pressure cosegregates with loci on chromosome 1 in the F2 generation from crosses between normotensive Wistar-Kyoto rats and stroke-prone spontaneously hypertensive rats. Biochem Biophys Res Commun 194: 1.344–1.351

National Institutes of Health; National Heart, Lung, and Blood Institute (1993) The fifth report of the joint national committee on detection, evaluation, and treatment of high blood pressure. Arch Intern Med 153: 154–208

Niarchos AP, Resnick LM, Weinstein DL, Laragh JH (1985) Angiotensin I converting enzyme activity in hypertension. Am J Med 79: 435–444

Okamoto K, Aoki K (1963) Development of a strain of spontaneously hypertensive rats. Jpn Circ J 27: 282–293

Patel R, Johnson J (1981) Histocompatibility antigens in Black patients with essential hypertension. Circulation 64: 1.042–1.044

Pickering GW (1968) High blood pressure. Grune & Stratton, New York

Platt R (1947) Heredity in hypertension. QJM 16: 111–133

Pratt JP, Jones JJ, Miller JZ, Wagner MA, Feinberg NS (1989) Racial differences in aldosterone excretion and plasma aldosterone concenrations in children. N Engl J Med 321: 1.152–1.157

Pravenec M, Simonet L, Kren V, Kunes J, Levan G, Szpirer J et al. (1991) The rat renin gene: assignment to chromosome 13 and linkage to the regulation of blood pressure. Genomics 9: 466–472

Pravenec M, Gauguier D, Schott JJ et al. (1995) Mapping of quantitative trait loci for blood pressure and cardiac mass in the rat by genome scanning of recombinant inbred strains. J Clin Invest 96: 1.973–1.978

Price RA, Ness R, Laskarzewski P (1990) Common major gene inheritance of extreme overweight. Hum Biol 62: 747–765

Ramasawmy R, Lu CY, Kok-Sun N, Kotea N, Baligadoo S, Krishnamoorthy R (1994) Insertion/deletion polymorphism within a polyadenylate stretch at the human atrial natriuretic peptides (hANP) gene locus. Hum Genet 93: 355–356

Rapp JP, Deng AY (1995) Detection and position cloning of blood pressure quantitative trait loci: is it possible? Hypertension 25: 1.121–1.128

Rapp JP, Wang SM, Dene H (1989) A genetic polymorphism in the renin gene of Dahl rats cosegregates with blood pressure. Science 243: 542–544

Rapp JP, Dene H, Deng AY (1994) Seven renin alleles and their effects on blood pressure. J Hypertens 12: 349–355

Reaven GM, Hoffman BB (1987) A role for insulin in the aetiology and course of hypertension? Lancet 2: 435–437

Rigat B, Hubert C, Alhenc-Gelas F, Cambien F, Corvol P, Soubrier F (1990) An insertion/deletion polymorphism in the angiotensin I-converting enzyme gene accounting for half of the variance of serum enzyme levels. J Clin Invest 86: 1.343–1.346

Rotter JI, Rimoin DL (1983). Diabetes mellitus. Churchill Livingstone, New York

Rutledge DR, Sun Y, Ross EA (1995) Polymorphism within the atrial natriuretic peptide gene in essential hypertension. J Hypertens 13: 953–955

Salmond CE, Prior IAM, Wessen AF (1989) Blood pressure patterns and migration: a 14-year cohort of adult Tokelauans. Am J Epidemiol 130: 37–52

Schälin-Jäntti C, Nikula-Ijäs P, Huang X, Lehto M, Knudsen P, Syvänne M, Lehtovirta MT, Tikkanen T, Tikkanen I, Groop LC (1996) Polymorphism of the glycogen synthase gene in hypertensive and normotensive subjects. Hypertension 27: 67–71

Schmidt S, Hooft IM von, Grobbee DE, Ganten D, Ritz E (1993) Polymorphism of the angiotensin I converting enzyme gene is apparently not related to high blood pressure. J Hypertens 11: 345–348.

Schmidt S, Sharma AM, Zilch O, Beige J, Walla-Friedel M, Ganten D, Distler A, Ritz E (1995) Association of M235T variant of the angiotensinogen gene with familial hypertension of early onset. Nephrol Dial Transplant 10: 1.145–1.148

Schork NJ, Krieger JE, Trolliet MR, Franchini KG, Koike G, Krieger EM, Lander ES, Dzau VJ, Jacob HJ (1995) A biometrical genome search in rats reveals the multigenic basis of blood pressure variation. Genome Res 5: 164–172

Schumacher MC, Hasstedt SJ, Hunt SC, Williams RR, Elbein SC (1992) Fasting insulin levels segregate as autosomal recessive trait in familial NIDDM pedigrees. Diabetes 41: 416–423

Schunkert H, Hense HW, Holmer SR, Stender K, Perz S, Keil U, Lorell BH, Riegger GAJ (1994) Association between a deletion polymorphism of the angiotensin-converting-enzyme gene and left ventricular hypertrophy. N Engl J Med 330: 1.634–1.638

Schunkert H, Hense HW, Muscholl M, Luchner A, Riegger AGJ (1996) Association of angiotensin converting enzyme activity and arterial blood pressure in a population based sample. J Hypertens 14: 571–575

Schunkert H, Hense HW, Gimenez-Roqueplo A, Stieber J, Keil U, Riegger GAI, Jeunemaitre X (1997) The angiotensinogen T235 variant and the use of antihypertensive drugs in a population-based cohort. Hypertension 29: 628–633

Scotch NA (1963) Sociocultural factor in the epidemiology of Zulu hypertension. Am J Public Health 53: 1.205–1.213

Selby JV, Friedman GD, Quesenberry CP Jr (1990) Precursors of essential hypertension: pulmonary function, heart rate, uric acid, serum cholesterol, and other serum chemistries. Am J Epidemiol 131: 1.017–1.027

Selby JV, Newman B, Quiroga J, Christian JC, Austin MA, Fabsitz RR (1991) Concordance for dyslipidemic hypertension in male twins. JAMA 265: 2.079–2.084

Sharma AM, Distler A, Luft FC (1994) Strategien zur Erforschung der Genetik des Bluthochdrucks. Dtsch Med Wochenschr 119: 742–746

Sharma P, Hingorani A, Jia H, Stevens P, Brown MJ (1996) A newly identified endothelin-2 gene molecular variant is associated with diastolic blood pressure in essential hypertensives. J Hypertens [Suppl 1] 14: S6

Shimkets RA, Warnock DG, Bositis CM, Nelson-Williams C, Hansson JH, Schambelan M (1994) Liddle's syndrome: heritable human hypertension caused by mutations in the β-subunit of the epithelial sodium channel. Cell 79: 407–414

Shull MM, Hassenbein D, Loggie J, Daniels S, King A, Burton T, Lingrel JB (1982) Discordant segregation of Na$^+$, K$^+$-adenosine triphosphatase alleles and essential hypertension. J Hypertens 10: 1.005–1.010

Smirk F H, Hall WH (1958) Inherited hypertension in rats. Nature 182: 727–728

Soubrier F, Jeunemaitre X, Rigat B, Houot AM, Cambien F, Corvol P (1990) Similar frequencies of renin gene restriction fragment length polymorphisms in hypertensive and normotensive subjects. Hypertension 16: 712–717

Stocks P (1930) A biometric investigation of twins and their brothers and sisters. Ann Eugen 4: 49–62

Taddai S, Virdis A, Mattei P, Ghiadoni L, Sudano I, Salvetti A (1996) Defective l-arginine-nitric oxide pathway in offspring of essential hypertensive patients. Circulation 94: 1.298–1.303

Thomson G (1986) Determining the mode of inheritance of RFLP-associated diseases using the affected-sib-pair-method. Am J Hum Genet 39: 207–221

Tiret L, Ricard S, Poirier O, Arveiler D, Cambou JP, Luc G, Evans A, Nicaud V, Cambien F (1995) Genetic variation at the angiotensinogen locus in relation to high blood pressure and myocardial infarction: the ECTIM study. J Hypertens 13: 311–317

Vaughan JP, Miall WE (1979) Cardiovascular measurement in subjects of African origin. Bull World Health Organ 57: 281–289

Walker WG, Welton PK, Saito H, Rusell RP, Hermann J (1979) Relation between blood pressure and renin, renin substrate, angiotensin II, aldosterone and urinary sodium and potassium in 574 ambulatory subjects. Hypertension 1: 287–291

Wang XL, Sim AS, Badenhop RF, McCredie RM, Wilcken DEL (1996) A smoking-dependent risk of coronary artery disease associated with a polymorphism of the endothelial nitrit oxide synthase gene. Nat Genet 2: 41–44

Ward R (1990) Familial aggregation and genetic epidemiology of blood pressure. In: Swales J (ed) Hypertension: pathophysiology, diagnosis and management. Saunders, Philadelphia, pp 81–100

Watt GCM, Foy CJW, Hart JT, Bingham C, Edwards C, Hart M et al. (1985) Dietary sodium and arterial blood pressure: evidence against genetic susceptibility. BMJ 291: 1.525–1.523

Watt GCM, Harrap SB, Foy CJW, Holton DW, Edwards HV, Davidson HR, Connor JM, Lever AF, Fraser R (1992) Abnormalities of glucocorticoid metabolism and the renin angiotensin system: a four-corners approach to the identification of genetic determinants of blood pressure. J Hypertens 10: 473–482

Whincup PH, Cook DG, Shaper AG (1989) Early influences on blood pressure: a study of children 5–7 years. BMJ 299: 587–591

Williams RR, Hunt SC, Hopkins PN, Stults BM, Wu LL, Hasstedt SJ (1988) Familial dyslipidemic hypertension: evidence from 58 Utah families for a syndrome present in approximately 12% of patients with essential hypertension. JAMA 259: 3.579–3.586

Williams RR, Hasstedt SJ, Hunt SC, Wu LL, Hopkins PN, Berry TD (1991) Genetics traits related to hypertension and electrolyte metabolism. Hypertension 17: I69–I73

Williams GH, Dluhy RG, Lifton RP, Moore TJ, Gleason R, Williams R (1992) Non-modulation as an intermediate phenotype in essential hypertension. Hypertension 20: 788–796

Zee RYL, Ying LH, Morris BJ, Griffiths LR (1991) Association and linkage analyses of restriction length polymorphisms for the human renin and antithrombin III genes in essential hypertension. J Hypertens 9: 825–830

Zee RYL, Griffiths LR, Morris BJ (1992a) Marked assoziation of a RFLP for low density lipoprotein receptor gene with obesity in essential hypertensive. Biochem Biophys Res Commun 189: 965–971

Zee RYL, Morris BJ, Griffiths LR (1992b) Association analysis of RFLP's for the alpha2 and beta1 adrenoreceptor genes in essential hypertension. Hypertens Res 15: 57–60

4.2 Bedeutung peptiderger Systeme bei der Genese kardiovaskulärer Erkrankungen

MARTIN STULA, ECKHARD SCHOTT und MARTIN PAUL

Inhaltsverzeichnis

4.2.1 Einleitung

Peptide, wie die Angiotensine, Kinine, Endotheline und die natriuretischen Peptide, sind die wichtigsten Regulatorsubstanzen im Herz-Kreislauf-System. Da kardiovaskuläre Regulationsvorgänge meist relativ langsame Prozesse sind, die Minuten bis Tage dauern können, sind Peptide geeignete Transmittersubstanzen, während sie für neuronale Prozesse, die in Bruchteilen von Sekunden ablaufen, weniger brauchbar erscheinen. Die in jenem System wirkenden Neurotransmitter, wie Noradrenalin, Dopamin, Serotonin, Glutamat und Glyzin, können in Zellen mit Hilfe von effizienten Enzymkaskaden in großer Menge hergestellt, in Vesikeln gespeichert und durch Stimuli angeregt schnell freigesetzt werden. Aus dem Extrazellularraum werden sie durch Transportproteine oder abbauende Enzyme ebenso schnell wieder entfernt. Somit

Handbuch der molekularen Medizin, Band 3
Herz-Kreislauf-Erkrankungen
D. Ganten/K. Ruckpaul (Hrsg.)
© Springer-Verlag Berlin Heidelberg 1998

ist ihre Wirkung auf nachgeschaltete Zellen räumlich und zeitlich begrenzt und dadurch in der Regel auf den synaptischen Spalt zwischen 2 Neuronen beschränkt. Peptide werden aus zirkulierenden oder lokal im Gewebe produzierten Vorläuferproteinen durch proteolytische Spaltung freigesetzt und wirken meist parakrin auf eine größere Menge von Zellen am Produktionsort oder sogar endokrin im gesamten Kreislauf. Allerdings ist die Bedeutung der endokrinen Wirkung vieler Peptide bis vor wenigen Jahren wahrscheinlich überschätzt worden. Immer mehr Untersuchungen zeigen, daß lokal aus zirkulierenden oder im Gewebe selbst synthetisierten Vorläufern hergestellte Peptide ebenso wichtige Funktionen ausüben wie die gleichen, aber zirkulierenden Moleküle, da die an den Rezeptoren ankommenden Konzentrationen bei lokaler Synthese deutlich höher sein können. Peptide können dadurch auch in einzelnen Organen auf diese beschränkte und von systemischen Regulationsvorgängen abgekoppelte Funktionen wahrnehmen (Abb. 4.2.1). Die Bedeutung solcher lokaler Peptidsysteme ist jedoch mit pharmakologischen Eingriffen nicht zu erfassen, da diese kaum auf einzelne Organe beschränkt werden können, so daß lokale Hormonsysteme bisher nur ungenügend verstanden sind.

Als genereller Mechanismus dieser Systeme, z. B. bei der beginnenden kardialen Pumpinsuffizienz, ist wohl die kompensatorische Wirkung auf hämodynamische Veränderungen anzusehen, welche akut und mittelfristig das Versagen der Zirkulation verhindern sollen. Mit zunehmender Dauer des pathophysiologischen Zustands kommt es jedoch zu einer überschießenden Aktivierung dieser Mechanismen, wie z. B. zu einer vermehrten Bildung von Angiotensin II, was die kardiale Funktion weiter verringert. Dies führt zu einem Circulus vitiosus mit Zunahme der Pumpinsuffizienz und der Gegenregulation, z. B. durch die Interaktion von RAS (Renin-Angiotensin-System) und ETS (Endothelinsystem), was von anderen Systemen, wie dem ANP (atriales natriuretisches Peptid), nicht mehr antagonisiert werden kann.

Neben einer Beschreibung der Biosynthese der wichtigsten aktiven Peptide (Angiotensin 2, Endothelin 1, ANP und Bradykinin) wird in diesem Kapitel ein Schwerpunkt auf die Regulation des Endothelins und dessen Relevanz bei der Pathogenese verschiedener Herz-Kreislauf-Erkrankungen gelegt. Ein weiterer Schwerpunkt ist die Beschreibung der molekularen Regulation und der Interaktion dieser peptidergen Systeme ebenfalls am Beispiel verschiedener pathophysiologischer Zustände

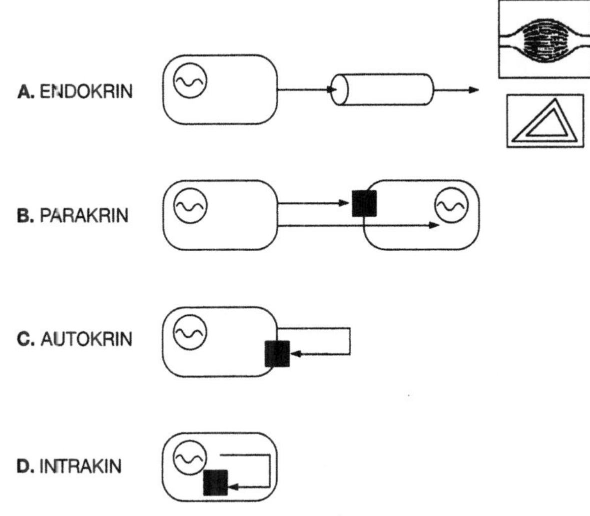

Abb. 4.2.1 a–d. Mögliche Aktionswege der Peptide: **a** Eintritt in die Zirkulation und Wirkung an entfernten Zielorganen, die über den Blutfluß erreicht werden (endokrine Wirkung), **b** nach Ausschüttung aus der Zelle Wirkung an benachbarten Zellen (parakrine Wirkung), **c** nach Ausschüttung aus der Zelle Wirkung an Rezeptoren auf derselben Zelle (autokrine Wirkung), **d** intrazelluläre Beeinflussung der eigenen Synthese (intrakrine Wirkung)

des Herz-Kreislauf-Systems. Traditionell wurden diese Systeme sowohl von der Grundlagen- als auch der klinischen Forschung als eigenständig wirkende Einheiten angesehen. Zunehmend tritt jedoch die Interaktion dieser Systeme sowohl in der molekularbiologischen als auch der klinischen Forschung in den Vordergrund. Aus diesem Grund werden die Interaktionen der verschiedenen peptidergen Systeme bei der Pathogenese von Herz-Kreislauf-Erkrankungen ebenfalls ausführlich behandelt.

4.2.2 Peptiderge Kandidatensysteme für kardiovaskuläre Erkrankungen

4.2.2.1 Renin-Angiotensin-System

4.2.2.1.1 Überblick

Angiotensin II (ANG II) ist ein Peptidhormon, welches durch die sequentielle Wirkung proteolytischer Enzyme aus dem Vorläuferprotein Angiotensinogen entsteht (Abb. 4.2.2). Der typische Weg der ANG-II-Synthese wird in erster Linie durch das Angiotensinkonversionsenzym (ACE) katalysiert. ACE findet man zirkulierend im Plasma, aber auch in Zellen zahlreicher anderer Organe wie dem Herzen, der Lunge, den Nieren, dem Ge-

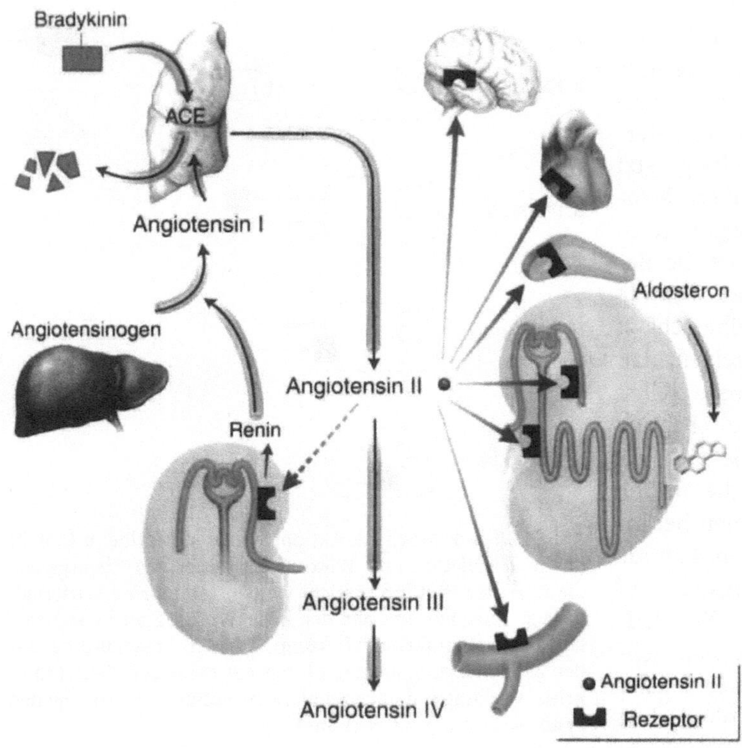

Abb. 4.2.2. Synthese der Angiotensine und Organe, die durch diese beeinflußt werden [Goodfriend et al. 1996]. *Links* klassischer Weg der Synthese von Angiotensin. Angiotensinogen wird in der Leber synthetisiert und in den Blutstrom ausgeschüttet. Durch das in der Niere entstandene Renin wird es zu Angiotensin I gespalten, welches v. a. in der Lunge durch Angiotensinkonversionsenzym, das zusätzlich Bradykinin abbaut, zu Angiotensin II umgewandelt wird. Weitere proteolytische Spaltung erzeugt Angiotensin III und IV. *Rechts* wichtigste Zielorgane der Angiotensine sind das Gehirn, das Herz und die Gefäße. Angiotensine stimulieren die Freisetzung von Aldosteron aus den Nebennieren, die proximale tubuläre Funktion sowie die Vasokonstriktion der Vas efferens. Diese Funktionen werden überwiegend über den AT_1-Rezeptor vermittelt

Tabelle 4.2.1. Wirkung von Angiotensin II an verschiedenen Organen [Goodfriend et al. 1996]

Organ/Gewebe	Wirkung
Arterien	Stimuliert Wachstum und Kontraktion
Zona glomerulosa der Nebenniere	Stimuliert Sekretion von Aldosteron
Niere	Inhibiert Ausschüttung von Renin Fördert tubuläre Reabsorption von Natrium Fördert Vasokonstriktion der Vas efferens Stimuliert Prostaglandinausschüttung Beeinflußt Embryogenese
Gehirn	Steigert Durstempfinden Fördert Ausschüttung von Vasopressin
Autonomes Nervensystem	Steigert zentralen Sympathotonus Fördert periphere sympathische Signalvermittlung Fördert Ausschüttung von Adrenalin aus der Nebenniere
Herz	Steigert Kontraktilität Induziert kardiale Hypertrophie

hirn und anderen Geweben [Johnston 1992] (Abb. 4.2.2). Die höchste Konzentration ist in den Endothelzellen der pulmonalen Zirkulation nachweisbar. Die Funktion lokaler Renin-Angiotensin-Systeme ist in den einzelnen Organen sehr unterschiedlich, und die Bedeutung in den einzelnen Organen ist nicht immer hinreichend geklärt. Zum Beispiel reguliert das lokale Renin-Angiotensin-System in den Nieren die glomeruläre Filtrationsrate [Schunkert et al. 1991]. In anderen Organen, wie z. B. dem Herzen oder auch den Gefäßen, ist der Stellenwert der lokalen Renin-Angiotensin-Systeme gegenüber der systemischen Wirkung noch nicht hinreichend geklärt. ANG II ist ein wichtiger Mediator physiologischer Antworten auf kurzfristige Veränderungen der Hämodynamik. So steigert ANG II, Rezeptor-vermittelt, den Blutdruck sowie die glomeruläre Filtrationsrate. Weiterhin induziert es die Ausschüttung von Aldosteron aus der Leber, welches an den Nierentubuli Natrium und damit Volumen retiniert [Griendling et al. 1993] (Tabelle 4.2.1). Vasokonstriktion sowie die Ausschüttung von Aldosteron erfolgen in Sekunden, andere Effekte, wie z. B. die Modulation von Gefäßwachstum, eine ventrikuläre Hypertrophie und ein arterieller Hypertonus, treten erst nach Tagen oder Wochen auf [Dzau et al. 1991, Griffin et al. 1991]. Eine Dysregulation des Renin-Angiotensin-Systems trägt zum Auftreten von Erkrankungen wie arteriellem Hypertonus, Herzhypertrophie und -insuffizienz sowie Arteriosklerose bei. Es bleibt zu erwähnen, daß neben dem Haupteffektorpeptid ANG

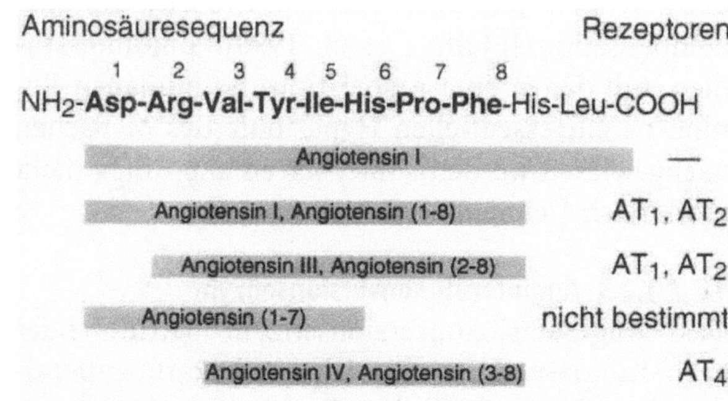

Abb. 4.2.3. Aminosäuresequenzen und Rezeptoren der einzelnen Angiotensine. Das Dekapeptid Angiotensin I wird durch ACE in Angiotensin II (*fett*) umgewandelt. Daraus entstehen durch weitere proteolytische Spaltung Angiotensin III und IV sowie das weitgehend unerforschte Angiotensin (1-7) [Goodfriend et al. 1996]

II noch andere Angiotensine (ANG I–ANG IV) existieren, wobei die Bedeutung dieser Peptide noch nicht hinreichend geklärt ist (Abb. 4.2.3). Die herausragende Relevanz des Renin-Angiotensin-Systems bei der Pathogenese z. B. des arteriellen Hypertonus oder des myokardialen Herzumbaus nach Myokardinfarkt wird durch die Wirksamkeit einer medikamentösen Behandlung mit Hemmern des Konversionsenzyms bzw. Antagonisten des ANG-II-Rezeptors AT$_1$ bestätigt.

4.2.2.1.2 Synthese von Angiotensin II

4.2.2.1.2.1 Angiotensinogen

Angiotensinogen ist das erste Vorläuferprotein auf dem Weg zur Synthese von ANG II. Es ist ein Glykoprotein mit einem Molekulargewicht (MG) von 55.000–65.000, abhängig vom Grad der Glykosylierung [Clauser et al. 1989]. Die primäre Aminosäuresequenz zeigt Ähnlichkeiten zu a_1-Antitrypsin sowie Antithrombin III. Angiotensinogen wird hauptsächlich in der Leber gebildet [Morris at al. 1979]. Aber auch andere Organe, wie z. B. Niere, Nebenniere, Herz und Lunge, produzieren Angiotensinogen in niedrigen Mengen. Durch die Renin-katalysierte proteolytische Abspaltung von 10 Aminosäuren des N-terminalen Endes von Angiotensinogen entsteht Angiotensin I. Die Funktion des Angiotensinogenrests nach proteolytischer Abspaltung von Angiotensin I ist noch nicht hinreichend geklärt. Es wird aber vermutet, daß er bei entzündungsvermittelten Reaktionen eine Rolle spielt.

Analyse des Angiotensinogengens. Das humane Angiotensinogengen enthält 5 Exons und 4 Introns und ist ungefähr 13 kb lang [Clauser et al. 1989, Gaillard 1989, Kageyama et al. 1984]. Beim Menschen ist es auf Chromosom 1 lokalisiert. Von der Organisation ähnelt es dem a_1-Antitrypsin-Gen, jedoch nicht dem Gen für Antithrombin III. Die wichtigsten regulatorischen Elemente in der Angiotensi-

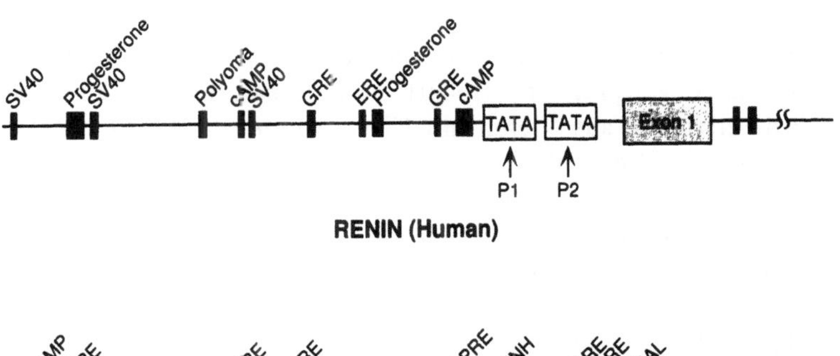

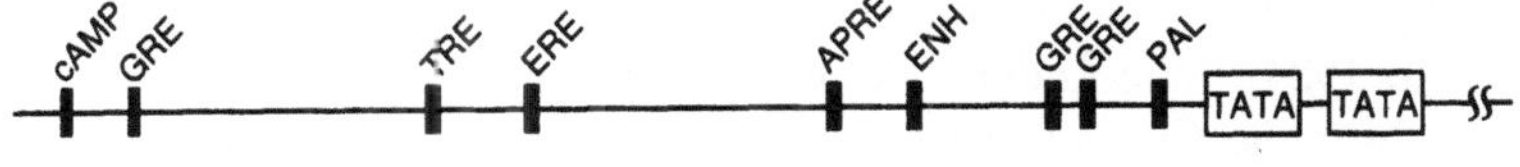

Abb. 4.2.4. Schematische Darstellung der Promotorregionen der Gene des Renin-Angiotensin-Systems. Vermutete Enhancer (*ENH*) und regulatorische Elemente sind dargestellt, *GRE* Glukokortikoid-response-Element, *ERE* östrogenes Response-Element, *TRE* Thyreoidea-response-Element, *APRE* Akut-Phasen-response-Element, *PAL* palindromische Sequenz, nach Griendling et al. [1993]

nogenpromotorregion zeigt Abb. 4.2.4. Angiotensinogen-Knockout-Mäuse haben einen signifikant niedrigeren Blutdruck (66 mmHg vs. 100 mmHg) als normale Mäuse [Tanimoto et al. 1994]. Dieses Ergebnis unterstützt die Relevanz von Angiotensinogen bei der Blutdruckhomöostase. Im humanen Organismus gibt es eine Assoziation zwischen der Höhe des arteriellen Hypertonus und dem Plasmaangiotensinogenspiegel [Jeunemaitre et al. 1992b].

Chromosomenanalysen konnten bestimmte Polymorphismen des Angiotensinogengens mit dem Auftreten eines essentiellen Bluthochdrucks assoziieren [Hata et al. 1994, Jeunemaitre et al. 1992b], obwohl diese Studien in unterschiedlichen ethnischen Gruppen widersprüchlich sind [Caulfield et al. 1994].

4.2.2.1.2.2 Renin

Die Aspartylprotease Renin, welche für den ersten Schritt der Biosynthese von ANG II aus Angiotensinogen verantwortlich ist, hat ein MG von 37.000–40.000 und findet sich mit höchster Konzentration in den juxtaglomerulären Zellen der Niere [Dzau et al. 1988]. Aber auch andere Organe, wie Gehirn und Herz, Testes und Lunge, exprimieren Renin in sehr niedrigen Mengen. Das von Angiotensinogen abgespaltene Dekapeptid Angiotensin I wird durch Abspaltung von 2 Aminosäuren am C-terminalen Ende durch das Angiotensinkonversionsenzym in das eigentliche Effektorpeptid ANG II überführt.

Analyse des Reningens. Das humane Reningen hat eine Länge von 12,5 kb [Hobart et al. 1984]. Es wurde erstmalig aus Nieren mit Nierenarterienstenose isoliert [Imai et al. 1983]. Das humane Gen ist auf Chromosom 1 und damit in der Nähe des Angiotensinogengens lokalisiert. Während beim Menschen und anderen Spezies nur 1 Reningen existiert, sind bei der Maus 2 unterschiedliche Reningene (Ren-1 und Ren-2) vorhanden [Chirgwin et al. 1984]. Wie andere Aspartylproteasen besteht das humane Gen aus 10 Exons und 9 Introns. Das humane Reningen hat große Ähnlichkeiten mit dem Gen für Pepsinogen, ebenfalls eine Aspartylprotease, was auf einen gleichen evolutionären Ursprung schliessen läßt. Die 5′-flankierende Region des humanen Reningens enthält verschiedene Promotor- und Enhancer-Regionen und unterschiedliche regulatorische Elemente. Die bis jetzt bekannten regulatorischen Elemente in der Promotorregion des Reningens sind in Abb. 4.2.4 dargestellt. Maus-Ren-2-transgene Ratten zeigen eine fulminante arterielle Hypertonie, Herzhypertrophie und

einen frühen Tod durch Hirninsulte und Herzdekompensation [Mullins et al. 1990]. Bindungsstudien, mit denen eine Assoziation des humanen Reningens zur essentiellen Hypertonie des Menschen nachgewiesen werden sollte, waren allerdings nicht erfolgreich [Jeunemaitre et al. 1992a].

4.2.2.1.2.3 Angiotensinkonversionsenzym

Das Angiotensinkonversionsenzym (ACE) oder auch Kininase II ist eine Dipeptidylkarboxypeptidase, welche in fast allen Geweben nachgewiesen werden kann, wobei der größte Umsatz von zirkulierendem Angiotensin I in den Endothelzellen der Lungenkapillaren gefunden wird. Die intraindividuellen Unterschiede frei zirkulierenden ACE sind beim Menschen hoch, sie können sich bis um den Faktor 5 unterscheiden [Singer et al. 1996]. Neben der pulmonalen oder somatischen Form des ACE existiert noch 1 Isoenzym, die sog. testikuläre Form [Ehlers et al. 1989]. Zusätzlich zur proteolytischen Aktivierung von Angiotensin I zu ANG II degradiert ACE den Vasodilatator Bradykinin. Weiterhin wurde ein biochemischer Weg beschrieben, auf dem Angiotensin II ACE-unabhängig synthetisiert werden kann, der sog. Chymaseweg [Liao u. Husain 1995].

Analyse des Angiotensinkonversionsenzymgens. Das Gen für ACE ist auf Chromosom 17 lokalisiert. Durch alternatives Spleißen entstehen die testikuläre sowie die pulmonale Isoform des ACE. Die mRNA des pulmonalen ACE hat eine Länge von 4,5 kb, während die testikuläre Form eine Länge von 2,6 kb hat. Die Funktion dieser testikulären Spleißvariante ist noch nicht hinreichend geklärt. Knockout-Mäuse für ACE zeigen einen erniedrigten Blutdruck sowie Nierenschäden, was die zentrale Rolle des ACE in der Regulation des Kreislaufs unterstreicht. Die wichtigsten regulatorischen Elemente der Promotorregion des ACE-Gens sind in Abb. 4.2.4 dargestellt. Untersuchungen, in denen eine Verbindung zwischen arteriellem Hypertonus und dem ACE-Gen in einem Rattenhypertensionmodell gefunden wurde, konnten in Familienanalysen mit Hypertonikerfamilien nicht nachvollzogen werden [Berge u. Berg 1994]. In anderen Studien konnte jedoch beim Menschen eine Korrelation zwischen dem Auftreten einer koronaren Herzkrankheit [Schachter et al. 1994], eines Myokardinfarkts [Evans et al. 1994] und Restenose nach koronarer Ballonangioplastie [Ohishi et al. 1993] mit einer Deletionsmutante des ACE-Gens nachgewiesen werden.

4.2.2.1.3 Angiotensinrezeptoren und Signaltransduktion

4.2.2.1.3.1 Einleitung

Die Rezeptorsubtypen AT_1 und AT_2 sind G-Protein-gekoppelte Polypetide von ungefähr 360 Aminosäuren Länge mit 7 Transmembrandomänen aus der Rhodopsinsuperfamilie. Obwohl sie eine ähnliche Affinität zu Angiotensin II haben, sind die AT_1- und AT_2-Rezeptoren funktionell unterschiedlich. Insgesamt beträgt die Sequenzhomologie der beiden Rezeptortypen nur 30%. Die spezifische Bindung von ANG II an die extrazellulare Domäne des Rezeptormoleküls sowie die G-Protein-vermittelte Signaltransduktion durch verschiedene intrazellulare Botensubstanzen finden auf ähnliche Weise statt wie bei anderen Plasmamembranrezeptoren.

4.2.2.1.3.2 Genanalyse der ANG-II-Rezeptoren

AT_1-Rezeptor. Das Gen des AT_1-Rezeptors ist auf Chromosom 3 lokalisiert [Szpirer et al. 1993]. Die cDNA [Takayanagi et al. 1992] des AT_1-Gens enthält 5 Exons, wobei sich die kodierende Region auf einem einzelnen Exon von 59 kb befindet [Guo et al. 1994]. Die übrigen Exons enthalten die 5′-untranslatierte Region. Zwei Subtypen des AT_1-Rezeptors (AT_{1a} und AT_{1b}) wurden in verschiedenen Spezies, u. a. auch der Ratte, identifiziert.

Beim Menschen wurde nur ein AT_1-Rezeptor beschrieben, der auch mit dem Auftreten eines arteriellen Hypertonus assoziiert werden konnte [Bonnardeaux et al. 1994]. Die Injektion von AT_1-Rezeptor-antisense-Oligonukleotiden in das Gehirn von spontan hypertensiven Ratten führte bei den Tieren zu einer signifikanten, lang anhaltenden Blutdrucksenkung [Iyer et al. 1996].

AT_2-Rezeptor. Das Gen für den AT_2-Rezeptor ist auf dem X-Chromosom lokalisiert. Aus der intronlosen Sequenz [Koike et al. 1994] bildet sich eine 3-kb-mRNA, von deren kodierender Region ein Protein mit 363 Aminosäuren translatiert wird. Verschiedene Arbeiten konnten eine Assoziation zum zellularen programmierter Zelltod (Apoptose) mit dem AT_2-Rezeptor assoziieren. Da der AT_2-Rezeptor vorwiegend in fetalen Geweben exprimiert wird, entstand die Hypothese, daß er hauptsächlich an der fetalen Differenzierung von Organen beteiligt ist [Yamada et al. 1996].

4.2.2.1.3.3 Signaltransduktion

Die Funktionsweise von AT_1-Rezeptoren ist der anderer Mitglieder der G-Protein-Rezeptorfamilie vergleichbar (Abb. 4.2.5). Es kommt über G-Proteine zu einer Aktivierung von Phospholipase C, welche Diacylglyzerol und Inositoltriphosphat generiert:

- Inositoltriphosphat-vermittelt kommt es zum Kalziumausfluß aus intrazellularen Speichern. (Außerdem gibt es auch Hinweise, daß Angiotensin direkt Kalziumkanäle aktiviert, durch welche extrazellulares Kalzium in die Zelle gelangt.)
- Diacylglyzerol aktiviert zusammen mit Kalzium Enzyme wie Proteinkinase C und Kalziumcalmodulinkinase, welche die Phosphorylierung verschiedener Second-messenger-Proteine katalysieren.

Wichtige Systeme, welche als Signaltransduktionswege bei der Pathogenese, z. B. der kardialen Hypertrophie oder der Intimaproliferation der Gefäßrestenose, angesehen werden, sind die MAPK sowie Thyrosin. Die Signaltransduktionen, welche über Bindung an den AT_2-Rezeptor erfolgen, unterscheiden sich von den durch den AT_1-Rezeptor vermittelten. So kommt es nicht zu einem Inositoltriphosphat-vermittelten intrazellularen Kalziumanstieg, und die Aktivierung des AT_2-Rezeptors bewirkt eher eine Dephosphorylierung von Thyrosin.

Zusammenfassend kann gesagt werden, daß der AT_1-Rezeptor im adulten Organismus primär für die Initiation und Modulation von physiologischen und pathophysiologischen Effekten wie Proliferation und Hypertrophie verantwortlich zu sein scheint, während die AT_2-Rezeptor-vermittelten Wirkungen eher in der Embryonalphase eine Rolle spielen, aber auch beim Adulten mit antiproliferativen Effekten in Verbindung gebracht werden konnten.

4.2.2.2 Atriales natriuretisches Peptidsystem

4.2.2.2.1 Überblick

Kardiale natriuretische Peptide tragen in hohem Maß zum Erhalt der Natrium- und Volumenhömöostase in physiologischen und pathophysiologischen Situationen bei. Seit ungefähr 15 Jahren sind diese Peptide Subjekt intensiver Grundlagen- und klinischer Forschungen. Insbesondere ist die Tatsache von Interesse, daß die kardialen natriuretischen Peptide bei Patienten mit linksventrikulärer Dysfunktion im Serum erhöht und scheinbar wichtige prognostische Marker für das Fortschreiten der Pumpinsuffizienz sind. Im Gegensatz zum Renin-Angiotensin-System, welches eine wichtige pathogenetische Rolle in der Progression der ventrikulären Dysfunktion der kardialen Hypertrophie

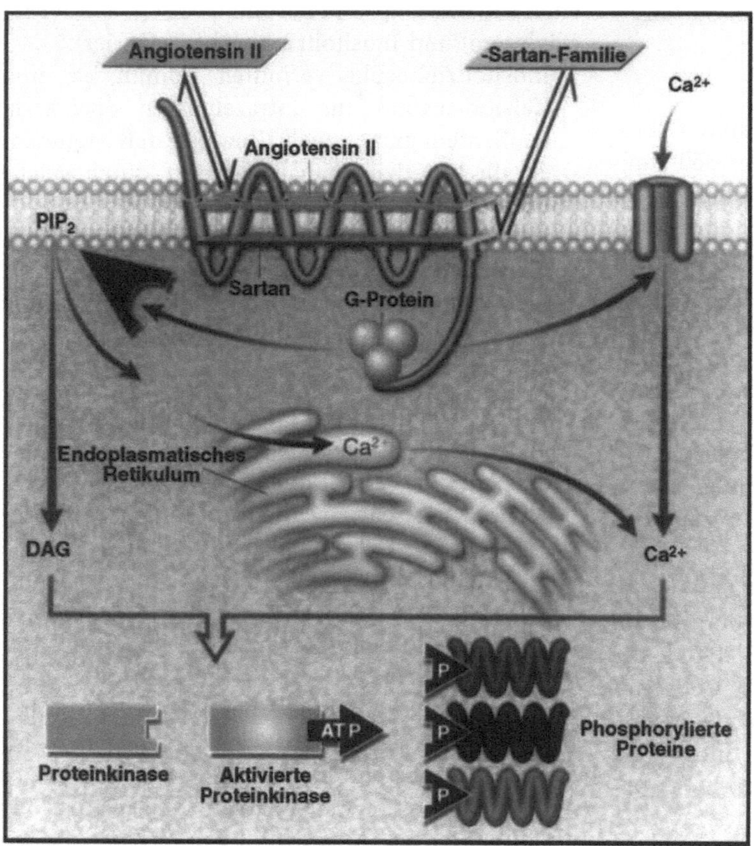

Abb. 4.2.5. AT₁-Rezeptor-vermittelte Signaltransduktion: Der AT₁-Rezeptor ist ein lineares Polypeptid mit 7 Transmembrandomänen. Angiotensin II und die Rezeptorantagonisten der Sartanfamilie binden an unterschiedlichen Stellen am Rezeptor. Das am C-terminalen Ende gelegene G-Protein, welches durch die Peptid-Rezeptor-Interaktion aktiviert wird, aktiviert seinerseits Phospholipase C (*PLC*). PLC generiert aus Phosphatidylinositolphosphat (*PIP₂*) Inositoltri-phosphat (*IP₃*) und Diacylglyzerol (*DAG*). IP₃ fördert die Kalziumausschüttung aus dem sarkoplasmatischen Retikulum. Kalzium (*Ca*) und DAG aktivieren verschiedene Kinasen u. a. Proteinkinase C. Diese aktivieren ihrerseits Proteine mit Hilfe von ATP, welche modulierend an verschiedenen Bereichen der Proteinbiosynthese und transkriptionalen Regulation mitwirken, aus Goodfriend et al. [1996]

und letztendlich der Pumpinsuffizienz spielt, wirken die kardial-natriuretischen Peptide in erster Linie positiv einer kardialen Pumpinsuffizienz entgegen, indem sie die systemische Arteriendilatation, Natriurese und Renininhibition fördern. Zusammen formen ANP und BNP (Brain-natriuretic-Peptid) ein wichtiges kompensatorisches System, welches viele Effekte des Renin-Angiotensin-Systems, aber auch des Endothelinsystems antagonisiert. Erhöhungen von ANP und BNP führen zur Reduktion von Vor- und Nachlast, erhöhen so das Schlagvolumen, verstärken die Natriurese und führen über eine konsekutive Reduktion der Aldosteronausschüttung zur Volumenentlastung. Weitere wichtige Effekte ist die Inhibition des Sympathikus sowie des Renin-Angiotensin-Systems über eine Hemmung der Reninsynthese. Das sog. C-Typ-natriuretische Peptid gehört ebenfalls in die Gruppe dieser Peptide, wird aber v. a. im Gehirn gefunden. Es scheint im ZNS vorwiegend verschiedene Zytokine und Wachstumsfaktoren zu modulieren. Die kardiozirkulatorische Bedeutung dieses Peptids ist ungeklärt.

4.2.2.2.2 Synthese und Genanalyse der natriuretischen Peptide

4.2.2.2.2.1 Atriales natriuretisches Peptid

ANP ist ein Peptid mit 28 Aminosäuren, welches in den Vorhöfen synthetisiert und ausgeschüttet wird [Yandle et al. 1986]. ANP wird in den Myozyten als Prohormon mit 126 Aminosäuren, als atriales Pronatriodilatin, gespeichert. Im Fall eines sekretorischen Reizes, z. B. akuter Volumenbelastung der Vorhöfe, wird das Hormon in einen N-terminalen Rest von 98 Aminosäuren (N-ANP) und das biologisch aktive ANP gespalten [Mathisen et al. 1991]. Das ANP- und das BNP-Gen befinden sich auf Chromosom 1, das Gen des C-Typ-natriuretischen Peptids auf Chromosom 2. In einem Mausmodell mit inaktiviertem ANP-Gen zeigte sich, daß eine salzreiche Diät bei den betroffenen homo-, aber auch heterozygoten Tiere zu einem erhöhten Blutdruck führt [Lopez et al. 1995]. Studien, die die Funktion des humanen ANP-Gens mit dem salzsensitiven Hypertonus in Verbindung bringen, liegen z. Z. noch nicht vor.

4.2.2.2.2.2 Brain-natriuretic-Peptid

BNP ist ein Peptid aus 32 Aminosäuren, welches strukturelle Ähnlichkeit zu ANP hat. Es wurde initial im Schweinegehirn isoliert. BNP wird v. a. im Ventrikel sezerniert. Seine Ausschüttung wird durch ventrikuläre Volumenbelastung getriggert. Es bindet an dieselben Rezeptoren wie ANP und vermittelt scheinbar dieselben Effekte.

4.2.2.3 Kinin-Kallikrein System

4.2.2.3.1 Einleitung

Das Kinin-Kallikrein-System ist ein weiteres Peptidsystem, welches Anteil an der Aufrechterhaltung der Volumen- und Druckhomöostase des Kreislaufs hat. Weiterhin ist es als wichtiges Mediatorsystem in Entzündungs- und allergischen Reaktionen involviert. Die wichtigste Substanz dieses Systems ist Bradykinin. Seine Ausschüttung als Antwort auf lokale Verletzungen oder Traumen bewirkt Schmerz, Ödeme, Vasodilatation, aber auch eine Kontraktion glatter Muskelzellen.

4.2.2.3.2 Synthese von Bradykinin

Bradykinin ist ein Nonapeptid, welches von den Kininogenen abgespalten wird, bei denen es sich um hochmolekulare Vorläuferproteine handelt. Das Enzym welches diese Abspaltung katalysiert ist die Serinprotease Kallikrein, welche zu der Familie der Kininogenasen gehört. Während bei den Nagetieren die Gruppe der Kininogenasen sehr groß ist, lassen sich beim Menschen nur 3 Enzyme finden: Kallikrein 1 und 2 sowie das Prostata-spezifische Antigen (PSA).

Alle 3 Gene befinden sich beim Menschen auf Chromosom 19. Die Degradation von Bradykinin wird durch Kininase I und ACE (Kininase II) katalysiert.

Aufgrund der hohen Konzentration und der ubiquitären Verteilung von Kininasen ist die Wirkung von gebildeten Kininen im Organismus nur von kurzer Dauer. Die Halbwertszeit von Bradykinin im Plasma liegt <30 s, so daß man davon ausgehen kann, daß im Plasma generierte Kinine nicht von großer physiologischer Bedeutung sind, daß also stattdessen lokal im Gewebe produzierte Peptide, noch mehr als schon beim Angiotensin beschrieben, die entscheidenden Mediatoren darstellen.

4.2.2.3.3 Bradykininrezeptoren

Die Hauptwirkungen der Kinine werden in Normalgewebe über den B2-Rezeptor und in Entzündungsregionen über den B1-Rezeptor vermittelt und betreffen, neben der Blutdruckregulation, die Steuerung lokaler Entzündungsprozesse [Bascands et al. 1996, Marceau 1995].

Da Bradykinin auch sehr schnell in des-Arg^9-Bradykinin umgebaut wird, können beide Kininrezeptoren in dessen physiologische Wirkungen involviert sein. Erst seit wenigen Jahren ist es durch die Entwicklung spezifischer Antagonisten und die selektive Ausschaltung des β_2-Rezeptors in Mäusen durch Knockout-Technologie [Borkowski u. Hess 1995] möglich geworden, den für eine Kininwirkung verantwortlichen Rezeptorsubtyp und damit auch den jeweiligen Agonisten, Bradykinin (und Kallidin, T-Kinine) oder des-Arg^9-Bradykinin (und des-Arg^{10}-Kallidin) zu ermitteln.

4.2.2.4 Endothelin

4.2.2.4.1 Überblick

Endothelin (ET) wurde erstmals 1988 [Yanagisawa et al. 1988] aus Endothelzellen isoliert. Es ist ein Peptid aus 21 Aminosäuren, dessen Sekundärstruktur durch 2 Sulfidbrücken bestimmt wird. Es wird zunächst als Präproendothelin gebildet, das 2 Aktivierungsschritte durch Endopeptidasen durchläuft. Mittlerweile wurden 3 verschiedene Isoformen des Peptids beschrieben (ET-1–ET-3), die sich jeweils in wenigen Aminosäuren unterscheiden. Die Speziesspezifität für ET-1 ist sehr gering, so sind die Aminosäuresequenzen für das aktive Peptid ET-1 für Mensch, Schwein, Rind, Kaninchen, Maus und Ratte identisch (Abb. 4.2.6).

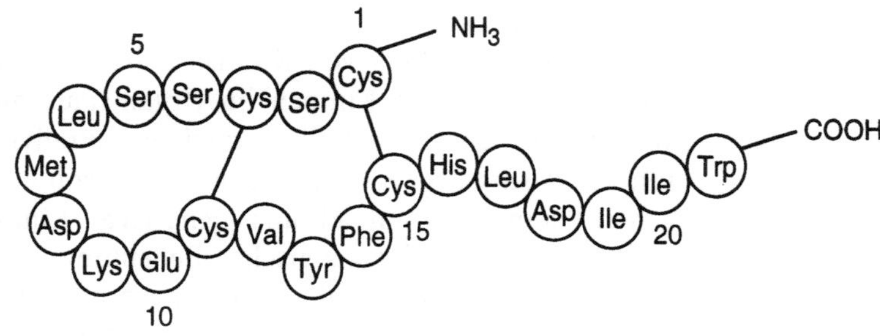

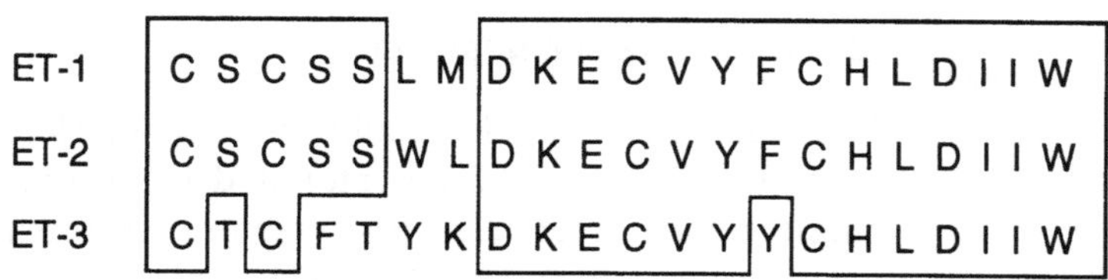

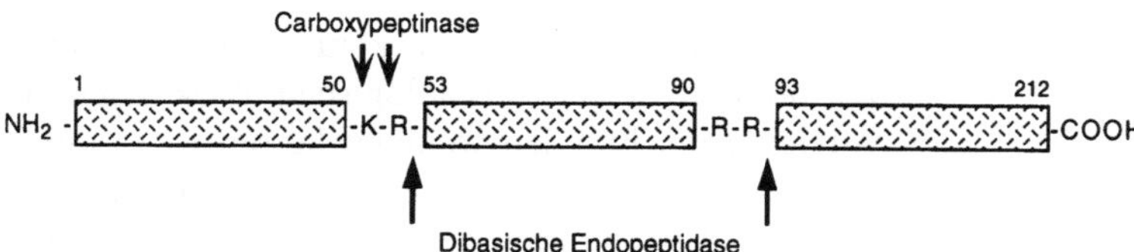

Abb. 4.2.6. Aminosäuresequenz und Struktur der Endotheline sowie deren homologe Bereiche

prepro-ET

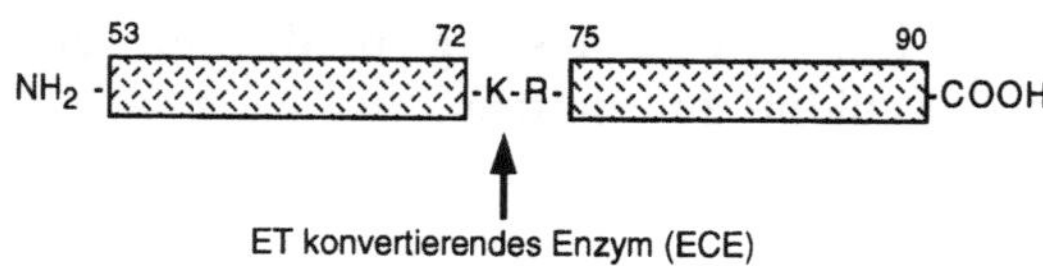

Big-ET

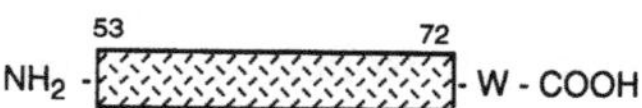

aktives ET

Abb. 4.2.7. Schematische Darstellung der Entstehung von ET-1 durch sequentielle Abspaltung von Aminosäuren vom Vorläuferprotein Präpro-ET-1

4.2.2.4.2 Biosynthese von ET-1

4.2.2.4.2.1 Präproendothelin

ET wird von Endothelzellen sowohl nach luminal als auch nach abluminal sezerniert. Da es hauptsächlich durch einem parakrinen (auf benachbarte Zellen) oder autokrinen (auf dieselbe Zelle) Mechanismus wirkt, scheint die Sekretion zur abluminalen Seite von größerer Bedeutung zu sein. Im interzellularen Raum zwischen Endothelzellen und glatten Gefäßmuskelzellen finden sich Konzentration von 1 nM, was etwa dem 1000-fachen der im

Plasma gemessenen Konzentration entspricht (Werte bis 1,5 pM im Plasma gelten als normal).

Das primäre Transkriptionsprodukt des ET-1-Gens ist die mRNA für Präpro-ET (ppET), das Translationsprodukt ist ein Protein von 212 Aminosäuren. Die ersten 50 bp der mRNA kodieren für das Sekretionssignal. Zunächst wird ppET durch eine dibasische Endopeptidase zwischen den Aminosäuren 52 und 53 und zwischen den Aminosäuren 92 und 93 geschnitten, eine Karboxypeptidase schneidet die Aminosäuren 91 und 92 vom C-terminalen Ende des Proteins (Abb. 4.2.3). Das verbliebene, 38 Aminosäuren lange Peptid wird als big-ET bezeichnet, das 140mal schwächer vasoaktiv ist als das aktive ET-1. Der Aktivierungsschritt erfolgt durch einen Schnitt zwischen Aminosäure 73 (Val) und 74 (Ile) durch eine spezifische Endopeptidase, das Endothelinkonversionsenzym 1 (ECE-1), das kürzlich kloniert wurde [Xu et al. 1994] (Abb. 4.2.7).

Genanalyse des Präproendothelingens. Die 3 Isopeptide werden durch unterschiedliche Gene kodiert. Im menschlichen Genom befinden sich die 3 Gene auf Chromosom 6 (ET-1), Chromosom 1 (ET-2) und Chromosom 20 (ET-3) [Arinami et al. 1991]. Das Gen für ET-1 befindet sich nahe dem Telomer auf Chromosom 6p, in der Nachbarschaft des Gens, das für die α-Untereinheit des Blutgerinnungsfaktors XIII kodiert [Hoehe et al. 1993]. Das Gen für ET-1 ist das am besten beschriebene der 3 ET-Gene. Es besteht aus jeweils 5 Exons und Introns; inklusive der 5'- und 3'-flankierenden Bereiche hat es eine Länge von 6,8 kb. Im 5'-flankierenden Bereich befinden sich zahlreiche regulatorische Elemente, dazu gehören jeweils 3 Nuclear-Faktor-1-(NF-1-) und Aktivierendes-Protein-1-Bindungsstellen (AP-1-Bindungsstellen) sowie 4 Bindungsstellen für Akut-Phasen-Regulationselemente (APRE) [Rubanyi u. Polokoff 1994]. Außerdem befinden sich im Promotorbereich ein durch Angiotensin II regulierbares und ein kalziumsensitives Element [Paul et al. 1995].

Die Expression des Gens für ET-1 läßt sich in einer Vielzahl von Zellen und Geweben nachweisen. Nach der Entdeckung in aortalen Endothelzellen wurde ET-1 in Endothelzellen anderer Herkunft gefunden (Umbilikalvene, Mesenterialarterie, Glomerulum, Corpus cavernosum, Kapillaren des Gehirns) und außerdem in einer Reihe kultivierter Zellinien nachgewiesen. Dazu gehören glatte Muskelzellen der Gefäßwand, Drüsenepithelzellen, Keratinozyten, Makrophagen, Mastzellen, Mesangiumzellen, Kardiomyozyten und einige Tumorzellinien wie Endometriumkarzinom, Plattenepithelkarzinom und Adenokarzinom der Lunge, Nierenzellkarzinom und hepatozellulares Karzinom. Außerdem wurde mittels Northern-Blot nachgewiesen, daß eine Vielzahl von Geweben im gesunden Organismus ET-1 produziert. Dazu gehören neben den Blutgefäßen die Lunge, das Gehirn, das Herz, die Nebenniere, die Niere, der Uterus und der Magen [Rubanyi u. Polokoff 1994] (Tabelle 4.2.2).

Die Expression von ET-2 und ET-3 ist dagegen auf wenige Organe beschränkt. ET-2 konnte nur im Herzen, Skelettmuskel, Endometrium und im

Tabelle 4.2.2. Übersicht über die Endothelinexpression in verschiedenen Geweben

Aorta	ET-1 (VEC, schwach in SMC)
Astrozyten	ET-1
Amnion	ET (Isoform nicht spezialisiert)
Bronchialkarzinom	ET-1 (Adenokarzinom und Plattenepithelkarzinom
Brustgangepithelien Karzinomzellinien	ET-1
HeLa, Hep-2	ET-1
ACHN	ET-2
Endometriumkarzinom	ET-1
HEC 1A	ET-1
Endometrium	ET-1, ET-2, ET-3
Endothelzellen	
Gehirn (Schwein)	ET-1
Corpus cavernosum (Mensch)	ET-1
Zahnpulpa (Mensch)	ET-1
Glomerulum (Rind)	ET-1
Mesenterialarterie (Mensch)	ET-1
Hypophyse	ET-1
Hypothalamus	ET-1
Intestinum	ET-1, ET-2, ET-3
Kardiomyozyten	ET-1
Keratinozyten	ET-1
Makrophagen	ET-1
Mastzellen	ET-1
Mesangiumzellen	ET-1
Nebenniere	ET-1, ET-3
Nebenschilddrüse	ET-1
Neuronen	ET-1, ET-2, ET-3
Niere	ET-1
Plazenta	ET-1, ET-3 (ET-2 schwach)

Intestinum nachgewiesen werden, die höchsten Werte für ET-3 fanden sich in Gehirn, Niere, Intestinum und Magen (Tabelle 4.2.2).

In verschiedenen Studien wurden Deletionsmutanten des ET-1-Gens hergestellt, um die regulatorischen Elemente des Promotors zu identifizieren. Dazu wurden die Deletionsmutanten an ein Markergen gekoppelt [Chloramphenicol-Acetyl-Transferase (CAT) oder Luciferase], dessen Genprodukt sich quantitativ nachweisen läßt. Mit dieser Methode wurde festgestellt, daß eine 143 bp lange Sequenz 5' des ET-Gens für eine maximale Expression notwendig ist [Lee et al. 1990]. Diese Region enthält neben einer Bindungsstelle für AP-1 ein GATA-2-Motiv, das durch Retinoide supprimierbar ist. Außerdem befinden sich im Promotor ein kalziumsensitives und ein ANG-II-sensitives Element [Paul et al. 1995].

Da ET-1 intrazellular nicht gespeichert wird, ist eine Modulation der Transkription der wichtigste Regulationsschritt. Die Expression von ET-1 wird durch zahlreiche Wachstumsfaktoren und Zytokine verstärkt: Thrombin, Transforming-growth-Faktor-β (TGF-β), Tumornekrosefaktor α (TNF-α), Insulin und die Interleukine 1,2 und 6 bewirken alle eine erhöhte Sekretion von ET-1 in Endothelzellen. Verschieden vasoaktive Substanzen wie ANG II und ANP erhöhen ebenfalls die Expression von ET [Rubanyi u. Polokoff 1994], die durch Bradykinin verringert wird. Eine weitere wichtige Regulationsmöglichkeit ist durch oxidiertes LDL gegeben [Boulanger et al. 1992], so daß eine Verbindung zwischen arteriosklerotischen Veränderungen und dem Expressionsverhalten von ET-1 zu bestehen scheint. Tatsächlich wurde eine erhöhte Expression von ET-1 in Arterektomieproben von sklerotisch veränderten Koronararterien gefunden [Zeiher et al. 1995]. Auch eine niedrige Sauerstoffspannung erhöht die Sekretion von ET. In anderen Zelltypen wurden außerdem Platelet-derived-growth-Faktor-A (in glatten Muskelzellen der Gefäßwand), Lipopolysaccharide und Phorbolester (in Makrophagen) als Stimulatoren gefunden.

Die Frage, ob die Beanspruchung der Gefäßwand durch erhöhten **Blutfluß** (**Shear-stress**) die Expression von ET-1 erhöht oder erniedrigt, scheint von der Art des untersuchten Gefäßes sowie der Stärke des laminaren Flusses abzuhängen. In den meisten Fällen scheint Shear-stress die Sekretion zu vermindern [Malek u. Izumo 1992]. Auch bei anderen mechanischen Stimuli ist die Reaktion des Endothelinsystems abhängig vom Typ der Endothelzelle und von der Art der Stimulation (zyklischer Streß [Wang et al. 1995], konstante longitudinale Dehnung [Stula et al. 1996]).

4.2.2.4.2.2 Endothelinkonversionsenzym

ECE-1 ist eine membrangebundene neutrale Metalloprotease, die durch Phosphoramidon und EDTA inhibiert wird [Opgenroth et al. 1992]. Synthetisches big-ET, zu einer Kultur von Endothelzellen zugegeben, wird schnell und suffizient in matures ET umgewandelt, ein sicherer Hinweis, daß ECE-1 ein membranständiges Enzym ist. In jüngster Zeit haben sich allerdings Hinweise ergeben, daß big-ET auch durch eine Reihe anderer Enzyme konvertiert werden kann. So wurde ein konvertierendes Enzym beschrieben, das nicht durch Phosphoramidon inhibierbar ist [Matsumura et al. 1991]. Außerdem wurden ECE mit verschiedenen pH-Optima beschrieben. Das führte dazu, daß ein ECE postuliert wurde, das sich in der Membran von Vesikeln des Golgi-Apparats und von exozytotischen Vesikeln befindet, in denen big-ET schon während des Sekretionsvorgangs bei stärker saurem pH aktiviert werden kann und das nicht

durch Phosphoramidon inhibierbar ist. Kürzlich wurde das 2. Mitglied der ECE-Familie kloniert und ECE-2 benannt. Es ist ein membranständiges und durch Phosphoramidon inhibierbares Enzym, das sein Optimum im stärker sauren Milieu hat [Emoto u. Yanagisawa 1995]. Das klassische ECE-1 ist ein Protein von 758 Aminosäuren mit einer einzelnen 21 Aminosäuren langen transmembranen Domäne. Der überwiegende Teil des Proteins mit der katalytischen Domäne (681 Aminosäuren) befindet sich im Extrazellularraum, nur ein kleiner, 56 Aminosäuren langer N-terminaler Rest ragt ins Zytosol. Im extrazellularen Bereich findet sich eine Zinkbindungsstelle. ECE-1 ähnelt in seiner Struktur der neutralen Endopeptidase 24.11 (E-24.11) und dem Kell-Blutgruppenprotein [Xu et al. 1994]. Auch die Inhibierbarkeit durch Phosphoramidon ist ein gemeinsames Merkmal von ECE und E-24.11. So war zunächst spekuliert worden, ob die konvertierende Aktivität hauptsächlich E-24.11 zuzuordnen sei. Tatsächlich weist E-24.11 Endothelin-konvertierende Aktivität auf, ist aber im Gegensatz zu ECE stärker durch Phosphoramidon und zusätzlich durch Thiorphan inhibierbar. Da Phosphoramidon nicht in den intrazellularen Raum übertritt, ist die Inhibierbarkeit der Konvertierung durch Phosphoramidon ein Zeichen für die Membranständigkeit des Konversionsprozesses. Ein von E-24.11 unterschiedliches ECE wurde erstmals aus kultivierten bovinen aortalen Endothelzellen isoliert, hatte sein Optimum bei neutralem pH, war membranständig und durch EDTA inhibierbar [Ohnaka et al. 1990]. Später wurden auch andere Metalloproteasen mit ECE-Aktivität beschrieben, und zwar sowohl membranständige als auch im Zytosol lokalisierte Formen. Bisher ist nicht abschließend geklärt, ob die zytosolische Form von der membranständigen abstammt oder ein eigenes Genprodukt darstellt. Nachdem die Aminosäuresequenz von ECE teilweise bekannt war, wurde es von verschiedenen Gruppen aus unterschiedlichen Spezies kloniert. Es wurden eine Lungenform aus der Ratte, eine bovine Form aus der Nebennierenrinde, eine bovine endotheliale und schließlich eine humane plazentare Form kloniert. Bis auf kleine Unterschiede im aminoterminalen Ende glichen sich die abgeleiteten Aminosäuresequenzen stark. Demnach ist ECE ein integrales Membranprotein mit einer transmembranen, einer kurzen aminoterminalen, intrazellularen und einer großen extrazellularen Domäne, die die katalytische Domäne und ein HEXXH-Motiv trägt, das typisch für Zinkpeptidasen ist. ECE ist ein stark glykosyliertes Protein. Die interspezielle Homologie ist groß. Allerdings unterscheiden sich die beschriebenen ECE in Teilen ihrer intrazellularen Domäne. Kürzlich konnte gezeigt werden, daß der Grund hierfür in der Expression durch unterschiedliche Promotoren und nicht in einem differentiellen Spleißen liegt [Orzechowski et al. 1997]. Die Analyse der Geweveverteilung von ECE mittels Northern-Blot zeigte, daß ECE beinahe ubiquitär exprimiert wird. Es fanden sich Signale in Lunge, Plazenta, Pankreas, Nebenniere, Ovar und Hoden. Mittels In-situ-Hybridisierung konnte gezeigt werden, daß ECE in Endothelzellen verschiedener Gewebe synthetisiert wird: Eine Expression fand sich in Herz, Lunge, Leber, Gehirn, Pankreas, Niere und Nebenniere. Dieses Verteilungsmuster steht im Gegensatz zu dem der E-24.11, die in Niere, Darm und Leukozyten exprimiert wird. Sowohl ECE als auch E-24.11 werden im männlichen und weiblichen Reproduktionstrakt exprimiert, ihre Bedeutung in diesem System ist aber bislang unklar. big-ET ist das Substrat für ECE, bislang konnte kein weiteres Substrat nachgewiesen werden. Allerdings unterscheiden sich die 3 ET-Isoformen von ECE hinsichtlich ihrer Aktivität. So konvertieren die meisten der isolierten Enzyme big-ET-1 wesentlich stärker als big-ET-2, für big-ET-3 besteht keine nennenswerte Aktivität. Die bovine endotheliale Form konvertiert dagegen alle 3 Isoformen mit big-ET-1>big-ET-3>big-ET-2. So wird heute postuliert, daß es ECE-Isoformen mit Substratspezifität gibt, insbesondere wird eine für ET-3 spezifische Form gefordert. Ein spezifischer Inhibitor von ECE-1 wurde im 3-(1-Naphtyl)-1-phosphonopropyl-L-leucyl-L-tryptophan gefunden. Es inhibiert ECE-1 400fach stärker als E-24.11. Ein Inhibitor beider Enzyme fand sich in der Substanz CGS 26303. Die Ähnlichkeit zwischen E-24.11, dem Kell-Blutgruppenprotein und ECE-1 legte nahe, daß die Lokalisation von ECE der der anderen Proteine gleicht, es sich also an der extrazellularen Seite der Plasmamembran befindet. Die Inhibierbarkeit durch Phosphoramidon und immunzytochemische Untersuchungen unterstützten diese Vermutung. Da ECE ebenfalls auf glatten Muskelzellen nachgewiesen wurde, könnte der Aktivierungsschritt entweder bereits während der Sekretion aus den Endothelzellen oder an der Oberfläche der glatten Muskelzellen, direkt vor dem Kontakt mit dem Rezeptor, erfolgen. Die Tatsache, daß die Entfernung des Endothels in der Mesenterialarterie der Ratte die Vasokonstriktion durch big-ET-1 nicht vermindert, unterstützt die 2. Hypothese. Heute wird die These bevorzugt, daß die Aktivierung von ET auf allen Ebenen erfolgt. Sie beginnt im intrazellularen Raum während der Sekretion in einem membrangebundenen Kompartiment, wahrscheiblich dem Golgi-Apparat. Das hier aktive ECE hat ein pH-Optimum im stärker sauren Bereich und ist durch Phosphoramidon wesentlich schwächer inhibierbar als die membrangebundene Form. Das kürzlich klonierte, dem ECE-1 und E-24.11 homologe ECE-2, das ein saures pH-Optimum hat, mag hierbei eine Rolle spielen. Außerdem ist anzunehmen, daß es eine Anzahl weiterer Mitglieder der ECE-Familie gibt, die bislang noch nicht identifiziert werden konnten. Welche Rollen unspezifische Peptidasen wie E-24.11 und die Kathepsine in vivo bei der Aktivierung von ET und seiner Degradation spielen, bleibt ebenfalls noch zu untersuchen.

4.2.2.4.3 Degradation der Endotheline

ET kann in vitro von neutralen Endopeptidasen an der Stelle Asp18-Ile19 gespalten werden, die verbleibenden Fragmente sind biologisch inaktiv. Diese Reaktion läuft in 2 Schritten ab, wobei es zunächst zur Ausbildung eines Knicks zwischen den Aminosäuren 5 und 6 und damit zu einer Konformationsänderung kommt [Sokolvsky et al. 1990]. Ferner wurden aus Rattenniere eine Metalloendopeptidase und ein weiteres niedermolekulares ET-spaltendes Enzym isoliert [Janas et al. 1994].

4.2.2.4.4 Transgene und Knockout-Modelle

Untersuchungen an transgenen Modellen für ET-1 und ET-2 ergaben weitere Hinweise dafür, daß die Wirkungen von Endothelin nicht auf die Regulation des Blutdrucks beschränkt sind. Trotz der deutlich erhöhten Gewebespiegel an ET war der systemische Blutdruck normal. In Ratten, die für das humane ET-2-Gen unter seinem eigenen Promotor transgen sind, wurde eine Überexpression von ET-2 in zahlreichen Geweben mit einem Maximum in der Niere gefunden. Obwohl der Blutdruck dieser Tiere normal ist, fanden sich pathomorphologische Veränderungen in Form organspezifischer Schäden, die mit Proteinurie einhergehen, wie z. B. die Entwicklung einer Glomerulosklerose [Hocher et al. 1996]. Die höchste Expression des Transgens wurde auch tatsächlich in den glomerulären Strukturen gefunden. So stellt dieses Modell eine gute Möglichkeit zum Studium der lokalen Bedeutung des parakrinen ET-Systems in der Niere dar. Während sich die transgene Technologie weitgehend mit dem Rattenmodell beschäftigt, werden Knockout-Experimente aus technischen Gründen an Mäusen durchgeführt.

In jüngster Zeit wurden verschiedene Knockout-Tiermodelle beschrieben, in denen durch homologe Rekombination in embryonalen Stammzellen ein Gen komplett deletiert wurde. Es wurden sowohl eine Knockout-Maus für ET-1 [Kurihara et al. 1994] als auch für den ET-B-Rezeptor [Baynash et al. 1994] beschrieben.

ET-1-Knockout-Mäuse zeigten einen erhöhten Blutdruck [Kurihara et al. 1994], also das Gegenteil der zu erwartenden Wirkung eines völligen Fehlens des stärksten Vasokonstriktors. In diesen Tieren fanden sich unveränderte Mengen von ET-2 und ET-3 sowie von ET-A- und ET-B-Rezeptoren – jeweils gemessen an der jeweiligen mRNA – als Zeichen dafür, daß die jeweiligen Komponenten unabhängig von ET-1 und nicht durch ET-1 reguliert werden [Maemura et al. 1996]. Weiterhin zeigte die Untersuchung dieses Knockout-Modells, daß die von ET-1 ausgelösten Wirkungen wesentlich komplexer sind, als die Potenz als Vasokonstriktor erwarten ließ. In den für ET-1 defizienten Tieren fanden sich Mißbildungen der vom Neuralrohr abstammenden kraniofazialen und kardiovaskulären Strukturen. Die Tiere wiesen Fehlbildungen des Gesichtsschädels, der Schilddrüse und des Thymus auf, möglicherweise ein Hinweis auf die Entstehung des DiGeorge-Syndroms. Außerdem zeigte sich in ET-1-Knockout-Mäusen, daß ET-1 für die Embryonalentwicklung der großen Gefäße wichtig ist, Knockout-Mäuse entwickelten Malformationen des Herzens und des Aortenbogens mit den abgehenden Gefäßen [Kurihara et al. 1995]. Mäuse, die durch homologe Rekombination defizient für den ET-B-Rezeptor sind, entwickeln ein dem Morbus Hirschsprung gleichendes Bild [Baynash et al. 1994]. Diese Beobachtung ist um so bedeutender, als gleichzeitig eine Mutation im ET-B-Rezeptor bei Menschen gefunden wurde, die zur Entwicklung des Morbus Hirschsprung führt [Puffenberger et al. 1994], und ein Tiermodell geschaffen wurde, bei dem das gleiche Krankheitsbild durch gezielte oder zufällige Mutation im ET-B-Rezeptor-Gen entsteht [Hosoda et al. 1994].

Obwohl durch die Analyse von transgenen und Knockout-Tieren viele neue Erkenntnisse gewonnen wurden, limitieren verschiedene Faktoren die Relevanz und Übertragbarkeit der Befunde: Häufig sind die hervorgerufenen Veränderungen so schwerwiegend, daß homozygote Tiere bereits in utero sterben oder nur einen kurzen Zeitraum nach der Geburt überleben, so daß komplexe Veränderungen der Kreislaufregulation nicht studiert werden können. Außerdem spiegeln sowohl die systematische Überexpression eines Gens in sämtlichen somatischen Zellen als auch das völlige Fehlen eines Genprodukts nicht die in einem kranken Individuum vorgefundene Situation wider. Dort finden sich vielmehr lokal veränderte Expressionsmuster, die evtl. systematisch gar nicht nachgewiesen werden können. Außerdem stellen das Zuviel oder Zuwenig eines Genprodukts stets nur eine graduelle Veränderung dar und nicht das völlige Fehlen oder die unkontrollierte Überexpression eines Gens. Eine bessere Simulation der pathophysiologischen Vorgänge läßt sich durch lokale Überexpression oder Suppression eines Gens durch ortsspezifischen Gentransfer erreichen.

4.2.2.4.5 ET-Rezeptoren und intrazellulare Mechanismen

ET bindet mit einer extrem niedrigen Dissoziationsrate an seine Rezeptoren. In vielen Versuchsansätzen war die Bindung praktisch irreversibel. Die Dissoziation vom Rezeptor scheint ein multiexponentieller Vorgang zu sein, der verschiedenen Kinetiken unterliegt, ein Hinweis darauf, daß verschiedene Rezeptorsubpopulationen bestehen könnten (s. unten).

Bislang wurden 2 pharmakologisch unterschiedliche ET-Rezeptoren kloniert und beschrieben. Der ET-A-Rezeptor [Arai et al. 1993] ist ein 427 Aminosäuren großes Protein, das zuerst aus Rinderlunge isoliert wurde. Er bindet ET-1 mit einer höheren Affinität als ET-2 und dieses wiederum mit einer höheren Affinität als ET-3. Der ET-B-Rezeptor, ein 415 Aminosäuren großes Protein, erstmalig aus Rattenlunge isoliert, bindet alle 3 Peptide mit gleicher Affinität [Sakurai et al. 1990]. Mittlerweile wurden die entsprechenden Rezeptorhomologe einer Reihe von Spezies durch Screening von cDNA-Bibliotheken entdeckt und die entsprechenden cDNA kloniert. Es besteht eine etwa 50%ige Homologie der beiden Rezeptoren auf Ebene der Aminosäuren, außerdem eine große interspezielle Homolgie (85% zwischen Mensch und Rind). Die Proteine, die sich aus der bekannten cDNA ableiten lassen, haben ein MG von 45.000–50.000. Beide Rezeptoren finden sich beinahe ubiquitär in den verschiedenen Organen, viele Zellen präsentieren außerdem beide, ET-A- und ET-B-, Rezeptoren. Die Funktion des Endothelinsystems in Blutgefäßen hängt von der Dichte und dem Verhältnis der beiden Rezeptoren zueinander ab. In den meisten Gefäßbetten exprimieren Endothelzellen nur den ET-B-Rezeptor, während glatte Gefäßmuskelzellen überwiegend ET-A-Rezeptoren exprimieren (Abb. 4.2.8). In den meisten Fällen vermittelt der ET-A-

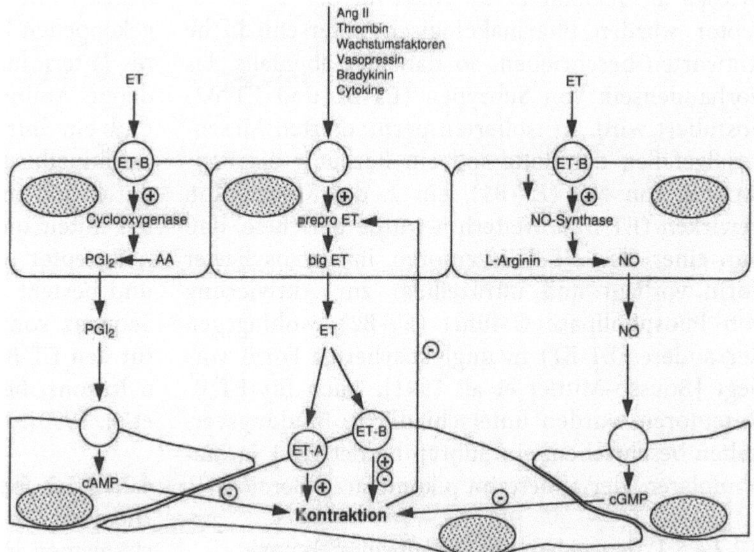

Abb. 4.2.8. Wirkung von Endothelin auf die glatten Muskelzellen: Verschiedene humorale Faktoren induzieren die Genese von ET-1 in Endothelzellen. Über para- und autokrine Mechanismen kommt es zu einer ET-A-Rezeptor-vermittelten Kontraktion der glatten Muskelzellen, gleichzeitig wird diese Kontraktion aber, Endothelin-vermittelt, durch relaxierende Faktoren, wie NO oder Prostaglandine, reguliert

Rezeptor auf den glatten Gefäßmuskelzellen die Kontraktion, während der ET-B-Rezeptor auf den Endothelzellen eine endothelabhängige Relaxation bewirkt. In manchen Gefäßen (Koronargefäße, Pulmonalarterien, Nierengefäße [Clozel et al. 1992, Pollock u. Opgenorth 1993]) scheinen allerdings auch ET-B-Rezeptoren auf den glatten Muskelzellen der Media zur Kontraktion beizutragen. Außerdem exprimieren anscheinend zumindest die Endothelzellen der zerebralen Mikrozirkulation ET-A-Rezeptoren [Vigne et al. 1991]. In isolierten Gefäßen der Mikrozirkulation erfolgt möglicherweise sowohl über den ET-A- als auch den ET-B-Rezeptor der Endothelzellen eine Freisetzung von NO, während die glatten Muskelzellen ausschließlich ET-A-Rezeptoren exprimieren, deren Aktivierung zur Kontraktion führt. In der Niere werden ebenfalls beide Rezeptortypen exprimiert, dabei scheint der ET-A-Rezeptor hauptsächlich in den Vasa recta und den kleinen Arterien exprimiert zu werden, während der ET-B-Rezeptor überwiegend in den Sammelrohren gefunden wird. Die Bedeutung dieser differenzierten Expression ist bisher nicht bekannt. Beide Rezeptoren unterliegen der Liganden-induzierten Regulation, ET führt in einer Reihe von getesteten Zelllinien, wie Hepatozyten, Kupffer-Sternzellen, Astrozyten und Mesangiumzellen, nach 30 min zur verminderten Expression auf mRNA-Ebene, die für bis zu 18 h anhält [Roubert et al. 1990]. Weiterhin führte die Behandlung mit Phorbolestern zur verminderten Expression von ET-Rezeptoren und zu einer anhaltenden Reduktion der ET-Bindungsstellen um 50%. Diese Regulation (down-regulation) hat möglicherweise

Implikationen bei therapeutischen Interventionen am ET-System, ähnlich wie es für andere Rezeptortypen (adrenerge Rezeptoren) beschrieben ist.

Auf funktioneller Ebene scheint es erhebliche interspezielle Unterschiede zu geben, so läßt sich die ET-Antwort in Rattengefäßen wesentlich schlechter auswaschen als in Gefäßen des Menschen oder Kaninchens. Pharmakologisch wird ein 3. ET-Rezeptor-Subtyp beschrieben (ET-C), der ET-3 mit höherer Affinität bindet als die anderen ET-Peptide. Einige biologische Antworten (wie die Inhibition der Sekretion von Prolaktin aus der Hypophyse) sind am stärksten durch die Gabe von ET-3 auszulösen. Ebenso führt in Umbilikalvenen nur ET-3, nicht aber ET-1 oder ET-2, zur Wundheilung durch Reendothelialisierung, eine Beobachtung, die durch das Vorhandensein eines ET-C-Rezeptors zu erklären ist. Bislang sind die Isolation und Klonierung eines solchen Rezeptors nur in *Xenopus laevis* gelungen [Karne et al. 1993].

Ebenso wird aufgrund folgender Beobachtungen postuliert, daß es verschieden Subtypen der ET-A- und ET-B-Rezeptoren gibt: In Mesangiumzellen von Ratten finden sich sowohl ET-A-Rezeptoren, die im nanomolaren Bereich, als auch solche, die im pikomolaren Bereich binden [Simonson u. Rooney 1994], so daß eine pharmakologische Differenzierung in ET-A1- und ET-A2-Rezeptoren sinnvoll erscheint. Ebenso ergaben sich Hinweise dafür, daß 2 verschiedene ET-A-Rezeptoren die ET-Wirkungen in der Hypophyse mediieren, und zwar einer, der die Freisetzung von Prolaktin und TSH moduliert, und ein anderer, der Einfluß auf die Ausschüttung der Gonadotropine nimmt [Kanyicska u. Freeman 1993]. Auch für den ET-B-Rezeptor wurden pharmakologisch unterschiedliche Antworten beschrieben, so daß hier ebenfalls das Vorhandensein von Subtypen (ET-B1 und ET-B2) postuliert wird. In isolierten perfundierten Mesenterialgefäßen der Ratte soll ein Rezeptor die Freisetzung von NO (ET-B1), ein 2. die Kontraktion bewirken (ET-B2). Weiterhin wurde berichete, daß nur einer der ET-B-Rezeptoren in glykosylierter Form vorliegt und intrazellular zur Aktivierung von Phospholipase C führt (ET-B2), wohingegen der andere (ET-B1) in unglykosylierter Form vorliegt [Bousso-Mittler et al. 1991]. Auch für ET-B-Rezeptoren wurden unterschiedliche Bindungsverhalten beschrieben, ein Subtyp bindet ET-1 im nanomolaren, der andere im pikomolaren Bereich.

4.2.2.4.5.1 Genanalyse der Endothelinrezeptoren

Beide Rezeptoren (ET-A- und ET-B-) gehören zur Rhodopsinsuperfamilie und haben große Ähnlichkeit mit anderen transmembranen, G-Proteingekoppelten Rezeptoren. Sie haben ein extrazellulares N-terminales Ende, 7 Transmembrandomänen, deren Aminosäuresequenz hoch konserviert ist, und ein intrazellulares C-terminales Ende. Die 7 amphipathischen Transmembrankomponenten sind durch je 3 intrazellulare und extrazellulare Schleifen miteinander verbunden. Das Gen für den ET-A-Rezeptor wurde auf Chromosom 4 lokalisiert und besteht aus 8 Exons und 7 Introns über eine Sequenz von 40 kb [Hosoda et al. 1992]. Das Gen für den ET-B-Rezeptor, bestehend aus 7 Exons und 6 Introns, befindet sich auf Chromosom 13 [Arai et al. 1993]. Es hat eine Länge von 24 kb.

4.2.2.4.5.2 Signaltransduktion

Die von ET ausgelösten intrazellularen Signalmechanismen in glatten Gefäßmuskelzellen sind komplex (Abb. 4.2.9). Neben den an das Vorhandensein von G-Proteinen gekoppelten Mechanismen

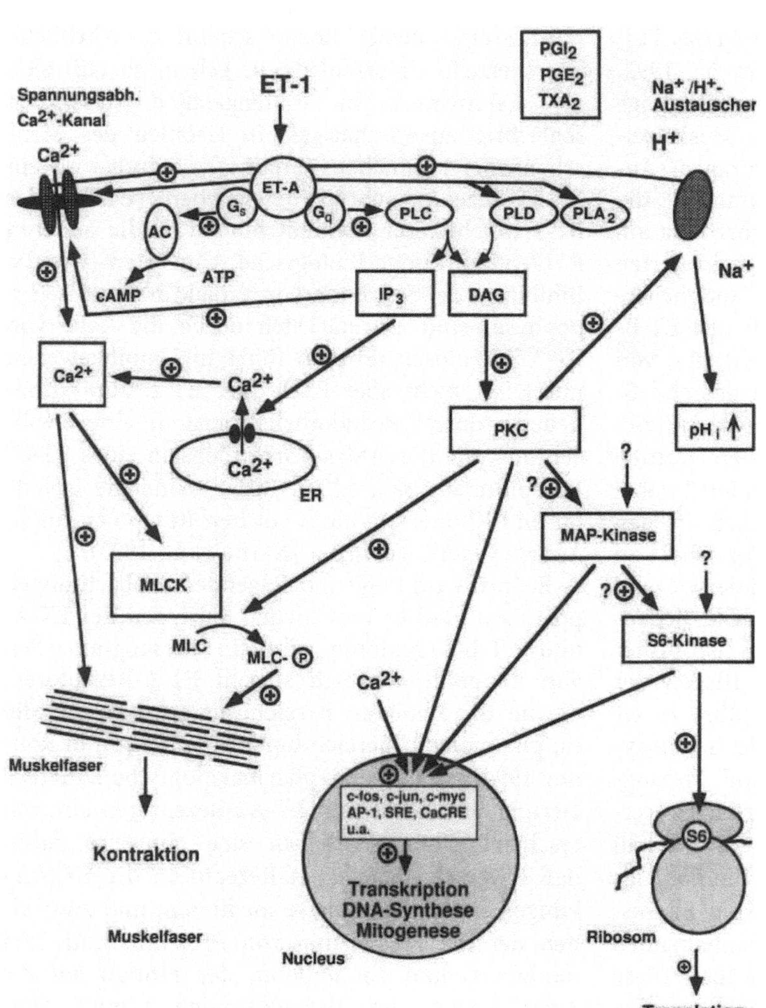

Abb. 4.2.9. Schematische Darstellung der ET-A-Rezeptor-vermittelten zellularen Effekte. In Muskelzellen kommt es Kalzium-vermittelt (*Ca*) zu einer direkten Steigerung der Kontraktilität sowie zu einer Aktivierung der *MLC* (Myosin leichte Kette), welche zusammen mit Proteinkinase C (*PKC*) die leichten Muskelketten phosphoryliert (*MLC-P*). Über Diacylglyzerol (*DAG*) aktiviert PKC weitere Phosphorylierungskaskaden, wie MAPK und S6-Kinasen, welche die zellulare Transkription und Translation regulieren

hat ET auch andere, davon unabhängige Wirkungen: Es bewirkt einen Anstieg des intrazellularen Kalziumspiegels durch Aktivierung spannungsabhängiger Kalziumkanäle, die zumindest teilweise unabhängig vom Vorhandensein funktionierender G-Proteine ist. Zudem aktiviert ET mindestens 2 verschiedene G-Proteine: Neben dem Pertussistoxin-empfindlichen Gq, das für die meisten Wirkungen von ET verantwortlich ist, aktiviert es wahrscheinlich auch G_i- (über den ET-B-Rezeptor) und G_s-Proteine (über den ET-A-Rezeptor) und über diese Mechanismen das Enzym Adenylatzyklase. Die Hauptwirkung scheint aber eine G_q-Protein-vermittelte und durch Pertussistoxin inhibierbare Wirkung auf Phospholipase C zu sein. PLC hydrolysiert Phosphatidylinositolbisphosphat und führt damit zur Bildung von Diacylglyzerol (DAG) und Inositoltriphosphat (IP_3), 2 potenten Signaltransduktionskomponenten. IP_3 führt zu einer Erhöhung des intrazellularen Kalziumspiegels durch Aktivierung spannungsabhängiger Kalziumkanäle und durch Freisetzung von Kalzium aus intrazellularen Speichern [Rubanyi u. Polokoff 1994]. DAG aktiviert PKC, die wiederum andere Kinasen (MAPK, S6-Kinase) direkt oder indirekt aktivieren kann [Simonson et al. 1992b]. Kinasen können durch Phosphorylierung verschiedener Proteine ihre Wirkungen entfalten. Zu ihnen gehört die Aktivierung von Muskelfasern durch die Phosphorylierung der leichten Myosinketten.

Der genaue Mechanismus, durch den MAPK aktiviert wird, ist unbekannt, auch ist nicht klar, ob die S6-Kinase durch MAPK oder einen anderen Mechanismus aktiviert wird. Die S6-Kinase hat neben ihrer aktivierenden Wirkung auf Protoonkogene auch eine stimulierende Wirkung auf die Translation. S6-Kinase phosphoryliert und aktiviert damit das S6-Protein der kleinen ribosomalen Untereinheit (S40). Zu den Zielmolekülen, die durch die von ET aktivierten Kinasen phosphoryliert und damit aktiviert werden, gehören Transkriptionsfaktoren und zellulare Protoonkogene [Pribnow et al. 1992] (Tabelle 4.2.3).

Außerdem fanden sich Anhaltspunkte, daß intrazellulares Kalzium direkt an der Aktivierung von Potoonkogenen beteiligt ist [Simonson et al. 1992a]. Damit ist ET nicht nur ein starker Vasokonstriktor, sondern auch ein Mitogen, es bewirkt einen Übergang der Zelle von der G_0- in die G_1-Phase im Zellzyklus, was wiederum zu einer vermehrten Transkription und zur verstärkten DNA-Synthese führt. Außerdem aktiviert ET Phospholipase A2 und damit die Bildung von Produkten der Zyklooxygenase wie Thromboxan A2 und Prosta-

Tabelle 4.2.3. Transkriptionsfaktoren und Elemente, die durch Endothelin aktiviert werden

Mitglieder der fos-Familie	AP-1, cfos, fos B, D fos B, fra-1, fra-2
Mitglieder der jun-Familie	cjun, jun B, jun D
Serum-response-Element	SRE
Kalzium-cAMP-response-Element	CaCRE
Sonstige	cmyc

zyklin [DeNucci et al. 1988]. Schließlich führt ET über eine Aktivierung der PKC und eine Phosphorylierung von Na^+-H^+-Austauschern zu einer intrazellularen Alkalisierung [Koh et al. 1990]. In Endothelzellen wirkt ET-1 anscheinend über ein Pertussistoxin-insensitives G-Protein aktivierend auf die PLC und über ein Pertussistoxin-sensitives G-Protein inhibierend auf das Enzym Adenylatzyklase [Ishibashi et al. 1992].

4.2.2.4.6 Wirkung der Endotheline in verschiedenen Organsystemen

4.2.2.4.6.1 Herz und Gefäße

Intravenös zugeführtes ET-1 führt zu einer schnellen und kurzen Vasodilatation, gefolgt von einer ausgeprägten und lang anhaltenden Vasokonstriktion. Der Mechanismus für die initiale Vasodilation ist Endothel-abhängig und wird durch ET-B-Rezeptoren vermittelt. Der genaue Mechanismus ist nicht bekannt, es werden entweder eine erhöhte NO-Produktion des Endothels oder eine Synthese von Prostazyklin als Antwort auf die Aktivierung des ET-B-Rezeptors diskutiert [DeNucci et al. 1988]. Experimente, bei denen die Zyklooxygenase durch Indometacin blockiert wurde, lassen allerdings NO als den wahrscheinlichen Vasodilatator erscheinen. ET-1, selbst der stärkste bekannte Vasokonstriktor in vivo, vermag außerdem die Wirkung von anderen Vasokonstriktoren zu potenzieren [Yang et al. 1990]. Andererseits potenzieren auch sehr geringe Mengen anderer vasoaktiver Substanzen wie Serotonin und Noradrenalin die Wirkung von ET-1 [Yanagisawa u. Masaki 1989].

Im Herzen hat ET sowohl positiv inotrope als auch chronotrope Wirkung. Außerdem bewirkt es eine Prolongation des Aktionspotentials und wirkt damit proarrhythmisch [Otsuka et al. 1990]. In den Koronargefäßen ist ET-1 ein starker Vasokonstriktor, der im venösen Bett stärker aktiv ist als im arteriellen. In einigen Tierversuchen führte die intrakoronare Gabe von ET-1 zur kompletten Okklusion der Koronargefäße [Kurihara et al. 1989], die Koronarvenen reagieren noch empfindlicher auf die Applikation von ET. Diese Eigenschaft von ET scheint dafür verantwortlich zu sein, daß ET-1 im Tierexperiment trotz seiner positiv inotropen Wirkung zu einer Verminderung des Herzminutenvolumens führt [Lerman et al. 1991b]. Außerdem scheint ET auch im Herzen die oben beschriebenen PKC-vermittelten Wirkungen zu haben, also eine Phosphorylierung und damit Aktivierung der Myofilamente und über die Aktivierung zellularer Protoonkogene eine Stimulation des Zellwachstums und der Zellteilung. Damit ist ET auch ein möglicher Kandidat bei der Entstehung der kardialen Hypertrophie.

Darüber hinaus hat ET am Herzen einen positiv chronotropen Effekt. Dieser Effekt wird allerdings in vivo durch die ischämiebedingte Bradykardie durch Verengung der Koronargefäße aufgehoben. ET bewirkt eine Verlängerung des Aktionspotentials im Hiss-Bündel und im ventrikulären Myokard, ein Mechanismus, der möglicherweise zur proarrhythmischen Aktivität von ET beiträgt.

Je nach untersuchtem Gefäßbett hat ET etwas unterschiedliche Wirkungen. Die typische ET-vermittelte Kontraktion entwickelt sich langsam (im Minutenbereich), hält lange an und ist praktisch nicht auswaschbar. Venen sind i. allg. empfindlicher als Arterien. Eine Ausnahme bilden pulmonale Gefäße und einige Kapillarbetten, in denen Arterien empfindlicher sind als Venen. Obwohl der ET-A-Rezeptor der klassische, die Kontraktion vermittelnde Rezeptor ist, führt eine Aktivierung von ET-B-Rezeptoren in isolierten Koronararterien, Pulmonalarterien und Nierenarterien ebenfalls zu einer Kontraktion. Es wird diskutiert, daß hier der ET-B-Rezeptor auf Gefäßmuskelzellen diese Wirkung mediiert. Auch im großen Kreislauf reagieren Venen 3- bis 10fach sensitiver auf ET-1 als Arterien, die Kontraktion konnte nur in Arterien, nicht aber in Venen durch die Gabe eines Kalziumantagonisten aufgehoben werden. In isolierten Gefäßen der Mikrozirkulation ist ET ebenfalls ein starker Vasokonstriktor, der vermutlich über den ET-A-Rezeptor wirkt. Das gleiche trifft für renale Arteriolen und für kortikale Mikrogefäße im Gehirn der Ratte zu. Eine Ausnahme bildet das mikrovaskuläre Gefäßbett der Leber, wo ET-3 zu einer stärkeren Kontraktion führte als ET-1, ein Hinweis darauf, daß hier ein ET-C-Rezeptor involviert sein könnte.

Schließlich erhöht ET die Permeabilität von Blutgefäßen, gemessen an einem Anstieg des Hämatokrits nach Infusion von ET [Filep et al. 1991].

Ein Anstieg der Permeabilität wurde in Trachea, Bronchien, Magen, Duodenum, Niere und Milz gefunden. In einigen Tierversuchen konnte ein Antikörper gegen ANP diesen Anstieg des Hämatokrits verhindern, so daß ANP als möglicher Mediator dieser Funktion in Frage kommt.

Weiterhin hat ET-1 die Eigenschaft eines Wachstumsfaktors. In zahlreichen Veröffentlichungen wurde beschrieben, daß ET-1 ein potentes Mitogen für glatte Gefäßmuskelzellen in Zellkultur ist [Alberts et al. 1994, Bobik et al. 1990, Hirata et al. 1989b]. In anderen Arbeiten wurde darüber berichtet, daß ET-1 die Wirkung anderer Wachstumsfaktoren wie Epidermal-growth-Faktor oder Platelet-derived-growth-Faktor (PDGF) potenzieren kann [Nakaki et al. 1989, Weissberg et al. 1990].

4.2.2.4.6.2 Niere

ET-1 wird in der Niere von zahlreichen Zellen produziert (glomeruläre Endothelzellen, Mesangiumzellen, tubuläre Epithelzellen). Eine Infusion von ET-1 führte zu einer Abnahme des renalen Plasmaflusses, die durch eine Inhibition der Zyklooxygenase durch Indometacin oder ASS potenziert wird [Chou et al. 1990]. Dabei scheinen die Gefäße der Nierenrinde empfindlicher auf ET-1 zu reagieren als die des Nierenmarks. Weiterhin vermindert ET-1 die glomeruläre Filtrationsrate durch eine Abnahme des effektiven Filtrationsdrucks und der Filtrationskonstanten [Edwards et al. 1990]. Mesangiumzellen reagieren auf ET-1 durch eine Erhöhung des intrazellulären Kalziums, die sich in erhöhter Kontraktilität und erhöhter Mitoseaktivität ausdrückt [Badr et al. 1989]. Die Wirkung von ET-1 am Tubulus ist umstritten, es wurden sowohl erhöhte als auch erniedrigte Exkretionswerte für Natrium gefunden [Ferrario et al. 1989, Miller et al. 1989]. Die systemische Infusion von blutdrucksteigernden Dosen von ET-1 führte in der Rattenniere zur Abnahme der Diurese mit einem verminderten Harnvolumen, vermutlich ein indirekter Effekt, der durch die Abnahme des renalen Plasmaflusses und der glomerulären Filtrationsrate zustandekommt.

Über ET-B-Rezeptoren bewirkt ET-1 in der Zona glomerulosa der Nebennierenrinde eine vermehrte Sekretion von Aldosteron [Hinson et al. 1991]. Diese Freisetzung erfolgte nach Zugabe von allen 3 Isopeptiden des Endothelins, d. h. daß hier wahrscheinlich der ET-B-Rezeptor involviert ist.

4.2.2.4.7 Pathophysiologische Bedeutung des Endothelinsystems (ETS)

4.2.2.4.7.1 Hypertonie

Obwohl ET bald nach seiner Entdeckung als ein wichtiger Kandidat für die Entstehung der „essentiellen" Hypertonie gehandelt wurde, bleiben die Ergebnisse verschiedener Studien bis heute widersprüchlich.

In Patienten mit leichtem bis mittlerem Bluthochdruck wurden sowohl erhöhte [Haak et al. 1992, Kohno et al. 1990] als auch normale oder erniedrigte Plasmaspiegel [Haak et al. 1992, Schiffrin u. Thibault 1991] für ET gefunden. In verschiedenen hypertensiven Rattenmodellen wurden ebenfalls keine basal erhöhten ET-Plasmaspiegel nachgewiesen [Saito et al. 1989, Suzuki et al. 1991]. Eindeutige Ergebnisse fanden sich allerdings in Patienten mit malignem Hypertonus und bei Patienten mit bereits eingetretenen Endorganveränderungen wie Nierenversagen. Wie im Rattenmodell für maligne Hypertonie fanden sich hier ebenfalls erhöhte Plasmawerte [Kohno et al. 1991, Widimski et al. 1991]. Widersprüchlich sind auch die Berichte darüber, ob die Antwort auf ET-1 in Blutgefäßen von hypertensiven Tieren verändert ist. Bezüglich spontan hypertensiver Ratten (SHR) existieren sowohl Berichte über eine höhere [Hirata et al. 1989a, Tomobe et al. 1988] als auch eine unveränderte bzw. eine erniedrigte [Winquist et al. 1989] Empfindlichkeit der Arterien für ET-1. Ein Grund für die veränderte Reaktivität der Arterienwand bei hypertensiven Individuen könnte die Dysregulation anderer vasoaktiver Substanzen (NO, Prostazyklin) sein, die zu einem Übergewicht der ET-1-Antwort führt [Dohi et al. 1991]. Auch die Ergebnisse mit verschiedenen Blockaden des ET-Systems sind widersprüchlich: Phosphoramidon, ein nicht-selektiver ECE-Hemmer, konnte im Tierexperiment den Blutdruck von SHR senken [McMahon et al. 1991], wohingegen Anti-ET-Antikörper keinen Einfluß auf den Blutdruck hatten [Takagi et al. 1991]. BQ-123, ein selektiver ET-A-Rezeptor-Antagonist, senkte den Blutdruck nur in einer bestimmten (Stroke-prone spontaneously hypertensive rat), nicht aber in anderen Rattenlinien (SHR, WKY). In einer seltenen Form der Hypertonie, die mit Hämangioendotheliomen einhergeht, wurden signifikant erhöhte ET-1-Plasmaspiegel gefunden, die sich nach einer chirurgischen Entfernung des Tumors normalisierten [Yokokawa et al. 1991].

Zusammenfassend ergibt sich aus den bisher veröffentlichten Studien folgendes Bild: Erhöhte ET-Plasmaspiegel treten erst in den späten Stadien oder malignen Formen der Hypertonie auf, wobei es sich um ein sekundäres Phänomen handeln könnte. ET scheint eine Rolle bei der Entstehung der Komplikationen der Hypertonie zu spielen, die Frage, ob es pathogenetisch an der Entstehung der Hypertonie selbst beteiligt ist, konnte bisher nicht beantworten werden. Allerdings ist anzumerken, daß der Wirkungsmechanismus von ET hauptsächlich para- oder autokrin ist. So sind die im interzellularen Raum zwischen Endothel und glatten Muskelzellen gefundenen Konzentration bis zu 1000fach höher als die im Plasma gemessenen. Es ist also wahrscheinlich, daß der ET-Plasmaspiegel nur ein sehr schlechter Indikator der tatsächlichen Dysregulation im lokalen Bereich der Arterienwand ist.

4.2.2.4.7.2 Präeklampsie

Bei Patientinnen mit Präeklampsie wird eine generelle Dysfunktion der Endothelzellen postuliert: Es wurden sowohl erniedrigte NO- und Prostazyklin-Spiegel als auch erhöhte ET-Spiegel gemessen [Taylor et al. 1990]. In einigen Studien konnten eine Korrelation zwischen der Schwere der Symptome und ET-Plasmaspiegeln sowie eine Normalisierung der Plasmawerte nach erfolgter Schnittentbindung [Mastrogiannis et al. 1991] gezeigt werden. Allerdings gibt es auch hier Veröffentlichungen, die keinen Zusammenhang zwischen erhöhten ET-Plasmaspiegeln und Präeklampsie demonstrieren konnten [Benigni et al. 1992], und es bleibt unklar, ob der erhöhte ET-Spiegel eine symptomatische Auswirkung der endothelialen Dysfunktion oder ein pathogenetischer Mechanismus bei der Entstehung der Präeklampsie ist.

4.2.2.4.7.3 Pulmonale Hypertonie

Sowohl im Tiermodell für pulmonalen Hochdruck als auch bei Patienten mit diesem Krankheitsbild wurden erhöhte ET-Plasmaspiegel gefunden [Giaid et al. 1993, Stelzner et al. 1992]. Auch bei Patienten mit sekundärer pulmonaler Hypertonie aufgrund einer Herzklappenerkrankung fanden sich erhöhte Werte [Chang et al. 1993b]. Zudem scheint die Clearance-Funktion der Lunge in Patienten mit pulmonaler Hypertonie vermindert zu sein [Levy et al. 1990]. In pulmonalen Gefäßen der Ratte fanden sich darüber hinaus während künstlich verursachter Hypoxie erhöhte Plasmaspiegel und eine erhöhte Empfindlichkeit für ET-1 [Eddahibi et al. 1991, Shirakami et al. 1991].

4.2.2.4.7.4 Vasospasmus

In 3 verschiedenen Krankheitsbildern, die mit einer spastischen Kontraktion von Arterien einhergehen, finden sich erhöhte ET-Plasmaspiegel:
* Bei der Prinzmetal-Angina,
* beim Morbus Raynaud und
* bei der zerebralen Vasospastik nach Subarachnoidalblutung.

Die Hypothese, daß ET eine Rolle bei der Pathogenese dieser Erkrankungen spielt, wird durch folgende Studien unterstützt: ET, lokal in Koronargefäße appliziert, führte zu lang anhaltenden, spastischen Kontraktionen [Kurihara et al. 1989]. In Patienten mit KHK führte eine lokale Infusion von Azetylcholin zur Vasokonstriktion, die von einem Anstieg des ET-Spiegels im venösen Koronarblut begleitet wird [Toyo-oka et al. 1991]. In Tiermodellen der Subarachnoidalblutung führt die Infusion von ET zu zerebralen Gefäßspasmen [Ide et al. 1989], und die Reaktivität von zerebralen Gefäßen auf ET ist nach einer Subarachnoidalblutung signifikant erhöht. Schließlich läßt sich die spastische Kontraktion durch die Gabe von Antikörpern gegen ET-1 oder den Antagonisten BQ-123 inhibieren [Clozel u. Watanabe 1993, Nakagomi et al. 1989]. Allerdings haben andere Studien keinen Zusammenhang zwischen ET und der Entstehung von Gefäßspasmen nach Subarachnoidalblutung gefunden [Shigeno u. Mima 1990]. In Patienten mit Morbus Raynaud führt ein Abkühlen der Hände zu einem signifikanten Anstieg der ET-Plasmawerte [Zamora et al. 1990]. Auch bei Patienten mit assoziierten Krankheiten wie Sklerodermie finden sich erhöhte ET-Spiegel [Yamane et al. 1991].

4.2.2.4.7.5 Koronare Herzkrankheit

Neben den Anzeichen, daß ET ursächlich an der verminderten Blutversorgung des Herzens beteiligt ist (s. oben), vermehren sich auch die Hinweise darauf, daß ET zur Entstehung der Organschäden im ischämischen Gebiet beiträgt. Nach Ischämie und Reperfusion finden sich
* eine vermehrte Bindung von ET an Kardiomyozyten [Liu et al. 1990],
* eine vermehrte Synthese von ET während der Reperfusion [Brunner et al. 1992] und
* eine verstärkte vasokonstriktorische Antwort auf ET [Neubauer et al. 1991].

Die Größe des Infarktgebiets läßt sich durch die Gabe eines ECE-Inhibitors (Phosphoramidon) oder von Antikörpern gegen ET-1 und ET-2 reduzieren [Grover et al. 1992, Watanabe et al. 1991]. In der Ratte ließen sich die Pumpfunktion sowie das Ausmaß des myokardialen Herzumbaus nach Herzinfarkt positiv durch die Gabe des ET-A-Rezeptor-Antagonisten BQ-123 beeinflussen [Sakai et al. 1995]. Schließlich hat ET direkt proarrhythmische Eigenschaften [Otsuka et al. 1990, Salvati et al. 1991]. Erhöhte Plasmaspiegel für ET finden sich in Patienten nach akutem Myokardinfarkt [Lam et al. 1991, Tomoda 1993] und nach perkutaner transluminaler Ballonangioplastie [Tahara et al. 1991].

4.2.2.4.7.6 Zerebrale Ischämie

Im Tierexperiment kann ET eine zerebrale Ischämie auslösen (gemessen an EEG-Veränderungen) [Willette et al. 1990]. Durch Unterbindung einer oder beider Aa. carotis ausgelöste Ischämien führen zu einer Erhöhung des Plasma-ET-Spiegels [Giuffrida et al. 1992]. Außerdem fanden sich in einer Studie in Patienten mit nicht-hämorrhagischem zerebralen Insult erhöhte ET-1-Werte [Ziv et al. 1992]. Es wird postuliert, daß ET auch im Gehirn die Größe des Infarktgebiets beeinflußt, evtl. durch Vasokonstriktion der dem primären Infarktgebiet benachbarten Gefäße.

4.2.2.4.7.7 Herzinsuffizienz

In einem Tiermodell, in dem Herzversagen durch schnelle elektrische Stimulation („Pacing") des Myokards ausgelöst wurde [Cavero et al. 1990], fanden sich erhöhte ET-Plasmawerte. Auch in Patienten mit chronischer Herzinsuffizienz finden sich erhöhte ET-Spiegel. Neben einer vermehrten Produktion von ET (evtl. stimuliert durch Angiotensin II oder Vasopressin, die beide während der chronischen Herzinsuffizienz erhöht sind) kommt auch eine verminderte Clearance als Ursache dafür in Betracht [Stewart et al. 1992].

4.2.2.4.7.8 Schock

Wie bei der chronischen Herzinsuffizienz findet sich auch im akuten Herzversagen (kardiogener Schock) eine erhöhte Plasma-ET-Aktivität [Cernacek u. Stewart 1989]. Aber auch bei anderen Formen des Schocks werden erhöhte Plasmaspiegel für ET gemessen, so beim hypovolämischen [Chang et al. 1993a], beim septischen [Morel et al. 1989, Voerman et al. 1992] und beim anaphylaktischen Schock [Filep et al. 1991]. Sowohl in Zellkultur als auch im Tierexperiment wurde bestätigt, daß Endotoxine die Sekretion von ET stimulieren [Nakamura et al. 1991]. Außerdem kommt TNF-α, das während des septischen Schocks gebildet wird, als Stimulator für die ET-Produktion in Frage.

4.2.2.4.7.9 Arteriosklerose

Neben der Beobachtung, daß ET-1 im Plasma von hyperlipidämischen Tieren und von Patienten mit Arteriosklerose erhöht ist [Lerman et al. 1991a], finden sich auch hohe ET-Konzentrationen in arteriosklerotischen Plaques [Ihling et al. 1996, Zeiher et al. 1995]. Oxidiertes LDL ist ein potenter Stimulus für die ET-Sekretion in Endothelzellen [Boulanger et al. 1992] und in Makrophagen [Martin-Nizard et al. 1991]. Außerdem ist die potenzierende Wirkung von ET auf andere Vasokonstriktoren (Serotonin) in sklerosierten Blutgefäßen größer als in gesunden [Chester et al. 1992].

4.2.2.4.7.10 Restenose

Da ET ein potentes Mitogen für glatte Muskelzellen ist, wurde seit längerem eine Bedeutung bei der Entstehung der Restenose nach Ballondilatation [z. B. nach PTCA (perkutane transluminale koronare Ballonangioplastie)] von arteriosklerotisch veränderten Blutgefäßen diskutiert. Tahara et al. [1991] fanden erhöhte ET-Plasmaspiegel in Blutproben, die aus der A. femoralis oder dem Sinus coronarius von Patienten direkt nach Ballondilatation eines Koronargefäßes entnommen wurden. Douglas et al. [1994] infundierten in einem Tiermodell synthetisches ET-1, nachdem eine Ballonverletzung der A. carotis durchgeführt worden war. In diesem Modell fand sich eine dosisabhängige Zunahme der Fläche der Neointima und des Verhältnisses von Intima zu Media, die sich durch Behandlung der Tiere mit einem ET-Antagonisten verhindern ließ [Douglas et al. 1994]. Allerdings führt die Ballonverletzung zur Aktivierung einer ganzen Reihe von proliferationsaktivierenden Faktoren, so daß die Differenzierung der Bedeutung einzelner Faktoren schwierig ist.

4.2.2.4.7.11 Nierenerkrankungen

ET scheint eine Rolle bei der Entstehung des Nierenversagens zu spielen, das sich nach Hypoxie, Sepsis und Transplantation entwickeln kann. Hypoxie und Reperfusion erhöhen die ET-1-Synthese in der Niere signifikant [Firth et al. 1992], während die Expression von ET-3 supprimiert wird. Erhöhte Plasmaspiegel für ET-1 finden sich bei verschiedenen Formen des Nierenversagens, die durch Endotoxin [Morel et al. 1989], Röntgenkontrastmittel [Margulies et al. 1990], Amphotericin B [Heyman et al. 1992] und Cyclosporin A [Perico et al. 1990] verursacht werden. Beim Endotoxin-, Ischämie- und Cyclosporin-A-induzierten Nierenversagen konnten die Symptome durch die Gabe eines Antikörpers gegen ET-1 gemildert werden

[Kon et al. 1990]. Bei Patienten mit chronischem Nierenversagen finden sich ebenfalls erhöhte Plasmaspiegel für ET [Koyama et al. 1989], die für die funktionellen und strukturellen Veränderungen der Glomeruli verantwortlich sein können. Auch bei Patienten mit hepatorenalem Syndrom, einer Form der Niereninsuffizienz, die sich in Patienten mit zirrhotisch geschädigter Leber findet [Moore et al. 1992], sowie bei Patienten mit obstruktiver Nephropathie, [Kelleher et al. 1992], Lupus Nephritis [Jukunen et al. 1991], anderen systemischen Vaskulitiden [Kanno et al. 1990] und Transplantatabstoßung [Watschinger et al. 1991] ist der ET-Plasmaspiegel erhöht.

4.2.2.4.7.12 Diabetes mellitus

In diabetischen Patienten finden sich nicht nur erhöhte ET-Plasmawerte [Takahashi et al. 1990], sondern auch eine Korrelation zwischen der Höhe der Plasmawerte und der Ausbildung von Komplikationen wie Nephropathie und Retinopathie [Kawamura et al. 1992]. Sowohl erhöhte Blutglukosespiegel als auch Insulinspiegel können die Sekretion von ET verstärken [Hattori et al. 1991, Yamauchi et al. 1990]. Im Tiermodell konnte die verminderte Empfindlichkeit von Blutgefäßen diabetischer Tiere gegenüber ET gezeigt werden [Fulton et al. 1991] mit Ausnahme der Nierengefäße, die bei diabetischen Tieren verstärkt empfindlich sind [Kiff et al. 1991].

4.2.3 Interaktion peptiderger Systeme bei der Pathogenese kardiovaskulärer Erkrankungen

4.2.3.1 Einleitung

Peptiderge Systeme, wie das Renin-Angiotensin-System und das Endothelinsystem, sind wichtige Mediatoren in der Pathophysiologie verschiedener kardiovaskulärer Erkrankungen, wobei es sich dabei initial oft um adaptive Prozesse als Reaktion z. B. auf eine vermehrte mechanische Belastung des linken Ventrikels handelt.

4.2.3.2 Myokardialer Herzumbau (cardiac remodeling)

Arterieller Hypertonus und der selektive Verlust von vitalem Myokard nach einem Herzinfarkt führen zu einer pathophysiologischen Situation, in der vom verbliebenen Myokard vermehrte Pumparbeit geleistet werden muß, um die ausreichende Durchblutung peripherer Organe und des Herzens selbst zu gewährleisten. Es wird davon ausgegangen, daß die Aktivierung des RAS und ETS, aber auch des atrialen natriuretischen Peptids während des myokardialen Herzumbaus durch die vermehrte mechanische Belastung des Myokards initiiert wird. Verschiedene In-vitro- [Sadoshima et al. 1993], In-vivo- [Kojima et al. 1994, Studer et al. 1994] und Ex-vivo-Studien [Schunkert et al. 1995] konnten zeigen, daß Angiotensin II und Endothelin I Initiatoren einer molekularen Kaskade sind, welche letztendlich zur makroskopisch sichtbaren kardialen Hypertrophie und zum myokardialen Herzumbau führt [Neyses et al. 1993]. Auf Ebene der Transkription wurde gefunden, daß sich die aktivierenden Mechanismen, die durch ET-1 und ANG II ausgelöst werden, sehr stark ähneln, es scheint also, daß diese beiden Substanzen die gleichen zellularen Mechanismen aktivieren, die schließlich zum vermehrten Zellwachstum oder der verstärkten Kontraktilität führen [Weber et al. 1994].

Diese phänotypischen Veränderungen sind auf molekularer Ebene mit einem Anstieg von Genen vergesellschaftet, welche normalerweise nur in der Fetalperiode im Myokard aktiviert sind (atriales natriuretisches Peptid, α-skelettales Aktin, β-Myosin schwere Kette) [Boheler et al. 1991, Izumo et al. 1988]. Weiterhin kommt es zu einem Anstieg von TGF-β und Fibronektin [Lee et al. 1995], welche die vermehrte Bildung von extrazellularen Matrixproteinen und Bindegewebskomponenten induzieren. Diese trägt zur verringerten Compliance des Herzens bei [Takahashi et al. 1994]. Verschiedene In-vitro- und Ex-vivo-Modelle der mechanischen Dehnung von Kardiomyozyten konnten die wichtige Rolle von ANG II und ET-1 bei der Vermittlung hypertropher Stimuli auf molekularer Ebene nachweisen [Sadoshima et al. 1993, Yamazaki et al. 1996]. Es zeigte sich, daß ANG II und ET-1 synergistisch wirken und dieselben Signaltransduktionswege aktivieren. Es konnte z. B. nachgewiesen werden, daß die Protoonkogene cfos, cjun, cmyc und egr-1 durch mechanische Stimulation innerhalb von wenigen Minuten hochreguliert werden [Aoyagi u. Izumo 1993, Komuro u. Yazaki 1993]. Dabei kommt es zu einem raschen Ausstrom von ANG II aus den gedehnten Zellen, welches dann parakrin an die AT_1-Rezeptoren der Zellen bindet [Komuro et al. 1991, Sadoshima et al. 1993]. Zusammen mit ET-1 wird über eine Phosphorylierungskaskade der Serum-response-Faktor (SRF) phosphoryliert, welcher anschließend

als transaktivierender Faktor die Expression der Protoonkogene aktiviert. Diese Protoonkogene modulieren ihrerseits die oben beschriebenen fetalen Genprogramme. Dieser mitogene Effekt von ANG II auf Kardiomyozyten konnte in vitro durch Antisense-Oligonukleotide gegen Präpro-ET abgeschwächt werden [Ito et al. 1993].

In vivo konnte an einem Aortenstenosemodell der Ratte gezeigt werden, daß die Menge an immunoreaktivem ET-1 im Myokard mit dem Ausmaß der linksventrikulären Hypertrophie korrelierte, wobei die intraventrikuläre Menge an ANG II konstant blieb. Der AT_1-Rezeptor-Antagonist Losartan konnte nun die linksventrikuläre Hypertrophie reduzieren und interessanterweise verminderte sich dabei auch die ET-1-Konzentration [Ishiye et al. 1995]. Diese Ergebnisse sind allerdings in hohem Maß abhängig von der Art des hypertrophen Stimulus, da diese Befunde in anderen Hypertrophiemodellen nicht reproduziert werden konnten [Fareh et al. 1996, Sakai et al. 1995]. Die transgene Rattenlinie TGR(Ren-2)27 überexprimiert stabil das Maus-Ren-2-Gen. Diese Überexpression ist mit arterieller Hypertonie sowie kardialer Hypertrophie verbunden. In diesen Ratten konnte nachgewiesen werden, daß die Präpro-ET-1-mRNA vermindert exprimiert wird. Die Behandlung dieser Tiere mit dem AT_1-Rezeptor-Antagonisten Losartan führte zu einer rapiden Induktion der Präpro-ET-1-mRNA im Myokard [Stula et al. 1988]. Es konnte weiterhin gezeigt werden, daß chronische ANG-II-Infusionen in der Lage sind, den Blutdruck in verschiedenen Tiermodellen zu steigern und damit kurzfristig die Herzauswurfleistung zu vermindern. Nicht nur AT_1-Rezeptor-Antagonisten, sondern auch der spezifische ET-A-Rezeptor-Antagonist BQ-123 ist in der Lage, den Anstieg des Blutdrucks abzuschwächen und gleichzeitig die Herzleistung zu verbessern und somit die Wirkung der ANG-II-Infusion abzuschwächen [Balakrishnan et al. 1996].

Zusammenfassend läßt sich sagen, daß die Hypertrophie bzw. Proliferations-induzierende Wirkung von ANG II durch ET-1 vermittelt und potenziert, zumindest aber moduliert wird. Es bleibt die Frage, inwieweit ET-1 selbst ein Wachstumsfaktor ist, ober ob es tatsächlich nur die Wirkung anderer Faktoren potenzieren kann.

Eine weitere wichtige Interaktion scheint über das Bradykininsystem zu erfolgen. Bradykinin inhibiert die Expression von Präproendothelin-1-mRNA [Momose et al. 1993]. Da ACE Bradykinin degradiert, führt eine ACE-Hemmung über eine Steigerung der Bradykininwirkung indirekt zu einer

Hemmung der ET-Sekretion. Dies ist ein Effekt, dessen Relevanz in vivo noch zu untersuchen ist.

ACE-Hemmer schützen das Herz vor Schäden nach ischämischen Perioden, wie z. B einem Myokardinfarkt. Diese kardioprotektive Wirkung kann durch B2-Rezeptor-Antagonisten, wie Icatibant, aufgehoben werden, wird also von Kininen vermittelt [Linz et al. 1995]. Dabei spielt, neben deren Wirkung auf die Durchblutung, insbesondere eine weitere Funktion von Kininen eine Rolle, die Stimulation der Insulin-induzierten Glukoseaufnahme in Muskelzellen und die dadurch verbesserte Versorgung der ischämisch geschädigten Zellen.

Auch ANP beeinflußt zumindest in vitro die mitogenen Peptide ET-1 und ANG II. Je nach Zelltyp vermindert oder verstärkt ANP die Bildung von ET-1 und inhibiert dadurch die proliferative Wirkung von ANG II [Fujisaki et al. 1995]. Auch der mitogene Effekt von ET kann in der Zellkultur durch ANP inhibiert werden.

4.2.3.3 Restenose

Wichtige Daten, die auf eine Interaktion des RAS und des ETS bei der Pathogenese der Restenose nach Angioplastie hinweisen, zeigen Arbeiten, die die Auswirkungen des direkten In-vivo-Gentransfers eines rekombinanten ET-1-Gens untersuchten. Ein humanes ET-1-Minigen wurde mittels liposomalem Transfer in die Iliofemoralarterie von Schweinen transfiziert. Der In-vivo-Transfer des ET-1-Konstrukts wurde mit einem Doppelballonkatheter durchgeführt, der in der Iliofemoralarterie des Schweins plaziert wurde. Endpunkte der Studie waren die Kontraktilität der transfizierten Gefäße, die 4 Tage nach der Transfektion im Organbad bestimmt wurde, und die Ausbildung von Neointima, die 3 Wochen nach dem Gentransfer analysiert wurde.

Drei Wochen nach dem Gentransfer des ET-1-Gens in die Arterienwand fand sich ein deutlicher Trend zu einer vermehrten Neointimabildung in mit ET-1 transfizierten Arterien verglichen mit Arterien, die mit dem Kontrollplasmid transfiziert worden waren. Die Analyse der Kontraktilität ergab eine signifikant erhöhte Empfindlichkeit der mit ET-1 transfizierten Gefäße für ANG II verglichen mit den Kontrollgefäßen. Nach Präinkubation mit dem ACE-Hemmer Captopril verschwand dieser Unterschied. Die Reaktivität für die anderen getesten Agonisten ANG II, Serotonin und Phenylephrin war nicht signifikant verschieden, so daß eine Induktion der ACE-Aktivität in den transfi-

zierten Gefäßen die wahrscheinlichste Erklärung ist. Dieser Befund unterstützt die Hypothese, daß ET und das RAS auf der lokalen Ebene der Gefäßwand interagieren und daß die parakrine Wirkung von ET-1 wesentlich an der Regulation des Gefäßtonus und der proliferativen Aktivität in der Gefäßwand beteiligt ist [Schott et al. 1997].

4.2.3.4 Arterieller Hypertonus

Auch für mögliche Interaktionen zwischen ET und dem RAS, die zur Entwicklung einer Hypertonie führen, gibt es Anhaltspunkte: Obwohl die Wirkungen auf die Plasmareninaktivität widersprüchlich sind, scheint ein Zusammenhang zwischen dem Renin-Angiotensin-Aldosteron-System und ET zu bestehen (Abb. 4.2.5): ET-1 moduliert die Freisetzung von Renin aus der Niere, in Blutdruck-beeinflussenden Dosen führt es zur Freisetzung von Renin [Miller et al. 1989], in niedrigeren Dosen inhibiert es diese [Otsuka et al. 1989]. Arbeitsgruppen, welche den Einfluß von ACE-Hemmern auf die hypertensive Wirkung von ET-1-Infusionen in vivo untersuchten, konnten im Rattenmodel eine Abschwächung des ET-1-vermittelten Blutdruckanstiegs [Yasujima et al. 1991], aber keinen Effekt von ACE-Hemmern finden [Wilkins et al. 1995].

Es wurden auch Interaktionen des ETS und des RAS mit dem natriuretischen Peptidsystem beschrieben. ET-1 erhöht die Sekretion von ANP und BNP. Der Effekt auf die ANP-Freisetzung ist in spontan hypertensiven Ratten (SHR) wesentlich größer als in normotensiven Wistar-Kyoto-Ratten (WKY). Umgekehrt wird der blutdrucksteigernde Effekt von intrazerebroventrikulär infundiertem ET-1 durch die gleichzeitige Gabe von ANP antagonisiert. Andere Wechselwirkungen mit endokrinen Systemen umfassen die ET-A-Rezeptor-vermittelte Freisetzung von Vasopressin aus der Neurohypophyse [Goetz et al. 1989], die wenigstens teilweise die zentrale blutdruckerhöhende Wirkung von ET erklärt. Sowohl ET-1 als auch ET-3 waren in der Lage, die Freisetzung von Vasopressin aus dem Nucleus supraopticus zu fördern, was nahelegt, daß der ET-B-Rezeptor diese Wirkung mediiert. Obwohl ET und Vasopressin synergistisch auf den Gefäßtonus wirken, scheint ET die vasopressinbedingte Rückresorption von Wasser in den Sammelrohren der Niere zu inhibieren, indem es die Akkumulation von cAMP verhindert. Auch für diese Wirkung scheint der ET-B-Rezeptor verantwortlich zu sein.

4.2.3.5 Niereninsuffizienz

ET-1 scheint die wachstumsaktivierende Wirkung von ANG II auf verschiedene Zellen der Niere zu vermitteln oder zu potenzieren: Die Zugabe eines monoklonalen Antikörpers gegen ET-1 verminderte den wachstumsfördernden Effekt von ANG II auf kultivierte menschliche Mesangiumzellen [Bakris u. Re 1993]. Umgekehrt inhibierten ACE-Hemmer und AT_1-Rezeptor-Antagonisten die ET-1-vermittelte Expression von Matrixproteinen in Mesangiumzellen [Gomez-Garre et al. 1996]. Die Relevanz dieser Befunde ist in vivo allerdings noch unklar: In einem Modell mit chronischer ET-1-Infusion bei anästhesierten Hunden zeigten sich ein 19%iger Blutdruckanstieg sowie eine Reduktion der glomerulären Filtrationsrate um 20%. Diese Veränderungen konnten von Antagonisten des RAS nicht revidiert werden [Wilkins et al. 1995].

4.2.3.6 Pulmonale Hypertonie

Es wurde eine aktivierende Wirkung von ET-1 auf die ACE-Produktion in kultivierten Endothelzellen aus Pulmonalarterien beschrieben [Kawaguchi et al. 1991], die zu einer vermehrten Bildung von ANG II aus ANG I führte. Die Produktion von ACE kann sowohl auf der Ebene des Proteins als auch auf der Ebene der Transkription erfolgen. So konnte gezeigt werden, daß ET-1 verschiedene Transkriptionsfaktoren wie AP-1 und SRE (Serum-response-Element) aktiviert, für die Bindungsstellen im Promotor des ACE-Gens beschrieben wurden [Goraya et al. 1994, Simonson et al. 1992a].

4.2.4 Zusammenfassung und Ausblick

Interaktionen verschiedener peptiderger Systeme bei der Genese von Herz-Kreislauf-Erkrankungen treten zunehmend in das Interesse der grundlagenorientierten und der klinischen Forschung. Betrachtet man z. B. die scheinbar synergistische Wirkung des RAS und des ETS bei der Pathogenese des myokardialen Herzumbaus, muß die Frage nach der klinischen Konsequenz dieser Befunde aus verschiedenen Zellkultur- und Tierexperimenten gestellt werden. Tatsächlich werden zusätzlich zu den Inhibitoren des RAS erste klinische Studien mit ET-Rezeptor-Antagonisten initiiert, wobei noch unklar ist, ob die zusätzliche pharmakologische Beeinflussung des Endothelinsystems als neues therapeutisches Prinzip einen wirklichen Vorteil gegenüber den herkömmlichen Ansätzen bringt. Dabei ist klar, daß nur die Fortführung der Grundlagenstudien letztendlich die entscheidenden Antworten für die Durchführung einer klinischen Studie geben kann, die sicher eine Aussage darüber zuläßt, ob die kombinierte Beeinflussung der oben beschriebenen Peptidsysteme einen Behandlungsvorteil gegenüber den Monotherapien bringt.

4.2.5 Literatur

Alberts GF, Peifley KA, Johns A, Kleha JF, Winkles JA (1994) Constitutive endothelin-1 overexpression promotes smooth muscle cell proliferation via an external autocrine loop. J Biol Chem 269: 10.112–10.118

Aoyagi T, Izumo S (1993) Mapping of the pressure response element of the c-fos gene by direct DNA injection into beating hearts. J Biol Chem 268: 27.176–27.179

Arai H, Nakao K, Takaya K, Hosoda K, Ogawa Y, Nakanishi S, Imura H (1993) The human endothelin-B receptor gene. J Biol Chem 268: 3.463–3.470

Arinami T, Ishikawa M, Inoue A, Yanagisawa M, Masaki T, Yoshida MC, Hamaguchi H (1991) Chromosomal assignments of the human endothelin family genes: the endothelin-1 gene (edn1) to 6p23–p24, the endothelin-2 gene (edn2) to 1p34, and the endothelin-3 gene (edn3) to 20q13.2–q13.3. Am J Hum Genet 48: 990–996

Badr KF, Murray JJ, Breyer MD, Takahashi K, Inagami T, Harris RC (1989) Mesangial cell, glomerular, and renal vascular responses to endothelin in the kidneys. J Clin Invest 83: 339–342

Bakris GL, Re RN (1993) Endothelin modulates angiotensin II induced mitogenesis of human mesangial cells. Am J Physiol 264: F937–F942

Balakrishnan SM, Wang HD, Gopalakrishnan V, Wilson TW, McNeil JR (1996) Effect of an endothelin antagonist on hemodynamic responses to angiotensin II. Hypertension 28: 806–809

Bascands JL, Marin-Castano ME, Bompart G, Pecher C, Gaucher M, Girolami JP (1996) Postnatal maturation of the kallikrein-kinin system in the rat kidney: from enzyme activity to receptor gene expression. J Am Soc Nephrol 7: 81–89

Baynash AG, Hosoda K, Giaid A, Richardson JA, Emoto N, Hammer RE, Yanagisawa M (1994) Interaction of endothelin-3 with endothelin-B receptor is essential for development of epidermal melanozytes and enteric neurons. Cell 79: 1.277–1.285

Benigni A, Orisio S, Gaspari F, Frusca T, Amuso G, Remuzzi G (1992) Evidence against a pathogenetic role for endothelin in pre-eclampsia. Br J Obstet Gynaecol 99: 798–802

Berge KE, Berg K (1994) No effect of insertion/deletion polymorphism at the ACE locus on normal blood pressure level or variability. Clin Genet 45: 169–174

Bobik A, Grooms A, Millar JA, Mitchell A, Grinpukel S (1990) Growth factor activity of endothelin on vascular smooth muscle. Am J Physiol 258: C408–C415

Boheler KR, Carrier, L, Bastie D de la, Allen PD, Komajda M, Mercardier JJ, Schwartz K (1991) Skeletal actin mRNA increases in the human heart during ontogenic development and is the major isoform of control and failing adult hearts. J Clin Invest 1: 323–330

Bonnardeaux A, Davies E, Jeunemaitre X, Fery I, Charru A, Clauser E, Tiret L, Cambien F, Corvol P, Soubrier F (1994) Angiotensin II type 1 receptor gene polymorphisms in human essential hypertension. Hypertension 24: 63–69

Borkowski JA, Hess JF (1995) Targeted disruption of the mouse B2 bradykinin receptor in embryonic stem cells. Can J Physiol Pharmacol 73: 773–779

Boulanger CM, Tanner FC, Bea ML, Hahn AW, Werner A, Luscher TF (1992) Oxidized low density lipoproteins induce mRNA expression and release of endothelin from human and porcine endothelium. Circ Res 70: 1.191–1.197

Bousso-Mittler D, Galron R, Sokolovsky M (1991) Endothelin/sarafotoxin receptor heterogeneity: evidence for different glycosylation in receptors from different tissues. Biochem Biophys Res Commun 178: 921–926

Brunner F, Toit EF du, Opie LH (1992) Endothelin release during ischaemia and reperfusion of isolated perfused rat hearts. J Mol Cell Cardiol 24: 1.291–1.305

Caulfield M, Lavender P, Farrall M, Munroe P, Lawson M, Turner P, Clark AJL (1994) Linkage of the angiotensinogen gene to essential hypertension. N Engl J Med 330: 1.629–1.633

Cavero PG, Miller WL, Heublein DM, Margulies KB, Burnett JCJ (1990) Endothelin in experimental congestive heart failure in the anesthesized dog. Am J Physiol 259: F312–F317

Cernacek P, Steward D (1989) Immunoreactive endothelin in human plasma: marked elevations in patients in cardiogenic shock. Biochem Biophys Res Commun 161: 562–567

Chang H, Wu GJ, Wang SM, Hung CR (1993a) Plasma endothelin level changes during hemorrhagic shock. J Trauma 35: 825–833

Chang H, Wu GJ, Wang SM, Hung CR (1993b) Plasma endothelin levels and surgically correctable pulmonary hypertension. Ann Thorac Surg 55: 450–458

Chester AH, O'Neil GS, Allen SP, Luu TN, Tadjkarimi S, Yacoub MH (1992) Effect of endothelin on normal and diseased human coronary arteries. Eur J Clin Invest 22: 210–213

Chirgwin JM Schaefer IM, Diaz JA, Lalley PA (1984) Mouse kidney renin gene is on chromosome one. Somat Cell Mol Genet 10: 633–637

Chou S-Y, Dahhan A, Porush JG (1990) Renal action of endothelin: interaction with prostacyclin. Am J Physiol 259: F645–F652

Clauser E, Gaillard I, Wei L, Corvol P (1989) Regulation of angiotensinogen gene. Am J Hypertens 2: 403–410

Clozel M, Watanabe H (1993) BQ-123, a peptidic endothelin ETA receptor antagonist, prevents the early cerebral vasospasm following subarachnoid hemorrage after intracisternal but not intravenous injection. Life Sci 52: 825–834

Clozel M, Gray GA, Breu V, Löffler B, Osterwald R (1992) The endothelin ETB receptor mediates both vasodilation and vasoconstriction in vivo. Biochem Biophys Res Commun 186: 867–873

DeNucci G, Thomas R, D'Orleans-Juste P et al. (1988) Pressor effects of circulating endothelin are limited by its removal in the pulmonary circulation and by the release of prostacyclin and endothelium-derived relaxing factor. Proc Natl Acad Sci USA 85: 797–800

Dohi Y, Hahn AWA, Boulanger CM, Bühler FR, Lüscher TF (1991) Endothelin stimulated by angiotensin II augments contractility of SHR resistance arteries. Hypertension 19(2):131–137

Douglas SA, Louden C, Vickery Clark LM, Storer BL, Hart T, Feuerstein GZ, Elliott JD, Ohlstein EH (1994) A role for endogenous endothelin-1 in neointimal formation after rat carotid artery balloon angioplasty. Protective effects of the novel nonpeptide endothelin receptor antagonist SB 209670. Circ Res 75: 190–197

Dzau VJ, Burt DW, Pratt RE (1988) Molecular biology of the renin-angiotensin-system. Am J Physiol 351: F563–F573

Dzau VJ, Gibbons GH, Pratt RE (1991) Molecular mechanisms of vascular renin-angiotensin-system in myointimal hyperplasia. Hypertension [Suppl II] 18: 100–105

Eddahibi S, Raffestin B, Braquet P, Chabrier PE, Adnot S (1991) Pulmonary vascular reactivity to endothelin-1 in normal and chronically pulmonary hypertensive rats. J Cardiovasc Pharmacol [Suppl 7] 17: S358–S361

Edwards RM, Trizna WT, Ohlstein EH (1990) Renal microvascular effects of endothelin. Am J Physiol 259: F217–F221

Ehlers MRW, Fox EA, Strydom DJ, Riordan JF (1989) Molecular cloning of human testicular angiotensin-converting enzyme: the testis isozyme is identical to the C-terminal half of endothelial angiotensin-converting enzyme. Proc Natl Acad Sci USA 86: 7.741–7.745

Emoto N, Yanagisawa M (1995) Endothelin-converting enzyme-2 is a membrane-bound, phosphoramidon-sensitive metalloprotease with acidic pH optimum. J Biol Chem 270: 15.262–15.268

Evans AE, Poirier O, Kee F, Lecerf L, McCrum E, Falconer T, Crane J, O'Rourke DF, Cambien F (1994) Polymorphisms of the angiotensin-converting-enzyme gene in subjects who die from coronary heart disease. QJM 87: 211–214

Fareh J, Touyz RM, Schiffrin EL, Thibault G (1996) Endothelin 1 and angiotensin II receptors in cells from rat hypertrophied heart. Receptor regulation and intracellular Ca^{2+} modulation. Circ Res 78: 302–311

Ferrario RG, Foulkes R, Salvati P, Patrono C (1989) Hemodynamic and tubular effects of endothelin and thromboxane in the isolated perfused rat kidney. Eur J Pharmacol 171: 127–181

Filep JG, Sirois MG, Rousseau A, Fournier A, Sirois P (1991) Effects of endothelin-1 on vascular permeability in the conscious rat: interactions with platelet-activating factor. Br J Pharmacol 104: 797–804

Firth JD, Ratcliffe PJ (1992) Organ distribution of the three rat endothelin messenger RNAs and the effects of ischemia on renal gene expression. J Clin Invest 90: 1.023–1.031

Fujisaki H, Ito H, Hirata Y, Tanaka M, Hata M, Lin M, Adachi S, Akimoto H, Marumo F, Hiroe M (1995) Natriuretic peptides inhibit angiotensin II induced proliferation of rat cardiac fibroblasts by blocking endothelin 1 gene expression. J Clin Invest 96: 1.059–1.065

Fulton DJ, Hodgson WC, Sikorski BW, King RG (1991) Attenuated responses to endothelin-1, KCl and $CaCl_2$, but not noradrenaline, of aortae from rats with streptozotocin-induced diabetes mellitus. Br J Pharmacol 104: 928–932

Gaillard I, Clauser E, Corvol P (1989) Structure of human angiotensinogen gene. DNA 8: 87–99

Giaid A, Yanagisawa M, Langleben D, Michel RP, Levy R, Shennib H, Kimura S, Masaki T, Duguid WP, Stewart DJ

(1993) Expression of endothelin-1 in the lungs of patients with pulmonary hypertension. N Engl J Med 328: 1.732–1.739

Giuffrida R, Bellomo M, Polizzi G, Malatino LS (1992) Ischemia-induced changes in the immunoreactivity for endothelin and other vasoactive peptides in the brain of the Mongolian gerbil. J Cardiovasc Pharmacol [Suppl 12] 20: S41–S44

Goetz K, Wang BC, Leadley R, Zhu JL, Madwed J, Bie P (1989) Endothelin and safarotoxin produce dissimilar effects on renal blood flow, but both block the antidiuretic effects of vasopressin. Proc Soc Exp Biol Med 191: 425–427

Gomez-Garre D, Ruiz-Ortega M, Ortego M, Largo R, Lopez-Armada MJ, Plaza JJ, Gonzalez E, Egido J (1996) Effects and interactions of endothelin 1 and angiotensin II on matrix protein expression and synthesis and mesangial cell growth. Hypertension 27: 885–892

Goodfriend TL, Elliott ME, Catt KJ (1996) Angiotensin receptors and their antagonists. N Engl J Med 334: 1.649–1.654

Goraya TY, Kessler SP, Kumar RS, Douglas J, Sen GC (1994) Identification of positive and negative transcriptional regulatory elements of the rabbit angiotensin-converting enzyme gene. Nucleic Acids Res 22: 1.194–1.201

Griendling KK, Murphy TJ, Alexander RW (1993) Molecular biology of the renin-angiotensin-system. Circulation 87: 1.816–1.828

Griffin SA, Brown WC, MacPherson F (1991) Angiotensin II causes vascular hypertrophy in part by a non-pressor mechanism. Hypertension 17: 626–632

Grover GJ, Sleph PG, Fox M, Trippodo NC (1992) Role of endothelin-1 and big endothelin-1 in modulating coronary vascular tone, contractile function and severity of ischemia in rat hearts. J Pharmacol Exp Ther 263: 1.074–1.082

Guo D-F, Furuta H, Mizukoshi M, Inagami T (1994) The genomic organization of human angiotensin II type 1 receptor. Biochem Biophys Res Commun 200: 313–319

Haak T, Jungmann E, Felber A, Hillmann U, Usadel KH (1992) Increased plasma levels of endothelin in diabetic patients with hypertension. Am J Hypertens 5: 161–165

Hata A, Namikawa C, Sasaki M, Sato K, Nakamura T, Tamura K, Lalouel J-M (1994) Angiotensinogen as a risk factor for essential hypertension in Japan. J Clin Invest 93: 1.285–1.287

Hattori Y, Kasai K, Nakamura T, Emoto T, Shimoda S (1991) Effect of glucose and insulin on immunoreactive endothelin-1 release from cultured porcine aortic endothelial cells. Metabolism 40: 165–169

Heyman SN, Clark BA, Kaiser N, Epstein FH, Spokes K, Rosen S, Brezis M (1992) In-vivo and in-vitro studies on the effect of amphotericin B on endothelin release. J Antimicrob Chemother 29: 69–77

Hinson JP, Vinson GP, Kapas S, Teja R (1991) The role of endothelin in the control of adrenocortical function: stimulation of endothelin release by ACTH and the effects of endothelin-1 and endothelin-3 on steroidogenesis in rat and human adrenocortical cells. J Endocrinol 128: 275–280

Hirata Y, Matsuoka H, Kimura K, Fukui K, Hayakawa H, Suzuki E, Sugimoto T, Yanagisawa M, Masaki T (1989a) Renal vasoconstriction by the endothelial cell-derived peptide endothelin in spontaneously hypertensive rats. Circ Res 65: 1.370–1.379

Hirata Y, Takagi Y, Fukuda Y, Marumo F (1989b) Endothelin is a potent mitogen for rat vascular smooth muscle cells. Atherosclerosis 78: 225–228

Hobart PM, Fogliano M, O'Connor BA, Schaefer IM, Chirgwin JM (1984) Human renin gene: structure and sequence analysis. Proc Natl Acad Sci USA 81: 5.026–5.030

Hocher B, Liefeldt L, Thöne-Reineke C, Orzechowski H-D, Distler A, Bauer C, Paul M (1996) Characterization of the renal phenotype of transgenic rats expressing the human ET-2 gene. Hypertension 28: 196–201

Hoehe MR, Ehrenreich H, Otterud B, Caenazzo L, Plaetke R, Zander H, Leppert M (1993) The human endothelin-1 gene (EDN1) encoding a peptide with potent vasoactive properties maps distal to HLA on chromosome arm 6p in close linkage to D6S89. Cytogenet Cell Genet 62: 131–135

Hosoda K, Nakao K, Tamura N, Arai H, Ogawa Y, Suga S, Nakanishi S, Imura H (1992) Organization, structure, chromosomal assignment, and expression of the gene encoding the human endothelin-A receptor. J Biol Chem 267: 18.797–18.804

Hosoda K, Hammer RE, Richardson JA, Baynash AG, Cheung JC, Giaid A, Yanagisawa M (1994) Targeted and natural (Piedal-lethal) mutations of endothelin-B receptor gene produce megacolon associated with spotted coat color in mice. Cell 79: 1.267–1.276

Ide K, Yamakawa K, Nakagomi T, Sasaki T, Saito I, Kurihara H, Yosizumi M, Yazaki Y, Takakura K (1989) The role of endothelin in the pathogenesis of vasospasm following subarachnoid haemorrhage. Neurol Res 11: 101–104

Ihling C, Goebel HR, Lippoldt A, Wessels S, Paul M, Schaefer HE, Zeiher AM (1996) ET-1-like immunoreactivity in human atherosclerotic coronary tissue: a detailed analysis of the cellular distribution of ET-1. J Pathol 179: 303–308

Imai T, Miyazaki H, Hirose S, Hori H, Hayashi T, Kageyama R, Ohkubo H, Nakanishi S, Murakami K (1983) Cloning and sequence analysis of cDNA for human renin precursor. Proc Natl Acad Sci USA 80: 7.405–7.409

Ishibashi M, Haizuka H, Tsukamura T, Furue H, Yamaji T (1992) Endothelin-1 and blood pressure (letter). Am J Hypertens 5: 772–774

Ishiye M, Umemura M, Uematsu T, Nakashima M (1995) Angiotensin AT_1 receptor mediated attenuation of cardiac hypertrophy due to volume overload: involvement of endothelin. Eur J Pharmacol 280: 11–17

Ito H, Hirata Y, Adachi S, Tanaka M, Tsujino M, Koike A, Nogami A, Murumo F, Hiroe M (1993) Endothelin 1 is an autocrine/paracrine factor in the mechanism of angiotensin II induced hypertrophy in cultured rat cardiomyocytes. J Clin Invest 92: 398–403

Iyer SN, Lu D, Katovich MJ, Raizada MK (1996) Chronic control of high blood pressure in the spontaneously hypertensive rat by delivery of angiotensin type 1 receptor antisense. Proc Natl Acad Sci USA 93: 9.960–9.965

Izumo S, Nadal-Ginard B, Mahdavi V (1988) Protooncogene induction and reprogramming of cardiac gene expression produced by pressure overload. Proc Natl Acad Sci USA 85: 339–343

Janas J, Sitkiewicz D, Pulawska MF, Warnawin K, Janas RM (1994) Purification of endothelin-1 inactivating peptidase from the rat kidney. J Hypertens 12: 375–382

Jeunemaitre X, Rigat B, Charru A, Houot A-M, Soubrier F, Corvol P (1992a) Sib pair linkage analysis of renin gene haplotypes in human essential hypertension. Hum Genet 88: 301–306

Jeunemaitre X, Soubrier F, Kotelevtsev YV, Lifton RP, Williams CS, Charru A, Hunt SC, Hopkins PN, Williams RR, Lalouel J-M, Corvol P (1992b) Molecular basis of human hypertension: role of angiotensinogen. Cell 71: 7–20

Johnston CI (1992) Franz-Volhard-lecture. Renin-angiotensin-system: a dual tissue and hormonal system for cardiovascular control. J Hypertens Suppl 10: S13–26

Julkunen H, Saijonmaa O, Gronhagen Riska C, Teppo AM, Fyhrquist F (1991) Raised plasma concentrations of endothelin-1 in systemic lupus erythematosus [letter]. Ann Rheum Dis 50: 526–527

Kageyama R, Ohkubo H, Nakanishi S (1984) Primary structure of human preangiotensinogen deduced from the cloned cDNA sequence. Biochemistry 23: 3.603–3.609

Kanno K, Hirata Y, Numano F, Emori T, Ohta K, Shichiri M, Marumo F (1990) Endothelin-1 and vasculitis [letter]. JAMA 264: 2.868

Kanyicska B, Freeman ME (1993) Charaterization of endothelin receptors in the anterior pituitary gland. J Physiol (Paris) 265: E601–E608

Karne S, Jayawickreme CK, Lerner MR (1993) Cloning and characterization of a ET-3 specific receptor (ET-C) from *Xenopus laevis* dermal melanophores. J Biol Chem 268: 19.126–19.133

Kawaguchi H, Sawa H, Yasuda H (1991) Effect of endothelin on angiotensin converting enzyme activity in cultured pulmonary artery endothelial cells. J Hypertens 9: 171–174

Kawamura M, Ohgawara H, Naruse M, Suzuki N, Iwasaki N, Naruse K, Hori S, Demura H, Omori Y (1992) Increased plasma endothelin in NIDDM patients with retinopathy. Diabetes Care 15: 1.396–1.397

Kelleher JP, Shah V, Godley ML, Wakefield AJ, Gordon I, Ransley PG, Snell ME, Risdon RA (1992) Urinary endothelin (ET1) in complete ureteric obstruction in the miniature pig. Urol Res 20: 63–65

Kiff RJ, Gardiner SM, Compton AM, Bennett T (1991) The effects of endothelin-1 and NG-nitro-L-arginine methyl ester on regional haemodynamics in conscious rats with streptozotocin-induced diabetes mellitus. Br J Pharmacol 103: 1.321–1.326

Koh E, Morimoto S, Kim S, Nabata T, Miyashita Y, Ogihara T (1990) Endothelin stimulates Na$^+$/H$^+$ exchange in vascular smooth muscle cells. Biochem Mol Biol Int 20: 375–380

Kohno M, Yasunari K, Murakawa K-I, Yokokawa K, Horio T, Fukui T, Takeda T (1990) Plasma immunoreactive endothelin in essential hypertension. Am J Med 88: 614

Kohno M, Murakawa K, Horio T, Yokokawa K, Yasunari K, Fukui T, Takeda T (1991) Plasma immunoreactive endothelin-1 in experimental malignant hypertension. Hypertension 18: 93–100

Koike G, Horiuchi M, Yamada T, Szpirer C, Jacob HJ, Dzau VJ (1994) Human type 2 angiotensin II receptor gene: cloned, mapped to the X chromosome, and its mRNA is expressed in the human lung. Biochem Biophys Res Commun 203: 1.842–1.850

Kojima M, Shiojima I, Yamazaki T, Komuro I, Zou Z, Wang T (1994) Angiotensin II receptor antagonist TCV-116 induces regression of hypertensive left ventricular hypertrophy in vivo and inhibits the intracellular signaling pathway of stretch mediated cardiomyocyte hypertrophy in vitro. Circulation 89: 2.204–2.211

Komuro I, Yazaki Y (1993) Control of cardiac gene expression by mechanical stress. Annu Rev Physiol 55: 55–75

Komuro I, Katoh Y, Kaida Y, Shibazaki Y, Kurabayashi M, Hoh E, Takaku F, Yazaki Y (1991) Mechanical loading stimulates cell hypertrophy and specific gene expression in cultured rat cariomyocytes. Possible role of protein kinase C activation. J Biol Chem 266: 1.265–1.268

Kon V, Sugiura M, Inagami T, Harvie BR, Ichikawa I (1990) Role of endothelin in cyclosporine-induced glomerular dysfunction. Kidney Int 37: 1.487–1.491

Koyama H, Tabata T, Nishzawa Y, Inoue T, Morii H, Yamaji T (1989) Plasma endothelin levels in patients with uraemia. Lancet I: 991–992

Kurihara H, Yamaoki K, Nagai R, Yoshizumi M, Takaku F, Satoh H, Inui J, Yazaki Y (1989) Endothelin: a potent vasoconstrictor associated with coronary vasospasm. Life Sci 44: 1.937–1.943

Kurihara Y, Kurihara H, Suzuki H, Kodama T, Maemura K, Nagai R, Oda H, Kuwaki T, Cao WH, Kamada N et al. (1994) Elevated blood pressure and craniofacial abnormalities in mice deficient in endothelin-1. Nature 368: 703–710

Kurihara Y, Kurihara H, Oda H, Maemura K, Nagai R, Ishikawa T, Yazaki Y (1995) Aortic arch malformations and ventricular septal defect in mice deficient in endothelin-1. J Clin Invest 96: 293–300

Lam HC, Takahashi K, Ghatei MA, Warrens AN, Rees AJ, Bloom SR (1991) Immunoreactive endothelin in human plasma, urine, milk, and saliva. J Cardiovasc Pharmacol [Suppl 7] 17: S390–S393

Lee M-E, Bloch KD, Clifford JA, Quertermous T (1990) Functional analysis of the endothelin-1 gene promoter. J Biol Chem 265: 10.446–10.450

Lee AA, Dillman WH, McCulloch AD, Villareal FJ (1995) Angiotensin II stimulates the autocrine production of transforming growth factor beta 1 in adult cardiac fibroblasts. J Mol Cell Cardiol 27: 2.347–2.357

Lerman A, Edwards BS, Hallett JW, Heublein DM, Sandberg SM, Burnett JC (1991a) Circulating and tissue endothelin immunoreactivity in advanced atherosclerosis. N Engl J Med 325: 997–1.001

Lerman A, Hildebrand FL Jr, Aarhus LL, Burnett JC (1991b) Endothelin has biological actions at pathophysiological concentrations. Circulation 83: 1.808–1.814

Levy RD, Langleben D, Cernacek P, Stewart DJ (1990) Increased plasma-levels of the endothelium-derived vasoconstrictor endothelin in pulmonary hypertension marker or mediator of disease? (abstract). Am Rev Respir Dis 141: 389

Liao Y, Husain A (1995) The chymase-angiotensin system in humans: biochemistry, molecular biology and potential role in cardiovascular diseases. Can J Cardiol [Suppl F] 11: 13F–19F

Linz W, Wiemer G, Gohlke P, Unger T, Scholkens BA (1995) Contribution of kinins to the cardiovascular actions of angiotensin converting enzyme inhibitors. Pharmacol Rev 47: 25–49

Liu J, Chen R, Casley DJ, Nayler WG (1990) Ischemia and reperfusion increase 125I-labeled endothelin-1 binding in rat cardiac membranes. Am J Physiol 258: H829–H835

Lopez MJ, Wong SK-F, Kishimoto I, Dubois S, Mach V, Friesen J, Garbers DL, Beuve A (1995) Salt-resistant hypertension in mice lacking the guanylyl cyclase-A receptor for atrial natriuretic peptide. Nature 378: 65–68

Maemura K, Kuruhara H, Kurihara Y, Kuwaki T, Kumada M, Yazaki Y (1996) Gene expression of endothelin isoforms and receptors in endothelin-1 knockout mice. J Cardiovasc Pharmacol [Suppl 3] 26: S17–S21

Malek A, Izumo S (1992) Physiological shear stress causes downregulation of endothelin-1 mRNA in bovine aortic endothelium. Am J Physiol 263: C389–C396

Marceau F (1995) Kinin B1 receptors: a review. Immunopharmacology 30: 1–26

Margulies KB, Hildebrand FL, Lerman A, Perrella MA, Burnett JC (1990) Increased endothelin in experimental heart failure. Circulation 82: 2.226–2.230

Martin-Nizard F, Houssaini HS, Lestavel-Delattre S, Duriez P, Fruchart JC (1991) Modified low density lipoproteins activate human macrophages to secrete immunoreactive endothelin. FEBS Lett 293: 127–130

Mastrogiannis DS, O'Brien WF, Krammer J, Benoit R (1991) Potential role of endothelin-1 in normal and hypertensive pregnancies. Am J Obstet Gynecol 165: 1.711–1.716

Mathisen P, Hall C, Simonsen S (1991) Comparative study of atrial peptides ANF (1-98) and ANF (99-126) as diagnostic marker of atrial distension in patients with cardiac disease. Scand J Clin Lab Invest 53: 41–49

Matsumura Y, Ikegawa R, Tsukahara Y, Takaoka M, Morimoto S (1991) Conversion of big endothelin-1 to endothelin-1 by two-types of metalloproteinases of cultured porcine vascular smooth muscle cells. Biochem Biophys Res Commun 178: 899–905

McMahon EG, Palomo MA, Moore WM (1991) Phosphoramidone blocks the pressor activity of big-endothelin-1 (1-39) and lowers blood pressure in spontanously hypertensive rats. J Cardiovasc Pharmacol [Suppl 7] 17: 26–28

Miller WL, Redfield MM, Burnett JC (1989) Integrated cardiac, renal, and endocrine actions of endothelin. J Clin Invest 83: 317–320

Momose N, Fukuo K, Morimoto S, Ogihara T (1993) Captopril inhibits endothelin 1 secretion from endothelial cells through bradykinin. Hypertension 21: 921–924

Moore K, Wendon J, Frazer M, Karani J, Williams R, Badr K (1992) Plasma endothelin immunoreactivity in liver disease and the hepatorenal syndrome. N Engl J Med 327: 1.774–1.778

Morel DR, Lacroix JS, Hemsen A, Steinig DA, Pittet JF, Lundberg JM (1989) Increased plasma and pulmonary lymph levels of endothelin during endotoxin shock. Eur J Pharmacol 167: 427–428

Morris BJ, Iwamoto HS, Reid IA (1979) Localisation of angiotensinogen in rat liver by immunohistochemistry. Endocrinology 105: 790–796

Mullins JJ, Peters J, Ganten D (1990) Fulminant hypertension in transgenic rats harbouring the mouse ren-2 gene. Nature 344: 541–544

Nakagomi T, Ide K, Yamakawa K, Sasaki T, Kurihara H, Saito I, Takakura K (1989) Pharmacological effect of endothelin, an endothelium-derived vasoconstrictive peptide, on canine basilar arteries. Neurol Med Chir (Tokyo) 29: 967–974

Nakaki T, Nakayama M, Yamamoto S, Kato R (1989) Endothelin-mediated stimulation of DNA synthesis in vascular smooth muscle cells. Biochem Biophys Res Commun 158: 880–883

Nakamura T, Kasai K, Sekiguchi Y, Banba N, Takahashi K, Emoto T, Hattori Y, Shimoda S (1991) Elevation of plasma endothelin concentrations during endotoxin shock in dogs. Eur J Pharmacol 205: 277–282

Neubauer S, Zimmermann S, Hirsch A, Pulzer F, Tian R, Bauer W, Bauer B, Ertl G (1991) Effects of endothelin-1 in the isolated heart in ischemia/reperfusion and hypoxia/reoxygenation injury. J Mol Cell Cardiol 23: 1.397–1.409

Neyses L, Nouskas J, Luyken J, Fronhoffs S, Oberdorf S, Pfeifer U, Williams RS, Sukathme VP, Vetter H (1993) Induction of immediately early genes by angiotensin II and endothelin 1 in adult rat cardiomyocytes. J Hypertens 11: 927–934

Ohishi M, Fujii K, Minamino T, Hagaki J, Kamitani A, Rakugi H, Zhao Y, Mikami H, Miki T, Ogihara T (1993) A potent genetic risk factor for restenosis (letter). Nat Genet 5: 324–325

Ohnaka K, Tagayanaki R, Yamauchi T, Okazaki H, Ohashi M, Umeda F, Nawata H (1990) Identification and characterization of ECE activity in cultured bovine endothelial cells. Biochem Biophys Res Commun 168: 1.128–1.136

Opgenroth TJ, Wu-Wong JR, Shiosaki K (1992) Endothelin-converting enzymes. FASEB J 6: 2.653–2.659

Orzechowski HD, Richter CM, Funke-Kaiser H, Kröger B, Schmidt M, Menzel S, Bohnemeier H, Paul M (1997) Evidence for alternative promoters directing isoform specific expression of human endothelin converting enzyme-1 mRNA in cultured endothelial cells. J Mol Med 75(7):512–521

Otsuka A, Mikami H, Katahira K, Tsunetoshi T, Minamitami K, Ogihara T (1989) Changes in plasma renin activity and aldosterone concentration in response to endothelin injection in dogs. Acta Endocrinol (Copenh) 121: 361–364

Otsuka A, Kikami H, Katahira K, Tsunetoshi T, Kohara K, Minamitami K, Mariugishi A, Ogihara T (1990) Evidence for direct arrhythmogenic action of ET. Clin Exp Pharmacol Physiol 17: 351–160

Paul M, Zintz M, Böcker W, Dyer M (1995) Analysis and functional characterization of the rat endothelin-1 promoter. Hypertension 25: 683–687

Perico N, Dadan J, Remuzzi G (1990) Endothelin mediates the renal vasoconstriction induced by cyclosporine. J Am Soc Nephrol 1: 76–83

Pollock DM, Opgenorth TJ (1993) Evidence for endothelin-induced renal vasoconstriction independent of ETA receptor activation. Am J Physiol 264: R222–R226

Pribnow D, Muldoon LL, Fajardo M, Theodor L, Chen LYS, Magun BE (1992) Endothelin induces transcriptional fos/jun family genes: a prominent role for calcium ion. Mol Endocrinol 6: 1.003–1.012

Puffenberger E, Hosoda K, Washington S, Nakao K, DeWit D, Yanagisawa M, Chakravarti A (1994) A missense mutation of the endothelin-B receptor gene in multigenic Hirschsprung's disease. Cell 79: 1.257–1.266

Roubert P, Gillard V, Plas P, Chabrier PE, Braquet P (1990) Downregulation of ET binding sites in rat vascular smooth muscle cells. J Hypertens 3: 310–312

Rubanyi GM, Polokoff MA (1994) Endothelins: molecular biology, biochemistry, pharmacology, physiology, and pathophysiology. Pharmacol Rev 46: 325–415

Sadoshima J, Xu Y, Slayter HS, Izumo S (1993) Autocrine release of angiotensin II mediates stretch induced hypertrophy of cardiac myocytes in vitro. Cell 75: 977–984

Saito Y, Nakao K, Shirakami G, Jougasaki M, Yamada T, Itoh H, Mukoyama M, Arai H, Hosoda K, Suga S et al. (1989) Detection and characterization of endothelin-1-like immunoreactivity in rat plasma. Biochem Biophys Res Commun 163: 1.512–1.516

Sakai S, Yorikane R, Miyauchi T, Sakurai T, Kasuya Y, Yamaguchi I, Sugishita Y, Goto K (1995) Altered production of endothelin 1 in the hypertrophied rat heart. J Cardiovasc Pharmacol 26: S452–S455

Sakurai T, Yanagisawa M, Takuwa Y, Miyazaki H, Kimura S, Goto K, Masaki T (1990) Cloning of a cDNA encoding a non-isopeptide-selective subtype of the endothelin receptor. Nature 348: 732–735

Salvati P, Chierchia S, Dho L, Ferrario RG, Parenti P, Vicedomini G, Patrono C (1991) Proarrhythmic activity of intracoronary endothelin in dogs: relation to the site of administration and to changes in regional flow. J Cardiovasc Pharmacol 17: 1.007–1.014

Schachter F, Faure-Delanef L, Guenot F, Rouger H, Froguel P, Lesueur-Ginot L, Cohen D (1994) Genetic associations with human longevity at the APOE and ACE loci. Nat Genet 6: 29–32

Schiffrin EL, Thibault G (1991) Plasma endothelin in human essential hypertension. Am J Hypertens 4: 303–308

Schott E, Tostes RCA, San H, Paul M, Webb RC, Nabel EG (1997) In vivo gene transfer of a recombinant prepro-ET-1 gene stimulates vascular contractility. Am J Physiol 272(5Pt2):H2385–H2393

Schunkert H, Ingelfinger JR, Dzau VJ (1991) Evolving concepts of the intrarenal renin-angiotensin-system in health and disease: contributions of molecular biology. Renal Physiol Biochem 14: 146–154

Schunkert H, Sadoshima J, Cornelius T, Kagaya Y, Weinberg O, Izumo S, Riegger G, Lorell BH (1995) Angiotensin II induced growth responses in isolated adult rat hearts. Evidence for load independend induction of cardiac protein synthesis by angiotensin II. Circ Res 76: 489–497

Shigeno T, Mima T (1990) A new vasoconstrictor peptide, endothelin: profiles as vasoconstrictor and neuropeptide. Cerebrovasc Brain Metab Rev 2: 227–239

Shirakami G, Nakao K, Saito Y, Magaribuchi T, Jougasaki M, Mukoyama M, Arai H, Hosoda K, Suga S, Ogawa Y et al. (1991) Acute pulmonary alveolar hypoxia increases lung and plasma endothelin-1 levels in conscious rats. Life Sci 48: 969–976

Simonson MS, Rooney A (1994) Characterization of endothelin receptors in mesangial cells: evidence for two functional distinct endothelial binding sites. Mol Pharmacol 46: 41–50

Simonson MS, Jones JM, Dunn MJ (1992a) Differential regulation of fos and jun gene expression and AP-1 cis-element activity by endothelin isopeptides. Possible implications for mitogenic signaling by endothelin. J Biol Chem 267: 8.643–8.649

Simonson MS, Wang Y, Dunn MJ (1992b) Cellular signaling by endothelin peptides: pathways to the nucleus. J Am Soc Nephrol 2: S116–S125

Singer DRJ, Missouris CG, Jeffery S (1996) Angiotensin-converting enzyme gene polymorphism: what to do about all the confusion? Circulation 94: 236–239

Sokolovsky M, Galron R, Kloog Y, Bdolah A, Indig FE, Blumberg S, Flemiger G (1990) Endothelins are more sensitive than sarfatoxins to neutral endopeptidase: possible physiologic significance. Proc Natl Acad Sci USA 87: 4.702–4.706

Stelzner TJ, O'Brien RF, Yanagisawa M, Sakurai T, Sato K, Webb S, Zamora M, McMurtry IF, Fisher JH (1992) Increased lung endothelin-1 production in rats with idiopathic pulmonary hypertension. Am J Physiol 262: L614–L620

Stewart D, Cernacek P, Costello KB, Rouleau JL (1992) Elevated endothelin-1 in heart failure and loss of normal response to postural change. Circulation 85: 510–517

Studer R, Reinecke H, Muller B, Holtz J, Just H, Drexler H (1994) Increased angiotensin I converting enzyme gene expression in the failing human heart. Quantification by competitive RNA polymerase chain reaction. J Clin Invest 94: 301–310

Stula M, Gschwend S, Orzechowski HD, Paul M, Dietz R (1996) Constant mechanical stretch induces the endothelin system and immediately early genes in endothelial cells (abstract). Hypertension 28: 687

Stula M, Pinto YM, Gschwend S, Gilst W van, Teisman AC, Dietz R, Paul M (1998) Interaction of the renin angiotensin-system and the endothelin system in cardiac hypertrophy. J Cardiovasc Pharmacol (in press)

Suzuki N, Miyauchi T, Tomobe Y, Matsumoto H, Goto K, Masaki T, Fujino M (1991) Plasma concentrations of endothelin-1 in spontaneously hypertensive rats and DOC artery. Circ Res 69: 1.361–1.368

Szpirer C, Riviere M, Szpirer J, Levan G, Guo DF, Iwai N, Inagami T (1993) Chromosomal assignment of human and rat hypertension candidate genes: type 1 angiotensin II receptor genes and the SA gene. J Hypertens 11: 919–925

Tahara A, Kohno M, Yanagi S, Itagane H, Toda I, Akioka K, Teragaki M, Yasuda M, Takeuchi K, Takeda T (1991) Circulating immunoreactive endothelin in patients undergoing percutaneous transluminal coronary angioplasty. Metabolism 40: 1.235–1.237

Takagi Y, Fukase M, Takata S, Kawakami M, Masui M, Ueda M, Fujita T (1991) Role of endogenous endothelin in the development of hypertension in rats. Am J Hypertens 4: 389–391

Takahashi K, Ghatei MA, Lam HC, O'Halloran DJ, Bloom SR (1990) Elevated plasma endothelin in patients with diabetes mellitus. Diabetologia 33: 306–310

Takahashi N, Calderone A, Izzo Jr NJ, Maki TM, Marsh JD, Colucci WS (1994) Hypertrophic stimuli induce transforming growth factor beta 1 expression in rat ventricular myocytes. J Clin Invest 94: 1.470–1.476

Takayanagi R, Ohnaka K, Sakai Y, Nakao R, Yanase T, Haji M, Inagami T, Furuta H, Gou D-F, Nakamuta M, Nawata H (1992) Molecular cloning, sequence analysis and expression of a cDNA encoding human type-1 angiotensin II receptor. Biochem Biophys Res Commun 183: 910–916

Tanimoto K, Sugiyama F, Goto Y, Ishida J, Takimoto E, Yagami K, Fukamizu A, Murakami K (1994) Angiotensinogen-deficient mice with hypotension. J Biol Chem 269: 31.334–31.337

Taylor RN, Varma M, Teng NN, Roberts JM (1990) Women with preeclampsia have higher plasma endothelin levels than women with normal pregnancies. J Clin Endocrinol Metab 71: 1.675–1.677

Tomobe Y, Miyauchi T, Saito A, Yanagisawa M, Kimura S, Goto K, Masaki T (1988) Effects of endothelin on the renal artery from spontaneously hypertensive and Wistar Kyoto rats. Eur J Pharmacol 152: 373–374

Tomoda H (1993) Plasma endothelin-1 in acute myocardial infarction with heart failure. Am Heart J 125: 667–672

Toyo-oka T, Aizawa N, Suzuki N, Hirata Y, Miyaugchi T, Shin WS, Yanagisawa M, Masaui T, Sugimoto T (1991) Increased plasma levels of endothelin-1 and coronary spasm induced in patients with vasospastic angina pectoris. Circulation 83: 476–483

Vigne P, Ladoux A, Frelin C (1991) Endothelins activate Na⁺/H⁺ exchange in brain capillary endothelial cells via a high affinity endothelin-3 receptor that is not coupled to phospholipase C. J Biol Chem 266: 5.925–5.928

Voerman HJ, Stehouwer CD, Kamp GJ van, Strack van Schijndel RJ, Groeneveld AB, Thijs LG (1992) Plasma endothelin levels are increased during septic shock. Crit Care Med 20: 1.097–1.101

Wang DL, Wung BS, Peng YC, Wang JJ (1995) Mechanical strain increases endothelin-1 gene expression via protein kinase c pathway in human endothelial cells. J Cell Physiol 163: 400–406

Watanabe T, Suzuki N, Shimamoto N, Fujino M, Imada A (1991) Contribution of endogenous endothelin to the extension of myocardial infarct size in rats. Circ Res 69: 370–377

Watschinger B, Vychytil A, Schuller M, Hartter E, Traindl O, Pohanka E, Ulrich W, Kovarik J (1991) The pathophysiologic role of endothelin in acute vascular rejection after renal transplantation. Transplantation 52: 743–746

Weber H, Webb ML, Serafino R, Taylor DS, Moreland S, Norman J, Molloy CJ (1994) Endothelin 1 and angiotensin II stimulate delayed mitogenesis in cultured rat aortic smooth muscle cells: evidence for common signalling mechanisms. Mol Endocrinol 8: 148–158

Weissberg PL, Witchell C, Davenport AP, Hesketh TR, Metcalfe JC (1990) The endothelin peptides ET-1, ET-2, ET-3 and sarafotoxin S6b are co-mitogenic with platelet-derived growth factor for vascular smooth muscle cells. Atherosclerosis 85: 257–262

Widimsky J Jr, Horky K, Dvorakova J (1991) Plasma endothelin-1,2 levels in mild and severe hypertension. J Hypertens Suppl 9: S194–S195

Wilkins FC, Kassab S, Kato T, Mizelle HL, Opgenorth TJ, Granger JP (1995) Chronic endothelin induced pressor and renal actions in conscious dogs do not require altered Ang II formation. Am J Physiol 268: R395–R402

Willette RN, Sauermelch C, Ezekiel M, Feuerstein G, Ohlstein EH (1990) Effect of endothelin on cortical microvascular perfusion in rats. Stroke 21: 451–458

Winquist RJ, Bunting PB, Garsky VM, Lumma PK, Schofield TL (1989) Prominent depressor response to endothelin in spontaneously hypertensive rats. Eur J Pharmacol 163: 199–203

Xu D, Emoto N, Giaid A, Slaughter C, Kaw S, deWit D, Yanagisawa M (1994) ECE-1: a membrane bound metalloprotease that catalyzes the proteolytic activation of big endothelin-1. Cell 78: 473–485

Yamada T, Horiuchi M, Dzau VJ (1996) Angiotensin II type 2 receptor mediates programmed cell death. Proc Natl Acad Sci USA 93: 156–160

Yamane K, Kashiwagi H, Suzuki N, Miyauchi T, Yanagisawa M, Goto K, Masaki T (1991) Elevated plasma levels of endothelin-1 in systemic sclerosis (letter). Arthritis Rheum 34: 243–244

Yamauchi T, Ohnaka K, Takayanagi R, Umeda F, Nawata H (1990) Enhanced secretion of endothelin-1 by elevated glucose levels from cultured bovine aortic endothelial cells. FEBS Lett 267: 16–18

Yamazaki T, Komuro I, Kudoh S, Zou Y, Shiojima I, Hiroi Y, Mizuno T, Yazaki Y (1996) Endothelin 1 is involved in mechanical stress induced cardiomyocyte hypertrophy. J Biol Chem 271: 3.221–3.228

Yanagisawa M, Kurihara H, Kimura S, Tomobe Y, Kobayashi M, Mitsui Y, Yazaki Y, Katsutoshi G, Masaki T (1988) A novel potent vasoconstrictor peptide produced by vascular endothelial cells. Nature 332: 411–415

Yanagisawa M, Masaki T (1989) Molecular biology and biochemistry of the endothelins. Trends Pharmacol Sci 10: 374–378

Yandle TG, Richards AM, Nicholls MG, Cuneo R, Espiner EA, Livesey JH (1986) Metabolic clearance rate and plasma half life of alpha human atrial natriuretic peptide in man. Life Sci 38: 1.827–1.833

Yang Z, Richard V, Segesser L von, Bauer E, Stulz P, Turina M, Lüscher TF (1990) Threshold concentrations of endothelin-1 potentiate contractions to norepinephrine and serotonin in human arteries. Hypertension 82: 188–195

Yasujima M, Abe K, Kanazawa M, Yoshida K, Kohzuki M, Takeuchi K, Tsunoda K, Kudo K, Hiwatari M, Sato T (1991) Antihypertensive effect of captopril and enalapril in endothelin infused rats. Tohoku J Exp Med 163: 219–227

Yokokawa K, Tahara H, Kohno M, Murakawa K, Yasunari K, Nakagawa K, Hamada T, Otani S, Yanagisawa M, Takeda T (1991) Endothelin-secreting tumor. J Cardiovasc Pharmacol [Suppl 7] 17: S398–S401

Zamora MR, O'Brien RF, Rutherford RB, Weil JV (1990) Serum endothelin-1 and cold provocation in primary Raynaud's phenomenon. Lancet 336: 1.144–1.147

Zeiher AM, Goebel H, Schachinger V, Ihling C (1995) Tissue endothelin-1 immunoreactivity in the active coronary atherosclerotic plaque. A clue to the mechanism of increased vasoreactivity of the culprit lesion in unstable angina. Circulation 91: 941–947

Ziv I, Fleminger G, Djaldetti R, Achiron A, Melamed E, Sokolovsky M (1992) Increased plasma endothelin-1 in acute ischemic stroke. Stroke 23: 1.014–1.016

4.3 Molekular definierte Modelle in der Herz-Kreislauf-Forschung

Norbert Hübner und Reinhold Kreutz

Inhaltsverzeichnis

4.3.1 Tierexperimentelle Untersuchungen und komplexe Erkrankungen

Bei der überwiegenden Mehrzahl kardiovaskulärer Erkrankungen, wie z. B. der koronaren Herzkrankheit, der primären Hypertonie und dem Schlaganfall, sind die genetischen und molekularen Ursachen nach wie vor unbekannt. Infolgedessen ist die Anwendung von molekulargenetischen Techniken bei der Diagnose oder Behandlung von kardiovaskulären Erkrankungen in der klinischen Praxis derzeit noch begrenzt und auf die eher seltenen monogenetischen Formen der kardiovaskulären Erkrankungen beschränkt. Der Grund hierfür besteht in der Tatsache, daß die häufigen kardiovaskulären Krankheiten aus einer komplexen, multifaktoriellen Pathogenese resultieren. Im Gegensatz dazu werden Erkrankungen wie z. B. die Mukoviszidose und die Duchenne-Muskeldystrophie jeweils durch die Mutation eines einzelnen Genorts verursacht, wobei die Mutationen zu schwerwiegenden Funktionsstörungen der entsprechenden Genprodukte führen. Bei den häufigen kardiovaskulären Erkrankungen handelt es sich hingegen um *polygenetische* Erkrankungen, an deren Entstehung mehrere Gene beteiligt sind.

Am Beispiel des Bluthochdrucks können zur Einführung einige der typischen Befunde bei polygenetischen Erkrankungen sowie die Bedeutung tierexperimenteller Untersuchungen bei der Analyse dieser Erkrankungen erörtert werden [Lander u. Schorck 1994]. Der Blutdruck repräsentiert ein kontinuierliches (quantitatives) Merkmal, wobei die Blutdruckwerte in einer zu untersuchenden Population in der Regel normalverteilt sind. Die Diagnose Bluthochdruckkrankheit erfordert deshalb die Definition eines Grenzwerts, bei dessen Überschreitung das kardiovaskuläre Risiko ansteigt. Da zusätzlich Umweltfaktoren den Blutdruck und die Entwicklung einer arteriellen Hypertonie beeinflussen, spricht man von *multifaktorieller* Pathogenese. Die Diagnose Bluthochdruck beschreibt somit einen *komplexen* quantitativen Phänotyp, der sich aus vielschichtigen Interaktionen zwischen blutdrucksteigernden und -senkenden Genorten untereinander (epistatische Interaktionen) sowie aus dem variablen Wechselspiel zwischen genetischen Faktoren und Umweltvariablen (ökogenetische Interaktionen) zusammensetzt. Solche komplexen Interaktionen werden beispielhaft durch Beobachtungen an Patienten deutlich, deren Blutdruck unterschiedlich stark von verschiedenen Umweltfaktoren, wie diätetischer Kochsalzbelastung, beeinflußt wird. Jeder an der Blutdruckregulation beteiligte Genort vermittelt dem Träger also eine gewisse Anfälligkeit oder Resistenz für die Entwicklung eines Bluthochdrucks. Die genetische Analyse dieser komplexen Erkrankung wird zusätzlich dadurch erschwert, daß die Bluthochdruckkrankheit kein homogenes Krankheitsbild, sondern eine *heterogene* Gruppe von Krankheiten darstellt. Dies bedeutet, daß in verschiedenen Familien unterschiedliche Teilmengen an blutdruckrelevanten Genotypen zum gleichen

Handbuch der molekularen Medizin, Band 3
Herz-Kreislauf-Erkrankungen
D. Ganten/K. Ruckpaul (Hrsg.)
© Springer-Verlag Berlin Heidelberg 1998

Phänotyp Bluthochdruck führen. Gleichzeitig führen aber die komplexen Herz-Kreislauf-Krankheiten wie Bluthochdruck, koronare Herzkrankheit und Schlaganfall nach wie vor die Todesursachenstatistik in der westlichen Welt an. Infolgedessen stellt die Analyse der molekularen und genetischen Ursachen dieser Krankheiten eine große Herausforderung an die molekulare Medizin dar.

Tierexperimentelle Untersuchungen haben in der Vergangenheit bereits einen wesentlichen Beitrag zum pathophysiologischen Grundverständnis von Herz-Kreislauf-Erkrankungen geliefert. Als klassisches Beispiel kann hierzu die herausragenden Bedeutung der „*Goldblattexperimente*" für die Hypertonieforschung [Thurston 1994] angeführt werden. In diesen tierexperimentellen Studien konnten durch die systematische Anwendung einer Nierenarterienstenose unter verschiedenen Untersuchungsbedingungen, zunächst an Hunden und später in erster Linie bei der Ratte, wesentliche Prinzipien über die Bedeutung der Niere und des Renin-Angiotensin-Systems bei der Entstehung und Aufrechterhaltung der arteriellen Hypertonie erarbeitet werden. Sowohl die tierexperimentelle als auch die klinische Forschung der vergangenen Jahrzehnte haben somit nicht nur unser Wissen über die Herz-Kreislauf-Physiologie und -Pathophysiologie maßgeblich erweitert, sondern darüber hinaus auch zur Entwicklung eines äußerst vielseitigen Repertoires an Untersuchungstechniken geführt. Ausgerüstet mit diesem *Know how* wird es in Zukunft darauf ankommen die Aufklärung der komplexen Pathomechanismen, die den so unterschiedlichen kardiovaskulären Erkrankungen zugrundeliegen, auf zellularer und subzellularer (*molekularer*) Ebene weiter voranzutreiben.

Hierbei werden tierexperimentelle Untersuchungen erneut einen wesentlichen Beitrag leisten können, weil durch die Anwendung molekulargenetischer Techniken die Bedeutung von Kandidatengenen und Kandidatengenmutationen für die Entstehung komplexer kardiovaskulärer Erkrankungen im Tiermodell gezielt untersucht werden kann. Diese Untersuchungen erlauben eine präzise Analyse und Gegenüberstellung von definierten molekularen Veränderungen und den damit verbundenen phänotypischen Befunden:

* in vivo im Gesamttier;
* in vivo und/oder in vitro in isolierten Organsystemen wie Herz, Niere und Blutgefäßen;
* in vivo und/oder in vitro auf zellularer Ebene in isolierten Zellpopulationen wie Endothelzellen, glatten Muskelzellen, Fibroblasten oder Kardiomyozyten.

Die Bedeutung der im Tiermodell identifizierten pathophysiologischen Prinzipien kann anschließend gezielt in klinischen Studien beim Menschen überprüft werden.

Nachfolgend sollen hierzu verschiedene tierexperimentelle Untersuchungstechniken erläutert werden, mit denen molekular definierte Untersuchungen von kardiovaskulären Erkrankungen durchgeführt werden können. Hierzu zählen Untersuchungen in spontanmutierten oder *wildtypischen* Tiermodellen. Einen besonders hohen Stellenwert haben diese Tiermodelle in der Identifizierung neuer genetischer Faktoren, die bei der Verursachung von komplexen kardiovaskulären Erkrankungen, wie der Hypertonie und des Schlaganfalls, eine Rolle spielen. Weitere Strategien zur Untersuchung stellen transgene Methoden und die Techniken der homologen Rekombination dar, die es ermöglichen, den Genotyp eines bekannten Kandidatengens in einem bestimmten Organismus gezielt zu verändern und den resultierenden Phänotyp zu untersuchen. Seit kurzem ist es möglich, durch den *In-vivo-Gentransfer* zusätzliche genetische Modelle für die kardiovaskuläre Forschung zu etablieren.

4.3.2 Wildtypische (spontanmutierte) Tiermodelle

Aufgrund der sehr gut charakterisierten Physiologie, einfacher Zuchtbedingungen und der relativ kurzen Generationsdauer hat sich die Ratte als Tiermodell in der Analyse komplexer kardiovaskulärer Erkrankungen bewährt. Seit über 3 Jahrzehnten existieren bereits spontanmutierte (*wildtypische*) genetische Rattenmodelle, die menschliche kardiovaskuläre Erkrankungen widerspiegeln. Stellvertretend soll am Beispiel eines Rattenmodells für die arterielle Hypertonie die Bedeutung von wildtypischen Tierstämmen in der Erforschung der ursächlich beteiligten Gene erörtert werden. Bei der Entwicklung der hypertensiven Tiermodelle wurden die bereits wildtypisch in einem bestimmten (zuvor genetisch heterogenen) Rattenstamm natürlich vorhandenen blutdruckregulierenden Allele durch selektive Bruder-Schwester-Verpaarung (Inzucht) von Tieren mit erhöhtem Blutdruck sukzessive über mehrere (>10) Generationen selektioniert. Die Selektion der *hypertensiven Allele* in dem auf diese Art gezüchteten Rattenstamm führte zur Entwicklung eines neuen

Stamms, bei dem alle gleichgeschlechtlichen Tiere genetisch identisch sind und den gleichen Phänotyp (Bluthochdruck) aufweisen. Im Gegensatz zu transgenen Tieren, die anschließend besprochen werden, handelt es sich bei diesen Tieren um spontanmutierte (wildtypische) Modelle, bei denen der Phänotyp Bluthochdruck bekannt, die zugrundeliegende Genveränderung (Mutation) jedoch unbekannt ist (Abb. 4.3.1). Die Aufgabe des Untersuchers besteht darin, die Bluthochdruck auslösende(n) Mutation(en) zu identifizieren. Im Vergleich zur transgenen Technologie liegt eine besondere Bedeutung dieser Untersuchungsstrategie darin begründet, daß mit diesem Ansatz bislang unbekannte Gene und Genprodukte sowie vollkommen neue physiologische Regelkreise bzw. pathophysiologische Mechanismen entdeckt werden können.

In der Vergangenheit wurden mehrere genetisch hypertensive Rattenstämme etabliert, die spontan (z. B. spontan hypertensive Ratte, SHR) [Okamoto u. Aoki 1963] oder verstärkt nach diätetischer Belastung mit Kochsalz (z. B. Dahl-salzsensitive Ratte) einen Bluthochdruck entwickeln. Unter den hypertensiven Rattenstämmen nimmt die *SHRSP* (stroke-prone spontaneously hypertensive rat) eine besonders interessante Stellung ein, weil ihr Phänotyp den Schlaganfall als eine typische Folgeerscheinung der Hypertonie (Endorganschädigung) umfaßt und genetischen Studien zugänglich macht [Rubattu et al. 1996].

Mit der Verbindung von klassischen genetischen Kreuzpaarungen und neuen molekulargenetischen Methoden gelang es, blutdruckrelevante Genorte in diesen Rattenstämmen aufzuspüren [Hilbert et al. 1991, Jacob et al. 1991]. So läßt sich ein quantitatives Merkmal, wie der Blutdruck, in einzelne, ihn bestimmende Genorte, die sog. *quantitative trait loci* (QTL), aufschlüsseln. Ziel ist es blutdruckbestimmende QTL zu identifizieren. Hierbei umfaßt die experimentelle Strategie

* die Identifizierung und Kartierung chromosomaler Abschnitte, die einen QTL enthalten, über sog. Kopplungs- oder Kosegregationsanalysen und
* die Isolation eines jeden QTL in einem separaten, *kongenen* Tierstamm.

Für eine Kosegregationsanalyse werden 2 Tierstämme verwendet, die sich im untersuchten Phänotyp unterscheiden. Zur Untersuchung des Bluthochdrucks kommen also ein hypertensiver und ein normotensiver Rattenstamm zur Anwendung. Es gilt, die Assoziation eines Allels (Genotyp) mit einem bestimmten Merkmal (Phänotyp) über

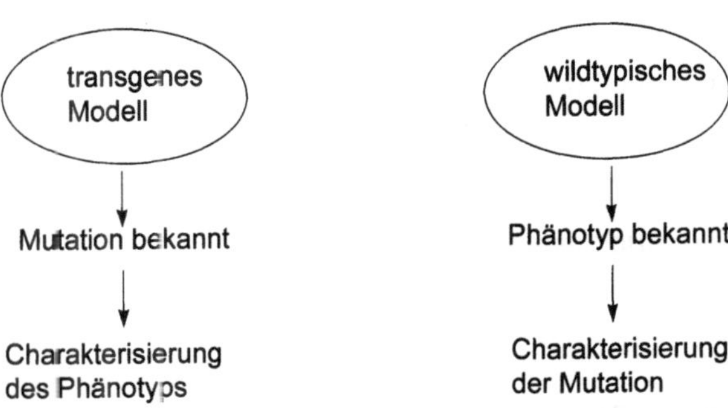

Abb. 4.3.1. Gegenüberstellung der prinzipiellen Unterschiede bei der Untersuchung molekular definierter Tiermodelle: Bei den transgenen und Knockout-Modellen wird eine Mutationen in einem zuvor bekannten Kandidatengen erzeugt. Das Arbeitsziel besteht in der Identifizierung und Charakterisierung der funktionellen (phänotypischen) Konsequenzen dieser Mutation im Tiermodell. Bei den wildtypischen Tiermodellen ist der jeweilige Phänotyp, z. B. Bluthochdruck, zuvor bekannt. Das Arbeitsziel besteht in der Identifizierung und Charakterisierung der zugrundeliegenden Mutation(en)

mehrere Generationen hinweg zu untersuchen. Unterschiede zwischen der DNA-Sequenz des hypertensiven und normotensiven Rattenstamms dienen hierbei als polymorphe genetische Marker, die mit verschiedenen molekulargenetischen Methoden identifiziert werden können. Während der meiotischen Rekombination wird zwischen homologen väterlichen und mütterlichen Chromosomen genetisches Material ausgetauscht. Bei ingezüchteten Tieren werden hierbei identische Allele ausgetauscht, weil sie an allen Genorten homozygot sind. Bei der Verkreuzung eines hypertensiven Tiers mit einem ingezüchteten normotensiven Tier (Abb. 4.3.2) entsteht eine F_1-Generation, die an allen Genorten heterozygot ist. Während der Meiose in einem F_1-Tier wird das genetische Material von hypertensivem und normotensivem Elternteil zufällig durchmischt und durch Verkreuzung von F_1-Tieren untereinander (Bruder-Schwester-Verpaarung) an die resultierende F_2-Generation vererbt. Allele eines Genorts, die einem QTL entsprechen oder sehr nahe benachbart liegen, bleiben mit dem Phänotyp Bluthochdruck assoziiert, während nicht gekoppelte Genorte unabhängig vom Blutdruck segregieren und keine statistische Assoziation ihrer Allele mit dem Blutdruck aufweisen. Da es sich bei der Hypertonie um ein quantitatives, polygenetisch determiniertes Merkmal handelt, ist für eine solche Analyse eine große Anzahl informativer Rekombinationen erforderlich. Im Tiermodell ist die Züchtung hinreichend großer F_2-Generationen (100–250 Tiere) möglich.

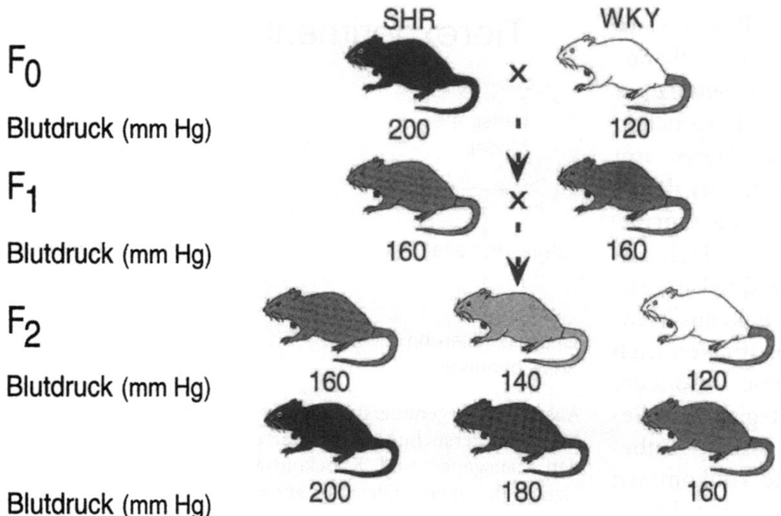

Abb. 4.3.2. Verpaarung der spontan hypertensiven Ratte (*SHR*) mit der normotensiven Wistar-Kyoto-Ratte (*WKY*). Durch die Analyse des Phänotyps (Blutdruckmessung) und die molekulargenetische Analyse des Genotyps konnten in den F_2-Nachkommen verschiedene chromosomale Genorte kartiert werden, die blutdruckregulierende Gene umfassen. Tiere der ersten Tochtergeneration (*F_1*) sind obligat heterozygot, da sie jeweils ein Allel von ihren hypertensiven bzw. normotensiven Eltern erben. In der F_2-Generation segregieren dann die Allele; es finden sich Tiere die überdurchschnittlich viele „hypertensive" bzw. „normale" Allele oder, wie die Mehrheit der Tiere, ein Muster aus beiden in ihrem Erbgut vereinigen. Durch Kopplungsanalyse kann der Einfluß eines bestimmten Genotyps auf den Phänotyp, in diesem Fall Blutdruck, geprüft werden

Bei der Identifizierung blutdruckrelevanter QTL in Tiermodellen der genetischen Hypertonie kommen 2 Strategien zur Anwendung:
- die Untersuchung von Kandidatengenen und
- die sog. Intervallkartierung.

Kandidatengene kodieren für Genprodukte, deren Beteiligung an der Blutdruckregulation oder an der Pathogenese der Hypertonie aufgrund biochemischer und/oder physiologischer Daten anzunehmen ist. Diese umfassen verschiedene Regelkreise endokriner Systeme (z. B. Renin-Angiotensin-System), des vegetativen Nervensystems, der Niere (z. B. Ionenkanäle) oder verschiedener vasoaktiver Peptide (z. B. Endotheline). Diese Strategie setzt Vorkenntnisse über entsprechende Pathomechanismen voraus. Da gegenwärtig immer noch nur ein Bruchteil der geschätzten Gesamtzahl von etwa 100.000 Genen des Säugetiergenoms bekannt ist, ist davon auszugehen, daß nur ein geringer Anteil der blutdruckregulierenden Gene bislang identifiziert und somit solchen Untersuchungen zugänglich ist. Bis jetzt wurde durch experimentelle Untersuchungen in 2 Fällen eine positive Kosegregation zwischen Mutationen von Kandidatengenen und Blutdruck im Tiermodell gefunden. Einmal handelt es sich um Mutationen in der 11β-Hydroxylase, die mit dem Blutdruck in der Dahl-salzsensitiven Ratte (SS/JR) assoziiert zu sein scheinen [Cicila et al. 1993], zum anderen fanden Bianchi et al. [1994] eine Assoziation zwischen Mutationen im *Adducin*-Gen und Bluthochdruck in der Milanhypertensiven Ratte (MHS).

Eine weitere Strategie, die die Analyse nicht nur einer chromosomalen Region vornimmt, sondern das komplette Genom eines Organismus auf mögliche krankheitsrelevante Gene untersucht, soll im folgenden beschrieben werden. Bei der Intervallkartierung benutzt man eine möglichst große Zahl polymorpher Marker, deren Entfernung voneinander und von potentiellen QTL aufgrund der Rekombinationshäufigkeit in einer segregierenden F_2-Generation berechnet wird. Die Wahrscheinlichkeit, daß eine berechnete Entfernung 2er Marker tatsächlich eine *Linkage* statt einer zufälligen Assoziation darstellt, wird als LOD-Score (*logarithm of the odds*) ausgedrückt, wobei neurdings erst bei einem LOD-Score >4,3 eine *Linkage* angenommen wird [Lander u. Kruglyak 1995).

So wurden in unseren Experimenten mehrere Genorte identifiziert, die mit erhöhtem Blutdruck gekoppelt und auf den Chromosomen 1, 10 und X lokalisiert sind [Hilbert et al. 1991, Jacob et al. 1991, Kreutz et al. 1995, 1997b]. Auch andere Forschergruppen haben in Kreuzungen mit anderen wildtypischen Rattenstämmen Kopplungsanalysen durchgeführt. Dabei wurden teilweise identische chromosomale Abschnitte identifiziert, teils andere

Genorte impliziert. Aus diesen Daten kann abgeleitet werden, daß einige Genorte mit sehr starken Effekten einen Großteil der Hypertonieerkrankungen bedingen.

In analogen Experimenten haben wir durch Kosegregationsstudien in einer Kreuzung zwischen SHRSP-Ratten und SHR-Ratten Genorte identifiziert, die zum Schlaganfall prädisponieren [Rubattu et al. 1996]. Diese Untersuchungen zeigten, daß die Entwicklung von hypertensiven Endorganschäden einer genetischen Beeinflussung unterliegt, die unabhängig von der genetischen Regulation des Blutdrucks erfolgen kann.

Nach der Identifizierung größerer chromosomaler Abschnitte, die einen QTL enthalten, wird dieser zur weiteren Charakterisierung durch gezielte Züchtung in einem kongenen Rattenstamm isoliert. Bei einem kongenen Rattenstamm wird die betreffende chromosomale Region des hypertensiven Rattenstamms in einen normotensiven Hintergund gezüchtet. Hierzu wird zunächst aus einem hypertensiven und einem normotensiven Elterntier eine F_1-Generation gezüchtet, die nachfolgend auf den normotensiven Referenzstamm zurückgekreuzt („back-cross") wird. In der resultierenden BC_1-Generation werden durch Genotypisierung die Nachfahren selektiert, die den interessierenden chromosomalen Abschnitt geerbt haben. Durch nachfolgende serielle Rückkreuzung auf den normotensiven Referenzstamm über etwa 8 Generationen hinweg wird das genetische Material des hypertensiven Rattenstamms zunehmend eliminiert, wobei in jeder Generation durch Genotypisierung sichergestellt wird, daß innerhalb der selektierten Region das hypertensive Genmaterial erhalten bleibt. Der Vergleich der Blutdruckwerte zwischen einem kongenen Stamm und dem normotensiven Referenzstamm erlaubt die isolierte Betrachtung des Blutdruckeffekts einer bestimmten chromosomalen Region, die im übrigen durch fortgesetzte Rückkreuzung auf den normotensiven Referenzstamm weiter eingeengt werden kann.

4.3.3 Transgene Tiermodelle

Die im ersten Teil beschriebenen Kartierungsmethoden bei wildtypischen Tiermodellen haben eine Reihe von Hinweisen darüber geliefert, welche Gene möglicherweise ursächlich an der Pathogenese der Hypertonie beteiligt sind. Kosegregations- und Linkage-Analysen können allerdings keine Aussagen über die funktionelle Bedeutung solcher Gene liefern. Transgene Tiermodelle, die Kandidatengene über- oder genetisch veränderte Gene exprimieren, leisten einen bedeutenden Beitrag zur funktionellen (phänotypischen) Analyse von Genproduk-

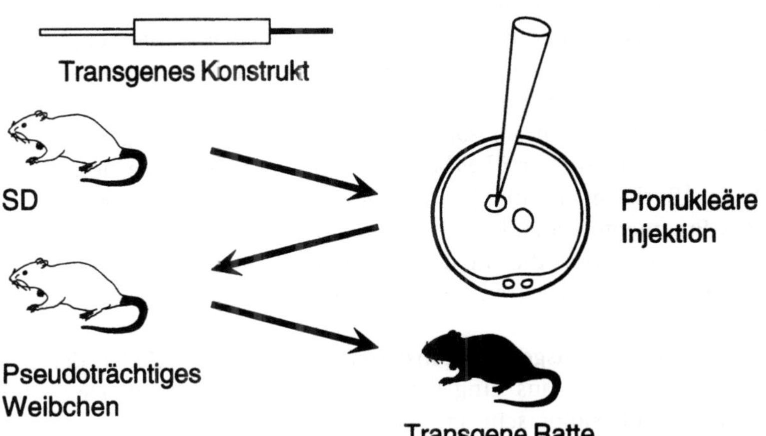

Abb. 4.3.3. Durch transgene Technologien können spezifische Gene stabil in das Genom der Maus oder der Ratte eingebracht werden. Das entsprechende Gen wird zuvor kloniert und in beliebiger Weise in den regulatorischen oder kodierenden Sequenzen verändert. Diese Veränderungen zielen zumeist auf die gesteigerte Expression oder auf ein gewebespezifisches Expressionsmuster des Transgens ab. In diesem Beispiel wird angedeutet, wie ein solches transgenes Konstrukt in die befruchtete Eizelle einer Ratte injiziert wird. Mit einer feinen Glaspipette, mit der die einzubringende DNA vorher aufgenommen wurde, wird unter dem Mikroskop in den Pronukleus einer befruchteten Eizelle eingestochen. Die DNA aus der Glaspipette wird in den Pronukleus injiziert. Die Eizelle wird im Anschluß daran in ein weibliches Tier reimplantiert, das zuvor mit einem sterilisierten Männchen verpaart wurde (daher der Begriff des *pseudoträchtigen* Weibchens). Die Oozyte kann heranreifen und die Nachkommen können auf die Anwesenheit des Transgens getestet werden

ten (Abb. 4.3.1). In der Erforschung der Hypertonie und der Arteriosklerose wurde diese Technik erfolgreich angewendet. Dazu wurden DNA-Konstrukte, die regulatorische und kodierende Sequenzen enthielten, mit Hilfe von Mikroinjektionstechniken in befruchtete Oozyten übertragen (Abb. 4.3.3).

Ein Problem stellt die Tatsache dar, daß sich die in den Pronukleus injizierte exogene DNA zufällig an einer beliebigen Stelle in die endogene chromosomale DNA integriert. Sog. chromosomale Positionseffekte können auftreten, die die Expression des Transgens stark beeinflussen können. Daraus können u. a. eine veränderte Gewebsexpression des Gens, seine totale Inaktivierung oder auch seine inadäquate Überexpression resultieren. Durch die Verwendung von *Locus-control-Regionen* des β-Globin-Gen-Clusters, bestimmter Sequenzen aus der 5′-Region des CD2-Gens, flankierenden A-Elementen des Lysozymgens oder *Matrix-attachment-Regionen* können Positionseffekte reduziert und eine im Verhältnis zur eingebrachten Kopiezahl stehende Expression des transgenen Konstrukts erreicht werden [Bonifer et al. 1990, Lake et al. 1990, McKnight et al. 1992, Orkin 1990]. Solche Elemente sind über die Speziesbarriere hinweg funktionstüchtig, so daß durch die Inkorporation dieser Elemente in das transgene Konstrukt die Expression von heterologen Genen in spezifischen Zelltypen verbessert werden kann [Clark et al. 1994]. In vielen Fällen reicht es aus, neben dem gewünschten Gen große Sequenzabschnitte der flankierenden 3′- und 5′-Regionen mit zu integrieren, um eine gewebsspezifische Expression zu erreichen. Die Entwicklung und die Nutzung von *Bacterial-artificial-chromosome-* (BAC) [Shizuya et al. 1992] und *Yeast-artificial-chromosome*-Vektoren (YAC) [Burke et al. 1987] zur Klonierung großer DNA-Fragmente ermöglicht es, regulatorische Elemente und solche, die an der Chromatinstruktur beteiligt sind, in das transgene Konstrukt zu integrieren.

Die ersten transgenen Konstrukte wurden in das Genom der Maus eingebracht. Da sich viele spezifische physiologische Fragen nur in größeren Tieren beantworten lassen, wurden transgene Techniken auf andere Spezies erweitert. Gerade im Bereich der Kreislaufforschung hat sich die Ratte als besonders vorteilhafter Modellorganismus erwiesen. Die Körpergröße des Tiers erleichtert die Bestimmung biochemischer und physiologischer Parameter. Weiterhin kann es sehr nützlich sein, bestimmte Gene z. B. in das Genom der Ratte einzubringen, wenn parallele Experimente sich in der

Maus als ineffektiv erwiesen haben. Als Beispiel sei die Blutdruckmodulation durch das Maus-Ren-2-Gen angeführt [Mullins et al. 1990]. In diesem Fall konnte in der transgenen Maus kein phänotypischer Effekt, in der transgenen Ratte [TGR-(mRen-2)27] jedoch ein fulminanter Blutdruckanstieg beobachtet werden. Diese transgenen Ratten entwickelten trotz erniedrigter Plasmareninaktivität und -Angiotensin-II-Spiegel eine Hypertonie [Kreutz et al. 1997 a]. Die hohe Expression von Renin in der Nebenniere dieser transgenen Tiere läßt darauf schließen, daß die Expression der Komponenten des Renin-Angiotensin-Systems im extrarenalen Gewebe zum Anstieg des Blutdrucks führt. Diese Untersuchungsergebnisse stellen ein starkes Indiz für die Bedeutung von gewebespezifisch gebildetem Angiotensin in der Pathogenese der Hypertonie dar [Lee et al. 1995].

4.3.4 Gezielte Veränderung von Genen durch homologe Rekombination

Während die eingebrachte DNA bei der Herstellung eines transgenen Tiers in unterschiedlicher Anzahl und an unvorhersehbarer Stelle in das Genom integriert, läßt sich durch die homologe Rekombination ein endogenes Allel einer Zelle gezielt durch ein gentechnisch verändertes Allel ersetzen (Abb. 4.3.4). So können Rekombinanten geschaffen werden, die bestimmte Mutationen oder inaktivierte Gene enthalten.

Um aus diesen gezielt veränderten Zellen ganze Organismen als Tiermodelle zu gewinnen, wird die homologe Rekombination an totipotenten embryonalen Stammzellen durchgeführt, die anschließend durch eine Mikroinjektion in das Frühstadium eines Embryos, die Blastozyste, eingebracht werden. Es entsteht ein Gemisch aus 2 Zellpopulationen, nämlichen den totipotenten endogenen Zellen der Blastozyste und den gentechnisch manipulierten totipotenten ES-Zellen (embryonale Stammzellen). Im Rahmen der embryonalen Entwicklung differenzieren sich diese beiden Zellpopulationen zu verschiedenen Geweben, und es entsteht eine sog. Chimäre. Da beide Ursprungszelltypen der Chimäre totipotent waren, können sie sich mit einer gewissen Wahrscheinlichkeit zu Keimzellen, d. h. Ei- bzw. Samenzellen, differenzieren. Eine Chimäre, die das rekombinante Gen in ihrer Keimbahn enthält, vererbt es ihren Nachkommen, so daß durch nachfolgende Züchtung zunächst he-

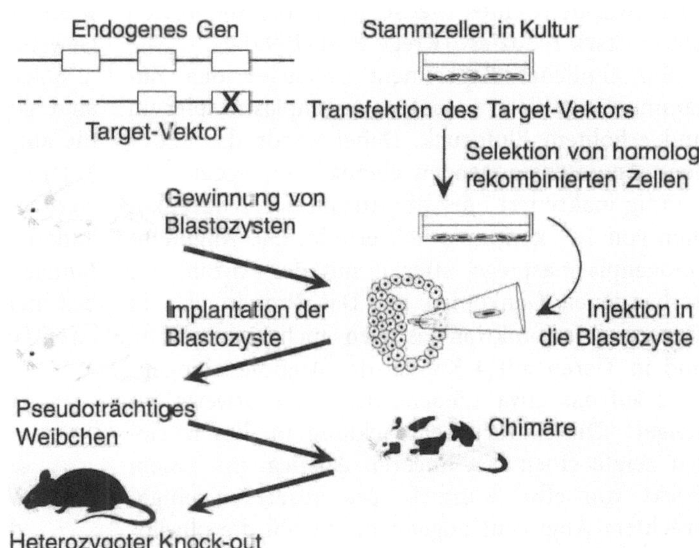

Abb. 4.3.4. Der Knockout erlaubt die gezielte Inaktivierung eines bestimmten Gens in einer embryonalen Stammzelle. Es wird ein sog. Zielvektor (Target-Vektor) konstruiert, der mit dem endogen Gen homolog rekombiniert. Dient der Zielvektor der Inaktivierung des Gens, wird er so konzipiert, daß nach erfolgter Rekombination das endogene Gen nicht mehr funktionell ist. Da eine homologe Rekombination zwischen dem endogenen Gen und der Zielvektor-DNA ein relativ seltenes Ereignis darstellt, muß eine Selektion der rekombinierten ES-Zellen erfolgen. Dazu werden in den Zielvektor selektierbare Marker kloniert, die eine Unterscheidung zwischen rekombinanten und nicht-rekombinanten ES-Zellen erlauben. Die manipulierten ES-Zellen werden dann mit Hilfe einer feinen Pipette in Blastozysten injiziert. Eine solche Blastozyste enthält danach 2 Zellpopulationen, nämlich ihre eigenen endogenen Zellen und die gentechnisch veränderten ES-Zellen. Diese Blastozysten werden wiederum in ein pseudoträchtiges Weibchen reimplantiert. Chimäre Tiere werden dann verpaart, um Nachkommen zu generieren, in denen alle Körperzellen das inaktivierte Gen tragen

terozygote und schließlich homozygote Tiere entstehen.

Ein großes Hindernis in der Weiterentwicklung der ES-Zell-Technologie auf andere Spezies stellt die Tatsache dar, daß es bisher, neben der Maus, in keiner anderen Spezies gelungen ist, genetisch manipulierte ES-Zellen stabil in die Keimbahn eines Empfängertiers zu integrieren. Dies bedeutet, daß die so produzierten genetischen Veränderungen im Genom der ES-Zellen in diesen Spezies bislang nicht auf die Nachkommen vererbt werden können.

Es wurde bereits darauf hingewiesen, daß das Renin-Angiotensin-System (RAS) eine wichtige Rolle bei der Blutdruckregulation und der Homöostase des Elektrolyt- und Wasserhaushalts spielt. Um die physiologischen und genetischen Funktionen der Gene des RAS zu untersuchen, wurden eine Reihe von Knockout-Experimenten durchgeführt, die selektiv einzelne Komponenten des RAS inaktivierten.

Das Angiotensinkonversionsenzym (ACE) kodiert eine somatische und eine weitere Isoform, die nur in postmeiotischen spermatogenen Zellen und Spermazellen exprimiert wird und deren Funktion weitgehend unbekannt ist. Um den Effekt des ACE-Gens auf die Blutdruckentwicklung und die Reproduktivität zu untersuchen, wurde ein Genkonstrukt zur homologen Rekombination entworfen, das beide Formen des ACE inaktiviert [Krege et al. 1995]. Weiterhin wurden Experimente entwickelt, die neben der Inaktivierung zusätzliche Wildtypkopien des ACE-Gens, an seiner normalen chromosomalen Lokalisation, in das Mäusegenom einbrachten [Krege et al. 1997]. Die homozygoten ACE-*knockout*-Mäuse zeigten eine deutlich erniedrigte ACE-Aktivität im Serum sowie einen eindrucksvollen Blutdruckabfall um 34 mmHg im Vergleich zu Normaltieren. Diese Befunde belegten somit die grundlegende Bedeutung des ACE-Gens für die Blutdruckregulation [Krege et al. 1995]. Die Titrierungsversuche mit steigenden Kopiezahlen zeigten jedoch, daß eine sukzessive Zunahme der Kopiezahl des ACE-Gens von 1–4 Kopien zwar mit einem linearen Anstieg der Serum-ACE-Aktivität, jedoch mit einem unverändert normalen Blutdruck assoziiert ist. Diese Befunde deuten darauf hin, daß eine quantitative Überexpression des ACE-Gens und eine Zunahme der Serum-ACE-Aktivität vom Organismus ohne Blutdruckanstieg kompensiert werden können [Krege et al. 1997]. Interessanterweise war die Fertilität der männlichen ACE-defizienten Mäuse gegenüber weiblichen Tieren stark reduziert [Krege et al. 1995].

Ein ähnliches Experiment beschrieb den Zusammenhang von Angiotensinogenplasmaspiegeln und erhöhtem Blutdruck. Dabei wurde das endogene Angiotensinogengen ebenfalls entweder vollständig inaktiviert oder die Anzahl der Wildtypkopien von 1–4 kontinuierlich erhöht. Die Angiotensinogenplasmaspiegel stiegen mit der Anzahl der vorhandenen Genkopien an. Das Protein war in Tieren ohne funktionales Gen nicht vorhanden, und in Tieren mit 4 Kopien des Angiotensinogengens auf das etwa 1,5fache des Referenzwerts gesteigert. Die Blutdruckentwicklung in diesen Tieren zeigte einen fast linearen Anstieg, mit einem Effekt von etwa 8 mmHg pro zusätzlich eingebrachtem Angiotensinogengen, obwohl die physiologischen Kompensationsmechanismen zur Blutdruckregulation in diesen Tieren intakt waren [Kim et al. 1995].

Genetische Untersuchungen mit *Knockout*-Tieren haben nur eine begrenzte Aussagekraft, wenn die funktionelle Inaktivierung des untersuchten Gens zu schwerwiegenden entwicklungsbiologischen Defekten und zum frühzeitigen Tod des Organismus führt. Untersuchungen am erwachsenen Tier, die gerade in der kardiovaskulären Forschung eine wichtige Rolle spielen, sind in solchen Fällen nicht möglich. Daher haben Gu et al. [1994] ein Verfahren entwickelt, das ein „Einschalten" des *Knockouts* in einem späteren Entwicklungsstadium ermöglicht. Dieser sog. organspezifische Knockout zielt nicht auf die funktionelle Inaktivierung eines Gens im ganzen Organismus, sondern nur in einem bestimmten Zelltyp ab [Gu et al. 1994]. Hierbei wird zunächst durch homologe Rekombination das untersuchte Gen durch ein DNA-Konstrukt ersetzt, das dasselbe Gen sowie 2 kurze flankierende Nukleotidsequenzen, sog. loxP-Sequenzen, enthält. Das Einfügen dieser loxP-Sequenzen per se führt nicht zur Inaktivierung des dazwischenliegenden Gens. Erst durch die Expression ein weiterer Gens, der Cre-Rekombinase, wird das von den loxP-Sequenzen umgebene Gen inaktiviert. Die Cre-Rekombinase erkennt die loxP-Sequenzen und entfernt die dazwischenliegende DNA-Sequenz vollständig. Zur Herstellung eines gewebespezifischen Knockout wird das rekombinante Tier, das ein loxP-flankiertes Konstrukt enthält, mit einem transgenen Tier verpaart, das die Cre-Rekombinase mit einem gewebespezifischen Promoter trägt. In den Nachkommen, die sowohl das loxP-modifizierte Gen als auch das Cre-Rekombinase-Transgen erben, führt die gewebespezifische Ex-

pression der Cre-Rekombinase nur im betroffenen Gewebe zur Inaktivierung des Zielgens.

Solche Strategien der In-vivo-Genmanipulation sind gegenwärtig noch auf die Maus beschränkt, die aufgrund ihrer Größe kaum für die kardiovaskuläre Forschung verwendet wurde. Zukünftig werden diese Techniken möglicherweise auch für andere Spezies, wie die Ratte [Brenin et al. 1997, Iannaccone et al. 1994], zur Verfügung stehen, die das meist benutzte Tiermodell in der kardiovaskulären Forschung darstellt.

4.3.5 Mutagenese und genetische Analyse des Zebrafisches in der kardiovaskulären Forschung

Aus der Entwicklungsbiologie stammt der Ansatz der systematischen oder *saturation mutagenesis* [Nüsslein-Volhard u. Wieschaus 1980], bei der die Auswirkungen einzelner Mutationen auf den Phänotyp im Hinblick auf entwicklungsbiologische Vorgänge beobachtet werden.

Bei der systematischen Mutagenese werden einzelne Tiere einer spezifisch dosierten Menge einer mutagenen Substanz (z. B. Ethylnitrosourea, ENU) ausgesetzt, die in deren Keimbahn zu Mutationen führt. Die Nachfahren werden hinsichtlich der phänotypischen Konsequenzen dieser Mutation untersucht. Hat eine Mutation zu einem phänotypisch interessanten Merkmal geführt, wird das betroffene Gen aufgespürt, um seine Funktion näher zu charakterisieren [Mullins et al. 1994, Solnica-Krezel et al. 1994]. Die systematische Mutagenese wurde im Modell der *Drosophila* entwickelt und erfordert die Untersuchung einer großen Anzahl von Tieren. Dieses entwicklungsbiologisch sehr gut charakterisierte Modell verfügt allerdings nur andeutungsweise über Organe, die einem vertebraten Herz, Gefäßsystem oder Nieren entsprechen. Untersuchungen der Organogenese erfordern daher ein vertebrates System.

Derzeitig wird versucht, solche Untersuchungen auch auf die Maus zu übertragen. Die Analyse in solch einem Tiermodell wird sich aufwendiger gestalten, da die heranreifende Frucht von außen nicht sichtbar ist und eine phänotypische Charakterisierung entwicklungsbiologischer Vorgänge im Rahmen einer systematischen Mutagenese sich methodisch schwieriger gestaltet. Unter den Vertebraten hat sich bislang der Zebrafisch als ein hervorragendes Modell zur Untersuchung entwicklungsbiologischer Mechanismen etabliert. Zum einen ist er einer im großen Stil durchgeführten Mutagenese zugänglich, weil er sich mit verhältnismäßig geringem Aufwand in ausreichend großen Zahlen züchten läßt. Zum anderen ist der Organismus des Zebrafisches durchsichtig, so daß die Entwicklung aller Organe (z. B. das schlagende Herz) von außen beobachtet werden kann.

Zwei Arbeitsgruppen haben umfassende Untersuchungen zur Embryogenese in Vertebraten durchgeführt [Driever et al. 1996, Haffter et al. 1996]. Innerhalb eines Zeitraums von 2 Jahren wurden etwa 1,5 Mio. Embryos untersucht. Diese Tiere stellen die F_3-Generation von Zebrafischen dar, deren Genom chemisch induzierte Mutationen trägt. Unter dem Mikroskop wurde in diesen Embryonen nach einer Reihe morphologischer Veränderungen gefahndet.

Die phänotypische Charakterisierung ergab eine Reihe von interessanten Mutanten, die eine Entwicklungsstörung der Herzstrukturen aufweisen. So wurden z. B. Mutationen induziert, die die Größe des Herzens verändern oder die Organogenese des Herzens behindern [Chen et al. 1996, Stainier et al. 1996]. Eine bemerkenswerte Beobachtung bei diesen Untersuchungen war, daß einzelne Mutationen oft einen hochspezifischen phänotypischen Effekt hervorrufen. Als Beispiel sei die Mutante *cloche* angeführt [Stainier et al. 1995]. Im Zebrafisch mit der Mutation cloche entwickelt sich ein Herz, dem das Endokard völlig fehlt. Zusätzlich ist die Entwicklung der Endothel- und Blutvorläuferzellen behindert, was darauf schließen läßt, daß cloche für die Differenzierung der gemeinsamen Blut-Endothel-Vorläuferzellen, den Hämangioblasten, von Bedeutung ist. Die Untersuchungen solcher Mutationen wecken die Hoffnung, die genetischen Abläufe präzise definieren zu können, die z. B. zur Bildung von Herzklappen, des Endothels oder der Herzkammern führen. Weiterhin liefern solche Studien möglicherweise Hinweise dafür, wie sich spezifische Gewebe eines Organs wechselwirkend in ihrer Entwicklung beeinflussen und erst im Zusammenspiel eine vollwertige funktionelle Einheit bilden. Zum Beispiel wurde im Zebrafisch mit der Cloche-Mutation eine ventrikuläre Myokardinsuffizienz beobachtet, die die Hypothese einer regulierenden Wirkung des Endokards auf die Kontraktilität aufwarf.

Bei der nachfolgenden molekulargenetischen Identifizierung der Mutanten werden sich genetische Karten, Marker und genomische Bibliotheken [Knapik et al. 1996, Postlethwait 1994] als sehr hilfreich erweisen. Die klinische Bedeutung der identifizierten Genprodukte, die den beschriebenen Mutanten zugrundeliegen, kann in Übertragungsstudien auf den Menschen gezielt überprüft werden.

4.3.6 In-vivo-Gentransfer

Durch transgene Experimente und *Knockout*-Strategien lassen sich phänotypische Effekte erzielen, die entwicklungsbiologische Relevanz besitzen und während der gesamten Lebensspanne des Organismus von Bedeutung sind. Die Untersuchung der Auswirkungen spezifischer Moleküle in einem definierten pathophysiologischen Stadium hingegen, was gerade in der kardiovaskulären Forschung wünschenswert ist, erscheint mit solchen Modellen nur begrenzt möglich. So wird beispielsweise postuliert, daß Substanzen, die vom kardiovaskulären System gebildet werden, wie Wachstumsfaktoren, Zytokine, Adhäsionsmoleküle und vasoaktive Substanzen, autokrine und parakrine Wirkungen auf die Gefäßfunktion und -struktur ausüben. Durch die Vielzahl der Variablen und ihrer Wechselwirkungen untereinander ist es technisch sehr schwierig, nur eine definierte Variable zu beeinflussen und auf ihre Funktion im Gesamtsystem hin zu untersuchen.

Daher wurden Techniken des Gentransfers in Zellkulturen entwickelt, die die selektive Manipulation (z. B. durch Überexpression bzw. Inhibition) individueller Komponenten solcher autokrin-parakrinen Mediatorsysteme ermöglichen. Im Gegensatz zur Zellkultur liefern In-vivo-Modelle, in denen die Genexpression selektiv (beispielsweise innerhalb der Gefäßwand) verändert werden kann, den Vorteil, daß der physiologische Einfluß des zirkulierenden Bluts mit allen Mediatoren erhalten bleibt.

Es stehen mehrere Verfahren zur Einschleusung exogener DNA in eine Zelle zur Verfügung (Abb. 4.3.5). Als Vektoren zum Gentransfer in Gefäßzellen [Dzau et al. 1993] wurden Retroviren [Nabel et al. 1989, Wilson et al. 1989], kationische Liposomen, wie das sog. Lipofectin, und jüngst auch Adenoviren [Lemarchand et al. 1993] erprobt. Das Hämagglutinierende-Japan-Virus-Liposom zeichnete sich bei geringen toxischen Nebenwirkungen durch eine besonders hohe Transfektionsrate aus [Kaneda et al. 1989]. Eine Reihe von Genen konnte mit diesen Strategien erfolgreich in Endothelzellen und glatte Gefäßmuskelzellen eingeschleust und auf ihre Funktion untersucht werden.

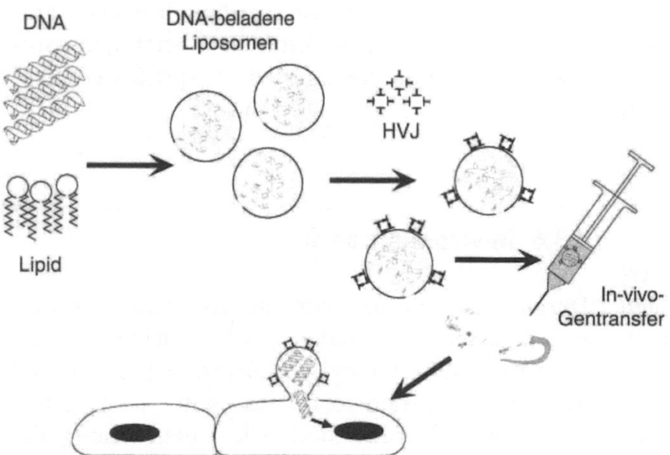

Abb. 4.3.5. Untersuchung des Effekts eines bestimmten Gens durch In-vivo-Gentransfer-Methoden: Ein DNA-Konstrukt wird kloniert, das die gewünschten regulatorischen Elemente zur Expression inkorporiert. Das DNA-Fragment wird in Liposomen eingebracht. Solche mit DNA beladene Liposomen werden dann mit dem Hämagglutinierenden-Japan-Virus bestückt. Vorher wurden die Viruspartikel durch UV-Bestrahlung inaktiviert. Mit einem solchen System läßt sich eine hohe Transfektionseffizienz erzielen, so daß DNA-Konstrukte, zu beliebigen Zeitpunkten und pathologischen Zuständen, effektiv in Körperzellen eingebracht werden können

Zum Beispiel induzierte die Transfektion des Platelet-derived-growth-Faktors die Proliferation von glatten Gefäßmuskelzellen [Nabel et al. 1993].

Es wurde demonstriert, daß die erhöhte Expression des Angiotensin-I-Konversionsenzyms innerhalb der Gefäßwand in vivo zu einer Angiotensin-II-vermittelten vaskulären Hypertrophie führt. Da es sich hierbei um einen lokalen Effekt handelte, konnte so gezeigt werden, daß die lokale Angiotensin-I-Konversionsenzym-Expression eine wichtige Rolle bei der Regulation des Gefäßtonus besitzt und daß Angiotensin II unabhängig vom Blutdruck eine Hypertrophie der Gefäßwand vermitteln kann [Morishita et al. 1994].

Ähnlich wurde der In-vivo-Gentransfer zur funktionellen Charakterisierung des Angiotensin-II-Typ-2(AT_2)-Rezeptors angewandt. Ausgehend von der Arbeitshypothese, daß der AT_2-Rezeptor die Migration und Proliferation von VSMC (glatten Gefäßmuskelzellen) in Gefäßen mit definierten Läsionen beeinflußt, wurde die vorgeschädigte A. carotis der Ratte mit einem AT_2-Rezeptor-Expressionsvektor transfiziert. Die Ergebnisse dieser Studie zeigten eine reduzierte DNA-Syntheseleistung der Gefäßwand und eine verminderte Bildung von Neointima und ließen daher den Schluß zu, daß der AT_2-Rezeptor eine antiproliferative Wirkung auf das Zellwachstum ausübt. Während der AT_1-Rezeptor proliferative Effekte induziert, scheint der AT_2-Rezeptor also eine gegenteilige Wirkung des Angiotensins II zu vermitteln [Nakajima et al. 1995].

In-vivo-Gentransfer-Methoden bieten im Vergleich zu konventionellen pharmakologischen Experimenten folgende Vorteile:

- Das entsprechende Gen kann in einen isolierten Abschnitt des Gefäßes oder des Myokards eingebracht werden, so daß systemische Effekte vermieden werden.
- Das transfizierte Segment kann mit danebenliegenden Segmenten oder mit Gefäßen der kontralateralen Seite verglichen werden, die dem gleichen hämodynamischen Milieu ausgesetzt sind.

Bei der Erforschung kardiovaskulärer Erkrankungen, bieten In-vivo-Gentransfer-Methoden auch in Zukunft bedeutende Möglichkeiten zur Erprobung therapeutischer Strategien in Tiermodellen. Ein bedeutendes Ziel ist die Untersuchung der Pathogenese der vaskulären Restenosierung, die zu einem hohen Prozentsatz nach Koronarangioplastien auftritt.

4.3.7 Ausblick

Bei der überwiegenden Anzahl kardiovaskulärer Erkrankungen handelt es sich um komplexe Erkrankungen, an deren Ausprägung zahlreiche genetische und exogene Faktoren in unterschiedlichem Ausmaß und in unterschiedlichen Kombinationen der einzelnen Determinanten untereinander beteiligt sind. In Anbetracht dieser Komplexität werden zukünftig neue, mit Hilfe molekulargenetischer Methoden definierte und generierte Tiermodelle bei der Erforschung kardiovaskulärer Erkrankungen eine wichtige Rolle spielen. Die experimentellen Ansätze haben zum Ziel, Kandidatengene und Kandidatengenmutationen für die Entstehung komplexer kardiovaskulärer Erkrankungen zu identifizieren. Diese Untersuchungen können einerseits einen wesentlichen Beitrag zu einem besseren Verständis der pathophysiologischen Grundlagen von komplexen kardiovaskulären Erkrankungen leisten. Mit molekular definierten Tiermodellen können andererseits neue Zielmoleküle und bislang unbekannte biologische Regelkreise identifiziert werden. Die Charakterisierung neuer Zielmoleküle liefert wiederum den Ausgangspunkt für die Entwicklung innovativer Pharmaka und insgesamt neuer Behandlungsstrategien. Bisherige experimentelle und klinische Befunde bestätigen, daß eine molekulare Ursachenklärung kardiovaskulärer Erkrankungen möglich ist, auf deren Basis spezifische molekular-pathophysiologische Konzepte zur verbesserten Diagnostik und Behandlung bei Patienten mit kardiovaskulären Erkrankungen entwickelt werden können.

4.3.8 Literatur

Bianchi G, Tripodi G, Casari G, Salardi S, Barber BR, Garcia R, Leoni P, Torielli L, Cusi D, Ferrandi M et al. (1994) Two point mutations within the adducin genes are involved in blood pressure variation. Proc Natl Acad Sci USA 91: 3.999–4.003

Bonifer C, Vidal M, Grosveld F, Sippel AE (1990) Tissue specific and position independent expression of the complete gene for chicken lysozyme in transgenic mice. EMBO J 9: 2.843–2.848

Brenin D, Look J, Bader M, Hübner N, Levan G, Iannaccone P (1997) Rat embryonic stem cells: a progress report. Transplant Proc 29: 1.761–1.765

Burke DT, Carle GF, Olson MV (1987) Cloning of large segments of exogenous DNA into yeast by means of artificial chromosome vectors. Science 236: 806–812

Chen J-N, Haffter P, Odenthal J, Vogelsang E, Brand M, van-Eeden FJM, Furutani-Seiki M, Granato M, Hammerschmidt M, Heisenberg C-P, Jiang Y-J, Kane DA, Kelsh RN, Mullins MC, Nüsslein-Volhard C (1996) Mutations affecting the cardiovascular system and other internal organs in zebrafish. Development 123: 293–302

Cicila GT, Rapp JP, Wang JM, St Lezin E, Ng SC, Kurtz TW (1993) Linkage of 11 beta-hydroxylase mutations with altered steroid biosynthesis and blood pressure in the Dahl rat. Nat Genet 3: 346–353

Clark AJ, Bissinger P, Bullock DW, Damak S, Wallace R, Whitelaw CBA, Yull F (1994) Chromosomal position effects and their modulation of transgene expression. Reprod Fertil Dev 6: 589–598

Driever W, Solnica-Krezel L, Schier AF, Neuhauss SCF, Malicki J, Stemple DL, Stainier DYR, Zwartkruis F, Abdelilah S, Rangini Z, Belak J, Boggs C (1996) A genetic screen for mutations affecting embryogenesis in zebrafish. Development 123: 37–46

Dzau VJ, Morishita R, Gibbons GH (1993) Gene therapy in cardiovascular disease. Trends Biotechnol 11: 205–211

Gu J, Marth JD, Orban PC, Mossmann H, Rajewski K (1994) Deletion of DNA polymerase beta gene segment in T cells using cell type specific gene targeting. Science 265: 103–106

Haffter P, Granato M, Brand M et al. (1996) The identification of genes with unique and essential functions in the development in zebrafish, *Danio rerio*. Development 123: 1–36

Hilbert P, Lindpaintner K, Beckmann JS et al. (1991) Chromosomal mapping of two genetic loci associated with blood-pressure regulation in hereditary hypertensive rats. Nature 353: 521–529

Iannaccone PM, Taborn GU, Garton RL, Caplice MD, Brenin DR (1994) Pluripotent embryonic stem cells from the rat are capable of producing chimeras. Dev Biol 163: 288–292

Jacob HJ, Lindpaintner K, Lincoln SE, Kusumi K, Bunker RK, Mao Y-P, Ganten D, Dzau VJ, Lander ES (1991) Genetic mapping of a gene causing hypertension in the stroke-prone spontaneously hypertensive rat. Cell 67: 213–224

Kaneda Y, Iwai K, Uchida T (1989) Increased expression of DNA cointroduced with nuclear protein in adult rat liver. Science 243: 375–378

Kim HS, Krege JH, Kluckman KD et al. (1995) Genetic control of blood pressure and the angiotensinogen locus. Proc Natl Acad Sci USA 92: 2.735–2.739

Knapik EW, Goodman A, Atkinson OS et al. (1996) A reference cross DNA panel for zebrafish (*Danio rerio*) anchord with simple sequence length polymorphisms. Development 123: 451–460

Krege JH, John SW, Langenbach LL et al. (1995) Male-female differences in fertility and blood pressure in ACE-deficient mice. Nature 375: 146–148

Krege JH, Kim HS, Moyer JS et al. (1997) Angiotensin-converting enzyme gene mutations, blood pressures, cardiovascular homeostasis. Hypertension 29: 150–157

Kreutz R, Hübner N, James MR et al. (1995) Dissection of a quantitative trait locus for genetic hypertension on rat chromosome 10. Proc Natl Acad Sci USA 10: 8.778–8.782

Kreutz R, Fernandez-Alfonso MS, Paul M, Peters J (1997a) Differential development of early hypertension in heterozygous transgenic TGR(mRen2)27 rats. Clin Exp Hypertens (in press)

Kreutz R, Struk B, Rubattu S et al. (1997b) Role of the alpha-, beta-, gamma-subunits of epithelial sodium channel in a model of polygenic hypertension. Hypertension 29: 131–136

Lake RA, Wotton D, Owen MJ (1990) A 3′ transcriptional enhancer regulates tissue-specific expression of the human CD2 gene. EMBO J 9: 3.129–3.136

Lander ES, Schorck NJ (1994) Genetic dissection of complex traits. Science 265: 2.037–2.048 [Erratum published in Science 266: 353]

Lander ES, Kruglyak L (1995) Genetic dissection of complex traits: guidelines for interpreting and reporting linkage results. Nat Genet 11: 241–247

Lee M, Böhm M, Kim S, Bachmann S, Bachmann J, Bader M, Ganten D (1995) Differential gene expression of renin and angiotensinogen in the TGR(mRen2)27 transgenic rat. Hypertension 25: 570–580

Lemarchand P, Jones M, Yamada I, Crystal RG (1993) In vivo gene transfer and expression in normal uninjured blood vessels using replication-deficient recombinant adenovirus vectors. Circ Res 72: 1.132–1.138

McKnight RA, Shamay A, Sankaran L, Wall RJ, Henninghausen L (1992) Matrix-attachment regions can impart position-independent regulation of a tissue-specific gene in transgenic mice. Proc Natl Acad Sci USA 89: 6.943–6.947

Morishata R, Gibbons GH, Nakajima M et al. (1994) Evidence for direct local effect of angiotensin in vascular hypertrophy: in vivo gene transfer of angiotensin converting enzyme. J Clin Invest 94: 978–984

Mullins JJ, Peters J, Ganten D (1990) Fulminant hypertension in transgenic rats harbouring the mouse ren-2 gene. Nature 344: 541–544

Mullins MC, Hammerschmidt M, Haffter P, Nüsslein-Volhard C (1994) Large scale mutagenesis in the zebrafish: in search of genes controlling development in a vertebrate. Curr Biol 4: 189–202

Nabel EG, Plautz G, Boyce FM, Stanley JC, Nabel GJ (1989) Recombinant gene expression in vivo within endothelial cells of the arterial wall. Science 224: 1.342–1.344

Nabel EG, Yang Z, Liptay S, San H, Gordon D, Haudenschild CC, Nabel GJ (1993) Recombinant platelet-derived growth factor B gene expression in porcine arteries induces intimal hyperplasia in vivo. J Clin Invest 91: 1.822–1.829

Nakajima M, Hutchinson HG, Fujinaga M et al. (1995) The angiotensin II type 2 (AT2) receptor antagonizes the growth effects of the AT1 receptor: gain-of-function study using gene transfer. Proc Natl Acad Sci USA 92: 10.663–10.667

Nüsslein-Volhard C, Wieschaus E (1980) Mutations affecting segment number and polarity in Drosophila. Nature 287: 795–801

Okamoto K, Aoki K (1963) Development of a strain of spontaneously hypertensive rats. Jpn Circ J 27: 282–293

Orkin S (1990) Global gene regulation and switching. Cell 63: 665–672

Postlethwait JH, Johnson SL, Midson CN et al. (1994) A genetic linkage map for the zebrafish. Science 264: 699–703

Rubattu S, Volpe M, Kreutz R, Ganten U, Ganten D, Lindpaintner K (1996) Chromosomal mapping of quantitative trait loci contributing to stroke in a rat model of complex human disease. Nat Genet 13: 429–434

Shizuya H, Birren B, Kim U-J, Mancino T, Slepak Y, Tachiiri Y, Simon M (1992) Cloning and stable maintenance of 300-kilobase-pair fragments of human DNA in *Escherichia coli* using an F-factor-based vector. Proc Natl Acad Sci USA 89: 8.794–8.797

Solnica-Krezel L, Schier AF, Driever W (1994) Efficient recovery of ENU-induced mutations from the zebrafish germline. Genetics 134: 1.401–1.420

Stainier DYR, Weinstein BM, Detrich III HW, Zon LI, Fishman MC (1995) Cloche, an early acting zebrafish gene, is required by both the endothelial and hematopoetic lineages. Development 121: 3.141–3.150

Stainier DYR, Fouquet B, Chen JN et al. (1996) Mutations affecting the formation and function of the cardiovascular system in the zebrafish embryo. Development 123: 285–292

Thurston H (1994) Experimental models of hypertension. In: Swales JD (eds) Textbook of hypertension. Blackwell, Oxford London, pp 477–493

Wilson JM, Birinyi LK, Salomon RN, Libby P, Callow AD, Mulligan RC (1989) Implantation of vascular grafts lined with genetically modified endothelial cells. Science 24: 1.344–1.346

4.4 Molekularbiologie, Klinik und Therapie steroidbedingter Hypertonien

Jörg Peters, Mathias Hampf, Barbara Peters und Rita Bernhardt

Inhaltsverzeichnis

4.4.1 Einleitung

Steroidbedingte Hypertonien repräsentieren nach den renalen Erkrankungen die häufigste Ursache der sekundären Hypertonie. Steroidhormone werden unterteilt in Glukokortikoide, Mineralokortikoide und Sexualsteroide. Die endogenen Glukokortikoide sind nicht selektiv und können auch mineralokortikoide Wirkungen aufweisen. Die Mehrzahl endogener Steroidhypertonien wird durch Nebennieren- oder Hypophysentumoren ausgelöst (Cushing-Syndrom, primärer Hyperaldosteronismus). In anderen Fällen steroidbedingter Hypertonie liegen isolierte Gendefekte im Steroidmetabolismus vor (Tabelle 4.4.1). Diese Defekte machen sich meist schon im Kindesalter bemerkbar und sollten früh diagnostiziert und spezifisch therapiert werden. Die Klassifizierung der Hypertonie im Kindesalter ist allerdings noch unklar, und es ist zu berücksichtigen, daß die Normwerte des Blutdrucks bei Kindern niedriger liegen, als bei Erwachsenen [Joint National Committee 1988].

Handbuch der molekularen Medizin, Band 3
Herz-Kreislauf-Erkrankungen
D. Ganten/K. Ruckpaul (Hrsg.)
© Springer-Verlag Berlin Heidelberg 1998

Tabelle 4.4.1. Steroidbedingte Hypertonien

Erkrankung	Gendefekt	Therapie	Alternativtherapie
Erworbene Störungen			
Cushing-Syndrom (zentral, peripher, ektop)		Tumorresektion	Adrenale Inhibitoren, ACTH-Suppression
Primärer Hyperaldosteronismus (niedriges Renin)			
Aldosteron-produzierende Adenome, Karzinome		Tumorresektion	Spironolakton, Triamteren/Amilorid, adrenale Inhibitoren
Idiopathischer Hyperaldosteronismus		Spironolakton	Thiazide und KCl, salzarme Diät, Antihypertensiva
Sekundärer Hyperaldosteronismus (hohes Renin)		Ursachenbehandlung	Antihypertensiva
Apparenter Mineralkortikoidexzeß		Lakritz- oder Carbenoxoloneinnahme einstellen	
Hereditäre Störungen			
Dexamethason-supprimierbarer Hyperaldosteronismus (DSHA, FH-I)	Promotor der Aldosteronsynthase	Dexamethason	s. primärer Hyperaldosteronismus
Familiärer Hyperaldosteronismus Typ II (FH-II)	Unbekannt	Spironolakton	
Adrenogenitale Syndrome (AGS, CAH)	11β-Hydroxylase, 17α-Hydroxylase	Glukokortikoide	
Apparenter Mineralkortikoidexzeß (AME)	11-Hydroxysteroid-Dehydrogensase	Dexamethason	
Glukokortikoidrezeptorresistenz	Glukokortikoidrezeptor	Dexamethason	
Aldosteronom bei multipler endokriner Adenomatose Typ 1	Unbekannt	Resektion	s. primärer Hyperaldosteronismus

4.4.2 Physiologische Grundlagen

4.4.2.1 Wirkungen der Steroidhormone

Glukokortikoide schützen den Organismus in Streßsituationen. Ein Mangel an Glukokortikoiden unter Streß führt zu Hypoglykämie, Hypotonie, Schock und Koma. Glukokortikoide fördern die akute Bereitstellung von Energie und haben grundlegende Wirkungen auf den Intermediärstoffwechsel, das Kreislaufsystem, das Immunsystem sowie auf Wachstum und Proliferationsvorgänge [Williams u. Dluhy 1994]:

- **Intermediärstoffwechsel:** Lipolyse, Proteolyse, Glukoneogenese, Glykogensynthese
- **Knochenstoffwechsel:** Hemmung der Osteoblasten, Stimulation der Osteoklasten (via PTH)
- **Niere:** Natrium- und Wasserretention, Hemmung der Kalziumresorption
- **Kreislauf:** Blutdrucksteigerung
- **Verschiedene Systeme:** Hemmung der Prostaglandin- und Leukotriensynthese
- **ZNS:** Einfluß auf Stimmung, Motoraktivität und Schlaf
- **Bindegewebe, Immunsystem:** antiproliferativ, antiinflammatorisch, immunsuppressiv

Mineralokortikoide beeinflussen direkt oder indirekt den transmembranösen Natrium-Kalium-Austausch in allen Zellen. Sie steigern darüber hinaus spezifisch die Natrium- und Wasserreabsorption sowie die Kalium- und H^+- Exkretion. Dies geschieht durch ihren Angriff an den distalen Tubuli und Sammelrohren der Niere [Kenyon et al. 1984]. Hier wird Natrium mittels amiloridsensitiver Natriumkanäle aus dem Tubuluslumen in die Zelle zurücktransportiert, um dann von dort aus mittels Na^+-K^+-ATPasen in den Extrazellularraum und so wieder in die Zirkulation zu gelangen [Schafer u. Hawk 1992]. Diese beiden Transportsysteme werden durch Mineralokortikoide stimuliert. Auch im Gastrointestinaltrakt und an den Schweiß- und Speicheldrüsen werden die Natriumresorption und Kaliumexkretion gefördert.

4.4.2.1.1 Hypertonie durch Glukokortikoidaktivität

Glukokortikoide können unabhängig von ihren mineralokortikoiden Eigenschaften eine Hypertonie induzieren [Tonolo et al. 1988]. Die Pathogenese der Hypertonie durch Glukokortikoide ist nicht geklärt. Bei Glukokortikoidexzeß sind sowohl das Herzminutenvolumen als auch der totale periphere Widerstand erhöht. Die Hypertonie ist weitgehend unabhängig von der Natriumzufuhr. Glukokortikoide erhöhen die Sensitivität glatter Gefäßmuskelzellen gegenüber den Vasopressoren Noradrenalin und Angiotensin (ANG) II. Sie stimulieren die Synthese von Angiotensinogen und von ANG-II-Rezeptoren [Krieger 1983, Ohtani et al. 1992, Sato et al. 1994, Whitworth 1987]. Darüber hinaus könnte eine Inhibition der Prostazyklinsynthese an der Erhöhung des peripheren Widerstands durch Glukokortikoide beteiligt sein [Axelrod 1983].

4.4.2.1.2 Hypertonie durch Mineralokortikoidaktivität

Die durch Mineralokortikoide ausgelöste Hypertonie ist abhängig von der Natriumzufuhr. Sie wird durch natriumreiche Diät aggraviert und durch natriumarme Diät vermindert [Grollman et al. 1940, Morton et al. 1990]. Begleitend ist mit einer Hypokalämie und einer metabolischen Alkalose zu rechnen, diese ist aber nicht obligat. Anfangs ist die Hypertonie durch eine Volumenexpansion bestimmt. Ausgehend von einer Normonaträmie führt eine Erhöhung des Aldosteronspiegels aber nur für kurze Zeit (3–5 Tage) zu einer vermehrten Natrium- und Wasserreabsorption. Dann setzt, vermutlich durch eine reaktive Erhöhung der Sekretion von atrialem natriuretischem Peptid (ANP) sowie durch eine veränderte renale Hämodynamik, eine (Druck-)Natriurese ein [August et al. 1958]. Dieses Phänomen wird Aldosteron-escape genannt. Die vermehrte Kaliumexkretion bleibt dabei weiterhin bestehen. Aufgrund des Aldosteron-escape-Phänomens haben Patienten mit primärem Hyperaldosteronismus zwar eine Hypertonie und eine Hypokalämie, jedoch meist keine Ödeme. Wird der renale Perfusionsdruck nach der Gabe von Aldosteron experimentell konstant gehalten, so entwickelt sich kein Aldosteron-escape, und es entsteht eine ausgeprägte Hypertonie mit Ödemen, Aszites und Herzinsuffizienz [Hall et al. 1984]. Im späteren Verlauf steht die Erhöhung des totalen peripheren Widerstands im Vordergrund. Eine Stimulation der Aktivität des sympathischen Nervensystems oder der Freisetzung eines Oua-

bain-ähnlichen Inhibitors der Natrium-Kalium-ATPase wird hier als Erklärung ebenso diskutiert, wie eine Erhöhung der intrazellularen Natriumkonzentration [Jones u. Hart 1975, Takeda u. Bunag 1980]. Mineralokortikoide wirken darüber hinaus durch ihren direkten Einfluß auf das zentrale Nervensystem blutdrucksteigernd [Gomez-Sanchez et al. 1992].

4.4.2.1.3 Hypertonie durch Östrogen und Progestagen

Bei der Einnahme oraler Kontrazeptiva ergibt sich fast immer ein leichter Blutdruckanstieg. In etwa 5% der Fälle entwickelt sich eine Hypertonie innerhalb von 5 Jahren. Betroffen sind insbesondere Frauen im Alter von über 35 Jahren, besonders bei gleichzeitigem Alkoholkonsum. Die Hypertonie kann nach Absetzen der Kontrazeptiva persistieren [Woods 1988]. Der Zusammenhang zwischen der Einnahme von Kontrazeptiva und einer Hypertonie ist nach wie vor ungeklärt. Östrogene und Gestagene stimulieren die Synthese von Angiotensinogen und ANG II [Weir et al. 1975]. Die Folgen sind eine Erhöhung des peripheren Widerstands, eine gesteigerte Aldosteronsynthese und eine Stimulation der Natriumretention. Zusätzlich kommt es zu einem Insulinanstieg mit den Zeichen einer peripheren Insulinresistenz, die ebenfalls für die Genese der Hypertonie von Bedeutung sein könnte [Skouby et al. 1987].

4.4.2.1.4 Hypertonie durch andere Steroide

Einige Steroidmetaboliten haben eine ausgeprägte hypertensive Wirkung, so z. B. 18-Hydroxykortisol, 18-oxo-Kortisol, 18-Desoxykortikosteron (18-DOC) und 19-nor-DOC. Letzteres wurde von Gomez-Sanchez et al. [1979] aus dem Urin von Ratten mit einer experimentell induzierten Hypertonie isoliert. Diese Substanz ist auch im Urin der sog. Low-Renin-Gruppe primärer Hypertoniker [Griffing et al. 1983] und bei Patienten mit Hypertonie aufgrund eines 17a-Hydroxylase-Defekts (s. Kapitel 4.4.4 „Erkrankungen mit Steroid-induzierter Hypertonie") erhöht. 18-DOC und 19-nor-DOC entstehen in der Niere durch die Konversion des adrenalen Steroids DOC. Schon DOC kann durch seine mineralokortikoide Wirkung eine Hypertonie bedingen [Brown et al. 1972], wie z. B. bei Patienten mit 11β-Hydroxylase-Defekt oder Nebennierentumoren. Im obigen Hypertoniemodell ist DOC jedoch erniedrigt, vermutlich, weil es vermehrt peripher zu 18-DOC oder 19-nor-DOC konvertiert wird [Griffing et al. 1983]. Eine vermehrte Produktion von 18-Hydroxykortisol und 18-Oxokortisol tritt bei Patienten mit Dexamethason-supprimierbarem Hyperaldosteronismus auf (Kapitel 4.4.4 „Erkrankungen mit Steroid-induzierter Hypertonie").

4.4.2.2 Regulation der Kortisolsekretion

Die Plasmakonzentration von Kortisol wird durch einen Regelkreis zwischen Hypothalamus, Hypophyse und Zona fasciculata der Nebenniere kontrolliert und dem Bedarf angepaßt (Abb. 4.4.1). Das hypothalamische Kortikotropin-releasing-Hormon (CRH) stimuliert die Sekretion von adrenokortikotropem Hormon (ACTH) aus der Hypophyse, welches wiederum die Kortisolsynthese der Zona fasciculata stimuliert. Kortisol hemmt die Freisetzung von CRH und ACTH im Sinn eines negativen Feedbacks. ACTH ist ein Polypeptid, bestehend aus 39 Aminosäuren. Es stammt aus dem größeren Präkursormolekül Proopiomelanokortikotropin (POMC), welches neben ACTH auch Lipotropine, Endorphine und MSH (Melanozyten

stimulierendes Hormon, Melanotropin) enthält. POMC wird im Gehirn, im Hypophysenvorder- und -hinterlappen sowie in Lymphozyten gebildet. In der Hypophyse wird ACTH in basophilen Zellen gespeichert. ACTH bindet an spezifische G-Protein-gekoppelte Rezeptoren der Zellmembranen von Zellen der Zona fasciculata bzw. reticularis, stimuliert die Adenylatzyklase und erhöht so den intrazellularen Gehalt an cAMP sowie der freien Kalziumkonzentration [Jones u. Glillham 1988, Schimmer 1980]. Die Folgen sind eine vermehrte Aufnahme von Cholesterol in die Zelle, ein vermehrter Transport des Substrats Cholesterol an die innere Mitochondrienmembran, eine erhöhte Aktivität der Enzyme CYP450scc (CYP11A1) und CYP11B1 sowie eine Stimulation der Expression der zugehörigen Gene und insbesondere eine Hyperplasie der Zona fasciculata bzw. reticularis [Hall 1985, Simpson u. Waterman 1988, Viard et al. 1992]. Die CRH- und ACTH-Freisetzung ist pulsatil und unterliegt einem zirkardianen Rhythmus. Die Tagesrhythmik kann bei primären Störungen der Nebennierenfunktion, aber auch bei anderen Erkrankungen (schwere Allgemeinerkrankungen, Depression) aufgehoben sein. Die Sekretion von CRH wird durch höhere Zentren des zentralen Nervensystems moduliert, so u. a. durch hypothalamische Neurotransmitter (Abb. 4.4.1) [Jones u. Gillham 1988]. Vasopressin und ANG II stimulieren die Freisetzung von ACTH [Williams u. Dluhy, 1994], Serotonin und Azetylcholin und darüber hinaus auch die Freisetzung von CRH. Auch Interleukin I stimuliert die ACTH-Freisetzung und stellt so eine Verbindung zum Immunsystem her [Bateman et al. 1989]. a-Blocker und GABA hemmen möglicherweise die ACTH-Freisetzung. Die Freisetzung von ACTH und damit auch die Plasmakonzentrationen von Kortisol werden durch Essen und Streß erhöht. So führen Fieber (durch die Wirkung des Pyrogens Interleukin I), Trauma, Operation, Hypoglykämie, Bewegung und Emotion zu einem Anstieg der ACTH- und Kortisolkonzentrationen, und der zirkardiane Rhythmus kann aufgehoben sein.

Insbesondere die trophischen Effekte von ACTH müssen bei primären Erkrankungen der Nebennierenrinde und bei einer Glukokortikoidtherapie berücksichtig werden. Durch die exogene Zufuhr von Glukokortikoiden oder durch eine endogene Kortisolüberproduktion eines Adenoms wird die ACTH-Freisetzung inhibiert, und es kommt zur Atrophie der Zona fasciculata bzw. reticularis. Akutes Absetzen exogener Glukokortikoide oder die Entfernung eines Kortisol-produzierenden

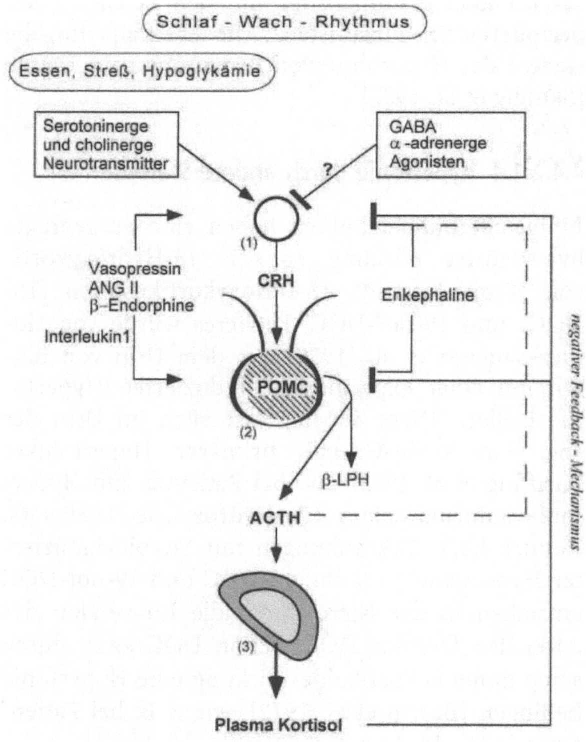

Abb. 4.4.1. Regulation der Kortisolsekretion, *1* hypothalamisches CRH-releasing-center, *2* Hypophyse, *3* Nebenniere, → Stimulation, ⊥ Inhibition

Adenoms würden ohne therapeutische Gegenmaßnahmen zu einer akuten NNR-Insuffizienz führen.

4.4.2.3 Regulation der Aldosteronsekretion

Die wichtigsten Regulatoren der Aldosteronsekretion sind die Plasmakonzentrationen von Angiotensin II, Kalium und Natrium. Weitere Regulatoren sind in Tabelle 4.4.2 aufgelistet [Aguilera et al. 1981, Mazzocchi et al. 1986, Müller 1988, Quinn u. Williams 1988]. ANG II und Kalium stimulieren die Aldosteronfreisetzung. Natrium und Kalium erhöhen außerdem die Sensitivität der Glomerulosazellen für andere Stimulatoren der Aldosteronsekretion (s. unten). Im Gegensatz zur Regulation der Kortisolsekretion hat ACTH für die Regulation der Aldosteronsekretion keine wesentliche Bedeutung. ACTH führt nach einer vorübergehenden Stimulation zwar chronisch zu einer signifikanten Suppression der Aldosteronsekretion, aber es bleibt immer eine ausreichende Sekretion erhalten.

4.4.2.3.1 Bedeutung des Renin-Angiotensin-Systems

Renin wird in der Niere gebildet und spaltet vom zirkulierenden Angiotensinogen das inaktive Dekapeptid Angiotensin I ab. Dieses wird durch zirkulierendes oder endothelständiges Angiotensinkonversionsenzym (ACE) in das Oktapeptid Angiotensin II konvertiert (Abb. 4.4.2). Neben einer Stimulation der Aldosteronsekretion bewirkt ANG II u. a. eine Vasokonstriktion, erhöht den Tonus des

Tabelle 4.4.2. Regulation der Aldosteronfreisetzung

Stimulation	Inhibition
Angiotensin II (ANG II)	Atriales natriuretisches Peptid (ANP)
Kalium	Natrium
Serotonin	Dopamin
ACTH (akut)	ACTH (chronisch)
β-Endorphin	Ouabain-ähnliche Faktoren?
Wachstumshormon	
β-MSH	
Histamin	
Azetylcholin	

sympathischen Nervensystems, reguliert den intraglomerulären Druck in der Niere und führt direkt zur Natrium- und Wasserreabsorption am proximalen Tubulus. Der Zustand der wichtigsten durch das Renin-Angiotensin-Aldosteron-System (RAAS) zu regelnden Größen, wie Blutdruck und Elektrolythaushalt, wird in der Niere perzipiert und durch entsprechende Modulation der Reninfreisetzung kontrolliert. Sezerniertes Renin führt schon intrarenal zur Bildung von ANG II mit Konsequenzen für die renale Hämodynamik, Filtration und tubuläre Reabsorption. Die Reninsekretion wird durch eine Reihe von partiell unabhängigen Faktoren oder Mechanismen beeinflußt: Sie wird bei niedrigem Perfusionsdruck (vermittelt durch renale Barorezeptoren), bei erhöhtem Sympatikotonus (vermittelt durch renale β_1-Rezeptoren) sowie insbesondere auch bei niedrigen Natriumchloridkonzentration im distalen Tubulus stimuliert

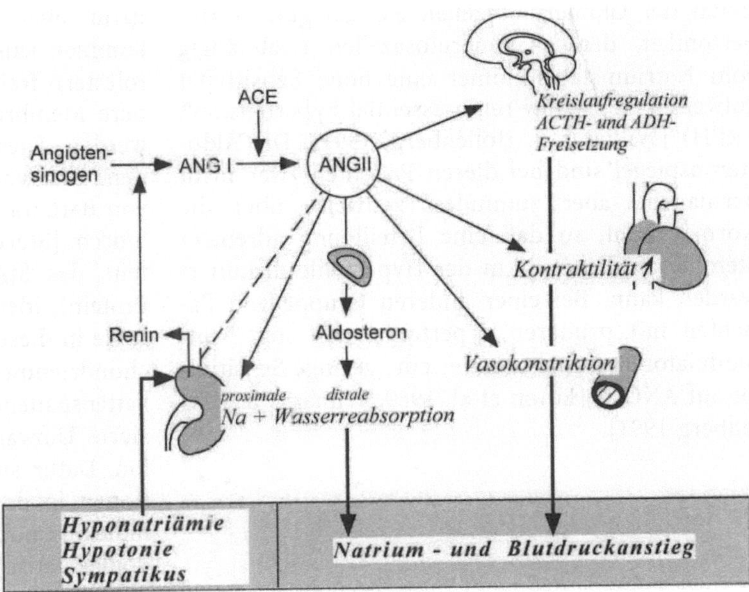

Abb. 4.4.2. Renin-Angiotensin-Aldosteron-System

(vermittelt durch den Macula-densa-Mechanismus) [Hackenthal et al. 1990]. Natrium, Kalium und ANG II sowie indirekt das Aldosteron supprimieren die Reninfreisetzung. Renin wird aber nicht nur in der Niere, sondern auch in der Nebenniere selbst gebildet und führt dort zur lokalen Synthese von Angiotensin. Im Gegensatz zur renalen Reninsekretion wird die adrenale Reninsekretion nicht nur durch einen Natriummangel, sondern auch durch Kalium stimuliert.

4.4.2.3.2 Bedeutung von Natrium und Kalium

Die Aldosteronsekretion wird durch einen Anstieg der Kaliumkonzentration oder ein Absinken der Natriumkonzentration stimuliert. Schon eine geringe Erhöhung der Serumkaliumkonzentration um 0,1 mmol/l erhöht die Freisetzung von Aldosteron um 35% [Hollenberg et al. 1975]. Darüber hinaus wird die Sensitivität der Nebennierenrinde für ANG II durch diese Elektrolyte moduliert. So reagiert die Zona glomerulosa auf eine definierte Dosis von ANG II mit einer größeren Aldosteronfreisetzung, wenn die Natriumkonzentration niedrig bzw. die Kaliumkonzentration hoch ist, und mit einer geringeren Aldosteronfreisetzung bei höheren Natrium- oder niedrigeren Kaliumkonzentrationen [Hollenberg et al. 1974]. Im Gegensatz dazu nimmt die Sensitivität der Gefäßmuskelzellen auf ANG II bei Hyponaträmie ab, so daß das Peptid unter diesen Bedingungen bevorzugt die Aldosteronsynthese stimuliert, ohne gleichzeitig eine ausgeprägte Vasokonstriktion auszulösen. 30% der Patienten mit primärer Hypertonie weisen eine gestörte Modulation der natriumabhängigen Sensitivität der Glomerulosazellen auf. So gibt es Hypertoniker, deren Glomerulosazellen unabhängig vom Natriumstatus immer eine hohe Sensitivität aufweisen („low-renin-essential-hypertension", LREH) [Williams u. Hollenberg, 1991]. Die Aldosteronspiegel sind bei diesen Patienten zwar nicht permanent, aber zumindest zeitweise über die Norm erhöht, so daß eine Beteiligung adrenaler Steroide an dieser Form der Hypertonie diskutiert werden kann. Bei einer anderen Gruppe von Patienten mit primärer Hypertonie, den sog. Non-Modulatoren, besteht immer eine geringe Sensitivität auf ANG II [Lifton et al. 1989, Williams u. Hollenberg 1991].

4.4.3 Biochemische und molekulargenetische Grundlagen

4.4.3.1 Schlüsselenzyme der Kortisol- und Aldosteronsynthese

Die Strukturen der meisten Enzyme der Steroidbiosynthese und der zugehörigen Gene sind in den letzten Jahren aufgeklärt worden. Der Weg der Biosynthese von Steroidhormonen der Nebennierenrinde ist in Abb. 4.4.3 dargestellt. Ähnliche Abläufe finden sich in den Testes und Ovarien. Die Reaktionen werden durch verschiedene Zytochrome P450 katalysiert. Nach neuem Nomenklaturvorschlag werden sie CYP genannt, danach folgt eine Zahl, die die Familie kennzeichnet, ein Buchstabe, der die Subfamilie angibt und wieder eine Zahl, die das spezielle P450 identifiziert. Zytochrome P450 gehören einer Supergenfamilie von Hämoproteinen an, die neben der Steroidbiosynthese die Biotransformation von Arzneimitteln und Fremdstoffen, die Bioaktivierung potentieller Kanzerogene, die Synthese des aktiven Vitamins D und viele andere metabolische Reaktionen katalysieren. Es sind bisher nahezu 500 verschiedene Zytochrome P450 identifiziert worden, die in 74 Genfamilien, davon 14 eukaryotische, unterteilt werden können [Nelson et al. 1996].

Der geschwindigkeitsbestimmende Schritt der Steroidbiosynthesekaskade ist die Aufnahme des Cholesterols in die Mitochondrien. Die zellulare Kompartimentierung der einzelnen Syntheseschritte sorgt als wichtiges Stoffwechselregulationsprinzip dafür, daß es nicht zu ungewollten Rückkopplungshemmungen und Nebenreaktionen, dafür aber zu differenzierten Regulationswegen kommen kann. Cholesterol, das aus den Cholesterolestern freigesetzt wird, muß zunächst in die innere Membran des Mitochondriums transportiert werden. Dieser Prozeß war lange Zeit unverstanden. Erst vor kurzem konnte durch die Arbeiten von Barbara Clark [Clark et al. 1994] und Douglas Stocco [Stocco u. Clark 1996] ein Transportprotein, das StAR-Protein (Steroid acute regulatory-Protein), identifiziert werden, das eine wesentliche Rolle in diesem Prozeß spielt. In der inneren Mitochondrienmembran erfolgt die durch das seitenkettenspaltende P450 (P450scc, CYP11A1) katalysierte Umwandlung von Cholesterol in Pregnenolon. Dafür sind insgesamt 3 Hydroxylierungsreaktionen in den Positionen 20 und 22 des Steroidmoleküls nötig. Pregnenolon gelangt dann ins endoplasmatische Retikulum (ER). Ob dafür ebenfalls ein bestimmtes Transportprotein notwendig

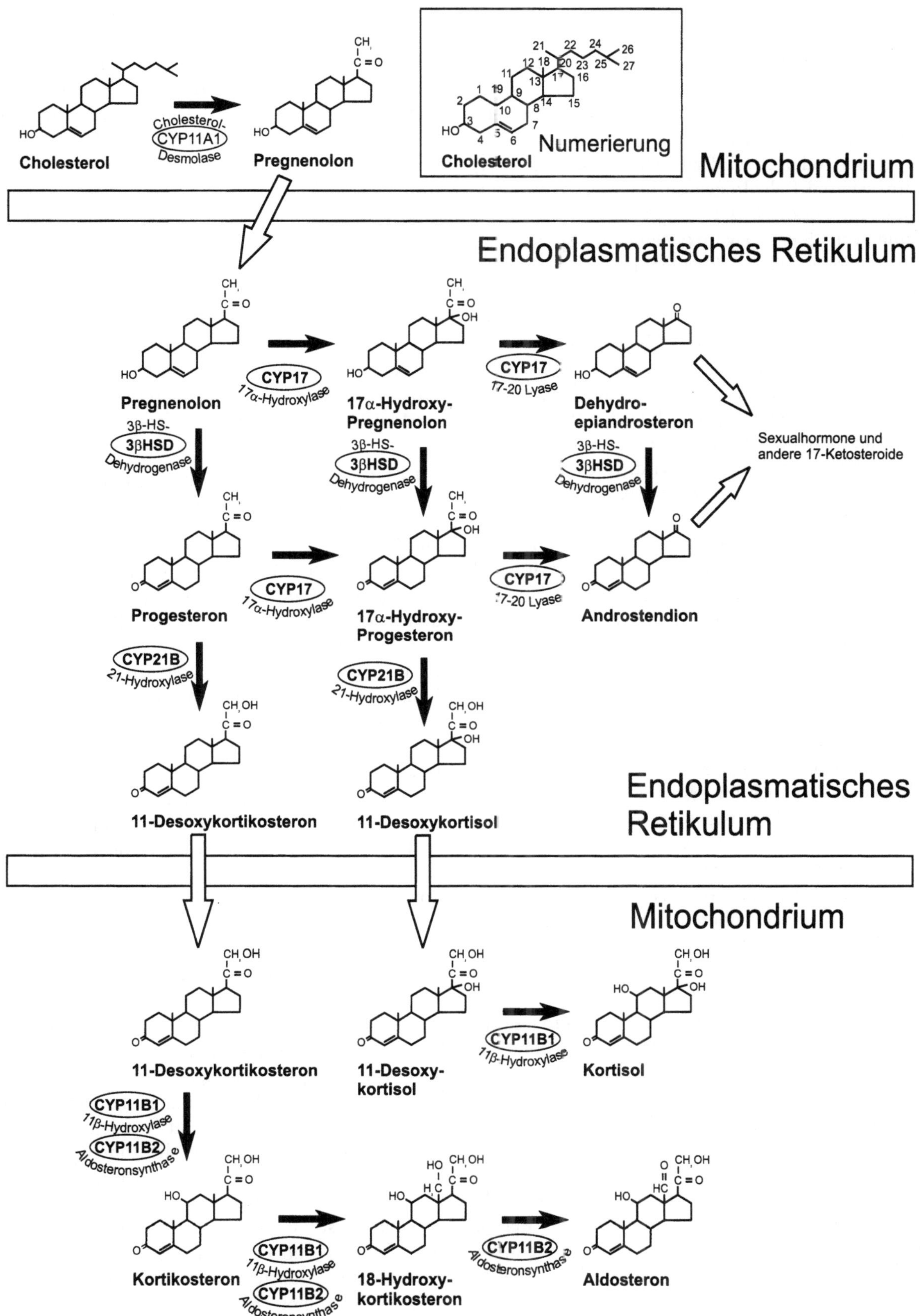

Abb. 4.4.3. Schema der adrenalen Steroidbiosynthese

ist, konnte bisher noch nicht geklärt werden. Im ER wird Pregnenolon entweder über eine 17-Hydroxylierung und die anschließende 17-20-Lyase-Reaktion, beides katalysiert durch CYP17 (P45017*a*, P450C17) in Dehydroepiandrosteron und dann weiter in die Androgene der Nebenniere überführt oder es wird zunächst durch die 3β-Hydroxysteroid-Dehydrogenase in Progesteron umgewandelt. Dieses Enzym katalysiert die Umwandlung von 5-en-3-Hydroxysteroiden, speziell von Pregnenolon, 17-OH-Pregnenolon, Dehydroepiandrosteron und Androst-5-en-3,17-diol, in die entsprechenden 4-en-3-keto-Steroide wie Progesteron, 17-OH-Progesteron, 4-en-Androstendion und Testosteron [Simard et al. 1995]. Zusätzlich kann sie eine 5-4-en-Isomerase-Reaktion katalysieren, die den Transfer der Doppelbindungen vom B- in den A-Ring bewirkt, wodurch eine Konjugation mit der 3-Ketogruppe möglich wird. Auch die Rückreaktion, eine 3-Ketoreduktasereaktion, wird durch das Enzym katalysiert. Progesteron kann dann entweder durch die Wirkung von CYP17 in 17-Ketosteroide oder, nach Hydroxylierung in Position 21, katalysiert durch die 21-Hydroxylase (P450C21, CYP21B), in 11-Desoxykortikosteron (11-DOC) überführt werden. Die Synthese der Östrogene erfolgt in den Ovarien durch Aromatisierung des A-Rings, katalysiert durch die Aromatase (P450arom, CYP19), aus Testosteron bzw. Androstendion. Interessanterweise hat die Nebenniere im Gegensatz zu den Gonaden keine 17-Hydroxysteroid-Dehydrogenase, so daß im ersteren Organ keine Umwandlung von Androstendion in Testosteron erfolgen kann [Wilson et al. 1988].

Außerdem ist in Testes die 17-20-Lyase-Aktivität des CYP17 höher als in Nebennieren, was vermutlich auf einen höheren Gehalt von Zytochrom b5, das synergistisch die Reaktionen verschiedener mikrosomaler P450-Formen beeinflussen kann, in Testes zurückzuführen ist [Ishii-Ohba et al. 1984, Kominami et al. 1992, Lin et al. 1993]. Progesteron kann aber auch, nach 17-Hydroxylierung und anschließender 21-Hydroxylierung, in 11-Desoxykortisol überführt werden. 11-DOC und 11-Desoxykortisol gelangen dann wieder ins Mitochondrium, wo sie durch die Wirkung von Proteinen der CYP11-Familie in das wichtigste Glukokortikoid des Menschen, Kortisol, sowie das potenteste Mineralokortikoid, Aldosteron, umgewandelt werden können. In der Nebenniere von Rind, Schwein, Ochsenfrosch und evtl. Schaf werden beide Reaktionswege von einer Proteinform katalysiert. Dagegen weisen Mensch, Ratte, Maus und vermutlich Meerschwein [Bülow et al. 1996] 2 Isoenzyme auf,

die zu mehr als 90% identisch in ihrer Aminosäurezusammensetzung sind. Proteine der CYP11-Familie konnten bisher nur in der Nebenniere sowie in Oozyten des Ochsenfroschs [Okamoto 1996] nachgewiesen werden. Die 11β-Hydroxylase (CYP11B1) ist in der Zona fasciculata lokalisiert und konvertiert 11-Desoxykortisol zu Kortisol und evtl. auch 11-DOC zu Kortikosteron. Sie hat außerdem eine geringe 18-Hydroxylierungsaktivität, jedoch nicht die Fähigkeit zur Aldosteronsynthese. Das Enzym Aldosteronsynthase (CYP11B2) wird selektiv in den Zellen der Zona glomerulosa exprimiert [Malee u. Mellon 1991]. Die Aldosteronsynthase führt die 11-Hydroxylierungen durch, kann darüber hinaus aber noch Kortikosteron in Position 18 hydroxylieren und oxidieren, so daß 18-OH-Kortikosteron bzw. Aldosteron entstehen.

4.4.3.1.1 Charakterisierung der Gene für 11β-Hydroxylase und Aldosteronsynthase

Die Gene beider Enzyme liegen in enger Nachbarschaft, etwa 40–45 kbp voneinander entfernt, auf dem langen Arm von Chromosom 8 (8q21–q22) und sind vermutlich durch Genduplikation aus einem gemeinsamen Vorläufergen entstanden [Chua et al. 1987, Lifton et al. 1992 a,b, Pascoe et al. 1992]. Das Gen der Aldosteronsynthase liegt im 5'-flankierenden Bereich, also proximal der 11β-Hydroxylase. Beide Gene bestehen aus 9 Exons und 8 Introns, die über etwa 7.000 bp verteilt sind [Mornet et al. 1989]. Die regulatorischen Sequenzen, welche die zonale Spezifität determinieren, sind bislang nicht genau bekannt. Beide Promotoren verfügen über eine modifizierte TATA-Box und Konsensussequenzen für die Bindung cAMP-responsiver Elemente (CRE). Der Promotor der 11β-Hydroxylase enthält außerdem 2 Konsensussequenzen für die Bindung des Transkriptionsfaktors AP-1, die auch funktionell aktiv sind, während der Promotor der Aldosteronsynthase 2 Bindungsstellen für den Transkriptionsfaktor AP-2 enthält, jedoch keine Sequenz für eine Bindung von AP-1 [Kawamoto et al. 1992]. Kürzlich konnte für die Nebenniere der Ratte gezeigt werden, daß der Transkriptionsfaktor AP-1 für die zonenspezifische Expression der 11β-Hydroxylase wichtig ist [Mukai et al. 1995]. Zur Frage der Zellspezifität der Expression dieser Gene hat die Natur selbst schon ein erstes Experiment durchgeführt, indem die Expression der Aldosteronsynthase unter die Kontrolle der Promotorregion des 11β-Hydroxylase-Gens gestellt wurde. Das Resultat ist eine „ektope" Aldosteronsynthese vermutlich in einer inneren

Bakterieller und mitochondrialer Typ

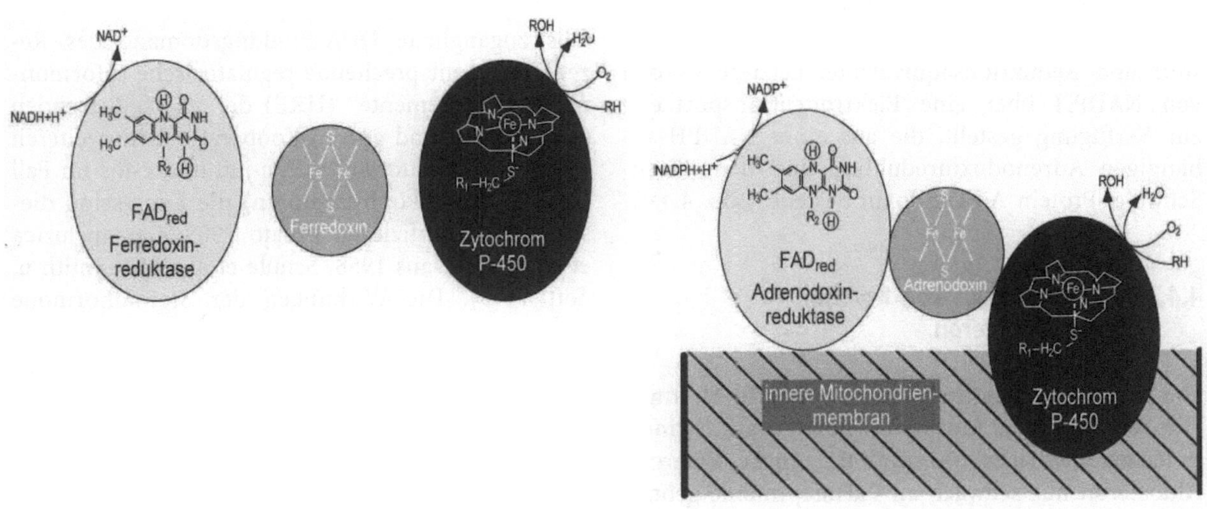

Bakterielles Monooxygenasesystem   **Mitochondriale Steroidhydroxylase**

Mikrosomaler Typ

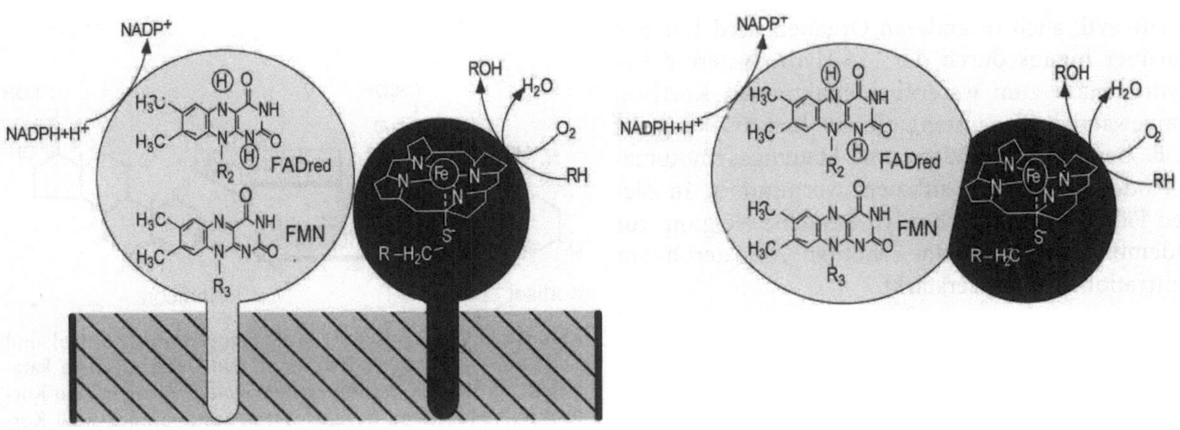

Mikrosomales Monooxygenasesystem   **Zytochrom P450BM-3 (CYP102)**

Abb. 4.4.4. Verschiedene Modelle von Monooxygenasesystemen

Nebennierenzone (transitional zone). Diese seltene Erbkrankheit, der Dexamethason-supprimierbare Hyperaldosteronismus, wird später näher beschrieben (Kapitel 4.4.4 „Erkrankungen mit Steroid-induzierter Hypertonie"). Die 11β-Hydroxylase und die Aldosteronsynthase sind mitochondriale Zy-

tochrome P450. Sie befinden sich in der inneren Mitochondrienmembran auf der Matrixseite. Wie viele mitochondriale Enzyme werden auch sie an freien Ribosomen im Zytoplasma synthetisiert und enthalten eine mitochondriale Importsequenz. Diese besteht aus den 24 N-terminalen Aminosäuren (AS) der 503 AS langen Präproteine. Nach Abspaltung der Importsequenz wird eine Hämgruppe des Typs B eingebaut, und es entsteht das jeweilige Holoenzym [Mornet et al. 1989]. Für den Substratumsatz benötigen die Enzyme molekularen Sauerstoff und Reduktionsäquivalente. Letztere werden von NADPH über eine Elektronentransportkette zur Verfügung gestellt, die aus einer NADPH-abhängigen Adrenodoxinreduktase und dem Eisen-Schwefel-Protein Adrenodoxin besteht (Abb. 4.4.4).

4.4.3.2 Metabolismus von Kortisol und Aldosteron

Die tägliche Kortisolsekretion beträgt 40–80 µmol. Die Sekretion von Aldosteron liegt etwa 2 Zehnerpotenzen niedriger (0,1 und 0,7 µmol). Während Aldosteron nur schwach an Plasmaproteine gebunden wird, liegt Kortisol in der Zirkulation zu über 90% proteingebunden vor und ist in dieser Form weder biologisch aktiv noch renal eliminierbar.

Aldosteron und Kortisol werden in der Leber durch Ring-A-Reduktion und Konjugation mit Glukuronsäure zu wasserlöslichen Verbindungen metabolisiert und inaktiviert [Boutroy et al. 1984]. Diese Metaboliten sowie auch das freie Kortisol selbst werden renal eliminiert. In Leber und Niere sowie evtl. auch in anderen Organen wird Kortisol darüber hinaus durch die 11β-Hydroxysteroid-Dehydrogenase zum wesentlich inaktiveren Kortison umgewandelt (s. unten). Diese Inaktivierung ist z. B. bei Herzinsuffizienz mit Stauungssymptomatik oder bei Leberinsuffizienz vermindert. In diesen Fällen wird die schon vorhandene Neigung zur Ödembildung durch die erhöhten Aldosteronkonzentrationen noch verstärkt.

4.4.3.3 Wirkungsmechanismus der Steroidhormone

Steroide können die Plasmamembran von Zellen penetrieren. Sie binden an spezifische zytoplasmatische Rezeptoren. Diese Rezeptoren gehören zur Superfamilie der Transkriptionsfaktoren und regulieren die Expression einer Reihe von Genen. Steroidrezeptoren bestehen u. a. aus einer Hormonbindungsdomäne, einer DNA-Bindungsdomäne, einem variablen N-terminalen Anteil sowie einer Signalsequenz, welche den Transport des Rezeptors in den Zellkern determiniert. Durch die Bindung des Steroids an seinen Rezeptor kommt es zu einer Abdiffusion des Chaperonproteins HSP90 vom Re-

zeptor [Picard et al. 1990] und dadurch zu einer Exposition des nukleären Translokationssignals für den Transport in den Zellkern. Hier kann der Steroidhormon-Rezeptor-Komplex über die nun ebenfalls zugängliche DNA-Bindungsdomäne des Rezeptors an entsprechende regulatorische „Hormonresponsive Elemente" (HRE) der zu regulierenden Gene binden und ggf. in Kooperation mit weiteren zellularen Kofaktoren (z. B. c-jun und c-fos im Fall von Glukokortikoidrezeptoren) die Expression dieser Gene modifizieren [Beato 1989, Carson-Jurica et al. 1990, Evans 1988, Schüle et al. 1990, Smith u. Toft 1993]. Die Wirkungen der Steroidhormone werden so durch die Neusynthese oder Hemmung der Synthese spezifischer Proteine der Zielzellen vermittelt.

Während Aldosteron spezifisch an den Kortikosteroidrezeptor Typ I (Mineralokortikoidrezeptor, MR) bindet, haben einige Glukokortikoide, einschließlich Kortisol, sowohl für den Typ-I-Rezeptor als auch für den Typ-II-Rezeptor (Glukokortikoidrezeptor, GR) eine hohe Affinität [Arriza et al. 1987, Evans u. Arriza 1989]. Dennoch ist die mineralokortikoide Wirkung des Kortisols wesentlich geringer als die des Aldosterons. Ein wesentlicher Grund für die geringere Wirkung von Kortisol am Mineralokortikoidrezeptor ist die Existenz des Enzyms 11-Hydroxysteroid-Dehydrogenase (11-HSD)

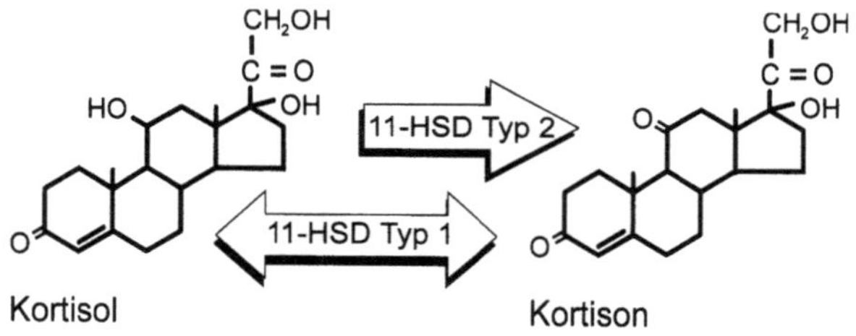

Abb. 4.4.5. Enzymatische Umwandlungen von Kortisol und Kortison, die durch 11-Hydroxysteroid-Dehydrogenase katalysiert werden. Da der Mineralkortikoidrezeptor in vivo Kortisol und Aldosteron mit gleicher Affinität bindet, wird Kortisol in Geweben, die den MR exprimieren, durch die Umwandlung zu Kortison inaktiviert, so daß es zu keiner mineralkortikoiden Wirkung durch Kortisol kommen kann, denn Kortison ist kein Ligand des MR. In den betreffenden Geweben ist die 11-Hydroxysteroid-Dehydrogenase Typ 2 (11-HSD Typ 2) für diese Oxidation an Position 11 des Kortisols verantwortlich. Weiterhin gibt es die 11-Hydroxysteroid-Dehydrogenase Typ 1 (11-HSD Typ 1), die die Reaktion in beiden Richtungen ausführen kann und in großen Mengen in der Leber vorkommt, wo das Enzym wahrscheinlich Kortison zu Kortisol reduziert. In anderen glukokortikoiden Geweben, so vermutet man, könnte das Enzym mit seiner Oxidaseaktivität den Glukokortikoidrezeptor vor zu hohen Kortisolkonzentrationen in Streßsituationen schützen [Krozowski u. Funder 1983, Stewart u. Mason 1995, Stewart et al. 1987, 1995, 1996]

[Funder et al. 1988]. Dieses Enzym wird in den mineralokortikoidsensitiven Zellen (ko-) exprimiert und inaktiviert Kortisol durch Konversion zu Kortison (Abb. 4.4.5). Tatsächlich gibt es ein Krankheitsbild, bei dem genau dieses Enzym aufgrund eines angeborenen genetischen Defekts oder durch exogene Noxen nicht hinreichend funktioniert [Steward et al. 1987]. Diese Patienten entwickeln eine Hypertonie durch die Wirkung von Kortisol am Mineralokortikoidrezeptor (Kapitel 4.4.4 „Erkrankungen mit Steroid-induzierter Hypertonie"). Auch genetische Defekte des Glukokortikoidrezeptors sind vereinzelt beschrieben worden [Brandon et al. 1989].

4.4.4 Erkrankungen mit Steroid-induzierter Hypertonie

4.4.4.1 Cushing-Syndrom

Es können eine Reihe unterschiedlicher Störungen zum Cushing-Syndrom (CS) führen:
1. **Iatrogene Störungen**
   * Therapie mit Glukokortikoiden oder ACTH
2. **Endogene Störungen**
   * **Adrenale Neoplasie**
   * Adenome
   * Karzinome
3. **Adrenale noduläre Hyperplasie**
4. **Sekundäre adrenale Hyperplasie**
   * Hypophysäre-hypothalamische Dysfunktion
   * Mikro- und Makroadenome der Hypophyse
   * Ektope ACTH- oder CRF-Produktion

Neben der häufigsten Form des Glukokortikoidexzesses, der exogenen Glukokortikoidapplikation, kommen als endogene Ursachen für eine Überproduktion von Glukokortikoiden primär adrenale Störungen und die bilaterale adrenale Hyperplasie bei ACTH-Exzeß in Betracht. Letztere kann durch eine hypothalamisch-hypophysäre Dysfunktion, durch Makro- oder Mikroadenome (Tumor <10 mm) der Hypophyse oder durch eine ektope CRF-ACTH-Produktion endokriner und nichtendokriner Tumoren ausgelöst sein (kleinzelliges Bronchialkarzinom, Phäochromozytom). Bei der Erstbeschreibung von Harvey Cushing [Cushing 1932] handelte es sich um eine Patientin mit basophilem Hypophysenadenom, die eine Stammfettsucht, Hypertonie, Müdigkeit, Schwäche, Amenorrhö, Hirsutismus, Striae rubae, Glukosurie, Ödeme und Osteoporose entwickelte.

4.4.4.1.1 Klinik und Symptome

Die Symptome lassen sich einerseits auf lokale Raumforderungen durch die Tumoren, andererseits auf die hormonellen Veränderungen zurückführen, d. h. auf einen Exzeß von POMC, Glukokortikoiden und Sexualsteroiden. Adrenale Tumoren können u. U. im Abdomen palpiert werden. Raumforderungen durch einen Hypophysentumor können zu Kopfschmerzen oder Sehstörungen (Gesichtsfeldausfall) führen. Eine Überproduktion von POMC kann eine typische Veränderung der Hautfarbe im Sinn einer Hyperpigmentierung, wie sie auch beim Morbus Addison beschrieben ist, hervorrufen. Dieses Symptom fehlt allerdings bei der schnellen Entwicklung eines ACTH-produzierenden Tumors. Dann können auch die typischen Cushing-Zeichen fehlen. Es stehen eher eine hypokalämische Alkalose und evtl. eine Glukoseintoleranz im Vordergrund.

Das typische Aussehen von Cushing-Patienten mit Büffelnacken, Mondgesicht und Stammfettsucht ist bedingt durch eine Umverteilung der Fettdepots. Durch die Glukokortikoid-induzierte Lipolyse, Stimulation der Gluconeogenese und Hemmung des Glukosetransports entstehen eine Hyperlipidämie, eine Hyperglykämie, eine verminderte Glukosetoleranz und reaktiv auch eine Hyperinsulinämie. Der Eindruck einer Stammfettsucht wird durch die Abnahme der Muskelmasse an den Extremitäten aufgrund der proteinkatabolen Wirkung der Glukokortikoide unterstützt. Letztere führt zur Muskelschwäche, insbesondere im proximalen Bereich (Beckentyp), und kann sich u. a. in Schwierigkeiten beim Treppensteigen äußern. Durch eine Störung der Kalziumreabsorption (Vitamin-D-Antagonismus) sowie durch Hemmung der Osteoblasten kommt es zur Osteoporose mit Rückenschmerzen, Kompressions- und Spontanfrakturen. Der antiproliferative Effekt und die proteinkatabole Wirkung führen zu einer dünnen brüchigen Haut und zur Fragilität der Kapillaren mit Einblutungen (Petechien, Ekchymosen, Hämatome) und Wachstumsstörungen. Die Hemmung des Immunsystems führt zu Wundheilungsstörungen und Infektanfälligkeit. Außerdem kann eine Polyglobulie auftreten. Aufgrund der zentralen Wirkungen der Glukokortikoide kann es selten zu Psychosen kommen.

Eine Hypertonie liegt in über 80% der Fälle vor [Plotz et al. 1952]. Ödeme sind selten, am ehesten noch beim ektopen ACTH-Syndrom anzutreffen. Häufig besteht eine Hypokaliämie mit metabolischer Alkalose durch die mineralokortikoiden Eigenschaften. Patienten mit CS haben ein hohes Risiko für die Entwicklung einer linksventrikulären Hypertrophie, Herzinsuffizienz, Arteriosklerose, Herzinfarkt und Schlaganfall [Krieger 1983, Sugihara et al. 1992]. Die Hypertonie trägt hier zum Risiko bei, ebenso wie die oben erwähnte Lipidmobilisation und der Hyperinsulinismus. Im Gegensatz dazu kommt es beim Mineralokortikoidexzeß, wie dem primären Hyperaldosteronismus, trotz der deutlichen Hypertonie kaum zur Arteriosklerose.

Akne, Hirsutismus, Menstruationsstörungen, Störungen der Sexualdifferenzierung (Pubertas präcox etc.) können auftreten und weisen auf eine zusätzliche Androgenüberproduktion hin. Insbesondere bei adrenalen Karzinomen treten Zeichen der Virilisierung durch Androgene oder der Feminisierung aufgrund einer peripheren Konversion von Androgenen zu Östrogen auf.

Das CS muß differentialdiagnostisch vom metabolischen Syndrom, der alimentären Adipositas, Alkoholabusus und Depressionen abgegrenzt werden, denn diese Bedingungen können ebenfalls zu Hypertonie, Hyperlipidämie, Glukoseintoleranz und cushingoidem Aspekt führen (Pseudo-Cushing) und auch erhöhte Glukokortikoidspiegel sowie einen aufgehobenen Kortisoltagesrhythmus vorweisen.

4.4.4.1.2 Diagnose des Cushing-Syndroms

Die Diagnose eines CS und seine Klassifizierung ist immer noch schwierig, da die Spezifität biochemischer Tests und die Sensitivität und Spezifität bildgebender Verfahren unbefriedigend sind. Beim klinischen Verdacht werden zunächst als Screening die Urinkortisolausscheidung und der Dexamethasonkurztest durchgeführt. Die Bestimmung des Kortisols im Urin ist der Plasmabestimmung deutlich überlegen und liefert spezifischere Ergebnisse, da die Plasmamessung nicht nur das freie, biologisch aktive, sondern auch das zu etwa 95% an Proteine gebundene Kortisol bestimmt, welches nicht unbedingt mit dem Aktivitätszustand des Sy-

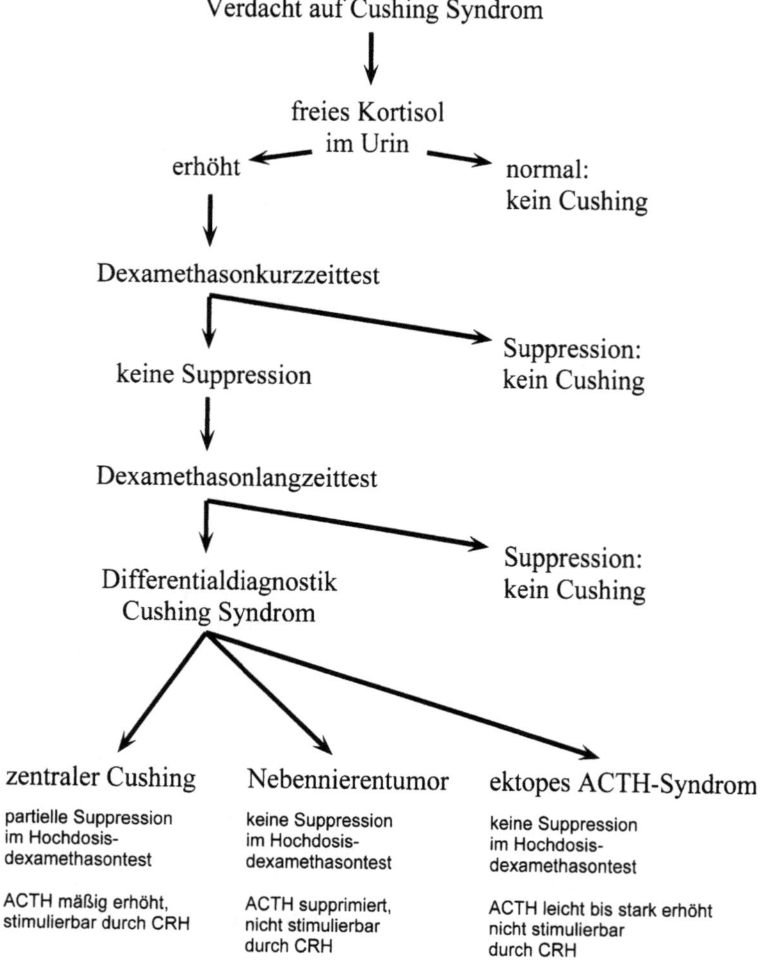

Abb. 4.4.6. Diagnostik bei Verdacht auf Morbus Cushing

Tabelle 4.4.3. Cushing-Syndrom: biochemische Untersuchungen

Methode	Bewertung
Urinkortisol im 24-h-Urin Abhängig von der Nierenfuktion, deshalb Kreatinin-Clearance bestimmen	Gutes Screening-Verfahren, im Gegensatz zur Plasmabestimmung
Minimierung von Sammelfehlern durch 2malige Bestimmung	Falsch-negative Werte bei hohem Urinvolumen und Niereninsuffizienz
Exogene Steroide müssen vorher abgesetzt werden	Nachweis des biologisch aktiven Kortisols
Kreuzreaktion mit exogenen Steroiden außer Dexamethason	Normbereich: Kortisol 15–75 µg/Tag in der Proteinbindungsmethode, Werte über 100 µg/Tag, v. a. beim Cushing-Syndrom, aber erhöhte Werte auch bei Adipositas, Alkohol-induziertem Pseudo-Cushing sowie Depression möglich *Zusätzlich 17-Ketosteroide im Urin:* n/↓ bei adrenalem Cushing-Syndrom n/↑ bei zentralem und ektopem Cushing-Syndrom Oft stark ⇑ bei adrenalem Karzinom
Kortisoltagesprofil Blutentnahme um 8 und 24 Uhr	Normwerte methodenabhängig, große physiologische Schwankung
Messung des Gesamtkortisols (5% frei plus 95% proteingebunden)	Aufgehobenes Tagesprofil meist beim Cushing-Syndrom, aber auch bei Adipositas, Depression, Alkohol-induziertem Pseudo-Cushing möglich
Kreuzreaktion mit exogenen Steroiden außer Dexamethason	Isolierte Bestimmung des Kortisols nicht sinnvoll, da bei erhöhtem Kortisolbindungsglobulin (CBG) und Albumin (z. B. Schwangerschaft oder Östrogene) falsch-hohe Gesamtkortisolwerte auftreten und umgekehrt bei CBG- und Albuminmangel, z. B. Leberzirrhose, nephrotisches Syndrom etc., falsch-niedrige Werte gemessen werden
ACTH Zeitlich definierte Blutentnahme z. B. 8 Uhr, im vorgekühlten EDTA-Röhrchen, rasche Plasmaseperation und einfrieren	*Normwert <18 pmol/l um 8 Uhr* n/↓ bei adrenalem Cushing-Syndrom n/↑ bei hypophysärem Mikroadenom oder hypophysär-hypthalamischer Dysfunktion (10–30 pmol/l, dabei 50% im Normbereich) ↑/↑↑ bei hypophysären Makroadenomen, aber auch bei Intensivpatienten ↑/ meist ⇑ (oft über 100 pmol/l) bei ektoper ACTH-Bildung Nachweis einer ACTH-Erniedrigung aus methodischen Gründen schwierig, da schon Normbereich an der unteren Nachweisgrenze liegt Überschneidung möglich zwischen Morbus Cushing und ektoper ACTH-Bildung Kein Suchtest
Dexamethasonsuppressionstest Kurztest 8 Uhr: Bestimmung des Kortisolbasalwerts im Plasma	Dexamethason hemmt bei intaktem Regelkreis ACTH und somit die Kortisolbildung. Es interferiert nicht mit den Steroidmessungen
23 Uhr: 2 mg Dexamethason p.o.	Fehlende Suppression v. a. beim Cushing-Syndrom
8 Uhr am nächsten Morgen: erneute Korstisolbestimmung	Auch bei adipösen Gesunden und endogener Depression kann die Suppression fehlen
Langzeittest 8 Uhr: Kortisolbasalwert	Serumkortisol am Tag 4 <3 µg/dl: kein Cushing-Syndrom
Über 3 Tage 6mal 0,5 mg Dexamethason	Serumkortisol am Tag 4 >3 µg/dl: Diagnose Cushing-Syndrom

Tabelle 4.4.3 (Fortsetzung)

Methode	Bewertung
Tag 4 um 8 Uhr Kortisolbestimmung	Weitere Differenizierung durch hochdosierten Test
Zur Differentialdiagnose Morbus Cushing, ektope ACTH-Bildung oder Nebennierenrindenadenom Fortführung mit 4mal 2 mg Dexamethason über 3 Tage	Serumkortisol am Tag 7 abgefallen auf <50% des Ausgangswerts: hypophysäres Cushing-Syndrom Beim hypophysären Makroadenom kann die Suppression fehlen, dann aber gute Chancen bei der CT
Tag 7 um 8 Uhr Kortisolbestimmung	Keine Suppression: Nebennierenrindentumor oder ektopes ACTH-Syndrom Mitunter läßt sich durch die hochdosierte Gabe auch bei bilateraler nodulärer Hyperplasie und ektopem ACTH-Syndrom die Steroidbildung supprimieren
CRH-Test Stimulation der kortikotropen Zellen des Hypophysenvorderlappens mittels synthetischem CRH	Fehlender oder inadäquat niedriger ACTH-Anstieg um weniger als 50% des Ausgangswerts (Kortisolanstieg <20%) bei exogenem Kortison, adrenalem Cushing-Syndrom, ektopem ACTH-Syndrom
ACTH- und Kortisolbestimmung vor sowie 15, 30, 60, 90 min nach CRH-Gabe (1 μg/kg KG) um 8 Uhr	Fehlender Anstieg bei Hypophysenvorderlappeninsuffizienz Gesteigerter ACTH-Anstieg bei Intensivpatienten und bei hypophysärem Cushing-Syndrom, Überschneidung mit Normalpersonen Nebenwirkungen: flüchtiges Wärmegefühl, Geschmacks- oder Geruchsstörungen, Allergien, selten Tachykardie oder Hypotonie. Risikoärmer als Insulinhypoglykämietests. Wertigkeit des Tests jedoch noch nicht geklärt
Metopirontest Hemmung der 11β-Hydroxylase und somit der Kortisolsynthese führt bei intaktem Regelkreis zum ACTH-Anstieg und der Vorstufe 11-DOC 24 Uhr: 30 mg/kg KG Metopiron p.o. Um 8 Uhr am nächsten Morgen Bestimmung von ACTH oder 11-DOC	Bewertung des ACTH-Spiegels entsprechend dem CRH-Test 11-Deoxykortisol steigt beim Gesunden auf mehr als 7 μg/dl an Nebenwirkungen: Übelkeit, abdominale Krämpfe, sehr selten akute Nebennereninsuffizienz
Insulin-Hypoglykämie-Test Hypoglykämie stimuliert das Streßhormon ACTH und bei intaktem Regelkreis die Kortisolsynthese	Risiko der schweren Hypoglykämie, klinische Überwachung erforderlich Test kontraindiziert bei koronarer Herzkrankheit oder Herzinfarkt, Epilepsie, zerebrovaskulärer Insuffizienz, Neugeborenen und Säuglingen Wertigkeit wird von einzelnen Autoren sehr unterschiedlich beurteilt Bewertung des ACTH-Spiegels entsprechend dem CRH-Test

stems korreliert. Dexamethason ist ein potentes Glukokortikoid ohne mineralokortikoide Eigenschaften mit starker Hemmwirkung auf die hypophysäre ACTH- und damit auch Kortisolsekretion. Es kann in sehr niedrigen Dosierungen eingesetzt werden und interferiert nicht mit der Steroidanalytik. Aufgrund der hohen Sensitivität der Urinkortisolbestimmung und des Dexamethasonkurztests kann die Anzahl der Patienten begrenzt werden, bei denen eine weitere diagnostische Abklärung notwendig ist (Abb. 4.4.6, Tabelle 4.4.3). Bei einem erhöhten Urinkortisolspiegel und fehlender Supprimierbarkeit im Dexamethasonkurztest müssen die Patienten mit CS von solchen mit Pseudo-Cushing abgegrenzt oder eine ätiologische Klassifizierung vorgenommen werden. Dabei werden neben den bildgebenden Verfahren (s. unten) der Dexamethasonlangzeittest, die Messung der Plasma-ACTH-Konzentration und verschiedene Stimulationstests angewendet.

4.4.4.1.3 Bildgebende Verfahren

Der sonographische Nachweis eines Nebennierentumors gelingt meist erst bei einer Größe über 3 cm. Die Methode der Wahl zur Diagnostik von Nebennierentumoren ist das CT. Seit Einführung dieser Methode werden jedoch viele Nebennierentumoren diagnostiziert, die nicht von klinischer Relevanz sind. Die MRI-Analyse ist Methode der Wahl beim Phäochromozytom, findet aber bei Störungen der Nebennierenrinde weniger Anwendung. Bei unklaren Fällen von CS oder Hyperaldosteronismus (s. unten) kann evtl. eine Szintigraphie mit 6β-Jodomethyl-19-Norcholesterol (Aldosterol^R) nach vorheriger Schilddrüsenblockade mit Perchlorat oder mit 6-Methyl-Selenomethyl-19-norcholest-5(10)-en-3β-ol (Szintadren^R) durchgeführt werden. Beim Verdacht auf ein Aldosteronom wird dabei zusätzlich die Kortisolsynthese mit Dexamethason blockiert. Adrenale Adenome und Karzinome reichern diese Substanzen vermehrt an, beim zentralen Cushing-Syndrom, ektoper ACTH-Produktion, bilateraler nodulärer Hyperplasie und bei idiopathischer Hyperplasie mit Hyperaldosteronismus ist die Speicherung bilateral und symmetrisch. Die Strahlenbelastung ist mit bis zu 0,2 Gy in den Ovarien und 0,05 Gy im Testes sehr hoch, so daß der Test möglichst vermieden werden sollte.

Zum Nachweis hypophysärer Adenome ist das MRI die Methode der Wahl. Die durchschnittliche Größe von Hypophysenadenomen beim Cushing-Syndrom beträgt 5,6 mm. Allerdings sind Mikroadenome (3–6 mm) oft schwer zu finden, selbst unter Einsatz von MRI und Gadolinium-Enhancer. Wie bei der Nebenniere kommen auch hier „Inzidentalome" vor. In Spezialkliniken kann der Nachweis einer hypophysären Genese des Cushing-Syndroms dann evtl. durch die selektive petrosinuvenöse ACTH-Bestimmung geführt werden.

4.4.4.1.4 Differentialdiagnose des Cushing-Syndroms

Ein Hinweis auf ein adrenales Adenom ist die Kombination erhöhter 17-Hydroxykortikosteroide und freien Kortisols bei gleichzeitig nicht erhöhten oder supprimierten 17-Ketosteroiden im Urin und niedrigem DHEA-Sulfat im Plasma. Letzteres reflektiert eine erniedrigte Androgenproduktion als Folge einer Atrophie der Zona reticularis bei der in diesem Fall vorliegenden Kortisol-induzierten Suppression von ACTH. Eine Suppression von ACTH ist aber schwer detektierbar, da schon die Normwerte an der unteren Nachweisgrenze liegen. Bei adrenalen Adenomen erfolgt weder eine Stimulation des Kortisols oder ACTH durch CRH oder Metyrapon noch eine Suppression der Kortisolausscheidung im 2. Teil des Dexamethasonlangzeittests. Das CT ist die Methode der Wahl zum Nachweis eines adrenalen Tumors. Differentialdiagnostisch müssen ein Inzidentalom sowie die bilaterale NNR-Hyperplasie mit Adenombildung bei zentralem Morbus Cushing abgegrenzt werden. Dies verdeutlicht die Notwendigkeit des kombinierten Einsatzes bildgebender und biochemischer Verfahren in der Diagnostik des Cushing-Syndroms. Bei primär hypophysären Störungen sind die ACTH-Konzentrationen basal erhöht (weshalb hier zusätzlich eine erhöhte Androgenproduktion zu erwarten ist), können aber auch im Normbereich liegen (50% der Fälle bei Mikroadenomen der Hypophyse). Für einen zentralen Morbus Cushing sprechen des weiteren eine deutliche Stimulierbarkeit von ACTH und Kortisol im CRH-Test, eine mindestens 50%ige Suppression des Serumkortisols im 2. Teil des Dexamethasonlangtests und der fehlende Nachweis eines NNR-Tumors im CT (evtl. bilaterale Hyperplasie, s. oben). Eventuell kann zur Unterscheidung zwischen adrenalem und hypophysärem CS eine bilaterale Katheterisierung des Sinus petrosus inferior mit Blutentnahme vor und nach CRH-Gabe durchgeführt werden. Falsch-negative Ergebnisse wurden aber in letzter Zeit berichtet [Kaye u. Crapo 1990]. Zur Darstellung eines Hypophysenadenoms ist ein NMR mit Gadolinium einem CT vorzuziehen. Die Sensitivität beträgt hier jedoch nur 50–80%. Bei Alkohol-induziertem Pseudo-Cushing erfolgt spätestens im Dexamethasonlangzeittest eine fast vollständige Suppression der Urinkortisolausscheidung. Bei cushingoiden adipösen Patienten sind der Kortisolumsatz erhöht, die Ausscheidung von freiem Kortisol im Urin normal, ebenso wie die Supprimierbarkeit im Dexamethasonlangzeittest. Der Dexamethasonkurzzeittest ist evtl. falsch-positiv. Differentialdiagnostische Schwierigkeiten können auch bei Patienten mit endogener Depression mit sekundären Veränderungen der hypothalamischen hypophysäradrenalen Achse auftreten. Das Serumkortisol ist oft erhöht und nicht ausreichend supprimierbar, das Urinkortisol ist jedoch normal. Ein exogenes Cushing-Syndrom ist anamnestisch zu eruieren. ACTH ist supprimiert und auch nicht stimulierbar. Bei adrenalen Karzinomen sind oft sehr hohe Konzentrationen von 17-Hydroxysteroiden im Urin und DHEA-Sulfat im Plasma meßbar. Zusätzlich treten bei Karzinomen oft Intermediärmetaboliten auf, wie z. B. 11-Desoxykortisol und fetale 16-α-hydroxylierte Steroide. Karzinome reagieren weder auf eine Stimulation mit ACTH noch auf eine Suppression mit Dexamethason. 20% der adrenalen Karzinome sind endokrin inaktiv. Bei ektoper ACTH-Produktion ist der ACTH-Spiegel oft sehr stark erhöht, Überlappungen mit Werten beim zentralen Cushing-Syndrom kommen jedoch vor. Die ACTH- oder Kortisolspiegel sind meist weder stimulierbar noch supprimierbar. Häufig wird hier die zugrundeliegende Erkrankung klinisch wegweisend sein, besonderes Augenmerk sollte auf Risikofaktoren (z. B. männlicher Raucher über 40 Jahre) und Zeichen eines Bronchialkarzinoms sowie auf Symptome eines Karzinoids gerichtet sein.

4.4.4.1.5 Therapie des Cushing-Syndroms

Die Therapie des CS richtet sich nach der Ätiologie. Bei einem einseitigen Nebennierenadenom wird das Adenom entfernt. Auf eine postoperative Steroidsubstitution im Hinblick auf die zu erwartende Atrophie der gesunden Nebenniere muß geachtet werden. Bei ACTH-bedingter bilateraler adrenaler Hyperplasie muß das Hypophysenadenom lokalisiert und entfernt werden. Komplikationen der Tumorentfernung sind Rhinorrhö zerebrospinaler Flüssigkeit, Diabetes insipidus, Panhypopituitarismus und Schädigung des Optikus oder anderer kranialer Nerven. Die Operation des Adenoms mittels transsphenoidalem Zugang hat eine Erfolgsquote von 75%. Eine oft monatelange Recovery-Periode ist zu erwarten, bis die CRF-ACTH-Produktion der gesunden Zellen wieder anspringt. Daher ist auch hier eine Steroidsubstitution notwendig.

Ist keine eindeutige Diagnose zu stellen und liegt der Verdacht auf ein hypophysäres Mikroadenom vor, so werden unterschiedliche therapeutische Konzepte bevorzugt: In manchen Kliniken wird eine explorative transsphenoidale Operation durchgeführt. Je nach Qualität der Voruntersuchungen und Geschick des Chirurgen kann in 20–70% der Fälle ein Hypophysenadenom intraoperativ lokalisiert und entfernt werden. Findet man kein Mikroadenom, so wird eine totale Hypophysenentfernung durchgeführt. Damit wird allerdings der totale Ausfall aller Hypophysenfunktionen in Kauf genommen.

Andere Autoren empfehlen bei einem negativen radiologischen Ergebnis von vornherein eine bilaterale Adrenalektomie. Diese hat einen 100%igen Erfolg im Hinblick auf den Steroidexzeß, aber den Nachteil der Notwendigkeit einer lebenslangen Steroidsubstitution. In 10–20% der Fälle entwickelt oder manifestiert sich nach diesem Vorgehen innerhalb der nächsten 10 Jahre ein Hypophysenadenom (Nelson-Syndrom), welches dann operiert werden muß. Daher sind regelmäßige Verlaufskontrollen wichtig (MRI, ACTH). Ein 3. Konzept besteht in der Bestrahlung der Hypophyse. Allerdings beträgt die Remissionsrate weniger als 50%. Die Wirkung stellt sich auch deutlich verzögert ein und ist daher bei schnell progressivem oder schwerem Verlauf des Cushing-Syndroms nicht indiziert. Die Entwicklung von Okulomotoriusparalysen und Panhypopituitarismus sind hierbei möglich. Ein 4. Konzept ist primär medikamentös.

Sollte ein kuratives operatives Vorgehen nicht möglich sein, so wird man den Kortisolspiegel medikamentös senken und die Hypertonie und Hypokaliämie symptomatisch therapieren. Bei zentralen Störungen kann dies durch Hemmung der CRF-ACTH-Sekretion mit Serotoninantagonisten (Cyproheptadin), GABA-Transaminase-Inhibitoren (Natriumvalproat) oder Bromocriptin versucht werden (s. Regelkreis, Abb. 4.4.3). Ursprüngliche Berichte über einen Therapieerfolg durch diese Medikamente konnten jedoch nicht bestätigt werden [Atkinson 1991]. Lediglich die Kombination von Natriumvalproat mit Metyrapon scheint erfolgreich zu sein [Nussey 1988]. Bei zentralen oder adrenalen Erkrankungen kommen Substanzen in Betracht, die die Steroidbiosynthese hemmen. Dazu zählen Trilostan, Metyrapon, Aminoglutethimid und Ketokonazol [Angeli u. Frairia 1985, Atkinson 1991, Orth 1995, Winterberg u. Vetter 1983] und bei Karzinomen auch Mitotan.

Die Behandlung der Hypertonie erfolgt kausal durch Tumorentfernung oder durch Einstellung der Steroidkonzentrationen in den Normbereich. Gelingt dies, so wird damit auch der Blutdruck normalisiert, vorausgesetzt, die Hypertonie ist nicht sekundär fixiert. Eine persistierende Hypertonie muß symptomatisch behandelt werden. Eine besondere Präferenz einzelner Antihypertensiva gibt es nicht, aber im Hinblick auf die metabolischen Wirkungen der Glukokortikoide sollten solche Medikamente bevorzugt werden, die keinen zusätzlichen negativen Einfluß auf den Lipid- und Zuckerstoffwechsel haben. Eine Natriumrestriktion ist in jedem Fall vorteilhaft.

Adrenale Karzinome führen meist innerhalb von 3 Jahren zum Tod. Häufigste Lokalisation von Metastasen sind Lunge, Leber und evtl. Knochen. Sollte eine kausale Therapie (Karzinomentfernung) nicht möglich sein, so ist das Therapieziel die Hemmung der Kortisolproduktion und die Regression des Tumors. Dies kann durch eine Antitumortherapie mit Mitotan (Isomer des Insektizids DDT) erfolgen. Mitotan ist mit relativ hoher Spezifität toxisch für die Zellen der Zona fasciculata bzw. reticularis; nur selten wird auch die Zona glomerulosa betroffen. In etwa 1/3 der Fälle kommt es zur Regression des Tumors und der Metastasen [Luton 1990, Stalla u. Müller 1990]. Eine Verlängerung der Überlebenszeit ist beschrieben worden [Haak 1990]. Knochenmetastasen sind refraktär für Mitotan. Der Therapieerfolg wird durch Bestimmung der Aldosteron- und Kortisolkonzentration kontrolliert. Als unerwünschte Wirkungen treten Anorexie, Diarrhö, Übelkeit, Erbrechen sowie Lethargie und Somnolenz auf.

4.4.4.2 Primärer Hyperaldosteronismus

Seitdem in den letzten Jahren vermehrt Patienten mit Hypertonie auch bei bestehender Normokalämie auf Hyperaldosteronismus untersucht worden sind, wird die Häufigkeit dieser Erkrankung mit bis zu 2,6% aller Hypertonien deutlich höher angegeben als früher [Hiramatsu et al. 1981]. Es sind verschiedene Untergruppen des primären Hyperaldosteronismus bekannt: Das Aldosteron-produzierende Adenom (APA) und der idiopathische Hyperaldosteronismus (IHA, bilateral adrenal hyperplasia) stellen die größten Gruppen dar. Selten liegen eine ein- oder doppelseitige makronoduläre autonome Nebennierenhyperplasie oder ein Aldosteron-produzierendes Karzinom vor. Die meisten Aldosteron-produzierenden Tumoren sind benigne. Darüber hinaus sind eine Reihe von genetischen Defekten beschrieben worden, die zur Erhöhung der Konzentration von Mineralokortikoiden und anschließend zur Hypertonie führen (Tabelle 4.4.1). In einigen Fällen ist eine erbliche Komponente zwar nachgewiesen, der Defekt aber noch nicht charakterisiert. Dabei handelt es sich um den Familiären Hyperaldosteronismus Typ II (FH-II), eine Erkrankung, die gehäuft mit der Entwicklung adrenaler Adenome einhergeht [Gordon et al. 1991], und um Aldosteronome im Rahmen der multiplen endokrinen Adenomatose (MEA) Typ 1, einer hereditären Störung der APUD-Zellen (amine precursor uptake and decarboxylation).

Für die Entwicklung eines spezifischen therapeutischen Konzepts ist es wichtig, die verschiedenen Formen voneinander zu unterscheiden: APA werden operiert und in den meisten Fällen normalisiert sich dabei auch der Blutdruck. Bei der IHA hingegen führt die bilaterale Adrenalektomie nicht zur Normalisierung des Blutdrucks. Patienten mit IHA, GSA und Defekten der 11β-Hydroxylase oder 17α-Hydroxylase können zufriedenstellend medikamentös behandelt werden (s. unten).

Das Aldosteron-produzierende Adenom entspricht dem Morbus Conn im engeren Sinn [Conn 1955] und umfaßt etwa 70–80% der Fälle. Der Hyperaldosteronismus bei APA ist deutlich und die Hypokaliämie ausgeprägt. Wenn die Kaliumwerte sehr niedrig sind (<2,7 mmol/l), ist das Vorliegen eines Adenoms sehr wahrscheinlich. Man unterteilt das APA heutzutage in das Angiotensin-II-unresponsive APA (häufig) und das Angiotensin-II-responsive APA (selten).

Der idiopathische Hyperaldosteronismus (IHA) betrifft 20–40% der Fälle. Hier kann weder ein Adenom noch eine sekundäre Stimulation der Nebennierenrinde festgestellt werden. Bei der IHA ist die Nebenniere entweder kleinknotig verändert oder annähernd normal. Die Aldosteronsekretion reagiert bei IHA überempfindlich auf endogenes und exogenes ANG II [Wisgerhof et al. 1978]. Gleiches gilt allerdings auch für Patienten mit primärer Hypertonie und niedrigem Renin (sog. Low-renin-essential-Hypertension, LREH). Es gibt hier fließende Übergänge, so daß diese Klassifikation nicht als endgültig anzusehen ist. Während die Aldosteronkonzentration und die Plasmareninaktivität (PRA) bei APA negativ miteinander korrelieren (je höher die Aldosteronkonzentration, desto niedriger die PRA), besteht bei IHA und bei LREH wie auch im Normalfall eine positive Korrelation (je höher die PRA, desto höher auch die Aldosteronkonzentration) [Brown et al. 1979, Danielson u. Dammstrom 1981].

Die makronoduläre Form des Hyperaldosteronismus (MNH) weist meist hohe Aldosteronspiegel auf. Diese Form betrifft weniger als 5% der Fälle. Bei bilateralen pathologisch-anatomischen Veränderungen (BAH) wurde die Hypothese der Existenz eines organotrophen Faktors aufgestellt, der eine Hyperaktivität der Zona glomerulosa verusacht [Carey et al. 1984]. Ein solcher ist jedoch bislang nicht gefunden worden.

Adrenale Karzinome (Prävalenz 1:2 Mio.) können endokrin aktiv sein und dann Zeichen eines Cushing-Syndroms, eine Mineralokortikoidproduktion sowie eine Überproduktion von Sexualsteroiden (Virilisierung, Feminisierung) aufweisen. Mischformen sind möglich. Hier können DHEA sowie der Nachweis fetaler Steroide als Tumormarker dienen. Endokrin inaktive Nebennierenrindenkarzinome werden erst spät durch eine Raumforderung symptomatisch (Tumorgröße bis zu 1 kg).

4.4.4.2.1 Klinik des Hyperaldosteronismus

Die klinischen Symptome sind wenig charakteristisch. Leitsymptome eines Hypermineralokortikoismus sind arterielle Hypertonie (RR = 160/90) mit Hypokalämie (Serumkalium <3,5 mmol/l) und metabolischer Alkalose. Die Hypertonie ist aufgrund des Aldosteron-escape-Phänomens (s. Kapitel 4.4.2 „Physiologische Grundlagen") typischerweise nicht mit Ödemen verbunden. Hypertonie und Elektrolytverschiebungen können zu Kopfschmerzen führen. Durch die Hypokalämie kann es zu Muskelschwäche, Polyurie, Nykturie, Polydipsie, Parästhesien, intermittierenden Paresen, Tetanie und Muskelschmerzen oder Rhythmusstörungen (Extrasystolen) kommen. Eine Hypertonie mit Hypokalämie erfordert immer eine ätiologische Abklärung. In etwa 10–50% der Fälle von Hyperaldosteronismus findet man jedoch Kaliumkonzentrationen im Normbereich, so daß das Fehlen einer Hypokalämie kein Ausschlußkriterium für einen Hyperaldosteronismus darstellt. Es ist darüber hinaus in der klinischen Praxis zu berücksichtigen, daß ein Großteil der hypertensiven Patienten vor der Ursachenabklärung mit Diuretika behandelt wird. Patienten mit Hyperaldosteronismus reagieren meist stärker auf die Diuretikatherapie mit einer Hypokalämie, so daß ein inadäquat niedriger Kaliumspiegel in diesem Fall den Verdacht auf einen Hyperaldosteronismus nahelegt und zur weiteren Abklärung Veranlassung geben sollte.

4.4.4.2.2 Diagnose und Differentialdiagnose des Hyperaldosteronismus

Beim Verdacht auf einen Hyperaldosteronismus sind Bestimmungen des Aldosterons und der PRA indiziert. Bestimmungen der Aldosteronmetaboliten (Aldo-18-Glukuronid, Tetrahydroaldosteronglukuronid) sowie des freien unkonjungierten Aldosterons im 24-h-Urin sind besser geeignet als die einmalige Bestimmung von Aldosteron im Plasma. Bei Frauen im gebärfähigen Alter sollte die Aldosteronbestimmung in der ersten Zyklushälfte erfolgen, da Aldosteron in der 2. Zyklushälfte physiologischerweise erhöht ist. Bei der Diagnostik ist zu bedenken, daß die Parameter des RAAS durch Kalium, Natrium, Körperposition und eine Reihe von Medikamenten beeinflußt werden (Tabelle 4.4.4). Aldosteron sollte immer im Zusammenhang mit der PRA bestimmt werden. Der Quotient von Plasmaaldosteron zur PRA scheint die beste Screening-Untersuchung zu sein [Gordon et al. 1994], da dieser weitgehend unabhängig von Medikamenteneinnahme, Alter und Salzzufuhr ist [Hiramatsu et al. 1981]. Dies gilt allerdings nicht für solche Bedingungen, bei denen Aldosteron und die PRA gegensinnig reguliert werden, wie bei Störungen des Kaliumhaushalts und bei einer Behandlung mit Inhibitoren des RAAS oder mit Kalziumantagonisten. Hier muß der Kaliumhaushalt korrigiert bzw. das entsprechende Medikament mindestens 1 Woche vor der Bestimmung abgesetzt werden. Trotz der gleichsinnigen Regulation von Aldosteron und PRA wird darüber hinaus

Tabelle 4.4.4. Einfluß von Medikamenten auf das RAAS

Mechanismus	Substanz	Aldosteron	PRA
Natriumexkretion ↑	Saluretika, Schleifendiuretika, Spironolakton	↑	↑
Sympathikotonus ↑	β-Mimetika, Insulin (Hypoglykämie), Hydralazin, Minoxidil, Diazoxid, (Prazosin)	↑	↑
PGE ↑, PDE ⊥, Adenosin ⊥	Theophyllin, Aminophyllin	↑	↑
Angiotensinogen ↑	Glukokortikoide, Östrogene, Orale Kontrazeptiva	↑	↑
Natriumretention ↑	Mineralkortikoide (Glukokortikoide)	↓	↓
Sympathikotonus ↓	β-Blocker, Clonidin, α-Methyldopa, Guanfacin, (Reserpin), Digitalis (bei Herzinsuffizienz)		
PGE ↓	Antiphlogistika, Antipyretika, Nicht-Opioid-Analgetika	↓	↓
Angiotensin II ↓	ACE-Inhibitoren		
Angiotensin II ⊥	ANG-II-Antagonisten	↓	↑
Kalziumeinstrom in die Zelle ↓	Ca^{2+}-Kanalblocker	↓	↑
Serumkalium ↑		↑	↓

↑ erhöht, ↓ erniedrigt, ⊥ Wirkung blockiert.

empfohlen, alle Diuretika vor der Analyse abzusetzen, da diese das RAAS besonders stark beeinflussen [Gordon et al. 1994]. Spironolakton sollte mindestens 3 Wochen vorher abgesetzt werden.

Die PRA ist bei allen Formen des primären Hyperaldosteronismus erniedrigt, beim sekundären Hyperaldosteronismus hingegen erhöht. Die Konstellation einer erhöhten PRA mit erhöhter Aldosteronkonzentration findet man bei der Einnahme oraler Kontrazeptiva, bei renovaskulärer Hypertonie, bei maligner Hypertonie oder beim primären Hyperreninismus. Ist die PRA erniedrigt, Aldosteron aber erhöht, so weist dies auf einen primären Hyperaldosteronismus oder ein Karzinom hin. Wenn eine hypokalämische Hypertonie mit einer erniedrigten PRA und erniedrigten Aldosteronspiegeln einhergeht, so können die Symptome dennoch über den Mineralokortikoidrezeptor vermittelt sein. Dies ist z. B. bei übermäßigem Lakritzekonsum und bei Carbenoxoloneinnahme der Fall. Hier werden die 11β-OHSD und damit auch die Konversion von Kortisol zu Kortison gehemmt. Die Folge ist eine vermehrte Besetzung des Mineralokortikoidrezeptors durch Kortisol. Ähnliches ergibt sich bei einem genetischen Defekt der 11β-HSD (s. Kapitel 4.4.4 „Erkrankungen mit Steroidinduzierter Hypertonie"). Eine weitere Möglichkeit für eine hypokalämische Hypertonie mit erniedrigten Aldosteron- und PRA-Spiegeln ist eine erhöhte Produktion von DOC. Dies trifft bei adrenalen Karzinomen und beim adrenogenitalen Syndrom durch 11-Hydroxylase Mangel oder 17-Hydroxylase-Mangel zu. Eine Störung, die unabhängig vom Mineralokortikoidrezeptor zu einer hypokalämischen Hypertonie führt, ist die renal-tubuläre Anomalie (Liddle-Syndrom).

4.4.4.2.2.1 Endokrinologische Funktionstests

Ist der Quotient von Aldosteron (ng/dl) zu PRA (ng ANG I/ml h) erhöht (>30), so kann die Diagnose eines primären Hyperaldosteronismus mit endokrinologischen Funktionstests abgesichert und eine Subtypklassifikation vorgenommen werden. Ziel dieser Tests ist die Demonstration der Autonomie der Aldosteronsekretion und der Suppression der Reninsekretion.

Die Autonomie der Aldosteronsekretion kann durch Suppressionstests mit Fludrokortison (0,1 mg über 4–7 Tage) und zusätzlicher Gabe von Natriumchlorid (20–30 mmol 3mal täglich) unter Kaliumsubstitution oder durch Natriumbelastung mittels Infusion isotoner Kochsalzlösung (2 l in 4 h im Liegen) oder durch einen Captopriltest (Blutabnahme 1 h nach der oralen Einnahme von

25 mg Captopril) überprüft werden. Der Fludrokortisontest scheint am besten geeignet zu sein [Gordon et al. 1994]. Der Natriumbelastungstest kann u. U. falsch-negative Resultate liefern und außerdem ein Risiko für Patienten mit ausgeprägter Hypertonie oder Herzinsuffizienz darstellen. Der Captopriltest eignet sich gut zur Diagnostik von Patienten mit autonomem Adenom, kann aber solche mit IHA oder angiotensinsensitiven Adenomen nicht erfassen. Die Suppression der Reninsekretion kann durch den fehlenden Anstieg der PRA unter Natriumdepletion oder Orthostasetest ermittelt werden. Die kombinierte Anwendung von Furosemid und Orthostase ist hierfür am besten geeignet, um einen Hypermineralokortikoismus zu erkennen [Vallotton 1996]. In diesem Fall bleibt die PRA <1,5 ng ANGI/ml h. Lediglich β-Blocker müssen rechtzeitig vorher abgesetzt werden.

Bei autonomen Adenomen, DSHA und MNH ist Aldosteron im Liegen stärker gegenüber der Norm erhöht, Fludrokortison supprimiert die Aldosteronfreisetzung nicht, und der Orthostasetest führt höchstens zu einem geringfügigen Anstieg, oft sogar zu einem Absinken der Aldosteronkonzentration. Bei IHA ist Aldosteron im Liegen nur leicht erhöht, es erfolgt ebenfalls keine Suppression durch Fludrokortison, jedoch sehr wohl durch Kochsalzbelastung sowie meist ein deutlicher Anstieg nach Orthostase und nach Infusion von ANG II (2 ng/ kg und min für 1 h unter Blutdruckkontrolle). Ein DSHA (s. unten) kann durch die vollständige Suppression des Aldosterons mit Dexamethason erkannt werden.

Zur Tumorlokalisation können die seitengetrennte Aldosteron- und Kortisolbestimmung im Nebennierenvenenblut (Katheter über die V. femoralis) herangezogen werden. Ausgewertet wird der Quotient Aldosteron/Kortisol. Einige Autoren empfehlen die Infusion von ACTH (5 IU/h „Cosynthropin") zur Elimination streßbedingter und episodischer Schwankungen während der Untersuchung [Weinberger et al. 1979]. Bei APA ist der Quotient in der adenomtragenden Nebenniere höher als im Plasma und auf der Gegenseite niedriger (kompensatorische Suppression). Bei IHA ist der Quotient in beiden Nebennierenvenen dem Plasmaquotienten ähnlich. Die Komplikationsrate der Methode ist allerdings mit 3 von 200 Patienten (v. a. Hämorrhagien der Nebenniere) recht hoch [Gordon et al. 1994].

4.4.4.2.2.2 Bildgebende Verfahren

Wie beim Cushing-Syndrom sind auch beim Hyperaldosteronismus bildgebende Verfahren noch unbefriedigend (s. oben). Mit dem CT (3-mm-Schichten) gelingt meist der Nachweis von Adenomen >1 cm Größe, kleinere Adenome entgehen zu 50% dem Nachweis. Das NMR bringt keinen Vorteil, und von der Durchführung eines Nebennierenszintigramms sehen die meisten Autoren wegen der geringen Aussagekraft und der hohen Strahlenbelastung ab.

4.4.4.2.3 Therapie

Das APA und die einseitige MNH können durch Entfernung des Adenoms bzw. der betroffenen Nebenniere kurativ behandelt werden. Allerdings ist zu bedenken, daß die gesunde Nebenniere durch die adenombedingte Hypokalämie, Hypernaträmie und durch das supprimierte Renin-Angiotensin-System hypotrophiert sein kann. Ein postoperativer Hypoaldosteronismus mit Hypotonie, Hyperkalämie und Natriumverlust wären die Folgen. Zur Vermeidung einer solchen Situation und zur Abschätzung des Operationserfolgs hinsichtlich der Blutdrucksenkung sollten die Patienten vor einer Operation über 2–4 Wochen mit Spironolakton (400 mg oral/Tag) vorbehandelt werden. Tritt postperativ dennoch ein Hypoaldosteronismus auf, muß u. U. über mehrere Monate mit Fludrokortison (50–100 µg α-Fluorohydrokortison) behandelt werden. IHA-Patienten oder Patienten mit beidseitiger MNH werden möglichst nicht operiert, da nach einer bilateralen Adrenalektomie eine lebenslange Substitutionstherapie erfolgen muß. Außerdem ist bei IHA nach bilateraler Adrenalektomie zwar eine Normalisierung der Hypokalämie, jedoch nicht des Blutdrucks zu erwarten. Daher ist eine Operation erst indiziert, wenn konservative Maßnahmen keinen ausreichenden Erfolg zeigen.

Eine bestehende Hypokalämie sollte zunächst mit Kaliumchlorid, am besten in Form von Slow-release-Tabletten, substituiert werden [Gordon et al. 1994]. Kaliumbikarbonat ist nicht angebracht, da Bikarbonat die schon bestehende Alkalose aggravieren würde. Zur Einstellung des Blutdrucks besteht die Basistherapie bei IHA, beidseitiger MNH und bei inoperablem APA in eine Kochsalzrestriktion, die der bestehenden Kochsalzretention entgegenwirkt, sowie in der Minimierung anderer Risikofaktoren (Kalorien- und Alkoholrestriktion). Medikamentös steht der Aldosteronantagonist Spironolakton (100–200 mg/Tag) an erster Stelle (Tabelle 4.4.1, Kapitel 4.4.1 „Einleitung"). Unter Spironolakton sollte keine zusätzliche Kaliumsubstitution mehr erfolgen, da bedrohliche Hyperkalämien auftreten können. Als unerwünschte Wirkungen sind in erster Linie Gynäkomastie, Libidoverlust und Impotenz zu nennen. Sollte die Wirkung nicht ausreichen, kann Spironolakton mit Thiaziddiuretika (25–50 mg Hydrochlorothiazid/Tag) kombiniert werden. Als Alternativen kommen Amilorid (5–15 mg/Tag) oder Triamteren (20–60 mg/Tag) in Frage. Patienten mit Nierenfunktionsstörungen sind allerdings anfällig, eine Hyperkalämie zu entwickeln. Bei ihnen sind kaliumsparende Diuretika sowohl gefährlich als auch meist unnötig. Unter den anderen Antihypertensiva sollten Kalziumkanalblocker besonders effektiv wirken, da sie auch die Aldosteronsekretion hemmen. ACE-Inhibitoren oder Angiotensinrezeptorantagonisten (Losartan[R]) sind insbesondere dann geeignet, wenn die Aldosteronsekretion noch abhängig von ANG II ist. Schleifendiuretika oder die alleinige Gabe von Thiaziddiuretika sind hingegen aufgrund ihrer Induktion zusätzlicher Kaliumverluste zu vermeiden (s. auch Tabelle 4.4.1). Zur Therapie des Karzinoms steht die Operation an erster Stelle. Eine Strahlentherapie ist nur selten erfolgreich. Auch die medikamentöse Therapie des Karzinoms ist bislang unbefriedigend. Bei fortgeschrittenen inoperablen Tumoren kann eine Adrenolyse mit o,p-DDD [1-(o-chlorophenyl)-1-(p-chlorophenyl)-2,2-dichloroethan (Lysodren, Mitotan)] und nachfolgender Substitution von Gluko- und Mineralokortikoiden durchgeführt werden. Auch andere zytostatische Schemata werden angewendet, z. B. Cisplatin+5-FU und Doxorubicin, Cyclophosphamid und Doxorubicin oder Etoposid und Bleomycin.

4.4.4.3 Angeborene Störungen des Steroidmetabolismus

4.4.4.3.1 Dexamethason-supprimierbarer Hyperaldosteronismus

Der Dexamethason-supprimierbare Hyperaldosteronismus (DSHA, auch bezeichnet als Glukokortikoid-supprimierbarer Hyperaldosteronismus, GSH, oder Familiärer Hyperaldosteronismus Typ 1, FH-1) ist eine seltene dominant vererbte Form der Hypertonie [New u. Peterson 1967, Sutherland et al. 1966]. Es wurden in der Literatur bis 1994 nur 24 Familien beschrieben [New et al. 1986, White et al. 1994]. Seit der Einrichtung eines internationalen Registers für GSH-Patienten in Massachusetts im Jahr 1993 sind allerdings 90 weitere Fälle bei 300 untersuchten Patienten entdeckt worden [Dluhy u. Lifton 1995].

4.4.4.3.1.1 Biochemie und Klinik

Die Krankheit zeichnet sich durch eine Regulationsstörung der Aldosteronsekretion sowie durch eine vermehrte Ausscheidung von 18-Hydroxykortisol und 18-Oxokortisol aus. Die absolute Menge an ausgeschiedenem Aldosteron ist normal oder nur moderat erhöht, und auch eine Hypokalämie ist selten anzutreffen [Connell et al. 1995, Stowasser et al. 1995, White et al. 1994]. Die Plasmareninaktivität ist jedoch stark unterdrückt, so daß das Verhältnis der Konzentrationen von Aldosteron zu Renin immer erhöht ist [Stowasser et al. 1995, White et al. 1994]. Die Regulation der Aldosteronsynthese weicht in unbehandelten Patienten deutlich von der Norm ab. So wird die Aldosteronkonzentration im Orthostasetest nicht erhöht, sondern erniedrigt [Ganguly et al. 1981], und die Infusion von ANG II hat auf die Aldosteronsekretion keinen Einfluß [Connell et al. 1995, Oberfield et al. 1981]. Dagegen ist der zirkardiane Rhythmus der Aldosteronsekretion im Plasma wesentlich ausgeprägter als im Normalfall, ähnelt stark dem Verlauf des Kortisols [Connell et al. 1986, Stowasser et al. 1995], und die Aldosteronsekretion wird durch die Gabe von ACTH stimuliert [Ganguly et al. 1984, Oberfield et al. 1981]. Diese Beobachtungen unterstützen die Annahme, daß bei den Patienten mit GSH Aldosteron unter der Kontrolle von ACTH in der Zona fasciculata produziert wird.

Die Ausscheidung von 18-Hydroxy- und 18-Oxokortisol ist 20- bis 30fach erhöht [Fraser et al. 1991, Stowasser et al. 1995, Ulick et al. 1990,]. Das Verhälnis der Tetrahydrometaboliten von 18-Oxokortisol zu denen von Aldosteron im Harn ist >2,0 (Norm: 0,2). Die Erhöhung der 18-Oxokortisolkonzentration ist das zuverlässigste Merkmal dieser Krankheit [Hamlet et al. 1988, Stowasser et al. 1995, White et al. 1994]. 18-Hydroxy- und 18-Oxokortisol sind die 17-hydroxylierten Analoga von 18-Hydroxykortikosteron und Aldosteron (s. Kapitel 4.4.3 „Biochemische und molekulargenetische Grundlagen"). Daher wurde anfangs ein partieller 17α-Hydroxylase-Defekt als Ursache für den GSH in Betracht gezogen [New u. Peterson 1967], aber auch die anormale Existenz eines Zelltyps in der Übergangszone zwischen Zona glomerulosa und fasciculata, der Eigenschaften von Zellen beider Zonen vereinen sollte [Connell et al. 1986, Gomez-Sanchez 1984]. 1992 wurde die genetische Ursache, ein Hybridgen aus 11β-Hydroxylase und Aldosteronsynthase, erstmals von Lifton et al. [1992 a,b] beschrieben. Da die 17α-Hydroxylase normalerweise nicht in der Zona glomerulosa exprimiert wird, lassen die großen Mengen von 17α-Hydroxy-18-

Oxo-Steroiden vermuten, daß das chimäre Protein, ein Enzym mit 18-Oxidaseaktivität, wie die Aldosteronsynthase, anormal in der Zona fasciculata exprimiert wird. Die sonstige Steroidbiosynthese ist nicht betroffen, so daß Wachstum und Sexualentwicklung bei den Patienten normal verlaufen [White et al. 1994].

4.4.4.3.1.2 Hypertonie

Die Hypertonie bei DSHA wird vermutlich durch die erhöhten Konzentrationen von Plasmaaldosteron und 18-Oxokortisol bedingt. 18-Oxokortisol kann am Mineralokortikoidrezeptor binden. Im Tierversuch wurde gezeigt, daß es den Blutdruck erhöhen kann [Hall u. Gomez-Sanchez 1986]. Das klinische Bild variiert stark. So wurden schon bei jugendlichen Patienten unter 20 Jahren in 33% der Fälle deutlich hypertensive Blutdruckwerte beschrieben und bei Erwachsenen in 59% [Stowasser et al. 1995] bis 95% [Lifton 1996]. Normotonie kommt demnach durchaus vor, obwohl die Patienten Träger des chimären Gens sind. Hypertensive Werte über 180/120 mmHg sind selten. Als Folgeschäden können linksventrikuläre Hypertrophie, Retinopathie und Schlaganfälle schon vor dem 45. Lebensjahr auftreten. Eine Ursache für die Varianz der klinischen Manifestation konnte bislang nicht gefunden werden. Patienten mit milder oder schwerer Hypertonie unterschieden sich weder signifikant in der Natriumausscheidung noch in der Konzentration von Aldosteron, 18-Oxokortisol oder 18-Hydroxyortisol.

In In-vitro-Studien wurde nachgewiesen, daß eine Vielzahl von konstruierten chimären Genen Aldosteronsynthaseaktivität besitzt [Pascoe et al. 1992], so daß der Ort des Cross-over für die Aktivität des Hybridgens keine Rolle zu spielen scheint. Vermutlich sind andere blutdruckkontrollierende Systeme und regulierende Mechanismen für die Variabilität verantwortlich. Da genetische Ursachen für einen großen Anteil der allgemeinen Variabilität des Blutdrucks verantwortlich gemacht werden, sollte es möglich sein, genetische Varianten bei den DSHA-Patienten zu finden, die (verstärkt) zum Auftreten von Hypertonie bei DSHA beitragen. In diesem Zusammenhang sollte DSHA als Hypertonie-prädisponierendes Syndrom betrachtet werden [Dluhy u. Lifton 1995]. So wurde in einer vorläufigen Studie die Kallikreinkonzentration im Harn mit dem Blutdruck korreliert. Diese Daten zeigen, daß mit einer hohen Kallikreinexkretion eine abgeschwächte Hypertonie verbunden ist [Dluhy u. Lifton 1995].

4.4.4.3.1.3 Diagnose

Es ist wichtig, den DSHA von den APA zu unterscheiden. APA werden am besten durch die chirurgische Entfernung des Adenoms bzw. der betroffenen Nebenniere behandelt [Melby 1991]. Die Ausscheidung von 18-Hydroxy- und 18-Oxokortisol kann zwar auch bei Patienten mit Adenom erhöht sein, aber das Verhältnis der Tetrahydrometaboliten von 18-Oxokortisol und Aldosteron im Harn ist kaum größer als 1,0 [Hamlet et al. 1988, Ulick et al. 1990]. Die Unterdrückung der Aldosteronproduktion mit Glukokortikoiden und die familiäre Häufung sind recht spezifisch für DSHA und kommen bei Adenomen nur in wenigen Ausnahmefällen vor [Hamlet et al. 1988, Kato et al. 1988, Gordon et al. 1992]. Das Auftreten eines Adenoms bei Kindern ist äußerst selten [White et al. 1994]. Am sichersten ist der Nachweis der Existenz des Hybridgens durch Southern-Blot oder PCR.

4.4.4.3.1.4 Therapie

Durch die Behandlung der Patienten mit Glukokortikoiden, z. B. mit Dexamethason in niedriger Dosierung, kann eine gute Einstellung des Blutdrucks erreicht werden, die Plasmareninkonzentration steigt auf normale Werte an und die Plasmaaldosteronkonzentration unterliegt wieder der normalen Regulation [Connell et al. 1986, Ganguly et al. 1981, Woodland et al. 1985]. Das zeigt, daß die Zona glomerulosa bei diesen Patienten intakt ist. Im unbehandelten Stadium wird die Aldosteronsynthese der Zona glomerulosa durch die erhöhte Aldosteronsekretion vermutlich der Zona fasciculata unterdrückt.

4.4.4.3.1.5 Genetik

Nachdem beide CYP11B-Gene des Menschen entdeckt waren, schlugen Curnow et al. [1992] vor, daß ein durch genetische Rekombination entstandenes Hybridgen aus 11β-Hydroxylase und Aldosteronsynthase für DSHA verantwortlich sein könnte. Dieses Hybridgen wurde 1 Jahr später erstmals von Lifton et al. [1992a] nachgewiesen und beschrieben.

Bis jetzt tragen alle untersuchten DSHA-Patienten dieses Hybridgen auf mindestens 1 ihrer beiden Chromosomen [Connell et al. 1995, Dluhy u. Lifton 1995, Lifton et al. 1992a,b, Miyahara et al. 1992, Pascoe et al. 1992]. Abb. 4.4.7 zeigt die Entstehung des Hybridgens. Oben sind die beiden Gene CYP11B2 und CYP11B1 dargestellt, die auf Chromosom 8 etwa 40.000 bp voneinander entfernt liegen. Sie sind in den proteinkodierenden Bereichen zu 95% gleich und in den Introns zu 90% [Mornet et al. 1989]. Aufgrund dieser großen Ähnlichkeit kann es in der Meiose zu einer falschen Paarung beider Gene kommen, die zu einem ungleichen Cross-over – ungleich deshalb, weil 2 ungleiche Gene an dieser genetischen Rekombination beteiligt sind – führt. Das Gen der 11β-Hydroxylase von einem Chromatiden paart sich dabei mit dem Aldosteronsynthasegen eines anderen Chromatiden.

Lifton et al. [1992a,b] konnten nur für 1 von 12 untersuchten Familien nachweisen, daß dieser Austausch zwischen den beiden Chromosomen stattfand. In allen anderen Fällen fand das Cross-over zwischen den Schwesterchromatiden (Armen) desselben Chromosoms statt, so daß sich auf einem Arm des Chromosoms nur ein Hybridgen befand, das am 5′-Ende aus CYP11B2 und am 3′-Ende aus CYP11B1 bestand (in Abb. 4.4.7 ganz unten). Auf dem anderen Arm des Chromosoms befand sich das Hybridgen, das für DSHA verantwortlich ist, flankiert von CYP11B2 stromaufwärts und CYP11B1 stromabwärts. Der Ort des Cross-over ist in den untersuchten Patienten sehr unterschiedlich und bewegt sich in einem Bereich zwischen Intron 2 und Exon 4. Die Ursache für die vordere Begrenzung könnten regulatorische Elemente sein, die sich möglicherweise in den ersten Introns befinden und für die zonenspezifische Expression beider Gene verantwortlich sind [Pascoe u. Curnow 1995, White et al. 1994]. Die hintere Begrenzung wird durch die Aminosäurereste im Hybridprotein bestimmt, die die Aldosteronsynthaseaktivität bewirken. Sie werden durch die Basensequenz von Exon 5 und 6 determiniert [Böttner et al. 1996]. Würde das Cross-over weiter stromabwärts stattfinden, hätte das exprimierte Hybridenzym keine Aldosteronsynthaseaktivität. Das konnte durch In-vitro-Untersuchungen von Pascoe u. Curnow [1995] gezeigt werden.

Das DSHA-Hybridgen entspricht im vorderen, stromaufwärts vom Cross-over liegenden Bereich dem CYP11B1-Gen. Dieser Abschnitt umfaßt den Promotor, der für die Regulation zuständig ist, und zumindest die Exons 1, 2 sowie Intron 1. Das bewirkt, daß das Hybridenzym vermutlich in der Zona fasciculata unter Kontrolle von ACTH exprimiert wird. Da der hintere Bereich des Hybridgens von CYP11B2 stammt, hat das exprimierte chimäre Enzym 18-Oxidaseaktivität und kann Aldosteron produzieren. Die Neukombination von CYP11B1-Promotor und Aldosteronsynthaseaktivität führt bei den Patienten dazu, daß die Plasmaaldosteronkonzentration nicht durch das Renin-Angiotensin-System, sondern durch die ausgeschüttete ACTH-Menge gesteuert wird. Unterdrückt man die

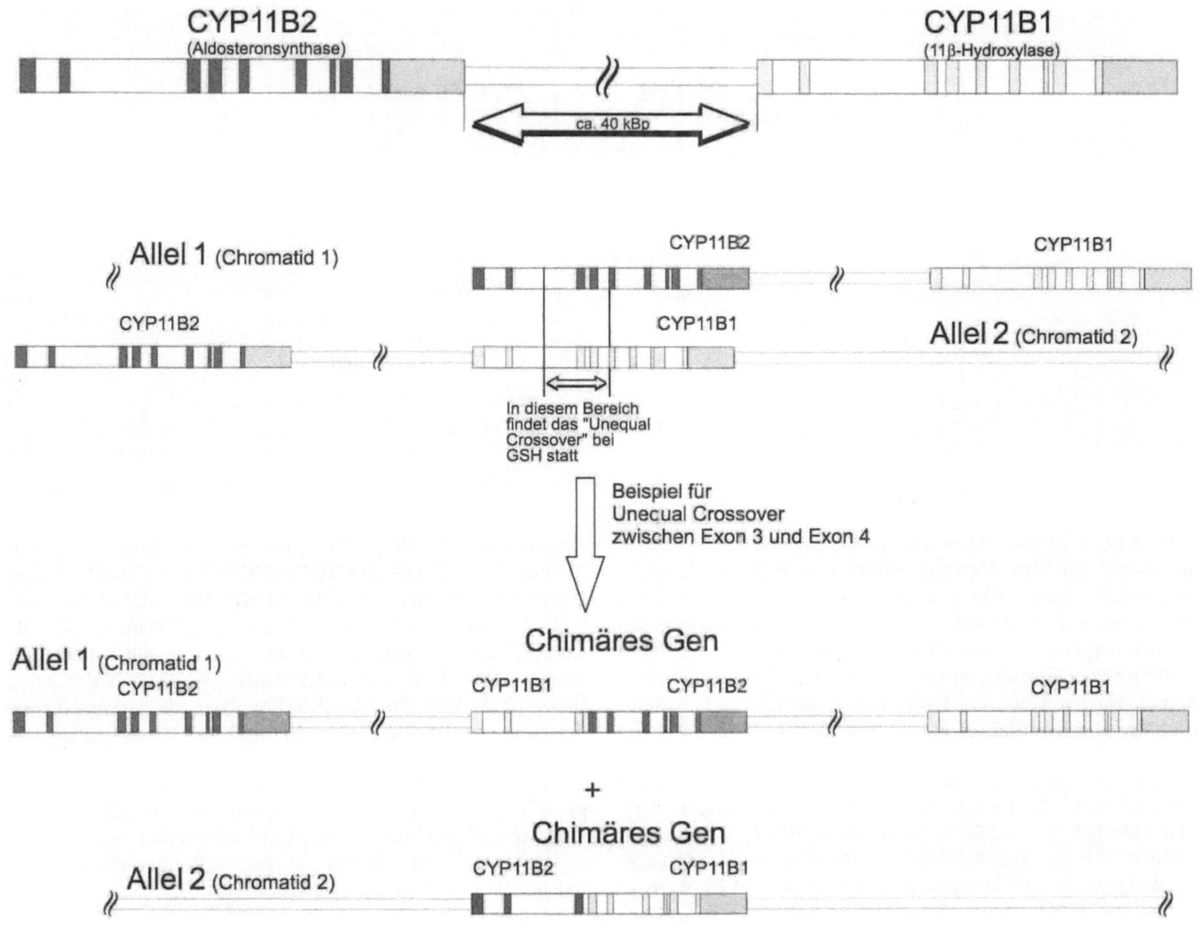

Abb. 4.4.7. Entstehung des GSH-verursachenden Gens, Erläuterungen s. Text

ACTH-Sekretion durch die Verabreichung von Glukokortikoiden, so unterdrückt man damit die Expression des Aldosteron-produzierenden Hybridenzyms, was die Senkung der Plasmaaldosteronkonzentration und damit des Blutdrucks zur Folge hat.

Der zirkardiane Rhythmus der Plasmaaldosteronkonzentration, welcher bei DSHA dem Kortisolrhythmus entspricht, und die erhöhten Konzentrationen von 18-Hydroxy- und 18-Oxokortisol sprechen ebenfalls dafür, daß das Hybridenzym – kontrolliert durch ACTH – in der Zona fasciculata exprimiert wird und dort das produzierte Kortisol 18-hydroxyliert und 18-oxidiert.

Der DSHA wurde v. a. in Familien gefunden, deren Stammbäume zu Regionen im Norden Großbritanniens führen (14 von 17 Fällen). Es wird vermutet, daß die Population in diesem Gebiet eine genetische Prädisposition für dieses ungleiche Cross-over besitzt. Ein sog. Founder-Effekt, bei dem alle betroffenen Patienten auf eine Person rückführbar wären, kann nämlich ausgeschlossen werden, da das Cross-over bei den einzelnen Familien nachweislich an unterschiedlichen Stellen innerhalb der Gene stattgefunden hat. In 3 Fällen fand man 1 italienische, 1 niederländische und 1 ukrainische Abstammung [Connell et al. 1995, Lifton et al. 1992b]. In unserem Labor (M. Hampf, R. Bernhardt) wurde der Defekt bei einer Person aus Deutschland genetisch nachgewiesen (s. unten „Genetischer Nachweis"), die von W. Oelkers am Universitätsklinikum Benjamin Franklin, FU Berlin, als positiv diagnostiziert wurde.

Genetischer Nachweis. Der genetische Nachweis des Hybridgens erfolgte bisher mit 2 Methoden. Lifton et al. [1992a] wiesen das Gen mit Hilfe eines Southern-Blots nach. Für diese Methode werden 5–10 µg genomische DNA des Patienten entweder mit dem Restriktionsenzym BamHI oder EcoRI verdaut. Die DNA wird anschließend auf ein 0,8%iges Agarosegel aufgetragen und nach der Elektrophorese auf eine Nylonmembran geblottet. Durch die Hybridisierung mit einem markierten DNA-Stück, das komplementär zu den ersten Exons von

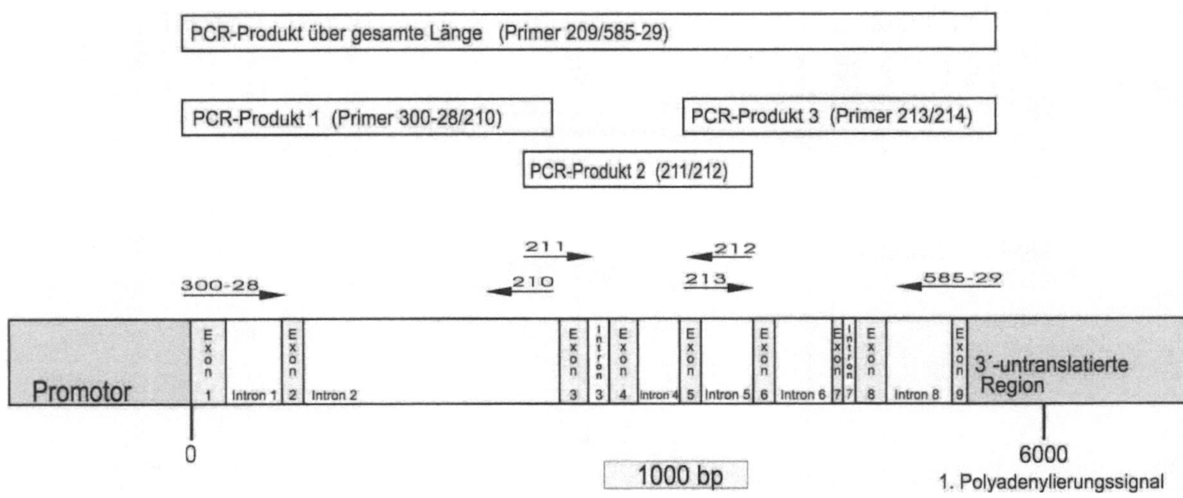

Abb. 4.4.8. Gen der 11β-Hydroxylase. Lage der PCR-Primer. Im oberen Teil sind die PCR-Produkte als Balken dargestellt. In Produkt 1 sind Exons 1 und 2 enthalten, in Produkt 2 Exons 3–5 und in Produkt 3 Exons 6–9. In der 3′-untranslatierten Region, die zum Exon 9 gehört, befindet sich etwa 6.000 bp vom Startkodon entfernt das 1. Polyadenylierungssignal. Das Gen der 11β-Hydroxylase verfügt über 3 dieser Signale. Die Translation startet mit der 7. Base nach der hier mit *0* bezeichneten gecapten Base. Diese Kappe (Cap) schützt die mRNA vor Abbau und ist wichtig für das Spleißen, bei dem die Introns aus der Prä-mRNA entfernt werden [Mornet et al. 1989, Watson et al. 1993]. Reaktion 1: Primer 300-28, GGGGAAGCTTCCTCTCGAAGGCAAGGCA, Bindungsort in der kompletten Sequenz von CYP11B1 [Geley et al. 1996]: Basen 569–586, Primer 210, B-AAACA-CAGGCCCTGACCCGTATCCC, Basen 3138–3163; Reaktion 2: Primer 211, TCAGCACCTGTGGGCAGAAGCTACCA, Basen 2965–2990, Primer 212, B-AGCGTCATCAGCAAGGGAAA-CACCG; Basen 4548–4572, Reaktion 3: Primer 213, B-CGCCCTCAACAGTACACCAGCATCG, Basen 4069–4093 und Primer 585-29 CCCGGATCCTCAGCAAGATCTTCCCCAGC, Basen 6228–6248. Für die Reaktion über die gesamte Länge der Gens wurden die Primer 209 und 585-29 verwendet. Die mit B beginnenden Primer sind am 5′-Ende biotinyliert. Annealing: 64 °C 2 min und bei der PCR über die gesamte Länge 58 °C 2 min, Extension 72 °C 3 min, bei der PCR über die gesamte Länge 7 min, MgCl$_2$-Konzentration: 1 mM für Reaktionen 1–3 und 1,5 mM für die PCR über die gesamte Länge

CYP11B1 ist, läßt sich ein anormales DNA-Fragment (Bande) auf dem Autoradiogramm nachweisen, das beim BamHI-Verdau 21–22 kbp lang ist und beim EcoRI-Verdau 6,3 kbp. Diese Bande tritt nur bei Trägern des Hybridgens auf. Neben dieser Bande befinden sich noch 2 andere auf dem Blot; bei 16,3 und 13,1 kbp (BamHI) bzw. 8,5 und 4,5 kbp (EcoRI). Sie stellen jeweils das Signal für die Gene von 11β-Hydroxylase und Aldosteronsynthase dar [Lifton et al. 1992a, Pascoe et al. 1992].

Der 2. mögliche Nachweis erfolgt mit einer einzigen PCR. Man wählt einen Primer, der an einer Stelle im Promotor des 11β-Hydroxylase-Gens bindet, die deutlich verschieden von der entsprechenden Sequenz im Promotor des Gens der Aldosteronsynthase ist, und einen Reversed-Primer, der spezifisch im Gen der Aldosteronsynthase nach dem Beginn von Exon 5 bindet. In unserem Labor wurden die Primer 209 (Sequenz: 5′-CCCATGACGT-GATCCCTCTCGAAGG-3′, Basen −82 bis −58 vor dem Startkodon, [Geley et al. 1996]) und 212a (Sequenz: 5′-GAGCGTCATCAGCAACGGAAACGCT-3′, Basen 3–27 von Exon 6) benutzt (Abb. 4.4.8). Von beiden Primern werden 10 pmol in einer 50-µl-PCR eingesetzt, die weiterhin 200–300 ng genomische DNA des Patienten enthält, 1,0 mM MgCl$_2$, je 200 µM dATP, dGTP, dTTP und dCTP, 2,5 Einheiten Taq-DNA-Polymerase (Perkin-Elmer), 50 mM KCl, 10 mM TrisHCl (pH 9), 0,1% Triton X-100 und 0,1 g/l Gelatine. Durch diese PCR entsteht beim Vorhandensein des Hybridgens ein Produkt von etwa 4,4 kbp Länge. Um bei einem negativen Ergebnis als mögliche Ursache degradierte genomische DNA ausschließen zu können, werden in die Reaktion zusätzlich 0,2 pmol Primer 210 (Sequenz: 5′-AAACACAGGCCCTGA-CCCGTATCCC-3′, Bindung bei 3.138–3.163 im 11β-Hydroxylase-Gen) gegeben [Geley et al. 1996]. So entsteht ein 2,7 kbp langes PCR-Produkt (Primer 209/210), das einen Teil des 11β-Hydroxylase-Gens darstellt und anzeigt, daß die genomische DNA des Patienten amplifizierbar ist. Bei Patienten, die das Hybridgen in ihrem Genom tragen, sieht man nach der Gelelektrophorese 2 Banden (2,7 und 4,4 kbp) auf dem Agarosegel. Bei Nichtträgern findet sich nur die Kontrollbande bei 2,7 kbp (Abb. 4.4.9).

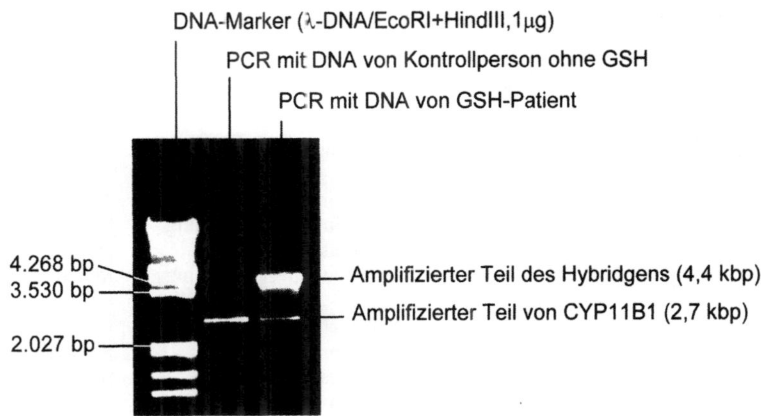

Abb. 4.4.9. Nachweis des GSH-verursachenden Gens mit Hilfe der PCR, Erläuterungen s. Text

4.4.4.3.2 Adrenogenitale Syndrome (congenital adrenal hyperplasia)

Unter dem adrenogenitalem Syndrom (AGS) versteht man eine Gruppe von autosomal-rezessiv vererbten Störungen der Steroidbiosynthese der Nebennierenrinde. Allen Syndromen gemeinsam ist eine defiziente Produktion des Kortisols mit konsekutiver Erhöhung der ACTH-Konzentration. ACTH führt zur Hyperplasie der Nebennierenrinde durch Stimulation von IGF-2 sowie meist zur Überproduktion von Steroiden proximal des Defekts. Die Symptome sind aus dem Fehlen von Kortisol, dem Fehlen oder dem Überschuß von Mineralokortikoiden sowie aus dem Exzeß oder Mangel an adrenalen Sexualsteroiden, vornehmlich den Androgenen, abzuleiten. Es kommt beim Androgenexzeß bereits intrauterin zur Virilisierung des weiblichen Fetus und zur Entwicklung eines intersexuellen äußeren Genitales mit Klitorishypertrophie. Bei Knaben können eine vermehrte Pigmentierung des Skrotums oder eine Vergrößerung des Penis auftreten. Beim Androgenmangel kommt es zum intersexuellen Genitale der Knaben. In 95% der Fälle ist die 21-Hydroxylase (CYP21B) defekt. Bei diesem Syndrom entwickelt sich keine Hypertonie. Der Blutdruck ist entweder normal (Defekt nur in der Zona fasciculata) oder es entsteht ein Salzverlustsyndrom mit Hypotonie (Defekt auch in der Zona glomerulosa) [White et al. 1987]. Unter den übrigen 5% der Fälle des AGS befinden sich 2 Defekte mit Hypertonie:

- 11β-Hydroxylase-Defekt (CYP11B1)
- 17a-Hydroxylase-Defekt (CYP17).

4.4.4.3.2.1 11β-Hydroxylase-Mangel

Beim 11β-Hydroxylase-Mangel sind 11-Desoxykortisol (Substanz S) und oft auch 11-DOC im Serum erhöht. Da diese Steroide eine mineralokortikoide Wirkung zeigen, gibt es kein Salzverlustsyndrom. Etwa 2/3 der Patienten haben erhöhte Werte von 11-DOC und leiden dann auch an einer Hypertonie. 11-DOC ist wahrscheinlich für die Entwicklung einer Hypertonie ausschlaggebend, eine Rolle anderer, bislang unbekannter Steroide kann aber nicht ausgeschlossen werden. Die potenten Mineralokortikoide 18-OH-DOC und 19-nor-DOC, denen eine hypertensinogene Wirkung zugeschrieben wird, sind bei 11β-Hydroxylase-Defekt erniedrigt. Zeichen des Mineralokortikoidexzesses, wie Hypokaliämie und dessen Folgen, sind ebenfalls eher selten. Die homozygote Form wird meist kurz nach der Geburt diagnostiziert, die heterozygote Form erst später als Late-onset-Form.

Molekulargenetik und Nachweis. Auf der Suche nach den Ursachen für das adrenogenitale Syndrom, das durch einen Defekt der 11β-Hydroxylase verursacht wird, gelang es Chua et al. [1987] im Jahr 1987 als erstem einen Teil der humanen cDNA aus einer cDNA-Bibliothek zu isolieren. Zwei Jahre später veröffentlichten Mornet et al. [1989] die Sequenzen der Gene CYP11B1 und CYP11B2. Kawamoto et al. [1990] identifizierten 1 Jahr darauf das zu CYP11B2 gehörende Protein als Aldosteronsynthase. White et al. [1991] berichteten 1991 über die erste Mutation (R448H) im Gen der 11β-Hydroxylase. Arginin 448 befindet sich in der Nähe des Cysteinrests 450, der als 5. Ligand für das Eisenatom der Hämgruppe gilt und in allen bisher bekannten eukaryotischen P450-Enzymen konserviert ist. Substitutionen an dieser Stelle sind schlecht tolerierbar. Das zeigt auch die völlig zerstörte Enzymaktivität bei dieser Mutation. Bis jetzt wurden noch 27 weitere Mutanten im Gen der 11β-Hydroxylase beschrieben (Tabelle 4.4.5). Dazu zählen 6 Nonsense-Mutationen, bei denen die Proteinsynthese aufgrund eines entstandenen Stopko-

Tabelle 4.4.5. Bekannte Mutationen der 11β-Hydroxylase

Bezeichnung der Mutation	Ort	Effekt	Ethnische Gruppe	Referenz
P32S	Exon 1	Senkung der Aktivität auf ~5%	Kaukasische Abstammung	Jöhrer et al. [1994]
P32ΔC (Deletion)	Exon 1	Leserahmenverschiebung	Amerikaner	Curnow et al. [1993]
S105Δ28bp (Deletion)	Exon 2	Leserahmenverschiebung	Kaukasische Abstammung	Geley et al. [1996]
W116X	Exon 2	Nonsense-Mutation	Japaner	Naiki et al. [1993]
Q121+5bp (Insertion)	Exon 2	Leserahmenverschiebung	Kenianer	Skinner u. Rumsby [1994]
V129M	Exon 2	Substratbindung?	Kaukasische Abstammung	Geley et al. [1996]
N133H	Exon 3	Unbekannt	Kaukasische Abstammung	Jöhrer et al. [1994]
K174X	Exon 3	Nonsense-Mutation	Amerikaner	Curnow et al. [1993]
W247X	Exon 4	Nonsense-Mutation	Kaukasier (Tiroler)	Kapelari et al. [1994]
G267R	Exon 4	Spleißen beeinflußt?	Kaukasier (Engländer)	Skinner et al. [1996]
G267D	Exon 5	Missense-Mutation	Kaukasier (Engländer)	Skinner et al. [1996]
T318T (ACG→ACA)	Exon 5	Spleißen beeinflußt?	Kaukasier (Engländer)	Skinner et al. [1996]
T318M	Exon 5	Protonentransfer geblockt?	Jemenite	Curnow et al. [1993]
T319M	Exon 6	Aktivität unbeeinflußt	Kaukasische Abstammung	Jöhrer et al. [1994]
A331V	Exon 6	Beeinflussung der I-Helix	Kaukasische Abstammung	Geley et al. [1996]
Q338X	Exon 6	Nonsense-Mutation	Sikh	Curnow et al. [1993]
Q356X	Exon 6	Nonsense-Mutation	Afroamerikaner	Curnow et al. [1993]
E371G	Exon 6	Unbekannt	Kaukasische Abstammung	Geley et al. [1996]
R374Q	Exon 6	Bindung von Adrenodoxin gestört?	Libanese	Curnow et al. [1993]
R384Q	Exon 7	Substratbindung gestört?	Amerikaner	Curnow et al. [1993]
R384G	Exon 7	Substratbindung gestört?	Japaner	Nakagawa et al. [1995]
N394+2bp (Insertion)	Exon 7	Leserahmenverschiebung	Türke	Helmberg et al. [1992]
Y423X	Exon 8	Nonsense-Mutation	Kaukasische Abstammung	Jöhrer et al. [1994]
R427H	Exon 8	Hämbindung beeinflußt?	Inder	Skinner et al. [1996]
V441G	Exon 8	Sekundärstruktur gestört?	Amerikaner	Curnow et al. [1993]
R448H	Exon 8	Hämbindung gestört?	Marokkanische Juden und Kaukasische Population	White et al. [1991], Kapelari et al. [1994]
R448C	Exon 8	Hämbindung gestört?	Iraner	Geley et al. [1996]
L464+3bp (Insertion)	Exon 8	Unbekannt	Jüdisch-Iranische Abstammung	Geley et al. [1996]

dons vorzeitig abgebrochen wird. Weiterhin gibt es 4 Mutanten, die eine Verschiebung des Leserahmens zur Folge haben, und eine Insertion eines Leucinrests (L464+3bp). Bei 10 Missense-Mutationen sind Aminosäurereste im Enzym betroffen, die offensichtlich für die Funktion der 11β-Hydroxylase essentiell sind. Bei 22 der 24 Mutationen kommt es somit zu einem Totalverlust der Enzymaktivität. Eine Mutation ist beschrieben, die die Aktivität nicht beeinflußt (T319M), und eine weitere Mutation, die die Enzymaktivität auf etwa 5% senkt (P32S). Von Skinner et al. [1996] wurden weitere Mutationen beschrieben. Bei diesen ist der Einfluß auf die Enzymaktivität bisher unbekannt, da noch keine Aktivitätstests durchgeführt wurden.

Wie bereits oben beschrieben, sind die 9 Exons der 11β-Hydroxylase über eine Länge von etwa 7.000 bp verteilt. Für die molekulargenetische Untersuchung auf Mutationen müssen die Exons mit Hilfe der PCR amplifiziert werden, um anschließend sequenziert werden zu können. Für die ersten Nachweise von 11β-Hydroxylase-Defekten wurden die erzeugten PCR-Produkte noch in Vektoren ligiert, um anschließend sequenziert zu werden [Helmberg et al. 1992, Naiki et al. 1993, White et al. 1991]. Später wurde dazu übergegangen, die erzeugten PCR-Produkte direkt zu sequenzieren [Curnow et al. 1993].

Die DNA-Sequenz für das Gen der 11β-Hydroxylase ist bei der Genbank in 3 Fragmenten unter den Accession-Nummern M32.863, M32.878 und M32.879 zugänglich. Nach unseren Erfahrungen ist diese Sequenz in den Introns an mehreren Stellen fehlerhaft. Etwas besser stimmt die von Naiki et al. [1993] veröffentlichte Sequenz mit den von uns erhaltenen Daten überein. Sie ist aber auch nicht immer eindeutig und von ihm selbst schon an mehreren Stellen korrigiert worden. Die Genbank, Accession-Nummern lauten D16.153 und D16.154.

Neben Sequenzierfehlern können auch unterschiedliche Allele für die publizierten Sequenzunterschiede verantwortlich sein. Da diese Polymorphismen nur in den Introns auftreten, hätten sie für das Protein keine Auswirkungen. Unter den Accession-Nummern X85.218 und X85.219 sind jetzt auch die fehlenden Sequenzen der Introns 2 und 8 veröffentlicht worden. Damit läßt sich die komplette Sequenz des Gens der 11β-Hydroxylase in einem Stück darstellen, wenn man die Fragmente M32.863, X85.218, M32.878, X85.219 und M32.879 zusammensetzt [Geley et al. 1996].

Um einen 11β-Hydroxylase-Defekt in der genomischen DNA nachzuweisen, muß diese zuerst aus den Lymphozyten des Bluts oder aus anderen Zellen isoliert werden. Die gewonnene DNA dient anschließend als Template (Vorlage) für die PCR. Da sich mit Hilfe der normalen PCR nur DNA-Stücke bis zu einer Länge von etwa 3.000 bp unkompliziert amplifizieren lassen, wurde der Genabschnitt, der die Exons beinhaltet, bisher immer in 2 oder 3 PCR-Reaktionen vervielfältigt.

In unserem Labor erfolgt die Amplifikation mit 3 PCR-Reaktionen (Abb. 4.4.8). Nach der Reaktion werden die PCR-Produkte gereinigt, um sie von überschüssigen Primern, Salzen und Proteinen zu befreien. Bei jeder Reaktion ist einer der beiden Primer biotinyliert. Mit Hilfe dieser Biotinylierung können die amplifizierten DNA-Stücke an Streptavidin-Magnetbeads (Fa. Dynal, Hamburg) gebunden werden. Der nun an den Beads hängende Doppelstrang wird anschließend mit 0,2 M NaOH denaturiert, um den nichtbiotinylierten Einzelstrang abzutrennen.

Danach befindet sich an den Magnetbeads einzelsträngige DNA, die man unter Einsatz der entsprechenden Primer einfach sequenzieren kann. Der abgetrennte Einzelstrang kann mit Äthanol gefällt und ebenfalls für die Sequenzierung verwendet werden [Geley et al. 1996]. Eine noch schnellere Methode, die proteinkodierenden Bereiche zu vervielfältigen, ist die Amplifikation der DNA mit einer PCR. Es entsteht ein etwa 5,7 kbp langes Produkt, das alle 9 Exons enthält. Da die Ausbeute nicht mehr so groß ist wie bei den kürzeren Stükken, sollte man die Exons mit „cycle sequencing" sequenzieren. Für diese Methode der Sequenzierung benötigt man für eine Sequenzierreaktion nur 4–50 fmol doppelsträngiger (PCR-Produkt) oder einzelsträngiger DNA, während beim herkömmlichen Sequenzieren mit T7-Polymerase (SequenaseR 2.0 u. a. Sequenzierkits) etwa 200–500 fmol einzelsträngiger DNA benötigt werden. Der Nachteil dieser Methode ist die Gefahr von Kontaminationen. Schon geringe Mengen von fremder DNA können ein falsches Ergebnis verursachen.

4.4.4.3.2.2 17α-Hydroxylase-Mangel

Seit der ersten Beschreibung des 17α-Hydroxylase-Defekts im Jahr 1966 durch Biglieri et al. [1966] wurde in der Literatur über mehr als 128 Fälle von 17α-Hydroxylase-Mangel berichtet [Laflamme et al. 1996]. Fast alle Patienten zeigten einen Totalausfall der 17α-Hydroxylase und waren daher nicht zur Bildung von Sexualsteroiden befähigt. 20 Fälle wiesen einen partiellen Defekt auf, und 14 zeigten einen isolierten 17,20-Lyasedefekt, was längere Zeit zu der falschen Vermutung führte, daß 17α-Hydroxylierung und 17,20-Spaltung durch 2 unterschiedliche Enzyme katalysiert werden [Yanase et al. 1991].

Neben dem 21-Hydroxylase- und dem 11β-Hydroxylase-Defekt ist der 17α-Hydroxylase-Defekt der dritthäufigste genetische Defekt, der zum AGS führt, wobei teilweise sogar eine größere Häufigkeit als beim 11β-Hydroxylase-Mangel angenommen wird. Die Angaben schwanken zwischen 1:100.000 und 1:50.000 [Kagimoto et al. 1988, Kater u. Biglieri 1994].

Der 17α-Hydroxylase-Defekt wird gewöhnlich erst während der Pubertät durch das Auftreten von Hypertonie oder Hypokalämie zusammen mit Hypogonadismus bzw. Pseudohermaphroditismus entdeckt. Symptome der Addison-Krankheit treten nicht auf, da Kortikosteron in 50- bis 100fach erhöhter Konzentration vorliegt und damit Kortisol als Glukokortikoid ausreichend substituiert.

Beim Labortest sind erhöhte Progesteronwerte und das Fehlen von 17α-Hydroxyprogesteron und Androgenen Zeichen für einen 17α-Hydroxylase-Defekt [Kater u. Biglieri 1994].

Molekularbiologie und genetischer Nachweis. Nachdem Kominami et al. [1982] und Nakajin et al. [1983] nachgewiesen hatten, daß die aus Mikrosomen der Meerschweinchennebeniere bzw. Schweinenebenniere gewonnene 17α-Hydroxylase sowohl 17α-Hydroxylase-Aktivität als auch 17,20-Lyase-Aktivität besitzt, gelang 1986 die Expression der 17α-Hydroxylase des Rinds in nichtsteroidogenen Zellen (COS-1-Zellen) mit Hilfe eines Expressionsvektors, der die cDNA der 17α-Hydroxylase des Rinds enthielt. Die Transformation mit dem Vektor verlieh den Zellen 17α-Hydroxylase- und 17,20-Lyase-Aktivität, was letzte Zweifel darüber beseitigte, ob die 17α-Hydroxylase wirklich für beide Aktivitäten verantwortlich ist [Zuber et al. 1986]. Kurz darauf wurde die humane 17α-Hydroxylase kloniert (CYP17, P450c17, P450XVIIA1) [Chung et al.

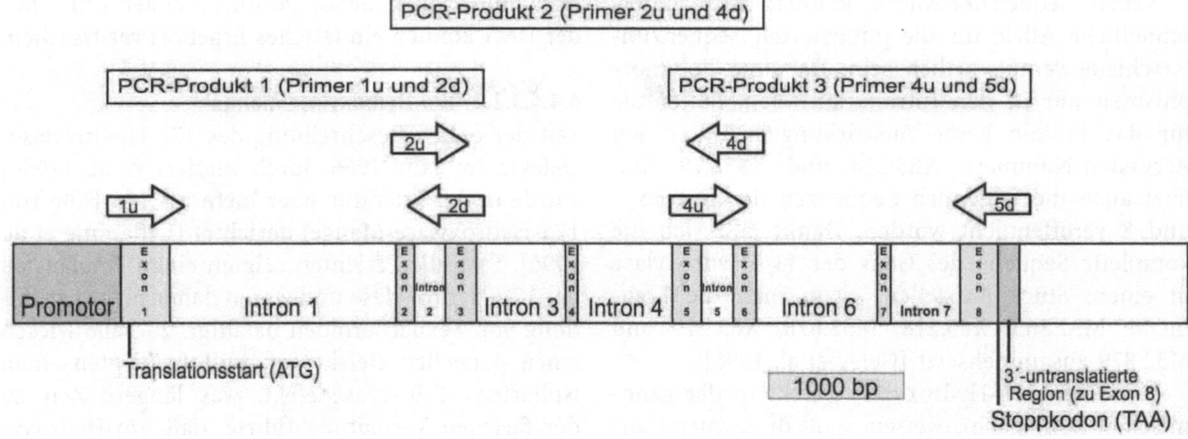

Abb. 4.4.10. Das Gen der 17α-Hydroxylase befindet sich auf Chromosom 10. Die 8 Exons werden durch 7 Introns voneinander getrennt und sind über eine Länge von etwa 6,5 kbp verteilt. Der Transkriptionsstart (Beginn von Exon 1) befindet sich etwa 60 bp vor dem Translationsstart. Über dem Gen sind die PCR-Primer als *Pfeile* dargestellt und darüber die entstehenden PCR-Produkte, die alle 3 etwa 2,7 kbp lang sind [Laflamme et al. 1996, Picado-Leonard u. Miller 1987]. Für die PCR-Reaktionen wurden folgende Primer verwendet: Reaktion 1: Primer 1u, TCAAGGTGAAGATCAGGG-TA, Basen −48 bis −29 in der Sequenz von Picado-Leonard u. Miller [1987] und Primer 2d, CAATGTCAGGGTCTACTA-GAACCT, Basen 2563–2586; Reaktion 2: Primer 2u, GTGGATGGGTGTGAGATTCCTACA, Basen 1992–2015 und Primer 4d, GTGAATGCATCATGGGGCTAGAT, Basen 4621–4643; Reaktion 3: Primer 4u, TGGGGCTCCTTCCTTAT-TAATGT, Basren 3935–3957 und Primer 5d, GAAAGAAT-GAGTGAGCAAATGAATA, Basen 6597–6621

1987]. Dabei konnte durch S1-nuclease-protection-Assays gezeigt werden, daß dasselbe Enzym in der Nebenniere und den Testes exprimiert wird.

Die mRNA kodiert ein Enzym, das aus 508 Aminosäureresten besteht und ein geschätztes Molekulargewicht von 57.400 besitzt. Die Sequenz ist zu etwa 29% homolog zu der der 21-Hydroxylase [Chung et al. 1987]. Mit Hilfe der Fluoreszenz-in-situ-Hybridisierung wurde das Gen auf dem langen Arm des Chromosoms 10 lokalisiert (10q24,3) [Fan et al. 1992]. Es handelt sich um ein sog. „single copy gene", das 8 Exons enthält, die über etwa 6.500 bp verteilt sind.

CYP17 ist ein mikrosomales Zytochrom P450, d. h. es ist an die Membran des endoplasmatischen Retikulums gebunden. Es benötigt für seine Aktivität Reduktionsäquivalente (Elektronen), die ihm durch die NADPH-abhängige Zytochrom-P450-Reduktase übertragen werden [Yanase et al. 1991]. Die 17α-Hydroxylase wird u. a. in den Zellen der Nebennierenrinde, den testikulären Leydig-Zellen und den Thekazellen der Ovarien exprimiert [Kagimoto et al. 1988].

Während das Enzym der Ratte 17α-Hydroxypregnenolon und 17α-Hydroxyprogesteron in die entsprechenden C19-Steroide, Dihydroepiandrosteron und Androstendion umwandeln kann, ist die humane 17α-Hydroxylase nur in der Lage, 17α-Hydroxypregnenolon in DHEA umzuwandeln [Fevold et al. 1989, Swart et al. 1993]. Zellkulturtests zeigten, daß die 17α-Hydroxylase-Aktivität hauptsächlich durch ACTH gesteuert wird, was durch gestiegene mRNA- und Proteinmengen nach ACTH-Behandlung der Zellen nachgewiesen wurde [DiBlasio et al. 1987]. Wie die beiden Aktivitäten der 17α-Hydroxylase unabhängig voneinander reguliert werden, ist bis jetzt noch nicht verstanden. Als möglicher Modulator wird das Elektronentransfersystem genannt, da sich das Verhältnis der Aktivitäten von 17,20-Lyase zu 17α-Hydroxylase mehrfach erhöht, wenn im Verhältnis zur 17α-Hydroxylase entweder mehr NADPH-abhängige-Zytochrom-P450-Reduktase oder Zytochrom b5 (wirkt ebenfalls als Elektronendonator) vorhanden ist [Onoda u. Hall, 1982, Yanagibashi u. Hall 1986]. Außerdem könnten Membranenlipide zur Selektivität beisteuern [Wada et al. 1984].

Die Sequenz des Gens der 17α-Hydroxylase wurde von Picado-Leonard u. Miller [1987] veröffentlicht. Wie in Abb. 4.4.10 dargestellt, kann die Amplifikation des Gens mit 3 PCR-Reaktionen erfolgen. Jeweils einer der Primer sollte biotinyliert sein, wenn man das Gen mit „solid phase sequencing" untersuchen möchte. Dies ist nicht nötig, wenn man die Sequenz mittels „cycle sequencing" ermittelt. PCR-Produkt 1 enthält die Exons 1–3, PCR-Produkt 2 die Exons 2–6 und PCR-Produkt 3 die Exons 5–8 (Abb. 4.4.10).

Tabelle 4.4.6. Bekannte Mutationen der 17α-Hydroxylase

Bezeichnung der Mutation	Ort	Ethnische Gruppe	Referenz
W17X	Exon 1	Japaner	Yanase et al. [1988]
ΔF53 oder F54 (Deletion von F)	Exon 1	Japaner	Yanase et al. [1989]
Y64S	Exon 1	Kaukasier	Imai et al. [1993]
G90D	Exon 1	Kaukasier	Yanase [1995]
R96W	Exon 1	Frankokanadier	Laflamme et al. [1996]
S106P	Exon 2	Guamese (Marianen)	Lin et al. [1991]
I112+3 bp (Duplikation I112)	Exon 2	Kaukasier	Imai et al. [1993]
H120+7 bp (Insertion)	Exon 2	Japaner	Yanase et al. [1990]
Deletion von Exons 2 und 3 (518 bp) und Insertion von 469 bp	Exon 2, 3	Italiener	Biason et al. [1991]
E194X	Exon 3	Engländer	Rumsby et al. [1993]
R239X	Exon 4	Engländer/Kanadier	Rumsby et al. [1993]
G300,V301 Δ GC (Deletion)	Exon 5	Japaner	Toyota et al. [1993]
P342T	Exon 6	Kanadier	Ahlgren et al. [1992]
H373L	Exon 6	Japaner	Monno et al. [1993]
R440H	Exon 8	Deutscher	Fardella et al. [1994]
Q461X	Exon 8	Schweizer	Yanase et al. [1992]
480+4Bp (Duplikation)	Exon 8	Kanadier/Niederländer	Kagimoto et al. [1988], Imai et al. [1992]
Deletion von D487, S488, F489	Exon 8	Thailänder	Fardella et al. [1993]
R496C	Exon 8	Schweizer	Yanase et al. [1992]

Bekannte Mutationen. Bisher wurden 19 Mutationen im Gen der 17α-Hydroxylase beschrieben (Tabelle 4.4.6). Davon sind 4 Nonsense-Mutationen, weitere 4 sind Deletionen, 3 sind Insertionen und die verbleibenden 8 stellen Missense-Mutationen dar. Interessant ist eine Mutation, bei der 518 bp des Gens deletiert wurden. An derselben Stelle wurden 469 Basen einer Sequenz eingefügt, die eine sehr starke Homologie zu Sequenzen eines Virus besitzt. Möglicherweise hat sich bei einem Vorfahren des Patienten an dieser Stelle ein Virus in das Genom inseriert [Biason et al. 1991].

Therapie des AGS. Die Therapie des AGS erfolgt ätiotrop, d. h. durch Substitution des Glukokortikoids. Beim Vorliegen eines Salzverlustsyndroms wird zusätzlich auch mit Mineralokortikoiden (9α-Fluorkortisol) substituiert. Eine Antiandrogentherapie mit Cyproteronazetat kann gegen Hirsutismus angewandt werden. Zur Therapiekontrolle sind die Bestimmungen von 17-OH-Progesteron und der Plasmareninaktivität geeignet. Bei guter Einstellung sind ein normales Wachstum, Normotonie, eine normale sexuelle Entwicklung und Fertilität zu erreichen.

4.4.4.3.3 11β-Hydroxysteroid-Dehydrogenasemangel

Beim Menschen ist der angeborene Defekt der 11β-Hydroxysteroid-Dehydrogenase (11β-HSD)

(auch bezeichnet als apparenter Mineralokortikoidexzeß, engl. „apparent mineralocorticoid excess" oder kurz AME) eine seltene Ursache der Mineralokortikoidhypertonie, die haupsächlich bei Kindern auftritt. Neben den stark erhöhten Blutdruckwerten sind die Reninaktivität und die Aldosteronproduktion niedrig. Dazu besteht eine Hypokalämie. Das Syndrom wurde erstmals zu Beginn der 70er Jahre beschrieben [Werder et al. 1974]. Zu dieser Zeit war die Verbindung zwischen Mineralokortikoidhypertonie und defektem peripherem Kortisolmetabolismus noch nicht bekannt. Dieser Zusammenhang wurde erst durch die Studien von Ulick et al. [1977] Ende der 70er Jahre aufgedeckt. Der erste vollständig charakterisierte Patient war ein Mädchen vom Indianerstamm der Zuni, bei dem die Diagnose im Alter von 3 Jahren gestellt wurde [New u. Levine 1977, New et al. 1977]. Die Kortisol- und 11-DOC-Metaboliten im Harn lagen unter den Normwerten und erhöhten sich nicht durch ACTH-Infusion. Die Verabreichung von Glukokortikoiden (mit mineralokortikoider Potenz) verschlimmerte die Hypertonie, was die Vermutung nahelegte, daß die Krankheit mit dem endogenen Kortisol im Zusammenhang stand. In einem Review von Stewart [1994] wurden die weltweiten Fälle von 11β-HSD-Defekt auf 25–30 geschätzt, Mune et al. [1995] berichteten von etwa 25, was deutlich zeigt, daß es sich um eine sehr seltene Krankheit handelt.

Als erster bemerkte ein holländischer Arzt die mineralokortikoiden Nebeneffekte bei Patienten, die wegen Dyspepsie mit einem Lakritzeextrakt (succus liquoritiae) behandelt wurden [Reevers 1946]. Seitdem gab es eine Vielzahl von Berichten über Patienten, bei denen durch die Einnahme von Lakritze Mineralokortikoidexzeßzustände auftraten [Blachley u. Knochel 1980, Card et al. 1953, Conn et al. 1968, Epstein et al. 1977]. Die aktive Substanz ist das Aglykonderivat der Glycyrrhicinsäure, Glycyrrhetinsäure. Carbenoxolon ist der Sukzinatester von Glycyrrhetinsäure und erwies sich nach Reevers [1948] ersten Beobachtungen als erfolgreiches Medikament gegen Ulzera. Seine Anwendung führt aber auch zu Hypertonie, Salz- und Wasserretention und Hypokalämie bei bis zu 50% der Patienten [Turpie u. Thomson 1965]. Zunächst dachte man, daß diese mineralokortikoiden Nebeneffekte durch eine direkte Bindung von Glycyrrhetinsäure am Mineralokortikoidrezeptor (MR) zustandekommen, da deren molekulare Struktur der von Aldosteron ähnlich ist und Untersuchungen eine schwache Affinität der Substanz für den MR demonstrierten [Armanini et al. 1982, 1983]. Drei Fakten sprachen gegen diese Theorie:

1. Aus der Literatur war ersichtlich, daß weder Glycyrrhicinsäure noch Glycyrrhetinsäure einen biologischen Effekt bei Patienten mit Addison-Krankheit zeigten [Borst et al. 1953]. Es trat jedoch eine starke Mineralokortikoidaktivität auf, wenn man den Patienten gleichzeitig Glukokortikoide verabreichte.
2. Studien zeigten, daß Lakritze die Konzentration von freiem Kortisol im Urin erhöhte, während die Kortisolplasmaspiegel normal blieben [Epstein et al. 1978].
3. Ein antimineralokortikoider Effekt wurde erzeugt, wenn mit Glycyrrhetinsäure behandelte Patienten Dexamethason erhielten [Hoefnagels u. Kloppenborg 1983].

Deshalb vermuteten Stewart et al. [1987], daß Glycyrrhetinsäure, Glycyrrhicinsäure und Carbenoxolon keine direkten Agonisten des MR sind, und zeigten später, daß Lakritze als Mineralokortikoid wirkt, indem sie die 11β-HSD hemmt.

Schon zu Beginn der 80er Jahre hatte man entdeckt, daß der MR in vitro [Krozowski u. Funder 1983] und bei der Expression in Affennierenzellen [Arriza et al. 1987] gleiche Affinitäten für die Liganden Kortisol und Aldosteron besitzt. Bis 1988 konnte jedoch nicht erklärt werden, wodurch Aldosteron, das im Körper in 100- bis 1fach geringerer Konzentration als Kortisol vorliegt, das bevorzugte Mineralokortikoid in vivo ist.

Zwei unabhängige Gruppen zeigten in diesem Jahr, daß die 11β-HSD dem MR die Spezifität für Aldosteron verleiht, indem sie in den mineralokortikoidgesteuerten Organen wie der Niere und dem distalen Kolon Kortisol zu Kortison dehydrogeniert [Edwards et al. 1988, Funder et al. 1988]. Aldosteron ist kein Substrat der 11β-HSD, weil die 11-Hydroxygruppe mit dem Kohlenstoffatom 18 ein intramolekulares Halbazetal bildet [Müller 1995] (Abb. 4.4.11)

Nachdem der Enzymdefekt der 11β-HSD als Ursache für den AME erkannt war, begann die Suche nach dem Gen für dieses Enzym. Zunächst konnte die cDNA für die 11β-HSD der Ratte kloniert werden [Agarwal et al. 1989]. Sie wurde anschließend genutzt, um die entsprechende cDNA des Menschen durch Screenen einer Testes-cDNA-Bank zu isolieren. Man fand ein Gen auf Chromosom 1, das 6 Exons beinhaltet und länger als 9 kbp ist. Der offene Leserahmen ist 876 bp lang und kodiert damit ein Protein, das aus 292 Aminosäureresten besteht. Die Expression wurde für Kolon, Ovar, Leber, Testes, Niere, Lunge und Präputiumfibroblasten nachgewiesen, wobei die stärkste Expression in der Leber, einem glukokortikoiden Organ, gefunden wurde. In der Niere fand man dagegen nur eine sehr geringe Expression, obwohl dort der MR in den Zellen des distalen Tubulus und des Sammelrohrs am stärksten exprimiert wird [Rundle et al. 1989, Tannin et al. 1991]. Später folgten Veröffentlichungen über eine Vielzahl anderer Organe (umfassender Review: Monder u. White [1992]). Subzellular befindet sich die 11β-HSD-Aktivität in den Mikrosomen. Teilweise wurde auch Aktivität in den Zellkernen beschrieben

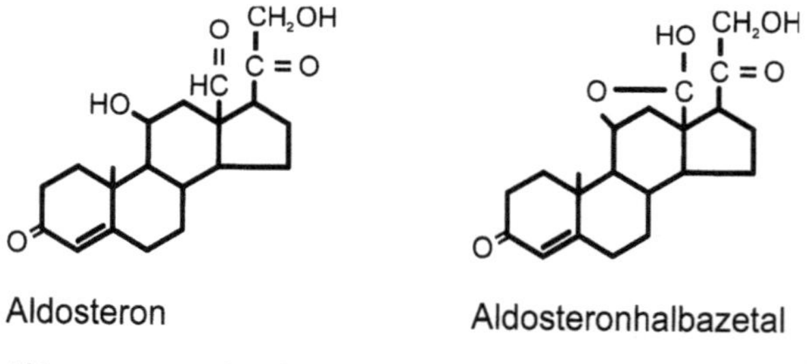

Abb. 4.4.11. Strukturformel des Aldosterons in der Aldehyd- und in der Zyklosemiazetalform. Die Aldehydgruppe am C18 von Aldosteron verbindet sich mit der Hydroxygruppe am C11. Es bildet sich ein intramolekulares Halbazetal. Die 11-Hydroxygruppe kann nicht mehr durch die 11β-Hydroxysteroid-Dehydrogenase angegriffen werden. Da Aldosteron im Körper als Halbazetal vorliegt, bleibt es für den Mineralkortikoidrezeptor (MR) als Ligand erhalten, während in den mineralkortikoiden Geweben Kortisol zu Kortison oxidiert wird [Müller 1995]

[Hierholzer et al. 1990, Kobayashi et al. 1987, Mahesh u. Ulrich 1960, Schulz et al. 1987]. Das Protein zählt zu einer Gruppe von Dehydrogenasen, die sekundäre Alkohole oder Ketone modifizieren und alle ein ungefähres Molekulargewicht von 30.000–40.000 besitzen. Die meisten dieser Proteine sind als Dimere oder Tetramere aktiv [Tsigelny u. Baker 1995]. Das Enzym benötigt NADP$^+$ als Kofaktor. Das entsprechende Protein der Ratte ist in vivo glykosyliert und vermutlich ohne diese Glykosylierung inaktiv [Agarwal et al. 1995a].

Im Gen dieser 11β-HSD konnten bei Patienten mit 11β-HSD-Defekt keine Mutationen gefunden werden [Nikkilä et al. 1993]. Deshalb begann man, ein weiteres Enzym mit 11β-HSD-Aktivität zu suchen, weil zuvor schon andere Experimente gezeigt hatten, daß die klonierte 11β-HSD nicht dem gesuchten Enzym entsprechen konnte. So war man nicht in der Lage, zu erklären, wie die gefundene 11β-HSD den MR vor der Bindung von Kortisol schützen kann, wenn sie im proximalen Tubulus exprimiert wird, während der MR im distalen vorkommt. (Weiterhin fand man neben der 34.000-Bande im Western-Blot bei der Ratte noch weitere Banden zwischen 26.000 und 47.000 [Monder u. Lakshmi 1990]). Der K$_M$-Wert [Substratkonzentration, bei der das Enzym mit halber Maximalgeschwindigkeit (v$_{max}$) arbeitet] für Kortikosteron ist so hoch (2 µM), daß das Enzym bei physiologischen Kortikosteronkonzentrationen (200 nM) nur mit 5% seiner v$_{max}$ arbeitet. Man bezweifelte deshalb, daß das Enzym in der Lage ist, den MR ausreichend vor Kortisol bzw. Kortikosteron zu schützen [Stewart u. Mason 1995].

Inzwischen hatte man jedoch in der humanen Plazenta und dem distalen Tubulus der Niere vom Menschen eine 11β-HSD-Aktivität entdeckt, die NAD$^+$ als Kofaktor benötigte und einen etwa 100fach niedrigeren K$_M$-Wert besaß im Unterschied zu der zuerst entdeckten 11β-HSD, die NADP$^+$ als Kofaktor benutzt [Brown et al. 1993, Mercer u. Krozowski 1992, Naray-Fejes-Toth u. Fejes-Toth 1990]. Stewart u. Mason [1995] beschrieben die gleiche Aktivität in Mikrosomen, die aus fetalen Nieren gewonnen wurden.

Die Klonierung der cDNA der 11β-HSD Typ 2 gelang 1994. Sie besitzt nur 14% Sequenzhomologie zur cDNA der 11β-HSD Typ 1 und hat einen offenen Leserahmen, der für 405 Aminosäurereste kodiert. Das am nächsten verwandte Enzym ist die NAD$^+$-abhängige 17β-HSD, die zu 35% homolog ist. Mit Hilfe von Northern-Blot-Analysen wurde gezeigt, daß die 11β-HSD Typ 2 gewebespezifisch in Plazenta, Niere, Pankreas, Prostata, Dünndarm,

Kolon und den Ovarien exprimiert wird. Geringe Signale fand man auch in Milz und Testes. Durch Expressionsversuche in Hamsterovarzellen wurde gezeigt, daß das Enzym für seine Aktivität NAD$^+$ benötigt und nicht in der Lage ist, die Rückreaktion (Kortison zu Kortisol) zu katalysieren. Das bedeutet, daß die 11β-HSD Typ 2 im Gegensatz zur 11β-HSD Typ 1 ausschließlich als Dehydrogenase arbeitet.

Weiterhin entdeckte man, daß das Enzym durch seine eigenen Produkte (Kortison bzw. 11-Dehydrokortikosteron) gehemmt wird, was frühere Ergebnisse bestätigte [Rusvai u. Naray-Fejes-Toth 1993]. Die gemessenen K$_M$-Werte liegen deutlich unter denen der 11β-HSD Typ 1 und betragen für Kortikosteron 5,1 ± 1,2 nM und für Kortisol 47 ± 1,8 nM. Mit Glycyrrhitinsäure war die Enzymaktivität inhibierbar [Albiston et al. 1994], was letzlich die Theorie über den Wirkungsmechanismus von Glycyrrhitinsäure bestätigte.

Das Enzym wird im distalen Tubulus und dem Sammelrohr exprimiert und damit am selben Ort wie der MR. Außerdem fand man bei In-situ-Hybridisierungen 11β-HSD Typ 2 in der glatten Gefäßmuskulatur. Das Ergebnis bestärkte früherere Vermutungen [Kornel 1993], daß Mineralokortikoide und Glukokortikoide die Kontraktilität der Gefäße durch Veränderung des Na$^+$- und/oder Ca^{2+}-Transportsystems beeinflussen [Krozowski et al. 1995]. Da in vivo die Affinität von Kortison zur 11β-HSD Typ 1 größer ist als die von Kortisol, wird vermutet, daß das Enzym hauptsächlich als Reduktase in den glukokortikoiden Geweben und Organen (Leber) aktiv ist (Abb. 4.4.11), um dort Kortison in Kortisol umzuwandeln. Weiterhin könnte das Enzym bei Streßsituationen zu hohe Kortisolkonzentrationen in den betreffenden Geweben mit Hilfe seiner Dehydrogenaseaktivität senken. Die 11β-HSD Typ 2 fungiert dagegen ausschließlich als Dehydrogenase und bewirkt in mineralokortikoiden Geweben, daß der MR spezifisch Aldosteron binden kann [Stewart et al. 1995].

Das Gen der 11β-HSD Typ 2 besteht aus 5 Exons, die über einen Abschnitt von 6,2 kbp verteilt sind. Mit Hilfe von Fluoreszenz-in-situ-Hybridisierung wurde es auf Chromosom 16 (16q22) lokalisiert. Ribonuklease-protection-Assays zeigten, daß in Niere und Plazenta unterschiedliche Transkriptionsstarts (–116 und –74) bevorzugt werden [Agarwal et al. 1995a,b].

Wie beim 11β-Hydroxylase-Defekt beschrieben, muß zuerst die genomische DNA aus dem Blut oder einem anderen Gewebe isoliert werden. Anschließend werden 200–400 ng der gewonnenen

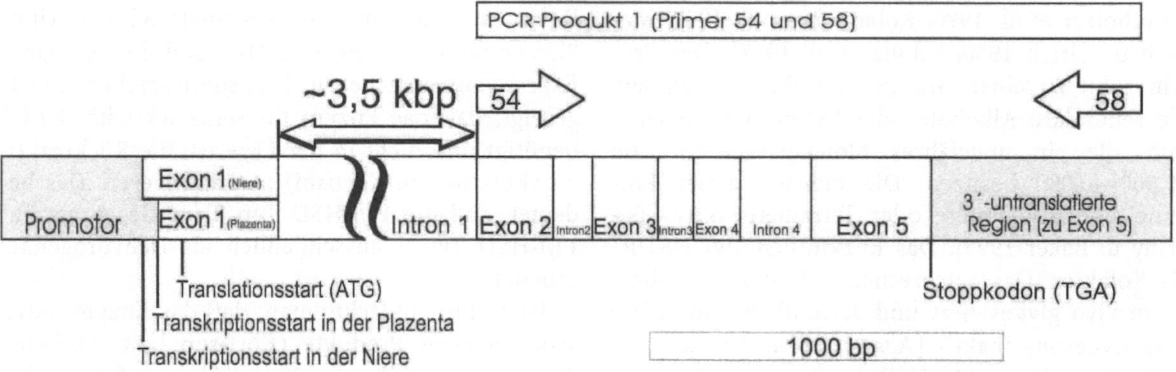

Abb. 4.4.12. Gen der 11-Hydroxysteroid-Dehydrogenase Typ 2, das sich auf Chromosom 16q22 befindet. *Pfeile 54* und *58* Positionen, bei denen die PCR-Primer für die Amplifikation der Exons 2–5 an der genomischen DNA binden (s. Text). Darüber ist das entstehenden PCR-Produkt dargestellt, das etwa 1.870 bp lang ist. In Exon 1 befindet sich der Translationsstart, der Punkt, an dem die Proteinbiosynthese beginnt.

74 Basen upstream liegt der bevorzugte Transkriptionsstart für die mRNA-Synthese in der Plazenta, während die Transkription in der Niere überwiegend 116 Basen upstream des Startpunkts der Translation beginnt. Dadurch ist Exon 1 in der plazentalen mRNA 42 bp kürzer als in der Niere. Das Gen ist insgesamt etwa 6,2 kbp lang [Agarwal et al. 1995a, Wilson et al. 1995a,b]

DNA pro PCR eingesetzt, um Abschnitte des Gens der 11β-HSD Typ 2 zu amplifizieren. Die gewonnenen PCR-Produkte wurden bisher direkt sequenziert [Mune et al. 1995, Wilson et al. 1995b]. Alle bisher gefundenen Mutationen befinden sich in den Exons 2–5. Diese wurden mit einer PCR unter Einsatz der Primer 54 (5'-GTGACTCTGGTTTTGG-CAAGGA-3', Basen 278–299 in der Sequenz von Genbank, Accession-Nummer U27318) und 58 (5'-AAGTACAGTACATGCTTCCCTGTGG-3', Basen 2127–2151) amplifiziert [Wilson et al. 1995b]. Die Lage der Primer und das entstehende PCR-Produkt sind in Abb. 4.4.12 dargestellt. Die Sequenz des PCR-Produkts läßt sich mit Hilfe von „cycle sequencing" oder „solid-phase-sequencing" (wenn man einen der PCR-Primer biotinyliert, s. Kapitel

4.4.4.3.3 „11β-Hydroxysteroid-Dehydrogenasemangel") bestimmen. Mune et al. [1995] beschrieben eine Methode, bei der sie jedes Exon einzeln amplifizierten, Exon 1 sogar mit 2 PCR-Reaktionen. Die PCR-Primer dienten dabei gleichzeitig als Sequenzierprimer [Mune et al. 1995].

4.4.4.3.3.1 Bekannte Mutationen

Bisher wurden 11 Mutationen im Gen der 11β-HSD Typ 2 beschrieben (Tabelle 4.4.7). Dazu zählen 5 Missense-Mutationen, 3 Deletionen, durch die sich der Leserahmen verschiebt, eine Deletion, bei der der Leserahmen erhalten bleibt, 1 Nonsense-Mutation und eine Mutation in Intron 3, die ein richtiges Spleißen der prä-mRNA verhindert.

Tabelle 4.4.7. Bekannte Mutationen der 11β-Hydroxysteroid-Dehydrogenase Typ 2

Bezeichnung der Mutation	Ort	Effekt	Ethnische Gruppe	Referenz
R186C	Exon 3	Unbekannt	Afroamerikaner	Wilson et al. [1995a]
R208C	Exon 3	Substratbindung?	Mozaini-Stamm, Oman	Wilson et al. [1995a], Mune et al. [1995]
R213C	Exon 3	Substratbindung?	Kaukasier/Südamerikaner	Mune et al. [1995]
Base 14, C:T	Intron 3	Spleißdefekt	Mexikaner/Amerikaner	Mune et al. [1995]
9 bp (Deletion)	Exon 4	Katalyseort zerstört	Iren/Amerikaner	Mune et al. [1995]
L250P/L251S	Exon 4	Strukturänderung	Kaukasier/Nordamerikaner	Wilson et al. [1995a]
G305Δ11 bp (Deletion)	Exon 5	Leserahmenverschiebung	Iren/Amerikaner	Mune et al. [1995]
R337C	Exon 5	Unbekannt	Iraner	Wilson et al. [1995a]
R337H, ΔY338 (Deletion)	Exon 5	Unbekannt	Inder, Iraner	Mune et al. [1995], Wilson et al. [1995a]
E356Δ1 bp (Deletion)	Exon 5	Leserahmenverschiebung, Stopkodon bei L395	Zuni-Indianerstamm, New Mexico, USA	Wilson et al. [1995a]
R374X	Exon 5	Nonsense-Mutation	Asiate	Stewart et al. [1996]

4.4.4.3.4 Glukokortikoidrezeptorresistenz

Dieses Syndrom wurde erstmals in 10 Mitgliedern einer holländischen Familie beschrieben, und dann in weiteren 5 Familien nachgewiesen [Brandon et al. 1989, Lamberts 1990]. Aufgrund eines Defekts des Glukokortikoidrezeptors besteht eine erhöhte Aktivität der Hypothalamus-Hypophysen-Nebennieren-Achse mit erhöhtem Kortisol und erhöhter Ausscheidung an freiem Kortisols, jedoch ohne Zeichen eines Cushing-Syndroms. Stattdessen gibt es Zeichen eines Mineralokortikoidexzesses mit hypokalämischer Alkalose und Hypertonie. Partielle Defekte mit Erhöhung des basalen Kortisolspiegels und erhaltenem Tagesrhythmus sind beschrieben worden. Es kann zu Hirsutismus und Menstruationsstörungen kommen, da die Androgenspiegel erhöht sind. Eine Dexamethasontherapie kann zur Normalisierung der ACTH-, Kortisol- und Androgenspiegel führen. Der Gendefekt ist bislang nicht charakterisiert.

4.4.5 Ausblick

Die in den letzten Jahren erreichte Verfeinerung analytischer Verfahren, wie Radioimmunoassay (RIA) und HPLC, erlaubt eine sensitive Analyse verschiedener Steroide im Blut und Urin. Damit ist in vielen endokrinologisch arbeitenden Labors eine wichtige erste Diagnose von Änderungen der Steroidbiosynthese, die neben anderen Faktoren zur Hypertonie führen können, möglich. Der Einzug molekularbiologischer Verfahren in die wissenschaftliche und klinische Laborpraxis ermöglicht als nächsten Schritt die exakte molekulargenetische Analyse evtl. Gendefekte als Ursache einer Hypertonie.

In den Fällen monogenetischer Erkrankungen erlauben die molekulargenetischen Analysen besser als die konventionellen Verfahren sowohl eine frühzeitige als auch eine eindeutige Diagnosestellung, und sie werden darüber hinaus einen Beitrag für die Charakterisierung multifaktorieller Erkrankungen mit genetischer Beteiligung, wie z. B. der Gene des RAS an der primären Hypertonie, leisten können (Übersicht bei: [Peters 1995]). Eine frühzeitige pränatale Diagnostik bietet die Möglichkeit der primären Prävention von Symptomen, wie z. B. der Störung der Sexualentwicklung bei adrenogenitalen Syndromen.

Molekulargenetische Techniken erweitern darüber hinaus die Möglichkeiten zum Auffinden, Charakterisieren und Testen pathophysiologischer Zusammenhänge. Dies wiederum kann die Grundlage zur Entwicklung neuer spezifischer Therapiekonzepte darstellen. Zur pathophysiologischen Charakterisierung wird man nach Mutationen suchen, die entweder zu Änderungen der Expression von Genen oder zu Änderungen der Aminosäuresequenz führen, und diese dann mit den Aktivitäten oder Funktionen des entsprechend veränderten Proteins in vitro und in vivo korrelieren. Hier muß allerdings darauf verwiesen werden, daß trotz einem Zusammenhang zwischen klinischem Befund und Genmutation eine solche Korrelation in vitro nicht in allen Fällen besteht, wie Erfahrungen mit anderen Proteinen der Zytochrom-P450-Familie gezeigt haben. Die Ursachen hierfür sind unklar, könnten aber für einen Einfluß bisher unbekannter Faktoren auf die Regulation der Genexpression bzw. die Substratumsetzung im autologen System und damit die Nicht-Äquivalenz des heterologen Expressionssystems im Vergleich zum nativen System in diesen Fällen sprechen.

Was den selten auftretenden Dexamethason-supprimierbaren Hyperaldosteronismus angeht, konnte nach Wissen der Autoren bisher nur 1 Fall in Deutschland eindeutig nachgewiesen werden. Auch bei diesem Krankheitsbild ist selbst beim Vorliegen einer deutlichen Glukokortikoidsupprimierbarkeit eine molekulargenetische Analyse unerläßlich, da 1 Fall gefunden wurde, wo zwar eine Supprimierbarkeit, aber kein chimäres Gen nachgewiesen werden konnte. Interessanterweise zeigen neuere Ergebnisse aus verschiedenen Arbeitsgruppen, daß keine Korrelation zwischen dem Ort des Cross-over und der gebildeten Aldosteronmenge bzw. dem Grad der Hypertonie besteht, bis hin zum eindeutigen Nachweis des chimären Gens bei 1 Patienten, dessen Aldosteron- und Blutdruckwerte im Normbereich lagen. Dies ist zu dadurch zu erklären, daß die Regulation des Blutdrucks ein multifaktorielles Geschehen ist und die Veränderung eines einzelnen Gens eines der blutdruckregulierenden Systeme oft durch die reaktive Verstellung von Faktoren anderer Systeme in Abhängigkeit von den jeweiligen zusätzlichen genetischen Voraussetzungen mehr oder weniger gut kompensiert werden kann. Dies läßt sich auch in Tiermodellen mit primär monogenetischer Hypertonie zeigen, bei denen die Hypertonie durch ein defektes Gen initiiert ist, aber die Penetranz des erwarteten Phänotyps dennoch stark von der Komposition primär nicht-manipulierter Gene abhängt [Mullins et al. 1990, Whitworth et al. 1994] oder sogar durch antagonistische Systeme komplett verhindert werden kann [Paul et al. 1994].

Ansatzpunkte der Therapie bei Störungen im Steroidhormonsystem umfassen sowohl Modulationen im Bereich der Biosynthese und des Metabolismus der Steroide als auch solche im Bereich der Steroidhormonrezeptoren. Hier könnten zukünftig neben nach molekularen Aspekten spezifisch modellierten Inhibitoren der Steroidhydroxylasen auch Substanzen, inklusive RNA- oder DNA-Konstrukten, zur Modulation der Expression entsprechender Gene bzw. deren Translation zum Protein eingesetzt werden. Unter Umständen lassen sich in Zukunft Gendefekte auch durch den Ersatz des defekten Gens oder Genabschnitts im Rahmen einer somatischen Gentherapie beheben. Dies sollte aber den seltenen Fällen mit klarer monogenetischer Ätiologie vorbehalten sein und nur unter der Voraussetzung der Überlegenheit einer solchen Therapieform über konventionelle Verfahren und nach einer ausführlichen Risikoanalyse zur Anwendung kommen.

In diesem Zusammenhang ist darauf hinzuweisen, daß die Regulation der Genexpression der an der Steroidbiosynthese beteiligten Enzyme bei Hypertonikern (bis auf Ausnahme des DSHA) noch weitgehend unerforscht ist. Untersuchungen besonders der Gruppe um M. Waterman (Vanderbilt-University Nashville, USA) konnten zeigen, daß CYP11A1 (P450scc), CYP17 (17-Hydroxylase), CYP21 (21-Hydroxylase) und CYP11B1 durch ACTH und den cAMP-Signalweg reguliert werden. Analysen der Promotorregionen der verschiedenen Gene weisen zwar cAMP-responsive Elemente (CRE) aus, es konnte jedoch gezeigt werden, daß kein gemeinsames Regulationsprinzip existiert, sondern daß offensichtlich jedes dieser Gene über individuelle Transkriptionsfaktoren reguliert wird. Zur Regulation der humanen Aldosteronsynthase liegen zudem kaum Untersuchungen vor, da bis vor kurzem kein In-vitro-System für derartige Studien existierte. Die differenzierte Regulierbarkeit könnte evtl. zur Entwicklung spezifischer Inhibitoren führen, die eine Überexpression eines solchen Gens (z. B. des CYP11B2) vermeiden.

Erwähnenswert sind neue Ansätze für die Entwicklung spezifischer Inhibitoren für Steroidhydroxylasen (z. B. CYP11B2) auf der Grundlage neuer Erkenntnisse zur Struktur dieser Proteine im Vergeich zu anderen Steroidhydroxylasen [Böttner et al. 1996]. Die Modellierung der substratbindenden Regionen ähnlicher Steroidhydroxylasen (z. B. CYP11B1 und CYP11B2) und ein anschließendes Screening von Datenbanken mit bekannten chemischen Verbindungen kann zum Design neuer potentieller Hemmstoffe mit differen-

ziertem Hemmeffekt auf verschiedene Steroidhydroxylasen führen. Insgesamt gesehen lassen die nächsten Jahre eine verfeinerte Diagnostik steroidbedingter Hypertonien unter Einbeziehung molekulargenetischer Techniken erwarten, und es ist zu hoffen, daß auch andere Formen der primären Hypertonie mit bislang unbekannter Ätiologie molekulargenetisch besser charakterisiert und spezifischer therapiert werden können.

4.4.6 Literatur

Agarwal AK, Monder C, Eckstein B, White PC (1989) Cloning and expression of rat cDNA encoding corticosteroid 11 beta-dehydrogenase. J Biol Chem 264: 18.939–18.943

Agarwal AK, Mune T, Monder C, White PC (1995a) Mutations in putative glycosylation sites of rat 11 beta-hydroxysteroid dehydrogenase affect enzymatic activity. Biochim Biophys Acta 1.248: 70–74

Agarwal AK, Rogerson FM, Mune T, White PC (1995b) Gene structure and chromosomal localization of the human HSD11K gene encoding the kidney (type 2) isozyme of 11 beta-hydroxysteroid dehydrogenase. Genomics 29: 195–199

Aguilera G, Fujita K, Catt KJ (1981) Mechanisms of inhibition of aldosterone secretion by adrenocorticotropin. Endocrinology 108: 522–528

Ahlgren R, Yanase T, Simpson ER, Winter JS, Waterman MR (1992) Compound heterozygous mutations (Arg 239stop, Pro 342Thr) in the CYP17 (P45.017 alpha) gene lead to ambiguous external genitalia in a male patient with partial combined 17 alpha-hydroxylase/17,20-lyase deficiency. J Clin Endocrinol Metab 74: 667–672

Albiston AL, Obeyesekere VR, Smith RE, Krozowski ZS (1994) Cloning and tissue distribution of the human 11 beta-hydroxysteroid dehydrogenase type 2 enzyme. Mol Cell Endocrinol 105: R11–17

Angeli A, Frairia R (1985) Ketokonazol therapy in Cushing's disease. Lancet 1: 821

Armanini D, Karbowiak I, Krozowski Z, Funder JW, Adam WR (1982) The mechanism of mineralocorticoid action of carbenoxolone. Endocrinology 111: 1.683–1.686

Armanini D, Karbowiak I, Funder JW (1983) Affinity of liquorice derivatives for mineralocorticoid and glucocorticoid receptors. Clin Endocrinol (Oxf) 19: 609–612

Arriza JL, Weinberger C, Cerelli G, Glaser TM, Handelin BL, Housman DE, Evans RM (1987) Cloning of human mineralocorticoid receptor complementary DNA: structural and functional kinship with the glucocorticoid receptor. Science 237: 268–275

Atkinson AB (1991) The treatment of Cushing's syndrome. Clin Endocrinol (Oxf) 34: 507–513

August JT, Nelson D, Thorn G (1958) Response of normal subjects to large amounts of aldosterone. J Clin Invest 37: 1.549

Axelrod L (1983) Inhibition of prostacyclin production mediates permissive effect of glucocorticoids on vascular tone. Lancet I: 904–906

Bateman A, Singh A, Kral T (1989) The immune-hypothalamic-pituitary-adrenal axis. Endocr Rev 10: 92–112

Beato M (1989) Gene regulation by steroid hormones. Cell 56: 335–344

Biason A, Mantero F, Scaroni C, Simpson ER, Waterman MR (1991) Deletion within the CYP17 gene together with insertion of foreign DNA is the cause of combined complete 17 alpha-hydroxylase/17,20-lyase deficiency in an Italian patient. Mol Endocrinol 5: 2.037–2.045

Biglieri EG, Herron MA, Brust N (1966) 17-hydroxylation deficiency in man. J Clin Invest 45: 1.946–1.954

Blachley JD, Knochel JP (1980) Tobacco chewer's hypokalemia: licorice revisited. N Engl J Med 302: 784–785

Borst JGG, Ten Holt SP, De Vries LA, Molhuysen JA (1953) Synergistic action of liquorice and cortisone in Addison's and Simmond's desease. Lancet 1: 657–663

Böttner B, Schrauber H, Bernhardt R (1996) Engineering a mineralcorticoid- to a glucocorticoid-synthesizing cytochrome P450. J Biol Chem 271: 8.028–8.033

Boutroy M-J, Vert P, Ligny BH de, Miton A (1984) Captopril administration in pregnancy impairs fetal angiotensin converting enzyme activity and neonatal adaptation. Lancet II: 935–936

Brandon DD, Markwick AJ, Chrousos GP, Loriaux DL (1989) Glucocorticoid resistance in humans and nonhuman primates. Cancer Res 49: 2.203–2.213

Brown RD, Gaunt R, Gisoldi E, Smith N (1972) The role of deoxycorticosterone in adrenal regeneration hypertension. Endocrinology 91: 921–924

Brown JJ, Lever AF, Robertson JIS, Beevers DG, Cummings AMM, Davies DL, Fraser R, Mason P, Morton JJ, Tree M (1979) Are idiopathic hyperaldosteronism and low-renin hypertension variants of essential hypertension? Ann Clin Biochem 16: 380–388

Brown RW, Chapman KE, Edwards CR, Seckl JR (1993) Human placental 11 beta-hydroxysteroid dehydrogenase: evidence for and partial purification of a distinct NAD-dependent isoform. Endocrinology 132: 2.614–2.621

Bülow HE, Möbius K, Bähr V, Bernhardt R (1996) Molecular cloning and functional expression of the cytochrome P-450 11β-hydroxylase of the guinea pig. Biochem Biophys Res Commun 221: 304–312

Card WI, Mitchell W, Strong JA, Taylor NRW, Tompset SL, Wilson JMG (1953) Effects of liquorice and its derivatives on salt and water metabolism. Lancet 2: 663–668

Carey RM, Sen S, Dolan LM (1984) Idiopathic hyperaldosteronism: a possible role for aldosterone-stimulating factor. N Engl J Med 311: 94–100

Carson-Jurica MA, Schrader WT, O'Malley BW (1990) Steroid receptor family: structure and functions. Endocr Rev 11: 201–219

Chua SC, Szabo P, Vitek A, Grzeschik KH, John M, White PC (1987) Cloning of cDNA encoding steroid 11-hydroxylase (P450c11). Proc Natl Acad Sci USA 84: 7.193–7.197

Chung BC, Picado-Leonard J, Haniu M, Bienkowski M, Hall PF, Shively JE, Miller WL (1987) Cytochrome P450c17 (steroid 17 alpha-hydroxylase/17,20 lyase): cloning of human adrenal and testis cDNAs indicates the same gene is expressed in both tissues. Proc Natl Acad Sci USA 84: 407–411

Clark BJ, Wells J, King SR, Stocco DM (1994) The purification, cloning, and expression of a novel luteinizing hormone-induced mitochondrial protein in MA-10 mouse Leydig tumor cells. Characterization of the steroidogenic acute regulatory protein (StAR). J Biol Chem 269: 28.314–28.322

Conn JW (1955) Primary aldosteronism, a new clinical syndrome. J Lab Clin Med 45: 3–17

Conn JW, Rovner DR, Cohen EL (1968) Liquorice-induced pseudoaldosteronism. Hypertension, hypokalemia, aldosteronopenia, and suppressed plasma renin activity. JAMA 205: 492–496

Connell JMC, Kenyon CJ, Corrie JE, Fraser R, Watt R, Lever AF (1986) Dexamethasone-suppressible hyperaldosteronism. Adrenal transition cell hyperplasia? Hypertension 8: 669–676

Connell JMC, Inglis GC, Fraser R, Jamieson A (1995) Dexamethason-suppressible hyperaldosteronism: clinical, biochemical and genetic relations. J Hum Hypertens 9: 505–509

Curnow KM, Pascoe L, White PC (1992) Genetic analysis of the human type-1 angiotensin II receptor. Mol Endocrinol 6: 1.113–1.118

Curnow KM, Slutsker L, Vitek J, Cole T, Speiser PW, New MI, White PC, Pascoe L (1993) Mutations in the CYP11B1 gene causing congenital adrenal hyperplasia and hypertension cluster in exons 6, 7, and 8. Proc Natl Acad Sci USA 90: 4.552–4.556

Cushing H (1932) The basophil adenomas of the pituitary body and their clinical manifestations (pituitary basophilism). Bull Johns Hopkins Hosp 50: 137–195

Danielson M, Dammstrom B (1981) The prevalence of secondary and curable hypertension. Acta Med Scand 209: 451–455

Evans RM (1988) The steroid and thyroid hormone receptor superfamily. Science 240: 889–895

Evans RM, Arriza JL (1989) A molecular framework for the actions of glucocorticoid hormones in the nervous system. Neuron 2: 1.105–1.112

Fan YS, Sasi R, Lee C, Winter JS, Waterman MR, Lin CC (1992) Localization of the human CYP17 gene [cytochrome P450 (17 alpha)] to 10q24.3 by fluorescence in situ hybridization and simultaneous chromosome banding. Genomics 14: 1.110–1.111

Fardella CE, Zhang LH, Mahachoklertwattana P, Lin D, Miller WL (1993) Deletion of amino acids Asp487-Ser488-Phe489 in human cytochrome P450c17 causes severe 17 alpha-hydroxylase deficiency. J Clin Endocrinol Metab 77: 489–493

Fardella CE, Hum DW, Homoki J, Miller WL (1994) Point mutation of Arg440 to His in cytochrome P450c17 causes severe 17 alpha-hydroxylase deficiency. J Clin Endocrinol Metab 79: 160–164

Fevold HR, Lorence MC, McCarthy JL, Trant JM, Kagimoto M, Waterman MR, Mason JI (1989) Rat P450(17 alpha) from testis: characterization of a full-length cDNA encoding a unique steroid hydroxylase capable of catalyzing both delta 4- and delta 5-steroid-17,20-lyase reactions. Mol Endocrinol 3: 968–975

Fraser R, Connell JM, Budd PS, Corrie JE, Kenyon CJ (1991) The origin and significance of 18-hydroxycortisol: studies in hyperaldosteronism and in bovine adrenocortical cells in vitro. J Steroid Biochem Mol Biol 39: 839–850

Funder JW, Pearce PT, Smith R, Smith AI (1988) Mineralocorticoid action: target tissue specificity is enzyme, not receptor, mediated. Science 242: 583–585

Ganguly A, Grim CE, Weinberger MH (1981) Anomalous postural aldosterone response in glucocorticoid-suppressible hyperaldosteronism. N Engl J Med 305: 991–993

Ganguly A, Weinberger MH, Guthrie GP, Fineberg NS (1984) Adrenal steroid responses to ACTH in glucocorticoid-suppressible aldosteronism. Hypertension 6: 563–567

Geley S, Kapelari K, Jöhrer K, Peter M, Glatzl J, Vierhapper H, Schwarz S, Helmberg A, Sippell WG, White PC, Kofler R (1996) CYP11B1 mutations causing congenital adrenal hyperplasia due to 11-hydroxylase deficiency. J Clin Endocrinol Metab 81: 2.896–2.901

Gomez-Sanchez CE (1984) 18-Hydroxycortisol and 18-oxocortisol, steroids from the transitional zone. Endocr Res 10: 609–615

Gomez-Sanchez CE, Holland OB, Murry BA, Lloyd HA, Milewich L (1979) 19-nor-deoxycorticosterone: a potent mineralocorticoid isolated from the urine of rats with regenerating adrenals. Endocrinology 105: 708–711

Gomez-Sanchez EP, Fort C, Thwaites D (1992) Central mineralocorticoid receptor antagonism blocks hypertension in Dahl S/JR rats. Am J Physiol 262: E96–E99

Gordon RD, Stowasser M, Tunny TJ, Klemm SA, Finn WL, Krek AL (1991) Clinical and pathological diversity of primary aldosteronism, including a new family variety. Clin Exp Pharmacol Physiol 18: 283–286

Gordon RD, Klemm SA, Tunny TJ, Stowasser M (1992) Primary aldosteronism: hypertension with a genetic basis. Lancet 340: 159–161

Gordon RD, Stowasser M, Klemm SA, Tunny TJ (1994) Primary aldosteronism and other forms of mineralocorticoid hypertension. In: Swales JD (ed) Textbook of hypertension. Blackwell, Oxford London, pp 865–892

Griffing GT, Dale SL, Holbrook MM, Melby JC (1983) 19-nor-desoxycorticosterone excretion in primary aldosteronism and low renin hypertension. J Clin Endocrinol Metab 56: 218–221

Grollman A, Harrison TR, Williams JR (1940) The effect of various sterol derivatives on the blood pressure of the rat. J Pharmacol Exp Ther 69: 149–155

Haak HR (1990) Mitotane therapy of adrenocortical carcinoma. N Engl J Med 323: 758

Hackenthal E, Paul M, Ganten D, Taugner R (1990) Morphology, physiology, and molecular biology of renin secretion. Physiol Rev 70: 1.067–1.116

Hall PF (1985) Trophic stimulation of steroidogenesis: in search of the elusive trigger. Recent Prog Horm Res 41: 1–31

Hall CE, Gomez-Sanchez CE (1986) Hypertensive potency of 18-oxocortisol in the rat. Hypertension 8: 317–322

Hall JE, Granger JP, Smith MJ, Premen AJ (1984) Role of renal hemodynamics and arterial pressure in aldosterone escape. Hypertension [Suppl I] 6: I183–I192

Hamlet SM, Gordon RD, Gomez-Sanchez CE, Tunny TJ, Klemm SA (1988) Adrenal transitional zone steroids, 18-oxo and 18-hydroxycortisol, useful in the diagnosis of primary aldosteronism, are ACTH-dependent. Clin Exp Pharmacol Physiol 15: 317–322

Helmberg A, Ausserer B, Kofler R (1992) Frame shift by insertion of 2 basepairs in codon 394 of CYP11B1 causes congenital adrenal hyperplasia due to steroid 11-hydroxylase deficiency. J Clin Endocrinol Metab 75: 1.278–1.281

Hierholzer K, Castello R, Kobayashi N, Fromm M (1990) Sites and significance of renal corticosteroid metabolism. Int Congr Ser Excerpta Med 877: 67–75

Hiramatsu K, Yamada T, Yukimura Y, Komiya I, Ichikawa K, Ishihara M (1981) A screening test to identify aldosterone-producing adenoma by measuring plasma renin activity. Arch Intern Med 141: 1.589–1.593

Hoefnagels WHL, Kloppenborg PWC (1983) Antimineralocorticoid effects of dexamethasone in subjects treated with glycerrhetinic acid. J Hypertens [Suppl 2] 1: 313–315

Hollenberg NK, Chenitz WR, Adams DF, Williams GH (1974) Reciprocal influence of salt intake on adrenal glomerulosa and renal vascular responses to angiotensin II in normal man. J Clin Invest 54: 34–42

Hollenberg NK, Williams GH, Burger B (1975) The influence of potassium on the renal vasculature and the adrenal, and their responsiveness to angiotensin II in normal man. Clin Sci (Colch) 49: 527–534

Imai T, Yanase T, Waterman MR, Simpson ER, Pratt JJ (1992) Canadian mennonites and individuals residing in the Friesland region of The Netherlands share the same molecular basis of 17 alpha-hydroxylase deficiency. Hum Genet 89: 95–96

Imai T, Globerman H, Gertner JM, Kagawa N, Waterman MR (1993) Expression and purification of functional human 17 alpha-hydroxylase/17,20-lyase (P450c17) in Escherichia coli. Use of this system for study of a novel form of combined 17 alpha-hydroxylase/17,20-lyase deficiency. J Biol Chem 268: 19.681–19.689

Ishii-Ohba H, Matsumura R, Inano H, Tamaoki B (1984) Contribution of cytochrome b5 to androgen synthesis in rat testicular microsomes. J Biochem (Tokyo) 95: 335–343

Jöhrer K, Geley S, Kapelari K, White PC, Kofler R (1994) CYP11B1 mutations causing classic or non-classic congenital adrenal hyperplasia. Programm and abstracts, IX International congress on hormonal steroids, September 24–29, Dallas, Texas, p 101

Joint National Committee (1988) The 1988 report of the joint national commitee on detection, evaluation, and treatment of high blood pressure. Arch Intern Med 148: 1.023–1.038

Jones AW, Hart RG (1975) Altered ion transport in aortic smooth muscle during DOCA hypertension in the rat. Circ Res 37: 333–342

Jones MT, Gillham B (1988) Factors involved in the regulation of adrenocorticotropic hormone/β-lipotropic hormone. Physiol Rev 68: 743–818

Kagimoto M, Winter JS, Kagimoto K, Simpson ER, Waterman MR (1988) Structural characterization of normal and mutant human steroid 17 alpha-hydroxylase genes: molecular basis of one example of combined 17 alpha-hydroxylase/17,20 lyase deficiency. Mol Endocrinol 2: 564–570

Kapelari K, Geley S, Jöhrer K, Wozak E, Glatzl J, Peter M, Sippell WG, Kofler R (1994) Identification of molecular defects in congenital adrenal hyperplasia due to 11-hydroxylase deficiency. Exp Clin Endocrinol [Suppl 1] 102: 45

Kater CE, Biglieri EG (1994) Disorders of steroid 17-hydroxylase deficiency. Endocrinol Metab Clin North Am 23: 341–357

Kato S, Haji M, Yanase T, Nawata H, Kato K, Ibayashi H (1988) A case of glucocorticoid-suppressible hyperaldosteronism with aldosterone producing adenoma. Endocrinol Jpn 35: 311–320

Kawamoto T, Matsuuchi Y, Toda K, Miyahara K, Yokoyama Y, Nakao K, Hosoda K, Yamamoto Y, Imura H, Shizuta Y (1990) Cloning of cDNA and genomic DNA for human cytochrome P-450$_{11\beta}$. FEBS Lett 269: 345–349

Kawamoto T, Matsuuchi Y, Toda K, Yokoyama Y, Miyahara K, Miura S, Onishi T, Ichikawa Y, Nakao K, Imura H, Ulick S, Shizuta Y (1992) Role of steroid 11 beta-hydroxylase and steroid 18-hydroxylase in the biosynthesis of glucocorticoids and mineralocorticoids in humans. Proc Natl Acad Sci USA 89: 1.458–1.462

Kaye TB, Crapo L (1990) The Cushing syndrome: an update on diagnostic tests. Ann Intern Med 112: 434–444

Kenyon CJ, Saccoccio NA, Morris DJ (1984) Aldosterone effects on water and electrolyte metabolism. J Endocrinol 199: 93–100

Kobayashi N, Schulz W, Hierholzer K (1987) Corticosteroid metabolism in rat kidney in vitro. IV. Subcellular, sites of 11 beta-hydroxysteroid dehydrogenase activity. Pflugers Arch 408: 46–53

Kominami S, Shinzawa K, Takemori S (1982) Purification and some properties of cytochrome P-450 specific for steroid 17 alpha-hydroxylation and C17-C20 bond cleavage from guinea pig adrenal microsomes. Biochem Biophys Res Commun 109: 916–921

Kominami S, Ogawa N, Morimune R, De-Ying H, Takemori S (1992) The role of cytochrome b5 in adrenal microsomal steroidogenesis. J Steroid Biochem Mol Biol 42: 57–64

Kornel L (1993) The role of vascular steroid receptors in the control of vascular contractility and peripheral vascular resistance. J Steroid Biochem Mol Biol 45: 195–203

Krieger DT (1983) Physiopathology of Cushing's disease. Endocr Rev 4: 22–43

Krozowski ZS, Funder JW (1983) Renal mineralocorticoid receptors and hippocampal corticosterone-binding species have identical intrinsic steroid specificity. Proc Natl Acad Sci USA 80: 6.056–6.060

Krozowski ZS, Albiston AL, Obeyesekere VR, Andrews RK, Smith RE (1995) The human 11 beta-hydroxysteroid dehydrogenase type II enzyme: comparisons with other species and localization to the distal nephron. J Steroid Biochem Mol Biol 55: 457–464

Laflamme N, Leblanc JF, Mailloux J, Faure N, Labrie F, Simard J (1996) Mutation R96W in cytochrome P450c17 gene causes combined 17 alpha-hydroxylase/17-20-lyase deficiency in two French Canadian patients. J Clin Endocrinol Metab 81: 264–268

Lamberts SWJ (1990) Endogeneous glucocorticoid resistance and therapy with glucocorticoid receptor antagonists. In: Allolio B, Schulte HM (Hrsg) Moderne Diagnostik und therapeutische Strategien bei Nebennierenerkrankungen. Schattauer, Stuttgart New York, S 26–31

Lifton RP (1996) Lecture. 16th Scientific Meeting of the ISH, Glasgow

Lifton RP, Hopkins PN, Williams RR, Hollenberg NK, Williams GH, Dluhy RG (1989) Evidence for heritability of non-modulating essential hypertension. Hypertension 13: 884–889

Lifton RP, Dluhy RG, Powers M, Rich GM, Gutkin M, Fallo F, Gill Jr JR, Feld L, Ganguly A, Laidlaw JC, Murnaghan DJ, Kaufman C, Stockigt JR, Ulick S, Lalouel JM (1992a) Hereditary hypertension caused by chimaeric gene duplications and ectopic expression of aldosterone synthase. Nat Genet 2: 66–74

Lifton RP, Dluhy RG, Powers M, Rich GM, Cook S, Ulick S, Lalouel JM (1992b) A chimaeric 11 beta-hydroxylase/aldosterone synthase gene causes glucocorticoid-remediable aldosteronism and human hypertension. Nature 355: 262–265

Lin D, Harikrishna JA, Moore CC, Jones KL, Miller WL (1991) Missense mutation serine106proline causes 17 alpha-hydroxylase deficiency. J Biol Chem 266: 15.992–15.998

Lin D, Black SM, Nagahama Y, Miller WL (1993) Steroid 17 alpha-hydroxylase and 17,20-lyase activities of P450c17: contributions of serine106 and P450 reductase. Endocrinology 132: 2.498–2.506

Luton JP (1990) Clinical features of adrenocortical carcinoma, prognostic factors and the effect of mitotane therapy. N Engl J Med 322: 1.195–1.201

Mahesh VB, Ulrich F (1960) Metabolism of cortisol and cortisone by various tissues and subcellular particles. J Biol Chem 235: 356–360

Malee MP, Mellon SH (1991) Zone-specific regulation of two messenger RNAs for P450c11 in the adrenals of pregnant and nonpregnant rats. Proc Natl Acad Sci USA 88: 4.731–4.735

Mazzocchi G, Malendowicz LK, Rebuffat P, Robba C, Gottardo G, Nussdorfer GG (1986) Short- and long-term effects of ACTH on the adrenal zona glomerulosa of the rat. Cell Tissue Res 243: 303–310

Melby JC (1991) Diagnosis of hyperaldosteronism. Endocrinol Metab Clin North Am 20: 247–255

Mercer WR, Krozowski ZS (1992) Localization of an 11 beta hydroxysteroid dehydrogenase activity to the distal nephron. Evidence for the existence of two species of dehydrogenase in the rat kidney. Endocrinology 130: 540–543

Miyahara K, Kawamoto T, Mitsuuchi Y, Toda K, Imura H, Gordon RD, Shizuta Y (1992) The chimeric gene linked to glucocorticoid-suppressible hyperaldosteronism encodes a fused P-450 protein possessing aldosterone synthase activity. Biochem Biophys Res Commun 189: 885–891

Monder C, Lakshmi V (1990) Corticosteroid 11 beta-dehydrogenase of rat tissues: immunological studies. Endocrinology 126: 2.435–2.443

Monder C, White PC (1992) 11 beta-hydroxysteroid dehydrogenase. Vitam Horm 47: 187–271

Monno S, Ogawa H, Date T, Fujioka M, Miller WL, Kobayashi M (1993) Mutation of histidine 373 to leucine in cytochrome P450c17 causes 17 alpha-hydroxylase deficiency. J Biol Chem 268: 25.811–25.817

Mornet E, Dupont J, Vitek A, White PC (1989) Characterization of two genes encoding human steroid 11 beta-hydroxylase (P-450$_{11}$). J Biol Chem 264: 20.961–20.967

Morton JJ, Kenyon CJ, Beattie EC (1990) Hormone and electrolyte changes in post-deoxycorticosterone salt hypertension in rats. J Hypertens 8: 1.021–1.026

Mukai K, Mitani F, Shimada H, Ishimura Y (1995) Involvement of an AP-1 complex in zone-specific expression of the CYP11B1 gene in the rat adrenal cortex. Mol Cell Biol 15: 6.003–6.012

Müller J (1938) Monographs on endocrinology, vol 29. Regulation of aldosterone biosynthesis: physiological and clinical aspects. Springer, Berlin Heidelberg New York

Müller J (1995) Aldosterone: the minority hormone of the adrenal cortex. Steroids 60: 2–9

Mullins JJ, Peters J, Ganten D (1990) Fulminant hypertension in transgenic rats harbouring the mouse Ren-2 gene. Nature 344: 541–544

Mune T, Rogerson FM, Nikkila H, Agarwal AK, White PC (1995) Human hypertension caused by mutations in the kidney isozyme of 11 beta-hydroxysteroid dehydrogenase. Nat Genet 10: 394–399

Naiki Y, Kawamoto T, Mitsuuchi Y, Miyahara K, Toda K, Orii T, Imura H, Shizuta Y (1993) A nonsense mutation (TGG [Trp116]TAG [Stop]) in CYP11B1 causes steroid 11 beta-hydroxylase deficiency. J Clin Endocrinol Metab 77: 1.677–1.682

Nakagawa Y, Yamada M, Ogawa H, Igarashi Y (1995) Missense mutation in CYP11B1 (CGA[Arg384]GGA[Gly])

causes steroid 11-hydroxylase deficiency. Eur J Endocrinol 132: 286–289

Nakajin S, Shinoda M, Hall PF (1983) Purification and properties of 17 alpha-hydroxylase from microsomes of pig adrenal: a second C21 side-chain cleavage system. Biochem Biophys Res Commun 111: 512–517

Naray-Fejes-Toth, Fejes-Toth G (1990) Glucocorticoid receptors mediate mineralocorticoid-like effects in cultured collecting duct cells. Am J Physiol 259: F672–F678

Nelson DR, Koymans L, Kamataki T, Stegeman JJ, Feyereisen R, Waxman DJ, Waterman MR, Gotoh O, Coon MJ, Estabrook RW, Gunsalus IC, Nebert DW (1996) The P450 superfamily: update on new sequences, gene mapping, accession numbers and nomenclature. Pharmacogenetics 6: 1–42

New MI, Peterson RE (1967) A new form of congenital adrenal hyperplasia. J Clin Endocrinol Metab 27: 300–305

New MI, Levine LS (1977) An unidentified ACTH-stimulable adrenal steroid in childhood hypertension. In: New MI, Levine LS (eds) Juvenile hypertension. Raven Press, New York, pp 143–163

New MI, Borelli P (eds) (1986) Dexamethasone-suppressible Hyperaldosteronism. Serono Symposia, Rome

New MI, Levine LS, Biglieri EG, Pareira J, Ulick S (1977) Evidence for an unidentified steroid in a child with apparent mineralocorticoid hypertension. J Clin Endocrinol Metab 44: 924–933

Nikkilä H, Tannin GM, New MI, Taylor NF, Kalaitzoglou G, Monder C, White PC (1993) Defects in the HSD11 gene encoding 11 beta-hydroxysteroid dehydrogenase are not found in patients with apparent mineralocorticoid excess or 11-oxoreductase deficiency. J Clin Endocrinol Metab 77: 687–691

Nussey SS (1988) The combined use of sodium valproate and metyrapone in the treatment of Cushing's syndrome. Clin Endocrinol (Oxf) 28: 373–380

Oberfield SE, Levine LS, Stoner E, Chow D, Rauh W, Greig F, Lee SM, Lightner E, Witte M, New MI (1981) Adrenal glomerulosa function in patients with dexamethasone-suppressible hyperaldosteronism. J Clin Endocrinol Metab 53: 158–164

Ohtani R, Yayama K, Takano M, Itoh N, Okamoto H (1992) Stimulation of angiotensinogen production in primary cultures of rat hepatocytes by glucocorticoid, cyclic adenosine 3',5'-monophosphate, and interleukin-6. Endocrinology 130: 1.331–1.338

Okamoto M (1996) Cytochrome P450 (11β): ectopic expression in oocyte and its physiological implication. Scientific programm and abstracts. Seventh conference on the adrenal, June 27–30: Crieff, Scotland, p 29

Onoda M, Hall PF (1982) Cytochrome b5 stimulates purified testicular microsomal cytochrome P-450 (C21 side-chain cleavage) Biochem Biophys Res Commun 108: 454–460

Orth DN (1995) Cushing's syndrome. N Engl J Med 332: 791–803

Pascoe L, Curnow KM (1995) Genetic recombination as a cause of inherited disorders of aldosterone and cortisol biosynthesis and a contributor to genetic variation in blood pressure. Steroids 60: 22–27

Pascoe L, Curnow KM, Slutsker L, Connell JM, Speiser PW, New MI, White PC (1992) Glucocorticoid-suppressible hyperaldosteronism results from hybrid genes created by unequal crossovers between CYP11B1 and CYP11B2. Proc Natl Acad Sci USA 89: 8.327–8.331

Paul M, Rettig R, Talsness CE, Zintz M, Yanagisawa M (1994) Transgenic rats expressing the human endothelin-2 gene: a new model to study endothelin regulation in vivo (abstract). J Hypertens [Suppl 3] 12: S72

Peters J (1995) Molecular basis of human hypertension: role of angiotensin. Baillires Clin Endocrinol Metab 9: 657–678

Picado-Leonard J, Miller WL (1987) Cloning and sequence of the human gene for P450c17 (steroid 17 alpha-hydroxylase/17,20 lyase): similarity with the gene for P450c21. DNA 6: 439–448

Picard D, Khursheed B, Garabedian MJ, Fortin MG, Lindquist S, Yamamoto KR (1990) Reduced levels of hsp90 compromise steroid receptor action in vivo. Nature 348: 166–168

Plotz C, Knowlten A, Ragan C (1952) The natural history of Cushing's syndrome. Am J Med 13: 597–614

Quinn SJ, Williams GH (1988) Regulation of aldosterone secretion. Annu Rev Physiol 50: 409–426

Reevers F (1946) Heft succus liqueritiae een genezende werking op de maagzweer? Ned Tijdschr Geneeskd 90: 135–137

Reevers F (1948) Behandeling van uleus ventriculi in uleus duodenum met succus liqueritiae. Ned Tijdschr Geneeskd. 92: 2.968–2.971

Rumsby G, Skinner C, Lee HA, Honour JW (1993) Combined 17 alpha-hydroxylase/17,20-lyase deficiency caused by heterozygous stop codons in the cytochrome P450 17 alpha-hydroxylase gene. Clin Endocrinol (Oxf) 39: 483–485

Rundle SE, Funder JW, Lakshmi V, Monder C (1989) The intrarenal localization of mineralocorticoid receptors and 11 beta-dehydrogenase: immunocytochemical studies. Endocrinology 125: 1.700–1.704

Rusvai E, Naray-Fejes-Toth A (1993) A new isoform of 11 beta-hydroxysteroid dehydrogenase in aldosterone target cells. J Biol Chem 268: 10.717–10.720

Sato A, Suzuki H, Murakami M, Nakazato Y, Iwaita Y, Saruta T (1994) Glucocorticoid increases angiotensin II type 1 receptor and its gene expression. Hypertension 23: 25–30

Schafer AJ, Hawk CT (1992) Regulation of Na$^+$-channels in the cortical collecting duct by AVP and mineralocorticoids. Kidney Int 41: 255–268

Schimmer BP (1980) Cyclic nucleotides in hormonal regulation of adrenocortical function. Adv Cycl Nucleotide Res 13: 181–214

Schüle R, Rangarajan P, Kliewer S, Ransone LJ, Bolado J, Yang N, Verma IM, Evans RM (1990) Functional antagonism between oncoprotein c-jun and the glucocorticoid receptor. Cell 62: 1.217–1.226

Schulz W, Kobayashi N, Siebe H, Hierholzer K (1987) 11-hydroxysteroid dehydrogenase (11-HSD) – its function in renal corticosteroid metabolism. In: Kovacevic Z, Guder WG (eds) Molecular nephrology: biochemical aspects of kidney function. de Gruyter, Berlin New York, pp 361–367

Simard J, Sanchez R, Durocher F, Rheaume E, Turgeon C, Labrie Y, Luu-The V, Mebarki F, Morel Y, de-Launoit Y, Labrie F (1995) Structure-function relationships and molecular genetics of the 3 beta-hydroxysteroid dehydrogenase gene family. J Steroid Biochem Mol Biol 55: 489–505

Simpson ER, Waterman MR (1988) Regulation of the synthesis of steroidogenic enzymes in adrenal cortical cells by ACTH. Annu Rev Physiol 50: 427–440

Skinner CA, Rumsby G (1994) Steroid 11-hydroxylase deficiency caused by a five base pair duplication in the CYP11B1 gene. Hum Mol Genet 3: 377–378

Skinner CA, Rumsby G, Honour JW (1996) Single strand conformation polymorphism (SSCP) analysis for the detection of mutations in the CYP11B1 gene. J Clin Endocrinol Metab 81: 2.389–2.393

Skouby SO, Andersen O, Saubrey N, Kuhl C (1987) Oral contraception and insulin sensitivity in vivo: assessment in normal woman and women with previous gestational diabetes. J Clin Endocrinol Metab 64: 519–523

Smith DF, Toft DO (1993) Steroid receptors and their associated proteins. Mol Endocrinol 7: 4–11

Stalla GK, Müller OA (1990) Pharmakotherapie des Cushing Syndroms. In: Allolio B, Schulte HM (Hrsg) Moderne Diagnostik und therapeutische Strategien bei Nebennierenerkrankungen. Schattauer, Stuttgart New York, S 98–108

Stewart PM (1994) 11 beta-hydroxysteroid dehydrogenase. Baillieres Clin Endocrinol Metab 8: 357–378

Stewart PM, Mason JI (1995) Cortisol to cortisone: glucocorticoid to mineralocorticoid. Steroids 60: 143–146

Stewart PM, Wallace AM, Valentino R, Burt D, Shackleton CH, Edwards CR (1987) Mineralocorticoid activity of liquorice: 11-beta-hydroxysteroid dehydrogenase deficiency comes of age. Lancet 2: 821–824

Stewart PM, Whorwood CB, Mason JI (1995) Type 2 11 beta-hydroxysteroid dehydrogenase in foetal and adult life. J Steroid Biochem Mol Biol 55: 465–471

Stewart PM, Krozowski ZS, Gupta A, Milford DV, Howie AJ, Sheppard MC, Whorwood CB (1996) Hypertension in the syndrome of apparent mineralocorticoid excess due to mutation of the 11 beta-hydroxysteroid dehydrogenase type 2 gene. Lancet 347: 88–91

Stocco DM, Clark BJ (1996) Role of the steroidogenic acute regulatory protein (StAR) in steroidogenesis. Biochem Pharmacol 51: 197–205

Stowasser M, Bachmann AW, Jonsson JR, Tunny TJ, Klemm SA, Gordon RD (1995) Clinical, biochemical and genetic approaches to the detection of familial hyperaldosteronism type I. J Hypertens 13: 1.610–1.613

Sugihara N, Shimizu M, Kita Y, Shimizu K, Ino H, Miyamori I (1992) Cardiac characteristics and postoperative courses in Cushing's syndrome. Am J Cardiol 69: 1.475–1.480

Sutherland DJ, Ruse JL, Laidlaw JC (1966) Hypertension, increased aldosterone secretion and low plasma renin activity relieved by dexamethasone. Can Med Assoc J 95: 1.109–1.119

Swart P, Swart AC, Waterman MR, Estabrook RW, Mason JI (1993) Progesterone 16 alpha-hydroxylase activity is catalyzed by human cytochrome P450 17 alpha-hydroxylase. J Clin Endocrinol Metab 77: 98–102

Takeda K, Bunag RD (1980) Augmented sympathetic nerve activity and pressor responsiveness in DOCA hypertensive rats. Hypertension 2: 97–101

Tannin GM, Agarwal AK, Monder C, New MI, White PC (1991) The human gene for 11 beta-hydroxysteroid dehydrogenase. Structure, tissue distribution, and chromosomal localization. J Biol Chem 266: 16.653–16.658

Tonolo G, Fraser R, Connell JMC, Kenyon CJ (1988) Chronic low-dose infusions of dexamethasone in rats: effects on blood pressure, body weight and plasma atrial natriuretic peptide. J Hypertens 6: 25–31

Toyota N, Monno S, Kobayashi T (1993) Two-bp deletion in exon 5 of CYP17 gene in a family with 17-hydroxylase deficiency. Nippon Naibungi Gakkai Zasshi 69: 295

Tsigelny I, Baker ME (1995) Structures important in mammalian 11 beta- and 17 beta-hydroxysteroid dehydrogenases. J Steroid Biochem Mol Biol 55: 589–600

Turpie AGG, Thomson TJ (1965) Carbenoxolone sodium in the treatment of gastric ulcer with special reference to side-effects. Gut 6: 591–594

Ulick S, Ramirez LC, New MI (1977) An abnormality in steroid reductive metabolism in a hypertensive syndrome. J Clin Endocrinol Metab 44: 799–802

Ulick S, Chan CK, Gill JR Jr, Gutkin M, Letcher L, Mantero F, New MI (1990) Defective fasciculata zone function as the mechanism of glucocorticoid-remediable aldosteronism. J Clin Endocrinol Metab 71: 1.151–1.157

Vallotton MB (1996) Primary aldosteronism. Part I. Diagnosis of primary hyperaldosteronism. Clin Endocrinol (Oxf) 45: 47–52

Viard I, Hall SH, Jaillard C, Berthelon MC, Saez JM (1992) Regulation of c-fos, c-jun and jun-B messenger ribonucleic acids by angiotensin-II and corticotropin in ovine and bovine adrenocortical cells. Endocrinology 130: 1.193–1.200

Wada A, Okamoto M, Nonaka Y, Yamano T (1984) Aldosterone biosynthesis by a reconstituted cytochrome P-450 11 beta system. Biochem Biophys Res Commun 119: 365–371

Watson JD, Gilman M, Witkowski J, Zoller M (1993) Rekombinierte DNA, 2. Aufl. Spektrum, Heidelberg

Weinberger MH, Grim CE, Hollifield JW (1979) Primary aldosteronism. Diagnosis, localization, and treatment. Ann Intern Med 90: 386–395

Weir RJ, Davies DL, Fraser R, Morton JJ, Tree M, Wilson A (1975) Contraceptive steroids and hypertension. J Steroid Biochem 6: 961–964

Werder E, Zachmann M, Vollmin J (1974) Unusual steroid excretion in a child with low renin hypertension. Res Steroids 6: 385–389

White PC, New MI, Dupont B (1987) Congenital adrenal hyperplasia (1). N Engl J Med 316: 1.519–1.524

White PC, Dupont J, New MI, Leiberman E, Hochberg Z, Rosler A (1991) A mutation in CYP11B1 (Arg448His) associated with steroid 11 beta-hydroxylase deficiency in Jews of Moroccan origin. J Clin Invest 87: 1.664–1.667

White PC, Curnow KM, Pascoe L (1994) Disorders of steroid 11-hydroxylase isozymes. Endocr Rev 15: 421–438

Whitworth JA (1987) Mechanism of hydrocortisone potentiation of responses to epinephrine and norepinephrine in rabbit aorta. Kidney Int 31: 1.213–1.224

Whitworth CE, Fleming S, Cumming AD, Morton JJ, Burns NJT, Williams BC, Mullins JJ (1994) Spontaneous development of malignant phase hypertension in transgenic ren-2 rats. Kidney Int 46: 1.528–1.532

Williams GH, Hollenberg NK (1991) Functional derangements in the regulation of aldosterone secretion in hypertension. Hypertension [Suppl III] 18: III-143–III-149

Williams GH, Dluhy RG (1994) Diseases of the adrenal cortex. In: Isselbacher KJ, Braunwald E, Wilson JD, Martin JB, Fauci AS, Kasper DL (eds) Principles of internal medicine. McGraw-Hill, New York, pp 1.953–1.976

Wilson SC, Oakey RE, Scott JS (1988) Steroid metabolism in testes of patients with incomplete masculinization due to androgen insensitivity or 17 beta-hydroxysteroid dehydrogenase deficiency and normally differentiated males. J Steroid Biochem 29: 649–655

Wilson RC, Harbison MD, Krozowski ZS, Funder JW, Shackleton CH, Hanauske Abel HM, Wie JQ, Hertecant J, Moran A, Neiberger RE, Williamson-Balfe J, Fattah A, Daneman D, Licholai T, New MI (1995a) Several homozygous mutations in the gene for 11 beta-hydroxysteroid dehydrogenase type 2 in patients with apparent mineralocorticoid excess. J Clin Endocrinol Metab 80: 3.145–3.150

Wilson RC, Krozowski ZS, Li K, Obeyesekere VR, Razzaghy-Azar M, Harbison MD, Wie JQ, Shackleton CH, Funder JW, New MI (1995 b) A mutation in the HSD11B2 gene in a family with apparent mineralocorticoid excess. J Clin Endocrinol Metab 80: 2.263–2.266

Winterberg H, Vetter H (1983) Die Behandlung des primären Aldosteronismus mit Trilostan. Schweiz Med Wochenschr 113: 1.735–1.738

Wisgerhof M, Carpenter PC, Brown RD (1978) Increased sensitivity to angiotensin II in idiopathic hyperaldosteronism. J Clin Endocrinol Metab 47: 938–943

Woodland E, Tunny TJ, Hamlet SM, Gordon RD (1985) Hypertension corrected and aldosterone responsiveness to renin-angiotensin restored by long-term dexamethasone in glucocorticoid-suppressible hyperaldosteronism. Clin Exp Pharmacol Physiol 12: 245–248

Woods JW (1988) Oral contraceptives and hypertension. Hypertension [Suppl II] 11: 11–15

Yanagibashi K, Hall PF (1986) Role of electron transport in the regulation of lyase activity of C21 side-chain cleavage P-450 from porcine adrenal and testicular microsomes. J Biol Chem 261: 8.429–8.433

Yanase T (1995) 17-Hydroxylase/17,20-lyase defects. J Steroid Biochem Mol Biol 53: 153–157

Yanase T, Kagimoto M, Matsui N, Simpson ER, Waterman MR (1988) Combined 17 alpha-hydroxylase/17,20-lyase deficiency due to a stop codon in the N-terminal region of 17 alpha-hydroxylase cytochrome P-450. Mol Cell Endocrinol 59: 249–253

Yanase T, Kagimoto M, Suzuki S, Hashiba K, Simpson ER, Waterman MR (1989) Deletion of a phenylalanine in the N-terminal region of human cytochrome P-450(17 alpha) results in partial combined 17 alpha-hydroxylase/17,20-lyase deficiency. J Biol Chem 264: 18.076–18.082

Yanase T, Sanders D, Shibata A, Matsui N, Simpson ER, Waterman MR (1990) Combined 17 alpha-hydroxylase/17,20-lyase deficiency due to a 7-basepair duplication in the N-terminal region of the cytochrome P45.017 alpha (CYP17) gene. J Clin Endocrinol Metab 70: 1.325–1.329

Yanase T, Simpson ER, Waterman MR (1991) 17 alpha-hydroxylase/17,20-lyase deficiency: from clinical investigation to molecular definition. Endocr Rev 12: 91–108

Yanase T, Waterman MR, Zachmann M, Winter JS, Simpson ER, Kagimoto M (1992) Molecular basis of apparent isolated 17,20-lyase deficiency: compound heterozygous mutations in the C-terminal region [Arg(496)Cys, Gln(461)Stop] actually cause combined 17 alpha-hydroxylase/17,20-lyase deficiency. Biochim Biophys Acta 1.139: 275–279

Zuber MX, Simpson ER, Waterman MR (1986) Expression of bovine 17-hydroxylase cytochrome P-450 cDNA in nonsteroidogenic (COS 1) cells. Science 234: 1.258–1.261

Sachverzeichnis

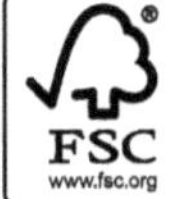